U0611119

现代妇产科诊疗与手术学

（上）

周剑利等◎主编

吉林科学技术出版社

图书在版编目（CIP）数据

现代妇产科诊疗与手术学/周剑利等主编. -- 长春：吉林科学技术出版社，2016.4

ISBN 978-7-5578-0460-2

Ⅰ. ①现… Ⅱ. ①周… Ⅲ. ①妇产科病—诊疗②妇科外科手术③产科外科手术Ⅳ. ①R71

中国版本图书馆CIP数据核字(2016) 第069623号

现代妇产科诊疗与手术学

XIANDAI FUCHANKE ZHENLIAO YU SHOUSHUXUE

主　　编　周剑利　吴月丽　史登玉　马　丽　江　红　郭瑞新
副 主 编　吕秀花　奈嫚嫚　李　莉　董红涛
　　　　　黄玉琴　霍晓景　李雪华　李　玲
出 版 人　李　梁
责任编辑　张　凌　张　卓
封面设计　长春创意广告图文制作有限责任公司
制　　版　长春创意广告图文制作有限责任公司
开　　本　787mm×1092mm　1/16
字　　数　991千字
印　　张　40.5
版　　次　2016年4月第1版
印　　次　2017年6月第1版第2次印刷

出　　版　吉林科学技术出版社
发　　行　吉林科学技术出版社
地　　址　长春市人民大街4646号
邮　　编　130021
发行部电话/传真　0431-85635177　85651759　85651628
　　　　　　　　85652585　85635176
储运部电话　0431-86059116
编辑部电话　0431-86037565
网　　址　www.jlstp.net
印　　刷　虎彩印艺股份有限公司

书　　号　ISBN 978-7-5578-0460-2
定　　价　160.00元

主编简介

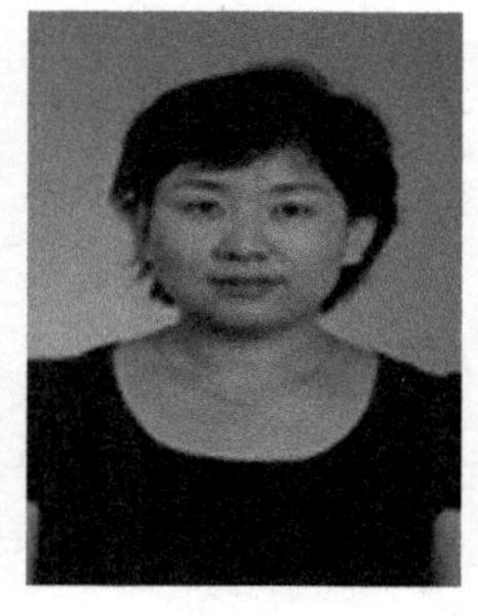

周剑利

1976年出生。副主任医师，副教授。1994年考入河北医科大学临床医学系，1999年本科毕业后继续于该校攻读妇产科学硕士学位。2002年硕士毕业后于华北理工大学附属医院（原华北煤炭医学院附属医院）工作至今。从事妇产科医疗、教学、科研工作已13年，在妇科生殖内分泌、微创手术、围产医学、高危妊娠诊治方面积累了丰富的临床经验。共发表论文10余篇，参与编写专著2部，负责和参与多项市级科研课题并取得成果，获得市厅级科技进步二等奖。

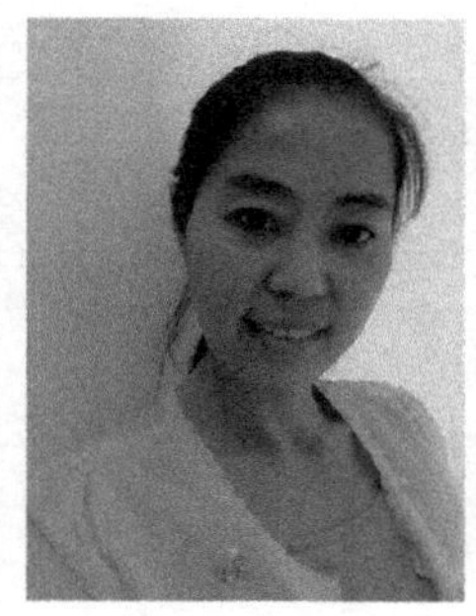

吴月丽

1979年出生。就职于山东菏泽市立医院妇科，高年资主治医师。2006年毕业于大连医科大学妇科专业，获硕士学位。从事妇科临床，教学，科研工作，泰山医学院兼职讲师。2015年于山东大学齐鲁医院进修妇科肿瘤。执业10年，有扎实的理论基础，丰富的临床经验，尤其擅长妇科良恶性肿瘤的诊断与治疗。

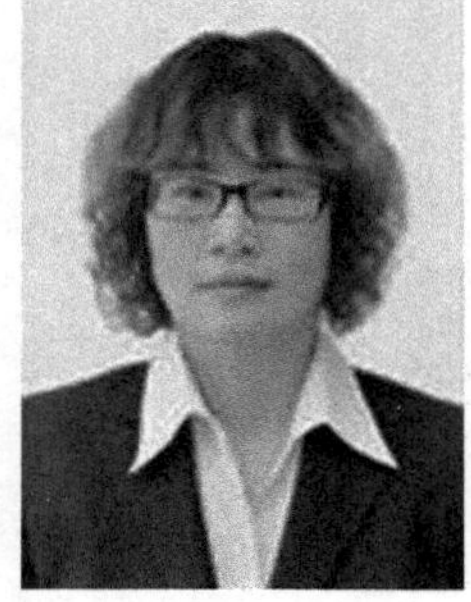

史登玉

1975年出生。武当山特区医院妇产科（太和医院武当山分院），副主任医师，妇产科主任。从事妇产科临床工作18年，曾在武汉同济医院、湖北省妇幼保健院、湖北省人民医院进修学习，擅长妇产科各种疑难杂症的诊治及妇产科各种手术，如剖宫产、卵巢囊肿剥除或切除术、经腹或经阴道子宫全切术、腹腔镜下异位妊娠、卵巢囊肿剥除术或切除术、子宫全切术、宫腔镜检及电切术等。十堰市中医学会妇科、医学遗传学、围产医学第一届专业委员会委员。曾在省级及国家级期刊上发表论文10余篇，参编著作3部。

编　委　会

主　编　周剑利　吴月丽　史登玉

马　丽　江　红　郭瑞新

副主编　吕秀花　奈嫚嫚　李　莉　董红涛

黄玉琴　霍晓景　李雪华　李　玲

编　委（按姓氏笔画排序）

马　丽　郑州大学附属洛阳中心医院

史登玉　十堰市武当山旅游经济特区医院

（十堰市太和医院武当山分院）

吕秀花　兰州市妇幼保健院

江　红　湖北省襄阳市中心医院

（湖北文理学院附属医院）

杜亚萍　湖北省荆州市第二人民医院

李　玲　潍坊市中医院

李　莉　长江大学附属第一医院

荆州市第一人民医院

李雪华　河南省平顶山市第一人民医院

吴月丽　菏泽市立医院

张志军　十堰市太和医院

（湖北医药学院附属医院）

张金荣　郑州人民医院

奈嫚嫚　郑州大学第三附属医院

罗丽娟　湖北医药学院附属人民医院

周剑利　华北理工大学附属医院
底建敏　河北医科大学第三医院
郭瑞新　潍坊市中医院
黄玉琴　湖北医药学院附属襄阳医院
梁　蕊　甘肃省妇幼保健院国际医疗部A
董红涛　安阳市肿瘤医院
霍晓景　郑州市第七人民医院

前　言

随着社会经济的发展，人们的生活水平不断提高，医学模式有了巨大的变化，传统医学观念不断更新，同时，妇产科疾病的发病率逐年上升，严重影响人们的身心健康，给社会、家庭以及个人带来沉重的负担，引起了社会的广泛关注。

伴随着科学技术的不断创新和发展，妇产科疾病的诊疗与研究也日渐活跃起来，各种理论和方法不断更新和完善，妇产科疾病的正确诊断，要求每一位妇产科医师既要有扎实的理论基础又要有丰富的临床经验，只有不断学习，才能提高诊断水平，更好地诊治疾病，减轻患者负担。

本书重点介绍妇产科疾病的诊治方法及相关护理技术，内容比较详实，选材较新颖，图表清晰，详细而不繁杂，实用性较强，对于妇产科医务工作者处理相关问题具有一定的参考价值，也可作为各基层医生和医务工作者学习之用。

在编写过程中，由于作者较多，写作方式和文笔风格不一，再加上时间经验有限，难免存在疏漏和不足之处，望广大读者提出宝贵意见和建议，谢谢。

编　者

2016 年 4 月

目 录

第一篇 妇产科基础

第二篇　妇科疾病

第三篇　产科疾病

第四篇 妇产科护理

第一篇

妇产科基础

第一章 妇产科一般检查

第一节 生殖道细胞学检查

女性生殖道细胞包括来自阴道、宫颈、子宫和输卵管的上皮细胞。生殖道脱落细胞包括阴道上段、宫颈阴道部、子宫、输卵管及腹腔的上皮细胞，其中以阴道上段、宫颈阴道部的上皮细胞为主。临床上常通过生殖道脱落细胞检查来反映其生理及病理变化。生殖道上皮细胞受性激素的影响出现周期性变化，因此，检查生殖道脱落细胞可反映体内性激素水平。此外，此项检查还可协助诊断生殖器不同部位的恶性肿瘤及观察其治疗效果，既简便又经济实用。但是，生殖道脱落细胞检查找到恶性细胞只能作为初步筛选，不能定位，还需要进一步检查才能确诊。

一、生殖道细胞学检查取材、制片及相关技术

（一）涂片种类及标本采集

采取标本前 24 小时内禁止性生活、阴道检查、灌洗及阴道用药，取材用具必须清洁干燥。

1. 阴道涂片　主要目的是了解卵巢或胎盘功能。对已婚妇女，一般在阴道侧壁上 1/3 处用小刮板轻轻刮取浅层细胞（避免将深层细胞混入影响诊断），薄而均匀地涂于玻片上；对未婚阴道分泌物极少的女性，可将卷紧的已消毒棉签先经生理盐水浸湿，然后伸入阴道，在其侧壁上 1/3 处轻轻卷取细胞，取出棉签，在玻片上向一个方向涂片。涂片置固定液内固定后显微镜下观察。值得注意的是，因棉签接触阴道口可能影响涂片的正确性。

2. 宫颈刮片　是筛查早期宫颈癌的重要方法。取材应在宫颈外口鳞柱状上皮交接处，以宫颈外口为圆心，将木质铲形小刮板轻轻刮取一周，取出刮板，在玻片上向一个方向涂片，涂片经固定液固定后显微镜下观察。注意应避免损伤组织引起出血而影响检查结果。若白带过多，应先用无菌干棉球轻轻擦净黏液，再刮取标本。该取材方法获取细胞数目较少，制片也较粗劣，故目前应用已逐渐减少。

1996 年美国 FDA 批准了改善的制片技术——薄层液基细胞学（liquid - based cytology）

技术，以期改善由于传统巴氏涂片上存在着大量的红细胞、白细胞、黏液及脱落坏死组织等而造成的50%～60%假阴性。目前有Thinprep和AutoCyte Prep两种方法，两者原理类似。液基细胞学与常规涂片的操作方法不同在于，它利用特制小刷子刷取宫颈细胞，标本取出后立即洗入有细胞保存液的小瓶中，通过高精密度过滤膜过滤，将标本中的杂质分离，并使滤后的上皮细胞呈单层均匀地分布在玻片上。这种制片方法几乎保存了取材器上所有的细胞，且去除了标本中杂质的干扰，避免了细胞的过度重叠，使不正常细胞更容易被识别。利用薄层液基细胞学技术可将识别宫颈高度病变的灵敏度和特异度提高至85%和90%左右。此外，该技术一次取样可多次重复制片并可供作HPV DNA检测和自动阅片。

3. 宫颈管涂片　疑为宫颈管癌，或绝经后的妇女由于宫颈鳞-柱交接处退缩到宫颈管内，为了解宫颈管情况，可行此项检查。先将宫颈表面分泌物拭净，用小型刮板进入宫颈管内，轻刮一周作涂片。此外，使用特制“细胞刷”（cytobrush）获取宫颈管上皮细胞的效果更好。将“细胞刷”置于宫颈管内，达宫颈外口上方10mm左右，在宫颈管内旋转360°取出，旋转“细胞刷”将附着于其上的细胞均匀地涂于玻片上，立即固定。小刷子取材效果优于棉拭子，而且其刮取的细胞被宫颈管内的黏液所保护，不会因空气干燥造成细胞变性。

4. 宫腔吸片　怀疑宫腔内有恶性病变时，可采用宫腔吸片检查，较阴道涂片及诊刮阳性率高。选择直径1～5mm不同型号塑料管，一端连于干燥消毒的注射器，另一端用大镊子送入宫腔内达宫底部，上下左右转动方向，轻轻抽吸注射器，将吸出物涂片、固定、染色。应注意的是，取出吸管时停止抽吸，以免将宫颈管内容物吸入。宫腔吸片标本中可能含有输卵管、卵巢或盆腹腔上皮细胞成分。另外，还可通过宫腔灌洗获取细胞。用注射器将10ml无菌生理盐水注入宫腔，轻轻抽吸洗涤内膜面，然后收集洗涤液，离心后取沉渣涂片。此项检查既简单、取材效果好，且与诊刮相比，患者痛苦小，易于接受，特别适合于绝经后出血妇女。

5. 局部印片　用清洁玻片直接贴按病灶处作印片，经固定、染色、镜检。常用于外阴及阴道的可疑病灶。

（二）染色方法

细胞学染色方法有多种，如巴氏染色（papanicolaou stain）法、邵氏染色法及其他改良染色法。常用的为巴氏染色法，该法既可用于检查雌激素水平，也可用于查找癌细胞。

（三）辅助诊断技术

包括免疫细胞化学、原位杂交技术、影像分析、流式细胞测量及自动筛选或人工智能系统等。

二、正常生殖道脱落细胞的形态特征

（一）鳞状上皮细胞

阴道及宫颈阴道部被覆的鳞状上皮相仿，均为非角化性的分层鳞状上皮。上皮细胞分为表层、中层及底层，其生长与成熟受雌激素影响。因而女性一生中不同时期及月经周期中不同时间，各层细胞比例均不相同，细胞由底层向表层逐渐成熟。鳞状细胞的成熟过程是：细胞由小逐渐变大；细胞形态由圆形变为舟形、多边形；胞浆染色由蓝染变为粉染；胞浆由厚变薄；胞核由大变小，由疏松变为致密。

1. 底层细胞　相当于组织学的深棘层，又分为内底层细胞和外底层细胞。

（1）内底层细胞：又称生发层，只含一层基底细胞，是鳞状上皮再生的基础。其细胞学表现为：细胞小，为中性多核白细胞的4～5倍，呈圆形或椭圆形，巴氏染色胞浆蓝染，核大而圆。育龄妇女的阴道细胞学涂片中无内底层细胞。

（2）外底层细胞：细胞3～7层，圆形，比内底层细胞大，为中性多核白细胞的8～10倍，巴氏染色胞浆淡蓝，核为圆形或椭圆形，核浆比例1∶2～1∶4。卵巢功能正常时，涂片中很少出现。

2. 中层细胞　相当于组织学的浅棘层，是鳞状上皮中最厚的一层。根据其脱落的层次不同，形态各异。接近底层者细胞呈舟状，接近表层者细胞大小与形状接近表层细胞；胞浆巴氏染色淡蓝，根据储存的糖原多寡，可有多量的嗜碱性染色或半透明胞浆；核小，呈圆形或卵圆形，淡染，核浆比例低，约1∶10。

3. 表层细胞　相当于组织学的表层。细胞大，为多边形，胞浆薄，透明；胞浆粉染或淡蓝，核小固缩。核固缩是鳞状细胞成熟的最后阶段。表层细胞是育龄妇女宫颈涂片中最常见的细胞。

（二）柱状上皮细胞

又分为宫颈黏膜细胞及子宫内膜细胞。

1. 宫颈黏膜细胞　有黏液细胞和带纤毛细胞两种。在宫颈刮片及宫颈管吸取物涂片中均可找到。黏液细胞呈高柱状或立方状，核在底部，呈圆形或卵圆形，染色质分布均匀，胞浆内有空泡，易分解而留下裸核。带纤毛细胞呈立方形或矮柱状，带有纤毛，核为圆形或卵圆形，位于细胞底部，胞浆易退化融合成多核，多见于绝经后。

2. 子宫内膜细胞　较宫颈黏膜细胞小，细胞为低柱状，为中性多核白细胞的1～3倍；核呈圆形，核大小、形状一致，多成堆出现；胞浆少，呈淡灰色或淡红色，边界不清。

（三）非上皮成分

如吞噬细胞、白细胞、淋巴细胞、红细胞等。

三、生殖道脱落细胞在内分泌检查方面的应用

阴道鳞状上皮细胞的成熟程度与体内雌激素水平成正比，雌激素水平越高，阴道上皮细胞分化越成熟。因此，阴道鳞状上皮细胞各层细胞的比例可反映体内雌激素水平。临床上常用四种指数代表体内雌激素水平，即成熟指数、致密核细胞指数、嗜伊红细胞指数和角化指数。

（一）成熟指数（maturation index，MI）

是阴道细胞学卵巢功能检查最常用的一种。计算方法是在低倍显微镜下观察计算300个鳞状上皮细胞，求得各层细胞的百分率，并按底层/中层/表层顺序写出，如底层5、中层60、表层35、MI应写成5/60/135。若底层细胞百分率高称左移，提示不成熟细胞增多，即雌激素水平下降；若表层细胞百分率高称右移，表示雌激素水平升高。一般有雌激素影响的涂片，基本上无底层细胞；轻度影响者表层细胞＜20%；高度影响者表层细胞＞60%。在卵巢功能低落时则出现底层细胞：轻度低落底层细胞＜20%；中度低落底层细胞占20%～40%；高度低落底层细胞＞40%。

（二）致密核细胞指数（karyopyknotic index，KI）

即鳞状上皮细胞中表层致密核细胞的百分率。计算方法为从视野中数100个表层细胞及其中致密核细胞数目，从而计算百分率。例如其中有40个致密核细胞，则KI为40%。KI越高，表示上皮细胞越成熟。

（三）嗜伊红细胞指数（eosinophitic index，EI）

即鳞状上皮细胞中表层红染细胞的百分率。通常红染表层细胞在雌激素影响下出现，所以此指数可以反映雌激素水平，指数越高，提示上皮细胞越成熟。

（四）角化指数（cornification index，CI）

是指鳞状上皮细胞中的表层（最成熟的细胞层）嗜伊红性致密核细胞的百分率，用以表示雌激素的水平。

四、阴道涂片在妇科疾病诊断中的应用

（一）闭经

阴道涂片可协助了解卵巢功能状况和雌激素水平。若涂片检查有正常周期性变化，提示闭经原因在子宫及其以下部位，如子宫内膜结核、宫颈或宫腔粘连等；若涂片中中层和底层细胞多，表层细胞极少或无，无周期性变化，提示病变在卵巢，如卵巢早衰；若涂片表现不同程度雌激素低落，或持续雌激素轻度影响，提示垂体或以上或其他全身性疾病引起的闭经。

（二）功血

1. 无排卵型功血　涂片表现中至高度雌激素影响，但也有较长期处于低至中度雌激素影响。雌激素水平高时右移显著，雌激素水平下降时，出现阴道流血。

2. 排卵性功血　涂片表现周期性变化，MI明显右移，中期出现高度雌激素影响，EI可达90%左右。但排卵后，细胞堆积和皱褶较差或持续时间短，EI虽有下降但仍偏高。

（三）流产

1. 先兆流产　由于黄体功能不足引起的先兆流产表现为EI于早孕期增高，经治疗后EI下降提示好转。若再度EI增高，细胞开始分散，流产可能性大。若先兆流产而涂片正常，表明流产非黄体功能不足引起，用孕激素治疗无效。

2. 过期流产　EI升高，出现圆形致密核细胞，细胞分散，舟形细胞少，较大的多边形细胞增多。

（四）生殖道感染性疾病

1. 细菌性阴道病　常见的病原体有阴道嗜酸杆菌、球菌、加德纳尔菌和放线菌等。涂片中炎性阴道细胞表现为：细胞核呈豆状，核破碎和核溶解，上皮细胞核周有空晕，胞浆内有空泡。

2. 衣原体性宫颈炎　涂片上可见化生的细胞胞浆内有球菌样物及嗜碱性包涵体，感染细胞肥大多核。

3. 病毒性感染　常见的有单纯疱疹病毒Ⅱ型（HSV－Ⅱ）和人乳头状瘤病毒（HPV）。

（1）HSV感染：早期表现为：感染细胞的核增大，染色质结构呈“水肿样”退变，染

色质变得很细，散布在整个胞核中，呈淡的嗜碱性染色，均匀，有如毛玻璃状，细胞多呈集结状，有许多胞核。晚期可见嗜伊红染色的核内包涵体，周围可见一清亮晕环。

（2）HPV感染：鳞状上皮细胞被HPV感染后具有典型的细胞学改变。在涂片标本中见挖空细胞、不典型角化不全细胞及反应性外底层细胞。典型的挖空细胞表现为上皮细胞内有1～2个增大的核，核周有透亮空晕环或壁致密的透亮区，提示有HPV感染。

五、生殖道脱落细胞在妇科肿瘤诊断上的应用

（一）癌细胞特征

主要表现在细胞核、细胞及细胞间关系的改变。

1. 细胞核的改变　表现为核增大，核浆比例失常；核大小不等，形态不规则；核深染且深浅不一；核膜明显增厚、不规则，染色质分布不均，颗粒变粗或凝聚成团；因核分裂异常，可见双核及多核；核畸形，如分叶、出芽、核边内凹等不规则形态；核仁增大变多以及出现畸形裸核。

2. 细胞改变　细胞大小不等，形态各异。胞浆减少，染色较浓，若变性则内有空泡或出现畸形。

3. 细胞间关系改变　癌细胞可单独或成群出现，排列紊乱。早期癌涂片背景干净清晰，晚期癌涂片背景较脏，见成片坏死细胞、红细胞及白细胞等。

（二）宫颈/阴道细胞学诊断的报告形式

主要为分级诊断及描述性诊断两种。目前我国多数医院仍采用分级诊断，临床常用巴氏5级分类法：

1. 巴氏分类法

（1）其阴道细胞学诊断标准：

1）巴氏Ⅰ级：正常。为正常阴道细胞涂片。

2）巴氏Ⅱ级：炎症。细胞核普遍增大，淡染或有双核，也可见核周晕或胞浆内空泡。一般属良性改变或炎症。临床分为ⅡA及ⅡB。ⅡB是指个别细胞核异质明显，但又不支持恶性；其余为ⅡA。

3）巴氏Ⅲ级：可疑癌。主要是核异质，表现为核大深染，核形不规则或双核。对不典型细胞，性质尚难肯定。

4）巴氏Ⅳ级：高度可疑癌。细胞有恶性特征，但在涂片中恶性细胞较少。

5）巴氏Ⅴ级：癌。具有典型的多量癌细胞。

（2）巴氏分级法的缺点：

1）以级别来表示细胞学改变的程度易造成假象，似乎每个级别之间有严格的区别，使临床医生仅根据分类级别来处理患者，实际上Ⅰ、Ⅱ、Ⅲ、Ⅳ级之间的区别并无严格的客观标准，主观因素较多。

2）对癌前病变也无明确规定，可疑癌是指可疑浸润癌还是CIN不明确，不典型细胞全部作为良性细胞学改变也欠妥，因为偶然也见到CINⅠ伴微小浸润癌的病例。

3）未能与组织病理学诊断名词相对应，也未包括非癌的诊断。因此巴氏分级法正逐步被新的分类法所取代。

2. TBS 分类法及其描述性诊断内容　为了使妇科生殖道细胞学的诊断报告与组织病理学术语一致，使细胞学报告与临床处理密切结合，1988 年美国制定宫颈/阴道细胞学 TBS（the Bethesda system）命名系统。国际癌症协会于 1991 年对宫颈/阴道细胞学的诊断报告正式采用了 TBS 分类法。TBS 分类法改良了以下三方面：将涂片制作的质量作为细胞学检查结果报告的一部分；对病变的必要描述；给予细胞病理学诊断并提出治疗建议。这些改良加强了细胞病理学医师与妇科医师间的沟通。TBS 描述性诊断报告主要包括以下内容。

（1）感染：

1）原虫：滴虫或阿米巴原虫阴道炎。

2）细菌：①球杆菌占优势，发现线索细胞，提示细菌性阴道炎。②杆菌形态提示放线菌感染。③衣原体感染：形态提示衣原体感染，建议临床进一步证实。④其他。

3）真菌：①形态提示念珠菌感染。②形态提示纤毛菌（真菌样菌）。③其他。

4）病毒：①形态提示疱疹病毒感染。②形态提示巨细胞病毒感染。③形态提示 HPV 感染（HPV 感染包括鳞状上皮轻度不典型增生，应建议临床进一步证实）。④其他。

（2）反应性细胞的改变：①细胞对炎症的反应性改变（包括化生细胞）。②细胞对损伤（包括活组织检查、激光、冷冻和电灼治疗等）的反应性改变。③细胞对放疗和化疗的反应性改变。④宫内节育器（IUD）引起上皮细胞的反应性改变。⑤萎缩性阴道炎。⑥激素治疗的反应性改变。⑦其他。前 3 种情况下亦可出现修复细胞或不典型修复细胞。

（3）鳞状上皮细胞异常：①不明确诊断意义的不典型鳞状上皮细胞（atypical squamous cell undetermined significance，ASCUS）。②鳞状上皮细胞轻度不典型增生（LSIL），宫颈上皮内瘤变（CIN）Ⅰ级。③鳞状上皮细胞中度不典型增生，CIN Ⅱ。④鳞状上皮细胞重度不典型增生（HSIL），CIN Ⅲ。⑤可疑鳞癌细胞。⑥肯定癌细胞，若能明确组织类型，则按下述报告：角化型鳞癌；非角化型鳞癌；小细胞型鳞癌。

（4）腺上皮细胞异常：①子宫内膜细胞团 - 基质球。②子宫内膜基质细胞。③未明确诊断意义的不典型宫颈管柱状上皮细胞。④宫颈管柱状上皮细胞轻度不典型增生。⑤宫颈管柱状上皮细胞重度不典型增生。⑥可疑腺癌细胞。⑦腺癌细胞（高分子腺癌或低分化腺癌）。若可能，则判断来源：颈管、子宫内膜或子宫外。

（5）不能分类的癌细胞。

（6）其他恶性肿瘤细胞。

（7）激素水平的评估（阴道涂片）。

TBS 报告方式中提出了一个重要概念——不明确诊断意义的不典型鳞状上皮细胞（ASCUS），即既不能诊断为感染、炎症、反应性改变，也不能诊断为癌前病变和恶变的鳞状上皮细胞。ASCUS 包括不典型化生细胞、不典型修复细胞、与萎缩有关的不典型鳞状上皮细胞、角化不良细胞以及诊断 HPV 证据不足，又不除外者。ASCUS 术语因不同的细胞病理学家可能标准亦不够一致，但其诊断比例不应超过低度鳞状上皮内病变的 2 ~ 3 倍。TBS 报告方式要求诊断 ASCUS，指出可能为炎症等反应性或可能为癌前病变，并同时提出建议。若与炎症、刺激、宫内节育器等反应性有关者，应于 3 ~ 6 个月复查；若可能有癌前病变或癌存在，但异常细胞程度不够诊断标准者，应行阴道镜活检。

（三）PAPNET 电脑涂片系统

近年来，PAPNET 电脑涂片系统，即计算机辅助细胞检测系统（computer - assisted cytology test，CCT），在宫颈癌早期诊断中得到广泛应用。PAPNET 电脑涂片系统装置包括三部分，即自动涂片系统、存储识别系统和打印系统，是利用电脑及神经网络软件对涂片进行自动扫描、读片、自动筛查，最后由细胞学专职人员做出最后诊断的一种新技术，其原理是基于神经网络系统在自动细胞学检测这一领域的运用。

PAPNET 可通过经验来鉴别正常与不正常的巴氏涂片。具体步骤为：在检测中心，经过上机处理的细胞涂片每百张装入片盒送入计算机房；计算机先将涂片分为 3000 ~ 5000 个区域不等，再对涂片上 30 万 ~50 万个细胞按区域进行扫描，最后筛选出 128 个最可疑细胞通过数字照相机进行自动对焦录制到光盘上，整个过程需 8 ~ 10 分钟；然后将光盘送往中间细胞室，经过一套与检测中心配套的专业高分辨率解像设备，由细胞学家复验。如有异议或不明确图像，可在显示器帮助下，显微镜自动找到所需观察位置，细胞学家再用肉眼观察核实。最后，采用 1991 年 TBS 分类法做出诊断报告及治疗意见，并附有阳性图片供临床医生参考。PAPNET 方法具有高度敏感性和准确性，并能克服直接显微镜下读片因视觉疲劳造成的漏诊，省时省力，适用于大量人工涂片检测的筛选工作。

（周剑利）

第二节 女性生殖器官活组织检查

活组织检查是指在机体的可疑病变部位或病变部位取出少量组织进行冰冻或常规病理检查，简称为活检。在多数情况下，活检结果可以作为最可靠的术前诊断依据，是诊断的金标准。妇科常用的活组织检查主要包括外阴活检、阴道活检、子宫颈活检、子宫内膜活检、诊断性子宫颈锥形切除及诊断性刮宫。有时出于术中诊断的需要也可进行卵巢组织活检、盆腔淋巴结活检、大网膜组织活检以及盆腔病灶组织活检等，本节不作赘述。

一、外阴活组织检查

1. 适应证

（1）外阴部赘生物或溃疡需明确病变性质，尤其是需排除恶变者。

（2）外阴色素减退性疾病需明确其类型或排除恶变。

（3）疑为外阴结核、外阴尖锐湿疣及外阴阿米巴病等外阴特异性感染需明确诊断者。

（4）外阴局部淋巴结肿大原因不明。

2. 禁忌证

（1）外阴急性炎症，尤其是化脓性炎。

（2）疑为恶性黑色素瘤。

（3）疑为恶性滋养细胞疾病外阴转移。

（4）尽可能避免在月经期实施活检。

3. 方法　患者取膀胱截石位，常规外阴消毒，铺无菌孔巾，准备活检区域组织可用 0.5% 利多卡因作局部浸润麻醉。根据需要选取活检部位，以刀片或剪刀剪取或切取适当大小的组织块，有蒂的赘生物可以剪刀自蒂部剪下，小赘生物也可以活检钳钳取。一般只需局部压迫止血，出血多者可电凝止血或缝扎止血。标本根据需要作冰冻切片检查或以 10% 甲醛或 95% 酒精固定后作常规组织病理检查。

4. 注意事项

（1）所取组织须有足够大小，一般要求须达到直径5mm以上。

（2）表面有坏死溃疡的病灶，取材须达到足够深度以达到新鲜有活性的组织。

（3）有时需作多点活检。

（4）所取组织最好包含部分正常组织，即在病变组织与正常组织交界处活检。

二、阴道活组织检查

1. 适应证

（1）阴道壁赘生物或溃疡需明确病变性质。

（2）疑为阴道尖锐湿疣等特异性感染需明确诊断。

2. 禁忌证

（1）外阴阴道或宫颈急性炎症。

（2）疑为恶性黑色素瘤。

（3）疑为恶性滋养细胞疾病阴道转移。

（4）月经期。

3. 方法　患者取膀胱截石位，常规外阴消毒，铺无菌孔巾，阴道窥器暴露取材部位并再次消毒，剪取或钳取适当大小的组织块，有蒂的赘生物可以剪刀自蒂部剪下，小赘生物可以活检钳钳取。局部压迫止血、电凝止血或缝扎止血，必要时阴道内需填塞无菌纱布卷以压迫止血。标本根据需要作冷冻切片检查或以10%甲醛或95%乙醇固定后作常规组织病理检查。

4. 注意事项　阴道内填塞的无菌纱布卷须在术后24～48小时取出，切勿遗忘；其余同外阴活检。

三、宫颈活组织检查

1. 适应证

（1）宫颈糜烂接触性出血，疑有宫颈癌需确定病变性质。

（2）宫颈细胞学涂片TBS诊断为鳞状细胞异常者。

（3）宫颈脱落细胞涂片检查巴氏Ⅲ级或以上。

（4）宫颈脱落细胞涂片检查巴氏Ⅱ级，经抗感染治疗后反复复查仍为巴氏Ⅱ级。

（5）肿瘤固有荧光检查或阴道镜检查反复可疑阳性或阳性。

（6）宫颈赘生物或溃疡需明确病变性质。

（7）疑为宫颈尖锐湿疣等特异性感染需明确诊断。

2. 禁忌证

（1）外阴阴道急性炎症。

（2）月经期、妊娠期。

3. 方法

（1）患者取膀胱截石位，常规外阴消毒，铺无菌孔巾。

（2）阴道窥器暴露宫颈，拭净宫颈表面黏液及分泌物后行局部消毒。

（3）根据需要选取取材部位，剪取或钳取适当大小的组织块：有蒂的赘生物可以剪刀白蒂部剪下；小赘生物可以活检钳钳取；有糜烂溃疡的可于肉眼所见的糜烂溃疡较明显处或病变较深处以活检钳取材；无明显特殊病变或必要时以活检钳在宫颈外口鳞状上皮与柱状上皮交界部位选3、6、9、12点处取材；为提高取材的准确性，可在宫颈阴道部涂以复方碘溶液，选择不着色区取材；也可在阴道镜或肿瘤固有荧光诊断仪的指引下进行定位活检。

（4）局部压迫止血、出血多时可电凝止血或缝扎止血，手术结束后以长纱布卷压迫止血。

（5）标本根据需要作冰冻切片检查或以10%甲醛或95%乙醇固定后作常规组织病理检查。

4. 注意事项

（1）阴道内填塞的长纱布卷须在术后12小时取出，切勿遗忘。

（2）外阴阴道炎症可于治愈后再做活检。

（3）妊娠期原则上不做活检，以避免流产、早产，但临床高度怀疑宫颈恶性病变者仍应检察，做好预防和处理流产与早产的前提下做活检，同时须向患者及其家属讲明活检的必要性以及可能后果，取得理解和同意后方可施行。

（4）月经前期不宜做活检，以免与活检处出血相混淆，且月经来潮时创口不易愈合，并增加内膜在切口种植的机会。

四、诊断性刮宫与子宫内膜活检

诊断性刮宫简称诊刮，其目的是刮取宫腔内容物（子宫内膜及宫腔内其他组织）做病理组织检查以协助诊断。若要同时除外宫颈管病变，则需依次刮取宫颈管内容物及宫腔内容物进行病理组织学检查，称为分段诊断性刮宫（简称“分段诊刮”）。有时仅需从宫腔内吸取少量子宫内膜组织作检查，称为子宫内膜活检。子宫内膜活组织检查不仅能判断有无排卵和分泌期子宫内膜的发育程度，而且能间接反映卵巢的黄体功能，并有助于子宫内膜疾患的诊断。

1. 适应证

（1）月经失调或闭经，需了解子宫内膜变化及其对性激素的反应或需要紧急止血。

（2）子宫异常出血或绝经后阴道流血，需明确诊断。

（3）阴道异常排液，需检查子宫腔脱落细胞或明确有无子宫内膜病变。

（4）不孕症，需了解有无排卵或疑有子宫内膜结核。

（5）影像检查提示宫腔内有组织残留，需证实或排除子宫内膜癌、子宫内膜息肉或流产等疾病。

2. 禁忌证

（1）外阴阴道及宫颈急性炎症，急性或亚急性盆腔炎。

（2）可疑妊娠。

（3）急性或严重全身性疾病，不能耐受小手术者。

（4）手术前体温>37.5℃。

3. 方法

（1）取材时间：不同的疾病应有不同的取材时间。

1）需了解卵巢功能：月经周期正常前1～2日或月经来潮12小时内取材。

2）闭经：随时可取材。

3）功血：如疑为子宫内膜增生过长，应于月经前1～2日或月经来潮24小时内取材；如疑为子宫内膜剥脱不全，则应于月经第5～7日取材。

4）不孕症需了解有无排卵：于月经期前1～2日取材。

5）疑有子宫内膜癌：随时可取材。

6）疑有子宫内膜结核：于月经期前1周或月经来潮12小时内取材，取材前3日及取材后3日每日肌肉注射链霉素0.75g并口服异烟肼0.3g，以防引起结核扩散。

（2）取材部位：一般于子宫前、后壁各取一条内膜，如疑有子宫内膜癌，另于宫底再取一条内膜。

4. 手术步骤

（1）排尿后取膀胱截石位，外阴、阴道常规消毒。

（2）做双合诊，了解子宫大小、位置及宫旁组织情况。

（3）用阴道窥器暴露宫颈，再次消毒宫颈与宫颈管，钳夹宫颈，子宫探针缓缓进入，探明子宫方向及宫腔深度。若宫颈口过紧，可根据所需要取得的组织块大小用宫颈扩张器扩张至小号刮匙或中、大号刮匙能进入为止。

（4）阴道后穹隆处置盐水纱布一块，以收集刮出的内膜碎块。用刮匙由内向外沿宫腔四壁及两侧宫角有次序地将内膜刮除，并注意宫腔有无变形及高低不平。

（5）取下纱布上的全部组织固定于10%甲醛溶液或95%乙醇中，送病理检查。检查申请单上注明末次月经时间。

5. 注意事项

（1）阴道及宫颈、盆腔的急性炎症者应治愈后再做活检。

（2）出血、子宫穿孔、感染是最主要的并发症，术中术后应注意预防液体。有些疾病可能导致术中大出血，应于术前建立通路，并做好输血准备，必要时还需做好开腹手术准备；哺乳期、产后、剖宫产术后、绝经后、子宫严重后屈等特殊情况下尤应注意避免子宫穿孔的发生；术中严格无菌操作，术前、术后可给予抗生素预防感染，一般术后2周内禁止性生活及盆浴，以免感染。

（3）若刮出物肉眼观察高度怀疑为癌组织时，不应继续刮宫，以防出血及癌扩散；若肉眼观在未见明显癌组织时，应全面刮宫，以防漏诊及术后因宫腔组织残留而出血不止。

（4）应注意避免术者在操作时唯恐不彻底，反复刮宫而伤及子宫内膜基底层，甚至刮出肌纤维组织，造成子宫内膜炎或宫腔粘连，导致闭经的情况。

五、诊断性子宫颈锥切

宫颈锥切术是指锥形切除部分宫颈组织，包括宫颈移形带，以及部分或全部宫颈管组织。宫颈锥切术包括诊断性宫颈锥切术和治疗性宫颈锥切术，临床主要用于宫颈病变的明确诊断以及保守性治疗。近年，随着宫颈癌三级预防的不断推行，宫颈上皮内瘤样病变（CIN）患者日趋年轻化，致使宫颈病变治疗趋向保守。宫颈锥切术作为一种能够保留生育功能的治疗方法而被临床广泛应用。同时，宫颈锥切术在诊断宫颈病变方面也显示出其特有的临床价值。

1. 适应证

（1）诊断性宫颈锥切的主要指征：

1）发现宫颈上皮细胞异常，尤其是细胞学诊断为重度鳞状上皮内病变（HSIL）或轻度鳞状上皮内病变（LSIL），而宫颈上未见肉眼病灶或是阴道镜检查无明显异常。

2）阴道镜无法看到宫颈病变的边界，或主要病灶位于宫颈管内，超出阴道镜能检查到的范围。

3）对于细胞学异常的患者，阴道镜检查不满意，主要是无法看清整个宫颈移形带，包括鳞柱交接区域。

4）有细胞学或是组织学证据表明宫颈腺上皮存在癌前病变或是癌变。

5）宫颈管诊刮术所得标本病理报告为异常或不能肯定。

6）细胞学、阴道镜和活组织检查结果不一致。

7）细胞学、阴道镜或活检可疑宫颈浸润癌。

8）宫颈活检病理诊断为 CIN，但无法明确排除宫颈微小浸润癌或浸润癌。

9）宫颈管诊刮发现 CIN 或宫颈微小浸润癌。只要有以上任何一种状况，都应做宫颈锥切以作进一步诊断。

（2）治疗性宫颈锥切的指征：

1）CINⅠ伴阴道镜检查不满意、CINⅡ或 CINⅢ。

2）宫颈原位鳞癌。

3）宫颈原位腺癌。

4）有生育要求的ⅠA 期宫颈浸润癌。

2. 禁忌证

（1）生殖器官急慢性炎症。

（2）有出血倾向者。

3. 方法　目前应用的锥切方法多种多样，有冷刀法、激光法和环行电切法。

（1）暴露术野，宫颈涂碘。

（2）12、3、6、9 点丝线缝合做牵引。

（3）切缘周边注射 1 ∶ 2000 肾上腺素生理盐水。

（4）海格式棒逐步扩宫口至 8 号，可作颈管搔刮。

（5）在病灶外 0.5cm 处用冷刀环切宫颈口，按 30°～50°角度向内侧作宫颈锥形切除。深度根据不同的病变可选择 1～2.5cm。

（6）宫颈锥切标本在 12 点处做标记，送病理。

（7）电凝止血创面，可吸收缝线左右两个八字缝合宫颈。

（8）阴道内置入长纱条一根。留置导尿管。

4. 注意事项

（1）宫颈锥切手术最好在月经干净后 3～7 天内实施，以免术后经血污染手术创面。

（2）手术后 4～6 周应探查宫颈管有无狭窄。

（3）诊断性宫颈锥切可用冷刀或 LEEP 刀，最好避免用电刀，以免破坏组织切缘，从而影响诊断。

（周剑利）

第三节　输卵管通畅检查

输卵管通畅检查的主要目的是检查输卵管是否通畅，了解子宫和输卵管腔的形态及输卵管的阻塞部位。常用的方法有输卵管通气术、输卵管通液术、子宫输卵管造影术和选择性子宫输卵管造影术。其中输卵管通气术因有发生气栓的潜在危险，且准确性仅为45%～50%，故临床上已逐渐被其他方法取代。近年来，随着介入技术的发展和内窥镜的临床应用，已普遍采取选择性输卵管造影术和采用腹腔镜直视下输卵管通液术来进一步明确输卵管的通畅情况，并根据输卵管阻塞部位的不同而进一步通过输卵管介入治疗或腹腔镜治疗改善其通畅程度。此外，还有宫腔镜下经输卵管口插管通液试验和宫腹腔镜联合检查等方法。

一、输卵管通液术

输卵管通液术（hydrotubation）是检查输卵管是否通畅的一种方法，并具有一定的治疗功效。即通过导管向宫腔内注入液体，根据注射液体阻力大小、有无回流及注入液体量和患者感觉等判断输卵管是否通畅。由于操作简便，无需特殊设备，广泛用于临床。

1. 适应证

（1）不孕症，男方精液正常，疑有输卵管阻塞者。

（2）检查和评价输卵管绝育术、输卵管再通术或输卵管成形术的效果。

（3）对输卵管黏膜轻度粘连有疏通作用。

2. 禁忌证

（1）内外生殖器急性炎症或慢性炎症急性或亚急性发作者。

（2）月经期或有不规则阴道出血者。

（3）可疑妊娠者。

（4）严重的全身性疾病，如心、肺功能异常等，不能耐受手术者。

（5）体温高于37.5℃者。

3. 术前准备

（1）月经干净3～7日，禁性生活。

（2）术前半小时肌内注射阿托品0.5mg，解痉。

（3）患者排空膀胱。

4. 方法

（1）器械：阴道窥器、宫颈钳、长弯钳、宫颈导管、20ml注射器、压力表、Y形导管等。

（2）常用液体：生理盐水或抗生素溶液（庆大霉素8万U、地塞米松5mg、透明质酸酶1500U，注射用水20～50ml），可加用0.5%的利多卡因2ml以减少输卵管痉挛。

（3）操作步骤：

1）患者取膀胱结石位，外阴、阴道、宫颈常规消毒，铺无菌巾，双合诊了解子宫的位置及大小。

2）放置阴道窥器充分暴露子宫颈，再次消毒阴道穹隆部及宫颈，以宫颈钳钳夹宫颈前唇。沿宫腔方向置入宫颈导管，并使其与宫颈外口紧密相贴。

3）用Y形管将宫颈导管与压力表、注射器相连，压力表应高于Y形管水平，以免液体进入压力表。

4）将注射器与宫颈导管相连，并使宫颈管内充满生理盐水，缓慢推注，压力不可超过160mmHg。观察推注时阻力大小、经宫颈注入的液体是否回流，患者下腹部是否疼痛。

5）术毕取出宫颈导管，再次消毒宫颈、阴道，取出阴道窥器。

5. 结果评定

（1）输卵管通畅：顺利推注20ml生理盐水无阻力，压力维持在60～80mmHg以下，或开始稍有阻力，随后阻力消失，无液体回流，患者也无不适感，提示输卵管通畅。

（2）输卵管阻塞：勉强注入5ml即感有阻力，压力表见压力持续上升而不见下降，患者感下腹胀痛，停止推注后液体又回流至注射器内，表明输卵管阻塞。

（3）输卵管通而不畅：注射液体有阻力，再经加压注入又能推进，说明有轻度粘连已被分离，患者感轻微腹痛。

6. 注意事项

（1）所用无菌生理盐水温度以接近体温为宜，以免液体过冷造成输卵管痉挛。

（2）注入液体时必须使宫颈导管紧贴宫颈外口，防止液体外漏。

（3）术后2周禁盆浴及性生活，酌情给予抗生素预防感染。

二、子宫输卵管造影术

子宫输卵管造影术（hysterosalpingography，HSG）是通过导管向子宫腔及输卵管注入造影剂，在X线下透视及摄片，根据造影剂在输卵管及盆腔内的显影情况了解子宫腔的形态、输卵管是否通畅、阻塞的部位、输卵管结扎部位及盆腔有无粘连等，尤其是评价输卵管的最佳方法。

该检查损伤小，能对输卵管阻塞做出较正确诊断，准确率可达80%，且具有一定的治疗作用。

1. 适应证

（1）了解输卵管是否通畅及其形态、阻塞部位。

（2）了解宫腔形态，确定有无子宫畸形及类型，有无宫腔粘连、子宫黏膜下肌瘤、子宫内膜息肉及异物等。

（3）内生殖器结核非活动期。

（4）不明原因的习惯性流产，于排卵后做造影了解宫颈内口是否松弛，宫颈及子宫是否畸形。

2. 禁忌证

（1）内、外生殖器急性或亚急性炎症。

（2）严重的全身性疾病，不能耐受手术者。

（3）妊娠期、月经期。

（4）产后、流产、刮宫术后6周内。

（5）碘过敏者。

3. 术前准备

（1）造影时间以月经干净3～7天为宜，最佳时间为月经干净的5～6天，当月经干净后禁性生活。

（2）做碘过敏试验，阴性者方可造影；如果使用非离子型含碘造影剂不要求做碘过敏试验。

（3）术前半小时可肌内注射阿托品 0.5mg，有助于解痉。

（4）术前排空膀胱，便秘者术前行清洁灌肠，以使子宫保持正常位置，避免出现外压假象。

4. 方法

（1）设备及器械：X 线放射诊断仪或数字多动能 X 线胃肠机、子宫导管、阴道窥器、宫颈钳、长弯钳、20ml 注射器。

（2）造影剂：目前国内外均使用含碘造影剂，分油溶性和水溶性两种。水溶性造影剂又分为离子型和非离子型。油溶性造影剂分为国产碘化油和进口的超液化碘油；油剂（40%碘化油）密度大，显影效果好，刺激小，过敏少，但检查时间长，吸收慢，易引起异物反应，形成肉芽肿或形成油栓；水溶性造影剂（离子型：76%泛影葡胺注射液；非离子型：碘海醇注射液或碘氟醇注射液等多种）中，非离子型造影剂应用较多，其吸收快，检查时间短，可以不做碘过敏试验，有时子宫输卵管边缘部分显影欠佳，细微病变不易观察，但随着碘当量的提高，造影效果明显改善，已经有逐渐取代油剂的趋势。

（3）操作步骤：

1）患者取膀胱截石位，常规消毒外阴、阴道，铺无菌巾，检查子宫位置及大小。

2）以窥阴器扩张阴道，充分暴露宫颈，再次消毒宫颈及阴道穹隆部，用宫颈钳钳夹前唇，探查宫腔。

3）将 40%碘化油或非离子型水剂（如碘海醇、碘氟醇等）充满宫颈导管，排除空气，沿宫腔方向将其置入宫颈管内，徐徐注入造影剂，在 X 线透视下观察造影剂流经宫颈管、宫腔及输卵管情况并摄片。24 小时（油剂）或 20 分钟（水剂）后再摄盆腔延迟片，以观察腹腔内有无游离造影剂及造影剂在腹腔内的涂抹或弥散情况、输卵管内造影剂残留情况，进而判断输卵管的通畅程度。

4）注入造影剂后子宫角圆钝，而输卵管不显影，则考虑输卵管痉挛，可保持原位，肌注阿托品 0.5mg 或针刺合谷、内关穴，20 分钟后再透视、摄片；或停止操作，下次摄片前使用解痉挛药物或行选择性输卵管造影。

5. 结果评定

（1）正常子宫、输卵管：宫腔呈倒三角形，双输卵管显影，形态柔软，24 小时或 20 分钟后摄片，盆腔内见造影剂散在均匀分布。

（2）宫腔异常：患宫腔结核时子宫常失去原有的倒三角形，内膜呈锯齿状不平；患子宫黏膜下肌瘤时可见宫腔充盈缺损；有子宫畸形时有相应显示。

（3）输卵管异常：患输卵管结核时显示输卵管形态不规则、僵直或呈串珠状，有时可见钙化点或盆腔钙化淋巴结；有输卵管积水时输卵管远端呈气囊状扩张，远端呈球形；24 小时或 20 分钟后延迟摄片，盆腔内未见散在造影剂分布，说明输卵管不通；输卵管发育异常，可见过长或过短的输卵管、异常扩张的输卵管、输卵管憩室等。

6. 注意事项

（1）造影剂充盈宫颈管时，必须排尽空气，以免空气进入宫腔造成充盈缺损，引起误诊。

（2）宫颈导管与子宫颈外口必须紧贴，以防造影剂流入阴道内。

（3）导管不要插入太深，以免损伤子宫或引起子宫穿孔。

（4）注入造影剂时用力不要过大，推注不可过快，防止造影剂进入间质、血管。

（5）透视下发现造影剂进入血管或异常通道，同时患者出现咳嗽，应警惕发生油栓，立即停止操作，取头低脚高位，严密观察。

（6）造影后2周禁盆浴及性生活，可酌情给予抗生素预防感染。

（7）有时可因输卵管痉挛而造成输卵管不通的假象，必要时重复进行造影或做选择性输卵管造影。

三、选择性输卵管造影术

选择性输卵管造影术（selective salpingographyr，SSG）是通过将输卵管造影导管经宫颈、宫腔插至输卵管内口注入造影剂，在X线下透视及摄片，根据造影剂在输卵管及盆腔内的显影情况了解输卵管是否通畅、阻塞的部位及排除HSG时输卵管痉挛导致的输卵管未显影。该检查损伤小，能对HSG造成的假阳性做出更准确的判断，同时根据输卵管阻塞或通畅程度不同采取进一步的介入治疗即输卵管再通术（FTR），准确率可达90%～95%，且具有较好的治疗作用。

1. 适应证

（1）输卵管通而不畅或极不畅，要求治疗。

（2）HSG中输卵管未显影或部分显影，为区别输卵管痉挛还是张力高阻塞不通。

（3）HSG显示输卵管近端阻塞，区别是粘连完全阻塞，还是疏松粘连或分泌物较多之阻塞，此时可作再通术治疗。

2. 禁忌证

（1）内、外生殖器急性或亚急性炎症。

（2）严重的全身性疾病，不能耐受手术者。

（3）妊娠期、月经期。

（4）产后、流产、刮宫术后6周内。

（5）碘过敏者：除以上禁忌证外，还包括：①明显输卵管积水，伞端明显包裹。②结核性输卵管阻塞。③全身发热37.5℃以上。

3. 术前准备

（1）选择性输卵管造影时间以月经干净3～7天为宜，最佳时间为月经干净的5～6天，当月月经干净后禁性生活。

（2）做碘过敏试验，阴性者方可造影；如果使用非离子型含碘造影剂不要求做碘过敏试验。

（3）术前半小时肌内注射阿托品0.5mg，有助于解痉。

（4）术前排空膀胱，便秘者术前行清洁灌肠，以使子宫保持正常位置，避免出现外压假象。

4. 方法

（1）设备及器械：数字多动能X线胃肠机或数字减影血管造影机（DSA）、输卵管造影导管及外套管、导丝，阴道窥器、宫颈钳、长弯钳、20ml注射器。

（2）造影剂：目前国内外均使用含碘造影剂，分为离子型（如76%泛影葡胺注射液）

和非离子型（如碘海醇注射液或碘氟醇注射液等多种）。

（3）相关药品：庆大霉素16万U、地塞米松10mg等。

（4）操作步骤：

1）患者取膀胱截石位，常规消毒外阴、阴道，铺无菌巾检查子宫位置及大小。

2）以窥阴器扩张阴道，充分暴露宫颈，再次消毒宫颈及阴道穹隆部，用宫颈钳钳夹前唇，探查宫腔。

3）在透视下将输卵管导管插入外套管中，置外套管于颈管内口，然后轻轻将导管送入输卵管开口处。

4）注入造影剂，输卵管显影后，注入治疗药液，再观察输卵管内有否残留和造影剂弥散盆腔情况。

5）若SSG显示输卵管近端阻塞，则可用导丝插入内导管直至输卵管口，透视下轻柔推进导丝，如手感有明显阻力或患者疼痛时停止，然后再注入造影剂显示输卵管再通情况。

6）术中密切观察有无手术反应，并及时处理。

5. 结果评定

（1）输卵管通畅：双输卵管显影，形态柔软，造影剂从输卵管伞端迅速弥散至盆腔，推注药液后输卵管内无造影剂残留，盆腔内见造影剂散在均匀分布。

（2）输卵管积水时：输卵管近端呈气囊状扩张，远端呈球形。

（3）输卵管不通时：输卵管不显影，盆腔内未见散在造影剂分布。

（4）输卵管发育异常：可见过长或过短的输卵管、异常扩张的输卵管、输卵管憩室等。

6. 注意事项

（1）导管进入宫腔时，动作要轻柔，尽量减少疼痛和导管对内膜损伤。

（2）注入造影剂时用力不要过大，推注不可过快，防止造影剂进入间质、血管。

（3）如果输卵管近端阻塞，尝试用输卵管介入导丝再通时，要分清导丝的头端，操作轻柔的同时询问患者的感受和透视下监视尤为重要，防止造成输卵管穿孔。

（4）造影后2周禁盆浴及性生活，可酌情给予抗生素预防感染。

四、妇产科内镜输卵管通畅检查

近年来，随着妇产科内镜的大量采用，为输卵管通畅检查提供了新的方法，包括腹腔镜直视下输卵管通液检查、宫腔镜下经输卵管口插管通液试验和宫腹腔镜联合检查等方法，其中腹腔镜直视下输卵管通液检查准确率可达90%～95%。但由于内镜手术对器械要求较高，且腹腔镜仍是创伤性手术，故并不推荐作为常规检查方法，通常在对不孕、不育患者行内镜检查时例行输卵管通液（加用亚甲蓝染液）检查。内镜检查注意事项同上。

（周剑利）

第四节　阴道pH测定

一、原理

阴道内容物主要为白带，故阴道pH取决于白带。白带主要含有阴道上皮脱落细胞、白细胞、阴道正常菌群。阴道上皮脱落细胞随月经周期而改变。在排卵前期，受高水平雌激素的影响，阴道上皮增生、成熟，并含有丰富的糖原，在阴道内乳酸杆菌的作用下酸度较高；排卵后至月经来潮前，因受孕激素的影响，阴道上皮细胞糖原含量减少并脱落，阴道酸度下降，但正常的阴道环境酸性约 pH≤4.5（多在 3.8～4.4）。另外，由于经血的稀释作用，经后阴道 pH 可以接近中性。阴道 pH 是阴道自净作用的重要方面，是人体防御外阴阴道炎症的重要机制之一。乳酸杆菌在正常阴道菌群中占优势，维持阴道菌群中起关键作用。当阴道菌群失调时，阴道 pH 随之改变。

二、取材方法

患者取膀胱截石位，以窥阴器暴露宫颈，用吸管或棉签取后穹隆处分泌物涂于 pH 试纸上，比照试纸表进行检查。

三、临床应用及意义

（一）细菌性阴道病

乳杆菌（乳酸杆菌）减少而其他细菌（加德纳菌、厌氧菌）大量繁殖，致 pH 上升大于4.5（多为5.0～5.5）。

（二）念珠菌性阴道炎

长期应用抗生素改变了阴道菌群的相互制约作用导致念珠菌类的大量生长，阴道 pH 在 4.0～4.7 左右。

（三）滴虫性阴道炎

滴虫能消耗和吞噬阴道上皮细胞内的糖原，阻碍乳酸生成。滴虫在 pH 5.0 以下或 7.5 以上的环境中则不生长，滴虫性阴道炎患者阴道 pH 一般在 5～6.6，多数 >6.0。

（四）老年性阴道炎

绝经后的老年妇女，雌激素水平低下，阴道壁萎缩变薄，阴道上皮细胞内糖原含量减少，故阴道 pH 升高，局部抵抗力降低，致病菌易入侵繁殖引起炎症。

pH 对 BV 诊断灵敏度可达 90%，但特异性低，为 60%，老年性阴道炎 pH 普遍上升，但上升幅度不大，大多为 4.5～5，宫颈炎、老年性阴道炎，除非有严重菌群失调，否则 pH 无明显改变，VVC 阴道分泌物 pH 一般较低。

（周剑利）

第五节　阴道清洁度检查

一、原理

正常情况下，阴道上皮细胞随月经周期中雌、孕激素的作用，发生周期性变化，特别是表层细胞，细胞内富含糖原，糖原分泌后，经寄生于阴道内的阴道杆菌的作用将其分解为乳酸，使阴道内 pH 保持为 4.5 的酸性环境，从而抑制致病菌的繁殖，故正常阴道液有自净或灭菌作用。当生殖道有炎症或 pH 上升时，阴道内环境即发生改变，出现大量杂菌和白细胞。根据阴道液中阴道杆菌的存在与否，以及杂菌和白细胞的多少，对阴道液的清洁程度进行分度称为阴道清洁度。

二、取材方法

患者取膀胱截石位，以窥阴器暴露宫颈，用吸管或棉签取后穹隆处分泌物涂于玻片上，即可进行检查。

三、结果判断

根据阴道液中杂菌及白细胞的多少，将其分为4度：

1度：镜下见大量阴道杆菌及上皮细胞，无杂菌及白细胞，视野背景清洁，属正常阴道分泌物。

2度：阴道杆菌及上皮细胞中等量，可见少量杂菌和白细胞，仍属正常阴道液，见于经产妇宫颈口松弛者。

3度：镜下见较多杂菌及白细胞，仅见少许阴道杆菌及上皮细胞，表明有炎症存在。

4度：镜下见大量杂菌及白细胞，仅见少许上皮细胞，无阴道杆菌，常表明有阴道炎症或较重的宫颈炎。

四、临床应用及意义

于妇科或计划生育经阴道手术前，阴道清洁度应为常规检查内容之一，如阴道涂片检查属第3或4清洁度时，应考虑可能有其他病原体存在，必须首先进行病因治疗，待炎症痊愈后方可进行手术。

（周剑利）

第六节　阴道分泌物酶谱检查

念珠菌外阴阴道炎（VVC）、老年性阴道炎（SV）、细菌性阴道病（BV）者阴道分泌物中乳酸脱氢酶（LDH）和过氧化物酶活性下降；滴虫性阴道炎LDH和过氧化物酶轻度下降；慢性宫颈炎LDH活性明显减低；BV者阴道分泌物中唾液酸苷酶较正常增加10～100倍，脯氨酸氨肽酶也明显增加；SV脯氨酸氨肽酶明显增加；滴虫性阴道炎，胱氨酰蛋白酶增加。

一、常用阴道生化标志物检测及意义

有关研究和临床诊断的阴道生化标志物已有100余种，主要分为：①阴道微生物评价；②病原微生物进展与增殖水平评价；③阴道宿主细胞反应水平的评价。

按测定项目性质可分为：①阴道分泌物酶活性测定；②胺类测定；③脂肪酸及其比例测定；④H_2O_2测定；⑤pH。

二、阴道分泌物酶活性测定

1. 乳酸脱氢酶（LDH）　乳杆菌合成的一种胞外酶，可用于阴道微生态的评价，育龄妇女LDH活性在10U/mL以上，阴道感染时LDH活性下降，以SV和BV为明显，LDH对

BV 诊断符合率为 82%，SV 为 76%，VVC 和滴虫性符合率差。

2. 透明质酸酶　反映阴道黏膜损伤，致病微生物进居的酶，各种阴道炎时此酶活性持续升高。

3. 脯氨酸氨肽酶　对 BV 诊断使用较广泛的一种酶，主要反映阴道微生物进居和繁殖，此酶由加德纳菌、动弯杆菌等合成，在 BV 早期感染此酶即高，急性期可超过正常 1000 倍，对 BV 的诊断特异性、敏感性 >80%，SV 诊断灵敏度可达 95%，特异性约 70%，滴虫感染和 VVC 临床价值不确定。

4. 唾液酸苷酶（SNA）　是加德纳菌、厌氧菌、动弯杆菌合成的胞外酶，目前临床使用最普遍的一种（国内有 30 余家厂生产），SNA 测定大多采用靛青反应（BV - Blue），有假（+）。

5. 白细胞酯酶（LE）　检测衣原体和淋球菌敏感度 54% ~97%，特异性 36% ~95%，LE 显色临界值为 10U/mL，大约相当 15/HP 的细胞破坏。

6. 胱氨酰蛋白酶　为原虫合成分泌的一种胞外酶，对滴虫感染诊断特异性 92%，灵敏度 88%。

7. 门冬酰氨酶（ASP）　是念珠菌合成分泌的一种胞外酶，会造成阴道黏膜损伤，所有阴道念珠菌感染分泌物中均可检测到 ASP，亚急性检出率 80% 左右，与培养的符合率为 84% ~96%，对 VVC 有较高诊断价值。

三、阴道内细菌代谢产物测定及意义

1. H_2O_2　阴道乳杆菌产生的一种杀菌物质，对阴道致病菌的定居、增殖、维持阴道微生态有重要作用，阴道分泌物中 H_2O_2 浓度和杆菌数量成正比，产生 H_2O_2 乳杆菌为优势的妇女，患各种阴道炎机会很少。

2. 短链脂肪酸　阴道分泌物中短链脂肪酸以乳酸为主，阴道感染时脂肪酸变化为乳酸减少或消失，国外阴道分泌物中乳酸测定十分普遍，乳酸浓度测定可用于阴道微生态评价。

3. 胺类测定　正常阴道分泌物中只能检出少量精胺等胺，阴道感染时分泌物中可检出大量单胺、腐胺、尸胺等，是分泌物产生异味的主因，BV 致病菌产生三甲胺，分泌物有鱼腥味，滴虫致病菌产生腐胺，分泌物有臭味。胺类测定（除三甲胺外）特异性差，国外极少单独使用，但我国许多地方用总胺测定一项指标诊断 BV，实为不合理。

四、使用阴道生化标志物测定的注意事项

（1）不宜单项生化指标作出有病或无病的诊断。

（2）应采用几种组合方式测定

反映阴道生态菌/反映致病微生物进居、增殖/宿主细胞反应联合测定，欧美生化乳酸/SNA/LE，我国生化 BV - set、pH/三甲胺/LE。

反映阴道生态/多项反映致病微生物进居、增殖联合测定，H_2O_2/SNA/胺，乳酸/脯氨酸氨肽酶/胺。

多项反映阴道生态微生物进居、增殖指标联合测定：

滴虫——蛋白酶/透明质酸酶联合测定试盒

念珠菌——门冬酰胺蛋白酶/琥珀酸测定试盒

BV——三甲胺/唾液酸苷酶测定试盒

我国研制 BV－set，H_2O_2/白细胞脂酶/唾液酸苷酶联合试盒，可同时测定阴道微生态/病原体进居、增殖/阴道宿主细胞水平，理论上是最佳组合，可有8种结果解释。

五、BV－set 三项检查的结果解释

（表1－1）

表1－1　BV－set 三项检查

	H_2O_2	SNA	LE	临床意义
1	－	－	－	无致病菌感染
2	－	－	＋	宫颈炎早期
3	－	＋	－	BV 致病菌早期感染
4	＋	＋	－	BV
5	＋	－	－	月经期、阴道冲洗后，阴道生态平衡破坏
6	－	＋	＋	BV 感染早期，可能有混合感染，如宫颈炎
7	＋	－	＋	其他生殖道感染，如宫颈炎
8	＋	＋	＋	BV，预后不良

六、取材要求

（1）取材前24小时内，应无性交，无盆浴，无阴道冲洗，48小时内未使用阴道润滑剂，阴道“兴奋剂”等。

（2）取材部位准确——阴道后穹隆部，一支棉签取堆积脓液，一支棉签取其他部位，BV 在子宫口取材阳性率100%，阴道口为29%。

（3）标本量足够，棉签应大一些，在取材部旋转并停留20秒以上，吸取更多标本。

（4）正确保留，及时检查。对酶测定标本在2℃～8℃，保留不宜＞2天。

（周剑利）

第七节　子宫颈黏液检查

宫颈黏液（cervical mucus，CM）是宫颈内膜腺体的一种复杂分子物，其内包括子宫内膜、输卵管液和卵泡液，还有子宫和子宫颈、上皮及白细胞的碎片。宫颈黏液是精子从阴道到输卵管受精部位的必经之路（当然某些辅助生育技术除外）。宫颈管内膜细胞包括分泌细胞与纤毛细胞，前者分泌黏液，后者的纤毛运动使黏液流向阴道。它的质和量受体内性激素的调节，在月经周期中呈现明显的规律性变化，此特征性变化对生殖过程的自身调节作用有重要意义，对 CM 内含物的研究有助于探索生殖的奥秘，了解宫颈性不孕的机制，探求新的避孕手段，而对宫颈黏液中一些抗体、病毒、支原体的检测可预测宫腔及生殖道感染。

一、宫颈黏液的特点

（一）宫颈的解剖特点

宫颈管长2.5～3.0cm，管腔呈纺锤状，内有100多个葡萄状的凹陷，故腔面呈羽毛状，高低不平。

（二）颈管的开大

排卵期由于大量雌激素的作用，颈管口由1mm张大至3mm，原由黏液丝形成的网孔间隙由6～10μm扩大至60μm，有利于精子的穿过。

（三）宫颈分泌的黏液量

腺体的分泌量和分泌物性状随月经周期有很大的变化，正常生育年龄妇女，宫颈每日可分泌黏液20～60mg，接近排卵期分泌量可增加10倍，第14天可达700mg。

（四）成分

宫颈黏液约含92%～95%的水分，排卵期水分增多可达98%，无机盐占1%，主要为氯化钠及少量钾、镁、钙、铜和磷等，低分子有机化合物，包括游离的单糖，氨基酸，还有大分子的蛋白质及多糖等。目前的研究发现，宫颈黏液中许多化学组成均有周期性变化。

（五）pH的变化

阴道呈酸性，pH 4～5，而宫颈黏液呈碱性，居7～8.5之间，精子在碱性溶液中活力增加。

（六）性状

宫颈黏液有黏稠性、弹性、牵延性及羊齿结晶现象。其羊齿状结晶广泛地用于测定排卵，以及在临床上作为粗略了解血循环中雌激素水平的指标，结晶主要由蛋白质和钠、钾结合所形成。羊齿状结晶并不是宫颈黏液所特有的，它可以出现在含电解质，蛋白质或胶态溶液中，如鼻黏液、唾液、羊水、脑脊液等，但唯独宫颈黏液有周期性变化。

宫颈黏液作为一种水性凝胶物质，由高“黏性”成分和低“黏性”成分所组成。构成高“黏性”成分的是黏蛋白的大分子网，决定着黏液的流变学特性诸如黏稠度，成丝性和羊齿化等，而黏蛋白之间可能存在的由交联蛋白形成的连接桥以及黏蛋白中唾液酸或唾液酸/岩藻糖含量之比均影响着黏液的流变学性质，动物实验显示，尽管外源性雌激素能使宫颈黏液重量显著增加，但并不影响黏蛋白生物合成与释放，雌激素能使宫颈黏液黏性下降的作用是通过改变宫颈内膜毛细血管的通透性而促进黏蛋白的水化作用来完成的，这种水化作用亦使黏液量增加。

基于核磁共振和扫描电镜的观察（odeblad，1968—1972），宫颈黏液分为两型：①G型：孕酮型（gestagenic mucus）；②E型：雌激素型（estrogenicmucus，Es或E_1）。

G型结晶出现于黄体期，水含量低85%～92%，黏蛋白2%～10%，蛋白丝直径细（d=0.2μm），构成浓密细网状结构。网眼直径0.2～0.5μm。不利于精子穿过。

E型（Es或E_1），出现于排卵期前后，水含量95%～98%，黏蛋白0.5%～1.5%，其蛋白丝（d=0.5μm）平行稀疏排列，丝间距0.5～5μm，极利于精子穿过。

（七）宫颈黏液中白细胞量

排卵期宫颈黏液中的白细胞量减少。

二、宫颈黏液功能

（一）防御屏障作用

宫颈黏液栓除机械性阻塞颈管防止阴道病原体袭入外，其内含的溶菌酶，过氧化酶，免疫球蛋白等也可直接或间接地抑菌和杀灭菌原体。

（二）保护精子

宫颈黏液呈弱碱性，适于精子的穿过、存活，防止白细胞和巨噬细胞对精子的吞噬作用。

（三）精子的筛选和储存

宫颈黏液的周期性和功能变化，可保证仅在排卵期精子的袭入，其特征性筛网状结构也可以筛选和允许活动性强的健康精子穿过，以保证精子的质量而呈现自然生物选择作用。另外，宫颈黏液网状结构和葡萄状腺体隐窝，也可允许精子暂时停留和储存，其所含葡萄糖、果糖也可供给精子活动的能源。

三、影响宫颈黏液分泌的因素

性激素分泌紊乱，宫颈内膜细胞数量的改变及其功能的下降均可影响宫颈黏液的分泌，其中包括单纯的宫颈因素，排卵障碍累及颈管内膜细胞功能，宫颈内膜本身疾病伴有卵泡发育异常等。不适当的雌激素水平也可使宫颈黏液质量下降和卵泡发育障碍。

四、宫颈黏液的收集

用阴道窥器暴露宫颈，以消毒棉签或小棉球轻轻擦净宫颈表面及宫颈外口的阴道分泌物，然后用1mL空针筒，将连接针头部的细玻璃管端进入宫颈管内约1cm吸取宫颈管内的黏液，观察宫颈外口的开大程度，吸出黏液的量、透明度、牵延性，酸碱度及结晶的形态等，并可做化学成分、抗体、细胞数、病毒的检测。

五、临床应用

（一）评价卵功能和预测排卵

1. 宫颈黏液评分（CMS）　宫颈黏液评分依据宫颈黏液物理性和化学组分，随卵巢激素分泌变化而出现周期改变的特点，临床常用宫颈黏液改良 Insler 评分预测体内雌孕激素水平及排卵情况，满分为15分，总分>10分为雌激素水平反应佳，总分<5分为雌激素水平反应差。宫颈黏液为卵泡产生 E_2 的“窗口”，在自然排卵周期中，当 E_2 不断上升达高峰时，CMS一般均≥9分，在排卵期或接近排卵期时，雌激素水平最高，宫颈黏液的总评分亦最高，如宫颈无病变，此时总评分一般都大于10分，最高的CMS值与LH峰同步，故CMS≥9分时，可人为预测排卵的信号，排卵当日CMS可下降30%，排卵后24小时，CMS急剧下降，故一般CMS下降，CM变稠常表明排卵已发生（LUFS周期除外）。排卵后孕激

素有抑制宫颈黏液量、拉丝及结晶形成的作用，故此时评分应下降，如居高不下，说明孕激素不足，CMS 与其他预测排卵的指标相关性好，如 B 超监测排卵，血、尿性激素测定等。并且简便易行，便于掌握，具有可靠性和在一定时间范围内良好的可重复性，有多项参数供综合进行评分，可评估体内激素水平，预测排卵时间，是生殖辅助技术中，促排卵治疗过程的观察指标，CMS≥8 分示宫颈成熟。另外，对选择受孕期及避孕也有一定价值。

2. 宫颈黏液结晶　临床把黏液结晶分为四型：

（1）典型羊齿状结晶：主干垂直，分枝密而长，示最佳雌激素作用。

（2）较典型羊齿状结晶：枝粗，分枝少而短，或臂不直，主干与分枝之间不互相垂直。分枝较小，枝短。

（3）不典型结晶：形态较多。有的分枝少，如秃的枯树枝状，或呈金鱼草状，或呈苔状，小的结晶个体散在分布，互不连接。

（4）椭圆体：顺长轴向同一方向排列，椭圆体较白细胞长 2～3 倍，较狭，透光度大，有亮感，常见于黄体期和孕早期。

月经周期中出现以上变化，示有排卵。

另外还有一种为无结晶形成，涂片中无结晶，仅可见不成形黏液，或其中可见上皮细胞及白细胞，这种结晶示无排卵。临床也可用于诊断早孕及先兆流产，前者 90% 宫颈黏液无结晶，10% 可见少量不典型结晶混在椭圆体中。后者宫颈黏液中 90% 可见不典型结晶。因此在早期妊娠时，宫颈黏液出现不典型结晶时，应密切观察，必要时予以治疗，特别是习惯性流产的患者，更需密切观察加强治疗。

3. 宫颈黏液酶的周期性变化　近年的研究结果表明，宫颈黏液中过氧化物酶、乳酶脱氢酶、碱性磷酸酶和超氧化物歧化酶活性均呈现周期性变化，围排卵期活性呈低值状，明显低于卵泡期和黄体期，且这种四种宫颈黏液酶在周期中活性变化规律均与排卵时间密切相关，在卵泡期与 E_2 呈负相关，黄体期与 P 呈正相关，其中以过氧化酶和超氧化物歧化酶最敏感。根据酶活性及其颜色强度测定的特点，确定排卵日可作为监测排卵的方法。

4. 宫颈黏液葡萄糖、果糖的周期变化　20 世纪 50 年代 Bimberg 等对人宫颈黏液碳水化合物的研究发现宫颈黏液有葡萄糖、果糖、甘露糖、半乳糖、氨基已糖、麦芽糖、山梨糖等多种糖，目前的研究发现在周期中，宫颈黏液葡萄糖、果糖有特定变化规律，卵泡期稍高，排卵前最低，排卵后逐渐升高，黄体期达高峰。并且卵泡期宫颈黏液葡萄糖、果糖水平与 E_2 呈负相关，黄体期与 P 呈正相关，所以根据其周期性变化的特点，可作为监测排卵的指标之一。

5. 宫颈黏液中 CA_{125} 在月经周期中的变化　宫颈黏液中，CA_{125} 含量较高，月经周期不同日期相应宫颈黏液中，CA_{125} 总量随宫颈黏液含量的增加而增加，在排卵期前后宫颈黏液分泌的 CA_{125} 水平与宫颈黏液的增加相平等，对于预测排卵，用于选择受孕期有一定的价值。

（二）在不孕中的应用

1. 宫颈黏液 pH 的变化与不孕　经测定宫颈黏液 pH 在 7～8.5，宫颈黏液的 pH 受性甾体激素的调节，雌激素是有利因素，雄激素是不利因素，宫颈黏液 pH 是精液－宫颈黏液间相互作用的重要因素之一，对精子在宫颈黏液中的活动有显著影响，雄激素可降低宫颈黏液 pH，pH 降低可减弱精子—黏液相互作用，降低生育力，因为当 pH 下降到一定程度，黏液中糖蛋白的电离度增加，改变了黏液流变学特性而阻碍精子穿透。另外，当宫颈黏液 pH <6

时，不仅可直接影响精子的穿透，还可通过改变黏液的组成成分间接影响精子功能。因 pH 与外周血激素水平有关，并受口服雌激素的影响，故可通过碳酸氢盐灌洗阴道或口服雌激素使 pH 得到纠正而明显改善生育力，宫颈黏液 pH 可经 pH 试纸测得，方法简单，不孕症患者在做性交后试验时可常规作宫颈黏液 pH 测定。

2. 宫颈黏液中抗精抗体的检测　临床检测发现不孕女性宫颈黏液中抗精子抗体明显高于生育组，抗精子抗体干扰精子获能及顶体反应；影响精子运动，抑制精子在女性生殖道内运动，尤其是通过宫颈黏液，阻碍精子接触和穿过透明带，促进巨噬细胞、白细胞杀伤和吞噬精子，阻断精卵融合的作用可导致免疫性不孕，所以宫颈黏液中抗精子抗体的存在是原因不明不孕的主要原因。因此对一些不明原因的不孕可行宫颈黏液抗精子抗体的检查，以期发现不孕的原因。

（三）鉴别闭经的类型

宫颈黏液有周期性变化的闭经，原因多在子宫即子宫性闭经，宫颈黏液不出现羊齿植物叶状结晶的闭经，其原因都在性腺及以上部位，若月经过期而宫颈黏液出现椭圆体常表示有早孕的可能，对更年期月经过期，但宫颈黏液良好者，可除外早孕。

（四）预测早产

宫颈阴道分泌物中催乳素（PRL）的含量可作为预测早产的标志物，及时采取措施可降低早产率等。

（五）宫颈黏液酶

CM 中有过氧化酶（PX），乳酸脱氢酶（LDH），碱性磷酸酶（AKP）也均有周期性变化，围排卵期活性低。另外还有超氧化物歧化酶（SOD），在排卵前 2 天降至低值，所以也可对排卵进行监测。

（七）宫颈分泌型免疫球蛋白 A

CM 中 SIgA 含量对慢性盆腔炎可作为诊断的一项指标。炎症时 SIgA 分泌明显升高，正常妇女为 6.9 ~ 16.7ng/L，平均为 9.8 ±6.9ng/L，盆腔炎时 SIgA 可升高 10 倍，病情好转又明显下降。

宫颈黏液在生殖中起着极其重要的作用，尤其对迅猛发展的生殖技术，而且宫颈黏液检查无创伤，取材方便，可重复多次检查，是妇产科生殖内分泌学者注目的课题之一。

（周剑利）

第八节　子宫内膜检查

子宫内膜对卵巢激素有很高的敏感性，雌激素和孕激素的失调可由子宫内膜的变化反映出来，因此可通过刮取、吸取甚至已切除的子宫内膜做病理检查，了解子宫内膜的病变。

一、正常子宫内膜的变化，一般以 28 天为周期

1. 增生期

（1）增生期早期：在月经周期第 5 ~ 7 天，内膜的增生与修复在月经期即已开始，此期内膜较薄，仅 1 ~ 2mm，腺上皮呈立方或低柱状，间质中动脉较直。

（2）增生期中期：在月经周期第 8 ~ 10，此期特征是间质水肿明显，腺体数增多，弯曲，腺上皮增生活跃，细胞呈柱状，有分裂象。

（3）增生期晚期：在月经周期地 1 ~ 14 天，此期内膜增厚至 2 ~ 3mm，表面高低不平，略呈波浪形。上皮细胞呈高柱状，核分裂象增多。腺体更多弯曲。间质相互结合呈网状，组织水肿，小动脉略呈弯曲状、管腔增大。

2. 分泌期

（1）分泌期早期：在月经周期第 15 ~ 19 天，此期内膜腺体更长，屈曲明显。间质水肿，螺旋动脉继续增生。

（2）分泌期中期：在月经周期第 20 ~ 23 天，内膜较前更厚并呈锯齿状，腺体内分泌，上皮细胞顶端胞膜破碎，细胞内的糖原溢入腺体，间质更加水肿、疏松，螺旋小动脉增生卷曲。

（3）分泌期晚期：在月经周期第 24 ~ 28 天，为月经来潮前，子宫内膜达 10mm，并呈海绵状。

3. 月经期　在月经周期第 1 ~ 4 天，此时雌、孕激素水平下降，小动脉痉挛，内膜血流减少，组织变性、坏死、剥落，内膜与血液相混而排出，形成月经。

二、子宫内膜检查的各种方式

（1）子宫内膜吸取。

（2）诊断性刮宫。

（3）分段刮宫。

（4）宫腔镜下子宫内膜形态学观察。

（5）个别可从切除子宫的内膜进行病理检查。

三、适应证

1. 月经失调　凡月经过多、月经量过少、月经稀发等。

2. 异常子宫出血　阴道不规则出血、绝经后出血、子宫内膜增生（单纯型、复合型核不典型增生）、子宫内膜息肉等。

3. 疑有子宫内膜恶性病变　子宫内膜癌、子宫内膜间质肉瘤、子宫苗勒肉瘤或疑滋养细胞肿瘤和胎盘部位滋养细胞肿瘤、滋养细胞疾病宫腔内残留等。

4. 子宫内膜炎症　子宫内膜炎、子宫内膜结核。

5. 不孕不育　子宫腔形态和病变、卵巢内分泌功能异常致子宫内膜异常。

6. 放置宫内节育器　取出后同时做子宫内膜活检。

四、禁忌证

（1）凡阴道有各种炎症，如白色念珠菌、滴虫性和细菌性阴道炎和细菌性阴道病等未治愈前。

（2）急性和亚急性盆腔炎。

（3）近期使用性激素。

五、临床应用

（一）卵巢功能失调的子宫内膜变化

无排卵型子宫内膜变化常为早期增生呈晚期增生变化，月经后半期仍呈增生形态，甚至为单纯增生或复合增生或不典型增生。

1. 子宫内膜单纯增生　子宫内膜明显增厚，有时呈弥漫息肉状，镜下呈弥漫性，累及内膜的功能层与基底层，间质与腺体同时增生，腺体大小不一，轮廓较平滑，腺上皮细胞形态与正常的晚期增生相似。

2. 子宫内膜复合增生　病灶呈局灶性，可能与组织中激素受体分布有关。内膜可增厚或很薄，也可呈息肉状。腺体成分的局灶性增生不累及间质，腺体拥挤，可有“背靠背”现象。间质明显减少，腺体轮廓不规则或弯曲呈锯齿状。

3. 子宫内膜不典型增生　子宫内膜腺体、腺上皮细胞异型，病灶为局灶或多灶性分布，其间也可见正常、萎缩或其他类型增生的腺体。病变区腺体增多，间质减少，腺上皮细胞异型，细胞排列极向紊乱或消失，细胞核增大变圆、不规则。不典型增生分轻、中、重三度。

轻度：腺体轮廓稍不规则，腺上皮细胞异型轻微。

中度：病变介于轻、重之间。

重度：腺体轮廓明显不规则，分支状，腺腔内有出芽和乳头状结构，腺上皮细胞异型明显。

（二）黄体功能障碍子宫内膜变化

黄体功能障碍是指排卵后形成的黄体功能不健全，合成和分泌的孕激素不足，使子宫内膜分泌转化受影响，胚泡不能着床，易引起不孕或早期流产。

黄体功能障碍一种是使子宫内膜分泌反应不足，使子宫内膜较一般分泌期子宫内膜薄，显微镜下子宫内膜可具有分泌正常，分泌不足或具有增生反应的腺体，黄体生成期不足8天。另一种使子宫内膜不规则脱落，子宫内膜脱落不正常，在行经第5天后仍见到分泌期子宫内膜，临床常为经期延长，子宫内膜脱落不全，修复不佳，这样孕卵也不能着床怀孕。

（三）卵泡期功能障碍子宫内膜变化

卵泡期功能障碍可使分泌期雌激素不足，使子宫内膜腺体与间质发育不同步或腺体中出现早期增生反应，但排卵后又有黄体形成，或不排卵而有卵泡膜细胞黄素化，分泌少量孕激素，使内膜呈现分泌反应，可表现为不规则出血。

（四）激素药物引起的内膜变化

激素药物能影响子宫内膜，雌激素可使子宫内膜增生（单纯型、复合型或不典型增生），甚至可引起子宫内膜癌。

（周剑利）

第九节　常用性激素测定

激素水平是和内分泌有关的妇产科疾病的重要诊断依据，也是观察疗效和估计预后的重要手段。测定方法有生物测定法，生物化学法和放射免疫测定法等。近 20 年来，免疫方法发展较迅速，已可用于大多数激素的微量和超微量测定。妇产科常用的激素测定有卵泡刺激素（FSH）、黄体生成激素（LH）、催乳激素（PRL）、胎盘生乳素（HPL）、雌激素、孕激素和雄激素。以下简介上述激素在不同生理阶段的正常值。

一、FSH 和 LH 测定正常值和临床应用（表 1－2）

FSH 和 LH 测定用于：

（1）闭经原因的判断，如二者均低于正常水平，提示闭经原因在垂体以上，应做垂体兴奋试验。

（2）FSH 与 LH 均升高，甚或达绝经期水平，而雌激素水平低下，则提示卵巢功能衰退。

（3）LH/FSH≥3，结合其他指标，应考虑多囊卵巢综合征可能。

（4）测 LH 峰值可预计排卵时间，有助于不孕症诊治和避孕指导。目前多用酶联免疫法测尿 LH 峰，作为监测排卵指标，方法简单、反应迅速、结果可靠，但精确性不如放射免疫测定法。

表 1－2　血 FSH 和 LH 测定生理值

各生理阶段	FSH		LH	
	mU/mL	U/L	mU/mL	U/L
青春期前	<5	<5		
卵泡期			5～30	5～30
排卵期			75～150	75～150
黄体期			3～30	3～30
绝经期	>40	>40	30～130	30～130

二、PRL 与 HPL 测定生理值与临床应用（表 1－3）

表 1－3　PRL 与 HPL 测定生理值与临床应用

样本		来源	生理期		临床应用
			非孕期	孕期	
PRL	血	垂体分泌蛋白激素	9～14μg/L	200～400μg/L（孕晚期）	垂体肿瘤、空蝶鞍、颅咽管瘤、甲状腺功能低下、闭经溢乳综合征、多囊卵巢综合征、酚噻类、口服避孕药等 PRL 均上升
HPL	血	胎盘合体滋养细胞分泌	<0.5mg/L	2.8～5.8mg/L（孕 30 周）	监测胎盘功能，35 周孕后 PRL 多次在 4ng/L 以下或突然下降 50%示胎功能减退

注：PPL 为应激激素，睡眠、进食、哺乳、性交、精神心理因素等均可影响测定结果，并有明显的昼夜变化，故应在上午空腹 9～10 时，情绪稳定状态下抽血较为可靠。

三、甾体激素测定正常值与临床应用

（一）E_1 和 E_2 测定

1. E_1、E_2 不同生理阶段正常值（表 1－4）

表 1－4　E_1、E_2 不同生理阶段正常值

各生理阶段	Pg/L		Pmol/L	
	E_1	E_2	E_1	E_2
青春期	0～80		0～296	
卵泡期	20～150	10～90	74～555	37～330
排卵期		100～500		367～1835
黄体期		50～240		184～881
绝经期	31.4～36.2	10～30	116～134	37～110

2. 临床应用　目前多借 E_2 和 E_1 了解卵巢功能。

（1）E_2 为测定卵巢功能的激素指标之一。

（2）E_2 可作为诊断性早熟的指标之一。

（3）E_1/E_2 比值 >1 提示雌激素的外周转化增加，可见于 PCOS 患者。

（4）E_2 作为诱发排卵和超促排卵时卵泡成熟和过度刺激的监测指标之一。

（5）E_2 可作为卵巢颗粒细胞癌的诊断指标之一。

（二）孕酮测定

孕酮主要来自卵巢和胎盘，用放射免疫测法测定，月经周期前半期甚低，排卵前有一小低波，排卵后由黄体分泌大量孕酮，妊娠中晚期由胎盘分泌并随孕周增加而稳定上升。

1. 孕酮在不同生理阶段的正常值（表 1－5）

表 1－5　不同生理阶段孕酮的正常值

各生理阶段	ng/mL	nmol/L
卵泡期	0.2～0.6	0.6～1.9
黄体期	6.5～32.2	20.7～102.4
绝经期	<1.0	<3.2
孕 7 周	24.5±7.6	76.4±23.7
孕 35 周	202.0±47.0	630.2±146.6

2. 临床应用

（1）血孕酮 >16nmol/L，结合其他指标，可作为排卵指标之一。

（2）观察药物促排卵效果。

（3）了解黄体功能，可在排卵后第 5、7、9 日各采血一次，测定孕酮，评估黄体功能。

（三）睾丸酮测定

女性血循环中主要有 4 种雄激素，即睾丸酮（T），雄烯二酮（△4A）、脱氢表雄酮（DHEA）和硫酸脱氢表雄酮（DHEAS），其中睾丸酮的雄激素活性最高。正常情况下，卵

巢分泌的T仅占循环中总量的25%，肾上腺分泌的占25%；而△4A的外周转化占50%。其测定方法多采用放射免疫法。

1. 血中睾酮不同生理阶段的正常值（表1-6）

表1-6 血中睾酮在不同生理阶段的正常值

各生理阶段	ng/mL	nmoL/L
卵泡期	<0.4	<1.4
排卵期	<0.6	<2.1
黄体期	<0.5	<1.7
绝经期	<0.35	<1.2

2. 临床应用 T测定可作为：

（1）卵巢男性化肿瘤的辅助诊断方法之一，患睾丸母细胞或门细胞瘤时，血T水平明显上升。

（2）两性畸形的鉴别诊断方法之一。

（3）多囊卵巢综合征的诊断指标之一，结合肾上腺皮质抑制试验，确定雄激素来源，有助于该病的诊断、治疗方案的确定和疗效观察。

（周剑利）

第十节 常用内分泌功能试验

一、孕激素试验

孕激素试验又称黄体酮试验，主要可诊断闭经的原因和病变部位，推测卵巢雌激素水平。

（一）方法

黄体酮20mg，每日肌内注射1次，共5日，停药3~7日后出现撤退性阴道出血，为阳性反应。提示体内有一定量雌激素水平。黄体酮能使已增生的子宫内膜起分泌反应，这种称Ⅰ度闭经。若注射黄体酮后无出血，即为阴性反应，提示体内雌激素水平低。对黄体酮无反应，应进一步作雌激素试验。

（二）临床意义

孕激素试验阴性提示体内雌激素水平过低，如原发性闭经、继发闭经、卵巢早衰、卵巢发育不全等；也可提示子宫内膜因缺乏雌激素刺激增生不良，对黄体酮反应不良，临床可见月经稀发或闭经；此外，若子宫内膜先天发育不良、子宫内膜已遭破坏、幼稚型子宫等，对黄体酮无反应，所以无阴道出血。

二、雌激素试验

临床上当孕激素试验阴性后，为进一步寻找闭经原因，则须作雌激素试验。

（一）方法

口服倍美力0.625mg，每日1次，共20天，撤药后一般3~5天出现阴道流血，为阳性反应，反之为阴性反应。

（二）临床意义

阳性反应说明子宫内膜功能正常，对雌激素有反应，则属Ⅱ度闭经。说明体内雌激素水平低下，闭经原因是卵巢、垂体或下丘脑功能不足所致，需进一步鉴别和查明原因。停药后无阴道出血为阴性反应，则表示子宫内膜有缺陷或遭破坏，闭经原因在子宫，故称子宫性闭经。

三、垂体功能检查

雌激素试验阳性提示患者体内雌激素水平低下，须进一步确定原发病因在卵巢、垂体或下丘脑，须作如下检查：

（一）血清 FSH、LH、PRL 的放射免疫测定

PRL 正常值为 0～20μg/L，PRL > 25μg/L 时称高催乳素血症，PRL 升高应进一步作头颅 X 线摄片或 CT 检查，排除垂体肿瘤。月经周期中 FSH 正常值为 5～20U/L，LH 为 5～25U/L，若 FSH > 40U/L，提示卵巢功能衰竭；若 LH > 25U/L，高度怀疑多囊卵巢；若 FSH、LH 均 < 5L/L，提示垂体功能减退，病变可能在垂体或下丘脑。

（二）垂体兴奋试验

又称 GnRH 刺激试验。

1. 典型方法　将 LHRH100μg 溶于生理盐水 5mL，30 秒钟内静脉注射完毕，注射前及注射后 15、30、60、120 分钟分别采取 2mL 静脉血，用放射免疫法测定 LH 含量。若注射后 15～60 分钟 LH 值较注射前高 2～4 倍以上，说明垂体功能正常，对 LHRH 反应良好，病变在下丘脑；若多次重复试验，LH 值仍无升高或升高不显著，提示病变在垂体。

2. Combes 法　将 LHRH100μg 静脉滴注 4 小时，正常情况在滴注后 30～45 分钟 LH 上升，60～90 分钟时下降，2～4 小时内 LH 第二上升。双相型分泌可用垂体促性腺激素存在两个功能池的理论来解释：即分泌池在 LHRH 刺激下立即释放 LH；合成、储存池在 LHRH 大量或长期刺激下释放已储存与新合成的 LH。此法的优点在于可准确区别下丘脑或垂体病变。若病因在下丘脑而引起垂体惰性，则 LHRH 推注试验可能阴性，而滴注试验可在 2 小时左右出现延迟反应。若垂体功能有缺陷，LH 虽有第一次上升，但不能维持，且不出现第二次上升，提示垂体合成 LH 的功能受限。

四、克罗米酚试验

又称氯米酚试验，主要估计闭经患者下丘脑－垂体－卵巢的功能。克罗米酚具有弱的抗雌激素作用，能使 GnRH 分泌增加，促使垂体分泌 FSH、LH，对有一定内源性雌激素水平者有效。

（一）方法

月经来潮第 5 天开始每日口服克罗米酚 50～100mg，连服 5 天，服药后 LH 可增加 85%，FSH 增加 50%，停药后 LH、FSH 即下降。如以后出现 LH 达排卵期水平，诱发排卵，则为排卵型反应，排卵一般出现在停药后的第 5～9 天。如停药后 20 天不再出现 LH 上升，则为无反应。在服药第 1 天、3 天和 5 天测 LH 和 FSH，第 3 周或经前抽血测孕酮。

（二）临床意义

1. 下丘脑病变　下丘脑病变时对 GnRH 兴奋试验有反应而对克罗米酚试验则无反应。

2. 青春期延迟　可通过 GnRH 兴奋试验判断青春期延迟是否为下丘脑、垂体因素所致。

除了上述各种常用的妇科内分泌检查外，B 超也可监测卵泡的发育，有无排卵，子宫内膜的厚度变化。腹腔镜也可检查卵巢上有无排卵孔以推测有无排卵等作内分泌功能的参考。

（周剑利）

参考文献

[1] 周剑利，韩萍．大鼠卵巢组织冷冻保存和自体移植后形态与功能的研究．《中国妇幼保健》，2009，24，(27)：3867－3871.

[2] 周剑利，韩素新，张淑娟．剖宫产同时行子宫肌瘤剔除术 152 例临床分析．《中国妇幼保健》，2011，26，(3)：361－363.

[3] 周剑利，韩素新，陈昭．不同手术途径及方法对输卵管妊娠术后生育结局的影响．《中国妇幼保健》，2009，24，(11)：1574－1577.

[4] 吕秀华，张晓莉，葛安靖，张文伟．洛美沙星、替硝唑联合盆腔灌注治疗慢性盆腔炎疗效观察．《中国妇幼保健》，2011，26，(10)：1596－1597.

[5] 底建敏，崔文华，王键，郭影．Xiap 和 Survivin 在子痫前期患者胎盘组织中的表达及意义．《中国妇幼保健》，2014，29，(8)：1275－1277.

[6] 底建敏，闫晓娟．异位妊娠药物保守治疗失败的相关因素分析．《中国综合临床》，2007，23，(6)：558－559.

[7] 底建敏，刘福虹，闫晓娟，尹晓普．城乡剖宫产率及剖宫产指征的临床分析．《中国妇幼保健》，2006，21，(13)：1769－1771.

[8] 底建敏，闫晓娟，郭影，孙宏勋．妊娠高血压疾病患者 IGF－1 与脂代谢相关性分析．《中国妇幼保健》，2006，21，(11)：1494－1496.

[9] 连丽娟．林巧稚妇科肿瘤学．北京：人民卫生出版社，2013.

[10] 郭媛．临床笔记妇产科．山东：山东科学技术出版社，2015.

第二章　妇产科内镜检查

第一节　羊膜镜检查

羊膜镜检查（amnioscope）是在妊娠晚期或分娩期用羊膜镜通过宫颈透过羊膜观察羊水情况，为判断胎儿安危的检查。方法比较简单、安全，可及时发现羊水混浊和羊水过少等异常情况。

一、羊膜镜基本结构

羊膜镜由一个圆锥形的金属中空管和圆钝头探芯组成，并附有特制的光源。基本结构包括：①镜管：为圆锥形，前端直径 12～36mm，长度 20cm；②镜芯：其前端与镜管吻合，呈半球形，顶端光滑；③镜头和放大装置；④光源。

二、适应证

主要用于妊娠晚期或分娩期需要了解是否存在胎儿窘迫，羊水过少和羊水混浊者。

（1）妊娠晚期：孕妇发生过期妊娠、子痫前期、妊娠合并严重贫血、糖尿病、慢性肾炎、慢性高血压、胎儿生长受限等病理情况时，可出现急性或慢性胎儿窘迫，导致羊水混浊或过少。

（2）分娩早期：若胎心监护异常、生物物理评分异常等，疑有胎儿窘迫存在，可行羊膜镜检查。

进行检查时，孕妇宫口应可扩张 1cm 以上，宫口无黏液及出血，并有前羊水囊，单胎头位，宫颈管不过分后屈。

三、禁忌证

（1）先兆早产、前置胎盘、宫颈管过度后屈无法放入羊膜镜。

（2）孕周小于 37 周者；羊水过多、臀位等。

（3）有生殖道炎症者，如各种阴道炎。

（4）宫颈重度糜烂者，检查时易导致接触性出血。

（5）习惯性早产史或宫颈口松弛者。

四、术前准备

孕妇行 B 超检查排除羊水过多、前置胎盘等禁忌证。常规检查经过消毒处理的镜体、套管及内芯手术器械是否功能正常。正确安装，连接光源、摄像机。取膀胱截石位，按常规消毒外阴、阴道，铺无菌巾单。暴露宫颈，擦拭宫颈口及宫颈管内黏液。再以无刺激的消毒液擦拭宫颈后，用无菌棉球擦净。

五、操作步骤

(1) 产妇取截石位，常规冲洗消毒外阴，擦洗阴道，铺巾。

(2) 经阴道检查了解胎先露、头盆关系、宫口扩张情况与宫颈管长度。如宫口未开，可用手指慢慢扩张宫口，根据宫口的大小选择适合型号的羊膜镜进行检查。以能放入的最大型号羊膜镜为佳。将羊膜镜轻轻插入宫颈管内口，拔去内芯，将镜体插入套管，前端紧贴前羊水囊。

(3) 前后左右移动，观察。

(4) 检查完毕，退出镜体，关闭光源，取出套管，消毒擦拭宫颈，取下阴道窥器。

六、镜下诊断

(1) 羊水无色透明或乳白色，混有白色光亮的胎脂片为正常。

(2) 羊水呈黄色或金黄色，提示可能有母儿 Rh 血型不合、宫内胎儿溶血症，由于胎儿溶血性贫血使羊水中胆红素水平升高。

(3) 羊水淡黄色，半透明，可见胎脂，提示胎儿可能缺氧；羊水黄色或黄绿色，浑浊，毛发、胎脂均看不清，提示胎儿窘迫。羊水颜色越深，胎粪污染越严重，表示胎儿窘迫时间长，程度重。

(4) 羊水呈红褐色，为胎儿死亡已久的羊水表现或胎盘后出血穿破胎膜污染羊水所致。脓性羊水提示宫内感染；血性羊水（粉红色或鲜红色）可能为胎盘早剥。

(5) 过期妊娠或高位破膜无前羊水，胎膜紧贴胎先露，有时胎先露上有胎粪痕迹。

(6) 无脑儿（头先露）见胎儿头颅部位凹凸不平，并有小结状物。如发现羊水中有白色带状物，应判断是否脐带先露。

七、注意事项

(1) 检查前应耐心向孕妇解释，使孕妇充分配合；检查前仔细擦净宫颈管内分泌物及胎膜表面附着物。临产后的检查应在宫缩间歇时进行，操作应轻柔，以免刺破羊膜，发生胎膜早破，易发生上行性感染；同时防止损伤宫颈组织，避免出血影响检查结果。

(2) 严格无菌操作，必要时给予抗生素。减少发生破膜、出血、感染的风险。

八、并发症

(1) 胎膜早破：羊膜镜检查时胎膜早破的发生率与检查者的操作技术、熟练程度有关。检查应尽量安排在孕 37 周以后。

(2) 出血：如果没有胎盘前置，很少会大量出血。因此羊膜镜检查前必须做超声检查排除胎盘前置，还应仔细阴道检查，注意宫颈内口与阴道后穹隆部位是否可触及胎头，手指与胎头间有无海绵状胎盘组织。

(3) 感染：不规范的无菌操作或原有阴道炎、宫颈炎等会增加感染风险。

(4) 引发宫缩。

（奈嫚嫚）

第二节　胎儿镜检查

胎儿镜（fetoscope）是用一种很细的光学纤维内窥镜通过母体腹部穿刺，经过子宫肌层进入羊膜腔，观察胎儿情况的产前诊断方法，胎儿镜检查过程中可采集脐带血和胎盘血、取胎儿组织活检、对异常胎儿进行宫内治疗甚至手术。

同前应用较多的胎儿镜是一种硬质光纤内窥镜。镜体内镜 1.0～2.3mm，套管直径 2.2mm，长度 15～20cm。可视角度 55°或 70°。可观视野 2～4cm^2。胎儿镜的检查器械包括 Y 套管、穿刺针、活体钳、胎血取样针、冷光源等。使用膨宫介质可以改善视觉效果或产生更大的工作空间。运用气体膨宫要谨慎。因为 CO_2 可引起不同程度的胎儿酸中毒，而且无法通过母体过度换气来纠正，可考虑 N_2O 作为替代气体。在手术时间长的情况下使用血液保温器或特制的羊膜灌注器以保持 38℃的恒温。

一、适应证

胎儿镜检查是一种有创性技术，其应用范围是有限的。主要包括：

（1）疑有胎儿畸形或有分娩畸形儿史：这些畸形有明显外形改变，通过直接观察可诊断，如唇裂、腭裂、多指畸形、软骨发育不良、外生殖器畸形、多肢体，以及大片血管瘤、开放性神经管畸形、内脏外翻、脐膨出、腹壁裂、内脏翻出、联体双胎等。

（2）可经胎儿血液进行诊断的疾病：如胎儿宫内病毒感染、地中海贫血、镰刀型贫血、血友病、半乳糖血症、黏多糖累积症等。

（3）需通过胎儿活组织检查进行诊断的先天性疾病：如大泡性皮肤松解症、鱼鳞样红皮病、斑状鳞癣或片状鳞癣病等需获取胎儿皮肤活检。有胎儿肝脏疾病或与胎儿肝酶代谢有关的疾病者，需获取胎儿肝脏组织活检。胎儿假性肥大性肌营养不良症、进行性脊椎肌萎缩等需获取胎儿肌肉组织活检。

（4）可经宫内治疗的胎儿疾病：胎儿镜下激光凝结绒毛膜板血管可有效治疗双胎输血综合征；严重胎儿溶血性贫血，需宫内输血；胎儿脑积水，需放置引流管，降低颅内压；胎儿泌尿道梗阻，需放置引流管，减轻肾脏的压迫萎缩。在胚胎发育早期，胎儿的免疫系统尚未完全建立，胎儿镜可以输送基因或细胞进入胎儿的体内，达到治疗目的。不过目前开展基因或细胞治疗的例数还非常少。

（5）双胎中一胎死亡或畸形，选择性减胎以保护存活的正常胎儿若运用氯化钾心内注射畸形胎儿，应考虑到药物可经胎盘吻合支到达另一个正常胎儿。可选择胎儿镜下行脐带结扎。

二、禁忌证

（1）孕妇 Rh 阴性，丈夫 Rh 阳性者。

（2）有出血倾向的孕妇如严重子痫前期、妊娠合并血小板减少症等。

（3）妊娠期有流产或早产先兆者。

（4）可疑宫内感染者。

（5）有严重妊娠并发症者。

三、检查时间与方法

胎儿镜检查时间常选择在妊娠16~24周期间进行。妊娠16周前胎儿太小，羊水量少，很难观察和取样。晚期妊娠羊膜腔相对变小，胎儿体表观察困难。妊娠16~18周最适合胎儿镜观察胎儿外形；妊娠18~22周，适合行胎儿血液取样。在国外也有运用胚胎镜的报道，即在12周前，最好是孕9周时，将内窥镜插入胚外体腔，穿过绒毛贴着羊膜进行观察。不过胚胎镜窥针只可直视，开角范围有限，只能行部分性外观观察。

手术需做好术前准备，包括孕妇排空膀胱，常规腹部备皮；术前10分钟予以镇静药，使孕妇镇静并减少胎儿活动的目的。B超检查确定胎位、胎儿大小、胎盘位置和羊水量，选择穿刺点。孕妇取平卧位，常规消毒铺巾，可选择的穿刺点局部浸润麻醉后，皮肤切开2~5cm，深达皮下，切口与子宫表面垂直。套管针经切口刺入羊膜腔，先抽取羊水15ml送检，再插入胎儿镜观察胎儿体表及外形。根据检查目的，或抽取脐带血或进行胎儿组织活检。操作完毕，套管和胎儿镜同时拔出，穿刺部位用纱布压迫止血。超声观察穿刺点有无活动性出血，胎心率是否正常，以及孕妇血压、心率及有无子宫收缩、羊水渗漏等情况。

四、并发症

（1）感染：严格的无菌操作可降低感染风险。对术后发热、下腹部压痛、羊水细菌培养阳性、血白分升高等改变要引起重视。

（2）出血：手术可损伤腹部及子宫体血管。手术后数小时内出现腹部疼痛者应重视。

（3）胎死宫内、流产、早产，胎盘和脐带损伤以及羊水渗漏为主要原因。

（4）羊水渗漏：穿刺后羊水由穿刺点漏出羊膜囊外，沿子宫壁向下由宫颈口流出。若术后阴道流水增多，在阴道后穹隆取样发现pH大于7或有羊齿状结晶，即可诊断。羊水渗漏一般可自愈，不需特别处理。

五、注意事项

（1）检查要有重点，有目的观察；操作必须严格无菌。

（2）选择恰当的穿刺点，一般不选择子宫下段，因为子宫下段收缩性差，穿刺后易羊水渗漏或出血。穿刺尽量避开胎盘，穿刺点下有充分的羊水池。

（3）术后详细观察孕妇生命体征外，预防感染。

（4）若有宫缩，可予以宫缩抑制剂，在一般情况下，不应用宫缩抑制剂，因为子宫松弛易发生羊水渗漏，不利于子宫伤口的愈合。

（奈嫚嫚）

第三节　阴道镜检查

作为宫颈癌早诊断、早治疗的“三阶梯”程序，即细胞学—阴道镜—组织学诊断，阴道镜诊断在其中起到关键的桥梁作用。至今，它仍然是宫颈癌及癌前病变诊断的“金标准”。

1925年，德国人Hans Hinselman发明了阴道镜（colposcope），经过后人的不断改进，由手持式放大镜发展至目前临床广泛应用的光电一体阴道镜。由于阴道镜可将所观察的外阴、阴道、宫颈局部放大10~40倍，可以观察发现肉眼看不到的较微小的病变，进行定位并活检，降低细胞学检查的假阴性和漏诊机会，有效提高阳性病变检出率，协助临床医师尽早发现下生殖道癌前病变或早期癌症，从而为下生殖道恶性肿瘤的早发现、早诊断、早治疗提供确切客观依据，提高患者的生存率，降低下生殖道晚期恶性肿瘤的发生，尤其是中晚期宫颈癌的发病率，因此阴道镜检查得到了越来越多的妇科肿瘤医师、病理医师的重视。

一、适应证

（1）异常的临床症状和体征：接触性出血，异常阴道排液，宫颈炎久治不愈。

（2）临床检查发现外阴、阴道、宫颈可疑病灶或新生物需明确性质。

（3）细胞学检查异常：反复巴氏涂片Ⅱ级或Ⅱ级以上，或者TBS提示LSIL以上。

（4）高危型HPV－DNA阳性，同时细胞学检查提示ASCUS。

（5）外阴，阴道及宫颈的良性病变在治疗前需排除浸润性病变者。

（6）宫颈锥切前确定病变范围。

（7）早期宫颈癌术前了解病变范围及阴道受累情况。

（8）随访下生殖道病变的动态变化及疗效评估。

（9）下生殖道健康检查时，要求阴道镜检查者。

二、禁忌证

阴道镜检查无绝对禁忌证。阴道镜引导下活检的禁忌证为：

（1）下生殖道及盆腔炎症急性期。

（2）下生殖道活跃性出血。

（3）其他不宜行活检的病理状态，如创面修复过程、严重凝血功能障碍等。

三、时间选择

（1）一般于月经干净后进行检查。

（2）了解颈管内病变宜于围排卵期进行。

（3）怀疑癌或癌前病变者应及早检查。

四、阴道镜检查前的准备

（1）询问病史、月经史，选择合适的检查时间。

（2）白带常规检查及宫颈细胞学检查。

（3）检查前24小时内不宜妇科检查、细胞学采样。

（4）检查前3天内不宜性交或阴道冲洗用药。

五、阴道镜检查的设备

（1）检查室：阴道镜检查应有专门诊室，一般在$20m^2$，除可安放一台阴道镜装备外，还应安放标准型检查床，配聚焦冷光源灯，小手术台式推车，可安放各种辅助检查的器械及试剂。应配备必要的止血和心肺复苏设备。阴道镜检查室最好与治疗间一体化设置。

（2）器械：窥阴器、纱布钳、宫颈钳、活检钳、刮匙、大棉签、纱布球和带线纱球等。

（3）试剂：3%醋酸溶液、1%碘溶液、消毒溶液、10%甲醛溶液、止血海绵。

六、阴道镜检查的操作步骤

（1）患者取膀胱截石位，阴道镜医师（colposcopist）调整阴道镜镜头与患者阴道口同一水平面、距离外阴约20cm处，调节焦距。

（2）观察外阴部，包括大小阴唇、前庭尿道口、会阴、肛周、阴阜有无赘生物，皮肤黏膜有无增厚萎缩、色素减退或沉着，对可疑部位涂醋酸液后再观察有无异常改变。

（3）轻柔放置窥阴器，避免擦伤阴道宫颈上皮，宜边扩张边置入。以纱球轻卷拭去阴道内及宫颈表面分泌物。观察阴道壁及阴道穹隆有无赘生物或溃疡，宫颈的大小、形态、糜烂面积等。以3%醋酸溶液涂布阴道壁、穹隆及宫颈。观察阴道壁及阴道穹隆有无异常白色上皮或血管，宫颈移行带类型，阴道镜图像是否满意，有无异常白色上皮、血管及腺体开口。绿色滤光镜可更清晰观察血管的形态变化：必要时可重复应用醋酸溶液。以1%碘溶液涂布阴道壁、穹隆及宫颈，观察有无碘不染色区域以及范围。醋酸和碘染试验观察时间分别至少在30秒以上，然后做出初步阴道镜诊断。

（4）对外阴、阴道和宫颈可疑部位，消毒后用活检钳咬取2～4mm直径大小的组织数块，深度应达到间质，送病理检查，外阴活检宜局麻下进行。对宫颈图像不满意、疑有颈管病变或病变向颈管内延伸者，刮取宫颈管内膜送病理组织学检查或黏液送病理细胞学检查。

（5）活检后，用纱布压迫出血。宫颈、阴道活检者，可放置止血海绵并以带尾线纱布球紧压，告知患者24小时后自行取出带线纱球并禁性交和盆浴2周。

（6）详细填写或打印阴道镜检查记录和诊断报告。

七、阴道镜图像

（一）正常图像

1. 上皮

（1）原始鳞状上皮：镜下为光滑，均匀、粉红色的上皮，上皮下可见细小的毛细血管呈网状、树枝状或放射状排列原始鳞状上皮醋酸作用后基本不变色，碘试验呈均匀深染的棕色改变。

（2）柱状上皮：柱状上皮为单层有分泌功能的高柱状上皮，表面不规则，有长的基质乳头和深的裂隙，其透光性好，呈深红色。原始柱状上皮在正常解剖结构中位于宫颈管内，在高雌激素作用或宫颈炎症时，柱状上皮覆盖宫颈阴道部。柱状上皮醋酸作用后微微发白，呈葡萄状水肿样特征性改变，碘试验不染色。

（3）移行带：原始鳞—柱状交接部和生理性鳞—柱状交接部之间的区域称为移行带。阴道镜下可以原始鳞状上皮和柱状上皮之间的区域判定移行带。阴道镜下，移行带分为三型，Ⅰ型：移行带完全可见；Ⅱ型：移行带部分可见，经过棉签、无创宫颈管扩张钳或窥器的辅助后，移行带可完全看见；Ⅲ型：大部分移行带位于宫颈管内，无法完全暴露移行带内可以观察到以下图像：

1）化生上皮：当鳞—柱交界位于宫颈阴道部时，暴露于阴道的柱状上皮受到阴道酸性环境影响，柱状上皮下的未分化储备细胞增生并逐渐转化为成熟鳞状上皮，柱状上皮脱落，由成熟的复层鳞状细胞替代，此过程为鳞状上皮化生。移行带内可见成熟度不一的化生上皮。较成熟的化生上皮，醋酸作用后呈现薄的云雾状白色上皮，碘试验表现为染色较深。醋酸试验反映上皮细胞增生代谢的活跃程度，碘试验可以判断细胞内的糖原含量。根据醋酸试验和碘试验的表现，可以判断化生上皮的成熟度。

2）腺开口：散在分布于化生上皮区，开口呈圆形或椭圆形，开口周围覆盖化生上皮。根据开口周围环状白色上皮的厚度，腺开口分为五型，Ⅰ型：腺开口周围无环状白色上皮；Ⅱ型：腺开口周围规则细白环；Ⅲ型：腺开口周围呈略宽，边界模糊不隆起的白环；Ⅳ型：腺开口周围呈粗大，明显的隆起的白环；Ⅴ型：腺开口呈明显实性白点，并隆起。正常移行带内可见少量Ⅰ至Ⅱ型腺开口。

3）异位岛：化生上皮成熟不同步导致部分柱状上皮被化生成熟的鳞状上皮分割环绕，形成“柱状上皮岛”或称“异位岛”。醋酸作用后可见鳞状上皮区域内的小片柱状上皮，涂碘后可见不染的柱状上皮外为染色均匀一致的鳞状上皮。

4）纳氏囊肿：即宫颈腺体囊肿。为化生上皮覆盖柱状上皮的腺体开口，导致分泌物潴留、扩张形成囊肿，可见于鳞状上皮化生过程或慢性宫颈炎患者。阴道镜下可见囊肿表面覆盖树枝状血管，醋酸作用后无明显变化，碘试验可均匀染色或部分染色，穿破囊壁可见黏稠囊液流出。

2. 血管　正常宫颈上皮下血管走行是平行于上皮的，由粗至细分支，呈树枝状、放射状分布，其末端交叉形成网状形态。正常的血管末端在醋酸作用下有收缩反应，10 至 20 秒后作用消失，血管舒张。

（二）异常图像

1. 上皮

（1）白色上皮：是指醋酸作用后出现的局灶性白色图像，无明显血管可见。根据白色上皮是否高出表面分为扁平白色上皮和微小乳头或脑回状白色上皮。上皮透明度越差，颜色越白，边界越清楚，高出表面，持续时间长不消退者，上皮的不典型性程度越重，因此，有薄白色上皮和厚白色上皮之分。少数生理状态、宫颈物理治疗后修复过程或鳞状上皮化生过程都可能形成程度不等的白色上皮。

（2）白斑：是指位于宫颈表面的白色斑块，无需醋酸作用肉眼即可查见，表面平坦或略高出平面呈不规则片状，边界清楚，无异常血管。白斑多为角质生成失常，有时为尖锐湿疣、乳头状瘤，不一定与癌瘤有关，需加以鉴别。

（3）镶嵌：是由不规则增生的血管被增生的上皮挤压后，将异常增生的上皮分割成多个多边形的阴道镜图像。异常增生的上皮可以是白色上皮，也可以是高型别的腺开口。典型的镶嵌图像是在醋酸作用后，基底变白，边界清楚，多见于不典型增生或原位癌。若不规则的血管扩张变形，异常增生的上皮增厚伴坏死，镜下表现如猪油状或脑回状常提示浸润癌可能。镶嵌也有细镶嵌和粗镶嵌之分，提示病变程度不同。

（4）碘试验不染色的上皮：以往称碘染阴性上皮，有时易引起混淆。不成熟的化生上皮由于细胞内缺乏糖原，涂碘后呈黄色。亮黄色常提示上皮不典型程度较重。而成熟的阴道宫颈鳞状上皮含糖原，可以固定碘而染色。碘试验不染色区域往往与醋酸试验的白色上皮区相匹配，更便于病灶区域判断和选择活检部位。

（5）腺开口：密集分布的Ⅲ级以上腺开口常提示 HPV 感染，醋酸作用后腺开口清晰可见，碘染色后呈花斑样或斑点状改变。宫颈原位癌或浸润癌可见Ⅳ型和Ⅴ型腺开口，常伴其他异常图像改变。

2. 血管

（1）点状血管：位于基底乳头中的毛细血管，因受到增生组织挤压，由下方斜行或垂直达上皮表面，低倍镜下呈逗点状，高倍镜下可见血管末端扩张扭曲，似绒球或鸟巢状，典型的点状血管醋酸作用后基底变白，边界清楚，血管间距增大，严重者点子粗大，向表面突出，有时许多小点聚集成堆，呈乳头状点状血管。厚白色上皮基础上伴有粗大的点状血管提示高级别宫颈病变。

（2）异型血管：是由于血管的走向与上皮形成不同的角度而构成的不同图像，表现为血管的管径粗细不等、形态不一、走向及间距高度不规则，醋酸作用后无收缩表现。阴道镜下可见：血管扩张、紊乱、螺旋状、串珠状、扭曲状、发夹状及突然中断状等。异型血管的出现常提示浸润性病变的存在。

八、值得注意的几个问题

（1）阴道镜检查是根据宫颈上皮、血管的形态及细胞增生成熟程度的间接评估来诊断宫颈病变的，一种宫颈病变可有多种异常阴道镜图像改变，而一种异常阴道镜图像改变也可出现于多种宫颈病变。因此，不能简单地将某一种异常阴道镜图像改变与某种宫颈病变画等号，而应综合图像改变来判断，得出阴道镜诊断。

（2）由于宫颈病变呈多灶性，加上活检范围局限即使阴道镜引导下行宫颈活检，也应考虑更重病变存在的可能性，特别是移行带内移或病变向颈管内延伸，或阴道镜检查不满意时。

（3）阴道镜检查记录和诊断报告应规范：记录和报告内容至少应包括检查指征、移行带类型、阴道镜检查满意度、正常和异常图像描述，在做出阴道镜诊断同时应对后续诊疗方案有具体的指导建议。

（4）阴道镜医师（colposcoist）是经过专业学习、经专门机构培训、有阴道镜检查资质的专业性较强的一类妇科医师，强调阴道镜医师的培训和资质认证对保证阴道镜诊断的质量控制十分重要。

九、阴道镜应用的评价和展望

阴道镜技术应用于临床后，大大提高了下生殖道癌前病变及早期癌的诊断率，创造了早期治疗的时机，提高了癌症患者的生存率，故不失为早期宫颈癌检查中的一项既方便可行又有价值的手段。阴道镜不仅能提高诊断的准确率，还能为研究下生殖道疾病的病因、病理等方面提供一定的帮助。例如阴道镜检查在对亚临床 HPV 感染的诊断中有其独到之处。因此，它在下生殖道癌前病变，尤其是宫颈癌前病变的及时诊断、指导治疗、治疗后评估以及随访等疾病诊疗的多个环节都具有十分重要的意义。

当然，还应认识到阴道镜检查有一定的局限性，例如宫颈管内癌，绝经后妇女鳞柱交界内移，无法观察到颈管内病变，必须以宫颈管搔刮弥补之，有的甚至需要宫颈锥切活检才能确诊。

阴道镜检查技术还是一门经验医学。由于 CIN 呈多中心病灶，图像又变化多样，甚至表面无异常，有时阴道镜不易完全看到整个转化区，又受炎症、出血等诸多因素的影响，阴道镜医师的经验和主观判断也存在一定差异。因此，有可能造成过高诊断，导致治疗过度；或过低诊断，导致治疗不足。

20世纪以来，阴道镜技术发展很快，有光学阴道镜、计算机化阴道镜、电子阴道镜、光电一体阴道镜等，使阴道镜的资料储存、统计分析、会诊及远程医疗得以实现。展望阴道镜技术未来的发展，阴道镜有可能更加微型化，临床使用更方便。目前临床上，阴道镜检查仍停留在形态定性诊断水平，如何进一步量化，流程更规范一致，从而达到既可定性又可定量的更科学的诊断、分析水平，提高诊断的准确性。采用院内及科室内部网络连接，患者资料及图像数据共享，实现病人数据及诊疗信息输入输出各站点联网化将大大方便患者的诊疗过程，院际之间、地区之间阴道镜的会诊都可能在不远的将来成为现实。

（奈嫚嫚）

第四节　宫腔镜检查

宫腔镜是一种用于宫腔和宫颈管疾病诊断和治疗的内镜。应用膨宫介质扩张宫腔，通过光导玻璃纤维束和柱状透镜将冷光源经宫腔镜导入宫腔内，直接观察或由连接的摄像系统和监视屏幕将宫腔和宫颈管内图像放大显示。大多数宫腔和宫颈管病变可以在宫腔镜下同时进行诊断和治疗。

宫腔镜检查既是诊断宫腔和宫颈管疾病的金标准，也是治疗宫腔和宫颈管疾病的首选微创技术。

一、宫腔镜的适应证

（一）宫腔镜检查的适应证

（1）异常子宫出血。

（2）不孕症。

（3）反复流产。

（4）超声扫描提示宫腔、颈管占位或形态异常；子宫输卵管碘油造影发现宫腔、颈管异常影像。

（5）可疑宫腔内妊娠物、异物残留或宫内节育器取出失败或残留，帮助判断并明确有无嵌顿。

（6）阴道脱落细胞检查发现癌细胞或可疑癌细胞，除外宫颈或阴道来源。

（7）子宫内膜癌的分期，明确是否侵犯颈管黏膜或间质。

（8）诊断幼女、处女的宫颈、阴道病变。

（9）宫腔镜手术后的随访。

（二）宫腔镜治疗的适应证

（1）输卵管插管通液、注药（不孕症、输卵管妊娠）。

（2）经宫腔镜输卵管插管行输卵管内配子移植（GIFT）。

（3）子宫内膜息肉切除。

(4) 宫腔粘连分解。
(5) 子宫纵隔切开。
(6) 子宫黏膜下肌瘤切除。
(7) 宫腔异物取出。
(8) 子宫内膜切除或消融。
(9) 颈管赘生物切除。
(10) 宫腔镜引导下绝育手术。
(11) 子宫内膜癌或癌前病变范围评估。

二、宫腔镜的禁忌证

(一) 绝对禁忌证

(1) 急性、亚急性生殖道炎症。
(2) 严重心肺功能不全。

(二) 相对禁忌证

(1) 月经期及活动性子宫出血。
(2) 宫颈恶性肿瘤。
(3) 近期有子宫穿孔或子宫手术史。

三、宫腔镜手术的时间选择

一般以月经净后一周内为宜，此时子宫内膜处于增殖期，薄且不易出血，黏液分泌少，宫腔病变易见。子宫黏膜下肌瘤或子宫内膜病变，月经量多或持续不规则出血引发中重度贫血，宜止血、改善贫血后尽早进行。

四、宫腔镜检查前的准备

(一) 病史

仔细询问患者的一般健康状况及既往史，注意有无严重心、肺、肝、肾等重要脏器疾患，月经不规律者须除外妊娠的可能性。

(二) 体格检查

常规妇科检查除外生殖道急性、亚急性炎症，常规测量生命体征。

(三) 辅助检查

白带常规检查包括：滴虫、真菌和清洁度检查，宫颈细胞学检查，血常规，凝血功能，肝肾功能，空腹血糖，肝炎标志物，梅毒筛查，HIV 检测，心电图。合并内科疾患时应行相应检查。年龄偏大（65 岁以上）的患者，应行心肺功能检查。

(四) 药物准备

(1) 对于部分绝经后宫颈萎缩或有宫颈手术史造成宫颈狭窄难以扩张的患者，可行宫颈准备，术前 3 天口服米非司酮每日 2 次，每次 12. 5mg。

(2) 直径大于 4cm 的 Ⅰ 或 Ⅱ 型子宫黏膜下肌瘤，为缩小肌瘤、减少血供、控制出血、改善贫血、减轻手术困难、缩短手术时间，可应用达那唑或 GnRH－a 类药物 3 个月。

（3）拟行子宫内膜切除术的患者，可应用药物对子宫内膜进行预处理，以使内膜薄化，有助于获得有效的组织破坏深度而提高手术成功率。用药方法与子宫内膜异位症药物治疗相同。

五、宫腔镜检查的设备

（一）手术能源系统

（1）双极电治疗系统：该系统具有气化、切割和凝固等功能。气化电极的形状可分为螺旋形、弹簧形和球形 3 种；切割电极为环形（loop）。使用生理盐水作为膨宫介质和导电体。操作时仅手术局部有电效应，人体不作为导电回路，无需在患者身体连接回流电极。该系统的优点是更安全、高效。电输出功率设置以最低有效功率为原则。一般使用气化电极的输出功率在 60～100W，切割电极为 80～120W。

（2）单极电治疗系统：该系统功能与双极电治疗系统相似，但膨宫介质为不含电解质的溶液，手术时人体作为导电体，需要连接回流电极板。手术时间长的情况下，较易发生体液超负荷、低钠血症及单极电产生的“趋肤效应”，可对邻近器官造成意外电损伤，须格外仔细操作。

（3）Nd：YAG 激光：是一种可连续输出、具有较大功率、不被水吸收、能经石英光导纤维输送入宫腔的一种激光，其具有凝固、碳化、气化、切割等功能。治疗设备费用较为昂贵，手术时间较长。

（二）照明系统

（1）冷光源。

（2）导光束（光缆）。

（三）膨宫及灌流系统

（1）液体膨宫装置：膨宫压力以最低有效压力为宜，一般设置在 80～195mmHg。

（2）膨宫介质：分为含电解质溶液和非电解质溶液。由于含电解质溶液（0.9% 氯化钠）多为等渗溶液，在一定限度内即使过量的液体吸收，患者也不一定会出现低钠血症；而非电解质液在微循环内积聚的早期即可诱发肺水肿和低钠血症。宫腔镜检查和应用双极电发生系统治疗时可使用含电解质溶液膨宫。

（四）视频系统

（1）CCD（电荷耦合器）摄像机。

（2）录像机。

（3）监视器。

（4）图文工作站。

（五）器械

（1）宫腔镜：分硬性宫腔镜和软性宫腔镜，硬性宫腔镜又有直管镜和弯管镜之分。

（2）宫腔电切镜。

（3）微型手术器械包括活检钳、异物钳、微型剪、通液管等。

（4）手术电极。

六、宫腔镜操作

（1）患者排空膀胱取截石位，常规消毒铺巾，再次双合诊确认子宫位置。阴道窥器暴露宫颈，用宫颈钳钳夹牵引宫颈，消毒颈管，用探针探明宫腔方向和深度，扩张宫颈管至大于宫腔镜镜体外鞘半号即可。

（2）打开液体膨宫泵，排空灌流管内气体，边向宫腔冲入膨宫液，边直视下将宫腔镜插入宫腔。灌洗宫腔内血液至液体清净，宫腔结构清晰可见。

（3）按顺序观察宫腔，先观察宫腔全貌，然后宫底、双侧宫角及输卵管开口、宫腔前后壁及侧壁，退出过程中观察宫颈内口及宫颈管。

（4）针对检查发现的宫腔、宫颈管疾患行相应的手术处理。

（5）注意事项：

1）整个操作过程中应避免空气进入宫腔：连接管和管鞘内的气泡应排空，扩张宫颈动作轻柔，持续灌流膨宫液需专人看管。原则上尽量减少宫腔镜和手术器械反复进出宫腔的次数。

2）宫腔镜宜在直视下边观察边进入宫腔，避免盲目进入造成颈管及宫腔内膜擦伤出血、假道形成或子宫穿孔。退出过程也需要同时观察，避免漏诊。

3）子宫纵隔矫形手术前应行超声扫描或核磁共振检查观察子宫体外形，除外双子宫、双角子宫等畸形，必要时术中以B超或腹腔镜监护。避免盲目手术，造成术中子宫穿孔。

4）宫腔粘连分解、子宫纵隔切开术后应根据情况予人工周期2～3月，必要时放置宫内节育器。

七、并发症及其防治

1. 子宫穿孔　是宫腔镜手术中最常见的并发症。与手术者的经验、手术种类、解剖变异、既往手术史等因素有关。子宫穿孔的严重性取决于穿孔的器械和大小以及发现的时间。机械性穿孔一般发生在手术的开始阶段，很少伤及盆腹腔脏器和血管，立即停止手术保守治疗观察，必要时腹腔镜进一步检查。而电手术穿孔可能伤及邻近脏器如肠管、膀胱、输尿管和大血管，应立即剖腹探查或腹腔镜检查。为预防子宫穿孔，应严格掌握手术适应证，扩张宫颈及置入宫腔镜时动作轻柔，电气化或切割手术应在直视下进行，视野不清时切勿有切割操作。

2. 心脑综合征　扩张宫颈和膨宫时均可引起迷走神经功能亢进，而出现头晕、胸闷、流汗、脸色苍白、恶心、呕吐、心率减慢等症状，称为心脑综合征。一旦发生，应及时暂停手术，予吸氧及对症处理，待情况好转后再继续操作。预防心脑综合征，可在术前半小时肌注阿托品0.5mg。

3. 低钠血症　由于大量非电解质膨宫介质被吸收入血循环，导致血容量过多及稀释性低钠血症，从而出现一系列症状和体征。表现为心率缓慢、血压升高，继而出现血压降低、恶心、呕吐、头痛、视物模糊、焦虑不安、精神紊乱和昏睡，进一步加重可出现抽搐、心血管功能衰竭甚至死亡。一旦发生，应立即停止手术，积极利尿、纠正水电解质紊乱，但忌快速、高浓度静脉补钠。预防低钠血症，除尽量用生理盐水作为膨宫介质外，术中应采用最低有效的膨宫压力，控制手术时间，膨宫液用量超过3000ml时、出入液量差大于1000ml需要特别谨慎，必要时分次手术。

4. 术中出血　多由术中组织切割过深引起。子宫肌壁富含血管，血管层位于子宫内膜下5～6mm，当切割达血管层时，可致大量出血且不易控制。对于术中出血，可用电凝止血。手术结束前，应降低膨宫压力，以确认是否有活跃性出血。宫腔镜手术切割时仔细辨认子宫浅肌层对防止术中大出血至关重要。

5. 空气栓塞　是手术中罕见但致命的严重并发症。近年来，上海市已有多起宫腔镜手术引起空气栓塞而致死的病例发生。应引起高度重视。早期表现为心动过缓，血氧饱和度下降，心前区听诊闻及大水轮音、咔嗒声和汩汩声。更多气体进入后，可导致发绀，心输出量减少，低血压，呼吸急促，迅速发展为心肺衰竭，心搏骤停而死亡。防范措施包括：正压通气，减少手术器械反复进出宫腔的次数，避免头低臀高位，轻柔扩张宫颈，充分排空连接管和镜体中的空气，专人管理膨宫系统。一旦发生，应立即抢救。空气栓塞的发生起病急，抢救成功率低，后果严重，因此，空气栓塞重在预防。宫腔镜手术相关岗位人员的严格培训和管理是防止类似严重并发症发生的关键环节。

（周剑利）

参考文献

[1] 周剑利，韩萍．大鼠卵巢组织冷冻保存和自体移植后形态与功能的研究．《中国妇幼保健》，2009，24，(27)：3867－3871.

[2] 周剑利，韩素新，张淑娟．剖宫产同时行子宫肌瘤剔除术152例临床分析．《中国妇幼保健》，2011，26，(3)：361－363.

[3] 周剑利，韩素新，陈昭．不同手术途径及方法对输卵管妊娠术后生育结局的影响．《中国妇幼保健》，2009，24，(11)：1574－1577.

[4] 底建敏，刘福虹，闫晓娟，尹晓普．城乡剖宫产率及剖宫产指征的临床分析．《中国妇幼保健》，2006，21，(13)：1769－1771.

[5] 底建敏，闫晓娟，郭影，孙宏勋．妊娠高血压疾病患者IGF－1与脂代谢相关性分析．《中国妇幼保健》，2006，21，(11)：1494－1496.

[6] 韩萍，刘春凤，侯灵彤．妇科内镜诊疗技术．北京：科学技术文献出版社，2013.

[7] 林金芳．妇科内镜图谱．北京：人民卫生出版社，2003.

[8] 夏恩兰．妇科内镜手术并发症．北京：人民卫生出版社，2008.

第三章 妇产科超声检查

第一节 妇科超声诊断

妇科超声检查主要针对盆腔内生殖器，包括子宫、双卵巢、双输卵管、阴道。正常超声可显示部分为：子宫、双卵巢、阴道上2/3部分，而阴道下1/3和输卵管在正常情况下，前者因耻骨联合遮挡，后者因肠道气体干扰不能显示。

经腹部超声进行盆腔脏器检查，需膀胱适度充盈，在充盈膀胱良好透声区的后方，纵切面子宫呈倒置梨形（图3－1），因子宫表面大部分覆盖一层腹膜，超声可见围绕子宫表面似为一层线样反光强的包膜，为子宫浆膜层。下方为较厚的中等回声的肌层，中央部分为宫腔呈线样回声，围绕宫腔线的为子宫内膜，其回声的强弱和厚度随月经的周期而变化。子宫总体表现为边缘光整，轮廓清晰，光点均匀。宫体与宫颈相连处可见一轻微角度，此处为子宫峡部，即子宫内口所在水平。经阴道超声检查时，因探头更接近子宫，图像清晰度更好，肌层回声及宫腔、内膜回声显示清晰（图3－2）。

子宫的大小常因不同的发育阶段，经产妇与未产妇及体形的不同而有生理差异。在实际工作中，子宫体最大值一般为未产妇三径之和不超过15cm，经产妇子宫三径之和不超过18cm。

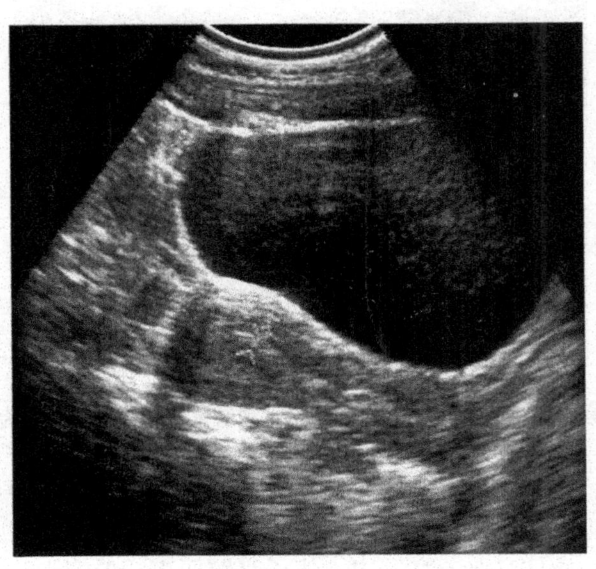

图3－1 经腹超声检查纵切面子宫

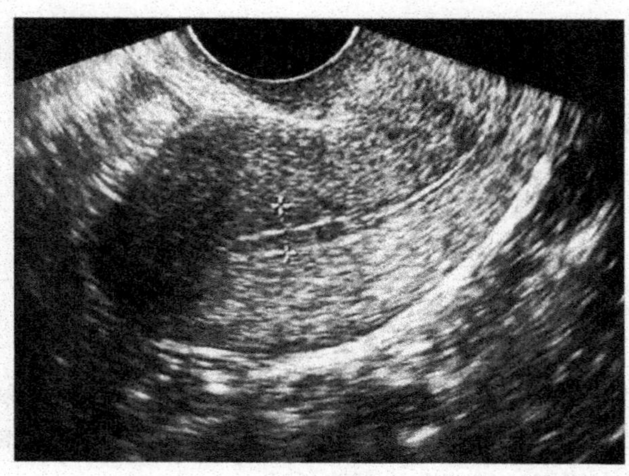

图 3－2　经阴道超声检查纵切面子宫、肌层、内膜和宫腔线显示清晰

一、子宫肌瘤

（一）子宫肌瘤的超声表现

1. 子宫外形改变　除较小的肌壁间和黏膜下肌瘤，浆膜下肌瘤和宫颈肌瘤外，根据肌瘤的大小、数目、部位及生长方式不同子宫有不同的外形改变。

（1）子宫浆膜下肌瘤：瘤体向子宫体表面突起，子宫形态改变（图 3－3）。

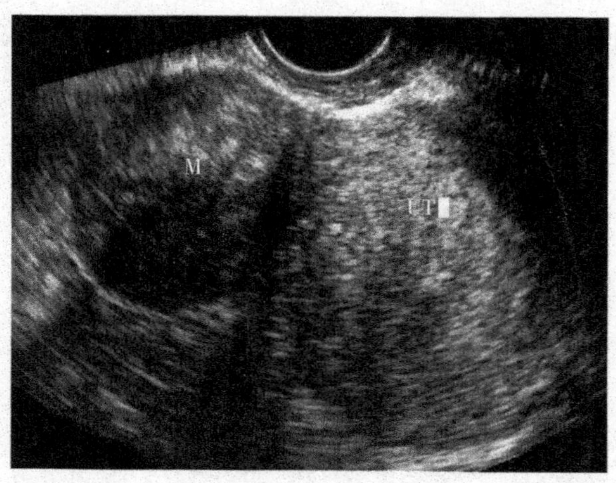

图 3－3　子宫浆膜下肌瘤。UT：子宫；M：前壁低回声向外突起，为浆膜下肌瘤

（2）肌壁间肌瘤：肌瘤主要位于子宫肌层内，肌瘤与宫壁之间界线较清晰，可见假包膜，CDFI 显示血流多呈半环或环状，较大肌瘤后方衰减。

（3）黏膜下肌瘤：瘤体突向子宫腔内，使子宫腔回声弯曲变形。当肌瘤完全突向宫腔时，宫腔内出现实质性占位，肌瘤与宫腔内膜之间有低回声裂隙。带蒂的黏膜下肌瘤可以突入宫颈管内，形成颈管内实质性占位，CDFI 可见血流来自于子宫壁相连的蒂。

2. 肌瘤回声　根据肌瘤内结缔组织纤维多少及有无变性，肌瘤回声常见有以下三种：

（1）回声减弱型：最为常见，瘤体回声比子宫回声弱，呈实质性低回声。

（2）回声增强型：比子宫回声增强，肌瘤内纤维组织相对较丰富。瘤体周围常可见到低回声环，为假包膜；也有较大的肌瘤呈栅栏样回声增强。

（3）混合型：肌瘤回声不均质，可见大小不等的低回声、等回声及稍强回声光团混合，其后方回声衰减。

（二）子宫肌瘤变性的超声表现

在不同的体质状况下肌瘤会有变性，常见的子宫肌瘤变性的超声表现有：

1. 玻璃样变和囊性变　又称透明变性，最常见，这是由于肌瘤中心部位距假包膜的营养血管较远，血管不足造成。肌瘤漩涡状结构消失被均匀透明样物质取代，超声表现为变性部分回声明显偏低，失去漩涡状结构（图 3－4）。子宫肌瘤玻璃样变进一步发展，细胞坏死液化即发生囊性变，玻璃样变和囊性变可间杂发生。

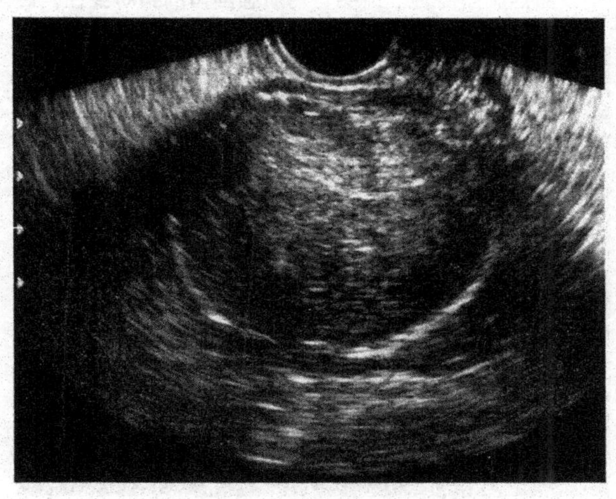

图 3－4　子宫肌瘤玻璃样变，回声明显偏低，失去漩涡状结构

2. 红色样变　是肌瘤的一种特殊类型的坏死，可能与肌瘤内小血管退行性变造成的血栓、出血、溶血有关。

3. 钙化和脂肪变性　肌瘤血液循环障碍后，可以有脂肪变性，超声表现为均质的强回声（图 3－5），进一步钙盐沉着，声像图上可以出现散在斑状、环状或团状的较强回声，后方有声影（图 3－6）。

4. 肉瘤样变　肌瘤在短期内迅速长大，内回声杂乱复杂，间有不规则的暗区或低回声，边缘不规整，CDFI 除原有的环状或半环状血流外，内部血流丰富，不规则，血流阻力变低，RI 大多 <0.4。结合声像图和临床表现，应高度怀疑肌瘤恶性变。

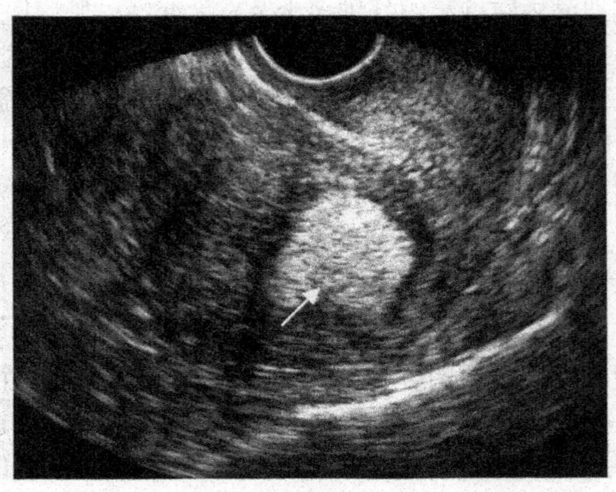

图3-5 子宫肌瘤脂肪变性。箭头：均质强回声的脂肪变性，后方无声影

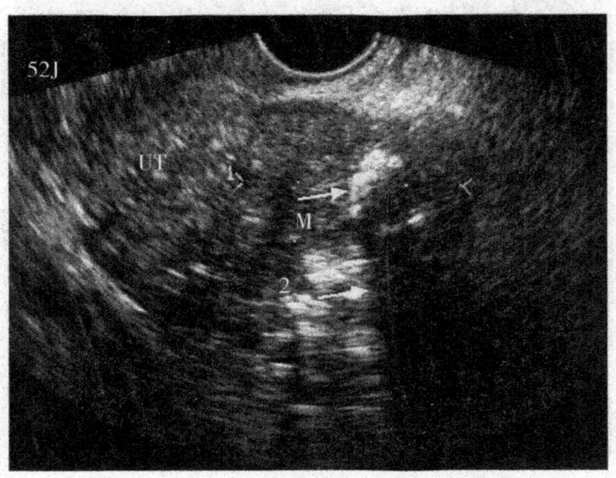

图3-6 子宫肌瘤钙化。M：肌瘤；箭头：斑状钙化回声，后方声影

二、子宫内膜异位症

子宫内膜异位症的病变具有广泛性和多形性的特征，常见侵犯的部位是卵巢、子宫肌层、宫骶韧带、盆腔腹膜等。

卵巢子宫内膜异位又称卵巢“巧克力”囊肿，超声表现根据不同表现可分为：

1. 囊肿型　囊内呈细密光点回声，随探头可出现光点轻微飘动现象（图3-7）。

2. 多囊型　细密光点中见数条光带将囊肿分隔成多房，隔上或见血流。

3. 混合型　细密光点中见散在偏强回声（图3-8）。

4. 实体型　由于血流机化和纤维沉着超声可呈典型实质性图像。常不易与卵巢肿瘤区别（图3-9）。

卵巢子宫内膜异位囊肿型和多囊型较为常见，混合型和实体型多见于绝经后妇女。

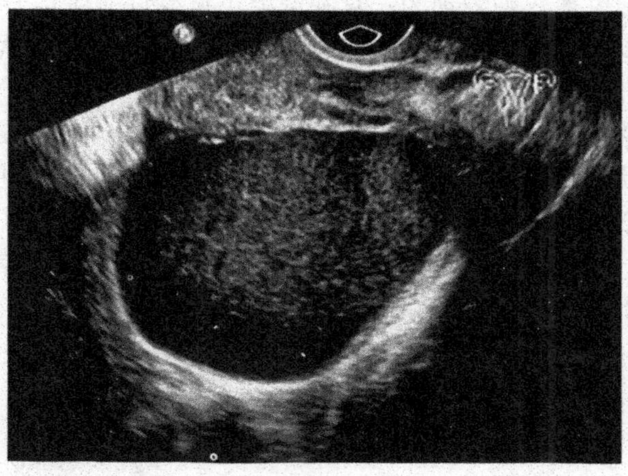

图3-7 卵巢内膜异位症囊肿（囊肿型）

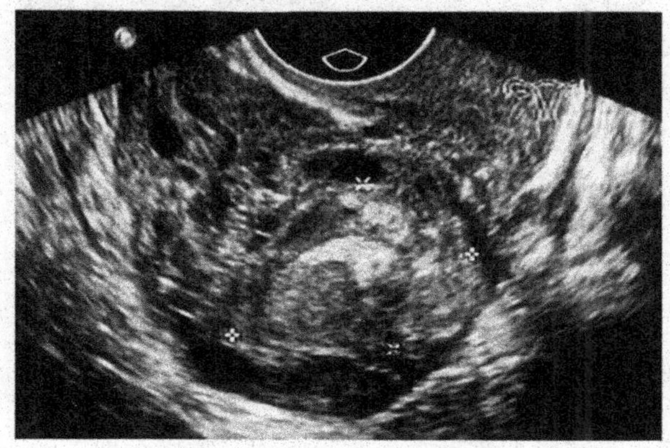

图3-8 卵巢内膜异位症囊肿（混合型）

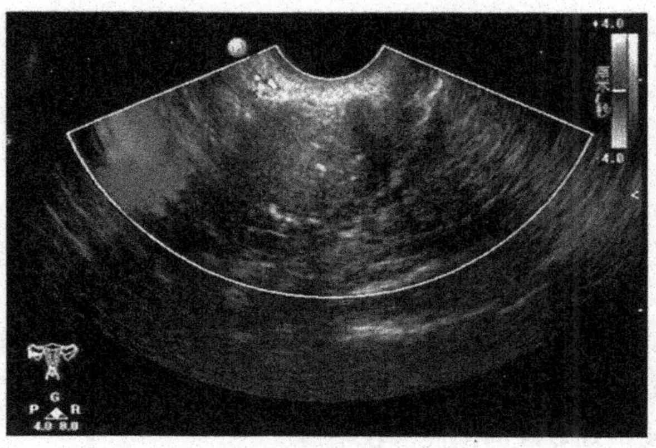

图3-9 卵巢内膜异位症囊肿（实体型）

子宫内膜异位症彩色多普勒表现为：囊肿壁上可见少许血流信号，可记录到中等阻力（RI 为0.5 左右）、低速（PSV 为15cm/s 左右）血流频谱。一般囊内无血流信号。若囊肿内有分隔，隔上可见少许血流信号。

当子宫内膜腺体及间质侵入子宫肌层时，称为子宫腺肌病。子宫呈球形增大，三径之和常大于15cm，因侵犯后壁较为常见，宫腔内膜线“前移”，肌层回声普遍增高，呈分布不均粗颗粒状，有时后方栅栏状衰减使子宫肌层回声普遍降低（图3－10）。病灶与正常肌层之间没有清晰的边界。彩色多普勒超声表现子宫病灶内血流较正常肌层增多，弥散分布，较杂乱，无包膜，环状血流。

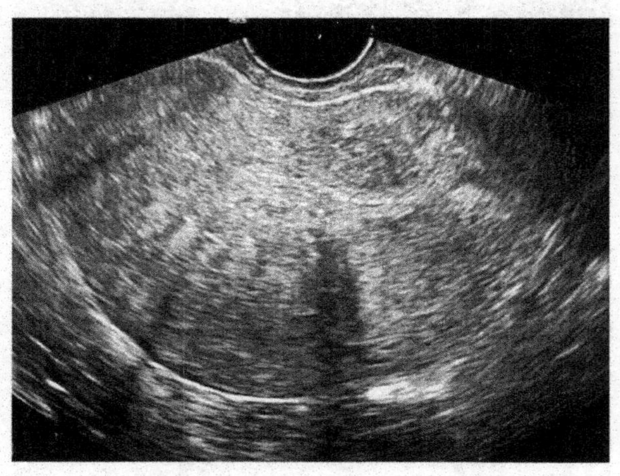

图3－10　子宫腺肌病病灶位于子宫后壁

三、异位妊娠

输卵管妊娠本位型：是指输卵管妊娠位于管腔内，未破裂前。

1. 无论何种类型的输卵管妊娠，超声表现类似，主要有

（1）子宫正常大或略大，子宫腔内无妊娠囊、胎体或胎心等特征性回声，可有内膜增厚。

（2）子宫旁或卵巢旁可见到边缘模糊不清的混合性包块回声，大多为增粗的输卵管，为环状回声（图3－11），周边可有血流，但大多为增粗输卵管的营养血流，少见妊娠绒毛血流。输卵管妊娠本位型包块内见妊娠囊，胎儿存活，可见心搏。子宫直肠窝可见半月形无回声区，为盆腔积液。

2. 输卵管妊娠间质部　输卵管间质部妊娠仅占输卵管妊娠的2%～4%。但因输卵管间质部是输卵管子宫肌层内部分，如妊娠诊断、治疗不及时，子宫肌层破裂，将严重出血，则危及患者生命。

（1）子宫不对称增大，一侧宫底部膨隆，其内探及孕囊或不均质包块，与宫腔不相通，围绕的肌层不完全（图3－12）。

（2）彩色多普勒显示妊娠囊周围血液较丰富。

（3）阴道三维超声因探头接近检查器官，清晰度好，三维超声成像可清晰形象地显示子宫腔，显示宫角与包块的关系（图3－13）。在子宫间质部妊娠诊断中具有较高的临床应用价值。

子宫间质部妊娠的超声诊断中，主要与宫角妊娠鉴别。宫角妊娠也是一种少见的异位妊娠，超声鉴别有时较困难。宫角妊娠是指受精卵种植在子宫的角部，宫角妊娠与输卵管间质部妊娠不同，其受精卵附着在输卵管口近宫腔侧，胚胎向宫腔侧发育生长而不是向间质部发育。超声除看见子宫不对称增大，一侧宫底部膨隆外，主要鉴别是宫角妊娠包块与宫腔相通，且全层肌层包绕。三维超声在鉴别诊断上有较大帮助（图 3－14）。

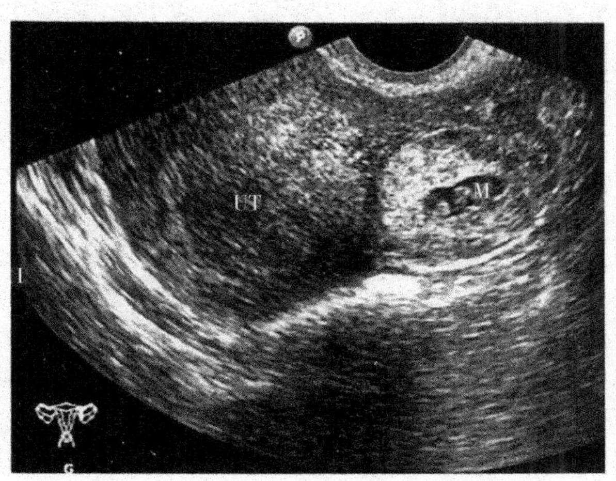

图 3－11　本位型输卵管妊娠，包块内见妊娠囊、胚芽，未见心搏。UT：子宫；M：本位型输卵管妊娠包块

输卵管间质部妊娠声像图特征为：

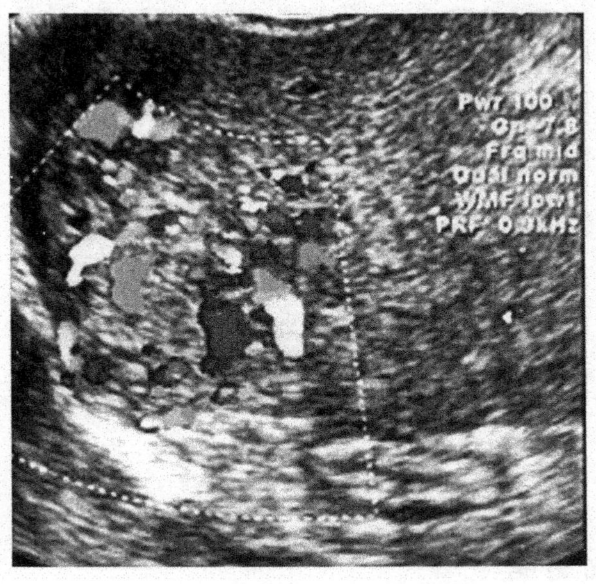

图 3－12　一侧宫底部膨隆，探及不均质包块

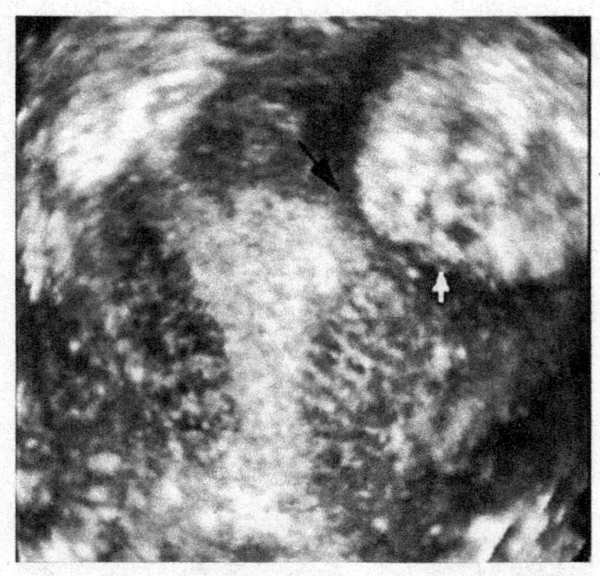

图 3-13　输卵管间质部妊娠阴道三维超声图

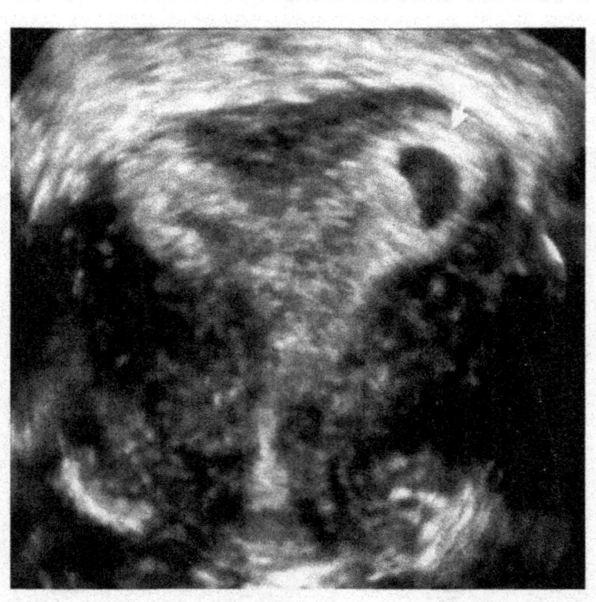

图 3-14　宫角妊娠的三维超声图。箭头：胚囊位于宫角处，与宫腔线之间未见“间质线”

四、完全性葡萄胎

滋养叶细胞增生，胎盘绒毛间质水肿形成大小不等的水泡，相互间有细蒂相连成串，形如葡萄状，故名葡萄胎。

声像图表现：子宫增大，大多大于停经月份，宫腔内无胎儿，充满无数大小不等的水泡，其界面反射形成“雪片状”或“蜂窝状”回声（图3－15）。有时在宫腔内可见不规整形液性暗区，为宫腔积血或残余的绒毛膜囊。卵巢常见单侧或双侧黄素囊肿，中等大小，多房分隔。其房内为回声暗区。

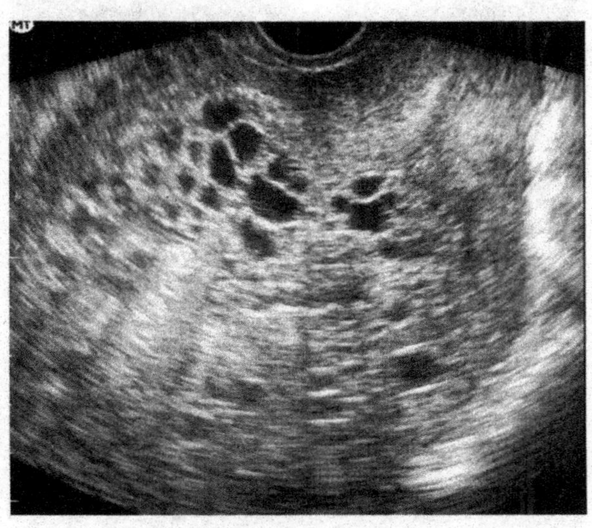

图3－15　完全性葡萄胎，宫腔内充满大小不等的“蜂窝状”回声

五、侵蚀性葡萄胎和绒毛膜癌

是指葡萄胎组织侵入子宫肌层局部或转移至子宫外，其子宫外转移又名“转移性葡萄胎”。因具有恶性肿瘤的生物学行为而命名。侵蚀性葡萄胎来自良性葡萄胎，多数在葡萄胎清除后6个月内发生，尤其是葡萄胎清除后2～3个月为多见。典型的侵蚀性葡萄胎超声和临床诊断并不困难，其临床鉴别很大程度上取决于前次妊娠史、临床病程以及血HCG的增高程度。但在某些临床病例需要多种辅助检查方法综合分析，甚至最后需手术后病理检查诊断。

侵蚀性葡萄胎超声主要表现有：

（1）子宫正常大或不同程度的增大；子宫形态可不规则。

（2）宫腔或子宫肌层内病灶处表现为界面较多，见不规则的点状、条索状、团状、海绵状或蜂窝状回声，无明显边界（图3－16）。

（3）病灶侵及宫旁时，可在子宫旁出现不规则肿块，无包膜并向周围侵入。

（4）二维可见的海绵状或蜂窝状回声为扩张的血管，CDFI显示病灶处血流信号极其丰富，呈网状或湖泊状血流（图3－17），因滋养肿瘤细胞以侵蚀血管为主，造成血管动静脉之间的交通，故表现为动静脉交流形成和涡流的存在，彩色斑斓，RI极低，大都在0.2～0.4，动脉血流频谱明显包络线毛刺状，显示较高舒张期多普勒频谱或动静脉瘘频谱。盆腔静脉明显扩张，大多表现静脉波形（图3－18）。

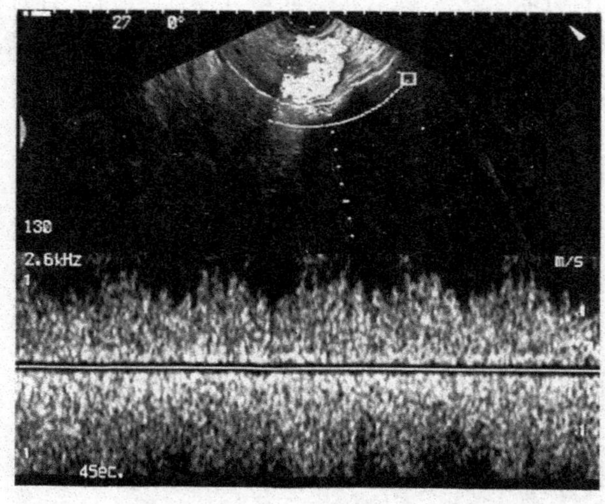

图 3－16　侵蚀性葡萄胎动静脉瘘频谱，包络线毛糙状

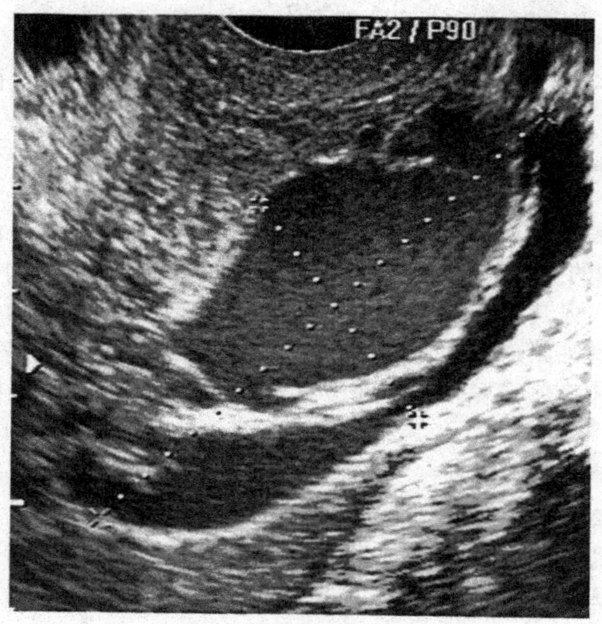

图 3－17　侵蚀性葡萄胎宫旁病灶呈“湖泊状”

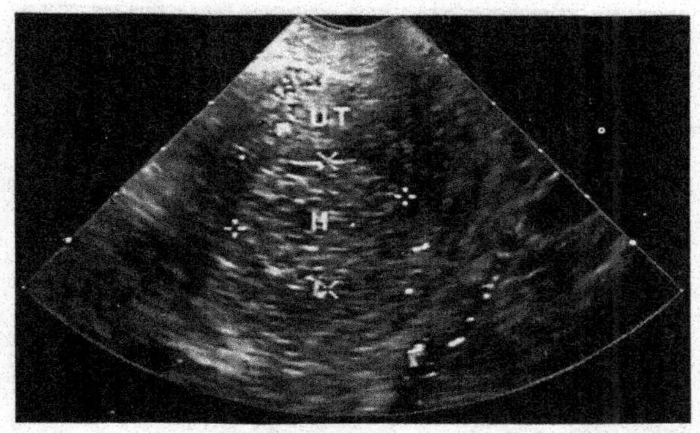

图 3－18　盆腔静脉明显扩张，大多表现静脉波形

六、卵巢肿瘤

超声检查从影像学的角度判断肿块为囊性、混合性或实质性，肿块和周围组织的关系，从而推断包块的来源和包块性质。

1. 卵巢成熟畸胎瘤　是生殖细胞肿瘤的一种，又称“皮样囊肿”（dermoid cyst），为良性肿瘤。占卵巢肿瘤的 10% ～20%，卵巢成熟畸胎瘤内可含外、中、内三个胚层的组织，如向单一胚层分化，将形成高度特异性畸胎瘤，如卵巢甲状腺肿。

卵巢成熟畸胎瘤超声表现因各种胚层组织成分不同而不同，表现多种多样，特异性较强。形态上多呈圆形或椭圆形的肿块，包膜较厚。大多在边缘上见正常卵巢组织回声。内部回声大致可分为成团型（图 3－19）、弥散光点型（图 3－20）、类实质型、脂液分层型和多种回声型 5 种类型。

彩色多普勒超声在肿块内部及边界较难探及血管。由于畸胎瘤内部回声与肠曲相似，且混于肠曲中，超声下容易漏诊。

2. 卵巢肿瘤超声特征　就卵巢来源的包块，它在影像上有一些共性的表现：

（1）单纯的单房性囊肿几乎都是良性的，而多房性卵巢囊肿，尤其当发现其中有实质性区域或中隔有不规则的增厚区时，恶变的可能性大。

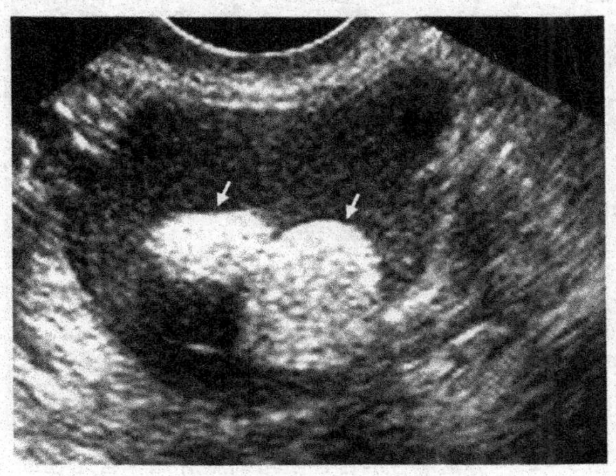

图 3－19　成熟畸胎瘤囊内强光团，为皮脂回声

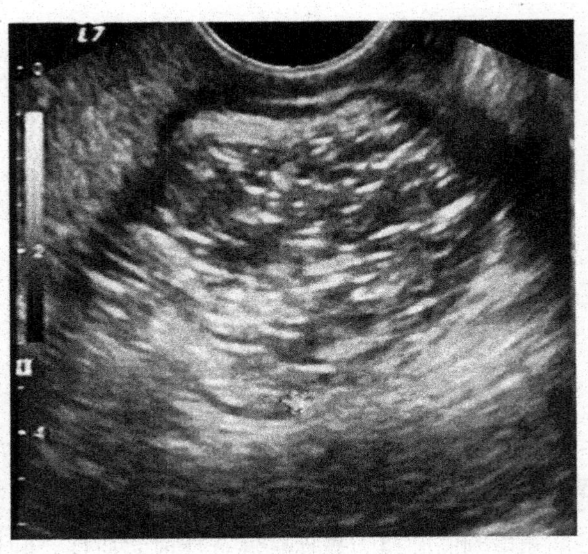

图 3-20　畸胎瘤（短线状回声，为毛发回声）

（2）囊实混合性肿瘤可以是良性的，也可以是恶性的；后者常伴有腹水，超声表现为囊性肿瘤腔内伴有较大的实质性暗区，也可以表现为实质性病变中伴有散在的囊性区。

（3）实质性肿瘤可以是良性的，也可能是恶性的。良性实质性肿瘤声像图显示肿瘤形态规则，边缘光滑完整，内部回声呈分布均匀的散在细小光点，均匀性透声性能良好者，可有后方回声轻度增强效应。而恶性实质性肿瘤声像图为：肿瘤形态多不规则，轮廓模糊，边缘回声不整或中断，厚薄不均（图 3-21）；内部回声强弱不一，可呈弥漫分布的杂乱光点或融合性光团，或均匀性回声内出现不规则暗区（图 3-22），后方无回声增强效应或有轻度衰减，并有粘连性腹水征。

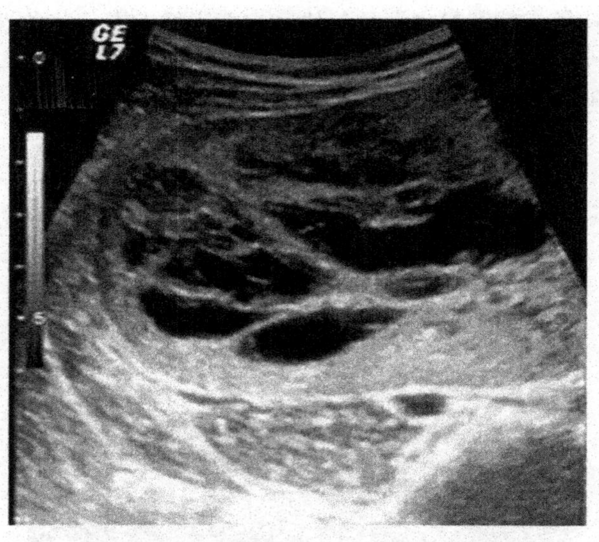

图 3-21　卵巢恶性混合性生殖细胞肿瘤，含无性细胞瘤、内胚窦瘤及未成熟畸胎瘤成分

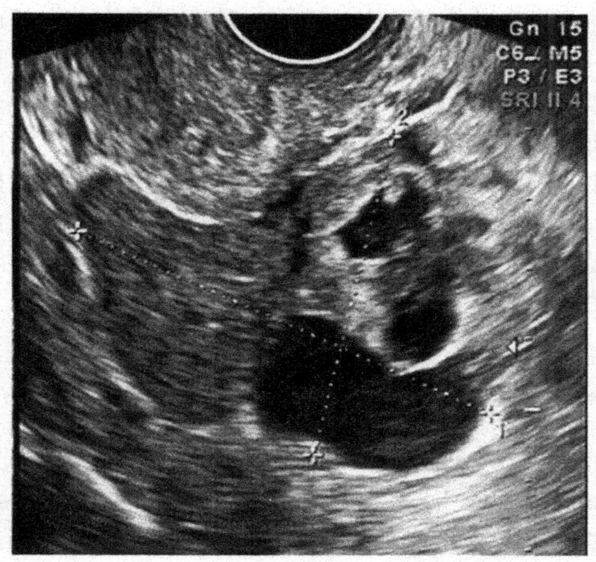

图 3 – 22　浆液性囊腺癌，囊实性包块，不规整外形

（4）彩色多普勒超声从包块血供（图 3 – 23）的丰富程度及血流指数的各项指标也可帮助判断卵巢包块的良恶性。

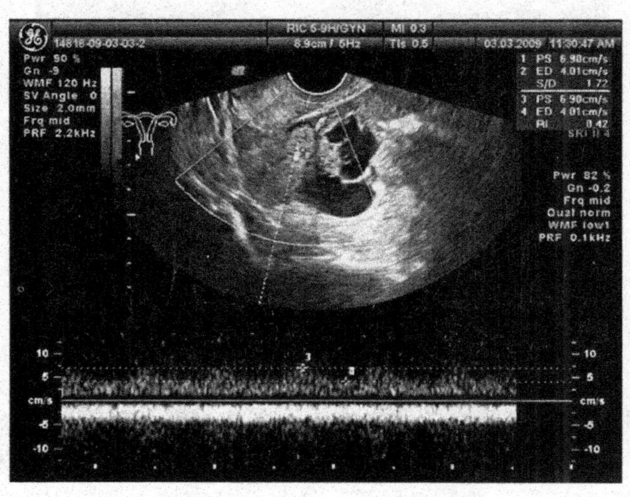

图 3 – 23　卵巢恶性肿瘤较为丰富血流，低阻力

（吴月丽）

第二节　产科超声诊断

一、产前诊断

产前诊断是一门新学科，是用医学技术对可能出现先天性疾病胎儿的孕妇进行宫内诊

断，确定胎儿的表现性（形态学诊断、细胞遗传学及生化遗传学诊断）或基因型（基因诊断）。是一个多学科交叉学科，需要一个团队来完成，包括产科医生、医学遗传学学者、分子生物学学者、物理和化学学者、伦理学和社会学学者以及小儿外科医生等。

超声产前诊断目前占国内各产前诊断中心诊断的90.5%；分子生物遗传分析占5.4%；酶学诊断占7.5%；细胞遗传分析占3.6%；遗传咨询占21.8%；生化检测占57.1%；病原体检测占72.1%。可见超声对产科临床产生巨大的影响，对于胎儿产前诊断，超声检查将其与许多近几年发展起来的生化和生物物理技术相比较，无疑是最佳的选择。产前超声诊断是高技术性和高风险性并存的，产前诊断也是先进性和成长性并存的，而西方国家模式仅能供我们参考。

二、产科超声筛查

11～14孕周颈后透明层NT（nuchal translucency）测量的早期妊娠超声筛查（first trimester ultransoundscreening）（图3－24）和18～24孕周胎儿形态学（morphology）为主要内容的超声筛查。在很多发达国家的产科超声中心，它们占80%以上的产科工作量。而妊娠中、后期胎儿异常的诊断MRI占很大的优势。

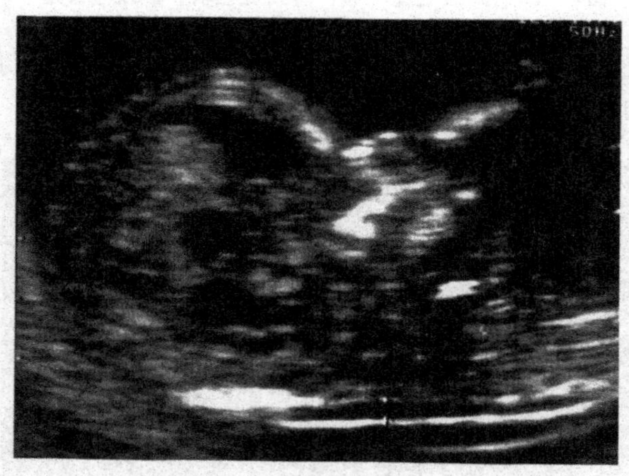

图3－24　孕12周胎儿NT测量

早期妊娠11～14孕周超声筛查的意义在于：①许多胎儿畸形（约80%）在孕12周前已经发生，有可能被早期发现。②阴道超声应用有更高的分辨率，许多先天性畸形开始发生之后即被发现，如：露脑畸形、单脐动脉等。③早孕超声检查所确定胎龄最为正确，可确定多胎的类型及胎儿发育的相关病理情况。④超声发现先天性愚型在18～23孕周概率只有40%（1/3～1/2先天性愚型胎儿无明显的解剖结构异常），而在11～14孕周NT的测量可以提示很多相关的胎儿异常，如62%～80%先天性愚型胎儿的NT增厚，预测胎儿染色体异常发生的风险率，以确定是否再进一步进行其他的产前检查，如羊水穿刺染色体检查等。

18～24孕周形态学为最佳超声诊断时间的理由：①18周～24孕周胎儿各个系统已发育完善可以完成超声检查。②子宫内羊水较丰富，四肢活动较多，有利于超声看见完整的胎儿。③胎儿骨骼尚未完全钙化对超声检查的影响较小，便于对胎儿体表及内脏的观察。④在11～14孕周筛查时有不确定的情况可以在这一时期进行进一步检查，衔接羊水穿刺染色体检查时间。

超声产前诊断虽被广泛应用，但有局限性。美国妇产科医师协会警告：不管使用哪种方法，亦不管妊娠在哪一阶段，即使让最有名的专家进行彻底的检查，将所有的胎儿畸形被检测出这一期望是不现实的也不合情理的。

超声产前筛查是出生缺陷二级预防措施，不能预防发生，只能通过避免出生降低部分缺陷率。有很多因素影响超声检查的灵敏度和正确性。如：超声检查的技巧，筛查的时间选择，仪器的灵敏度，孕妇的条件，胎儿的方位，羊水的多少。某些发病机制不清的疾病，如果没有预兆性的形态学标记，超声产前诊断是不能有效、圆满完成的，如智力发育障碍等。胎儿生长的生命体，在发育过程中有的变化可造成超声检查结果的不确定性，产科超声检查随访很重要。

据国外产科超声中心报道，如在 11 ~ 14 孕周以及 18 ~ 24 孕周均进行过超声检查的，结合多种血清项目的检查可以排除 85% ~ 95% 的胎儿缺陷，但始终还有 5% ~ 15% 的胎儿缺陷无法在产前诊断。

三、常见胎儿畸形的超声诊断

卫生部 2003 年 5 月 1 日起实施的《产前诊断技术管理办法》中规定妊娠 18 ~ 24 周超声应诊断的致命性胎儿缺陷包括无脑儿、脑膨出、开放性脊柱裂、胸腹壁缺损内脏外翻、单心腔、致命性软骨发育不全。检查者应对胎儿畸形有较全面的认识，检查时要有一个清晰的思路，掌握一定的扫查技巧和方法，循一定的检查规律，以下 6 大胎儿异常还是可以发现的：

1. 无脑畸形　神经管头段未发育或未闭合即形成无脑畸形，无脑儿的颅底骨发育完全而缺少颅顶骨。超声可在 10 ~ 12 孕周便可诊断胎儿无脑畸形。超声表现：颅骨光环缺损，仅见一轮廓不规则的强回声，脑组织回声部分（图 3 – 25）或完全缺失（图 3 – 26）可显示，但颅面比例失调，眼窝浅小眼珠突出，耳低位，短颈，呈“蛙状面”。

2. 脑膨出　脑组织从颅骨缺损口向外膨出犹如蕈状（图 3 – 27）。男性好发颅前部脑膨出，女性多见颅后部脑膨出，约占 70%。

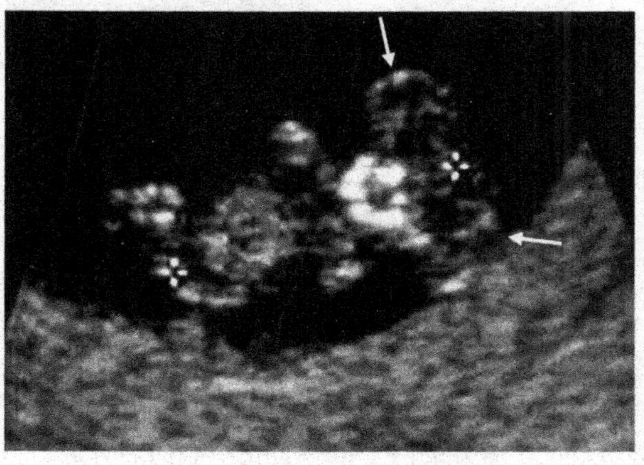

图 3 – 25　孕 13 + 周胎儿超声检查发现露脑畸形

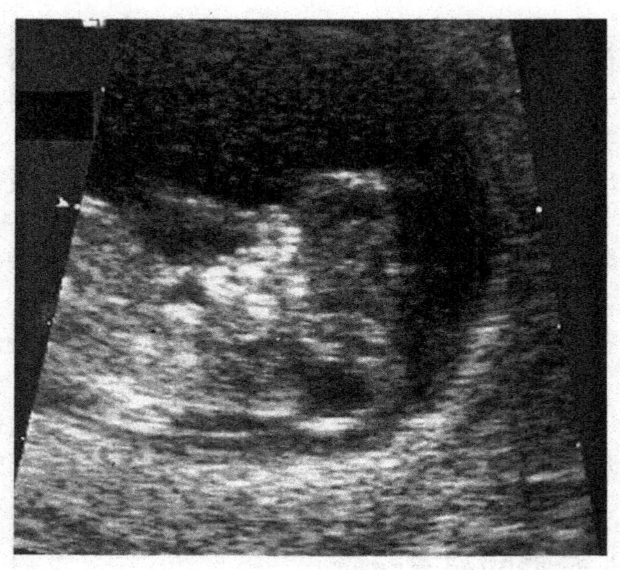

图 3－26　孕 19 周胎儿超声发现无脑畸形

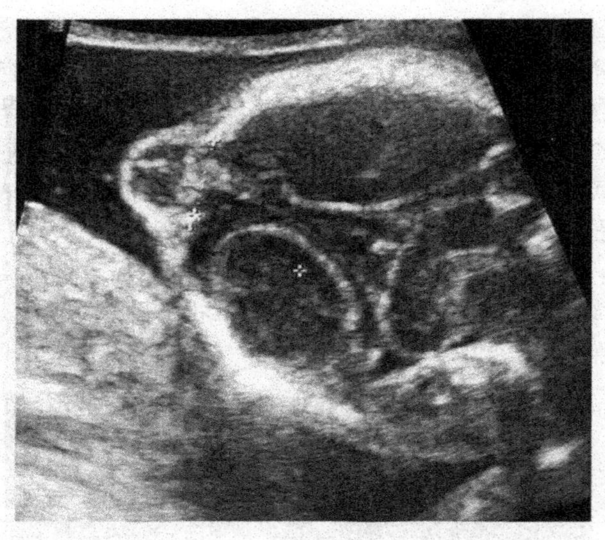

图 3－27　胎儿脑膨出

3. 开放性脊柱裂　脊柱裂是后神经孔闭合失败所致，其主要特征是背侧的两个椎弓未能融合在一起，脊膜和（或）脊髓通过未完全闭合的脊柱疝出或向外暴露，膨出包块内只含脊膜和脑脊液者为脊膜膨出，膨出包块内含脊膜、脑脊液、脊髓和神经组织者为脊髓脊膜膨出。脊柱裂膨出的包块多位于脊柱后方，常能见到椎骨异常及双侧椎弓分离，脊柱横切时脊椎三角形骨化中心失去正常形态，位于后方的两个椎弓骨化中心向后开放，呈典型的“V”或“U”形（图 3－28），另外，开放性脊柱裂还常伴有一系列的脑部超声特征：柠檬头征（图 3－29）、香蕉小脑征（图 3－30），后颅窝池消失、脑室扩大等，也可作为鉴别的参考。

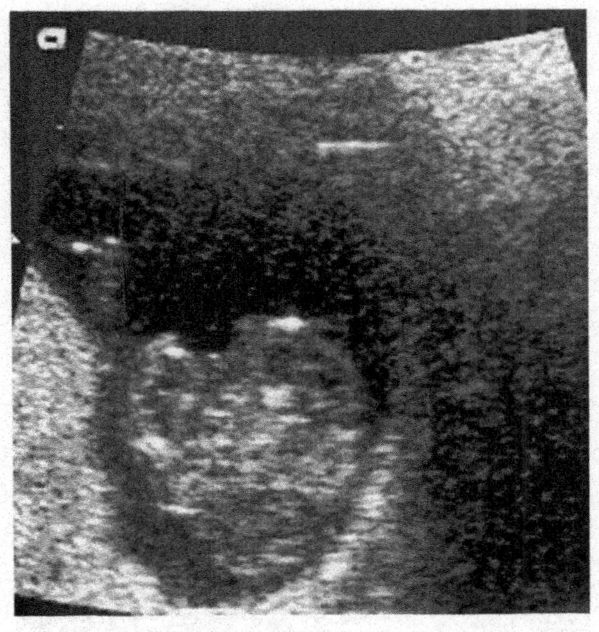

图 3－28 开放性脊柱裂呈典型的"V"或"U"形

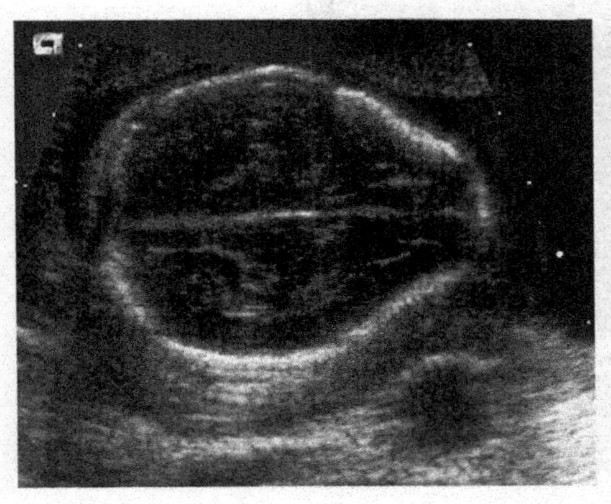

图 3－29 开放性脊柱裂柠檬头征

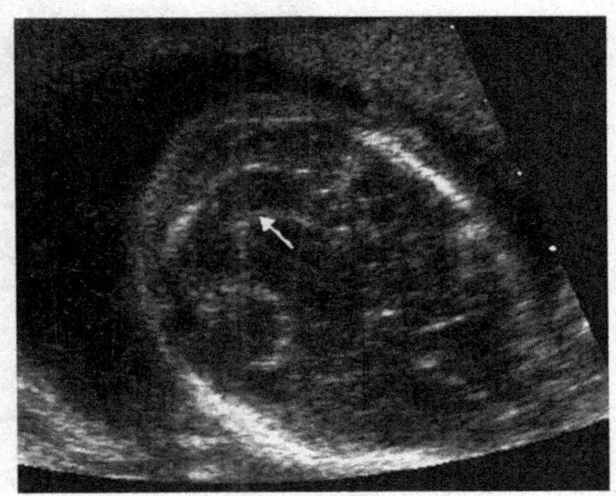

图 3－30 开放性脊柱裂香蕉小脑征

胎儿孕周较大、较小或胎儿体位不佳，脊髓脊膜膨出物较小时，病变部位不明显超声诊断较困难。

4. 胸腹壁缺损内脏外翻 腹裂属于非中线缺损，多位于脐带根部右旁，而脐根部正常，外翻的内脏表面无腹膜和羊膜覆盖（见图 3－31），母体的 AFP 有明显升高。

5. 单腔心 单腔心是指房间隔和室间隔均未发育，心脏只有心房和心室两个心腔，心房通过共同房室瓣与单心室腔相连接。单腔心常伴或不伴有残余心室腔和心室与大动脉连接关系等异常情况，是严重的心脏畸形（图 3－32）。

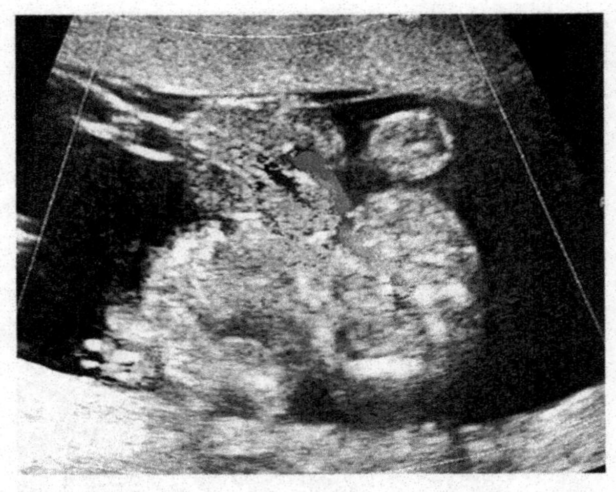

图 3－31　腹壁缺损伴胎儿肝脏、部分肠管外翻

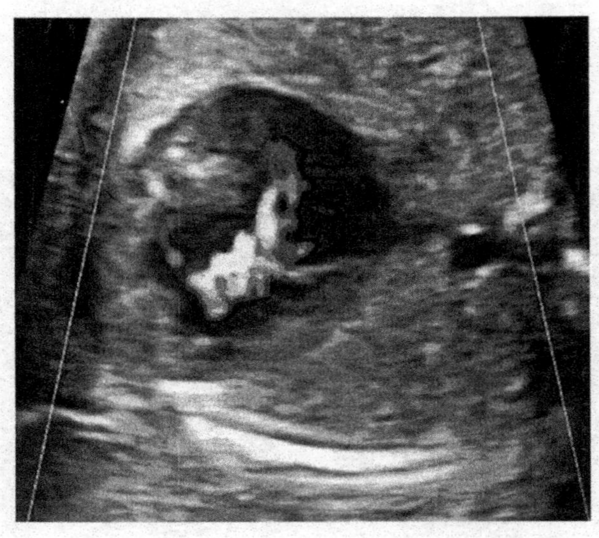

图 3－32　孕 21 周胎儿单腔心，见一股血流通过共同房室瓣

6. 致命性软骨发育不全　骨骼系统异常主要有成骨发育不全和软骨发育不全。

成骨发育不全有 2 型：Ⅰ型成骨发育不全罕见，发生率 1/25 000，是常染色体显性遗传疾病。超声表现：扫查发现胎儿四肢短小，特别是股骨及肱骨，并可以见到长骨呈弯曲状或成角现象（图 3－33）。Ⅱ型成骨发育不全属常染色体隐性遗传。超声表现：扫查时可发现胎儿四肢短小，特别是股骨、肱骨明显小于相应孕周值，并可见长骨成角等骨折现象（图 3－34）。Ⅰ型和Ⅱ型成骨发育不全超声确诊后需及时引产处理。

软骨发育不全主要病变发生于长骨的骨骺，软骨的骨化过程发生障碍，是一种特殊类型的侏儒症，此病脑发育正常，生后可存活。

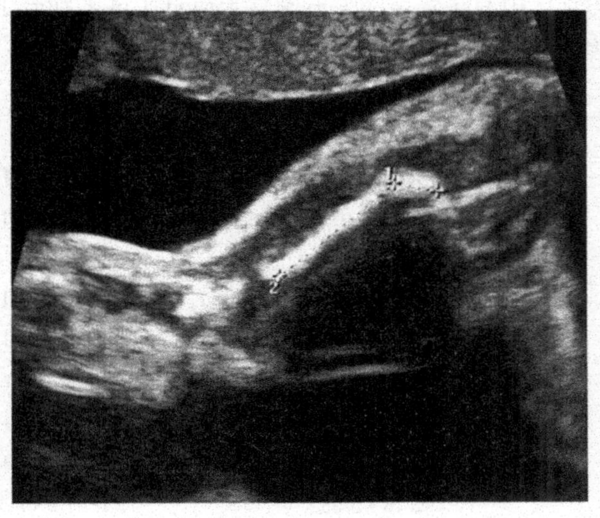

图 3－33　成骨发育不全胎儿，股骨成角

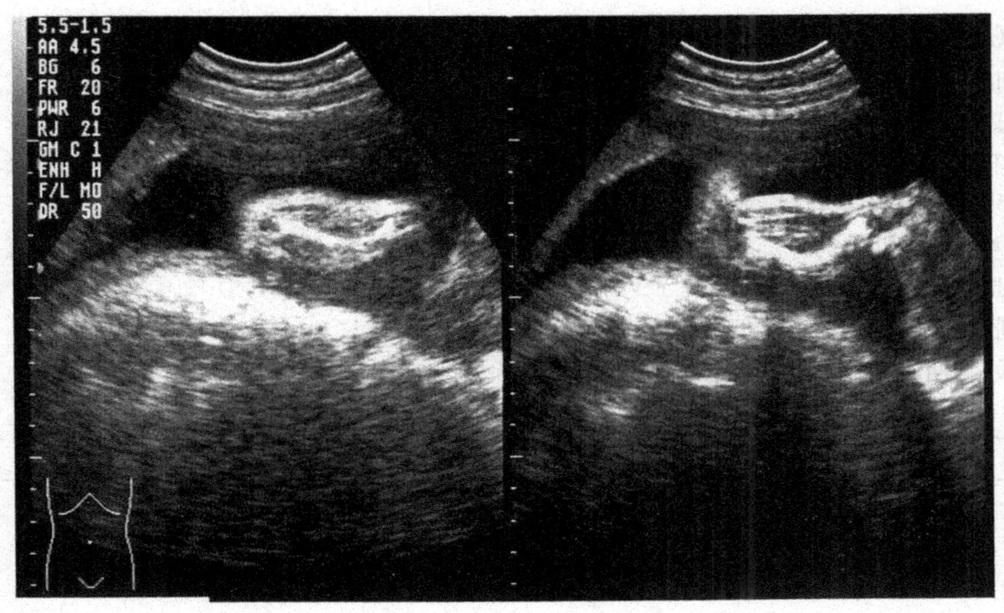

图 3－34　胎儿股骨成角畸形

四、超声产科监护主要指标

（一）子宫动脉

子宫动脉是妊娠期子宫血液供应的主要来源，妊娠期子宫壁的血液较非妊娠期丰富。早孕期子宫动脉频谱呈高阻，有明显的舒张期切迹，早孕晚期子宫动脉阻力开始下降，中孕期呈迅速下降趋势，孕 26 周子宫动脉舒张期切迹消失，孕 33 周后血管阻力稳定，S/D 比值达 1.80，RI：0.45，一直持续到分娩。孕 26 周以后，子宫动脉 S/D＞2.60，舒张期切迹未消失

为子宫动脉阻力增高表现，引起子宫动脉阻力增高主要见于妊高征和 IUGR。妊娠期子宫动脉血流参数正常值如表 3－1 所示：

表 3－1　妊娠期子宫动脉血流参数正常值

孕周	S/D	RI
5～8 周	7.0±5.0	0.84±0.05
9～12 周	7.0±5.05	0.78 ± 0.12
13～16 周	4.1 ± 2.6	0.68 ± 0.14
17～20 周	2.5 ± 20.72	0.58 ± 0.10
21～24 周	2.4±10.68	0.56±0.09
25～28 周	2.16 ± 0.89	0.49±0.11
29～32 周	2.05±0.38	0.49±0.88
33～36 周	1.88 ± 0.34	0.45±0.99
37～38 周	1.76±0.35	0.41 ± 0.11
39～40 周	1.90±0.37	0.45±0.11

（二）脐动脉

脐动脉是胎儿胎盘循环的重要血管通路，是超声用于产科临床评价胎儿胎盘循环应用最早和最广的重要检测指标之一，其血流动力学改变可反映胎盘胎儿及母体某些病理变化。

经阴道彩色多普勒在妊娠 7 周即可显示脐血管，频谱特征是收缩期单峰状，无舒张期血流信号，妊娠 9 周以后脐血管开始显示三根血管，妊娠 11～12 周脐动脉开始出现舒张期血流信号，中孕期脐动脉舒张期成分增多，血管阻力迅速下降，孕 33 周脐动脉 S/D 比值正常范围是 2.46±0.38，RI 是 0.57±0.09，一直持续到分娩。引起 S/D 增高的疾病有：妊高征、胎儿宫内生长迟缓、母亲糖尿病、多胎妊娠等。

妊娠期脐动脉血流参数正常值如表 3－2 所示。

表 3－2　妊娠期脐动脉血流参数正常值

孕周	S/D	RI
9～12 周	8.54±0.95	0.80±10.08
13～16 周	8.54± 0.95	0.80±0.08
17～20 周	3.88±0.98	0.73 ±0.06
21～24 周	3.12±0.67	0.67±0.08
25～28 周	3.23 ±0.98	0.66±0.08
29～32 周	2.97 ± 0.74	0.64 ± 0.08
33～36 周	2.46±0.48	0.57±0.09
37～38 周	2.39±0.38	0.57±0.06
39～40 周	2.24±0.41	0.54±0.08

（三）胎儿心功能

常规评价成人和儿童左心室收缩和舒张功能的超声心动图指标包括射血分数（EF）、短轴缩短率（FS）及二尖瓣口舒张期血流流速曲线分析等。而胎儿期心脏体积小、心室内膜显示欠清、较难标准化心血管结构的方位、胎动及母体腹壁声窗欠佳，较难准确的评价胎儿心室功能。由于胎儿特有的心脏解剖及循环生理特点，胎儿右心系统占优势，因此可靠的评价右心功能尤其重要，常用的方法及指标有：

1. M 型测量心室缩短分数（FS）　FS% =（舒张期内径 - 收缩期内径）/舒张期内径 × 100%。正常值为 0.28 ~ 0.38。

2. 多普勒超声比较二尖瓣、三尖瓣频谱　正常情况下，E 峰 < A 峰，E/A 比值随妊娠周数的增加而增大，但始终小于 1。三尖瓣 E 峰与二尖瓣 E 峰比值平均为 1.2 ∶ 1。血流速度积分平均比值为 1.1 ∶ 1。

3. Tei 指数　即心脏做功指数 =（ICT - IRT）/ET，其中 ICT 是等容舒张时间，IRT 是等容收缩时间，ET 是射血时间，理论上能综合反映心脏的收缩和舒张功能，而且其测量方法简便，重复性强，不受心室几何形态的影响，已被很多学者接受。正常胎儿左室 Tei 指数为 0.37 ± 0.12，右室 Tei 指数为 0.36 ± 0.12，不同孕龄、不同心率胎儿之间的 Tei 指数无显著性差异。

（吴月丽）

第三节　计划生育科的超声诊断

中国已婚育龄妇女 IUD 的放置率为 68.6%，超声检查逐步取代放射检查，超声对全金属节育器的反射敏感，对硅胶加金属等类材料制成的节育器敏感性相对减低。二维超声通过几个切面扫查，结合操作者的工作经验，大致了解宫内节育器的情况。

一、宫内节育器的定位

超声 IUD 检查首先要观察子宫内是否存在 IUD，如子宫内显示 IUD，需测量 IUD 上缘至宫底浆膜层距离及 IUD 下缘至宫颈内口的距离；子宫前壁和后壁的厚度之和；IUD 上缘到宫腔底部距离；子宫内膜线的长度（图 3 - 35）。

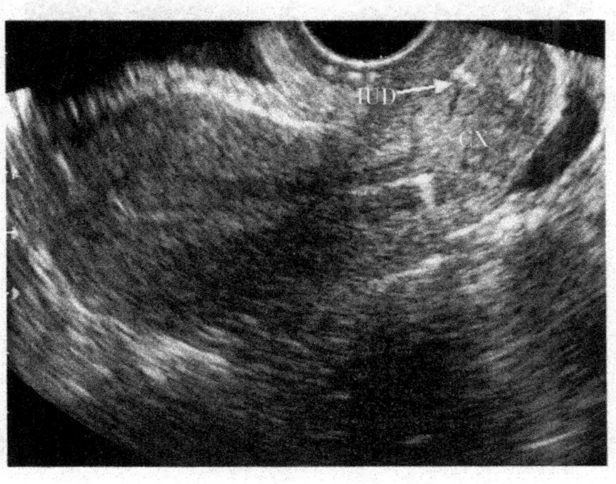

图 3 - 35　宫内节育器下移位于宫颈管内

二、IUD 宫腔内异常

IUD 宫腔内异常的表现包括 IUD 下移与带器妊娠，IUD 变形（图 3－36）、成角、断裂、嵌顿及穿孔等。超声能及时发现 IUD 在宫内有无下移、嵌顿。对于 IUD 变形的诊断，二维超声检查虽然可以通过探头的旋转及方向的改变来显示 IUD 的全貌，但由于 IUD 所含金属成分，声阻抗大，易产生多重反射，大部分 IUD 形态不能完整地显示出来，无法明确 IUD 是否变形或断裂。近年来开展的三维超声对 IUD 的形态及变形、扭曲、断裂可作出诊断，基本不存在误诊和漏诊（图 3－36、图 3－37、图 3－38）

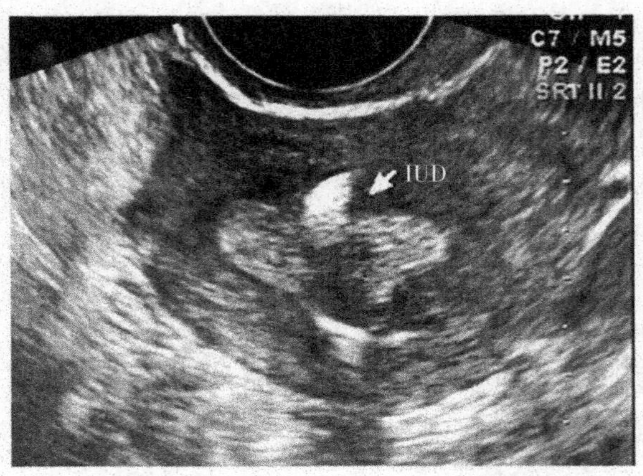

图 3－36　宫内节育器宫腔内变形

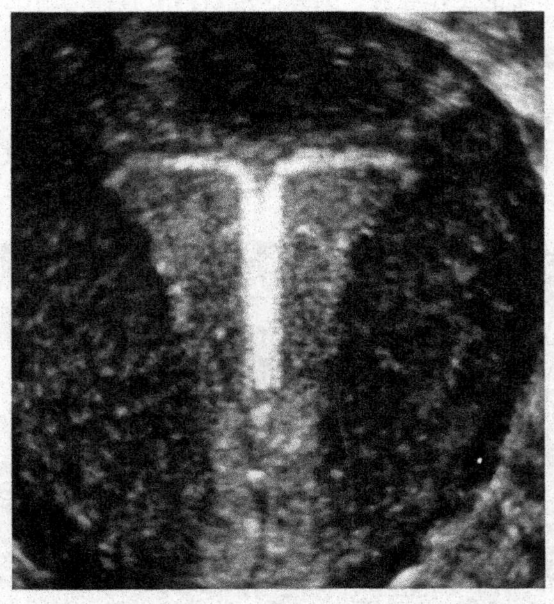

图 3－37　三维超声成像后显示的宫腔形态和节育器形态位置

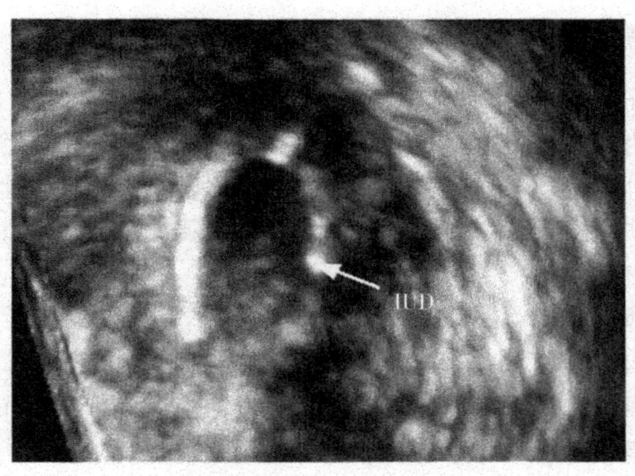

图 3－38 宫内节育器断裂后三位成像图，断裂节育器呈倒置“U”形。IUD：宫内节育器

（吴月丽）

第四节 不孕不育的超声诊断

一、无排卵周期卵巢、卵泡发育的一些现象

（一）卵泡不发育

连续动态观测均无明显的卵泡或持续存在 <1cm 卵泡，无周期性变化。

（二）不排卵而形成卵泡囊肿

动态追踪观测的卵泡，直径达到 20cm 仍不排卵，继续发展形成卵泡囊肿。超声表现为壁薄，囊内液清，后壁增强效应的囊性块，5～6cm 直径较常见。

（三）无排卵黄素化综合征

较小卵泡，滞留卵泡或持续生长卵泡均可表现为不排卵，囊性暗区内有稀细的光点和稀疏网络状回声。

二、卵泡及排卵的监测

月经周期监测卵泡发育及排卵：于月经周期的第 5 天超声观察卵巢的基础情况，排除已有的卵巢异常情况，如卵巢非赘生性囊肿、残余卵泡等。第 10～11 天开始卵泡的发育，当一侧卵巢的优势卵泡直径大于等于 15mm 时，可每天超声观察，卵泡直径大于 20mm 时，基本为成熟卵泡。因排卵是瞬间的现象，超声观察到的大多是排卵以后的现象：追踪的成熟卵泡消失，皱缩，血体形成，后陷凹内液体。

诱发卵泡的监测根据不同药物的不同特点，超声观察的时间和内容也不同，如用 HMG 诱发排卵，除用药前检查外，要注意卵泡的多少和生长速度，增加检查的密度，注意卵巢的大小以及腹水的情况，及时发现卵巢过度刺激现象。

三、不孕不育中CDFI及多普勒频谱分析的应用

健康育龄妇女的子宫动脉的显示率应100%，其阻力指数平均0.85±0.07，增殖期为0.88±0.05，黄体期为0.84±0.06。卵巢动脉一般在月经的第9天有舒张期血流，第21天左右达高峰。有优势卵泡侧卵巢血流较丰富，血流阻力较低。黄体血流为低阻力的黄体新生血管血流，早孕3个月内，黄体支持胚胎的发育，故黄体血流一直存在直到妊娠3个月以后。

如子宫动脉在舒张期无血流灌注或者RI升高，表示子宫血流贫乏，常常是不孕症的一个原因。改善灌注后可怀孕。卵巢血流异常表现为卵泡期和黄体期阻力无下降，甚至无血流，会造成体内的激素低下。黄体期血流缺乏或阻力升高，可提升黄体功能异常，是流产和习惯性流产的原因。但卵巢动脉显示与仪器的灵敏度、正确的操作和检查者的熟练程度有关，其评价激素仅可做参考。

（吴月丽）

第五节　彩色多普勒超声和三维超声

一、正常妊娠血流

正常胎儿的发育需要充足的氧和营养物质的供给，而此依赖于良好的子宫－胎盘（utero－placent）、胎儿－胎盘（fetoplacental）循环。彩色多普勒超声检查提供了一种研究子宫－胎盘、胎儿－胎盘循环的无创伤的体测方法。更直接地了解胎盘发育，观察胎儿宫内情况。

子宫肌壁的血供与其下的胎盘绒毛植入是相互影响的，绒毛滋养层的发育对胎儿生长发育起着决定性的作用。在正常妊娠时，胎盘附着处子宫肌层的螺旋动脉被滋养层合体细胞侵蚀，在孕20～22周螺旋动脉肌层全部剥脱，肌层消失，降低了螺旋动脉水平的阻力，使绒毛血管灌注增加，同时，绒毛迅速发展成三级绒毛，具有很高的表面积/容积比率，有利于膜的交换，营养物质的转送，这种解剖和生理的发展有利于胎儿发育的需要。

正常妊娠时，孕6周后可测出胎儿腹主动脉血流；8周后可测出脐血流，12周后出现脐血流的舒张期血流；9周后可出现脑血流，11周后在颞骨平面可看见大脑中动脉（图3－39）、大脑后动脉、基底动脉及其形成的Willis环。

正常妊娠的胎儿－胎盘循环也有相关的频谱及一定的规律性。通向胎盘的子宫动脉频谱为一种充填型的较子宫动脉阻力降低的频谱，从26孕周起，血流频谱 $S/D<2.7$，RI也随妊娠周数而下降。胎盘床内子宫胎盘动脉频谱为较典型的低阻力型频谱，$RI<0.4$，主要反映母体的微循环情况，正常情况下该频谱无多大改变。有学者测脐动脉S/D，孕30周后持续>3，子宫动脉孕26周后持续>2.6，且有舒张期切迹存在，则尔后妊娠期高血压疾病、IUGR、胎儿宫内窘迫、死胎、早产的发生明显提高。子宫动脉血流对高危妊娠预测敏感性为68%，特异性为69%；子宫动脉加脐动脉预测高危妊娠阳性率为93%，阴性率为91%。

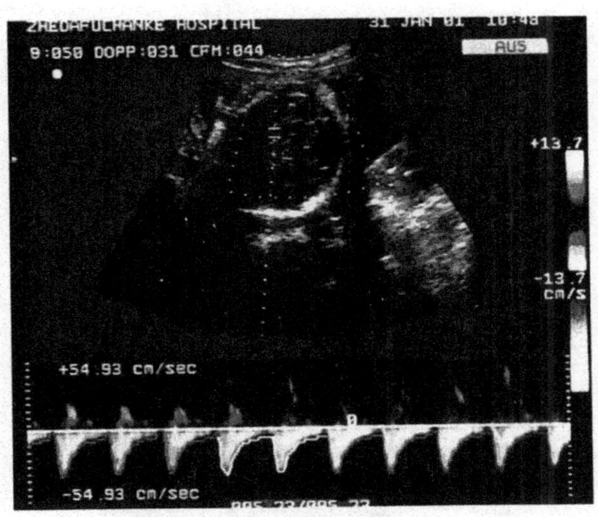

图 3－39　妊娠 32 周，胎儿大脑中动脉频谱

二、异常的妊娠血流

子宫动脉、胎盘血管、脐血管的 RI 较正常范围增高或出现无舒张期血流、逆向血流，均提升胎儿宫内危险，后二者出现胎儿有可能在 24～48 小时内死亡。这些血管的 S/D 比值异常的出现，一般认为较 NST 异常出现为早。孕 36 周以上的 S/D <2.2，胎儿较安全，>2.5 时应密切随访，>3 时应严密监护积极处理。在 IUGR、妊娠期高血压疾病、胎儿宫内窘迫、胎儿畸形以及子宫肌瘤、盆腔包块时也有此现象。

大脑中动脉在妊娠中后期被应用于了解胎儿宫内窘迫的程度，其 RI 在后期呈负增长，代偿性血流增加，重新分配以保护脑、心等重要器官。其在正常范围内不能反映胎儿窘迫。大脑中动脉 RI/脐动脉 RI 比值更能反映胎儿宫内情况。正常时应 >1，如 <1 则表示胎儿宫内窘迫。

三、三维超声

三维成像技术近年来发展迅速，前景看好。随着计算机技术的发展，计算机容量和运行速度的改进，实时三维的重建，提供了更加丰富的三维立体空间信息，弥补了二维超声成像的不足。

（一）妇科的应用

1. 卵巢囊性或囊实性肿瘤的囊壁及囊内容物的观察　肿瘤重新成像图像更清晰、直观、立体感强，切面更均匀，不易遗漏壁内的乳头状物且能更明确观察肿瘤侵入的深度（图 3－40）。对不孕症的患者二维超声能正确地辨认黄体，但观察卵丘结构很困难，三维超声能清晰、快速地确认。

2. 体积的测定　三维超声对肿瘤体积的测定有二维超声所不可及的优势，这对肿瘤良恶性的判定、手术指征及疗效的判定是很好的参考指标。

3. 畸形子宫及宫腔内容物的诊断　成像后的宫腔可清晰地显示其走向、双侧输卵管开口、与宫颈管的关系及宫腔内赘生物的大小、位置、蒂部粗细等情况，可与宫腔镜相媲美（图 3－41、图 3－42、图 3－43）。

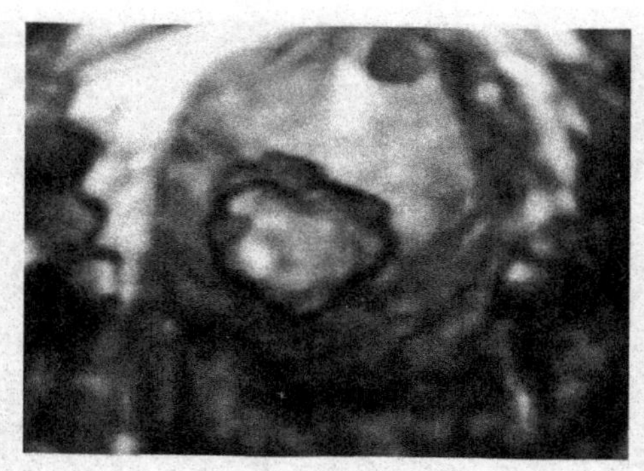

图 3-40　卵巢囊肿壁上实质性突起三维超声图

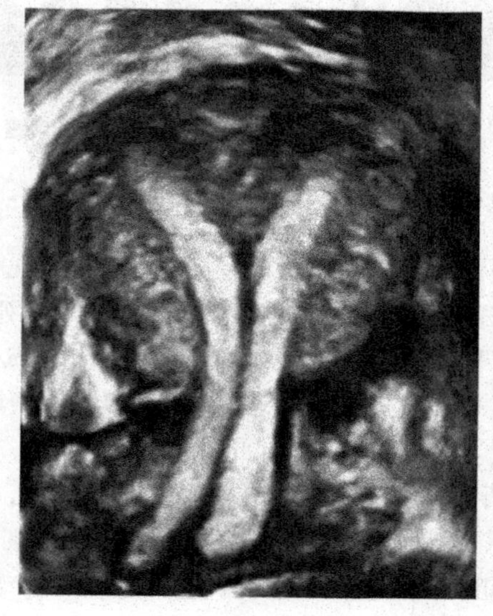

图 3-41　完全纵隔子宫三维超声图

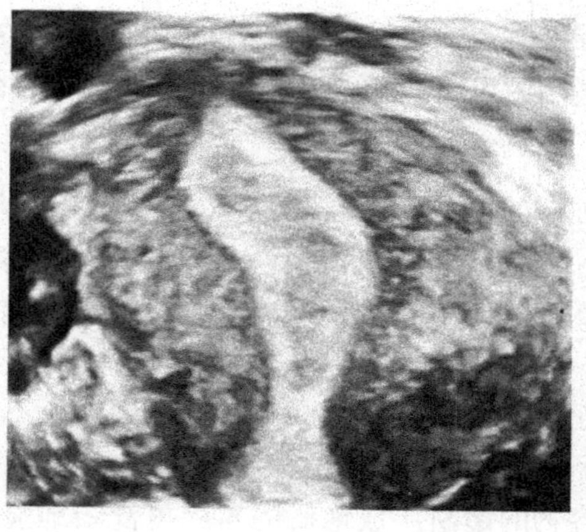

图 3-42　单角子宫三维超声图

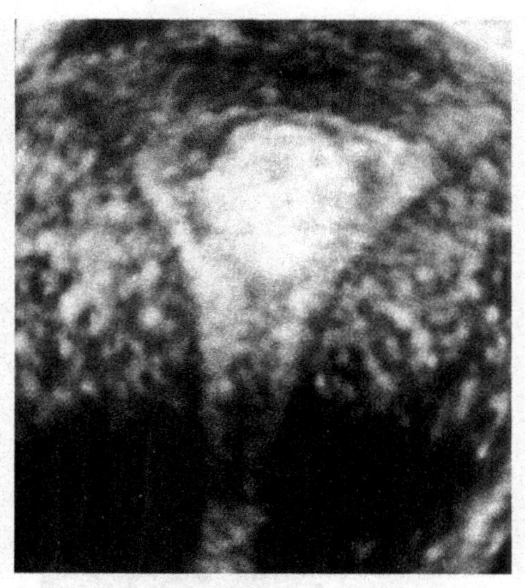

图 3－43　子宫内膜息肉三维超声图

4. 妇科肿瘤良恶性判定　在二维超声断面形态学的基础上，三维超声诊断卵巢恶性肿瘤的标准是观察病变区域的囊实性、内壁是否光滑、有无乳头状物、囊壁厚（>3mm）薄（<3mm）的情况、实性肿块是否均质和腹水的有无。为判定提供有价值的诊断依据。

（二）在产科的应用主要有

1. 胎儿面部的观察　胎儿面部的观察主要针对一些先天性面部畸形和染色体异常的胎儿面部异常（图 3－44、图 3－45）。三维超声比二维超声可清晰观察胎儿面部解剖和相互关系。胎儿唇部的观察对 24 周以后的胎儿，二维和三维超声无明显差别，24 周以前的胎儿唇部的观察，三维超声能确诊 93% 的胎儿正常唇部，二维超声为 68%。

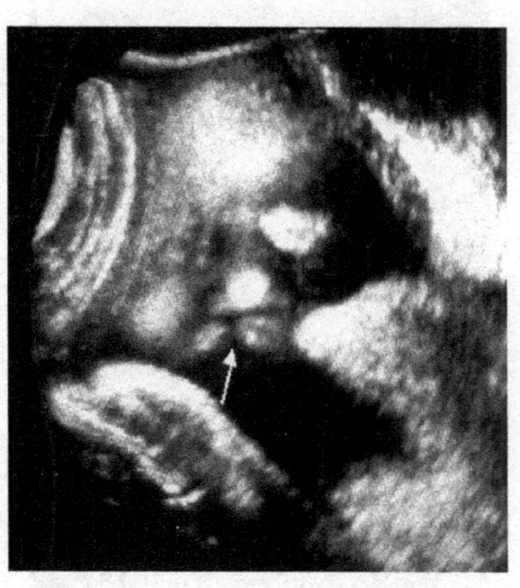

图 3－44　胎儿唇裂三维成像图

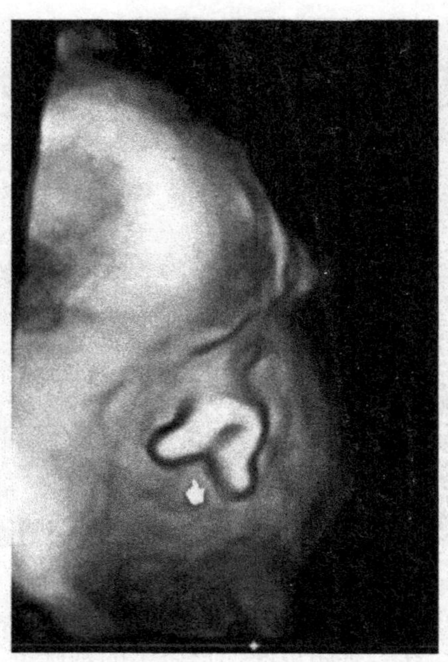

图 3－45　胎儿外耳异常三维超声图

2. 胎儿骨骼的观察　胎儿脊柱和胸廓先天性畸形较常见，胎儿脊柱和胸廓肋骨为不同的曲线结构，二维超声很难完整地显示整个结构，三维超声的透明成像功能能不受胎儿体位的影响清晰地观察脊柱和胸廓的连续性和结构的曲率（图 3－46、图 3－47）。

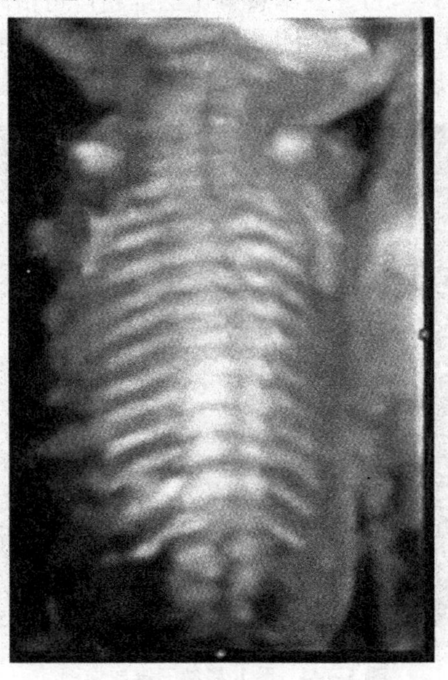

图 3－46　胎儿脊柱颈胸段三维超声图

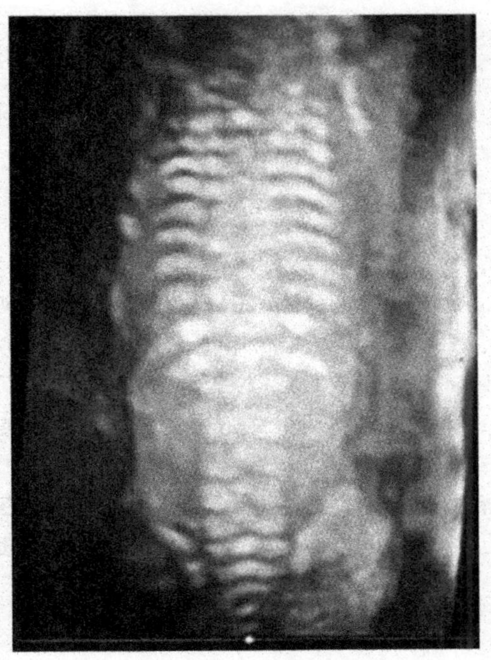

图 3－47　胎儿脊柱三维超声图

3. 各孕龄胎儿各器官的成像　孕 5～40 周各期的胎儿均可成像，8～13 周时可获得完整的胎儿图像（图 3－48），妊娠晚期羊水较少，探测成像较困难。

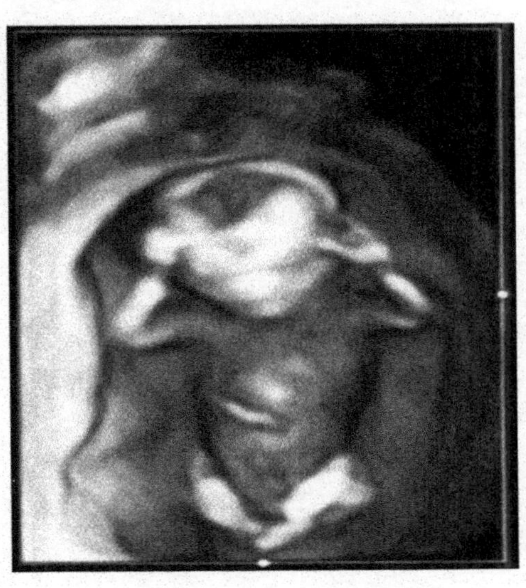

图 3－48　15 周胎儿三维成像图

（奈嫚嫚）

参考文献

[1] 吕秀华，张晓莉，葛安靖，张文伟．洛美沙星、替硝唑联合盆腔灌注治疗慢性盆腔炎疗效观察．《中国妇幼保健》，2011，26，(10)：1596－1597.

[2] 底建敏，崔文华，王键，郭影．Xiap 和 Survivin 在子痫前期患者胎盘组织中的表达及意义．《中国妇幼保健》，2014，29，(8)：1275－1277.

[3] 底建敏，闫晓娟．异位妊娠药物保守治疗失败的相关因素分析．《中国综合临床》，2007，23，(6)：558－559.

[4] 鲁红，俞琤．妇科超声诊断与鉴别诊断．北京：人民军医出版社，2012.

[5] 徐佩莲，宋伊丽，鲁红．妇科超声检查．北京：人民军医出版社，2010.

第四章　妇产科手术麻醉

第一节　常用麻醉药物与麻醉方法

一、麻醉药

1. 常用局部麻醉药物、使用方法及剂量　详见表4-1。

表4-1　常用局部麻醉药物、使用方法及剂量

药物	用法	浓度（%）	剂量（mg）	作用时间（min）
普鲁卡因	局部浸润	1	1000	45~90
	神经阻滞	2	800	
	蛛网膜下腔阻滞	2	800	
	硬膜外腔阻滞	3~4	600	
丁卡因	局部浸润	0.5	500	
	神经阻滞	0.3	75	80~120
	蛛网膜下腔阻滞	0.5	10	90~180
	硬膜外腔阻滞	0.3	100	90~180
利多卡因	局部浸润	0.25	200	
	神经阻滞	2	400	120~180
	蛛网膜下腔阻滞	4	120	90
	硬膜外腔阻滞	2	400	90~120
丁哌卡因	神经阻滞	0.5	200	300
	蛛网膜下腔阻滞	0.5	12.5	
	硬膜外腔阻滞	0.75	250	120~210

2. 常用全身麻醉药物

（1）常用静脉麻醉药物有：硫喷妥钠、氯胺酮、依托米酯、异丙酚等。

（2）常用吸入麻醉药物有：N_2O、异氟醚、七氟醚、地氟醚等。

二、麻醉方法分类

1. 局部麻醉　局部麻醉包括局部浸润麻醉、神经阻滞麻醉、硬膜外腔阻滞麻醉以及蛛网膜下腔阻滞麻醉等方法。

2. 全身麻醉　全身麻醉包括吸入麻醉、全身静脉麻醉、静脉复合麻醉等方法。

（史登玉）

第二节 妇产科常用麻醉方法

麻醉学为一门专业学科，妇产科施行手术时，除局部浸润麻醉及神经阻滞麻醉外，其他麻醉一般由专业麻醉医师执行。因此，本节对以上两种麻醉操作技巧做较详尽的阐述，对其他麻醉方法仅做简述，供妇产科医生参考。

一、会阴及阴道的区域麻醉

1. 适应证　适用于会阴切开缝合术、手术助娩及外阴、阴道下部的手术。

2. 禁忌证　无特殊禁忌证，但须注意麻醉药物过敏。

3. 麻醉操作技巧

（1）会阴部局部浸润：用5cm长细针先在阴唇系带下方做一皮丘，以此为中心，向四周方向皮下浸润，每处注射1%普鲁卡因或0.5%利多卡因5ml，力求均匀。如须双侧麻醉，则同法进行对侧浸润，但用药总量1%普鲁卡因不超过75ml，0.5%利多卡因不超过80ml。如以1：400 000浓度加入肾上腺素，一次浸润能维持麻醉1h，需要时可重复注射。

（2）阴部神经阻滞麻醉：阻滞阴部神经的主要解剖标志为坐骨棘和骶棘韧带，在该处的内前方的Alcock管有阴部神经总干通过。以细长针穿刺，穿刺入路有两种，一种是经阴道穿刺法，穿刺点在阴道内侧壁；另一种是经会阴皮肤穿刺法，穿刺点在阴唇系带与坐骨结节下极连线的中点，可酌情选用。穿刺针应刺至坐骨棘尖端内侧1cm处，试抽无回血后在该处浸润注射1%普鲁卡因或0.5%利多卡因5～8ml。可两侧同时阻滞，这一剂量可维持麻醉1～1.5h。

二、腹壁分层局部浸润麻醉

1. 适应证　适用于下腹部旁正中切口的局麻开腹。

2. 禁忌证　无特殊禁忌证，但须注意麻醉药过敏。

3. 麻醉操作技巧

（1）取细长针头，于拟定腹部切口的中部，皮下注射麻醉药物形成小皮丘，再将针头斜面向皮肤，在向后牵拉皮肤的同时，针头在皮下平行刺入，向上向下沿拟定切口方向，在皮下边刺入边缓慢注药，形成一条隆起的浸润带。全过程须用0.5%的普鲁卡因或利多卡因30ml。

（2）在切口旁侧的穿刺点进针注药做皮丘，再依次分别向上、向下、向外浸润皮肤、皮下组织和肌层（图4－1），边进针边推药。为使下腹壁的神经干被阻滞，应在腹内斜肌与腹横肌之间注入足量的麻药，对切口较低的，要注意将麻药分别注入两侧髂前上棘内侧一二横指处的肌层内，阻滞髂腹下神经及髂腹股沟神经的主干。双侧麻醉须用0.5%普鲁卡因或利多卡因80ml。

（3）此时可切开皮肤及皮下组织，显露白线，再在腹直肌前鞘内多点均匀注药，充分麻醉腹直肌。切开腹膜后，再经腹膜内向切口两边的腹膜和腹直肌后鞘之间均匀注入麻药，完成腹壁切口麻醉。此过程须用0.5%普鲁卡因或利多卡因40ml。

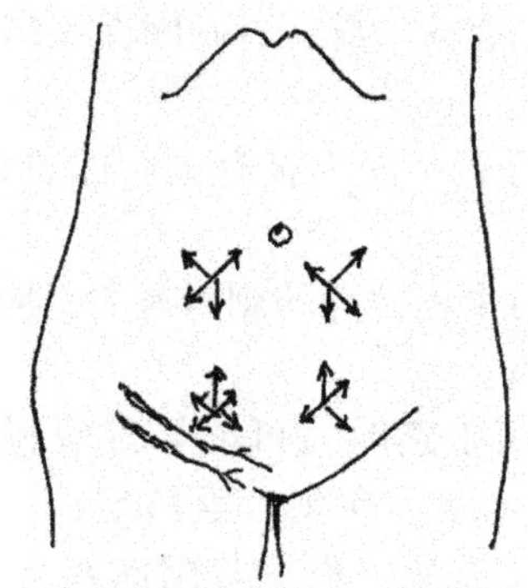

图4-1 腹壁神经阻滞

三、剖宫产局部浸润麻醉

1. 适应证 适用于局麻下剖宫产。

2. 禁忌证 无特殊禁忌证，但须注意麻醉药物过敏。

3. 麻醉操作技巧

（1）在脐下先做一个2cm局麻皮丘，用5ml、25G针平行于皮肤直接穿入皮肤组织向着耻骨的切开线注药，反复穿刺4～5次，此时另一个手要给一个对抗力量，使针在皮内面不是在皮下脂肪。

（2）用10cm、22G针将6～8ml药液注入至皮下组织，3～4min后可以缓缓地切开皮肤（切口旁侧皮肤和皮下组织不须做局部浸润）。

（3）切开显露腹直肌前鞘，用8cm、22G针穿透腹直肌，针放置角度为10°～15°，继续向前推进3～5cm到达肌肉后缘，注入药液2ml，每隔3cm重复注射1次，直至耻骨联合。因为这种阻滞经过腹直肌，可产生胸腹神经麻醉。阻滞完成3～5min后，切开筋膜，显露壁腹膜，若腹膜仍有痛感，可在腹膜直接浸润麻醉或表面敷用局麻药。

4. 注意事项

（1）这种阻滞病人处于清醒状态，应保证产妇安静。

（2）在胎儿娩出时产妇可能会有中等度疼痛。

（3）手术操作应轻柔，组织牵拉一定要减少到最小程度。

四、蛛网膜下腔阻滞麻醉

1. 适应证 适用于2h以内的腹部及会阴部手术麻醉。

2. 禁忌证 休克、极度衰弱、严重贫血、心功能不全、中枢神经系统疾病以及慢性头痛的病人。穿刺部位畸形及感染者亦不适用。

3. 麻醉前用药 于术前1h皮下或肌内注射苯巴比妥（鲁米那）0.1～0.2g及阿托品0.3～0.5mg多数医院已取消术前用药。

4. 术后并发症及处理

（1）头痛：是最常见的并发症，粗针穿刺时发生率高，也与麻醉药刺激脊髓或脊髓液自穿刺孔外溢、颅内压降低等有关。穿刺时使用细针，术后保持平卧6～8h均为预防措施。

对已发生者，可适当增加静脉等渗液输入量。对顽固性头痛者，可行硬膜外腔穿刺，注入病人自体静脉血5～10ml，效果较好。

（2）尿潴留：与麻醉及手术对膀胱的干扰有关。保留尿管，定期开放，使膀胱充分休息，针灸及热敷等均能促进恢复。

（3）恶心、呕吐：与麻醉药对中枢神经的刺激有关，应注意“呕吐误吸”，待麻醉药代谢后可自然恢复。

（4）神经并发症：穿刺间隙高于腰时，可能导致脊髓损伤，所以在蛛网膜下腔阻滞穿刺过程中，如出现感觉异常，应停止穿刺，重新定位，若再次出现感觉异常应放弃使用蛛网膜下腔阻滞，改用其他麻醉方法（硬膜外阻滞或全麻等）。此时药物纯度不够也可能出现神经毒性。强调蛛网膜下腔阻滞、硬膜外阻滞时，必须使用无防腐剂的高质量药物。

（5）化脓性脑脊髓膜炎：少见，多因无菌操作环节不当，如消毒液种类、浓度剂量、消毒范围、操作程序、房间的消毒、帽子口罩覆盖口鼻腔及病人自身疾病等因素。

五、硬脊膜外阻滞麻醉

1. 适应证　经腹或阴道、会阴的妇产科手术。

2. 禁忌证　严重休克，极度衰竭，周围神经疾病，穿刺部位感染及畸形者不宜采用。

3. 麻醉前用药　于术前1h皮下或肌内注射苯巴比妥0.1～0.2g。

4. 术后并发症及处理

（1）尿潴留：保留尿管定期开放。

（2）寒战：保暖及调节室温。术后给药可选择曲马多、哌替啶（杜冷丁）或地西泮等药。

（3）神经并发症：穿刺间隙高于腰时，可能导致脊髓损伤，若穿刺过程出现异常感觉，应改用全麻。

（4）腰背痛：提高一次穿刺成功率。

（5）硬膜外脓肿：少见，注意预防。

（6）硬膜外血肿：少见，早诊断、早治疗，尽早行椎板切除减压术。

六、全身麻醉

全身麻醉可分为吸入性麻醉、全身静脉麻醉和静脉复合麻醉。

1. 适应证　经腹或阴道、外阴的妇产科手术。静脉复合麻醉是常用的全身麻醉方法，麻醉效果好，肌松满意，不刺激呼吸道，供氧充裕，对心血管抑制轻微，特别适用于体质衰弱、一般情况较差及伴有心血管疾病的病人。吸入麻醉仅用于需要迅速达到麻醉要求，且手术时间短、苏醒快的情况，如某些特殊的检查、困难产钳、内倒转术等。

2. 禁忌证　严重休克、严重心功能不全或呼吸道疾病患者应禁用。

（史登玉）

第三节 妇科手术麻醉特点及麻醉选择

一、麻醉前要求

（1）妇科疾病合并贫血者，血红蛋白低于80g/L者术前应予纠正。

（2）合并高血压者收缩压应稳定在19.95～22.61kPa（150～170mmHg）以下，术前不必停用降压药。对病程长、病情重的患者，应注意心、脑、肾受累情况。

（3）合并冠状动脉粥样硬化性心脏病（冠心病）者，近期内心绞痛反复发作或半年内有心肌梗死者，除非急症，不宜进行手术及麻醉。对伴有动脉硬化的老年人，术前应做运动试验。

（4）合并风湿性心脏病（风心病）者，术前应充分了解病人的心脏储备能力，有心力衰竭者应暂缓手术。有风湿活动者，应待静止2～3个月再予考虑。心功能Ⅰ、Ⅱ级者尚能耐受麻醉；心功能Ⅲ级者，麻醉应慎重。

（5）合并急性肺感染者应积极治疗后再安排手术。对慢性支气管哮喘或伴肺气肿的老年人，术前应行呼吸功能检查（肺功能、血气分析），最大通气量在70%以上者可较好地耐受麻醉；60%～70%者耐受性较差；60%以下者，麻醉的危险性很大。

（6）合并糖尿病者，对于使用口服降糖药者，术前一段时间应换用胰岛素，并进行调整，控制空腹血糖8mmol/L以下，尿糖在微量～（+）为好。

二、麻醉并发症处理要点

（1）贫血病人对麻醉的耐受力差，应减少麻醉药物用量，麻醉平面亦不宜过高。宜采用全身麻醉，同时气管内插管，可充分给氧，以提高血液的携氧能力。术中应做连续心电监护。

（2）高血压病已有心、脑、肾受累的患者，采用气管内插管、全身麻醉较为理想。用药须谨慎，防止血压大幅度下降，降压幅度应控制在其基础血压的30%以内；充分给氧，控制液体入量，防止加重心脏负荷，慎用升压药。

（3）冠心病患者宜采用气管内插管、全身麻醉较为安全，必须止痛完全，以免刺激病人。在麻醉过程中应以减少心肌耗氧为目的，适当减慢心率，降低收缩压，注意使收缩压与心率的乘积小于12 000。

（4）糖尿病病人麻醉前给予原晨用量2/3的胰岛素；避免使用全身麻醉；麻醉中每小时监测血糖、尿糖，使血糖维持在5～11mmol/L，尿糖维持在（+）～（++）较为安全。术中补液应控制糖的入量，但绝非禁糖，尤其在较大型的手术中，应适当给糖，一般5g葡萄糖加入1U常规胰岛素静脉输入，对较重糖尿病人根据血糖、尿糖监测，酌情增加胰岛素用量。

三、常见妇科手术麻醉选择

1. 经腹子宫及附件手术　可根据难易程度，采用蛛网膜下腔阻滞或硬膜外腔阻滞麻醉，麻醉平面达胸7～8，止痛效果好，肌松满意。对于广泛性子宫切除术、卵巢癌细胞灭减术等可能涉及上腹部或需要广泛探查的手术，以置二管硬膜外阻滞麻醉较好，一管可自腰1～腰2间隙向头端置管，另一管自腰5～骶1向尾端置管，麻醉效果可满足手术要求。对有蛛网膜下腔阻滞麻醉和硬膜外阻滞麻醉禁忌者，可气管内插管、全身麻醉。巨大卵巢肿瘤或恶性肿瘤伴腹水者，应行中心静脉压监测及心电监测，在术中应缓慢放腹水、放肿瘤囊内液或取出肿瘤，且应严密监测循环功能，防止腹压骤降引致回心血量、心前负荷突降，造成循环障碍及心律失常，必要时应及时调整循环容量，使用强心药。

2. 外阴及阴道手术　宜选用蛛网膜下腔阻滞麻醉及骶管阻滞麻醉，多能满足手术要求，极少数病人需要全身麻醉。对那些不合作的病人，配合使用镇静药，多能收到良好效果。膀胱截石位手术，施用骶管阻滞麻醉的穿刺点易被污染，此点应予注意。

3. 阴式子宫切除　宜选用蛛网膜下腔阻滞麻醉。此种手术要求肌肉充分松弛，麻醉平面不低于胸 8 水平，方能消除附件牵拉痛。对手术有一定困难的病例，采用全身麻醉、气管插管，必要时可辅以肌松药。

4. 经腹部输卵管结扎术　以局部麻醉为安全，但不能阻断输卵管牵拉痛。对精神较紧张、痛阈较低的病人，可采用蛛网膜下腔阻滞麻醉。

5. 妇科腹腔镜手术　腹腔镜手术中的头低截石位和气腹的过程，增加了麻醉的困难，气腹使腔静脉回流受阻，心排血量降低，且可刺激血管交感神经，反射性地导致心动过缓和血压下降。头低截石位可使肺活量和潮气量降低，出现呼吸困难，对心功能不全或肥胖者，如手术时间过长，麻醉管理则更困难，更易出现缺氧及循环功能不全，甚至出现休克，以前多采用局麻。对精神紧张或痛阈较低的患者则给予硬膜外腔阻滞麻醉。目前，多采用以气管内插管全麻。

6. 异位妊娠内出血的手术　麻醉处理取决于失血量，术前应做好快速输血的准备。对失血不严重的病人可给予硬膜外阻滞麻醉；对轻中度休克的病人，在输血的基础上宜选用局麻或全身复合浅麻醉；对严重休克的病人，只要情况勉强许可，应立即手术，控制出血，在管理好呼吸及循环的同时，先用局麻开腹止血，快速输血、补液增加循环容量，待休克有所减轻后，再给予全身麻醉。

（史登玉）

第四节　产科手术麻醉特点及麻醉选择

一、麻醉特点

（1）孕妇对麻醉的耐力较差，选用的麻醉药物必须保证母体和胎儿的呼吸及循环。

（2）孕妇机体代谢水平高，加之生理性贫血，需氧量大，麻醉期保证充足的供氧，才能避免新生儿缺氧，对已伴有胎儿窒息的病例尤为重要。

（3）产妇的微循环功能差，胎盘循环形成动静脉短路，对休克的耐受力差，必须全力维持血压。

（4）产科手术前，产妇常因临产紧张、进食差、疲劳消耗等已有酸中毒或电解质紊乱，应注意纠正，特别注意钾的补充。

（5）对合并妊娠高血压疾病的产妇，术前应注意给予镇静安定药，如氯丙嗪、地西泮、硫酸镁等，防止抽搐发生。

（6）选择麻醉用药须注意不减弱子宫收缩，麻醉药物剂量应较正常减少 1/3 左右，麻醉平面也应严格限制在胸 8 平面以下，以免引起产后出血。

二、麻醉中处理要点

（1）产科手术绝大多数为急症手术，产妇常处于“饱胃”的情况，麻醉中应注意防止“呕吐误吸”而引发肺部并发症。因此，应尽可能避免全身麻醉；必须施行全麻者，术前应设法排空胃内容或进行清醒气管插管封闭呼吸道。

（2）产妇的子宫压迫及手术可使其体位发生“仰卧位低血压综合征”，一旦血压下降，应使产妇取 30°向左侧卧位，或将子宫向左推移，或抬高下肢取膀胱截石位，一般可很快改善。

（3）麻醉中使用升压药须特别谨慎，禁用能降低胎盘血供的血管收缩药，可使用麻黄碱，其血管收缩作用较弱。

（4）无论是蛛网膜下腔阻滞麻醉还是硬膜外阻滞麻醉，在胎儿娩出后麻醉平面都有升高的趋势，因此当胎儿娩出后，应严密观察麻醉平面，进行调整。

三、产科手术麻醉选择

1. 经阴道助娩手术的麻醉　在会阴切开缝合术、胎头吸引等助娩术及产钳术、穿颅术等手术中，应采用会阴部局麻及阴部神经阻滞麻醉，只要麻醉药用量不超过安全范围，不误注入血管，对母子都是无害的，不抑制胎儿呼吸，不影响宫缩，对早产和有心、肺、肾功能不全的产妇也同样可以应用。

2. 难产手术麻醉　产程中出现强直性子宫收缩或横位内倒转及困难的毁胎术、手取胎盘等手术时，有子宫破裂的危险，需要使子宫松弛，以吸入麻醉或静脉复合麻醉为宜。氟烷吸入不刺激呼吸道，麻醉作用快，子宫松弛作用强，安全吸入浓度为 0.2% ~0.5%，一般用量不超过 5ml，有心血管疾病或肝功能不全者忌用氟烷。

3. 剖宫产的麻醉　对有胎儿窘迫者宜采用局麻。合并心功能不全或妊娠高血压病的高难度剖宫产，宜采用硬膜外阻滞麻醉，此法止痛完全，肌松良好，不引起代谢紊乱及主要脏器功能障碍。对有急性失血、血压偏低或有失血性休克者，可静脉给予小剂量氯胺酮，此法镇痛作用强，产生作用快，对心血管系统有兴奋作用。需要注意的是，全身麻醉并非剖宫产手术禁忌，具体方法可参考专业书籍。常见剖宫产术式及指征的麻醉选择见表 4 -2。剖宫产术麻醉应根据病人的具体情况综合考虑，几种麻醉方法的主要特点见表 4 -3。

表 4 -2　剖宫产常用术式及常见指征的麻醉选择

术式或指征	局麻	硬膜外阻滞	氯胺酮	术式或指征	局麻	硬膜外阻滞	氯胺酮
下段横切口	○	△		胎儿窘迫	○		△
何况纵切口		△		妊娠高血压综合征	○	△	
腹膜外式	○	△		子宫先兆破裂	○		△
再次剖宫产		△		心肺肝肾并发症	○	△	
急性失血或休克	○		△	糖尿病	○	△	
难产		△	○				

注：△为首选，○为次选。

表 4-3 剖宫产常用麻醉方法比较

麻醉方法	镇痛	肌松	血压变化	心率变化	抑制宫缩	抑制新生儿呼吸
局麻	欠佳	欠佳	无	—	无	无
蛛网膜下腔阻滞	良	良	下降重	—	轻	无
硬膜外阻滞	良	良	下降轻	—	轻微	无
氯胺酮	完全	不良	上升明显	增快	无	轻

（史登玉）

第五节　妇产科手术后镇痛

麻醉学和外科学领域近年一个重要的观念变化就是对围术期镇痛的高度重视，疼痛已作为“第五生命体征”。

手术切口局部的机械损伤和麻醉失效是产生术后疼痛的基本原因，一般于术后、麻醉失效后即刻发生，持续 3～4d，解除术后疼痛、缓解疼痛应激已成为临床工作的一项重要内容。

一、影响术后疼痛的因素

与术后疼痛强度和持续时间相关的影响因素有以下三方面：

1. 患者因素　术后疼痛程度和持续时间常因人而异，患者心理因素在疼痛中也起着十分重要作用。

2. 手术因素　术后疼痛与手术种类、手术创伤程度和手术部位有关。妇产科手术涉及腰、骶神经丛，术后下肢痛较多见。下腹部手术常使许多病人因疼痛而害怕咳痰、不能早期下床活动，产生一些并发症，如肺部感染。膀胱逼尿肌活动异常，致尿潴留、泌尿系统感染等。

3. 麻醉因素　术后疼痛的发生及其程度和持续时间，与麻醉方法、用药种类和剂量有关。一旦局麻药的药效消失，手术创口即刻会出现疼痛感觉。丁哌卡因（布比卡因）是长效局麻药，药效可维持 8h 左右，术后出现伤口疼痛较晚。静脉复合麻醉或吸入全身麻醉的术后疼痛情况，主要与麻醉诱导和麻醉维持期间所用镇痛药种类和剂量有关。

二、术后镇痛的常用药物

常用的控制术后疼痛药物主要有以下几种：

1. 局麻药　妇科术后镇痛常用的局麻药包括丁哌卡因、罗哌卡因、左旋丁哌卡因等。

2. 阿片类　①吗啡：可产生强效镇痛作用，是公认的、经典的椎管内镇痛药物，亦是临床镇痛的首选药；②芬太尼：芬太尼镇痛作用强、价廉，仍是目前国内开展术后镇痛的主要药物，使用率仅次于吗啡；③其他：有舒芬太尼、喷他佐辛、地佐辛、布托菲诺、曲马朵等。

3. 非甾体类抗炎药（NSAIDs）　是临床上最常用的药物。临床单独使用镇痛效果弱，多与阿片类药物合用，以减少阿片类药物用量，减轻阿片类剂量相关性不良反应。传统

NSAIDs，如阿司匹林、布洛芬等。

4. 非麻醉性辅助药　使用局麻药和阿片类药物可引起一定的副作用，包括瘙痒、恶心呕吐、低血压、尿潴留、心动过缓、运动受限和感觉障碍等，需要伍用东莨菪碱、氟哌利多、阿扎司琼等拮抗其副作用。

三、常用术后镇痛方法

局麻药和麻醉性镇痛药是妇产科术后镇痛的基础用药，给药途径包括口服、肌内注射、静脉注射、硬膜外给药及鞘内给药等。常用妇产科术后镇痛方式主要有以下两种。①全身给药：口服、肌内注射、静脉注射（单次或连续输注）麻醉性镇痛药，常使用阿片类。常用药物有吗啡、芬太尼及其衍生物和NSAIDS。优点是给药方便、价格低，但存在镇痛不全的不足。患者自控静脉镇痛（PCIA），常用药物有吗啡、芬太尼、舒芬太尼或曲马朵等。也可伍用NSAIDs类，如氟比洛芬酯或帕瑞昔布钠，镇痛效果满意。②椎管内镇痛：硬膜外腔或鞘内镇痛，多以局麻药为主，也可考虑加入适量阿片类药物，增强镇痛效果。

1. 非药物镇痛　包括物理疗法、认知、行为疗法、情感调节、爱心陪伴等。

2. 药物治疗

（1）病人自控镇痛（PCA）：针对术后急性疼痛，以最小剂量的镇痛有效药物，通过特殊的输注装置，经静脉或硬膜外持续给药，在疼痛治疗过程中由病人根据自觉疼痛缓解程度及时给药，以获得理想的镇痛效果。病人自控镇痛技术简便易行、安全有效，能动员患者主动参与术后镇痛过程，临床应用广泛。

（2）经皮肤给药：能够达到与肌内或静脉全身给药相似的效果。目前能用于经皮输送的药物有硝酸甘油、可乐定、东莨菪碱、芬太尼、局麻药。方法简便、无创、安全，镇痛效果满意，并发症少。目前临床上常用的是芬太尼贴剂。

（3）经鼻腔黏膜给药：以往只作为治疗鼻炎、鼻塞等鼻腔疾病的局部用药。

现在还有伤口局部浸润、区域神经阻滞、腹横肌平面阻滞、超前镇痛、多模式镇痛等方法，逐渐为术后疼痛治疗所采用。

四、病人自控镇痛

病人自控镇痛（patient controlled analgesia，PCA）是一种经医护人员根据病人疼痛程度和身体情况，预先设置镇痛药物的剂量，由患者自行控制输注药物，达到个体化治疗的疼痛处理技术，是一种按需、间断给药的术后镇痛方法。该技术采用具有微处理程序的输液泵，药物输注剂量和锁定时间时限由医生设定，患者可以根据自身感觉疼痛状况，在需要时按压触发按钮，输液泵即自行启动，向患者输注预先设定好剂量的镇痛药物。PCA是现代疼痛治疗的较好方法，是术后疼痛治疗的重要手段，已成为妇科术后镇痛的主要方法之一。自控镇痛方法包括静脉自控镇痛（PCIA）和硬膜外自控镇痛（PCEA），最常用的输注模式是按需给药（间断自我输注既定剂量的药物）和持续背景输注复合按需给药（恒速输注既定背景剂量，患者自控按需给药加以补充强化）。

PCA所用的装置由三部分组成：①注药泵；②自动控制装置；③输注管道。当患者感知疼痛时，首次由医护人员给予负荷剂量（loading dose）或以一定速度泵注药物，以便在较短时间内，达到有效镇痛浓度，迅速止痛。此后，由患者本人根据疼痛程度自我调节给药量，维持血中最低有效镇痛浓度（MEAC），达到个体化用药目的。

目前，临床应用的PCA有以下几种类型：硬膜外PCA（PCEA）、静脉PCA（PCIA）、外周神经阻滞PCA（PCNA）和皮下PCA（PCSA）等。其中，PCEA和PCIA最常用于妇科术后镇痛。PCEA是利用PCA装置，将药物注入硬膜外腔，镇痛效果确切，副作用相对较少。常用药物为局麻药、麻醉性镇痛药，或两者联合应用。①静脉PCA（PCIA）：经静脉途径给予镇痛药。镇痛药物主要为麻醉性镇痛药，如吗啡、芬太尼、舒芬太尼和NSAIDs类药物。吗啡或芬太尼/舒芬太尼为主方的镇痛液中，可适量加入氟哌利多2.5～5mg（或5－HT3受体拮抗药4～8mg），预防恶心、呕吐并发症。吗啡或芬太尼/舒芬太尼剂量及给药速率须根据患者具体情况决定。②硬膜外PCA（PCEA）：经硬膜外途径给予镇痛药。镇痛液以局麻药、麻醉性镇痛药或局麻药复合低剂量麻醉性镇痛药为主方。借助留置的硬膜外导管，可以实施多种给药方法，如单次给药、间断给药、连续输注和PCEA。PCEA是妇科术后镇痛最常用的方法之一，PCEA能够消除患者切口疼痛导致的情绪紧张、焦虑不安等，为患者预后提供良好条件，减少术后并发症，促进早日康复。

五、预防术后镇痛的并发症

1. 常见的并发症　如阿片类药物的副作用。

（1）恶心、呕吐：发生率在20%～30%，无论采用何种给药途径，均在所难免。术后镇痛中发生率更高，女性高于男性。

（2）呼吸抑制：多由阿片类药物引起，常在夜间睡眠时发生。

（3）尿潴留：局麻药、阿片类药都可能引起尿潴留，PCEA尿潴留发生率达70%以上，显著高于PCIA。处理原则是一旦发生尿潴留，清醒患者可考虑关闭镇痛泵或局麻下插入导尿管人工导尿。

（4）皮肤瘙痒：可试用小剂量异丙嗪、苯海拉明等抗过敏药。

（5）镇痛不足：常见原因为术中镇痛不完善；术后镇痛未能合理衔接；术后未及时合理评估镇痛效果，未按需调整药物剂量；给药装置故障；导管打折，镇痛液输出不畅或接口松动、断开、漏液；镇痛液已用尽，未能及时发现等。

（6）对中枢神经系统的影响：幻觉、欣快感、焦虑或抽搐、惊厥。

（7）与硬膜外穿刺置管有关的并发症：脊神经损伤；硬膜外导管进入蛛网膜下腔或硬膜外静脉；感染；导管脱落。

2. 并发症的预防和处理　预防是最好、最经济的术后镇痛并发症处理办法。一般常见并发症的处理包括：对症处理、对因处理和心理治疗。

（史登玉）

第六节　无痛分娩

分娩镇痛已走过了1个多世纪的历程，镇痛理念和各种镇痛技术也在不断地更新、发展，分娩镇痛涉及多学科交叉内容，需要麻醉医生、产科医生和助产士的默契与配合，遗憾的是目前分娩镇痛在我国仍未普及。

一、产痛的发生机制

第一产程产痛：潜伏期产痛通常在胸$_{11}$～胸$_{12}$支配区域，活跃期产痛经胸$_{10}$～腰$_1$脊髓段传入，引起腰骶部和下腹部疼痛，属于典型的“内脏痛”。

第二产程的产痛：由阴部神经传递到骶$_2$～骶$_4$脊髓节段，疼痛性质明确，为刀割样锐痛，疼痛部位集中在阴道、直肠、会阴部，属较典型的“躯体痛”；此阶段伴随有强烈的宫缩。

二、产痛的危害

产痛常见危害：①可造成产妇情绪紧张、焦虑、进食减少、宫缩乏力终致产程延长；②可致产妇过度通气、耗氧量增加，引起胎儿低氧血症和酸中毒；③可致产妇体内儿茶酚胺分泌增加、抑制子宫收缩、产程延长、子宫动脉强烈收缩致胎儿窘迫等。焦虑和疼痛引起的各种应激反应对母婴均不利，因此，从提高围生医学质量而言，分娩镇痛势在必行。

三、分娩镇痛的方法

（一）非药物镇痛

如精神镇痛法。

1. 拉玛泽疗法　运用呼吸来分散产妇注意力，以减轻产痛，包括神经肌肉控制运动和呼吸技巧训练两方面内容。

2. Doula陪伴分娩　由经验丰富的助产士在产前、产中、产后陪伴产妇，给予经验上的交流、心理上的安慰、情感上的支持和生理上的帮助。

3. 音乐疗法　可促进母体内啡肽的分泌，内啡肽有镇痛作用。

4. 体位变换　直力或侧卧位，比坐位和仰卧位更能减轻痛苦。

5. 水中分娩　改善子宫血液灌注，促进节律收缩，缓解孕妇宫缩痛并缩短产程。临床分娩者极少应用。

精神镇痛法效果不可靠、不确定。

（二）药物分娩镇痛

1. 全身用药

（1）哌替啶：适用于第一产程，用量50～100mg，肌内注射。10～20min出现镇痛作用，1～1.5h达高峰，2h后消退。产妇有时会出现头晕、恶心、呕吐、烦躁等副作用。肌内注射哌替啶在1h内或4h以上对新生儿无呼吸抑制。约50%产妇可获镇痛效果。

（2）笑气（N_2O）：是毒性反应最小的气体麻醉药，最显著特点是镇痛作用强而麻醉作用弱。笑气对胎儿影响轻微，不影响宫缩、产程，血压稳定，对呼吸道无刺激，味甜。临床用50%笑气与50%氧气的混合气体，混合气体氧浓度较高，能明显改善胎儿氧合。主要缺点有头晕、烦躁不安、不合作、恶心、反流误吸以及环境污染等。由于N_2O吸入体内至产生镇痛作用需30～40s的潜伏期，故必须抢先在宫缩出现之前30～40s开始吸入。一次宫缩的持续时间在第一产程的不同阶段有差异，基本是几十秒钟，产妇往往在产痛时吸入N_2O，在宫缩期并未发挥良好的作用，而是在宫缩间期达到药效高峰，有些产妇因此会在宫缩间期嗜睡或处于麻醉状态。

2. 麻醉阻滞法　目前公认蛛网膜下隙和硬膜外腔给药的镇痛效果最为确切。

（1）腰－硬联合麻醉（CSEA）：采用蛛网腹下隙作为负荷剂量，用药为舒芬太尼5～10μg，或芬太尼15～25μg，或丁哌卡因2.0～2.5mg，或罗哌卡因2.5～3.0mg。

（2）病人自控硬膜外腔镇痛：小剂量局麻药及阿片类药联合PCEA用于分娩镇痛产妇，可自主给药，用药趋于个体化、合理化，用最小剂量达最佳镇痛，且副作用最少。

3. 静脉分娩镇痛　瑞芬太尼因特殊的药理特性，使之成为静脉分娩镇痛研究的热点。瑞芬太尼起效时间30s，峰效应时间1min，作用时间5～10min，血浆时－量相关半衰期3～5min，停药后快速清除，长时间滴注无蓄积顾虑，给药时机不受限制，优于传统的全身用药。

附：无痛人流

无痛人流手术当今很普遍，目前多采用静脉全身麻醉，静脉给予丙泊酚，具有起效快、苏醒快、镇痛效果好、醒后无不良后遗效果等。

（史登玉）

第七节　麻醉期间病人的管理

麻醉期间的病人变化较快，仔细观察才能及时发现异常，进行必要而及时的处理才能保证麻醉的安全。

一、循环管理。

1. 血压　平卧的病人，测压肢体应平置于腋中线水平。一般应保持收缩压在10.7kPa以上，才能保证脑及冠状动脉供血。

2. 脉搏　以触诊颈部及颞部动脉为宜。麻醉前应先确定其搏动强度、速率等，以便术中比对。

3. 周围循环情况　麻醉中应不断观察甲床、口唇及皮肤的颜色，同时亦应注意术中出血的情况，特别是出血量、血色以及尿量等情况。

4. 术中补液及输血　为维持病人有效循环，补充所需的水、电解质及热量，术中应给予5%～10%葡萄糖液及复方氯化钠溶液。成年人一般补液速度为30～50ml（kg·h），尿量应维持于30～50ml/h。术前身体状况好，血红蛋白在120g/L以上者，失血量在500ml以上时才考虑输血；血红蛋白在100g/L左右者，有出血即应等量输血；血红蛋白在80g/L以下者，术前即应纠正，术中亦应注意补血。

5. 低血压的处理　除麻醉作用本身可降低周围血管阻力致血压下降外，以下情况应予注意。

（1）失血：术中失血在全血量的20%以上时，病人血压开始下降，此时应用升压药使周围血管收缩，反而加重组织缺氧，有损无益，遇此情况，应适当减浅麻醉，同时输入同型血或羟甲淀粉（代血浆）等，以利血压恢复。

（2）麻醉前用药：术前治疗中，冬眠类药物用量过大，麻醉中很容易出现低血压。因此，了解术前用药情况非常必要。尤其对老年人、体弱及失血过多的病人更为重要。一旦由此引发低血压，可静脉输入50%葡萄糖或给予血管收缩药。

（3）手术操作：手术时，内脏牵拉可致反射性血压下降，常发生于浅麻醉下，适当加深麻醉可予纠正，或暂停手术操作，血压亦可逐渐恢复。麻醉前适当应用冬眠药，可预防内脏牵拉反应。腹腔内巨大肿物切除或大量腹水减压后，解除了对下腔静脉的压迫，腹压下降，腹腔内血管扩张，可使血压急剧下降，应及时输入一定量的全血及羟甲淀粉以补充有效循环血量。

（4）呼吸：呼吸障碍所致的缺氧及二氧化碳蓄积，或人工呼吸压力过大致肺内压过高等情况，均可致血压下降，遇此情况应注意鉴别，及时去除血压下降的原因，血压可逐渐回升，常不需特殊治疗。

二、呼吸管理

1. 保持呼吸道通畅　全身麻醉意外的病人中，约90%死于呼吸道管理不当，其他麻醉方法中发生呼吸道阻塞的亦不罕见。引起呼吸道阻塞的主要原因有舌后坠、喉痉挛、支气管痉挛以及呼吸道任何部位被分泌物、血液、呕吐物或异物阻塞。这些情况一旦发生，如不及时纠正，短时间内即可导致病人死亡，因此要注意预防，对全麻或神志不清以及术前进食的病人更应特别注意。保持呼吸道通畅的办法虽然很多，如麻醉中保持病人的头偏向一侧、使用压舌板或口咽通气道等，但最为简单和效果确切的当属气管内插管。这样不但可防止误吸、舌后坠及喉痉挛，而且对下呼吸道阻塞的解除及施行辅助呼吸也很方便。

2. 维持满意的呼吸交换量　在保持呼吸道通畅的前提下，临床上导致病人发生换气不足的常见原因如下。

（1）呼吸阻力过大：由气管导管过细、呼吸机活瓣不灵活或通气管道不畅等引起，使用前应做仔细检查。

（2）体位影响：极度的头低足高位时，内脏压迫膈肌，影响膈肌运动，故应避免过度头低足高位。

（3）麻醉的影响：麻醉平面过高或全麻过深都可造成换气不足，应及时给予辅助呼吸或人工呼吸。

以上情况引起的换气不足，导致缺氧和二氧化碳蓄积，纠正的方法主要是给予辅助呼吸和人工呼吸。辅助呼吸应采用同步呼吸机，每次换气量应依病人的情况而定，一般成年人应在400～500ml。人工呼吸则完全由呼吸机给予，应保持15～20/min，每次换气量400～500ml，压力为7～15cmH_2O。使用辅助呼吸或人工呼吸都将使气管内压力升高，与自然吸气时胸腔内保持负压不同，可使静脉回流受阻，心搏出量减少，血压下降。一般病人可以代偿，但在血容量明显减少或吸气加压过高时，则可引起严重的循环障碍及肺泡破裂等严重损伤。

总之，麻醉期间各种不良后果的产生，主要与通气不足、输血补液不当有关。因此，术中维持适当的麻醉深度，恰当地进行输血补液，妥善地管理呼吸，严密观察血压、脉搏、呼吸及皮肤、黏膜的颜色，使病人的各项生命指标维持于近乎生理水平，这是保证麻醉及手术安全的基本条件。近年来，各种监测仪器发展迅速，种类繁多。目前较理想的监测手段有自动血压连续监测、连续心电监测、呼气末CO_2分压监测、指端氧饱和度监测、无创多普勒气管导管尖端心排血量连续监测。在有条件的医院配合使用这些监测手段，可更有效、更及时地了解病人的循环功能、血氧饱和状态、呼吸道通气效果及麻醉深度，从而确实保证麻醉的安全。

（史登玉）

参考文献

[1] 娄锋．产科麻醉与镇痛．北京：人民军医出版社，2008.
[2] 王国林，徐铭军，王子千．妇产科麻醉学．北京：科学出版社，2012.
[3] 曲元．妇产科麻醉分册．北京：北京大学医学出版社，2011.
[4] 曾因明．妇产科手术麻醉．北京：人民卫生出版社，2013.

第五章　损伤性疾病修复术

女性生殖器损伤性疾病包括阴道前壁与后壁膨出、子宫脱垂、会阴Ⅲ度裂伤、生殖道瘘和宫颈损伤等，是由分娩损伤、盆腔脏器筋膜和支持组织薄弱、腹腔压力增加、体势用力等多方面因素影响所致，给病人带来痛苦，必须积极进行预防并尽早地给予修复。修复手术大多由阴道进行，由于手术野小，显露不如开腹手术满意，操作上有时比较困难。为了做好修复手术，术者应先熟悉内外生殖器，尤其是盆底支持结构的解剖，这样才能使生殖道恢复正常位置，并能正确处理阴道手术中可能遇到的问题，使手术达到预期的效果。

第一节　女性生殖器官支持结构的解剖

支持阴道和子宫的主要结构为盆底组织和子宫各韧带。

一、盆底组织

盆底组织是封闭骨盆出口及支持盆腔内器官的主要部分。它由盆底肌肉和筋膜组成，由外向里、由下而上的解剖层次如下。

1. 会阴浅层筋膜与肌肉　在外生殖器、会阴皮肤及皮下组织的下面第一层为会阴浅筋膜。在这层筋膜的深部有由三对肌肉和一个括约肌所组成的浅肌肉层，包括球海绵体肌、会阴浅横肌、坐骨海绵体肌及肛门括约肌（图 5－1）。

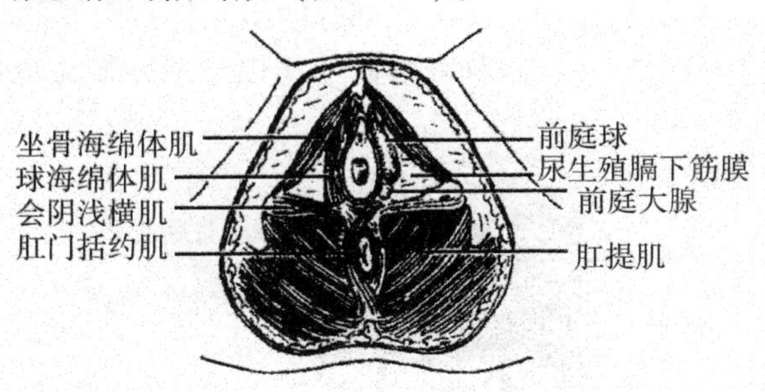

图 5－1　会阴浅筋膜下的浅肌内层

2. 尿生殖膈　位于前述浅层肌肉的上部，覆盖于骨盆出口的前三角平面上，有阴道和尿道穿过此膈。尿生殖膈是由上、下两层强韧的筋膜与中间的一层薄肌肉所组成的。筋膜的两侧附着于耻骨弓，内侧与肛提肌筋膜相连；两层筋膜间有会阴深横肌及尿道括约肌，呈三角形（图 5－2）。

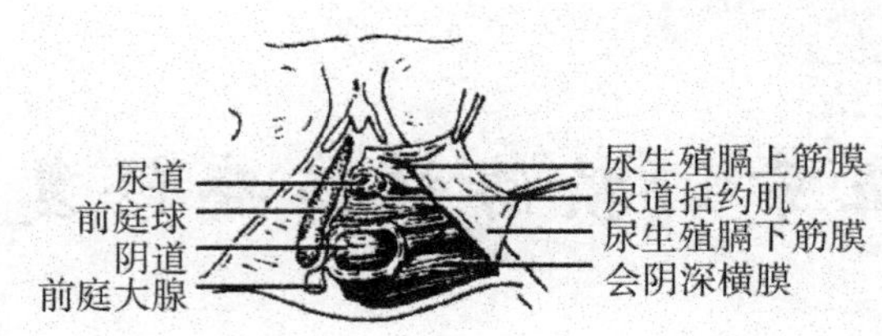

图 5-2　尿生殖膈上下两层筋膜及其中的肌肉

3. 骨盆横膈　是骨盆底的内层，由排列如板样的肛提肌及其筋膜所组成，是最坚韧的一层，从后向前有直肠、阴道及尿道由此穿过。由肛提肌所组成的肌肉板的内侧肌纤维呈前后排列的方向，外侧呈斜的或横的方向，使整个肛提肌呈扇形，它的主要作用为加强盆底的托力。其中一部分纤维与阴道及直肠周围密切交织，有加强肛门与阴道的括约肌的作用（图 5-3）。

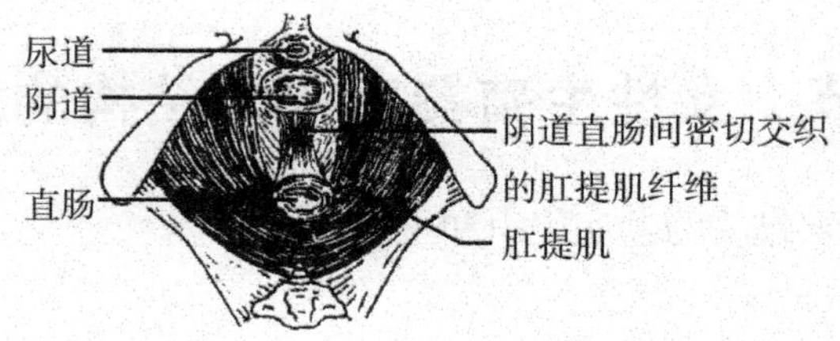

图 5-3　骨盆横膈

二、筋膜与韧带

1. 筋膜　覆盖在肛提肌外面的筋膜称盆腔下筋膜，在肛提肌上面的筋膜称盆筋膜，是一层强韧的结缔组织膜。盆筋膜的上面是腹膜，在它们中间的结缔组织内有盆腔血管、神经、淋巴管及输尿管等，都受到保护。在某些部分的组织特别肥厚并与盆腔脏器的肌肉纤维会合而形成韧带，如耻骨膀胱韧带、膀胱宫颈韧带（以上两韧带又统称耻骨宫颈韧带）、宫骶韧带、主韧带等（图 5-4）。

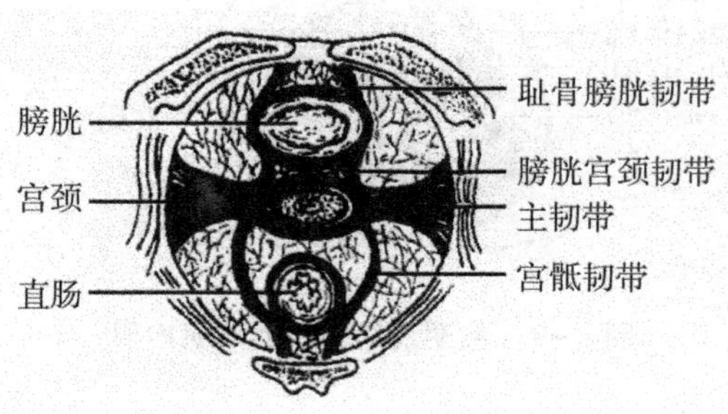

图 5-4　子宫各韧带横断面

2. 阴道前后壁的支持结构　阴道前壁的支持结构为阴道筋膜及膀胱筋膜。正常的阴道筋膜发育良好，而膀胱筋膜则很薄。在两者之间有一间隙，称膀胱阴道间隙。在阴道前壁下部相当尿道内口处，阴道筋膜与膀胱筋膜相融合。融合后的筋膜在尿道后面伸展，直达尿道外口，形成尿道后韧带。此韧带向两侧伸展与耻骨弓相连接，形成一层由平滑肌所组成的尿道支持组织，称耻骨宫颈韧带（图5－5）。阴道前侧壁与子宫颈亦有筋膜相连，形成膀胱宫颈韧带，在两韧带间的间隙为膀胱宫颈间隙。膀胱与耻骨联合后壁间又有筋膜相连，是宫颈膀胱韧带向耻骨侧延展而成，附着于耻骨弓的后壁，称耻骨膀胱韧带。耻骨膀胱韧带支持膀胱底，防止其脱出。

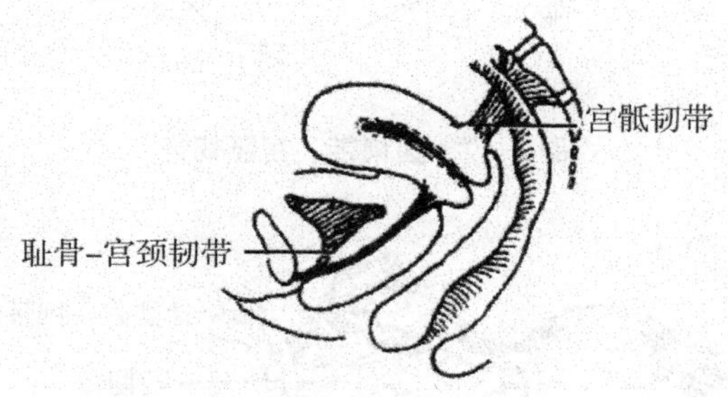

图5－5　耻骨宫颈韧带

在阴道后壁与直肠间亦各有一层筋膜包盖，两者间的间隙称为直肠阴道间隙。此筋膜对直肠起一部分支持作用（图5－6）。

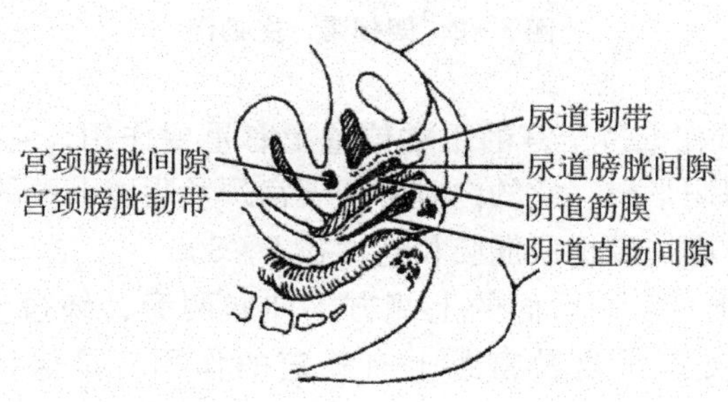

图5－6　阴道前、后壁支持结构

3. 会阴体　在阴道外口与肛门之间，也是骨盆底的一部分。它是由皮肤、肌肉及筋膜所组成。肌肉有肛提肌的中部及会阴的中心腱。会阴体长3～4cm，此处组织厚薄、弹性、长短各有不同。阴道分娩时会阴所承受的压力最大，如会阴紧、胎头过大、接生时会阴保护不好或难产手术等均可造成会阴撕裂。严重者完全破裂，累及肛门括约肌，即造成会阴Ⅲ度裂伤。

4. 维持子宫位置的各韧带　维持子宫位置的韧带有圆韧带、阔韧带、骨盆漏斗韧带、宫骶韧带和主韧带。

（1）圆韧带：由结缔组织与平滑肌组成，起自子宫双角的前面、输卵管的前下方，向前下方伸展而达盆壁，经腹股沟管终于大阴唇内。它的作用是保持子宫底的前倾位置（图5－7）。

（2）阔韧带：阔韧带是一对翼形腹膜皱襞，从子宫两侧开始而达骨盆侧壁，上端为骨盆漏斗韧带。阔韧带后叶与卵巢相接处为卵巢系膜。卵巢内侧与子宫角之间，阔韧带稍增厚，为卵巢固有韧带。上述三韧带在维持输卵管、卵巢的位置上有重要作用（图5－8）。

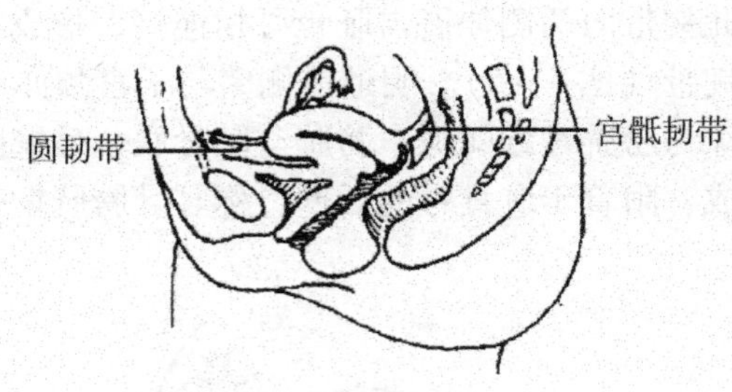

图5－7　圆韧带、宫骶韧带

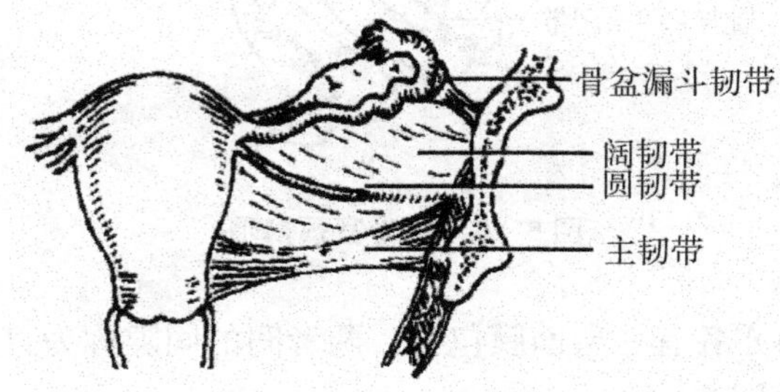

图5－8　阔韧带、主韧带

（3）主韧带：主韧带在维持子宫的正常位置上有重要作用，它是由子宫两侧阔韧带基底部增厚的腹膜外结缔组织形成。它的内侧起于子宫颈及阴道上端的侧方，外侧止于肛提肌起源的白线部分，在下方则与肛提肌筋膜相连（图5－8）。

（4）宫骶韧带：位于子宫颈后面的上侧方，伸向两旁，绕过直肠而终于第二及第三骶骨前的筋膜上，它在支持子宫及宫颈上有一定的作用，是保持子宫前倾的重要因素之一。

（史登玉）

第二节　外阴血肿手术

外阴血肿多因会阴部外伤，如摔倒时会阴部直接被硬物碰撞或分娩时产伤（会阴侧切、静脉曲张破裂等）所致。此时外阴局部肿胀疼痛，如血肿浅在或有皮下淤血皮肤呈紫蓝色，如有活动出血，血肿会逐渐长大。

术前首先应问清受伤经过，仔细检查血肿所在部位、大小、外阴损伤范围，尿道、阴道等处是否受伤，并须做肛查以了解血肿是否向深处蔓延扩展。

一、适应证

（1）血肿大于5cm，或血肿小于5cm不继续长大，但经非手术治疗不能吸收者。

（2）血肿在观察过程中迅速增大者。

（3）已形成感染者。

二、麻醉要点

局部麻醉或阴部神经阻滞麻醉。

三、手术步骤及技巧

（1）在黏膜侧血肿最突出处做纵行切口，直达血肿腔。

（2）将血肿腔内的凝血块全部取出，仔细检查有无活动出血点，如有活动性出血，则以细丝线结扎止血，然后用冷生理盐水冲洗血肿腔。

（3）以0号可吸收线由底部开始间断或荷包缝合腔壁，以关闭腔隙，避免再形成血肿。

（4）切口用细丝线或2-0可吸收线间断缝合。

（5）如血肿腔大，缝合后局部用丁字带兜紧加压，以防止术后渗血。

（6）如血肿已有感染或化脓，切开后不做缝合，放置引流条。

四、术后处理要点

（1）术后10d内应注意局部清洁，大小便时不要用力过猛，已婚妇女在伤口愈合前避免性生活。

（2）放置引流条者，术后应每日换药清洁创面，第3～4天用0.02%呋喃西林溶液温热坐浴，大小便后要冲洗外阴。

（马 丽）

第三节 陈旧性会阴Ⅲ度裂伤修补术

一、疾病特点

会阴Ⅲ度裂伤主要是因产伤引起的盆底组织严重裂伤，包括肛提肌、阴道筋膜、肛门括约肌甚至直肠下段也受损伤而断裂。如产后当时未修补或修补未成功，就形成陈旧性会阴Ⅲ度裂伤，会给患者造成不能控制排气和稀大便失禁的痛苦（图5-9）。手术主要修补撕裂的直肠和肛门括约肌、肛提肌，以形成新的会阴部来控制排气和大便。

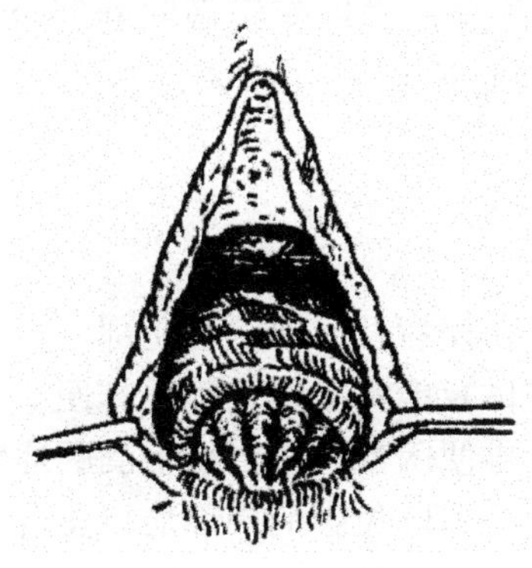

图5-9 会阴Ⅲ度裂伤

一、修补方法

主要的修补方法有阴道黏膜瓣法及分层缝合法。

（一）阴道黏膜瓣法

从阴道后壁游离一完整的黏膜瓣，借以作直肠前壁，并隔盖肛门，使修补能在比较清洁的情况下进行。

1. 术前准备要点　手术前3~5d每日用1∶5呋喃西林溶液或1∶5000高锰酸钾溶液坐浴1次，以保持会阴清洁。给3d无渣半流质饮食，并口服甲硝唑，以控制肠道细菌，手术前行清洁灌肠。

2. 麻醉要点　鞍麻或骶管麻醉可收到满意的效果。

3. 手术步骤及技巧

（1）游离阴道黏膜瓣：在阴道后壁做一∧形切口，其底部相当于阴道－肛门黏膜交界线，两端分别达退缩的肛门括约肌断端所形成的皮下陷凹处。将两把鼠齿钳分别夹住小阴唇后部，向外牵拉。根据裂口大小画出切线。以钝头剪刀自上而下地将画线内的阴道黏膜瓣自直肠剥离，直到接近阴道—直肠黏膜交界线为止。剥离时须小心，尤其到交界处更须注意，切勿穿通直肠黏膜，并要保持游离黏膜瓣的完整。如不慎穿通，本法即失去意义，只好改用其他方法。

（2）探查并提拉肛门括约肌断端：在剥离阴道黏膜瓣后，分裂的肛提肌及肛门括约肌断端的凹端相继显露。此时紧贴皮肤将鼠齿钳伸入前述的凹陷处，探查并夹住肛门括约肌断端。同样处理对侧后，将左右两把鼠齿钳所夹住的括约肌两断端向阴道口中线提拉，即能见到肛门收缩。如不明显，可将左手示指放入肛门内，直接体会括约肌的张力，以明确所抓住的是不是括约肌断端。如不对，可重抓，直至抓准为止。此步骤非常重要，是手术全过程中决定手术成败的关键步骤。

（3）缝合肛门括约肌及肛提肌以修复盆底组织：将已游离的黏膜瓣上缘用鼠齿钳夹住向下翻放，以遮盖肛门，使手术野和外露的肛门污染区隔开，保持手术野的清洁。以7号丝线做1~2针间断8字缝合，缝合括约肌断端。用7号丝线（或0号可吸收线）间断缝合括约肌上面的肛提肌。阴道黏膜以0号或1号可吸收线做间断或连续锁边缝合，皮肤可用2－0可吸收线做连续皮内缝合，或用丝线做间断缝合。此时形成新的会阴体。剩余的阴道黏膜随着会阴组织的缝合而被卷入肛门内，在术后如仍显过多，可在伤口愈合后剪去。

4. 术后处理

（1）术后留置导尿管24h。

（2）保持会阴清洁，排尿、排便后及时清洗会阴部。

（3）延迟进食，保持静脉液体及能量摄入，延迟排便。

（4）术后1周可进食，如有排便困难，适当给予润肠通便治疗。

（5）术后不要过早开始性生活，以免影响局部伤口愈合。

（二）分层缝合法

1. 术前准备及麻醉　同阴道黏膜瓣法。

2. 手术步骤及技巧

（1）切开阴道和直肠黏膜交界处：用两把鼠齿钳分别夹住小阴唇后缘黏膜及皮肤交界处，向左右两侧牵引，以显露裂开的阴道后壁及直肠前壁。在两钳之间，沿阴道黏膜及直肠黏膜交界线剪开或切开。

（2）剥离阴道黏膜：根据裂口长短，阴道后壁膨出的大小，以钝头剪刀剥离阴道后壁黏膜，以显露断裂或分离的肛提肌和肛门括约肌断端。

（3）寻找肛门括约肌断端：在皮下寻找括约肌断端的技巧及注意事项如前所述。

（4）缝合直肠裂口：在缝合肛门括约肌断端之前，先将直肠上的裂口用2－0或3－0号可吸收线做与伤口平行的褥式连续缝合。缝合直肠壁的技巧是，既要带上足够的黏膜下组织，又不穿过直肠黏膜，以免感染而形成瘘。在拉紧可吸收线时，使直肠黏膜的边缘向肠腔内翻入。如第一层缝合张力不大，可在其外侧再间断褥式缝合直肠外筋膜，以加强伤口的合拢，避免以后愈合不良而形成阴道直肠瘘。

（5）缝合肛门括约肌断端及肛提肌：将抓住的肛门括约肌断端向中线拉拢，使原呈直线的肛门括约肌呈环形，用7号丝线缝合1～2针，此时肛门周围的皮肤皱襞紧缩呈轮状。相继缝合肛提肌，再缝合阴道黏膜及会阴皮肤。

3. 术后处理　同前。

（马　丽）

第四节　阴道口狭窄手术

阴道口狭窄多见于炎症、损伤后瘢痕形成、先天性处女膜坚韧肥厚及发育不良等。阴道口狭窄影响性生活，可引起性交困难，性感不快。可施行阴道口扩张术或阴道口切开术矫治。

一、阴道口扩张术

1. 麻醉要点　1%普鲁卡因溶液局部浸润麻醉，使阴道口达到麻木感。

2. 手术步骤与技巧　阴道口扩张术要注意选择适当的阴道扩张器、扩张时间与操作次数。阴道扩张器的选用须根据阴道口狭窄程度和开始容受的大小决定，一般从直径2.5cm开始。将准备好的阴道扩张器轻柔推入阴道，直到4.5cm为止，使阴道口能容两横指。每天反复操作2～3次，每次30min以上，直到阴道口扩开不影响功能为止。注意不能强行扩张，以免造成损伤。

二、阴道后壁及会阴纵行切开术

1. 麻醉　局部浸润麻醉。

2. 手术步骤与技巧

（1）自阴道后壁正中线处女膜向阴道内2cm处，做一纵行切口，逐步切开阴道黏膜、处女膜环、舟状窝直至肛门轮前2.5～3cm处，深达肌层。注意勿伤及直肠。

（2）分离切口黏膜下与皮下组织，向两侧牵拉，使切口呈棱形。

（3）提起切口两端，用0号可吸收线横行间断缝合黏膜下与皮下组织。

（4）用丝线横行间断缝合皮肤。

三、阴道口及会阴"T"形切开术

1. 麻醉　局部浸润麻醉。

2. 手术步骤与技巧

（1）在阴道后壁正中皮肤黏膜交界处横行向两侧切开4cm。

（2）锐性剥离阴道后壁黏膜2cm，超过阴道口狭窄处。

（3）做会阴正中切开，距离肛门1.5~2cm。自切口分离会阴组织，注意勿损伤直肠。

（4）如果阴道后壁黏膜切缘长度短于会阴皮肤切缘，可将阴道黏膜瓣中段垂直剪开1~2个小口，使切缘横向延伸，以便使切口对合。

（5）用0号可吸收线褥式缝合游离的阴道后壁黏膜中央与会阴纵切口的皮下组织，关闭组织间隙。

（6）阴道后壁黏膜与会阴皮肤用4号丝线间断缝合。

3. 术后处理要点　保持会阴清洁，2周内禁止性生活，防止感染。

（马　丽）

第五节　阴道瘢痕性狭窄手术

阴道瘢痕性狭窄或闭锁，可因后天幼儿时严重阴道炎、溃疡以及分娩创伤感染或局部腐蚀性药物所致的粘连和瘢痕所致。由于瘢痕的程度和位置不同，临床上阴道狭窄的表现不一。轻者仅在阴道内形成小部分的环状粘连狭窄；重者可形成阴道腔大部分的瘢痕狭窄，甚至闭锁，造成经血潴留、痛经、性交困难。

1. 麻醉　蛛网膜下腔阻滞或硬膜外阻滞。

2. 手术步骤与技巧

（1）狭窄环切开术：①如为薄的膜状环形狭窄，可做单纯瘢痕切开术。切口可选在2、4、8、10点处，做放射状切开。深度与正常阴道黏膜相平，且能通过两横指以上。放射状切开狭窄环时尽量避开尿道、膀胱及直肠部位，以免造成损伤。②切口用2-0可吸收线与阴道口垂直方向缝合。以免术后狭窄。瘢痕环较薄且无渗血者，亦可不做缝合。

（2）严重瘢痕狭窄再成形术：①分离瘢痕：操作时以锐性分离为主，边切边分离。为避免损伤膀胱和直肠，术者左手或助手示指伸入直肠，将金属导尿管插入膀胱作指引。应尽量在阴道两侧壁松解瘢痕，避免在6点和12点处做切口。根据瘢痕情况，由浅入深做多点切开，以便形成满意的腔隙，并显露出宫颈，逐步使阴道能通过两横指以上。②修剪瘢痕：修剪过多的瘢痕组织，如有渗血可行压迫止血，遇有小动脉出血须缝合结扎止血。③放置阴道模型：腔隙形成后，对瘢痕狭窄程度较重者，放入带有阴茎套的阴道模型，或填塞油纱条24~48h再换阴道模型。对狭窄程度较轻者也可不放阴道模型。

3. 术后处理要点

（1）术后留置导尿管24h。

（2）术后第1天起，每日更换阴道模型1次。已婚者须放置3~6个月。未婚者应连续放置半年以上，以后视情况可行间断放置，以防瘢痕挛缩，再度发生阴道狭窄。

（杜亚萍）

第六节 阴道前壁、后壁修补术

一、阴道前壁修补术

1. 疾病特点 膀胱膨出主要是由分娩损伤所引起。在分娩过程中，当子宫颈扩张，子宫下段伸长和胎头下降时，可使附着于子宫颈前方的耻骨膀胱宫颈韧带的前部受压和过度伸展，在第二产程延长或手术产时更易发生。在产褥期如仍未恢复，可在子宫颈前造成空隙，使阴道前壁失去依托，与子宫颈分离而形成前壁脱垂，即为膀胱膨出，须行阴道前壁修补术。

2. 局部解剖 阴道前壁及膀胱分别被一层盆内筋膜所围绕。正常的阴道筋膜发育很好，包含有平滑肌组织。但膀胱筋膜很薄，紧贴膀胱肌层。在正常情况下，阴道前壁的1/2处距离尿道口约4cm，阴道筋膜与膀胱筋膜之间有一裂隙，称为膀胱阴道间隙，手术时由此间隙分离膀胱与阴道壁。在阴道前壁的下1/2相当于尿道内口处，膀胱筋膜与阴道筋膜相融合，沿融合线有一线形凹陷，称阴道横沟。融合的筋膜在尿道后面与尿道黏膜粘合紧密，向下伸展，到近尿道外口的平面处，形成尿道后韧带。故在分离阴道与尿道时应做锐性分离，否则易损伤尿道。尿道后韧带向两旁伸展和耻骨支相连，形成一层几乎完全由平滑肌组成的支持尿道结构。

在阴道上部，膀胱筋膜和子宫颈的前部相连，形成膀胱宫颈韧带，在膀胱宫颈韧带的内侧，有一个疏松无血管间隙，称为膀胱宫颈间隙，手术时经此间隙分离子宫颈与膀胱。在尿道处下约0.6cm处有一横沟，称为尿道下沟，相当于泌尿生殖膈的部位。修补尿道膨出时，切口从此处开始，在此沟下方3～4cm即为上述的阴道横沟，为尿道与膀胱的交界处，也相当于膀胱颈部位。在近宫颈的前阴道壁有一横沟，即阴道横沟下4～5cm处的横沟称膀胱沟，即阴道段子宫颈与膀胱交界处，也是膀胱附着于宫颈的地方。当行膀胱膨出、子宫脱垂等手术时，是切开阴道前壁的一个重要标记。

3. 适应证 膀胱膨出比较明显，有比较严重的憋坠感，出现尿频、尿失禁、排尿困难或尿潴留症状，并引起膀胱炎，伴有或不伴有子宫脱垂，须采用手术治疗。

4. 禁忌证 膀胱炎、尿道炎、阴道炎或盆腔炎急性发作期；慢性咳喘病急性发作期；体质衰弱不能耐受手术者。

5. 麻醉 蛛网膜下腔阻滞或硬膜外阻滞。

6. 手术步骤及技巧

（1）麻醉后，患者取膀胱截石位，按常规消毒外阴及阴道，铺好无菌巾，做妇科检查，先不导尿，保持膀胱充盈，以便显露膨出。

（2）显露阴道前壁：以丝线将小阴唇分别向两侧外上方缝合固定。将单叶阴道拉钩放置于阴道后壁上，显露宫颈。以鼠齿钳向下后方牵拉宫颈前唇，显露膨出的阴道前壁。

（3）切开宫颈阴道前壁：在阴道前壁膀胱沟部位，相当于膀胱下缘与宫颈交界处，寻找切口部位。确定切口部位的技巧是将金属导尿管或钝头探针插入尿道、膀胱，以探测膀胱最低部位。在此部位稍下方做横切口，深达阴道黏膜下层，切口向两侧延伸达宫颈侧壁。阴道壁切开的深浅是否恰到好处，也是能否顺利分开阴道前壁的关键。因为如怕损伤膀胱而切得太浅，就切不透黏膜全层，切得太深时可能切入宫颈组织，找不到正确的分界线，且易引起出血，增加手术的困难。为此，可先将鼠齿钳夹住准备切开的阴道壁部分，向外提拉，当感到有松动感时，即可在此处切开。将两把鼠齿钳夹住切开的阴道壁前缘正中并提起，再以钝头弯剪刀初步伸入阴道黏膜与膀胱间，剪刀头朝向阴道壁，略向前挑起，将剪刀并拢、分开、再并拢、再前进、再分开，向尿道口方向推进，分离高度达阴道横沟。这样循序剥离可避免误伤膀胱。在分界线明确后，在中线纵行剪开阴道前壁黏膜达分离的顶端。

（4）分离两侧阴道黏膜与膀胱：用鼠齿钳夹住阴道黏膜边缘向外提拉，用刀及裹以纱布的示指或拇指贴近阴道壁侧，分离两侧阴道黏膜与膀胱之间的结缔组织，此即可见到游离膨出的膀胱，在膀胱壁上有撕裂缺损的膀胱外筋膜。此时可放入导尿管将膀胱排空。

（5）分离并上推膀胱：在膀胱附着于宫颈的最低处，用无齿镊子夹提膀胱，以伸张膀胱附着在宫颈上的结缔组织。然后用剪刀剪开该处结缔组织，使膀胱与宫颈分离。须注意剪刀头应朝向子宫颈以免损伤膀胱。再用手指很易将膀胱向上推离宫颈，一般推至宫颈近内口处即可。此时即可见到两侧分裂的膀胱柱，即耻骨宫颈筋膜的残余部分。

（6）修补膀胱外筋膜：可随膀胱膨出的大小酌情进行。轻度膨出可不缝膀胱外筋膜，用4号丝线间断褥式穿过两侧残余的耻骨宫颈筋膜，由两旁拉向中央，第一针缝在子宫颈前较高部位，一般须间断缝合3～5针，直至膀胱膨出部分被送回，以免膀胱底再膨出。

膨出较重者须先以2－0或3－0号可吸收缝线在膀胱外筋膜层做荷包缝合，重者可做2～3圈，将膀胱膨出送回，然后再做间断褥式加固缝合。

如同时伴有压力性尿失禁，应同时做矫治术，详见本章压力性尿失禁矫治术。

（7）缝合阴道黏膜：在修复筋膜使膀胱复位后，将多余的阴道黏膜酌情剪掉，最后用0号可吸收缝线自尿道下开始间断线合，结扎不宜过紧，以避免妨碍血供。用油纱布包裹的纱布卷填塞阴道，以达到压迫止血的目的。最后安放、保留导尿管。

7. 术后处理　常规术后患者保留尿管5d，长期开放。塞入阴道的消毒纱布卷于24h取出。

二、阴道后壁修补术

1. 疾病特点　因肛提肌（主要是耻骨尾骨肌）与阴道直肠筋膜的松弛或损伤，使直肠从肛提肌前面向阴道后壁膨出。须行阴道后壁修补术。

2. 适应证　直肠膨出伴有下腹部憋坠感及习惯性便秘等症状，或伴有子宫脱垂者。

3. 术前准备要点　术前3d无渣半流质饮食，手术前夜清洁灌肠。

4. 麻醉　蛛网膜下腔阻滞或硬膜外阻滞。

5. 手术步骤及技巧

（1）画定切口范围：根据会阴裂伤及直肠膨出的程度，以决定分离阴道后壁范围及切除黏膜的多少。应精心设计，其目的是既解除症状，又不引起阴道狭窄。以鼠齿钳分别夹住两侧小阴唇后部的皮肤与黏膜交界处。将两钳拉向中线并拢，然后将2～3指从钳的前方伸入阴道内以不感到过紧为合适，以钳子向前或向后移动予以调整。

（2）切开、分离阴道后壁膨出的黏膜：将鼠齿钳向左右两侧拉开，沿皮肤黏膜交界处剪除瘢痕组织，夹住阴道黏膜中点，用钝头剪刀将阴道后壁与会阴体分离，再沿中线将膨出的阴道后壁与直肠分离。分离时剪刀头朝向阴道后壁，以防误伤直肠。在阴道后壁与直肠间用剪刀头张开、闭合、上推，分离出一个隧道，直达膨出的顶端。由中线剪开阴道后壁，将鼠齿钳夹住阴道黏膜边缘向外提拉，用手指裹以纱布将阴道后壁黏膜向两侧推离直肠，此时可显露出膨出的直肠和向两侧分裂的肛提肌。如不清楚，可用手指触探。分离过程中有出血时应及时结扎，以防形成血肿。

（3）分层缝合和修补：直肠膨出明显者，可先在直肠外筋膜上用2.0号可吸收线或1号丝线做1～2圈荷包缝合，送回膨出的直肠壁。缝合时不可穿透直肠黏膜，如有可疑应重缝或做肛查。肛查有穿透，应立即拆线，清洁创面后重缝。再用0号可吸收线或4号丝线从上端开始将阴道直肠外筋膜相对褥式缝合。用7号丝线间断缝合肛提肌内缘2～3针。此时阴道及会阴体修复好，剪去多余的阴道黏膜，用1号可吸收线自顶端开始，做间断或连续锁边缝合。会阴部皮肤用丝线间断缝合或2－0号可吸收线皮内连续缝合。

如同时有会阴Ⅲ度裂伤者，按Ⅲ度裂伤缝合，详见本章陈旧性会阴Ⅲ度裂伤修补术。

如同时合并有高位直肠膨出或肠疝（肠管自直肠陷窝坠出），应同时做修补。须首先处理肠疝后再修补阴道后壁。手术时将阴道后壁的纵切口上延直达后穹隆疝囊处，分开阴道壁即可露出疝囊。将疝囊向外提拉，切开顶端，用手指伸入疝囊内，将疝囊内的肠管轻轻送还到腹腔。切除多余的囊壁，以0号可吸收线或7号丝线沿边缘做荷包缝合。此时可以见到宫骶韧带，以7号丝线做2～3针间断缝合，缝合时可带上肠疝囊的顶部或宫颈的后部，以加固其支持力。此后再按上述方法修补阴道后壁。为预防伤口出血而引起的感染，可将橡皮引流条从缝合的中部插入阴道黏膜下，以油纱布覆盖伤口，用碘仿纱条填塞阴道，压迫止血，24h后取出。

6. 术后处理　术后3～5d进食无渣饮食。术后可早日起床活动。术后1年内避孕，如受孕，在分娩时应特别注意保护会阴。

（杜亚萍）

第七节　压力性尿失禁矫治术

一、疾病特点

压力性尿失禁（SUI）是指在腹压骤然增加，如咳嗽、打喷嚏，甚至剧烈运动或大笑时，出现漏尿现象，并可见有尿道部脱垂。产伤所致的尿道括约肌或两旁筋膜过度伸展或撕伤，引起尿道膀胱颈部脱垂，使尿道后壁与膀胱间的角度消失，尿道后壁与膀胱三角间形成一平面，尿道内口松弛呈漏斗状，不能控制排尿，形成压力性尿失禁。有些从未生育的老年体弱妇女也有尿失禁现象，这主要由于盆底肌肉张力减低导致尿道过度活动或尿道内括约肌异常所致。一般常伴有阴道前壁膨出。1994年Delancey提出支撑尿道的结构主要为由阴道前壁、盆内筋膜、肛提肌等形成的吊床样结构。SUI患者由于分娩损伤、阴道前壁手术或绝经雌激素水平下降等原因，使此吊床结构松弛，在腹压增高时不能对尿道提供足够的支撑，故而出现尿失禁。

压力性尿失禁手术的目的是重建下尿道的正常解剖，纠正膀胱和尿道的高度活动性，使尿道近端和相关支持组织恢复为腹腔内功能性结构。恢复尿道与膀胱底的正常角度，同时加强尿道下方的支持，提高尿道阻力和尿道关闭能力，达到有效控尿。

二、术前准备

（1）应排除高位膀胱或尿道阴道瘘引起的尿漏。

（2）预测尿失禁矫治手术的效果，让患者膀胱充盈并仰卧，观察在咳嗽时是否有尿液流出。如有尿液溢出，则将两手指放在阴道的尿道两侧，向耻骨联合上缘加压，让患者再咳嗽时不再漏尿，说明是尿道过度活动及盆底筋膜张力异常所致，手术能收到较好的效果。

（3）术前做尿常规、尿培养、细菌敏感试验，如有炎症应先积极给予抗生素治疗。

（4）术前坐浴3d，每天2次，以保持阴道及外阴清洁。

三、手术步骤及技巧

治疗尿失禁的手术繁多，现介绍常用的几种。

（一）尿道后韧带褥式缝合修复术

此法简单有效，对因产伤引起的压力性尿失禁效果更好，常与阴道膨出修补术同时进行。

1. 正中切开阴道前壁黏膜　用鼠齿钳钳夹相当于尿道膀胱颈交界处（阴道横沟处）膀胱侧黏膜，向下牵引，显露尿道部前阴道壁。于尿道内插入金属导尿管作指导，用刀切开阴道黏膜，注意勿过深，以免损伤尿道。因在尿道部阴道筋膜与尿道筋膜融合在一起，合成后尿道韧带，阴道黏膜下组织与阴道后韧带间无明显界限。

2. 分离阴道壁　用鼠齿钳钳夹已切开的阴道黏膜，向两侧牵拉。用尖刀锐性向两侧分离阴道壁，达尿道两侧深处，此时即可显露被撕裂的膀胱外筋膜及尿道与膀胱交界处（尿道内口处）。如不清楚，可插一弗雷导尿管，尿管头部囊内注入6ml生理盐水。当往外抽尿管时，在尿道内口处常会遇有阻力，即为尿道内口处。

3. 褥式缝合尿道旁筋膜　先自尿道内口旁开始用4号丝线平行褥式缝合尿道两侧耻骨膀胱子宫颈筋膜，共做2~3针缝合，在打结后抽动橡皮导尿管稍有收缩感为宜，如结扎过紧，可导致术后排尿困难。如果结扎过松，则术后效果不良。然后在原缝线外侧再加固做一层褥式缝合（此层缝合可多带一些组织）。

4. 缝合阴道黏膜　将多余的阴道黏膜剪去，用0号可吸收线间断缝合阴道黏膜。缝合时最好带上一点黏膜下的筋膜组织，以防止形成死腔妨碍愈合。术后应保留尿管1周。

（二）经腹尿道旁组织耻骨后壁骨膜固定术

该法主要是将尿道膀胱筋膜缝于耻骨后骨膜及耻骨联合软骨膜上，以修复后尿道膀胱角度的功能。因此法为腹膜外操作，如操作得当，是比较安全的。适用于经阴道手术修补后失败者或因其他原因开腹手术同时修补者。

（1）膀胱内先插入弗雷式导尿管（水囊容量10ml）。

（2）于下腹耻骨上做一小型的纵切口或横切口，切开腹直肌前鞘，分开腹直肌，进入耻骨膀胱间隙，注意不要切开腹膜。

（3）分离膀胱颈及尿道，探查尿道内口部位，在耻骨联合后间隙，用手指轻压膀胱前间隙，稍分离两侧，显露膀胱颈部及尿道。以带水囊的弗雷导尿管为指示，将三角韧带上菲薄的蜂窝组织推开，尿道与膀胱颈部清楚露出，导尿管部为尿道，水囊部分为膀胱三角。

（4）悬挂固定尿道及膀胱颈部，在尿道及膀胱颈全部显露后，上提膀胱，从显露的尿道远端部分开始用4号丝线褥式缝合尿道旁组织及耻骨联合后侧骨膜，自下而上缝，注意左右两侧缝针在同一水平位，一般缝3~4针。再用4号丝线将膀胱颈部及膀胱下部外侧筋膜层固定于耻骨骨膜上。

5. 缝合腹壁各层　在手术操作时注意勿损伤横跨于尿道膀胱交界处的静脉。如有活动性出血，应立即止血。

（三）尿道中段无张力吊带手术

目前，临床常用尿道中段无张力吊带手术包括经阴道无张力尿道中段悬吊术（tension-free vaginal tape，TVT）、无张力阴道－闭孔系统尿道中段悬吊术（tension－free vaginal tape，obturator，TVT－O）、经耻骨上膀胱尿道吊带术（supraubc arch sling，SPARC）、经闭孔无张力尿道中段悬吊术（tension－free obturator tap，TOT）等，此类手术具有创伤小、术中出血少、术后恢复快、手术效果显著等特点，对高龄体弱的患者也可应用。

TVT手术是由瑞典Ulmsten等和Carlin等于1996年创建的。其特点是采用特制的聚丙烯吊带，以穿刺针由阴道前壁进入，经耻骨后间隙由下腹壁耻骨上穿出，进行尿道中段悬吊。由于吊带具有倒钩状编织，因此可直接固定在组织上，无需缝合固定。手术可在局部麻醉下进行，术中患者清醒，能配合压力试验调整吊带放置的松紧度，保证手术的高成功率。

TOT术由法国医生Delorme于2001年首次报道，其方法为将穿刺针由会阴皮肤经闭孔由阴道与尿道间隙穿出，吊带从闭孔膜无血管、神经区穿过。其悬吊机制同TVT术，但与TVT术相比，吊带放置路径更远离膀胱。因此，该方法发生膀胱穿孔、血管与神经损伤的可能性进一步减少，术中可不进行膀胱镜检查，便于妇科医生掌握。

SPARC手术是以穿刺针通过耻骨上皮肤切口进入，经耻骨后间隙阴道前壁穿出。由此可见，SPARC和TVT两者之间的不同是穿刺方式，SPARC是通过耻骨上穿刺置入吊带，而TVT则经阴道置入。

妇科常用吊带手术为TOT、TVT－O，因此本书仅介绍此两种术式。

1. 吊带手术适应证　①由尿道括约肌障碍引起的压力性尿失禁。②中－重度压力性尿失禁。③非手术治疗失败的压力性尿失禁或传统手术方法治疗失败者。

2. 吊带手术禁忌证　①孕妇。②上尿道梗阻或合并不能控制的逼尿肌不稳定、残余尿 > 100ml、最大尿流率 < 12ml/s、合并尿道憩室。③严重的凝血功能障碍，心、肝、肺、肾功能不全等疾病患者。

3. TOT手术步骤与技巧

（1）术前准备：同前。

（2）麻醉：局部浸润麻醉或连续硬膜外阻滞。

（3）手术步骤与技巧：①患者取膀胱截石位，双侧大腿尽量外展。常规消毒外阴、阴道皮肤、黏膜，铺无菌巾、单，放置导尿管。②在阴道前壁尿道外口下方0.5~1cm处黏膜做长1.5~2cm纵行切口，切开阴道前壁。用血管剪刀自阴道黏膜和尿道旁筋膜间隙向耻骨两侧降支游离。③皮肤切口位置在两侧大阴唇外侧平阴蒂水平处，即耻骨降支外侧缘、大腿长收肌肌腱耻骨附着点下方，相当于闭孔内角处，长约0.5cm。④将螺旋穿刺针由大腿根部切口穿入。然后旋转手柄，使穿刺针穿透闭孔膜和闭孔肌，用中指或示指插入阴道前壁切口，用指尖引导穿刺针穿出切口。⑤将吊带与引导穿刺针连接后，将穿刺针手柄逆向旋转，从大腿根部皮肤切口拉出吊带。同法处理对侧。⑥调整吊带至吊带与尿道后壁之间距离为8～10mm或可容纳一个平放组织剪刀的位置。此时，吊带与尿道之间的距离不宜过近，否则易导致术后排尿困难。⑦调整网带位置后去除塑料封套，在皮肤切口内侧剪除多余吊带。以3－0可吸收线连续锁边或间断缝合阴道前壁黏膜切口，完成在尿道中段下的支撑重建。⑧术后阴道内放置碘仿纱条，24h后取出。⑨连续硬膜外阻滞者须保留尿管开放，24h后拔除导尿管。

（4）术式评价：该手术完全经外阴、阴道完成，无腹部切口，故创伤更小。该方法吊带经过两侧闭孔的耻骨降支，因而更远离膀胱、尿道及耻骨后间隙，置入路径更短，从而减少了器官损伤和出血、血肿等并发症，手术安全性进一步提高，术中不需要膀胱镜检查。

由于TOT吊带模拟吊床解剖结构，经闭孔置入吊带，重建尿道下支撑。手术达到了抬高尿道中段、增加尿道阻力、恢复控制排尿的目的，与TVT、SPARC等吊带相比，更符合耻骨尿道韧带自然解剖，术后不易发生尿道梗阻和尿潴留。

4. TVT－O手术步骤与技巧

（1）术前准备：同前。

（2）麻醉：同前。

（3）手术步骤与技巧：①患者取膀胱截石位，双侧大腿尽量外展。常规消毒外阴、阴道皮肤、黏膜，铺无菌巾、单，放置导尿管。②在阴道前壁尿道外口下方0.5～1cm处黏膜做长1.5～2cm纵行切口，切开阴道前壁。以解剖剪刀自阴道黏膜和尿道旁筋膜间隙向耻骨两侧降支游离。③在两侧大阴唇外侧平阴蒂水平的皮肤处做好标记或以尖刀切开约0.5cm。④以蝶形引导器紧贴耻骨下支缘，与水平呈45°穿刺。当穿破闭孔膜时，手下会有落空感。然后以螺旋穿刺针经蝶形引导器紧贴耻骨下支穿过闭孔膜与闭孔肌至大腿内侧标志点处穿出。同法穿刺对侧吊带。⑤调整吊带至吊带与尿道后壁之间距离为8～10mm或可容纳一个平放组织剪刀的位置。此时，吊带与尿道之间的距离不宜过近，否则易导致术后排尿困难。⑥调整网带位置后去除塑料封套，在皮肤切口内侧剪除多余吊带。以3－0可吸收线连续锁边或间断缝合阴道前壁黏膜切口，完成在尿道中段下的支撑重建。⑦术后阴道内放置碘仿纱条，24h后取出。⑧连续硬膜外阻滞者须保留尿管开放，24h后拔除导尿管。

（4）术式评价：TVT－O手术操作简单，术者易于掌握。手术时间短，术中出血少，术后恢复快。术后24h即可拔出导尿管，鼓励患者尽早自行排尿。

与TOT手术不同，TVT－O手术中螺旋穿刺针的穿刺方向是由阴道向皮肤方向穿出，而且有蝶形引导器的指引与保护，膀胱与尿道损伤的风险进一步降低，手术安全性大大提高。但是在由内向外的穿刺过程中，准确从皮肤标记点处穿出是TVT－O手术成功的关键。与TOT手术相同，术中无须膀胱镜检查。

（杜亚萍）

第八节　宫颈损伤修复术

一、陈旧性宫颈裂伤修补术

1. 疾病特点　绝大多数宫颈陈旧裂伤是因难产、急产或滞产所致。当宫口尚未开全，强行产钳术或臀位牵引术往往造成宫颈撕伤。产后应该及时发现并缝合，如未能及时处理，即成陈旧性裂伤。裂伤可为单侧或双侧性。该处因瘢痕形成可使宫颈外翻，阴道分泌物增多。如裂伤涉及宫颈内口，则可出现继发不孕或习惯性流产、早产或胎膜早破等。因此必须予以重视，积极进行手术修复。

术前准备、麻醉、体位及消毒同其他阴道手术。

2. 手术步骤及技巧

（1）以卵圆钳分别夹住裂开宫颈的前后唇，向外及对侧牵拉，充分显露宫颈裂伤的顶端。以锋利的刀尖修削裂口边缘，去除瘢痕，使其形成新鲜创面。

（2）以 0 号可吸收线在宫颈前后唇做间断缝合，由上而下顺序结扎。进针时注意先由宫颈外膜进入宫颈间质，同时不穿透宫颈管黏膜，以防感染。结扎时注意将创面合拢对齐，最上一针在裂口尖端之上。如对侧也有裂伤，同法处理。

（3）术后以探针或小号扩张器试探宫颈管是否通畅，然后放入一细长油纱条以利引流并防止粘连，24h 后取出。

二、宫颈切除术

对因宫颈陈旧裂伤，尤其是双侧裂伤所致的慢性宫颈炎、宫颈肥大，虽经宫颈局部物理治疗但无效者，可考虑做宫颈切除及修整术。

（1）先用扩张器扩张宫颈管，以利包埋粗糙面防止颈管粘连。以鼠齿钳钳夹宫颈向下牵拉，离子宫颈外口上约 1cm 处做一横切口，切开黏膜层，再将切口延向侧、后方，形成一环状切口。

（2）将切口上的黏膜从宫颈钝性分离，形成一游离黏膜片，以便被盖宫颈切断后的粗糙面。

（3）用 1 号可吸收线，分别穿子宫颈切口以上左右两侧的宫颈组织，以对子宫血管的宫颈分支进行缝扎，减少切除宫颈时出血。

（4）以锋利的刀尖楔形切除宫颈，断端如有出血点，可钳夹、结扎止血或用电刀止血。

（5）用已剥离的黏膜片对宫颈切面做包埋缝合，缝合技巧为用 1 号可吸收线，从宫颈后黏膜偏中进针，通过宫颈后间质从宫颈管口穿出，再穿缝宫颈后黏膜片中点后，从宫颈管口进针，通过宫颈后间质，由宫颈后黏膜偏中穿出，与第一针进针处平行，间距约 0.5cm。然后拉紧，后黏膜片就覆盖在宫颈后唇上，结扎二线端。同法缝合前黏膜片，最后用 1 号可吸收线间断 8 字缝合两侧宫颈外黏膜，使其成为一横行缝合口。

（6）手术完毕后用小号扩张器探查宫颈管是否畅通无阻，再填入宫颈管一油纱条引流，待 24h 后取出。

在术后 10d 前后，因可吸收线溶解脱落，有时创面有出血可能，应嘱患者避免向下用力，并进行严密观察，如有出血，应及时填塞止血。

三、宫颈内口功能不全矫治术

宫颈内口功能不全又称宫颈内口松弛症，是由于宫颈内口纤维组织及肌纤维断裂，使子宫峡部括约肌功能降低，宫颈内口呈病理性扩张和松弛。在妊娠早期以后，胎囊可从宫颈内口突出，诱发宫缩，发生流产或早产。

凡有习惯性晚期流产，流产前往往先有胎膜早破史，经妇科检查，发现宫颈内口松弛，一般可容一指者即可诊断。如能在非孕期做子宫碘油造影，更有助于及早诊断及处理。绝大多数患者均有难产、急产、产钳、臀牵引、巨大胎儿或宫颈损伤（扩张宫颈等）史，极少数也可能因宫颈组织先天发育欠佳所致。根据宫颈内口松弛程度、妊娠与否、妊娠月份等选用不同的手术治疗。

术前准备、麻醉同其他阴道手术。

（一）宫颈内口楔形切除修复术

为非妊娠期内口松弛的矫治方法，一般在月经净后 3 ~5d 施行。此时组织较为松软，在子宫峡部与宫颈交界处，相当于子宫内口水平，可以摸到一组织薄弱的缺陷。如触不清，可在颈管内插一宫颈扩张器，借以触知。

1. 手术步骤及技巧

（1）取膀胱截石位，常规消毒外阴及阴道。排空膀胱后做阴道检查，重点了解宫颈长度及内口部位。阴道拉钩显露宫颈，再次用碘伏消毒宫颈二次。

（2）将卵圆钳夹住宫颈前唇向下牵引，自膀胱附着点稍上处开始纵行切开阴道黏膜，下达宫颈外口稍上处，然后向两侧分离阴道黏膜并显露出膀胱及宫颈壁。

（3）将膀胱向上推移达膀胱反折腹膜外。

（4）将 10 号宫颈扩张器插入颈管内，查明颈管前壁内口的薄弱凹陷部位后，做菱形切除，两侧靠近宫颈内口处。

（5）将 4 号宫颈扩张器插入颈管内作指示，用 1 号可吸收线间断缝合宫颈肌层，再缝合阴道黏膜。如有出血，可用细油纱条塞入颈管，以利引流，术后 24h 取出。

2. 术式评价　此法为非妊娠期宫颈内口松弛的矫治方法，由于在非孕状态下较难确切诊断子宫颈功能不全，如切除组织较多，缝合后，由于张力过大，切口有裂开的可能；如有颈管狭窄，可影响妊娠。因此，目前该术式已很少使用。另外，术后最短在半年后方可妊娠，如妊娠，分娩时以行剖宫产为宜。

（二）宫颈内口环扎术

此法是用 10 号丝线或 2 号尼龙线，穿过宫颈的阴道黏膜下，绕宫颈内口稍下处做一次环形缩紧。用于孕期或非孕期，一般不影响妊娠，也不会再裂开。如妊娠，也不一定要做剖宫产。

1. 手术步骤及技巧

（1）先做妇科检查，了解宫颈长度及宫颈内口部位。用阴道拉钩显露宫颈，再以碘伏二次消毒宫颈外口后，用卵圆钳夹住宫颈前唇向下拉，于近宫颈内口水平，宫颈阴道部黏膜上做一小纵行切口，并在同一水平的后唇也做一纵行切口。

（2）用动脉瘤针先由后切口插入左侧黏膜下，由前切口穿出，穿上尼龙线，由后切口带出。再将动脉瘤针由前切口插入，沿右侧黏膜下到后侧切口穿出，穿上尼龙线自前方切口带出。两线头于宫颈前面结扎。如有宫颈裂伤，可同时做宫颈修补术。

（3）用 0 号可吸收线缝合宫颈阴道部的前后切口。

2. 手术注意事项

（1）在非孕期做此项手术后，于下次妊娠时须提前住院，如不要求再生育者，应于妊娠38周左右将尼龙线拆去，可自娩；如仍有生育要求者，可于临产前选择剖宫产。

(2) 在孕期做此项手术时操作应轻柔，手术时间在孕中期14～18周施行。术后给病人肌内注射黄体酮及必要的镇静药，以防宫缩，并卧床2周。给广谱抗生素预防感染。术后每2周复查1次，其他同非孕期。

（三）宫颈荷包环扎术

此种方法适用于妊娠后，在本次妊娠前已确诊为宫颈内口松弛者，一般多在妊娠中期14～20周施行手术。

(1) 排空膀胱后取膀胱截石位，常规消毒外阴。阴道以碘伏轻轻擦洗；如宫口已开，可见胎囊，应避免阴道擦洗。

(2) 阴道检查了解宫颈长度及内口部位，用阴道拉钩显露宫颈，碘伏二次消毒宫颈后用鼠齿钳夹住前后唇轻轻向外牵拉。用大圆针尼龙线在膀胱附着稍下处穿入宫颈黏膜、肌层，绕宫颈1周做荷包缝合，于宫颈前唇处打结，留一段线头作标志，以便临产时拆线。

（四）宫颈单纯褥式缝合术

以弯三角针穿好尼龙线或粗丝线在接近内口处根据宫颈的大小做1～2个褥式缝合，缝合时注意过高易刺破羊膜，过低则缝线易脱落，一般距宫颈外口1～2cm处缝合为妥。

（杜亚萍）

第九节　子宫脱垂手术

凡子宫下垂到正常水平以下，统称子宫脱垂。根据脱垂的程度分为轻、中、重度或Ⅰ、Ⅱ、Ⅲ度。Ⅰ度是指子宫颈外口在坐骨棘水平线下及处女膜缘以内；Ⅱ度是指子宫颈已露于阴道口外，但子宫体部分或全部仍在阴道内；Ⅲ度是指子宫颈及全部子宫体已脱垂在阴道口外，阴道前后壁也随之膨出。长期露在阴道外的宫颈及阴道黏膜，经摩擦浸泡经常发生感染和溃疡，外加憋坠感、大小便困难，给妇女带来很大痛苦。

子宫脱垂的主要原因是产后盆底组织松弛、缺乏适当的休息，影响各支持组织的恢复所致。另外，产伤、体虚、腹压增加、先天性缺陷都可使盆内各支持组织松弛或断裂，失去其支持能力。由于妇幼卫生工作的迅速发展，妇女的健康受到关怀，目前子宫脱垂已很少发现。但仍应重视产后的预防措施。

子宫脱垂时，膀胱子宫反折的位置随之下降。由于子宫颈延长（有时可延长4～5cm），经阴道子宫切除时，由宫颈上推膀胱到达反折处腹膜的距离加大，增加手术困难。同样，直肠子宫陷窝处腹膜与后穹隆距离也变远，手术寻找直肠子宫陷窝处腹膜也可能遇到困难。

子宫脱垂者多伴有膀胱膨出，此时输尿管也随之向下移位成钩状，使输尿管弯曲，同时受到子宫动脉压迫，易发生输尿管或肾盂积水，尤其在Ⅲ度子宫脱垂时更明显。

另外，由于阴道壁受摩擦而角化，筋膜增厚，使手术在分离阴道壁时层次不准，易出血。

轻度脱垂应以中药、针灸为主，辅以提肌运动锻炼，或用子宫托，可以治愈。子宫脱垂Ⅱ及Ⅲ度应考虑手术治疗。应根据脱垂的程度、并发症、病人的年龄、生育的要求等因素选择手术。常用的手术有子宫颈部分切除（Manchester 手术）、阴道前后壁修补术、经阴道全子宫切除术及阴道前后壁修补术、阴道闭合术、腹部子宫悬吊术。此外，近年来临床对盆腔器官脱垂量化分期（POP－Q）为Ⅲ～Ⅳ期者进行合成网片盆底重建术，获得较好的临床效果。

一、子宫颈部分切除及阴道前、后壁修补术

手术要点是切除部分延长的子宫颈，缩短、固定主韧带，并做阴道前、后壁修补术。

1. 适应证与禁忌证

（1）适用于Ⅰ～Ⅱ度子宫脱垂，子宫颈延长，合并有阴道前、后壁膨出者。

（2）该手术使宫颈变短，如妊娠后可能发生流产或早产，对以后尚须生育的妇女应慎重考虑。

（3）Ⅲ度子宫脱垂不宜采用，因修补后效果不良。

（4）宫体与附件有病变者不宜采用。

术前准备、麻醉、消毒等如前述。

2. 手术步骤及技巧

（1）取膀胱截石位，以宫颈鼠齿钳将宫颈向前、外牵拉，以金属导尿管插入膀胱。确定膀胱与子宫的分界处。扩张宫颈至 8 号，以利宫颈切除后的缝合。

（2）在膀胱附着子宫颈稍下处横行切开阴道黏膜。

（3）分离阴道膀胱间隙达尿道外口下。

（4）沿中线剪开阴道黏膜，分离阴道黏膜片。

（5）切开宫颈膀胱间结缔组织，将膀胱向上推离宫颈。

（6）环形切开子宫颈周围阴道黏膜，用鼠齿钳牵拉宫颈，沿前面切口环形切开宫颈两侧壁及后壁阴道黏膜。

（7）显露并处理主韧带：用手指或刀柄分离宫颈前后侧方阴道黏膜下组织，显露两侧宫颈主韧带。根据宫颈切除长短的需要来处理主韧带，如宫颈切除部分少，则主韧带可夹得低些，宫颈过长，切除部分多，主韧带相应夹得高些。主韧带中有子宫动脉的下行支，用带齿血管钳靠近子宫颈与宫颈平行夹住主韧带，在钳与宫颈之间切开，用 7 号丝线缝扎。如宫颈显著延长，有时须切断缝扎 2 次，直达宫颈峡部下约 2cm 即可。处理主韧带时应双重贯穿缝扎，以避免术后出血。

（8）切除肥大过长的子宫颈：根据宫颈长度切除宫颈，切除时稍向中部倾斜做锥状切除。

（9）将主韧带缝于宫颈前：将两侧主韧带断端进行双重结扎，然后将主韧带的两断端用 4 号丝线于宫颈前缝合固定。

（10）做阴道前壁膨出修补术。

（11）做子宫颈成形术：将阴道黏膜包埋缝合宫颈后唇，剪去多余的阴道黏膜后，将纵行切开的阴道黏膜做间－断缝合并包埋缝合宫颈前唇，宫颈两侧的阴道黏膜用 1 号可吸收线间断缝合。

（12）做阴道后壁膨出修补术。

三、经阴道全子宫切除及阴道前、后壁修补术

1. 适应证

（1）Ⅲ度子宫脱垂。

（2）子宫脱垂合并小子宫肌瘤。

（3）子宫脱垂合并功能性子宫出血。

2. 禁忌证

（1）盆内有粘连者。

（2）疑妇科恶性肿瘤者。

3. 术前准备、麻醉、消毒　同前。

4. 手术步骤及技巧

（1）手术开始时，操作步骤与阴道前壁修补术同。用鼠齿钳夹住宫颈向下牵拉，然后在阴道黏膜下注入生理盐水。加压注射于前壁切口与剥离面之间，起到水分离及减少出血的目的（如病人无高血压等并发症也可注射稀释的1%肾上腺素液，以减少术中出血），同时膀胱沟也会清楚地显露出来。

（2）切开阴道前壁：可用两种方式，一种方式同阴道前壁修补术，在分离阴道前壁后显露尿道、膀胱及子宫颈旁组织。另一种方式是在阴道前壁上做一三角形切口，其底相当于膀胱沟部位，尖端在尿道外口下约1cm。此三角形的两边宽窄可随膀胱膨出的大小来决定，以钝性和（或）锐性剥离将阴道黏膜与膀胱分离，达膀胱沟下。

（3）显露膀胱腹膜反折：在膀胱沟部位，膀胱下部横切，使宫颈与膀胱分开。在膀胱与宫颈前，用示指向上将膀胱推离宫颈，边推边处理两侧被拉紧的膀胱柱，以中弯血管钳夹住、切断、结扎之。将膀胱推过宫颈内口后，置入阴道拉钩，即可见到薄而柔软、可以滑动的膀胱腹膜反折。

（4）剪开膀胱腹膜反折：由前穹隆进入盆腔，用组织镊子或血管钳，夹住并剪开腹膜，然后向两侧延伸。在切开之前必须再次鉴别其是否为腹膜。如不清楚，可再插入金属导尿管，肯定不是膀胱后再剪开，同时将膀胱尽量往上推送，使两侧输尿管也随之上移，以躲开手术野。

在推膀胱的过程中，如遇困难（由于慢性炎症，膀胱与宫颈间粘连，不易推开膀胱），不能显露膀胱腹膜反折时可改由后穹隆进入盆腔（见下面步骤）。将示指通过后穹隆切口，绕过子宫底而从前穹隆膀胱腹膜反折处，将其顶薄，显露清楚后将其剪开。

（5）从后穹隆进入盆腔：将宫颈向前提拉，环绕子宫颈周围，切开阴道黏膜。用鼠齿钳夹住后穹隆切口缘，以手指紧贴宫颈做钝性分离，将阴道后壁黏膜与宫颈分离，此时即可见到宫颈两侧的宫骶韧带及中间的子宫直肠陷窝的腹膜并剪开。如子宫颈较长，子宫直肠陷窝位置也相应上升，给显露子宫直肠陷窝处腹膜增加困难。此时可紧贴宫颈，夹住、切断并结扎子宫骶骨韧带，子宫下部会变得松动些，再继续上推阴道黏膜，即可显露直肠陷窝处的腹膜，如仍有怀疑，可将左手示指插入直肠协助辨认。在直视下剪开此处腹膜比较安全。

（6）处理主韧带：先用手扪清主韧带厚度、宽度，并注意其上方子宫动脉的部位。前方将膀胱向上拨开，后方将直肠推开，充分显露主韧带后贴近宫颈，用一或两把带齿血管钳夹住主韧带，沿宫颈侧切断主韧带，以粗丝线贯穿缝合结扎，留一段线头作牵引固定用。

（7）牵出子宫体：在处理两侧宫骶韧带及主韧带后，子宫体即可由前或后穹隆牵出。一般根据子宫体的位置和有无粘连来决定。如前屈前倾子宫，从前穹隆翻出为宜；而后倾子宫则以从后穹隆牵出为宜。

1）从前穹隆牵出子宫：用示指伸入前穹隆切口内，沿子宫前面达子宫底再向两侧即可勾住一侧圆韧带。如用手勾不住，可用弯卵圆钳从手指下送入，夹住一侧圆韧带，徐徐将子宫角往外牵引，直到宫体全部露出切口为止。如有困难，牵出不成功，可改用鼠齿钳夹住显露于膀胱腹膜反折切口处的子宫前部，自下而上轮替钳夹牵引，直到子宫底部翻出为止，同时将子宫颈向阴道后上方推送，以便翻出。

2）从后穹隆牵出子宫：如从前穹隆牵出有困难，可改由后穹隆牵出。用示指伸入后穹隆后，沿宫体后壁用鼠齿钳轮替夹住子宫后壁，徐徐向外牵引，直到子宫全部牵出后穹隆为止。在牵出过程中将子宫颈向上推送。

（8）处理圆韧带、输卵管及卵巢韧带：根据圆韧带的张力、粗细，单独切断、结扎或与附近的输卵管、卵巢固有韧带一并切断、结扎。用两把血管钳紧贴宫体夹住圆韧带，在两钳之间切开，缝合结扎其断端，缝线留作牵引。再以两把带齿血管钳紧贴子宫体夹住输卵管及卵巢韧带近端及部分阔韧带，在两钳间切开。

（9）处理子宫动脉：在阔韧带下方、子宫内口处，即为子宫动脉上行支，可用两指触及其搏动。用三把弯带齿血管钳贴近宫颈夹住，于近子宫侧1、2把血管钳之间切断。以粗丝线做双重贯穿缝合结扎，将线剪去，不留牵引，以免滑脱后血管回缩出血，再寻找血管断端时可能损伤肠管或输尿管。因此在夹住、切断、缝扎各韧带及子宫动脉时，必须做到坚实牢靠。

（10）处理对侧各韧带：当一侧韧带处理完之后，该侧子宫体就可脱出盆腔外。术者可用手托住半游离的子宫体及子宫颈并向外略牵引，在直视下，自上而下，顺序处理对侧圆韧带、输卵管、卵巢韧带及子宫动脉。

切除子宫时也可在进入前或后穹隆后，自下而上对宫骶韧带、主韧带、子宫动脉到圆韧带，左右交替进行处理，直至子宫全部游离由阴道牵出为止。在手术时所有钳子注意紧贴宫颈及宫体，牵引时不可强力拉扯，以免引起线结滑脱出血。

（11）缝合关闭腹腔：切除子宫后，对保留的卵巢和输卵管做探查。如外观不正常或有肿瘤应切除。再详细检查各断端，如无出血，可用2－0号可吸收线或4号丝线做荷包缝合腹膜以关闭腹腔。最好从膀胱上的腹膜左侧开始缝合，沿膀胱腹膜反折边缘，向患者的右侧穿过圆韧带、主韧带及宫骶韧带断端内侧的腹膜，穿过直肠陷窝前缘腹膜再转向左侧，拉紧后再结扎，结扎时用示指放在中心，以试探腹膜是否已关闭，各韧带断端是否翻在腹膜外。在做荷包缝合时切勿过深，以免穿通韧带内血管引起出血或形成血肿。

（12）相对缝合各韧带：重建盆底支持，加强盆底托力。如韧带的粗细、张力、韧性均显正常。可将两侧的圆韧带、主韧带、宫骶韧带相对结扎，再以1－0号可吸收线分别穿缝两侧圆韧带、主韧带、宫骶韧带的断端，并以同线穿缝阴道黏膜的一端，结扎，以悬吊阴道。

如韧带细、薄、弱，可将两条圆韧带拉在一起做重叠缝合，或圆韧带与对侧宫骶韧带做交叉缝合；也可将宫骶韧带固定于耻骨子宫颈筋膜（膀胱柱）上与尿生殖膈膜前部连接处。

对于主韧带、宫骶韧带异常薄弱的重度脱垂患者，单纯以自身韧带加固的效果较差。在此种情况下，可选择阴道断端骶棘韧带悬吊，可收到较好的效果。可选择右侧骶棘韧带或双侧骶棘韧带进行阴道顶端固定，一般多选择右侧骶棘韧带，这是因为左侧有乙状结肠，显露左侧骶棘韧带较困难。其方法为沿直肠右侧缘分离直肠旁疏松组织，触及右侧坐骨棘，向后内侧骶骨方向可触及右侧骶棘韧带，以鼠齿钳钳夹并向外牵拉，感觉较为结实有力即可确定为骶棘韧带。充分显露钳尖夹持部位，以粗丝线穿缝2针，缝线另一端固定在阴道后壁顶端黏膜。拉紧缝线，同时向右侧骶棘韧带方向上推阴道顶端，结扎。

（13）阴道前壁修补术：韧带缝合后，即可行阴道前壁修补术，

（14）修整及缝合阴道黏膜：阴道前壁修补术后，剪去多余的阴道黏膜，以1号可吸收线做间断或连续锁边缝合，最后使阴道顶端的缝合线与阴道前壁的缝线呈一直线。也可用1-0号可吸收线横行间断缝合阴道顶端，最后使其与前壁的缝合线呈⊥形。缝合后，可用一细薄橡皮引流条放在黏膜下，以防渗血、积血、感染。

阴道前、后壁修补完毕后，用阴道拉钩拉开阴道前、后壁，向阴道内填塞碘仿纱条，做压迫止血。最后安放、保留导尿管。

三、阴道闭合术

阴道闭合术是将阴道前后壁缝合，闭锁阴道，来防止子宫再脱垂的方法。该方法操作简便，适合于年老体弱的子宫脱垂患者，手术效果良好，不易复发。

1. 适应证　老年体弱妇女绝经以后，排除子宫颈和子宫体的恶性肿瘤，无性生活需要，经历长期子宫脱垂病痛的患者。

在术前不少患者合并尿道感染，甚至肾盂肾炎，应先消炎治疗后再手术，以免出现并发症。

2. 手术步骤及技巧

（1）以鼠齿钳夹住宫颈向下牵引在阴道前壁画出上边小，下边宽的切线，上边在尿道口下1cm，下边在距宫颈外口2cm，在阴道两侧留下一定宽度的黏膜，使其在缝合后形成一引流通道。

（2）通过钝性与锐性剥离交叉进行，将所画定界限内的阴道前壁黏膜剥离下来，在剥离阴道前壁黏膜时注意不伤及下层组织，并随时止血，此时形成一锥形粗糙面。

（3）黏膜切除后，如有尿道膨出，在两侧分裂的尿道下筋膜上用0号可吸收线间断缝合，最后一针缝扎膀胱尿道交接处。如交接处不明显，可从尿道插入弗雷尿管，注入10ml气体后向外牵拉，即可感觉交界处，此时再行间断缝合。

（4）将宫颈向上提拉，即显露出阴道后壁与会阴，在阴道后壁黏膜上画出与前壁黏膜切除相应的形状，再根据会阴的松弛程度向外做一个三角形剥离到后联合范围大小的切口画线，三角形的底为阴道后壁黏膜与会阴交接处，将画定的阴道后壁黏膜锐性剥离下来，此时显露出阴部组织及直肠膨出。

（5）先从穹隆部黏膜开始，用0号可吸收线缝合穹隆侧切缘两侧顶端的阴道黏膜，牵引缝线，以利进一步的缝合。再用0号可吸收线贴近前后切除部位的游离缘处的黏膜，做纵行间断缝合。

（6）阴道前后壁黏膜下组织分段缝合：将阴道黏膜下筋膜组织，分成几排，用0号可吸收线横行分别间断缝合，使阴道前后壁粗糙面相互粘连而形成一坚实的支柱。

（7）缝合完成后，阴道两旁各现一小孔，直通子宫颈口，可将大弯血管钳插入两侧的小孔，试探是否能达到引流的目的。

（8）修补直肠膨出：用 0 号可吸收线间断褥式缝合直肠外筋膜。注意不穿透直肠。

（9）缝合肛提肌及会阴：当直肠膨出修补后，可见两侧肛提肌，用 0 号可吸收线做间断缝扎，将两侧肛提肌缝在一起。再缝合阴道黏膜，缝合会阴皮肤及皮下组织。

四、经腹子宫悬吊术

经腹子宫悬吊术是利用子宫周围韧带和筋膜来矫正及巩固子宫正常前倾位置的手术。大多用于下坠症状严重的年轻而须保留生育功能的妇女，如同时有阴道前、后壁膨出者须做修补。

1. 适应证

（1）盆腔支持结构发育不良的先天性子宫脱垂，多为Ⅰ～Ⅱ度，有明显坠痛症状，要求保留生育的妇女。

（2）子宫严重后倾后屈，腹坠痛明显，经膝胸卧位症状减轻者。

2. 手术步骤和技巧

（1）在耻骨联合上面横行切开皮肤和脂肪组织，直达筋膜层。然后将筋膜切开左右两横带，宽约 1.5cm，覆以湿纱布备用。

（2）进入腹腔后可见子宫后倾下坠，周围各韧带松弛，尤其宫骶韧带细薄无力，彼此分离较远。将子宫上提，在子宫后壁的中部两侧各切一个小孔，通过腹直肌，在阔韧带两叶之间用血管钳穿成一隧道，直达子宫后壁切口处。

（3）将同侧的腹直肌筋膜带用血管钳夹住游离端穿过阔韧带间的隧道，直达子宫后壁切口处。

（4）将穿出的筋膜带拉长，以细丝线固定于子宫后壁上。最后将两侧筋膜带彼此吻合并固定，这样即能使子宫体上提并向前移位。

（5）紧缩双侧宫骶韧带：继续向前向上牵引子宫，用 4 号丝线分别穿过两侧发育不全的宫骶韧带折叠缝合，使两宫骶韧带并拢，紧缩宫骶韧带。此时子宫颈向后推移，改变子宫后倾的位置。

（6）紧缩双侧圆韧带：以圆针带 7 号丝线穿过 1/2 处圆韧带下缘并保留。游离腹直肌前鞘，相当于脐与耻骨之间的平面，伸进血管钳，绕过腹直肌外缘，向腹腔内顶出近腹股沟环处的腹膜，并在此处做一小切口，钳头由此伸入腹腔，夹住穿过圆韧带的丝线，向腹壁处牵拉，将圆韧带从腹直肌外缘拉出腹腔。

（7）缝合腹膜，关闭腹腔，将两侧腹直肌相对间断缝合。将两侧圆韧带在腹直肌上方互相结扎。

（8）缝合腹直肌筋膜：用 7 号丝线横行间断缝合分开的腹直肌筋膜。再按层次缝合皮下脂肪及皮肤。经韧带缩紧，牵引，互相配合后，使子宫底向前向上，子宫体提高，子宫颈后移，使子宫牢固地恢复其正常位置。

3. 术中注意事项

（1）在通过腹直肌于阔韧带两叶之间用血管钳穿成一隧道中，动作要轻巧，避免动作过猛而引起血肿。

(2) 加固双侧宫骶韧带时应注意其外侧的输尿管，不要误伤。在宫骶韧带折叠缝合时不要过多，以免因宫骶韧带缩短而导致输尿管扭曲，术后形成输尿管引流不畅、梗阻，甚至导致肾盂积水。

(3) 在腹直肌上方结扎两侧圆韧带过紧或拉不上时，可将各侧圆韧带的双折固定在腹直肌筋膜内侧面。缝合固定时应穿带圆韧带的1/2及足够的筋膜，并且尽量向中线拉拢，使子宫紧贴前壁上升到盆腔上部。

(4) 对中年以上无须生育的妇女可用腹前壁子宫固定术来悬吊子宫。

在开腹探查子宫位置后，先在子宫底前部表面划些刀痕，使成粗糙面（约2cm×4cm），以7号丝线在粗糙面上做8字穿缝3针，结扎后将缝线穿过各自一边的腹膜、腹直肌及筋膜，待缝合腹膜、筋膜后，再结扎，然后常规缝合腹壁。

（罗丽娟）

第十节　子宫全切术后阴道穹隆脱垂矫治术

阴道全部脱垂，主要是指子宫全切除术后阴道从其顶端、前壁、后壁全部脱出阴道，轻者脱垂在阴道内，重者脱垂到阴道外。主要原因是子宫脱垂经手术修补失败造成。也可因盆底组织各韧带松弛引起。需要及时加以矫治。这种矫治操作技术常比原子宫脱垂手术及前后壁修补更为困难。因为原修补处有瘢痕粘连，层次较难辨认，应注意到勿伤及阴道黏膜下的膀胱及直肠。一般重度阴道全部脱垂患者，采用阴道手术和腹部手术两个步骤同时顺次进行。

一、阴道修补术

(1) 检查时，阴道口可见突出如球状的阴道黏膜，子宫缺如，但膀胱膨出、直肠膨出，可能还含有肠管下坠。阴道黏膜下方两边可见有凹陷区，为主韧带愈合后向上内牵缩引起。

(2) 在阴道口黏膜下边缘，横行切开阴道黏膜。

(3) 用剪刀在黏膜下分离，并纵行向上逐步剪开，达接近尿道外口下方。

(4) 用手指卷以纱布，将切开的阴道黏膜瓣小心地从下面的筋膜分离，显露出不完全的膀胱外筋膜及尿道与膀胱交界处（尿道内口）。再将膀胱解剖上推。

(5) 用2-0号可吸收线在尿道内口两侧的尿道外筋膜处，做2~3个间断褥式缝合。

(6) 于手术野下部两侧可能摸到主韧带断端，彼此分离较远，用鼠齿钳钳夹住主韧带断端进行解剖游离。以7号丝线分别贯穿缝扎双侧主韧带，准备向中间缝合。

(7) 将膀胱膨出向上牵拉，于膀胱下组织用1-0号可吸收线彼此缝合结扎。

(8) 膀胱膨出重者，先用2-0可吸收线在膀胱外筋膜上做2~3圈荷包缝合，将膨出的膀胱送回。再用1-0可吸收线贯穿两侧残余的耻骨宫颈筋膜，由两侧拉向中央进行间断缝合。此时膀胱膨出被送回。

(9) 当膀胱膨出送回后，将主韧带用7号丝线彼此相互缝合在一起，以加固盆底组织。

(10) 剪去两边剩余过多的阴道黏膜，从尿道外口下方阴道黏膜开始，用1-0号可吸收线间断缝合阴道黏膜。

(11) 阴道黏膜缝合后，将阴道黏膜上提，显露后壁的手术野，剪开阴道与会阴交接处。

(12) 用剪刀向上游离阴道黏膜，使剪刀分开、合拢，向上游离；再分开、合拢，向上游离。逐渐游离阴道黏膜，注意手术时要轻巧，不可强行，以免损伤直肠。

(13) 将阴道黏膜游离后，从阴道黏膜的下边缘的中线向上剪开，以显露其下面的组织。

(14) 用刀分别将两侧阴道后壁附着的直肠外筋膜做锐性分离。用1－0或2－0号可吸收线间断向中间缝合筋膜，以加固阴道后壁力量。

(15) 此时触摸两侧肛提肌及筋膜，随即用1－0号可吸收线间断缝合肛提肌及筋膜。加固盆底，以防直肠再次膨出。

(16) 剪去多余的阴道后壁黏膜，用1－0号可吸收线，由上向下做间断缝合。最后一针用1－0号可吸收线缝在阴道口下部及会阴皮肤交界处，形成阴道。会阴部皮肤，用1号丝线间断缝合。此时阴道部分手术结束。

二、经腹部加固手术

由于子宫脱垂手术失败后，其盆底组织比较薄弱，其分裂的筋膜愈合不够完善，为了加强盆底的支持力，在阴道手术完成后即施行经腹加固手术。

(1) 自下腹部，从一侧髂前上棘下2cm处到另一侧相应点做一横行切口，切开皮肤和脂肪层，可见腹直肌前鞘，将腹直肌前鞘横行切开约1.2cm宽，并在中间切成两半。分别将腹直肌前鞘解剖分离后用湿纱布包裹备用。

(2) 从腹白线进入，将腹直肌推开后进入腹腔，此时暴露腹腔下部和前后的器官。

(3) 先用血管钳从一侧腹直肌外方穿过腹膜后经过阔韧带间，直达直肠旁腹膜，造一隧道并做一切口，将一侧腹直肌前鞘带用血管钳夹住断端，送入隧道，斜行于后腹膜下。在直肠旁腹膜的切口处，用血管钳将腹直肌前鞘带引出。另一侧同法处理。

(4) 将两侧腹直肌前鞘带送至腹腔后，互相缝合。并固定于阴道顶端。使阴道顶端提高，恢复解剖关系。

(5) 用7号丝线间断缝合腹直肌前鞘，皮下脂肪和皮肤做横行分层缝合。此时完成腹部手术。

三、骶骨阴道固定术

骶骨阴道固定术（sacrocolpopexy）可通过经腹或经腹腔镜方式完成，主要用于阴道穹隆脱垂患者的初始治疗或复发患者的治疗，该手术可通过对穹隆的支持来恢复阴道的解剖与功能。临床观察，长期有效率在90%以上。

1. 术前准备　充分的阴道、肠道准备等同前。

2. 麻醉　全身麻醉或持续硬膜外阻滞。

3. 手术体位　膀胱截石位。

4. 手术步骤与技巧

(1) 常规消毒腹部、外阴皮肤及阴道黏膜，自阴道放入操纵棒将阴道顶端向上顶起，确定要固定的位置不能过高或过低。

(2) 取下腹正中切口或横切口，依次切开腹壁，进入盆腔。

（3）将阴道断端钳夹、提起，横行剪开表面腹膜，下推膀胱及直肠，显露阴道前后壁。分离过程中应注意在正确的层面进行分离，避免分离过深而导致阴道壁变薄。

（4）将乙状结肠推向左侧，辨认骶岬及子宫动脉分叉处与髂血管、骶中血管、右侧输尿管等重要解剖标志。提起覆盖在骶岬表面的腹膜，在其下方纵行切开，直达 Douglas 窝处。显露骶前无血管区及位于骶 1～4 表面的前纵韧带，该部位的骶前纵韧带厚度最厚、强度最大，选择该区域进行网片固定能提供最有力的阴道顶端支持，而且缝合、结扎时不易发生撕脱。

（5）可选择生物网片或合成网片，将网片裁剪成 2 条长方形的形状，宽度为 2～3cm，长度约 10cm，固定在阴道后壁的网片应较前壁网片长。术中根据阴道顶端距离骶骨岬间的距离调整网片长度，保证网片无张力。

（6）将 2 条网片分别间断缝合至阴道前壁、后壁，缝合 2 行，每行 2～3 针。注意缝线不要穿透阴道壁，以免术后形成网片侵蚀或暴露。阴道前壁与后壁网片固定后，在阴道顶端上方将前后网片缝合形成 Y 形。

（7）沿直肠右侧腹膜后间隙放置网片直达骶前。提起网片并将阴道断端抬高至坐骨棘以上水平，确定网片长度，并确保网片无张力、不压迫直肠。将网片两侧缘以 2－0 不可吸收线间断缝合固定在腹膜后。

（8）最后将网片两侧缘缝合固定在骶 1～4 的骶前筋膜上，小心不要损伤骶前静脉丛及骶中血管。

（9）以 2.0 延迟吸收线连续缝合阴道断端上方、直肠右侧方及骶前区的腹膜，将网片埋藏于腹膜后。

（10）术后检查阴道穹隆位于坐骨棘以上水平，阴道填塞碘仿纱条，留置导尿管。术后 24～48h 取出阴道纱条，拔除导尿管。

5. 术式评价　经腹或经腹腔镜下骶骨阴道固定术是利用网片将脱垂的阴道穹隆固定在骶骨岬上，完成对阴道顶端的支持，该术式是目前治疗阴道穹隆脱垂较常应用而且疗效肯定的手术方式之一。而腹腔镜的广泛应用，使手术视野更加清晰，气腹下盆腔潜在间隙更容易扩张，手术损伤更小。但是与开腹手术相比，腹腔镜手术需要更高的手术技巧。

经腹或经腹腔镜手术的疗效相同，由于该术式从病因上纠正了盆筋膜缺陷，因此长期疗效较理想。此外，该术式由于没有阴道切口，因此在纠正盆底解剖异常的同时，避免了阴道纤维瘢痕形成对性功能的影响，术后性生活满意度较高，无性交痛。不同于经阴道网片进行的盆底重建手术，该术式中网片放置在盆腔腹膜后，减少了网片导致的阴道侵蚀。该术式的常见并发症为术中出血，特别是在骶骨前纵韧带显露及缝合过程中，易发生骶前静脉丛及骶中血管损伤。而骶前静脉丛一旦发生撕裂、出血，止血十分困难。

此外，还应注意输尿管的损伤与扭曲、直肠损伤等，网片放置不要有张力，而且不要贴近直肠，以避免远期直肠壁网片侵蚀的发生。

四、阴道穹隆骶棘韧带固定术

骶棘韧带固定术（sacrospinous ligament fixation，SSLF）是 Sederl 于 1958 年首次用于治疗子宫切除术后的阴道穹隆膨出。其方法为经阴道后壁切口，将阴道穹隆固定在一侧或两侧骶棘韧带上，使阴道位于肛提肌板上的水平轴向，恢复阴道的解剖与功能。该手术有效率可达70%～80%。

1. 术前准备　同前。

2. 麻醉　全身麻醉或连续硬膜外阻滞。

3. 患者体位　膀胱截石位。

4. 手术步骤与技巧

（1）常规消毒下腹部、外阴皮肤及阴道黏膜，放置导尿管。

（2）钳夹阴道穹隆两侧端，在两钳之间横行切开阴道黏膜，分离膀胱阴道间隙、直肠阴道间隙，识别可能同时存在的膀胱膨出、直肠膨出或肠疝，首先完成相关的修补手术。

（3）骶棘韧带固定术：可选择一侧或双侧骶棘韧带固定。在多数患者，一侧骶棘韧带固定即可提供有效的支持。而且由于直肠的解剖位置特点，术中多选择右侧骶棘韧带固定。

（4）自切开的阴道后壁向右钝性分离直肠旁间隙，触摸右侧坐骨棘，向中后方向可触知骶棘韧带。

（5）用阴道拉钩向前拉开阴道前壁，向左侧拉开直肠，充分显露手术野。

（6）以示指指示，在距离坐骨棘2～2.5cm处钳夹骶棘韧带，以7号丝线缝合骶棘韧带2针。不要缝合过浅而影响支持效果。同时注意不要缝合过深，而且不要超过距坐骨棘内侧3cm，否则易于损伤阴部内血管及神经。另一端缝合在阴道后壁上，不要穿透黏膜。

（7）以2－0可吸收线连续锁边缝合阴道顶端黏膜，然后将缝合在右侧骶棘韧带处的缝线打结，打结时要向上提拉阴道顶端，以免因张力过大而导致缝线撕脱。继续缝合剩余的阴道后壁黏膜。

（8）阴道放置碘仿纱条，保留尿管开放。术后48h取出阴道纱条，拔除导尿管。对于有右侧臀部疼痛者，可给予口服非甾体抗炎药物镇痛治疗，多数患者可在术后1周左右缓解。

5. 术式评价　骶棘韧带是位于坐骨棘与骶骨之间、尾骨肌内的纤维腱膜，较为强韧，能为阴道顶端提供强有力的支持。该手术可纠正子宫切除术后的阴道穹隆脱垂，也可在治疗重度子宫脱垂手术同时进行，防治术后发生阴道穹隆脱垂。选择该术式者，术后阴道轴向基本恢复正常，手术简单，术中出血较少，术后恢复快。特别是对年轻的患者，术后性功能较满意，无性交困难。但是由于该术式将阴道拉向后下方，因此术后有10%～40%的患者发生膀胱膨出等前盆腔缺陷，而且术后压力性尿失禁的发生率增加。

在骶棘韧带周围有直肠、坐骨神经、阴部内动脉、阴部神经、骶前血管丛等重要的解剖结构。如果操作不当，易发生血管、神经损伤及直肠周围血肿。其中坐骨神经损伤的发生率为3%～41%，患者主要表现为术后一过性臀部疼痛，多为自限性的，可在术后1周左右缓解，无需特殊治疗。但是如果持续不缓解者，须再次手术拆除缝线，同时调整缝合或缝至对侧。如果术中误伤阴部内动脉或直肠周围血管时，可发生瞬间大量出血。需要立即局部压迫止血。如果无效，可选择动脉介入栓塞或马上中转开腹，行髂内动脉结扎。

此外，有报道术后发生感染，如坏死性筋膜炎、坐骨直肠窝脓肿等。因此，术前阴道、肠道准备应充分，围术期须合理应用抗生素预防感染。

五、网片盆底重建术

近年来，临床出现了许多新术式、新技术与新材料，在提高疗效的同时，降低了手术风险。在手术治疗中应遵循个体化原则，针对POP具体类型、部位、程度及患者年龄、身体状况等特点，强调应尽量采取微创手术，适当、合理地应用替代材料。

2004年，法国Berrocal等首次报道了应用Gynecare Prolift System进行全盆底修补，获得较好的临床效果。该网片分为三种，即前路网片、后路网片及全路网片。其中前路网片每侧有上下两对长臂带，分别放置在距离耻骨后盆筋膜腱弓（ATFP）的耻骨端和坐骨棘端前1～2cm处，前路网片无张力地放置在膀胱阴道间隙内、膀胱底下方，网片侧面位于盆腔筋膜腱弓。主要用于中重度前盆腔缺陷患者，包括中路缺陷和（或）两侧旁缺陷患者。后路网片每侧只有一对长臂带，放置在坐骨直肠窝的筋膜、骶棘韧带中外1/3交界处，网片放置在直肠阴道隔内、直肠中段的前方，网片侧缘位于肛提肌浅面。主要用于中重度后盆腔缺陷患者。全网片重建可同时治疗中重度前后盆腔缺陷及阴道旁缺陷者。

2010年，Gynecare Prosima System引入中国，与Gynecare Prolift System相比，该方法的最大改进是不需要穿刺，仅须将网片放置在闭孔内肌表面及骶棘韧带处即可。在体内运行距离大大缩短，而且不须穿过闭孔肌，损伤更小，出血更少，手术时间大大缩短，术后恢复快。因此，该方法更加适用于中度POP患者的治疗，而且手术安全性大大提高，临床医生更加容易掌握。

（一）Prolift全盆底重建术

1. 适应证　POP－Q分期为Ⅲ～Ⅳ期的前、后盆腔缺陷及阴道旁缺陷患者的治疗。

2. 禁忌证

（1）孕妇、年轻未完成生育或有生育要求的患者。

（2）老年患者但有性生活要求者应慎重。

（3）曾有膀胱或直肠损伤者应慎重。

3. 术前准备

（1）阴道准备：术前3d阴道冲洗。如有阴道感染，待充分治疗后手术。如果患者为老年患者，阴道黏膜菲薄，甚至出现溃疡，须给予局部雌激素软膏治疗1～2个月，直至黏膜溃疡痊愈、黏膜状况改善为止。

（2）肠道准备：术前3d进食无渣流质饮食，术前晚清洁灌肠。

4. 麻醉　全身麻醉或局部麻醉下进行。

5. 手术步骤与技巧　全子宫切除术＋Prolift全盆底重建术。

（1）患者取膀胱截石位，臀部出手术台边缘约10cm，双侧大腿尽量外展。

（2）经阴道子宫切除术：见前。

（3）用鼠齿钳抓住阴道前壁，从切口处向上分离阴道黏膜，至距尿道外口3～4cm处，向两侧分离阴道黏膜及耻骨宫颈筋膜达耻骨降支。

（4）确定前路网片的会阴部皮肤穿刺点：前路网片有2对穿刺点，第1穿刺点在平尿道外口水平向两侧延伸至与双侧耻骨降支外缘相交处，即两侧闭孔三角的内侧缘中点。第2穿刺点自第1点两侧分别向外1cm、再向下2cm处，即闭孔三角下角水平内侧缘。分别在皮肤穿刺点处切开，切口长0.5cm。

（5）以阴道拉钩拉开膀胱，充分暴露操作侧术野，将手指置于阴道内引导穿刺器向正确的间隙前进并保护膀胱不受损伤。将穿刺针及穿刺外鞘由外向内从第1穿刺点进针，到达ATFP水平后，向内侧绕过TFP耻骨联合端。在阴道内手指引导下，沿闭孔内缘进入膀胱阴道间隙。助手拔出穿刺针，将穿刺针外鞘暂时留置于针道内。将导丝穿入导管，用器械或手指将导丝头部从阴道内引出。同法进行第2穿刺点穿刺，但方向朝向坐骨棘，在其上方绕过ATFP的坐骨棘端穿出，同样将导丝穿入穿刺针外鞘并经阴道内引出。

（6）自阴道后壁中线切开阴道黏膜3～4cm，向上分离阴道黏膜至阴道顶部，向两侧游离直肠旁间隙，沿直肠和肛提肌之间间隙游离至坐骨棘，触及两侧骶棘韧带。

（7）确定后路网片的臀部皮肤穿刺点：后路网片有1对穿刺点，位于肛门外侧3cm、再垂直向下3cm处，即坐骨结节内侧的直肠窝两侧。分别在皮肤穿刺点处切开，切口长0.5cm。

（8）以手指在阴道内引导导引器沿正确的间隙前进并保护直肠不受损伤，将穿刺针及穿刺针外鞘自第3穿刺点进针，在阴道内手指引导下，通过坐骨直肠窝的筋膜，朝向坐骨棘方向，穿过骶棘韧带中外1/3交界处进入阴道直肠间隙。助手拔出穿刺针，将穿刺针外鞘暂时留置于针道内。将导丝穿入导管，用器械或手指将导丝头部从阴道内引出。

（9）将网片两侧的3对长臂经穿刺外鞘内的导丝引出于皮肤之外，收紧、调节网片位置，使之平展而无张力地置于阴道周围。将网片部分固定在阴道筋膜上。

（10）充分冲洗网片及其周围的血块，充分止血，以3－0无损伤线连续锁边缝合阴道黏膜。

（11）分别退出穿刺针外鞘，网片露出皮肤外面的部分予以修剪至真皮层内，皮肤切口可以缝合，也可仅行夹闭即可。阴道内放置碘仿纱条，放置导尿管。

6. 术式评价　Prolift全盆底修复网片适合盆底的三维立体结构，能为薄弱的盆底组织提供可靠的支撑，使盆底形成一个解剖和功能的整体。因此，该方法适用于阴道前壁、后壁Ⅲ期～Ⅳ期膨出者以及Ⅲ期以上子宫脱垂或子宫切除术后阴道顶端脱垂者的治疗。

该方法在穿刺途径设计上，避开了盆底的血管、神经以及重要器官，手术有较高的安全性。

Prolift网片全盆底重建手术可以同时切除或不切除子宫，而且在合并压力性尿失禁的患者，在完成网片放置后，可进行TVT－O或TOT尿道中段悬吊术。

临床观察证实，Prolift网片治疗可使III期及以上POP的复发率降至5%左右。网片暴露与侵蚀是该手术最常见的并发症，发生率为3%～20%，平均发生时间为3.6个月。因此，绝经后患者术前1个月开始应用雌激素，以增加阴道黏膜的厚度。术中分离阴道黏膜时，宜将膀胱阴道筋膜和直肠阴道筋膜一起分离，遮盖网片。缝合时不留死腔，不暴露网片。术中、术后压迫止血，防止局部血肿形成。术后继续使用阴道雌激素软膏，促进上皮增生。以上方法均可减少网片暴露及侵蚀的发生。

（二）Prosima全盆底重建术

1. 适应证　POP－Q分期为Ⅱ～Ⅲ期患者的治疗。

2. 禁忌证

（1）POP－Q分期为Ⅳ期的重症患者。

（2）阴道黏膜较薄或有溃疡者，应先以雌激素局部治疗，待阴道黏膜溃疡痊愈、黏膜变厚再行网片手术，否则术后易发生网片暴露与侵蚀。

（3）较年轻有性生活要求的患者。

3. 术前准备　同前。

4. 麻醉 蛛网膜下腔阻滞或硬膜外阻滞，也可行全身麻醉。

5. 手术步骤及技巧

（1）阴道前部修补术：①在阴道前壁中部纵行切开约4cm，切开阴道黏膜全层。②分别沿膀胱阴道间隙向两侧分离至闭孔内肌。③将网片下端固定在宫颈筋膜（保留子宫者）或膀胱阴道筋膜。④以导引杆将网片的两翼分别放置在两侧闭孔内肌表面。⑤将网片上端固定在膀胱颈水平，将网片展平，缝合阴道黏膜。

（2）阴道后部修补术：①在阴道后壁中部纵行切开约4cm，切开阴道黏膜全层。②分别沿直肠阴道间隙向两侧分离至骶棘韧带处，以坐骨棘为指示点。③将网片下端固定在宫颈筋膜（保留子宫者）或双侧宫骶韧带水平（切除子宫者）。④以导引杆将网片两翼分别放置在两侧骶棘韧带处。⑤将网片上端固定在阴道口处女膜缘内侧，将网片展平，缝合阴道黏膜。⑥放置IVSD，根据术后阴道容积选择VSD大小。⑦气囊充气，24h后取出。⑧VSD于术后3~4周取出。

6. 术后处理

（1）术后按阴式子宫切除及阴道前后壁修补术常规护理，鼓励患者尽早下床活动。

（2）保留尿管至术后48h，观察排尿情况。

（3）绝经后患者术后阴道局部应用雌激素，持续3~6个月。

（4）术后定期随诊，询问患者症状，包括排尿情况及阴道内有无肿物或压迫感等，检查局部愈合情况，观察有无复发及网片暴露或侵蚀等。

7. 术式评价 与Gynecare Prolift System相比，Gynecare Prosima System的最大改进是不需要穿刺，仅须将网片放置在闭孔内肌表面及骶棘韧带处即可，在体内运行距离显著缩短。而且该方法不须穿过闭孔肌，因此由于盲穿带来的损伤明显减少，术中出血更少，手术时间大大缩短，术后患者恢复较快。该方法在保证良好的临床效果的前提下，手术安全性大大提高。

Slack等观察136例患者应用Prosima治疗的临床疗效及其安全性，在136患者中，POP-Q分期在Ⅱ期者占53.7%，Ⅲ期者占46.3%，曾有POP手术史者占25.7%，有子宫切除史者占55.9%。在该组患者中，31（22.8%）例行阴道前壁Prosima手术，33（24.3%）例行阴道后壁手术，72（52.9%）例行全盆底重建手术。其中16.9%的患者同时行子宫切除术，33.1%的患者同时行尿道中段吊带手术。术后1年对患者疗效进行评价，以POP-Q分期≤Ⅰ期为成功标准，则治疗成功率为76.7%。而且手术成功率与VSD放置时间有关，在所有VSD放置时间在3~4周者，手术成功率为80.8%。患者临床症状缓解，生活治疗提高，性生活显著改善。术后12（8.1%）例出现网片侵蚀。因此，Prosima是安全的，不仅能纠正盆底解剖缺损，而且能改善局部功能。

理想的盆底重建手术应达到缓解症状、治疗盆底支持组织缺陷、维持或改善内脏及性功能、防止复发及保持手术效果持久等目的。因此，Gynecare Prosima System适合于症状性中度POP的治疗，是临床首个无须穿刺固定的网片装置，加之独特的阴道支撑装置用于稳定置入的网片，可用于阴道前部、后部及全盆底的修复手术。但Prosima的临床应用时间尚较短，对其客观疗效还须长期临床观察及评价。

从传统手术修补到合成网片和生物补片修补是近年来对盆底重建手术观念上的一些转变，传统手术其复发率较高，但严重并发症较少，仍为一种经典的手术，不能放弃。合成网片解剖学复位好，但存在严重并发症，需严格掌握适应证，规范手术操作。生物补片并发症较少，效果好，但价格较贵，仍需临床上做长期应用观察。

（吕秀花）

第十一节　慢性子宫翻出还纳术

子宫翻出又称子宫内翻，系指子宫底部向宫腔陷入。甚至经宫颈翻出，即子宫内腔向外翻出，多因分娩时第三产程处理不当，附着于宫底的胎盘未剥离或有粘连、植入，猛力牵拉脐带或用力压迫宫底，以及脐带过短，胎儿娩出时由于过度牵拉造成。产妇突然下腹痛、休克、出血，此为一种罕见的严重的分娩期并发症，也偶见于子宫体部黏膜下肌瘤下垂时。

子宫翻出可分急、慢性两种，慢性者为产后急性发生后未及时处理或因宫底黏膜下肌瘤牵引而发生，病人有憋坠感，大小便困难，下腹坠痛，翻出的子宫内膜往往因感染导致白带过多及子宫出血。慢性子宫翻出不能经徒手复位者可采用以下手术。

一、经阴道子宫壁切开还纳术

1. 适应证　慢性子宫翻出。

2. 术前准备要点

（1）详细询问病史及检查：过去分娩第三产程时有无急性子宫翻出史，如休克、大出血、腹痛等。检查阴道内可触及一圆形略扁的肿物，较软，在肿物根部可触到环绕其周围的宫颈环。如完全翻出在相当于子宫角部可见到输卵管入口凹陷处，盆腔内摸不到子宫底，只有一凹陷物，须与子宫脱垂和黏膜下肌瘤鉴别。

（2）全身及局部准备：控制感染，纠正贫血，术前坐浴保持局部清洁，肠道准备，术前夜清洁灌肠。

3. 麻醉要点　全身麻醉或硬膜外阻滞。

4. 手术步骤及技巧　将翻出的子宫体向前上方提拉，显露出阴道后穹隆，于此处做一横切口，打开子宫直肠陷窝。以示指由后穹隆切口处进入翻出的子宫内（浆膜面）。在示指的指示下于子宫后壁下段做一纵切口，另由拇指协助试行还纳，如宫颈环过紧，可将宫颈环切开，并将子宫切口延长。当宫颈紧缩环松解后，还纳即较容易，以拇指及示指由宫底部将翻出的部分复位。子宫恢复原状，此时子宫完全暴露于阴道内，用2号可吸收线缝合子宫切口，直达宫颈，肌层8字间断缝合，勿穿过子宫内膜。再连续褥式缝合浆肌层，通过后穹隆切口将缝合后的子宫推入盆腔，最后缝合后穹隆切口，腹膜以0号可吸收线连续缝合，阴道黏膜做间断缝合。疑有感染时可放引流，最后阴道填塞纱条。

切开后穹隆时，应注意避免误伤直肠。另外，此手术也可从前穹隆进入，切开子宫前壁还纳子宫，切开前穹隆时，应注意避免误伤膀胱。

5. 术式评价　子宫后壁无紧邻脏器，自后穹隆进入较安全。自前穹隆进入切开子宫前壁易损伤膀胱，手术较困难，但前壁切口者如再妊娠发生子宫破裂时易于观察。

6. 术后处理　术后应保持大小便通畅，避免过分用力以防再次翻出。

7. 手术步骤及技巧　开腹后，在盆腔内见不到宫体，双侧圆韧带、输卵管及卵巢韧带均被卷入一组织环内。后者多为子宫峡部或子宫颈，可先以示指探知环的大小、松紧、深浅，并扩张。然后以一对卵圆钳或鼠齿钳分别夹住翻入的子宫壁，从子宫狭窄环部内侧开始、逐渐向宫底部移动，徐徐向外牵出，最后使整个子宫完全复位。术时另一助手将一手放入阴道，向上推送翻出的子宫，有助于腹部手术的进行。子宫复原后，立即注射宫缩药。

8. 术式评价　经腹夹住宫壁牵拉子宫还纳法，子宫壁上无切口，并减少腹腔感染机会，如已有子女可同时行输卵管结扎术。

二、经腹子宫壁切开还纳术

1. 适应证　如用经腹直接还纳法不成功者可改用此法。

2. 手术步骤及技巧　开腹后直接还纳法未成功则在子宫翻转环的后缘或子宫后壁正中做一较小的纵切口，注意勿伤肠管。后壁切开后向上方牵拉内翻的宫底，同时以示指伸进切口勾住翻出的子宫颈部，从下往上协助将子宫徐徐复位。子宫复位后如前法缝合子宫切口，将附件放置原处。如韧带松弛，可紧缩之。如见输卵管有狭窄性坏死，则应切除。

经腹子宫壁切开术时也可做子宫前壁或宫颈环的前部切开。应先剪开膀胱腹膜反折，推开膀胱。切开子宫后，自前壁切口伸入示指，同上法复原子宫后缝合子宫切口及膀胱腹膜反折。

3. 术式评价　切开后壁方法简单但易术后粘连，切开子宫前壁手术较困难，但关闭膀胱腹膜反折后可减少粘连，无论何种术式，在下次妊娠晚期均有子宫破裂的危险，如病人已有子女，应同时做输卵管结扎术。

4. 术后处理　同前。

（吕秀花）

第十二节　生殖道瘘修补术

生殖道瘘是指生殖道与其邻近器官间有异常通道，临床上最多见者为尿瘘，其次为粪瘘。女性生殖道瘘主要是因滞产、难产的产伤所致，但也有少数是发生在手术误伤及放射治疗以后。日夜漏尿或粪便不能控制，污染浸泡阴道、外阴及臀部，可有丘疹和浅表溃疡等湿疹样变，患者感觉外阴灼痛、行动不便，因此给病人带来很大痛苦。

泌尿生殖道瘘的发生部位不同，以膀胱阴道瘘最多，其次为尿道阴道瘘、膀胱尿道阴道瘘，还有比较少见的膀胱宫颈阴道瘘、输尿管阴道瘘和膀胱阴道瘘合并直肠阴道瘘等。粪瘘是指人体肠道与其他系统和部位之间有异常沟通，以致粪便由肛门以外部位排出，其中与妇女生殖道有关者多为直肠阴道瘘。

一、膀胱阴道瘘修补术

1. 疾病特点　此病临床表现为漏尿、外阴皮炎和尿路感染，又名尿瘘。

2. 术前准备要点

（1）阴道检查：以确定瘘的部位、大小、周围瘢痕情况及其与周围组织的关系、阴道有无狭窄，尿道是否通畅等。在阴道前壁往往可以见到由瘘翻出的红色膀胱黏膜，以及由瘘管流出的尿液。如果瘘管很小，不能从一般阴道检查探知，则可行亚甲蓝试验。方法为经尿道将稀释的亚甲蓝溶液 200ml 注入膀胱。若见到蓝色液体经阴道壁小孔溢出者为膀胱阴道瘘，自宫颈口流出者为膀胱宫颈瘘。若阴道内流出液清亮，则属输尿管阴道瘘。另外也可做靛胭脂试验，若亚甲蓝试验瘘孔流出清亮液，可经静脉推注靛胭脂5ml，5～7min见到瘘孔流出的为蓝色液体即可进一步确诊为输尿管阴道瘘。

（2）膀胱镜检查：高位膀胱阴道瘘或经一般妇科检查未能确定漏孔部位者，可做膀胱镜检查，了解膀胱内有无炎症、结石、憩室，特别是瘘孔位置和数目，并取尿做常规及培养与细菌敏感试验，以便术前采取相应措施。

（3）术前用药及局部处理：术前3～5d，每天用1∶5000高锰酸钾溶液坐浴1～2次。有外阴湿疹者，在坐浴后局部涂搽氧化锌油膏，待痊愈后再行手术。老年妇女或闭经患者，应每晚口服戊酸雌二醇（补佳乐）1mg，共20d，以促进阴道上皮增生，从而有利于术后伤口愈合。有尿路感染者，应先以抗生素控制感染。无尿路感染者，也应于术前应用抗生素预防感染。术前3d进无渣半流饮食，手术当日禁食，术前晚做清洁灌肠，以免术时排便污染视野。

（4）手术时间的选择：产伤所致的瘘，局部组织受压而缺血坏死，应在产后6个月待局部血供恢复正常后再行手术。如为直接器械损伤所致新鲜清洁瘘孔，可在发现后立即手术修补。瘘管修补失败后，须最少等待3个月后再行二次修补。有月经来潮的妇女，宜月经干净后3～7d手术。

（5）手术途径的选择：绝大多数膀胱阴道瘘均以经阴道手术为宜，只有瘘孔位置高、粘连较重、不易由阴道显露、接近或已累及输尿管者，可改由腹部耻骨上经膀胱途径进行。

3. 麻醉要点　详见麻醉章。

4. 手术步骤及技巧

（1）消毒、显露瘘孔处膀胱黏膜：取膀胱截石位，常规消毒外阴、阴道，以丝线将两侧小阴唇向上向外固定。用重锤拉钩或单叶拉钩压低阴道后壁显露瘘孔。以子宫单钩钳夹住宫颈向下向外牵拉，此时即可见到瘘孔处翻出的膀胱黏膜。

（2）分离瘘孔的周围组织：充分分离瘘孔周围的膀胱壁与阴道壁是瘘愈合与否的关键一步。以蚊式钳分别夹住瘘孔外的周围组织，以锋锐小刀沿瘘孔边缘向其外侧小心谨慎地环形切入阴道黏膜层（注意勿切通膀胱黏膜），然后用小钝头弯剪刀将膀胱和膀胱外组织进行游离。游离的范围可根据瘘孔的大小、瘢痕多少以及周围组织的松软程度有所不同。一般游离距瘘孔边缘1cm左右即可，如广泛游离会影响血供或引起出血，从而妨碍瘘管的愈合。但如游离不够，瘢痕组织不能松解，致使被缝合的膀胱黏膜及阴道黏膜张力过大，同样会影响愈合。因此，做一恰当的分离，是手术关键，缝合前须将瘘周围的瘢痕组织剪去。

（3）分层缝合：应取张力最小、最利于缝合的横或纵的方向，根据瘘孔的大小，进行缝合。首先缝合膀胱壁，如瘘孔小于0.5cm，可用3-0可吸收线对膀胱壁进行荷包式缝合。如大于0.5cm，则做横行或纵行的间断褥式缝合。穿透或不穿透膀胱黏膜均可，穿透膀胱黏膜较易缝合，如组织较薄时穿透缝合较为牢固。瘘孔较大时可再连续褥式缝合膀胱外筋膜一次以加固。缝合膀胱壁后，可由尿道注入亚甲蓝溶液200～300ml，直接观察有无液体漏出，或以干纱布垫在漏处，以检查膀胱壁是否已缝合严密。

（4）缝合阴道壁：如肯定已不漏尿，可以0号可吸收线间断缝合阴道黏膜，横缝或纵缝可以减少张力为原则而决定。

（5）安放保留尿管：术后放置弗雷尿管，冲洗膀胱数次，以免膀胱内存血于手术后堵住管口，影响引流。

5. 术式评价 膀胱阴道瘘修补术可根据瘘孔的大小、部位、类型采取阴式、腹式或阴腹式联合修补术，以上介绍的修补法适用于小的尿瘘，方法简单，安全易行。瘘修补成功的关键是无张力修补。因此，术中须注意游离瘘口边缘正常组织的范围、缝合的方式。须注意缝合针距不宜过密，缝线不宜过粗，以免因线结过多而影响组织血供，不易愈合。反之如针距过疏，穿过组织过少，又达不到闭合瘘孔的目的。故应适当掌握，使其新创面充分接触，能建立良好血供，利于瘘孔愈合。

6. 术后处理要点 修补手术能否成功，除手术本身外，术后护理也为重要环节之一。

(1) 体位：术后2~3d平卧位，多做侧卧及俯卧。

(2) 留置导尿管：保证膀胱引流持续通畅。一般不需冲洗膀胱。嘱患者多饮水，术后每日进液量不应少于3000ml。大量尿液可起到生理的冲洗膀胱的作用，并有利于防止发生尿路感染。保留尿管时间一般为7~14d。

(3) 保持外阴清洁：每日用稀释碘伏棉球擦洗尿道外口周围及外阴部1~2次。

(4) 预防感染：术后继续给予抗生素预防感染。

(5) 雌激素应用问题：如已服戊酸雌二醇片者，术后继续服用1个月左右。

(6) 术后避孕与妊娠问题：术后3个月内禁止性生活。注意避孕，如再次妊娠应行剖宫产。

二、直肠阴道瘘修补术

1. 疾病特点 此病临床表现取决于瘘的部位、大小及粪便的干燥程度。在粪便干燥时，多无自觉症状。少数患者自觉有气体自阴道排出，阴道分泌物中染有粪便。如瘘孔较大，且近阴道外口时可有大便失禁及不能控制排气的症状，稀便时症状更明显。粪便长期污染阴道及会阴皮肤，使其发生慢性炎症。

大的直肠阴道瘘可由窥器暴露下直视到瘘孔，瘘孔极小者则仅可见到阴道后壁有一鲜红色的小肉芽组织，可用探针探测，由放入直肠内的手指触到。直肠阴道瘘又称粪瘘。

2. 术前准备要点

(1) 手术时间的选择：因压迫坏死造成的粪瘘应等待3~6个月炎症完全消退时再行手术。

(2) 定位：绝大部分粪瘘经阴道及直肠检查易于诊断，但有少数瘘孔极小者，可使病人口服碳片，并以清洁纱布填塞阴道，如在10h内发现纱布上有黑色，或见阴道后壁有黑色液渗出，就可证明有瘘孔。再用探针探其部位及大小，必要时可做直肠镜检及钡灌肠等以便决定手术方案。

(3) 肠道准备：术前3d进无渣半流饮食，口服抗生素控制肠道细菌，手术前晚及手术当日晨行清洁灌肠，以减少肠道感染机会。

(4) 坐浴：术前3d或更长时间每日用1 ：5000高锰酸钾溶液坐浴1~2次。

3. 麻醉要点 见麻醉章节

4. 手术步骤及技巧 病人取膀胱截石位，按瘘的大小、部位分述如下，基本操作与手术原则与膀胱阴道瘘相似。

(1) 小型直肠阴道瘘的修补术：肠瘘一般在0.5cm左右，在明确瘘的部位之后，即以蚊式钳夹住瘘的边缘，然后围绕瘘切开阴道黏膜，并将它向外游离 1～1.5cm。用 2－0 或 3－0 号可吸收线对瘘进行荷包缝合。进针时，注意勿穿通直肠黏膜。结扎时，注意将黏膜翻向直肠内。再于其外围做另一荷包缝合，以 2－0 号可吸收线对黏膜下组织进行连续褥式缝合。注意勿穿通直肠黏膜。最后以 0 号可吸收线对阴道黏膜做间断缝合。为保持阴道长度，以纵缝比较合适。

（2）大型直肠阴道瘘的修补术：基本原则同上，但因瘘较大，其边缘游离得更应广泛，以使缝合时周围组织张力不致太大，有利于愈合。故在瘘的边缘做环行切开后，即应比较广泛地游离其周围的阴道黏膜，使原附着于瘘孔附近的直肠壁得到松解。然后以 2－0 号可吸收线对直肠壁做褥式缝合 1～2 层，注意勿穿通直肠黏膜。缝合后，瘘的边缘就自然翻入肠管内。然后再以 0 号可吸收线对阴道黏膜做纵行间断缝合。

5. 术后处理要点

（1）局部清洁：术后应保持局部清洁，以保证伤口愈合，可每日用稀碘伏棉球擦洗 2 次。

（2）饮食：进无渣饮食 4d，口服复方樟脑酊 4ml，每日 3～4 次，连续服 3～4d。使其能控制 4～5d 不排便，术后第 5 日服缓泻药，常用液状石蜡 30～40ml。

（吕秀花）

参考文献

[1] 温佩兰，谭布珍．分娩期损伤治疗．北京：科学出版社，2008.
[2] 王子莲．妇产科疾病临床诊断与治疗方案．北京：科学技术文献出版社，2010.
[3] 郭媛．临床笔记妇产科．山东：山东科学技术出版社，2015.
[4] 郑勤田，刘慧姝．妇产科手册．北京：人民卫生出版社，2015.
[5] 刘元姣，贺翔．妇产科速查．北京：北京科学技术出版社，2015.
[6] 刘琦．妇科肿瘤诊疗新进展．北京：人民军医出版社，2015.
[7] 邓姗，郎景和．协和妇产科临床思辨录．北京：人民军医出版社，2015.
[8] 吴素慧．新编妇产科住院医师问答．湖北：华中科技大学出版社，2015.

第六章　腹壁切开缝合和腹腔镜基本操作技巧

第一节　腹壁切开

腹壁切口可分纵切口和横切口两种。纵切口操作方便，手术野显露好，术时根据需要可以延长切口，为妇科腹部手术常规切口。横切口是在阴阜上方腹壁横纹处做横切口，此处脂肪比腹部薄，对愈合有利，且术后腹部瘢痕不明显，但手术野显露相对较差，术中延长切口也有困难，应根据手术情况适当选用。

一、腹壁纵切口操作步骤及技巧

1. 切口大小的选定　切口大小应根据手术需要、病人腹壁厚薄而有所不同，但切口应尽量够大，才能使手术野显露好，有利于操作。一般子宫切除术的切口，由脐下开始达耻骨联合上缘。附件手术则根据肿物大小、性质而定。如肿物小、活动、估计无粘连，切口可适当小些；如肿物虽大，但可经放液后取出，切口亦无需延长；如为巨大卵巢实性肿瘤，或考虑为卵巢恶性肿瘤，则切口须相应地向脐上延长。一般腹壁脂肪肥厚者，切口须大些，以便手术野的显露（图6－1）。

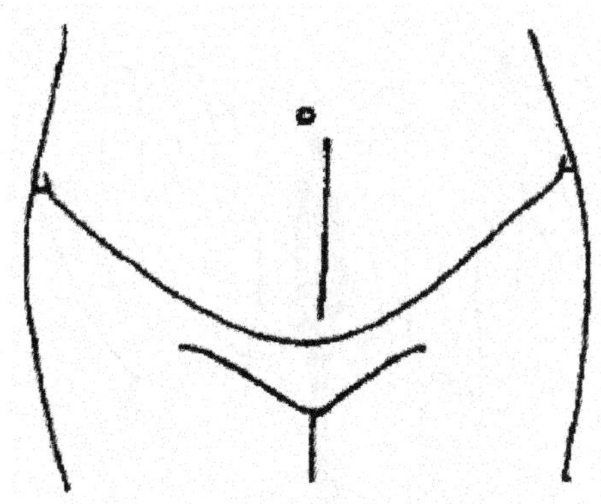

图6－1　腹壁纵切口

2. 切开皮肤　术者如站在病人的右侧，则由脐部稍下开始向下切；如术者站在病人左侧，则由耻骨联合上缘开始向上切。以术者站在病人右侧为例：先以左手将腹部皮肤固定，拇指在腹中线的右侧，其余四指在腹中线左侧，将皮肤绷紧固定（图6－2），或术者与第一助手各一手分置于切口线两侧（图6－3），于脐下1～2cm处开始沿腹中线左缘向下切，下端达耻骨联合上缘。切皮下脂肪时注意切口两侧组织应对称，不要偏斜，如切斜，两侧组织不对称，缝合时增加困难。皮下组织出血点以直止血钳随时夹住，如有活动出血处，应以细丝线结扎止血。现多采用电刀切开皮下脂肪及止血。

3. 切开筋膜　切开皮下脂肪后则见下方露出白色较韧的组织即达筋膜。先在切口中段将筋膜切一小口（图6－4），露出下方的肌肉后，再以钝头弯剪刀由筋膜小切口进入，将筋膜与其下方的肌肉分离，边分离边将筋膜剪开，按切口长度将筋膜完全剪开（图6－5）。

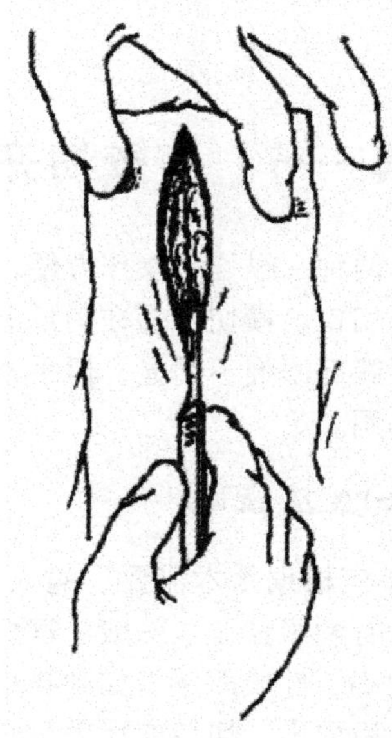

图6－2　切开皮肤方法之一

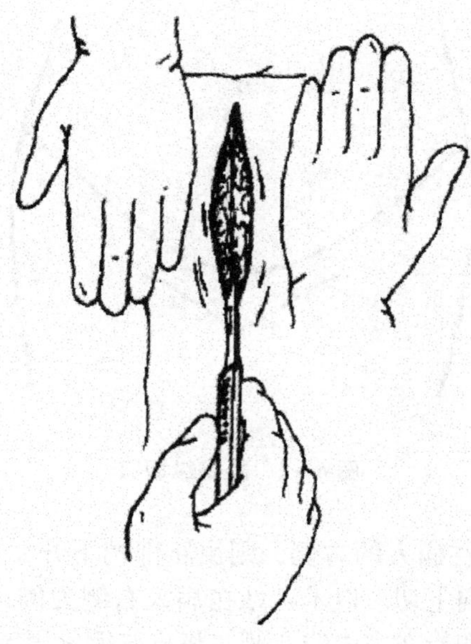

图6－3　切开皮肤方法之二

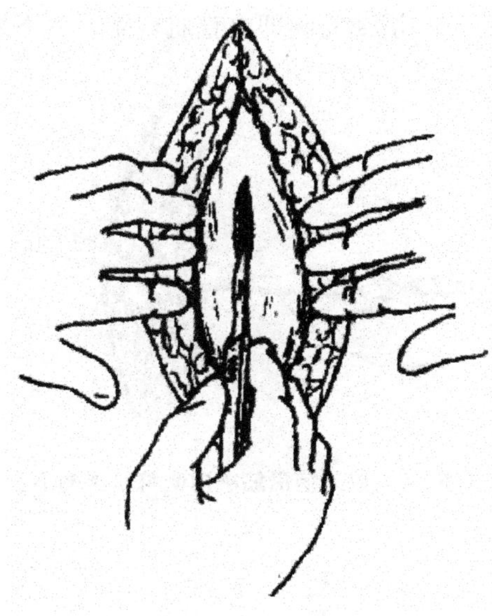

图 6－4　中段筋膜处做小切口

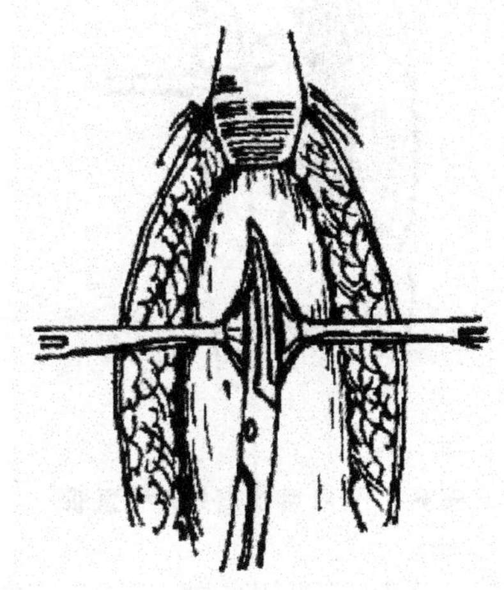

图 6－5　剪开筋膜

4. 分开腹直肌显露腹膜　一般沿腹中线左侧切开的切口，顺切口右侧的筋膜内面找腹直肌内侧游离缘；如切口沿腹中线右侧切口，则顺切口左侧的筋膜内面找，如找得准，以刀柄贴近筋膜内面轻轻向下剥离，即可将肌束分开，露出下面的腹膜外脂肪（图 6－6）。也可将切口下端锥状肌作为标志，顺着锥状肌尖部指向的那一侧筋膜内面，向下分即为腹直肌内缘所在处。分出腹直肌内缘后，以两示指伸入此间隙所在处，向上、向下拉开肌腱，将腹直肌束完全分开（图 6－7）。分离肌束时不要向肌肉两侧深部剥离，以免损伤肌肉下方深在的血管支而引起出血，此处出血如未及时发现，即可形成伤口深部血肿。以甲状腺拉钩拉开锥状肌，显露锥状肌下方筋膜并剪开，以利于伤口显露。分开腹直肌后即可见到下面的腹膜及腹膜外脂肪，切口的上段可见到一层薄筋膜即腹直肌后鞘，其下缘呈半月形，相当于脐耻中点即半环线。

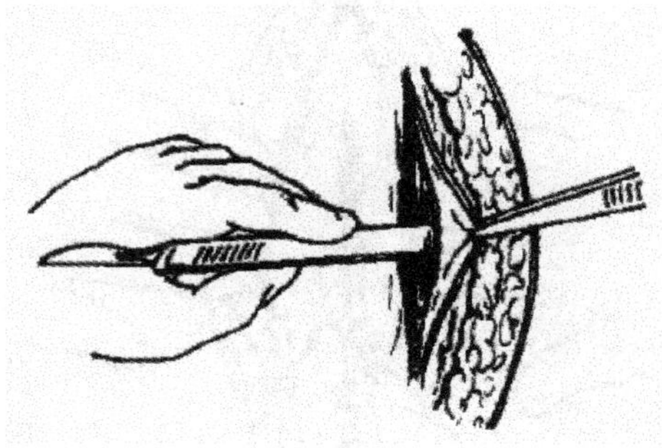

图6－6　以刀柄沿筋膜内侧将肌束剥下

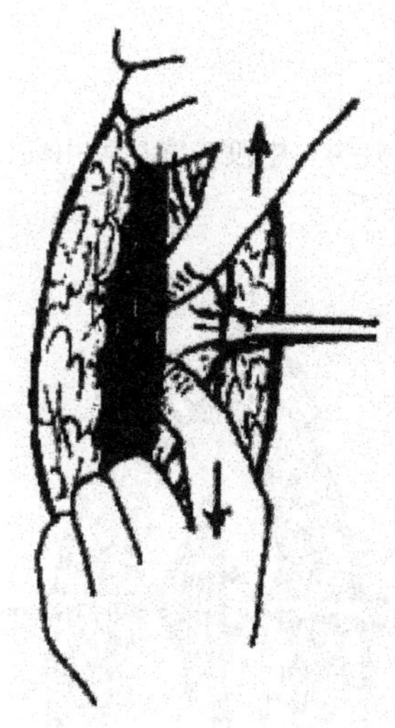

图6－7　以两示指分开腹直肌

5. 切开腹膜　在切开腹膜前，于切口两侧各放一块治疗巾，以巾钳夹住，使皮肤与创面隔离，以免污染。为避免损伤膀胱，在切口上段找到腹膜较薄处，术者以一把小止血钳将腹膜提起，助手以另一把小弯止血钳在相距1cm处将此段腹膜拉紧提起，夹腹膜时注意不要将下面的肠管或大网膜带上来。提起腹膜后，以两手指检查两层腹膜内确未夹有其他组织，以刀切开小孔即进入腹腔（图6－8）。此时，可见到光滑的腹膜内面，以小弯止血钳提起腹膜，用剪刀将切口开大，以示指、中指由腹膜小孔进入，将腹膜撑开，沿中线向上将腹膜剪开，直达伤口上缘（图6－9）。切腹膜时应注意勿损伤下面的肠管及大网膜，如遇鼓肠应以压肠板或纱垫及时隔开。继而向下将腹膜切开或剪开，此时应以刀柄边分开腹膜外脂肪边切开腹膜，以免损伤膀胱，如膀胱部位高，可提起腹膜沿膀胱侧缘透明区将腹膜切开（图6－10），将腹膜下端切至完全显露切口下缘即可。

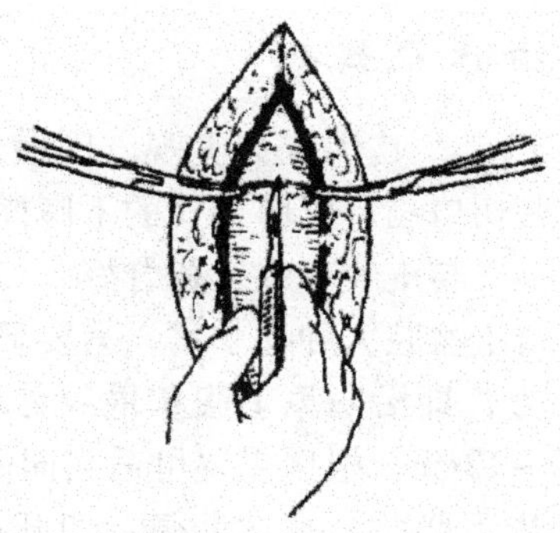

图 6－8　提起腹膜，切开小孔

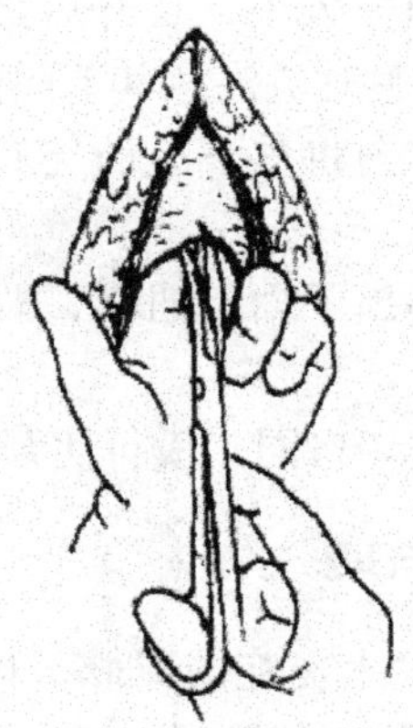

图 6－9　手指进入腹腔保护肠管，剪刀向上剪开腹膜

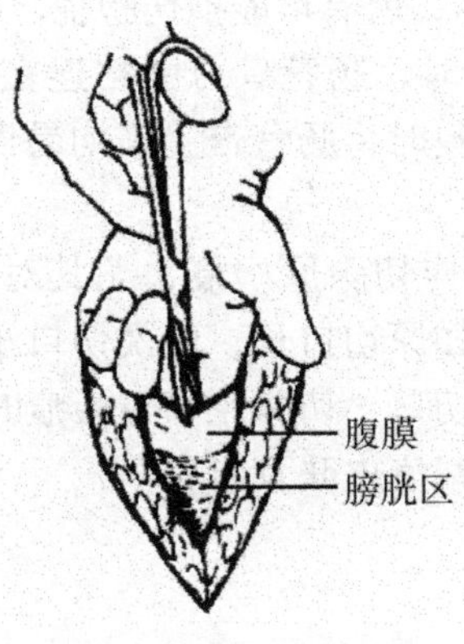

图 6－10　向下剪开腹膜

6. 放置固定开腹器　用湿纱布填腹壁切口边缘，安放固定开腹器，注意不要将肠管或大网膜夹在开腹器与腹壁之间。

二、腹壁横切口操作步骤及技巧

腹壁横切口又名 Pfannenstiel 切口，其优点为美观，因横切口瘢痕部分被阴毛遮盖，两侧切缘不明显，且不容易产生腹壁切口疝。肥胖妇女的下腹横沟处脂肪层薄，术后脂肪层较易愈合。另外，下腹横切口张力小，与皮纹一致，愈合好，一般不会发生伤口裂开。其不足之处为切口不能向上延长，不适用于盆腔大肿瘤手术，需要显露上腹部时也难以实现。

1. 切口部位　在耻骨联合上方，即沿阴阜上腹壁横纹处做一略呈弧形的横切口。切口两端稍向髂前上棘方向弯，长 10～12cm，根据需要可适当向两侧延长。

2. 切开皮下脂肪　横行切开皮下脂肪，直达筋膜。切开皮下脂肪时应注意切口两端浅静脉，须仔细结扎止血。

3. 切开筋膜　切开筋膜有两种方法。

（1）横切：使筋膜与皮肤切口同样大小，切开后露出下面的腹直肌，腹白线与筋膜相连处以剪刀剪开。向上、向下分离筋膜时应注意其下面的血管，注意结扎止血。

（2）纵切：按术野需要向上下方向将皮下脂肪与其下的筋膜充分分离，然后将露出的筋膜做纵行切开。

4. 分开腹直肌　筋膜切开后，露出下面的肌肉，两示指由中间沿两侧腹直肌内缘将腹直肌分开，一般不横断肌束。

5. 切开腹膜　纵行切开腹膜与纵切口同，横行切开腹膜与横切口同。

三、腹壁切口应注意的问题

1. 粘连　行二次手术、腹腔内发生炎症或结核、晚期癌腹腔广泛转移等，腹膜增厚，不像正常那样光滑，有时不易找到腹膜，切腹膜时应仔细辨认，选择较薄处试行分离切开，以免损伤肠管、膀胱等。

2. 膀胱损伤　正中切口下方即为膀胱，当膀胱胀满，或因切腹膜的部位低，或因肿瘤粘连，膀胱移位，在切腹膜时稍有疏忽，就有可能损伤膀胱，此时应谨慎操作，避免损伤膀胱。

3. 肠管损伤　在行第二次手术时，肠管有可能粘连在腹前壁前次瘢痕处，腹水将肠管漂浮上贴切口、术时鼓肠或在提腹膜时将肠管带上来均易误伤肠管。如有膀胱肠管损伤应仔细检查损伤情况，及时修复。

4. 对原手术瘢痕的处理　一般应切除原瘢痕，尤其对有瘢痕疙瘩形成者，但应注意有肠管及大网膜粘连在前腹膜切口。如原切口长，此次切口小，又无瘢痕疙瘩形成或估计原切口与腹壁腹膜有粘连时，可做一新切口。切除原切口瘢痕时，在瘢痕两侧切开皮肤，两切口应向内斜，呈楔形，切除筋膜上的瘢痕皮肤及脂肪。

（马　丽）

第二节　腹壁缝合

一、清点器械、纱布、纱垫

手术结束后关闭腹腔前，应重新检查各结扎处有无出血，清点纱布、器械及纱垫无误，方可关腹，术者应高度重视。此外，认真建立清点制也是避免异物遗留的重要措施，尤其对手术时间较长，手术中出血多、剥离面广、应用纱布较多的情况更应注意。

二、将肠管、大网膜复位

关腹前将肠管、大网膜放回原位，即乙状结肠在盆腔内，小肠位于其上，大网膜覆盖肠管。

三、缝合腹膜

用鼠齿钳或弯止血钳夹住腹膜切口两侧及两端，放压肠板将肠管隔开，以1/0可吸收缝线或7号丝线从切口上端开始，隔5~6cm做间断连续缝合。缝针穿透腹膜及腹直肌后鞘。缝合过程中，可伸手指入腹腔内触摸有无肠管和大网膜缝夹于缝线中，缝合最后一针时，将游离线头端拉长后打结关闭腹腔。

四、缝合筋膜

用1/0可吸收缝线连续或7号丝线单针间断或8字间断缝合腹直肌前鞘筋膜。如须加张力线时（腹壁极厚、气管炎咳嗽、虚弱、精神病患者、腹胀者），在缝合筋膜前缝好张力线。张力线每针间隔4~5cm。用大三角针，以尼龙线从一侧皮肤穿过同侧脂肪及筋膜，经对侧筋膜、脂肪而穿出皮肤。缝线应套入一小橡皮管（长1.5~2cm），以防缝线勒破皮肤。

为防止伤口裂开也可用Smead－Jones多层双襻缝合法，即用不可吸收的单线缝线（丝线或合成材料制成），间断支柱缝合，可防止伤口裂开。Smead－Jones远近缝合技术包括一个双襻缝合。缝线穿过伤口一侧的筋膜、腹直肌和腹膜，然后缝线在伤口另一侧以相反的顺序穿过同样的各层组织（这是远方缝合），缝线的第二个襻是只缝合筋膜的边缘（这是近方），即远－远－近－近的缝合技术。

五、缝合脂肪层

用大圆针1/0可吸收缝线或4号丝线间断缝合，注意两侧组织要对称，伤口下面勿留死腔，肥胖病人脂肪极厚者可分两层缝合。

六、缝合皮肤

用弯三角针或直三角针4号丝线间断缝合皮肤。也可用3/0号可吸收缝线在切口乳头状真皮层的两边交替水平穿梭，行皮内褥式连续缝合，切口还可使用钉皮器将两侧创缘皮肤用钉皮钉夹合一起。此方法方便、安全。在术后7d用专用取钉钳去除钉皮夹，在操作时由另一术者将切口用镊子沿切口外翻切缘，钉皮夹的横杆高于皮肤几毫米最合适。

一般在手术后第7天拆除丝线或拆除金属钉。体弱、疑伤口营养不良可延迟1~2d拆线，但发现有伤口感染时，应拆除感染处线结。张力线在术后第10~14天拆除。可吸收线缝合不须拆线。

（马　丽）

第三节 伤口并发症

一、切口裂开

切口裂开是指腹部伤口部分或全层分离，伴有或不伴有感染。切口裂开前常有浆液性、血性或浆液血性渗出物，也可无任何征象突然发生。如能及时发现，肠管仍可保持在腹腔内，未能及时处理者或伴随咳嗽而裂开者，往往会发生肠管大网膜脱出。一般发生在伤口缝线拆除后。

1. 发生原因　①患者年迈体弱；②营养不良，尤其缺乏维生素 C，使纤维细胞内脯氨酸不能羟基化，胶原合成减少；③消瘦，恶病质，晚期恶性肿瘤；④休克、缺氧、酸中毒均可明显影响胶原合成，降低组织抵抗力，组织愈合力差；⑤肝肾功能差者，影响蛋白及胶原合成，抑制细胞功能；⑥化疗可抑制细胞分裂，减弱切口局部成纤维细胞增殖和上皮细胞增殖，抑制蛋白的合成，化疗引起的恶心、呕吐使腹压增加；⑦放射线治疗后可引起动脉内膜炎，影响血供，继而影响伤口愈合；⑧由于患慢性支气管炎经常咳嗽，肠胀气，呕吐，使腹压增加；⑨伤口并发感染，脓肿形成，血肿形成，伤口积液，腹膜炎等；⑩伤口缝合过密过紧，引起局部坏死或异位。腹部伤口裂开大都发生在纵切口患者，很少发生于横切口患者。

2. 预防方法

（1）重视术前患者体质情况的改善，尽可能改善低蛋白血症及贫血，防治呼吸道并发症。腹部做过放射治疗者，选择性手术应推迟在放疗后 6～8 周进行。

（2）重视缝合技术：手术缝合间隔要适当，缝线不可过密或过紧，对可能发生伤口裂开的高危患者，如肥胖、术中应用化疗、腹压高等患者可加用张力缝线，腹腔内有明显感染灶时，应在下腹伤口旁侧另外放置橡胶管引流。缝合筋膜和脂肪层前应用无菌生理盐水冲洗伤口。术后适当应用静脉广谱抗生素。重视术后镇痛及病人的管理。术后加用腹带包扎，对术中给予化疗的患者加用止吐药，防止呕吐对伤口的影响；如有咳嗽或呕吐，应协助患者在伤口两侧稍加压力，减低伤口张力，再指导病人稍用力将痰咳出或呕吐。每日检查伤口，如发现伤口感染、分泌物增多，应将所在部位的丝线拆除，以利引流，避免伤口感染范围扩大。局部热敷，伤口仍可在短期内愈合，而不至于裂开。

3. 处理　伤口裂开后应立即用无菌纱布垫或无菌巾覆盖伤口。在手术室消毒皮肤及伤口边缘，根据裂开的程度选择合适的麻醉，清除不健康的组织碎片，认清组织层次，对腹膜完整无感染者，逐层缝合腹壁各层。如有肠管和大网膜脱出，如无嵌顿、坏死、感染，应用无菌盐水冲洗后送回腹腔，再缝合腹壁各层；如肠管或网膜出现嵌顿、感染，请外科医生上台评估，再做相应处理。如裂开因感染所致，应留取分泌物进行细菌培养和药敏试验，充分清创后逐层缝合腹壁各层，在脂肪与筋膜间放置皮条引流，2～3d 无感染后逐渐去除引流条，同时，加强抗感染治疗，如无法缝合可清创后，充分引流，换药治疗。脂肪厚者加用张力缝线。

二、腹壁切口感染

腹壁切口感染，给患者、家属及医生不仅带来身心痛苦和精神压力，也降低了床位周转率，应予以重视。

1. 病因及预防　与手术时间延长、失血多、肥胖、全身营养状态差、有感染病灶及手术技巧等有关，除重视改善病人客观条件外，提高医生的手术技巧对预防伤口感染极为重要。手术中应轻巧仔细地分离器官组织粘连，充分止血，确保无血肿形成，手术切口缝合松紧适度，不留死腔，尤其肥胖患者腹壁脂肪厚，可缝合两层。切口对合面准确不错位，这样伤口愈合良好，感染机会少。如有感染的可能，应在术后预防性应用抗生素。

2. 诊断和处理　术后第 5 ~ 6 天患者体温升高，即便手术顺利，也应考虑是否有伤口感染，检查伤口时如有分泌物或局部红肿或压痛，应将所在部位缝线拆除 1 针，必要时可用探针伸入，观察是否有脓液流出，如确为感染，应将感染处缝线拆除，以利脓液充分引流。伤口每日应用过氧化氢（双氧水）、盐水冲洗，脓液多时每日换药 3 ~ 4 次，脓液减少后再减少换药次数。伤口引流通畅而无其他部位感染者，无须用全身性抗生素。加用张力线者，往往在缝线针眼处发红，可予以热敷。如有脓性分泌物，表示有局部感染，应将此处缝线拆除，局部热敷并给予抗生素。怀疑有深部脓肿者，可做深部触诊或借助 B 超以期发现有无液性区存在。也可借用长针头从切口旁刺入包块抽吸，诊断一旦明确，应在局部剪除缝线，暴露脓腔换药治疗。

三、腹壁血肿

止血不彻底，接受抗凝治疗，患有凝血功能障碍性疾病，应用阿司匹林或小量肝素，剧烈咳嗽，术后高血压等易发生腹壁血肿。

血肿部位表浅，伤口常有渗血，常可早期发现。如为筋膜下或腹直肌下的腹壁深部血肿，发现较迟，患者有局部胀感，仔细检查深部可触及块状物，轻压痛。诊断困难者可辅以 B 超检查以确定包块存在，也可经穿刺抽吸出血液或小血块而确诊，如伤口有活动出血者应重新消毒伤口后结扎出血点，有血块形成者清除血块后，缝合伤口加压包扎。如已感染，应开放伤口，进行换药处理。不论表浅或深部出血，均应给予抗生素治疗。

四、腹壁切口子宫内膜异位症

腹壁子宫内膜异位症属于特殊部位的子宫内膜异位症，异位的子宫内膜在腹部伤口生长。随着剖宫产率的上升，腹壁子宫内膜异位症的发病率逐年上升，足月剖宫产腹壁子宫内膜异位症发生率为 0.03% ~0.40%。

1. 发病原因　该病主要由医源性转移或播散造成的。最易致腹壁切口子宫内膜异位症的手术为剖宫取胎术，此外剖宫产术、子宫肌瘤挖出术、月经期急症盆腔手术也常见，也有发生在输卵管结扎术及阑尾切除术后。发病原因一般认为是在手术操作时，子宫或腹腔内游离的活性内膜及间质黏附在新鲜腹壁切口，局部的子宫内膜在卵巢内分泌激素的作用下增殖分化，发生同宫腔内膜相一致的分泌和剥脱出血等变化，并形成肿块。有些病人也可以没有手术史，是原发于腹壁的，这可以用化生学说或血液和（或）淋巴转移理论解释。

2. 诊断及处理　典型病例具备以下特点：有与以上有关的手术史，腹壁切口处有硬结或肿块，绝大多数肿块与月经密切相关，经前及月经时肿块增大疼痛加重，经后疼痛缓解而且肿块缩小，肿块有压痛，根据以上特点一般可确诊为腹壁切口子宫内膜异位症。辅助检查：超声检查、计算机断层摄影（CT）、磁共振（MRI）及针吸细胞学检查可辅助确定病灶囊实性质和部位，能除外腹腔内病变，但均无特征性表现。B 超可确定肿块是囊性或实性的，测量病灶的大小和确定浸润范围，除外腹内疾病；CT 可以确定异位内膜侵及的范围；MRI 能探查出最近的出血及以前出血所形成的含铁血黄素，而后者常发生于子宫内膜异位囊肿；针吸活检的使用有其优点，能确立诊断，排除恶性肿瘤的可能性；血 CA_{125}一般不高，尚不能预测预后，对本病的诊断价值不大；病灶组织病理学检查是确诊的“金标准”。盆腔外内膜异位症主要的病理特点是病灶内纤维组织增生明显，散在内膜腺体及间质。异位子宫内膜组织在微观上含有 4 种成分：子宫内膜腺体、子宫内膜间质、纤维素及出血。病理上含有 2 种以上成分即可诊断。

治疗首选手术，一经诊断应及早切除局部病灶，范围应达病灶外 1cm，复发后可再次手术，多次复发者警惕恶变。由于子宫内膜异位结节往往与筋膜相连，应做足够深的切口，全部地切除病灶。如累及腹膜者，手术时应经无病灶区进入腹腔，手术时小心仔细以免误伤与腹膜粘连的肠管。术后标本送病理检查。

（罗丽娟）

第四节　腹腔镜操作基本技巧

一、妇科腹腔镜手术患者体位

妇科手术操作主要在盆腔内进行，因此，在妇科腹腔镜手术中，患者常采取的体位为膀胱截石位、反 Trendelenburg 体位。

1. 膀胱截石位　适用于已婚、须借助举宫器摆动子宫而协助手术野显露及操作的患者。置腿支架不宜过高，以免大腿过度屈曲妨碍操作。臀部要超出手术床边缘 10cm，便于手术操作。在人工气腹建立后，可进一步采取头低臀高位，以利于肠管因重力作用而滑向上腹部，从而充分显露盆腔手术野，增加手术操作空间。

2. 反 Trendelenburg 体位　适用于未婚、单纯附件手术等无须放置举宫器的患者，可先取仰卧位，待气腹建立后，采取头低足高位。

二、建立气腹

有气腹腹腔镜需要建立人工气腹，临床常用方法包括闭合式充气法、开放式充气法。

1. 闭合式充气法　是临床最常用的方法。妇科腹腔镜建立气腹的穿刺部位多选择脐部或根据患者情况选择脐部上缘或脐部下缘。其方法为以巾钳或徒手充分提起腹壁，使腹壁与脏器间形成足够的空间。先于穿刺部位做横形或纵形切口，长 10mm，然后以右手拇指和示指轻捏 Veress 针，腕部用力捻动并将 Veress 针自切口内穿刺进入腹腔。进针过程中不要用力过猛，以防针突入腹腔过深而损伤肠管或血管。当 Veress 针穿过腹直肌前鞘及腹膜时会有落空感，借助滴水试验可证实 Veress 针进入腹腔，然后开始充气。

妇科腹腔镜腹腔内压力一般设定在 12～13mmHg，开始气体流速可设为 0.5～1L/min，使 CO_2 缓慢进入腹腔，以免因腹腔内压力突然增高而影响患者心肺功能。当腹腔内压力达到 3mmHg 时，可将气体流速增加至 3～5L/min。在开始充气时，如果气腹机压力显示较高，提示 Veress 针未在腹腔内，应停止充气，调整针头位置或重新穿刺。

2. 开放式充气法　适用于以往有盆腔或下腹部手术史、可疑穿刺部位有粘连者，可在脐部或手术瘢痕上方 2 ~ 3cm 处切开皮肤 1 ~ 1.5m，以分离钳分离皮下组织，钳夹、切开腹直肌前鞘，然后钳夹腹膜，在直视下切开腹膜、进入腹腔。探查切口处有无粘连，如果有粘连，则需要进行分离。然后放置 10mm 穿刺套管，连接气腹机并开始充气，建立气腹。如果腹膜切口较大，则可在腹膜上做一荷包缝合，以缩小腹膜切口，防止漏气。

三、放置穿刺套管

穿刺套管由套管鞘及套管针组成，临床常用套管鞘外径为 5mm、10mm，是腹腔镜镜体及操作器械的进出通道。套管针针尖分为锐性、钝性两种。

1. 腹腔镜穿刺套管的放置方法　在以闭合式充气法建立气腹后，即可采用盲置法放置首枚穿刺套管，也可在腹腔镜监视下放置穿刺套管。手术医生可根据腹腔镜镜体外径选择穿刺套管的规格，一般为 10mm 穿刺套管。在腹腔内压力达到预设范围后，拔除 Veress 针，以“Z”字形方式逐渐经腹壁插入穿刺套管。在穿刺过程中切忌使用暴力，以免造成内脏或血管损伤。在确定进入腹腔后，拔除套管针，放入腹腔镜。确定进入腹腔后，连接充气导管并持续充气。同时进行盆腹腔检查，确定有无损伤及出血。

2. 辅助穿刺套管的放置方法　可根据手术范围与方式、难易程度、术者技术水平及辅助人员配合能力等情况选择不同规格、不同数量的穿刺套管。第二、第三穿刺套管放置部位多选择在两侧下腹部左、右髂前上棘与脐连线的中外 1/3 处，必要时可在耻骨联合上方放置第四至第五穿刺套管。辅助穿刺套管须在直视下放置，以减少意外损伤。手术结束时应在直视下拔出辅助套管。

四、腹腔镜下的结扎

腹腔镜下结扎是腹腔镜手术中难度较大的操作。目前结扎的方法很多，最简单的方法为夹闭法，此外还有体外打结法（或称线环套扎法）、体内打结法等。

1. 简单夹闭法　是手术中最简便的结扎方式，适用于小血管的结扎。目前临床常用的有金属夹、生物夹两种。在夹闭前要仔细检查，以免误夹其他组织。

2. 体外打结法（线环套扎法）　该方法是在体外先将结打好，然后用送线器将线环与线结送入腹腔内，将线环套在待结扎的组织上，用抓钳穿过此线环提起待结扎的组织，线环可滑落在需要结扎的位置上。以推结器推动线结，待线结锁紧组织后，将线结上多余的缝线剪掉。一般保留端须做两道结扎，以免结扎组织滑脱。目前临床常用的体外打结法有路德（Roeder）结和传统结两种。

3. 体内打结法　与开放手术打结相比，由于腹腔镜下的手术野缺乏立体感，而且需要应用长杆持针钳或弯分离钳等器械远距离操作，因此难度大大增加。

体内打结一般应用持针钳或弯分离钳。

五、腹腔镜下的缝合

腹腔镜下的缝合技术是手术的最基本操作，也是腹腔镜操作中较难掌握的技术。要熟练掌握腹腔镜下的缝合技巧，往往需要经过严格的训练和反复的实践。与开腹手术缝合方式相同，腹腔镜下缝合方法包括连续缝合、间断单针或“8”字缝合等。

六、腹腔镜下的组织分离

腹腔镜下组织分离技术是手术中的基本操作，通过钝性分离、锐性分离、高压水分离等技术，可将要切除的病变组织与周围正常组织分开。

1. 钝性分离　钝性分离主要通过分离钳或冲洗吸引管等将要分离的组织游离，操作时要用力适度，以免损伤周围正常组织或导致血管损伤、出血等。

2. 锐性分离　锐性分离主要以剪刀对病变组织进行游离，操作的关键是在病变组织与周围正常组织交界处进行剪开、分离，尽量避开血管。如果局部有血管，可先电凝后再行剪开。

3. 高压水分离　在疏松组织分离中，如卵巢囊肿剥除、输卵管系膜囊肿剥除过程中，可采用水分离技术，可较容易地剥离囊肿，减少创面出血，保持术野清晰。

七、腹腔镜手术中的冲洗

腹腔镜手术中可在直视下冲洗腹腔各个部位，包括上腹部的肝区、膈顶等部位，冲洗效果确切，操作比较精细，能取得良好的效果，而且对腹腔其他器官的干扰较小。冲洗液经吸引管流出，不会污染腹壁切口。

八、手术标本的取出

与开腹手术相比，腹腔镜手术中标本取出较困难，取出方法包括经阴道取出、经粉碎器粉碎后经腹腔镜取出、经取物袋取出等。

1. 经阴道取出　阴道是女性天然的穴道，在腹腔镜全子宫切除术后，子宫标本可经阴道取出。如果不保留附件者，双侧附件也可随同子宫一起经阴道取出。在子宫内膜癌、子宫颈癌等恶性肿瘤行盆腔淋巴结清扫术的患者，盆腔淋巴结标本也可经阴道取出。

2. 粉碎器粉碎后经腹腔镜取出　在仅行子宫肌瘤剥除术者或子宫半切术或子宫体积较大无法从阴道顺利取出者，可应用旋切器将子宫肌瘤、子宫体进行旋切，并经过腹腔镜旋切套管取出。

3. 经取物袋取　对于附件肿物、异位妊娠等标本，切除后可先放入腹腔镜专用取物袋或自制取物袋内，收紧袋口并通过腹腔镜套管通道拉至切口外，通过钳夹等方式取出。如果切除标本为体积较大的囊肿，则可在袋内将囊肿壁刺破。吸出囊内液，待肿物体积缩小后连同取物袋一起取出。

（罗丽娟）

参考文献

[1] 孙大为．妇科单孔腹腔镜手术学．北京：北京大学医学出版社，2015.
[2] 李光仪．实用妇科腹腔镜手术学．北京：人民卫生出版社，2015.
[3] 杜敏．妇科腹腔镜手术学图谱．北京：人民军医出版社，2014.
[4] 李光仪．妇科腹腔镜手术难点与对策．北京：人民卫生出版社，2013.

第七章　妇产科超声介入治疗

第一节　超声引导下羊膜腔穿刺

羊膜腔穿刺在产科应用十分广泛，按穿刺目的分为诊断性羊膜腔穿刺和治疗性羊膜腔穿刺。中孕引产羊膜腔内注药一般无须超声引导，仅用于某些特殊病例或穿刺失败者。但是诊断性和治疗性羊膜腔穿刺，考虑胎儿的安全性，应用超声引导，可大大提高穿刺的成功率，减少盲穿引起的并发症。羊水取材安全性高、结果准确。细胞培养成功率高，染色体核型形态好分裂象多，一旦在羊水培养失败后可选择胎儿血。目前胎儿染色体检查更多地采用羊水细胞培养。

一、适应证

（1）孕妇或其丈夫染色体异常。

（2）孕妇年龄≥35 岁。

（3）血清学筛查高危。

（4）曾生育 21 - 三体等染色体异常胎儿者。

（5）B 超提示胎儿异常包括脉络丛囊肿、胃泡未显示、胎儿颈部透明层增厚以及胎儿心脏异常。

（6）穿刺羊水可用于胎儿染色体核型分析、DNA 分析、胎儿性别判定、胎儿畸形的诊断；胎儿病毒感染的诊断；羊水生物化学分析；AFP、胆红素、雌三醇；羊膜腔穿刺造影可显示胎儿体表有无畸形及肠管是否通畅。

二、禁忌证

（1）孕妇有不规律宫缩或阴道出血等先兆流产症状。

（2）术前 24 小时内有两次体温 37.5℃以上。

（3）孕妇或胎儿存在凝血功能异常。

三、穿刺时间

进行染色体分析或生物化学分析、性别判定，穿刺时间以 15 ~ 20 周为最佳，此时操作比较容易，且羊水内有足够的活细胞可用于培养；孕 20 ~ 24 周的羊水细胞培养仍能成功。因此，对于高危孕妇穿刺时间可以适当放宽。更早的羊膜腔穿刺术 11 ~ 14 周，虽然在技术上是可行的，但早期羊膜腔穿刺术尤其是小于 13 周的穿刺术相比绒毛膜取样术或中期羊膜腔穿刺术，胎儿流失率高出 2%，胎儿肢体畸形（马蹄内翻足）发病率也高出 1.6%，而且对胎儿肺发育也存在不利影响。

四、穿刺方法

1. 术前准备　孕妇排空膀胱，取仰卧位，先行超声检查，观察胎儿有无异常、胎盘位置及羊水量，选择合适的穿刺点，尽量避开胎盘、胎儿头面部，多在羊水池最大又贴近腹壁的胎儿肢体附近。

2. 超声引导下穿刺　经实时超声引导穿刺，或经B超定位后穿刺，穿刺针20～23G，长15～18cm。穿刺针沿穿刺引导线进针，大于探测深度1～1.5cm长度，由腹壁进入子宫壁、羊膜及羊膜腔，一针穿刺成功，拔出针芯即有羊水流出，接5ml注射器先抽取2ml羊水，再换20ml注射器缓慢抽取羊水20ml送检。将针芯插回穿刺针内，迅速拔针，敷以无菌干纱球压迫5分钟后胶布固定。避免反复穿刺致使胎盘出血使羊水受母血污染。

3. 术后注意事项　术毕观察胎儿胎动及胎心搏动情况，术后7天孕妇回院常规产检。

五、术后并发症的观察及处理

1. 先兆流产或先兆早产　吸氧、左侧卧位休息，口服沙丁胺醇，必要时静脉输注硫酸镁抑制宫缩。

2. 局部穿刺点出血　压迫止血。

六、注意事项

1. 穿刺点变动　如果在皮肤消毒后，出现了子宫收缩或胎动，就有可能使原来探测到的羊水池位置发生改变。术者最好在消毒后仔细观察腹部子宫收缩情况，询问孕妇是否感觉到胎动。如果发生了宫缩或胎动，必须用超声重新探测羊水池位置和确定穿刺点。

2. 胎盘附着在子宫前壁时穿刺的方法　如果胎盘附着在子宫前壁躲避不及，应选择胎盘较薄弱之处进针。如果羊水池条件很好，又无胎体，即使胎盘较厚，也可选择作为穿刺点，但进针前要准确测量好皮肤到羊膜腔的距离。由于超声探头有一定重量，腹壁较松弛，探测的腹部到羊膜腔内的深度一般要小于实际的深度1～2cm，因此术者对进针的深度要有充分的估计，如果进针的深度不够，穿刺针很可能停留在胎盘组织内，抽吸的不是羊水而是血液。另外，即使术者准确地把握了进针的深度，那么在操作时进针也应果断、迅速，直接刺入羊膜腔内，只要进针过程中没有明显的落空感，就不要轻易在中间组织内停留或拔出针芯试抽取，以免抽取到胎盘血或血沾染针管影响羊水细胞的培养和诊断。

3. 手术风险　孕中期羊膜腔穿刺术的相对危险较小。一般包括妊娠丢失（流产）、宫内感染、羊水渗漏、不能获取标本、可能的胎儿损伤等。超声引导下羊膜腔穿刺可使并发症降低到最低限度，羊膜破裂<1%，自然流产率0.2%～1.2%，感染率0.3%～2%。并发症发生率与B超监护经验，术者手术操作经验有一定关系。有文献报道，羊膜腔穿刺术所带来的流产风险为1%左右。对于确有强烈手术指征的孕妇第1次穿刺困难、未取到羊水者，停止操作；间隔1～2周第2次再做1次穿刺，以减少术后流产的可能性。

4. 失败原因　穿刺失败的原因可能为肥胖腹壁过厚、较厚的胎盘前壁附着、近子宫底部腹中线两侧羊水暗区过少、前次腹部手术瘢痕、子宫极度旋转、胎盘水肿，或孕妇极度焦虑紧张等。穿刺抽出血液，出血可来自腹壁、子宫壁、胎盘，或刺伤胎儿血管，应立即拔出穿刺针并压迫穿刺点，加压包扎穿刺点。若胎心无明显改变，待1周后再行穿刺。

（李　莉）

第二节　脐血管穿刺术

用胎儿血标本进行各种测定，以了解胎儿有无先天性缺陷及评估胎儿在宫内的状况，是围生医学产前诊断的一大进展，使产前诊断进入分子遗传学阶段。脐带血进行染色体分析、凝血因子检查及基因诊断等，能够避免母体血污染，诊断更为准确，为宫内治疗开辟了一个新的途径。

一、适应证

（1）胎儿溶血病：可做胎儿血细胞、网织红细胞记数，测定血型、血色素、血清胆红素、血浆蛋白、IgG 抗体等。

（2）有遗传病分娩史或家族史、产前筛查高危的孕妇行胎儿染色体检查。

（3）胎儿宫内发育迟缓时了解胎儿体内酸碱平衡情况。

（4）了解胎儿有无弓形虫、巨细胞病毒等宫内感染情况。

（5）先天性胎儿血小板减少症。

（6）血友病凝血因子检查。

（7）对进行性肌营养不良等遗产性疾病进行产前诊断。

二、禁忌证

（1）孕妇或胎儿存在凝血功能异常。

（2）有不规律宫缩或阴道出血等先兆流产症状。

（3）孕妇体内有感染者。

三、手术时间

脐带血管穿刺的时间一般在妊娠中期，即妊娠 20～22 周，因为此时的脐带较为粗大，容易穿刺中血管，而且此时胎儿也较大，能够提供较多的血样用于诊断。

四、操作方法

1. 穿刺方法　脐带血管穿刺的方法主要是经腹壁穿刺胎儿脐带的静脉。

2. 术前用药　穿刺前一般给予孕妇少许镇静药，如地西泮 10mg，不仅可以使孕妇镇静，而且还可以减少胎动，有利于穿刺成功。

3. 超声引导下穿刺　患者取仰卧位，先行产科常规超声检查，记录胎心率，寻找脐带的穿刺部位。常规消毒铺巾用22号长穿刺针在预先确定的穿刺点处进针，从腹壁穿过子宫肌层，避开胎盘先做羊膜腔穿刺，脐带穿刺可取三个部位，距脐带根部 1cm 处，距胎儿脐窝 1cm 处，脐带游离段。穿刺针垂直于脐带表面，短暂停顿后，快速用力地垂直刺入脐血管，取出针芯，由助手固定穿刺针，接上注射器回抽有血液即表明穿刺成功，如果回抽没有血液，考虑穿刺针在脐带组织中，可适当调整针尖方向，再回抽，直至回抽到血液为止。穿刺结束后，插入针芯后取出穿刺针，有时脐血管针孔处可见滚珠状血液流出，可持续10～70秒。观察胎动、胎心等10分钟，并注意穿刺点渗血及胎盘血肿情况。次日超声复查胎心搏动、胎动、胎盘及羊水等情况。

五、并发症及其安全性

多数文献报道脐静脉穿刺对母儿是安全的，其并发症包括脐血管出血发生率为23%～37%，持续时间0～70秒多无严重后果。胎儿心动过缓发生率7%，由于脐血管痉挛导致胎心持续过缓，严重时胎死宫内。偶有胎死宫内的发生，其发生率为0.8%～1.6%，其他少见的并发症有胎儿感染、出血、流产、早产、母胎输血等。

六、影响穿刺成功的因素

1. 术者的手术操作经验　包括对穿刺部位的选择、脐蒂部的定位。较长较直的游离脐带较容易穿刺，第1次未穿中脐带时，应迅速将穿刺针调整到脐血管的同一平面继续穿刺。穿刺时间太长会引起子宫收缩或腹肌紧张，改变穿刺针的方向。

2. 穿刺手法　穿刺用力的方向应与超声引导的方向一致，腹壁肥厚及后壁胎盘的孕妇，脐带距腹壁较远，穿刺较一般人困难。

3. 胎儿体位及胎动　胎儿身体遮盖脐带时，脐蒂不易暴露，穿刺难以进行，让孕妇改为侧卧位，或轻轻推动胎儿数次，待胎儿改变体位后，再继续操作。胎动频繁时，难以进针，耐心等待胎儿安静后才进针，术前半小时给予孕妇镇定药有助于减少孕妇的紧张情绪，减少胎动。

（李　莉）

第三节　超声引导下取卵术

经阴道超声引导下取卵术，常用于辅助生育技术中卵子的回收，为下一步胚胎培养或移植收集卵子，是一种安全、有效、相对简便的取卵术式，具有可重复性强，不必住院等优点。阴道壁靠近卵巢，可在清晰的近场内操作，是IVF常规的收集卵子的方法。

一、适应证

（1）输卵管因素导致的不孕：输卵管阻塞、输卵管缺如、输卵管结扎后再妊娠。

（2）子宫内膜异位症经手术或药物治疗后仍未孕。

（3）宫颈黏液异常。

（4）原因不明性不孕。

（5）男性少精子症、弱精子症等导致的不孕。

（6）遗传缺陷需要植入前产前诊断者。

二、禁忌证

（1）生殖道的感染。

（2）身体其他部位的明显感染。

三、术前准备

1. 设备　配套的实时超声显像仪－阴道探头、穿刺支架、穿刺取卵针、一次性试管、控制良好的负压吸引器、试管架等。

2. 患者准备

（1）术前30分钟肌内注射哌替啶100mg或50mg，如患者恐惧、害怕疼痛，或卵巢在子宫后方，取卵有一定困难者，可采用静脉麻醉。取卵术前的静脉麻醉一般采用丙泊酚，要求麻醉科医师监测，需要完善术前各项检查，开放静脉，手术过程中行动态心电监护、血氧饱和度的监护等。麻醉药的用量取决于手术时间的长短。

（2）取卵术的阴道准备：患者以膀胱截石位固定在手术床上，生理盐水反复冲洗阴道直至干净，用消毒纱布或大棉球擦干，对于少数分泌物过多或者可能存在轻度阴道感染的患者可先用消毒液擦洗后，再用生理盐水擦洗。

四、手术操作

1. 术前准备　患者术前应排空膀胱，麻醉或镇痛后按无菌要求铺巾，操作全程按无菌操作，B超探头涂上耦合剂后套上经消毒的乳胶薄膜套，装上穿刺针后置入阴道。检查盆腔及双卵巢情况，盆腔是否有异常的暗区或渗出的卵泡液，检查穿刺针与负压吸引仪的连接是否正确，负压一般选择13.3kPa，调出B超显示屏上穿刺针导线。

2. 超声引导下穿刺　调整阴道探头位置使显示屏上的穿刺针导线稳定在穹窿组织与将穿刺侧卵巢间最近的距离上，尽量避开阴道壁血管、子宫肌层、子宫颈及宫旁血管网，进针快而准确，进针时，B超探头相对固定或稳定，当穿刺针进入卵泡时，启动负压抽吸，针尖平面可以行各角度的旋转，卵泡尽量显示出最大平面，以较彻底地抽吸每个卵泡的卵泡液，直至目标卵泡完全塌陷。尽量穿刺10mm直径以上的所有卵泡；位于同一穿刺线上的卵泡可自浅至深于一次进针内完成，对不同穿刺线上的卵泡，退针至卵巢表面（不退出阴道壁），改变穿刺方向再行穿刺；进针前或出针后以含肝素HEPES缓冲液冲洗针管；一侧穿刺结束后再行穿刺另侧。

在手术中要与实验室交流，注意抽吸过程中的捡卵数与抽吸卵丘数是否一致，若差异较大时要寻找原因，检查抽吸过程是否顺利，负压的情况等。同时手术过程中要注意观察是否有盆腔区的出血及增大，要考虑有无发生内出血的可能，手术过程中，要观察患者的一般情况，监测相关的生命体征，如血压、脉搏、呼吸及患者的意识状态。双侧卵巢取卵困难，如必须过子宫肌层时，尽量避免穿刺子宫内膜以免对胚胎移植造成不良影响。对双卵巢位置异常高的患者若经调整体位及按压腹部均不能穿刺者，个别患者有可能改为开腹或腹腔镜下取卵。

3. 术后注意事项　阴道取卵手术结束后，一定要检查盆腔中是否存在出血情况，阴道穿刺点是否有出血。若一切均正常结束手术，拭净阴道血污，如有穿刺点出血，可用宫颈钳短时钳夹穿刺点，血止之后可置纱布填塞压迫，数小时后取出；术毕平卧休息3～6小时，据使用麻醉的种类决定患者留观时间，并经手术医生检查无异常后方可离院。

五、穿刺取卵术的效果

一般情况下，以穿刺 10mm 直径以上卵泡数计，获卵率达 80% 以上。获卵率与下列因素可能有关：术者取卵术熟练程度；有效的负压抽吸，注意进入阴道壁后在穿刺卵巢前加至有效负压和抽吸时适当回旋和来回移动穿刺针；穿刺取卵针的大小；卵泡的成熟程度，注射 HCG 时卵泡径线的大小，可能过大的卵泡容易自然破裂而卵子逸失，卵泡过小时不成熟卵不易脱落获卵率较低。注射 HCG 的剂量大小，注射 HCG 过小时，无法最后诱导卵子成熟，卵子不易脱落，获卵率较低，甚至无法获取卵子。卵巢活动明显或进针阻力甚大，针尖不能迅速准确地进入卵泡中央，回收卵率明显降低。排卵已发生的病例即使有剩余多个卵泡，其获卵率也降低。

六、取卵术注意事项

取卵过程尽量避免影响卵子的质量，要正确处理无菌与无毒的关系，作为一个手术过程，必须尽量做到无菌，但灭菌剂在杀菌的同时，如有残留也可能对胚胎有毒性，例如乙醇可能引起受精卵的无性分裂。因此，除了术者的手部消毒以外，在保证患者术前没有感染性疾病的前提下，整个术程均以无菌生理盐水的彻底清洗代替灭菌剂以求尽可能的无菌。此外，在手术中少使用麻醉药物也是为了尽量避免药物对卵子可能的影响。另外，吸引器的压力应稳定，太高的压力可能会造成卵细胞的创伤；手套上的粉尘应冲洗干净等细节均应注意；每当吸出异常的液体如巧克力样物后，应更换穿刺针及试管。

七、取卵术的并发症及处理

1. 穿刺损伤出血　术者应熟悉盆腔解剖及患者的解剖特点，熟悉盆腔常见疾病的解剖及超声显像图像特征。穿刺时不宜反复进出针；辨清卵巢的边缘，卵巢外的结构特别是管道样结构勿穿刺，注意勿将盆腔血管的横断面误认为卵泡结构。如果出现下腹部明显疼痛，腹肌紧张等腹膜刺激症状及休克等表现，应 B 超检查有无内出血。少量盆腔出血可给予止血药，卧床休息，严密观察血压、脉搏，发生大量不可控制的大出血应立即手术治疗，不可延误。

进针路径尽量不经膀胱，如卵巢位置特殊须经膀胱壁时争取 1 ~ 2 次完成，嘱术后多解小便，注意出现血尿。部分特殊位置的卵巢须经宫体进行穿刺，可选择直径较小的如 18G 穿刺针，也宜 1 ~ 2 次完成，应尽量避免穿刺经过子宫内膜。

2. 感染　术前有生殖道的感染及身体其他部位的明显感染应视为手术禁忌证。术中应注意隐匿部位如阴道穹窿部的彻底清洗。术中尽量减少穿刺次数，避免穿过肠管，以免增加腹腔感染及卵子感染机会。必要时可预防性应用抗生素 3 天左右。一旦确认盆腔感染，应放弃后续的步骤，进行相应治疗。

（李　莉）

第四节　盆腔肿物穿刺检查与治疗

盆腔肿物在女性常见、多发，种类多且位置深，周边关系复杂。传统开腹切除和近年来腹腔镜下切除肿物，手术复杂，条件要求高，费用多，复发率也高。超声介入扫查诊断治疗盆腔肿物，具有操作简单、创伤小、痛苦少、经济、成功率高、重复性好的特点，深受临床相关医务人员和患者欢迎，但必须掌握该手术的适应证和禁忌证，才能取得满意效果。

一、适应证

（1）直径 >5cm 的单纯性卵巢囊肿和巧克力囊肿。

（2）长期不愈的炎性包裹性积液。

（3）直径 >4cm 的输卵管积水。

（4）盆腔脓肿。

（5）输卵管妊娠。

（6）性质不明的盆腔肿物：在做好手术准备的条件下，行超声引导针吸细胞学检查、细菌学检查等，以便明确诊断，避免不必要的手术或指导手术方式的选择。

二、禁忌证

（1）体温 >37.5℃者。

（2）盆腔脓肿急性期者。

（3）白细胞 $<4.0\times10^9/L$，血小板 $<80\times10^9/L$。

（4）有昏厥及休克等急性内出血征象。

（5）经阴道穿刺者需无生殖道感染。

（6）对已有手术指征的妇科肿块，特别是来源于卵巢的赘生性肿物，一般不主张穿刺活检。

（7）诊断明确或高度怀疑恶性肿物者。

三、术前准备

1. 仪器、器械及药物准备　经腹壁穿刺用线阵、凸阵、扇扫探头，阴道穿刺用高频探头（5～7.5MHz 阴道探头），手术前需消毒。腹壁穿刺针 20～23G，长 15～18cm，阴道穿刺针 16～18G。长 30～40cm，活检针可选用与之配套的自动活检枪，国产 12 号经阴道组织活检针。必备药物，卵巢单纯性囊肿穿刺备无水乙醇，包裹性积液穿刺备甲硝唑，稀释囊腔用生理盐水及透明质酸酶。

2. 穿刺途径的选择　术前进行经腹或经阴道常规超声检查，尽可能选择最短的穿刺途径，经腹部穿刺适应于囊肿近腹壁或未婚无性交者，尽可能避开肠管和膀胱。经阴道穿刺则需避开宫颈、膀胱和直肠等其他脏器，必要时需借助经阴道彩色多普勒超声避开血管。

3. 患者准备　患者准备穿刺术前行常规妇科检查，行白带常规、血尿常规、心电图、血 CA_{125}、AFP、CEA 检查，体温正常，询问病史，有乙醇过敏史者禁用无水乙醇；术前 B 超全面检查盆腔，排除恶性病变可能，必要时行腹部 CT 检查。依据盆腔有无积液、腹水、有无粘连、内容物声像等来判断可否行超声介入治疗。卵巢单纯囊肿及巧克力囊肿的穿刺时间最好选择在月经干净3～7 天；术前可用哌替啶镇痛或静脉复合麻醉，患者本人或家属在治疗协议书上签字。

四、手术操作

1. 经阴道后穹窿超声介入穿刺　患者排空膀胱，取膀胱截石位，常规消毒外阴、阴道，置无菌巾。将套消毒的阴式探头（带穿刺引导架和针），放置阴道后穹窿，适当加压，使探头尽量接近肿物，调整探头角度，尽量避开血管、膀胱和肠管，使引导线对准肿物中心，手法快速将穿刺针刺入肿物，声像图显示针尖在肿物中心，取出针芯，抽尽囊液，如为黄素囊肿，仅将囊液抽吸干净即可；卵巢单纯性囊肿先将囊内容物抽吸干净，然后注入囊液1/3～2/3量的无水乙醇反复冲洗，尽可能将囊内容物抽吸干净，最后再注入无水乙醇停留固定约5分钟，随后将所注入的无水乙醇全部抽吸干净后在负压状态下拔出穿刺针（图7－1）。盆腔包裹性积液及盆腔脓肿将囊内容物抽吸干净后用5%甲硝唑反复冲洗抽吸干净后可在腔内留置少量抗生素稀释液。阴道填塞纱布压迫针眼，2小时后取出。

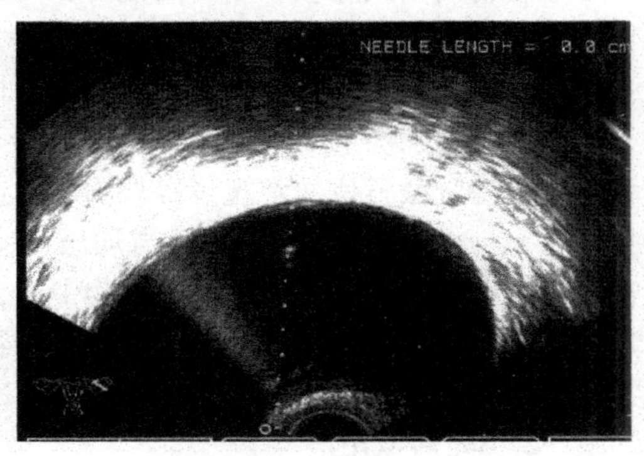

图7－1　经阴道后穹窿超声介入穿刺

2. 经腹壁超声介入穿刺　患者排尿后平卧/侧卧位，B超扫查确定肿物位置，标记穿刺点，常规消毒手术野，置消毒巾，予2%利多卡因局麻。用消毒探头再次扫查并将探头引导线对准肿物中心，持续缓慢给探头加压，使腹壁与肿物接近。根据肿物性状选用粗细长度合适的穿刺针，沿引导槽快速短暂用力刺入肿物，当声像图显示针尖达肿物中心时予以固定，接注射器尽量抽尽囊液。如乙醇过敏者单用生理盐水反复冲洗囊腔，冲洗时每次注入液体量为抽出液的1/3～2/3，直到冲洗液变清亮为止；如无乙醇过敏则尽量抽尽囊液后先注入1%利多卡因2～10ml停留2分钟，再以无水乙醇冲洗至清亮，注入无水乙醇停留固定约5分钟，注入液体量同上述，注入乙醇时要缓慢并观察患者的反应，注入液体完毕后即刻抽出以免血块凝固堵塞针眼，拔针时带负压拔出穿刺针，伤口盖一块无菌纱布压迫片刻，观察2小时无不适离院。

五、巧克力囊肿超声介入穿刺治疗

巧克力囊肿是因异位的子宫内膜周期性出血，巧克力样陈旧性血液包裹形成囊肿，好发于卵巢、子宫直肠陷窝等部位。囊肿破裂后与周围组织形成较为广泛的粘连，即使开腹手术，有些巧克力囊肿的剥出也比较困难，而且术后容易复发。对于未孕妇女和女性手术后复发的病例，超声引导下巧克力囊肿穿刺是不错的选择，采用硬化剂（如无水乙醇）介入治疗，具有操作简单、创伤小、并发症少、节省时间、费用较低、可重复及疗效可靠的优点，有较高的推广价值。

手术操作：穿刺手术过程患者取膀胱截石位，常规消毒外阴、阴道，铺无菌孔巾，首先B超确定肿物的位置、大小和穿刺途径及角度，以能清晰显示囊肿图像为准，并选择阴道穹窿距肿物最近距离进针。囊液较稠厚者选用16G针，囊液较稀薄者可选用18G针。在选择穿刺路径时尽量避开血管、膀胱和肠管。进针前用探头对阴道穹窿适当施加压力，必要时助手于腹部适当位置帮助固定囊肿以防囊肿移动。这样能尽量确保穿刺一次成功。巧克力囊肿穿刺液的特征是暗黑色或巧克力色的黏稠液体（即陈旧性积血），尽量抽尽囊内液后，注入无水乙醇，注入量一般为抽出囊液的1/3～1/2。

六、输卵管积水超声介入穿刺治疗

输卵管积水超声显示为形似腊肠或曲颈瓶状，壁薄而光滑，内为无回声，可有分隔，透声好，后壁回声增强，边界清晰。输卵管积水介入治疗的优点是一般不需麻醉、创伤更小、费用低廉、具有可重复操作，尤其是不影响卵巢功能等。缺点是抽吸后积水有可能再次出现，而且不能减少输卵管妊娠的发生。

操作步骤：患者排空膀胱，取膀胱截石位，常规消毒外阴、阴道，置无菌巾。将套消毒的阴式探头（带穿刺引导架和针），放置阴道后穹窿，适当加压，使探头尽量接近肿物，调整探头角度，尽量避开血管、膀胱和肠管，使引导线对准肿物中心，快速将穿刺针刺入输卵管积水囊腔，可用1/3～2/3囊液量的生理盐水或甲硝唑冲洗囊腔至液清，如有多个囊腔尽量先穿刺小囊腔，后穿刺大囊腔，尽可能将所有的囊内容物抽吸干净，在负压状态下拔出穿刺针。阴道填塞纱布压迫针眼，2小时后取出。

七、异位妊娠超声介入穿刺治疗

异位妊娠是妇产科常见的急腹症。近年来，异位妊娠的发生率呈上升的趋势。随着阴道超声的广泛应用，早期异位妊娠的诊断更加准确，保守治疗已成为发展趋势。超声引导下介入治疗是介于手术和非手术之间的一种微创治疗，在超声引导下，可经阴道穹隆穿刺，直接将甲氨蝶呤等杀胚胎药物注入输卵管内的妊娠囊中，以期杀灭异位的胚胎组织，具有操作简单、单次注药、疗效确切、费用低廉等优点，但是也具有HCG下降较慢，不能完全避免妊娠灶破裂及手术等可能性等缺点。

1. 术前准备　患者排空膀胱，膀胱截石位，常规消毒铺无菌巾后，阴道超声显示清楚患者子宫及附件，避开阴道壁及子宫旁血管，选择好进针路线，可选用美国COOK公司生产的17G双腔穿刺针，在超声引导下进针。

2. 超声引导下穿刺　当确认穿刺针进入孕囊后，从一个腔内抽吸出囊液。在尽量抽吸囊液后，见胎心搏动消失或孕囊明显塌陷，夹闭连接该腔的引流管，根据孕囊大小及负压抽吸液体量，从另一腔内适当注射1～2ml甲氨蝶呤溶液（含甲氨蝶呤MTX 50mg）。

3. 穿刺后观察　穿刺针留置1分钟左右，观察盆腔内无液性暗区生成，撤针，阴道内塞纱布压迫穿刺孔止血，2小时后取出。

八、盆腔肿物活检穿刺的优点及注意事项

（1）对较小的肿物可以早期活检确诊，而且手术操作对盆腔组织及卵巢血运影响小，

对保留卵巢功能和生育能力有重要的临床价值。

（2）避免手术的有创性以及术中可能造成囊液外溢，在超声引导下通过穿刺针将囊内脂液抽吸干净，利用无水乙醇对囊内壁细胞脱水作用，使囊内壁细胞脱水固定、变性，囊壁逐渐缩小、乃至消失。

（3）穿刺手术的技巧：穿刺治疗效果与穿刺手术的技巧有着密切关系。在手术操作过程中，囊液较稠厚者选用16G针，囊液较稀薄者可选用18～20G针；穿刺前仔细调整进针入路，选择阴道穹窿距肿物最近距离进针，进针前用探头对阴道穹窿适当施加压力，必要时助手于腹部适当位置帮助固定囊肿以防囊肿移动。这样能尽量确保穿刺一次成功。如果穿刺不能一次成功，囊肿上的多个穿刺针眼可造成囊液或无水乙醇渗漏，囊液渗漏可引起术后感染等并发症，而无水乙醇渗漏则可引起剧烈腹痛。无水乙醇停留固定约5分钟后抽出，这样可确保尽可能破坏囊壁而减少囊肿复发。

（4）如果囊液较黏稠，可先尽可能抽出内容物，然后注入与抽出液体相等或稍少于抽出液体量的0.9%氯化钠液稀释后再抽吸，可反复稀释、冲洗，尽可能将囊内容物抽吸干净。如囊肿有分隔或有多个囊肿时，原则上先穿刺抽吸小分隔或小的囊肿，最后抽吸大分隔或大囊肿。这样可增加每个分隔或每个囊肿穿刺的成功率。从囊肿复发病例分析，囊肿抽吸不完全及无水乙醇凝固不彻底是复发的主要原因。

（5）盆腔肿物前方通常有肠管、大网膜遮挡妨碍穿刺肿物，B超扫查时在探头上持续缓慢加压可迫使探头下肠管蠕动避开；膀胱充盈时底部升高遮挡宫体及肿物，故需排空膀胱，这样在B超监测下施行介入术，最好在彩色多普勒引导下穿刺，可减少穿刺损伤肠管、膀胱和大血管机会。

（李　莉）

参考文献

［1］康佳丽，张玉洁．超声介入：产前诊断与宫内治疗学．广东：广东科技出版社，2008.

［2］郭媛．临床笔记妇产科．山东：山东科学技术出版社，2015.

［3］郑勤田，刘慧姝．妇产科手册．北京：人民卫生出版社，2015.

［4］邓姗，郎景和．协和妇产科临床思辨录．北京：人民军医出版社，2015.

第二篇

妇科疾病

第八章 妇科炎症性疾病

第一节 妇科炎症性疾病概述

生殖道感染（reproductive tract infection，RTI）是女性生殖系统的常见病和多发病，几乎每个妇女一生中都要经历生殖系统感染，近年来RTI的发病率逐年攀升。女性生殖系统有其特殊的解剖和生理特点，较男性更容易发生感染性疾病，如诊断和治疗不及时，或治疗不规范，容易使感染复发、迁延以至成为难治性疾病，并可通过性行为继续传播给性伴侣；孕期感染后可造成胎儿生长发育受限及畸形等；RTI还可损害生育功能，增加不孕、异位妊娠、流产及盆腔炎的风险，并可增加宫颈癌和艾滋病的风险，这些都会严重危害女性的身心健康和家庭和睦，也会给社会增加负担。

正常生理情况下，女性生殖道有其比较完整的自然防御系统，能够抵抗许多病原体的入侵，包括：

1. 女性外阴的大、小阴唇两侧自然合拢，成为遮盖阴道口及尿道口的天然屏障。

2. 女性骨盆存在许多盆底肌肉，使阴道前后壁紧贴、阴道口闭合，能防止病原体的入侵。对于阴道壁较松弛的经产妇而言，这种防御机制会有所下降。卵巢分泌的雌激素能够促进阴道上皮细胞增生变厚，增加对病原体的抵抗能力。乳酸杆菌是女性阴道的正常寄生菌，它可以分解阴道上皮细胞内的糖元，产生乳酸，使阴道内环境呈酸性，从而抑制那些适于在碱性环境中生存的病原体的生长。另外，阴道分泌物可维持巨噬细胞的活性，抵抗病原体的入侵。

3. 在性激素的作用下，子宫颈黏膜能分泌出碱性的黏液，形成胶冻状的黏液栓，堵塞宫颈口，形成天然的机械屏障，减少病原体的入侵。宫颈黏液栓中含有乳铁蛋白、溶菌酶等，可抑制细菌生长，防止病原体上行进入宫腔。子宫颈内口平时处于闭合状态，子宫颈的单层高柱状上皮会形成皱褶，从而增加了宫颈黏膜的面积，使黏液分泌量增加，这些均有利于抵抗病原体的入侵。

4. 受性激素周期性变化的影响，育龄期妇女的子宫内膜会发生周期性剥脱，随着子宫内膜的剥脱和月经血的排出，少量进入子宫腔的病原体被清除；子宫内膜的分泌液中也含有乳铁蛋白、溶菌酶，可清除进入子宫腔的少量病原体。

5. 部分输卵管黏膜的上皮细胞可分化为纤毛细胞，这些纤毛可以向宫腔方向摆动，加之输卵管的蠕动作用，均会对侵入输卵管的致病菌起到清除作用。输卵管分泌液同子宫内膜分泌液一样，也含有乳铁蛋白、溶菌酶，可以清除进入子宫腔的少量病原体。

6. 生殖系统中还存在着许多免疫屏障，例如生殖道黏膜中存在着不同数量的淋巴组织及散在的淋巴细胞、补体以及细胞因子，这些免疫细胞均可以发挥抗感染免疫的作用。

在异常情况下，当这些屏障遭到破坏、机体免疫功能下降、外源性病原体入侵或机体内分泌改变时，均可导致感染性疾病的发生。

正常阴道内以乳酸杆菌占优势，乳酸杆菌可分解糖元，使阴道处于酸性环境；并产生过氧化氢及抗微生物因子，可抑制或杀死其他细菌，包括厌氧菌，在维持阴道正常菌群中起关键作用。阴道与这些菌群之间形成的生态平衡会受到很多因素的影响，其中主要的因素为阴道 pH，体内雌激素水平、频繁性交、阴道灌洗等均可以改变阴道 pH，使阴道 pH 上升，不利于乳酸杆菌生长；反之，阴道菌群的变化也可影响到阴道生态平衡，如长期应用抗生素抑制乳酸杆菌生长，从而使其他致病菌成为优势菌，其他因素如阴道异物也可改变阴道生态平衡，引起炎症。

女性生殖道防御系统的功能随着女性一生不同阶段的生理特点而发生变化，例如在儿童期，女童生殖器官处于幼稚状态，阴道狭窄、上皮薄、无皱褶、细胞内缺乏糖元、酸度低、抗感染力弱，容易发生炎症；青春期的女性，其全身及生殖器官迅速发育，在性激素的刺激下，内外生殖器发育增快，阴道的长度及宽度增加，阴道黏膜变厚，出现皱褶，上皮细胞内有糖元，阴道靠局部的自净作用防止外来病原体的入侵；当女性进入性成熟期后，此时卵巢生殖功能与内分泌功能达到了顶峰，身体各部分发育成熟，出现周期性的排卵及月经，并具有生育能力，具有完整的生殖道局部防御功能，但此期也是性活动最活跃的时期，接触各种有害病原体的机会增多，因此也是生殖系统感染性疾病最高发的阶段；在绝经过渡期及绝经后期，卵巢功能由活跃转入衰退状态，并最终衰竭，子宫及宫颈萎缩，阴道逐渐缩小，阴道穹隆变窄，黏膜变薄，无弹性，阴唇皮下脂肪减少，阴道上皮萎缩，糖元消失，分泌物减少，呈碱性，生殖道局部防御功能减退，极易发生老年性阴道炎。

女性生殖系统还存在着许多免疫保护机制，病原体一旦突破自然的防御屏障，一方面引起感染过程，另一方面刺激机体产生免疫应答，建立起对病原体的免疫防御机制，包括：①宫颈和阴道上皮存在免疫细胞，可针对局部的病原体产生抗体。②子宫内也含有多种免疫细胞，其免疫机制具有双向性，一方面可以抵御外来病原体的入侵，保护机体，另一方面必须具有接受同种异体抗原，即胚胎种植和发育的功能，免疫耐受或保护性免疫抑制功能。③妊娠期妇女的特异性免疫功能受到抑制，主要是细胞免疫降低，致使某些病毒性感染增加。

由于女性腹腔通过输卵管和阴道与外界相通，阴道内的正常菌群及月经、性生活、分娩等生理过程的影响，更易造成生殖道感染，其诱发因素包括：机体抵抗力下降、自然防御机制受破坏、不良性行为、手术或创伤、避孕措施采用不当、全身或邻近器官感染的蔓延。

女性生殖道感染的病原体可分为内源性和外源性两种。前者是指生殖道内的常见菌群和自身其他部位的病原体；后者是指从外界进入生殖道的病原体，包括：细菌、病毒、原虫、支原体和衣原体。其传播途径可分为上行蔓延、直接蔓延、经淋巴系统蔓延及血行传播四种方式。炎症的转归也主要取决于机体的免疫状态及病原体的毒力，多数情况下，机体的防御功能占优势或得到有效的治疗时，炎症反应轻微、局限，并能迅速痊愈；当机体的局部或整体防御功能下降或受到破坏，或病原体侵入量大，或其毒力过强，且未得到及时、有效的治疗时，炎症可以快速向周围或全身扩散，引起急性腹膜炎、败血症，甚至导致死亡；急性炎症治疗不彻底可转为慢性，少数病例无急性炎症过程而直接表现为慢性炎症，慢性炎症经治疗可好转或痊愈，当机体抵抗力下降时，也可反复急性发作。

女性生殖道感染的临床表现多种多样，主要表现为白带异常、下腹痛、外阴局部疼痛、外阴瘙痒、局部炎症改变、全身症状、下腹部包块、外阴肿块等。

（周剑利）

第二节　非特异性外阴炎

非特异性外阴炎症（non－specific－vulvitis）主要指外阴的皮肤与黏膜的炎症。

一、病因

外阴暴露于外，又与尿道、肛门、阴道相邻，与外界接触较多，是性交、分娩及各种宫腔操作的必经之处，经常受到经血、阴道分泌物、恶露、尿液、粪便刺激，若不注意皮肤清洁可引起外阴炎；其次，糖尿病患者的糖尿刺激、粪瘘患者的粪便刺激以及尿瘘患者尿液的长期浸渍等，也可引起外阴炎。此外，穿紧身化纤内裤、经期使用卫生巾导致局部通透性差、局部潮湿等，均可引起非特异性外阴炎。有些患者因外阴瘙痒而抓挠，伤及大、小阴唇时，细菌易经抓挠的伤口入侵而致感染发炎。

二、发病机制

非特异性外阴炎多为混合感染，常见的病原菌有葡萄球菌、乙型溶血性链球菌、大肠埃希菌及变形杆菌等。

三、临床表现

炎症多发生于小阴唇或大阴唇，严重时可波及整个外阴部。外阴皮肤黏膜瘙痒、疼痛、烧灼感，于活动、性交、排尿及排便时加重。检查见外阴充血、肿胀、糜烂，常有抓痕。如毛囊感染可形成毛囊炎、疖肿、汗腺炎、外阴皮肤脓疱病等，严重者可形成溃疡或湿疹，甚至形成外阴部蜂窝组织炎、外阴脓肿、腹股沟淋巴结肿大等，致使行走不便。慢性炎症可使皮肤增厚、粗糙、皲裂，甚至苔藓样变，部分患者可有发热、白细胞升高等全身症状。

四、诊断

根据病史及临床所见，诊断不难，应同时检查阴道分泌物，了解是否由滴虫、念珠菌、淋病奈瑟菌、衣原体、支原体、细菌感染等引起；中老年患者应检查血糖及尿糖情况，了解有无糖尿病；年轻患者及幼儿检查肛周是否有蛲虫卵，以排除蛲虫引起的外阴部不适。在做妇科检查时，应注意阴道分泌物的颜色、气味及 pH，一般取阴道上、中 1/3 侧壁分泌物做 pH 测定及病原体检查，将分泌物分别放在盛有生理盐水和 10% 氢氧化钾的两张玻片上，或将分泌物涂片染色做病原体检查。

五、治疗

治疗原则为重视治疗原发病；保持局部清洁、干燥；局部应用抗生素。

1. 病因治疗　积极寻找病因，针对不同感染选用相应的敏感药物；若发现糖尿病应及时治疗；若有膀胱阴道瘘、直肠阴道瘘应及时行修补术，修补前应先治疗外阴部炎症，以利于手术的顺利进行；由阴道炎、宫颈炎引起者则应对其治疗。

2. 局部治疗　急性期应卧床休息，避免性生活，停用引起外阴部激惹的药物及化妆品。可用0.1%聚维酮碘或1∶5000高锰酸钾坐浴，2次/天，每次15～30分钟。坐浴后擦干，涂抗生素软膏或紫草油，如1%新霉素软膏或金霉素、红霉素软膏，或敏感试验药软膏及可的松软膏（适当短期使用，不宜常规及长期使用）。也可选用中药水煎熏外阴部，1～2次/天，如苦参、蛇床子、白藓皮、土茯苓、黄柏各15g，川椒6g。

3. 物理治疗

（1）急性期：①紫外线疗法：局部紫外线照射，第一次用超红斑量（10～20个生物剂量），如炎症控制不满意，每日再增加4～8个生物剂量，急性期控制后可1次/2天，直至痊愈。②超短波治疗：可用单极法，距离4～6cm，无热量，每次5～6分钟，1次/天，炎症控制后可改用微热量，每次5～8分钟，1次/天。③微波治疗：用圆形电极，距离10cm，电流30～60W，每次5～6分钟，1次/天或1次/2天。

（2）亚急性期：①超短波治疗：用单极、微热量每次10～15分钟，1次/2天，10～15次为一疗程。②微波治疗：圆形电极，距离10cm，电流90～100W，每次15分钟，1次/2天。③红外线疗法：距离40cm，每次20～30分钟，1次/天，8～12次为一疗程。④坐浴：用1∶5000高锰酸钾，水温40℃左右，每次10～15分钟，5～10次为一疗程。

六、预防

由于外阴部特殊的解剖结构，是各种病原体繁殖的良好温床，因此保持外阴部的清洁十分重要，女性应注意个人卫生，每天都要清洗外阴，要从前向后用流水清洗，先洗外阴再洗肛门，以免造成肛门处的水反流至阴部，造成人为的污染。经常更换内裤，内裤以纯棉质量为好，并要松紧合适，保持局部的透气性和干燥。不要过分的擦洗外阴，以免引起人为的损伤导致感染。月经期应使用灭菌效果可靠的卫生巾，并经常更换，尤其是炎热的夏天。糖尿病患者应将血糖控制在理想的水平，避免尿糖的长期刺激。肥胖者及长时间坐位工作者更应注意预防本病。性生活的频度及力度要适度，同时性伴侣有尿道炎及女性月经期时尽量避免性生活，避免阴道损伤导致感染。

（周剑利）

第三节　非特异性前庭大腺炎

前庭大腺炎（bartholinitis）是病原体侵入前庭大腺引起的炎症。

一、病因

前庭大腺位于两侧大阴唇后1/3深部，其直径为0.5～1.0cm，管长1.5～2.0cm，腺管开口于处女膜与小阴唇之间，在性交的刺激下分泌出黏液，起润滑作用。前庭大腺因其解剖部位的特点，在性交、流产、分娩或外阴不洁时易发生炎症。急性炎症发作时，病原体首先侵犯腺管，导致前庭大腺导管炎，腺管开口往往因肿胀或渗出物凝聚而阻塞，脓液不能外流、积存而形成脓肿，称为前庭大腺脓肿（abscess of bartholin gland）。此病育龄妇女多见，幼女及绝经后妇女少见。

二、发病机制

主要病原体为葡萄球菌、大肠埃希菌、链球菌、肠球菌。随着性传播疾病发病率的增加，淋病奈瑟菌及沙眼衣原体已成为常见病原体。此外还有厌氧菌，其中又以类杆菌最多见，类杆菌属正常阴道寄生菌，如阴道内菌群失调，即有可能变为致病菌。本病常为混合感染。

三、临床表现

前庭大腺炎多发生于一侧。初起时外阴局部肿胀、疼痛、灼热感，行走不便，有时会致大小便困难。检查见大、小阴唇下部皮肤发红、肿胀、发热、压痛明显，患侧前庭大腺开口处有时可见白色小点。如治疗不及时，局部肿块逐渐增大，直径可达3～6cm，初始质地较硬，疼痛加剧，数日后变软，触及波动感，形成脓肿。当脓肿内压力增大时，表面皮肤变薄，脓肿可自行破溃。若破孔大，可自行引流，患者自觉轻松，炎症较快消退而痊愈；若破孔小，引流不畅，则炎症持续不消退，并可反复急性发作。部分前庭大腺炎患者常伴有腹股沟淋巴结肿大、发热及白细胞升高等全身症状。

四、诊断

根据病史及临床所见诊断不难，外阴一侧肿大、疼痛、触之有包块，大小不一，可与外阴皮肤粘连或不粘连；当脓肿形成时，触之有波动感；如已有破口，挤压局部可见有分泌物或脓液流出；若为淋病奈瑟菌感染，脓液稀薄，呈淡黄色，患者可出现全身症状。

五、治疗

急性炎症发作时，需卧床休息，局部保持清洁。可取前庭大腺开口处分泌物行细菌培养及药物敏感试验，确定病原体及其对抗生素的敏感性，选用适合的抗生素。之前的经验性治疗常多选用广谱抗生素或联合用药。当有全身症状，发热、白细胞升高则多选用静滴抗生素为宜。常用的药物有头孢菌素类抗生素，第一代头孢菌素对革兰阳性球菌抗菌作用较强，第二代头孢菌素抗菌谱广，对革兰阴性菌的作用强于第一代头孢菌素但弱于第三代头孢菌素，第三代头孢菌素抗菌性能对革兰阴性菌的作用优于第二代，且某些药物对厌氧菌尤其是类杆菌有效。同时应用清热、解毒中药局部热敷或坐浴，如蒲公英、紫花地丁、金银花、连翘等。

如急性炎症尚未化脓，则用抗生素促其症状逐渐好转、吸收；一旦脓肿形成后需行切开引流术，放置引流条，每日换药。如反复发作的前庭大腺脓肿或前庭大腺囊肿影响性交、行走，可行前庭大腺囊肿造口术或前庭大腺囊肿剥除术。现多行前者术式，其方法简单、损伤小、术后可保留腺体功能。近年也有采用激光做囊肿造口术的，效果良好，术中无出血，无需缝合，术后不用抗生素，局部无瘢痕形成并可保留腺体功能。也有介绍对一些小囊肿或反复复发的囊肿行局部穿刺抽液，再向囊腔中注入无水乙醇，停留约 15 分钟后抽出，也有部分见效。

六、预后

因广谱抗生素的应用，本病预后良好。前庭大腺脓肿单纯切开引流只能暂时缓解症状，切口闭合后，仍有可能形成囊肿或反复感染。前庭大腺囊肿（bartholin cyst）系因前庭大腺管开口部阻塞，分泌物积聚于腺腔而形成囊肿，阻塞的原因有：①前庭大腺脓肿消退后，腺管阻塞，脓液吸收后，被黏液分泌物所取代。②腺腔内的黏液浓稠或先天性腺管狭窄，分泌物排出不畅。③非特异性炎症阻塞、分娩时会阴与阴道裂伤后瘢痕阻塞腺管口，或会阴侧切术损伤腺管。前庭大腺囊肿可继发感染形成脓肿反复发作。

七、预防

前庭大腺具有分泌功能，腺管开口必须保持通畅才能使分泌的黏液及时排出，如果腺管或开口堵塞，就会使黏液淤积，形成囊肿，加上局部不卫生，病原体侵犯腺管，形成前庭大腺炎和前庭大腺脓肿。因此，应穿棉质内裤，避免穿紧身化纤内裤，减少卫生护垫使用，经常清洗外阴，保持局部清洁和干燥。

（周剑利）

第四节 急性宫颈炎

急性宫颈炎（acute cervicitis）是常见的女性下生殖道炎症。正常情况下，宫颈具有多种防御功能，包括黏膜免疫、体液免疫及细胞免疫，是阻止下生殖道病原体进入上生殖道的重要防线。

一、病因

宫颈介于子宫体和阴道之间，由于其所处的解剖位置很容易受阴道内病原体的感染，发生阴道炎后，容易逆行感染。急性宫颈炎多见于分娩或剖宫产后的宫颈损伤以及人工流产术、宫颈手术、宫腔操作时扩张宫颈引起的损伤，病原体进入损伤部位而发生的感染。此外，医源性因素，如产道内遗留纱布，不适当的使用高浓度的酸性或碱性药液冲洗阴道等均可引起急性宫颈炎。个别患者对避孕套或避孕膜过敏，也可引起宫颈炎症。

宫颈管单层柱状上皮抗感染能力较差，易发生感染。宫颈炎症包括宫颈阴道部炎症及宫颈管黏膜炎症。因宫颈阴道部鳞状上皮与阴道鳞状上皮相延续，阴道炎症也可引起宫颈阴道部炎症，临床多见的宫颈炎是宫颈管黏膜炎。若宫颈管黏膜炎症得不到及时彻底治疗，可引起上生殖道炎症。

二、发病机制

急性宫颈炎的病原体主要有：①性传播疾病病原体：淋病奈瑟菌及沙眼衣原体，目前这两种病原体引起的急性宫颈炎为黏液脓性宫颈炎（mucopurulent cervicitis，MPC），其特点是在子宫颈管见到，或宫颈管棉拭子标本上见到脓性或黏液脓性分泌物，擦拭宫颈管时，容易诱发宫颈管内出血。淋病奈瑟菌还常侵袭尿道移行上皮、尿道旁腺及前庭大腺。②内源性病原体：部分宫颈炎与细菌性阴道病、生殖道支原体感染有关，还有一些病原体可为葡萄球菌、链球菌、大肠埃希菌以及滴虫、真菌等。部分患者的病原体不清楚。有些病原体侵入宫颈较深，可通过淋巴管引起急性盆腔结缔组织炎。

三、病理

急性宫颈炎时肉眼可见宫颈红肿，宫颈黏膜水肿，镜下可见血管充血，宫颈黏膜及黏膜下组织、腺体周围见大量中性粒细胞浸润，腺腔内见脓性分泌物，并可由子宫颈口流出。

四、临床表现

大部分患者无症状。有症状者主要表现为阴道分泌物增多，呈黏液脓性，阴道分泌物刺激可引起外阴瘙痒及灼烧感。此外，可出现经间期出血，性交后出血等症状。若合并尿路感染，可出现尿急、尿频、尿痛。妇科检查见宫颈充血、水肿、黏膜外翻，有黏液脓性分泌物附着在宫颈处甚至从宫颈管流出，宫颈管黏膜质脆，容易诱发出血，宫颈触痛。若为淋病奈瑟菌感染，由于尿道旁腺、前庭大腺受累，亦可见尿道口、阴道口黏膜充血、水肿以及多量脓性分泌物。

五、诊断

1. 具备一个或两个特征性体征

（1）在宫颈管或在宫颈管棉拭子标本上，肉眼见到脓性或黏液脓性分泌物。

（2）用棉拭子擦拭宫颈管时，容易诱发宫颈管内出血。

2. 中性粒细胞检测　可检测宫颈管分泌物或阴道分泌物中的白细胞，后者需排除引起白细胞增高的阴道炎症。

（1）宫颈管分泌物涂片检查：中性粒细胞 >30/高倍视野（40×）。

（2）阴道分泌物涂片检查：中性粒细胞 >10/高倍视野（100×）。

3. 病原体检测　应做衣原体、淋病奈瑟菌、细菌性阴道病及滴虫性阴道炎等的检查。

（1）淋病奈瑟菌常用检测方法有：①分泌物涂片革兰染色：查找中性粒细胞内有无革兰阴性双球菌。由于宫颈分泌物涂片查淋病奈瑟菌的敏感性、特异性差，不推荐作为女性淋病的诊断方法。②淋病奈瑟菌培养：为诊断淋病的金标准方法，要求送检及时，培养条件要求比其他细菌高。③核酸检测：包括核酸杂交及核酸扩增，尤其核酸扩增方法诊断淋病奈瑟菌感染的敏感性及特异性高。

（2）检测沙眼衣原体常用的方法有：①衣原体培养：因其方法复杂、培养条件要求高，阳性率低，临床少用。②酶联免疫吸附试验检测沙眼衣原体抗原：为临床常用的方法。③核酸检测：包括核酸杂交及核酸扩增，尤以后者为检测衣原体感染敏感、特异的方法。但应做好质量控制，避免污染引起的假阳性。

由于宫颈炎也可以是上生殖道感染的一个征象，因此，对宫颈炎患者应注意除外有无上生殖道感染。

六、治疗

主要为抗菌药物治疗。有性传播疾病高危因素的患者，尤其是年轻女性，在未获得病原体检测结果前可给予经验治疗，如大环内酯类的阿奇霉素0.5g，口服，Qd，连服3～5天。或四环素类的多西环素100mg，2次/天，连服10～14天。获得病原体检测结果后，应针对病原体选择敏感抗菌药物。

1. 单纯急性淋病奈瑟菌性宫颈炎　主张大剂量给药，常用药物有第三代头孢菌素，如头孢曲松钠1～2g，静脉注射，2次/天，连用3天，或头孢克肟200mg，静脉注射，1次/天，连用3天；氨基糖苷类的大观霉素2g，单次肌注，也有学者主张女性给予4g，单次肌注。

2. 沙眼衣原体性宫颈炎　治疗药物主要有四环素类，如多西环素100～200mg，2次/天，连服10～14天；大环内酯类，主要有阿奇霉素0.5g，口服，1次/天，连服3～5天，或红霉素250～500mg，3～4次/天，连服7～14天；喹诺酮类，主要有氧氟沙星400mg，2次/天，连服7天；左氧氟沙星500mg，1次/天，连服7天。由于淋病奈瑟菌感染常伴有衣原体感染，因此，若为淋菌性宫颈炎，治疗时除选用抗淋病奈瑟菌药物外，应同时应用抗衣原体感染药物。

3. 对于合并细菌性阴道病者应同时治疗，否则将导致宫颈炎持续存在。

4. 随访　治疗后症状持续存在者，应告知患者随诊。对持续性宫颈炎症，需了解有无再次感染性传播疾病，性伴侣是否已进行治疗，阴道菌群失调是否持续存在。对无明显病因的持续性宫颈炎症，尚无肯定有效的治疗方法。

七、预后

大部分患者经过及时、正规的抗生素治疗后，可得到痊愈，但也有部分患者急性宫颈炎未治疗或治疗不彻底而转变为慢性宫颈炎。急性宫颈炎之所以有转为慢性子宫颈炎的倾向，主要是由于子宫颈黏膜皱襞繁多，腺体呈葡萄状，病原体侵入腺体深处后极难根治，导致病程反复、迁延而成为慢性感染病灶。部分患者可无急性宫颈炎病史，直接表现为慢性宫颈炎。

八、预防

注意个人卫生，避免各种原因引起的宫颈损伤；在机体抵抗力低下时，注意避免病原体侵入宫颈导致感染。此外，避免不适当的使用高浓度的酸性或碱性药液冲洗阴道，对避孕套或避孕膜过敏的患者，可酌情选择其他的避孕方式。积极治疗各种阴道炎症及上生殖道的感染，减少邻近组织炎症蔓延至宫颈。

（周剑利）

第五节　急性子宫内膜炎

急性子宫内膜炎（acute endometritis）是盆腔炎症性疾病（pelvic inflammatory disease，PID）中常见的类型，多与子宫体部的炎症并发。

一、病因

急性子宫内膜炎多发生于产后、流产后、剖宫产后以及宫腔手术后。由于产后胎盘剥离面、流产及剖宫产后的创面、创口以及宫腔操作时细菌的侵入而发生感染。妇女在月经期、身体抵抗力低下时性交，或在不适当的情况下（如宫腔或其他部位的脏器已有感染）行刮宫术、宫颈糜烂的物理治疗，输卵管通液或造影等，均有可能发生急性子宫内膜炎。病原体最常见者为链球菌、葡萄球菌、大肠埃希菌、淋病奈瑟菌、衣原体及支原体、厌氧菌等，并常伴有盆腔其他器官的炎症及腹膜炎。

二、发病机制

病原体经过外阴、阴道、宫颈或子宫创伤处的淋巴管侵入子宫内膜；也可沿生殖道黏膜逆行蔓延而上；结核性子宫内膜炎多是结核菌先感染其他系统；再经血循环进入子宫内膜，盆腔其他脏器的炎症也可直接蔓延至内生殖器，如阑尾炎等。

三、病理

子宫内膜充血、水肿，有炎性渗出物，可混有血，也可为脓性渗出物（多见于淋菌感染）；重症子宫内膜炎时内膜呈灰绿色，坏死，见于放射治疗后。镜下见子宫内膜有大量多核白细胞浸润，细胞间隙内充满液体，毛细血管扩张，严重者细胞间隙内见大量细菌。内膜坏死脱落，形成溃疡。

四、临床表现

1. 下腹痛　急性炎症时局部组织充血、水肿、炎性渗出物积聚、粘连，盆腔组织张力增加，加上细菌、毒素及各种炎症化学致痛物质如乙酰胆碱、缓释肽、5－羟色胺、前列腺素及组胺等作用于盆腔脏器神经末梢，引起弥散的、定位不准确的内脏痛。可表现为下腹正中痛、下腹坠胀感等，疼痛可向双侧大腿放射，可持续、间断，活动或性交后加重。衣原体感染主要表现为轻微下腹痛，久治不愈。

2. 发热　病原体及其代谢产物或炎性渗出物等外源性致热原，在体内作用于中性粒细胞、单核细胞及巨噬细胞，使其产生并释放内源性致热原而引起发热。由于感染的病原体不同，发热的类型和特点不同。淋病奈瑟菌感染起病急骤，体温可高达38℃以上。衣原体感染高热不明显，但可长期持续低热。

3. 阴道分泌物增多　可有白带增多，白带可呈水样、黄白色、脓性，或混有血，如系厌氧菌感染，则分泌物带有恶臭味。

4. 全身感染症状　若病情严重可有寒战、高热、头痛、食欲不振等全身症状。若并发腹膜炎时，可出现恶心、呕吐、腹胀等消化系统症状，或伴发泌尿系统及直肠刺激症状。

5. 其他　发生在产后、剖宫产后或流产后者则恶露长时间不净。如炎症扩散至子宫肌层或输卵管、卵巢、盆腔结缔组织等，症状可加重，体温可高达39～40℃，下腹痛加剧，白带增多等。体检子宫可增大、压痛，有全身体质衰弱等现象。

6. 妇科检查　可见宫颈内有大量脓性分泌物流出，阴道后穹隆明显触痛；如合并盆腔积液，阴道后穹隆可能饱满。如有宫颈充血、宫颈举痛等体征及阴道后穹隆波动感，提示可能并发盆腔脓肿。双合诊检查子宫体有压痛，活动受限，子宫两侧压痛，合并宫旁结缔组织炎时，可触及一侧或两侧宫旁组织片状增厚，或两侧宫骶韧带高度水肿、增粗、压痛明显。

五、诊断

所有 PID 的诊断都应结合病史、临床症状体征和实验室检查综合评价，PID 的最低诊断标准为：①宫颈举痛。②子宫压痛。③附件压痛。若必须三项同时具备，则可能因诊断标准提高而导致诊断敏感性下降，若符合三项中的一项，并有下生殖道感染的征象，则诊断的敏感性明显增加。PID 的附加标准为：①体温超过 38. 3℃。②宫颈或阴道的黏液性、脓性分泌物增加。③阴道分泌物生理盐水涂片见白细胞。④红细胞沉降率升高。⑤C 反应蛋白升高；⑥实验室证实的宫颈淋病奈瑟菌或衣原体阳性。除上述标准外，如行子宫内膜活检，则能明确诊断，但在急性炎症时活检有造成炎症扩散的风险，因此应严格把握指征，在足够抗感染治疗的基础上进行操作。

诊断中应注意：①大多数患者均有宫颈黏液脓性分泌物或阴道分泌物镜检白细胞增多。②如宫颈分泌物外观正常，且阴道分泌物镜检无白细胞，则急性子宫内膜炎诊断成立的可能性不大，应考虑其他可能引起下腹痛的病因。③如有条件应积极寻找致病微生物。

B 超对急性子宫内膜炎的诊断也有一定的意义；对于男性性伴的尿道分泌物做直接涂片染色或培养淋病奈瑟菌，如发现阳性，有助于女性盆腔炎的诊断；阴道后穹隆穿刺对于急性子宫内膜炎并不是常规检查，但对于诊断有困难的患者，或合并 PID 者可用此方法协助诊断，将抽出的液体进行涂片及培养，协助寻找病原体。

六、鉴别诊断

1. 急性阑尾炎　多表现为转移性右下腹痛伴恶心呕吐、腹泻、发热，多无停经、阴道流血及休克表现，白细胞计数升高，血红蛋白检查无下降，阴道后穹隆穿刺及 β－HCG 阴性，B 超检查子宫附件区多无异常回声，麦氏点压痛明显。

2. 卵巢囊肿蒂扭转或破裂　可有卵巢囊肿病史，突发性一侧下腹疼痛，多无停经、阴道流血及休克表现，体温正常或稍高，宫颈举痛，附件区可扪及包块及压痛，白细胞计数稍高，血红蛋白正常，阴道后穹隆穿刺及 β－HCG 阴性，B 超检查一侧附件区见低回声包块，边缘清晰。

3. 异位妊娠　多有停经、不规则阴道流血及腹痛表现，休克程度与外出血不成正比，体温正常或稍高，宫颈举痛，一侧附件区可扪及包块及压痛，阴道后穹隆饱满，白细胞计数正常或稍高，血红蛋白下降，阴道后穹隆穿刺可抽出不凝血，β－HCG 多为阳性，B 超检查一侧附件区有大小不等的低回声包块，有的内部可见到妊娠囊或胎心。

4. 卵巢黄体破裂　多无停经史，在月经后半期突发一侧下腹疼痛，不一定伴阴道流血，无或有轻度休克表现，体温正常，检查一侧附件区或全下腹压痛，白细胞计数正常或稍高，血红蛋白下降，阴道后穹隆穿刺可抽出不凝血，β－HCG 阴性，B 超检查可见一侧附件有低回声区。

七、治疗

须采用全身治疗及局部治疗结合的综合治疗方法：

1. 全身治疗　较重要，需卧床休息，给予高蛋白饮食，保持室内通风，体位以头高脚低位为宜，以利于宫腔分泌物的引流。

2. 抗生素治疗

治疗原则：经验性、广谱、及时、个体化。在药敏试验未出前可给予广谱抗生素，甲硝唑类对厌氧菌有效。药敏试验结果得出后，可更换敏感药物。

（1）门诊治疗：若患者一般情况好，症状轻，能耐受口服抗生素，并有随访条件，可在门诊给予抗生素治疗。常用方案有：①氧氟沙星400mg，口服，2次/天，或左氧氟沙星500mg，口服，1次/天，副作用大者可用200mg，口服，2次/天；并加服甲硝唑400mg，3次/天，连用14天。②头孢曲松钠1～2g，静脉滴注，2次/天；或头孢西丁钠2g，静脉滴注，2次/天；可同时口服丙磺舒1g，然后改为多西环素100～200mg，2次/天，连用14天，可加服甲硝唑400mg，2次/天，连用14天；或选用第三代头孢菌素与多西环素、甲硝唑合用。头孢唑林3～4g，静脉滴注，2次/天，疗程10～14天。

（2）住院治疗：国外对急性子宫内膜炎的患者多采用住院治疗，以解除症状及保护输卵管功能。在国内，若患者一般情况差，病情严重，伴有发热、恶心、呕吐，或伴有盆腔腹膜炎，门诊治疗无效，或不能耐受口服抗生素，或诊断不清，均应住院治疗。常用方案有：①第二、三代或相当于第二、三代头孢菌素的药物，静脉滴注，1/12h或1/8h；对头孢类过敏者，可换用林可霉素，300～600mg，3次/天，加多西环素100mg，2次/天，静滴或口服；对不能耐受多西环素者，可用阿奇霉素替代，500mg，1次/天或2次/天，连用3～5d。②克林霉素与氨基糖苷类药物联合：克林霉素900mg，2次/天，静滴，合用阿米卡星，0.4～0.6g，静滴，2次/天，连用14天。如患者肾功能不全，可采用肾毒性较小的氨基糖苷类的依替米星或奈替米星，用法为0.1g，静滴，2次/天。③喹诺酮类与四环素类药物联合：氧氟沙星400mg，静滴，2次/天；或左氧氟沙星500mg，静滴，1次/天。多西环素200mg，2次/天，连服14天。④青霉素类与四环素类药物联合，氨苄西林/舒巴坦3g，静滴，2～3次/天，加用多西环素200mg，2次/天，连服14天。

（3）性伴侣治疗：对PID患者出现症状前60天内接触过的性伴侣进行检查和相应治疗；对由淋病或沙眼衣原体感染引起的PID者，其男伴常无症状；女性患者在治疗期间应避免无保护屏障（安全套）的性交。

子宫内膜炎一般不行手术治疗以免严重扩散，但如宫腔内有残留物，或宫颈引流不畅，宫腔内分泌物滞留，或老年妇女宫腔积脓时，需在给大量抗生素、病情稳定后，清除宫腔残留物，或取出宫内节育器，或扩张宫颈使宫腔分泌物引流通畅，尽量不做刮宫。

八、预后

如能够及时准确的诊断、积极有效的治疗，加上宫颈开放，宫腔分泌物引流通畅，易于治愈。但如果诊断治疗不及时或治疗不规范，炎症也可继续加重，并形成子宫肌炎及输卵管卵巢炎、盆腔腹膜炎，甚至败血症、脓毒血症，严重时可危及生命。病变也可迁延不愈形成慢性子宫内膜炎，或因宫颈口肿胀、引流不畅形成子宫腔积脓。

九、预防

合理膳食，适当锻炼，增强体质；避免不洁性行为及多个性伴侣；行宫腔操作时严格无菌操作。

（周剑利）

第六节 宫腔积脓

宫腔积脓（pyometra）是妇科感染性疾病之一，其发生率随年龄增长而上升，好发于绝经后女性。本病在临床上较少见，因其症状不典型，易出现误诊。

一、病因

各种病因导致的急性或慢性子宫内膜炎，均有可能造成宫颈粘连、宫颈阻塞，如果宫腔内的炎性或脓性分泌物不能外流或引流不畅，即可形成宫腔积脓。

造成宫颈管狭窄阻塞的原因可能与宫颈恶性肿瘤（尤其是应用过镭治疗者）、宫颈物理治疗、冷冻或宫颈锥切、严重的慢性宫颈炎、阴道炎所致的瘢痕形成以及老年妇女的宫颈萎缩有关。老年妇女反应迟钝、对症状不敏感，故发病隐匿，症状不典型，极易误诊。小的宫腔积脓常会忽略，大的宫腔积脓则会使子宫壁变薄，体积增大，易误诊为卵巢、膀胱肿瘤或盆腔脓肿。

二、发病机制

宫腔积脓的发生有 2 个必要条件：①宫颈管狭窄闭锁：子宫内膜炎继发的宫颈管阻塞是发生本病的最直接原因。②脓液生成：有可能开始即为脓液，亦有可能先为非炎性积液或积血，后合并感染形成脓液。

三、临床表现

患者的主要症状为下腹痛、发热。但慢性子宫内膜炎逐渐形成的宫腔积脓也可以无任何明显症状。妇科检查时可发现子宫增大、柔软、有触痛，宫旁结缔组织可有明显增厚，并可有附件的炎性包块同时存在。老年妇女如有以上情况尤应想到有宫腔积脓的存在。B 超检查对诊断本病具有一定意义。

四、诊断

结合患者的年龄、病史、临床症状及体征、辅助检查等，一般诊断并不困难。用探针探入宫腔时，如有脓液流出，诊断即可确立，但应同时轻取宫腔组织并送病理检查，以了解有无恶性肿瘤的存在，尤其对于老年妇女更应重视这一点。有时由于宫颈管瘢痕较多，宫颈管弯曲，以致探针亦不易插入，必须耐心操作，避免子宫穿孔的并发症。

五、治疗

一旦确立诊断，即可扩张宫颈口，使脓液顺利外流。如引流不够满意可在宫颈管内放置橡皮管引流，以防止宫颈管在短期内又发生阻塞，影响脓液的排出。同时每日应用抗生素溶液冲洗宫腔，直至流出清亮液体为止。

如引流通畅，症状即迅速消失，抗生素的应用与否，可根据引流后的疗效而定。如果治疗后仍有发热、白细胞增高，可给予抗生素口服或肌内注射，必要时静脉点滴。对老年患者，可短期同时给予雌二醇及甲羟孕酮口服，前者 1 ~ 2mg，1 次/天，后者 2 ~ 4mg，1 次/

天，可1～2个月。

注意事项：①引流尽可能充分，引流管放置时间应足够长。②引流液应分送细菌培养、药敏试验及病理细胞学检查。③实施诊刮应参照超声提示的子宫内膜厚度及宫腔占位情况，手术须在广谱抗生素治疗的基础上进行，术中慎防子宫穿孔。

常见并发症及处理：①探宫受阻：宫腔积脓多为各种不同原因的宫颈粘连、堵塞所致，手术时往往不易探入宫腔。因此，术前应对子宫大小、方向、性质有较清楚的了解。探宫时如遇阻力，应将探针的角度和弧度调整，并加一定的力度，成功率则较高。②穿孔：多为探针器所致的子宫穿孔，可能是对子宫的屈度判断错误、使用暴力操作或病变使宫壁变薄、质脆所致。穿孔可达腹腔、阔韧带、直肠前壁或膀胱后壁。一旦发生穿孔，应立即停止操作，并给予抗炎、促宫缩等治疗，并密切观察患者病情的变化，如有必要，则行剖腹或腹腔镜探查术。

六、预后

大多数患者经宫颈扩张、脓液引流或加用抗生素治疗后，一般情况好转，症状迅速消失。但如宫颈再次粘连阻塞，可能反复发生宫腔积脓；如为恶性病变导致的宫颈阻塞、宫腔积脓，其预后与疾病的类型及期别有关。

七、预防

积极治疗及预防子宫内膜炎，行各种宫腔操作时应轻柔，避免宫颈黏膜的损伤，发现宫腔积脓后应尽早行宫颈扩张引流。

（周剑利）

第七节　急性输卵管卵巢炎

在PID中以急性输卵管卵巢炎（acute ovariosalpingitis）最为常见，本病主要在年轻的性成熟女性中流行，最常见的发病年龄为20～35岁，占女性性成熟人口的1%～2%。

一、病因

在产后、剖宫产后、流产后，病原体通过胎盘剥离面或残留的胎盘、胎膜、子宫切口等侵及输卵管、卵巢而发生炎症；妇科手术，如放置宫内节育器、人工流产、宫颈物理治疗、输卵管通液造影、腹腔镜绝育术、盆腔手术误伤肠管等均可导致严重的急性输卵管卵巢炎及盆腔腹膜炎；腹腔邻近器官的炎症可直接蔓延至内生殖器，最常见者为急性阑尾炎；如有慢性输卵管卵巢炎，在未治愈前有性生活或不洁性交等可引起慢性炎症的急性发作；全身疾病，如败血症、菌血症等，细菌也可到达输卵管及卵巢发生急性炎症。

同时，急性输卵管卵巢炎的发生还被认为与以下因素相关：

1. 性活动　性生活开始较早的妇女，其发生率明显高于性生活开始较晚者，且性交频率、性伴侣数均与患病率呈正相关。

2. 避孕措施　使用避孕套或避孕膜的人群发病率较低，口服避孕药可减轻患者输卵管炎的程度，宫内节育器可升高患本病的风险。

3. 阴道冲洗　过频的阴道冲洗，由于改变了阴道的环境，使其不能抵抗病原菌的侵袭，易患本病。

4. 细菌性阴道病　细菌性阴道病可能为本病的前驱表现及诱因。

5. 人工流产　人工流产术后患本病的危险性可增加25%。

二、发病机制

国内的急性输卵管卵巢炎以需氧菌和厌氧菌的混合感染为主，近年来，沙眼衣原体及淋病奈瑟菌感染也日益增多。病原体可通过黏膜面经阴道、宫颈、子宫内膜至输卵管黏膜，这是非妊娠期、非产褥期感染的主要途径；病原体也可经淋巴系统蔓延至输卵管及盆腔结缔组织，这是产褥感染、流产后感染的主要途径；较少见的结核菌感染，则是病原体先侵入人体的其他系统，再经血循环感染生殖器；而盆腹腔的其他脏器感染后，直接蔓延到内生殖器也是重要的感染途径，如阑尾炎可引起右侧输卵管炎。

三、病理

急性输卵管卵巢炎多由化脓菌引起，轻者管壁充血、肿胀，重者输卵管黏膜肿胀明显，可达数厘米，且有弯曲；间质水肿、充血、大量中性粒细胞浸润，并含有纤维素性渗出物，引起周围的组织粘连。如输卵管伞端闭锁，伴有渗出液或脓液积聚，可形成输卵管积脓，并可与卵巢粘连形成炎性包块。卵巢很少单独发炎，但多与发炎的输卵管伞端粘连而发生卵巢周围炎，即输卵管卵巢炎；炎症可通过卵巢的破孔侵入卵巢实质形成卵巢脓肿，脓肿壁与输卵管积脓粘连并穿通，形成输卵管卵巢脓肿。

四、临床表现

1. 症状

（1）下腹痛：多为双侧下腹部针刺样剧痛，常伴有放射痛。改变姿势或按压腹部可加重疼痛。

（2）发热：发热前可先有寒战、头痛，体温最高可至39～40℃。

（3）经量增多、经期延长或阴道不规则出血。

（4）阴道分泌物增多，白带黄白色、脓性，有时带有恶臭。

（5）膀胱直肠刺激症状：如尿频、尿急、尿痛、腹胀、腹泻等。

2. 体征　患者呈急性病容，体温升高、心率增快、下腹可有肌紧张、压痛及反跳痛。妇科检查可见宫颈内有大量脓性分泌物流出，可有宫颈充血、宫颈举痛。双合诊常因下腹痛、腹肌紧张而不满意，可在子宫的一侧或双侧触到包块或增厚，有时子宫触痛明显，活动受限。

五、诊断

如子宫内膜炎章节所述，急性输卵管卵巢炎的临床表现变化多端，其诊断应结合病史、临床症状体征、实验室检查而综合评定，并按照第四节所述的PID最低诊断标准、附加标准一起考虑。近年来CT、磁共振、腹腔镜等均可用于急性输卵管卵巢炎的诊断，其诊断特异性高，但因价格贵，应用的普遍性受到一定限制。

六、鉴别诊断

本病应与急性阑尾炎、卵巢囊肿蒂扭转或破裂、异位妊娠、黄体破裂等疾病相鉴别。

七、治疗

应采取多种治疗方案相结合的综合治疗手段。

1. 全身治疗　较重要，需卧床休息，半卧位为宜，利于炎症分泌物的引流，使炎症局限；给予高蛋白流食或半流食，室内通风，补充液体，纠正电解质紊乱及酸碱失衡，高热时给予物理降温。

2. 抗生素治疗　用药应经验性、广谱、及时及个体化相结合。由于急性输卵管卵巢炎多为多种病原体的混合感染，在药敏试验未出结果前给予广谱抗生素，如头孢菌素，氨基糖苷类等对需氧菌有效；甲硝唑类对厌氧菌有效。药敏试验结果得出后，可更换敏感药物。

对急性输卵管卵巢炎的患者应立即采用住院治疗，以解除症状及保持输卵管的功能。常用方案有：①第二、三代头孢菌素或相当于第二、三代头孢菌素的药物，静脉滴注，2 次/天或 3 次/天；对头孢类过敏者，可换用林可霉素，300～600mg，2 次/天；加多西环素 100mg，2 次/天，静滴或口服，对不能耐受多西环素者，可用阿奇霉素替代，500mg，1～2 次/天，连用 3～5 天。②克林霉素与氨基糖苷类药物联合：克林霉素 900mg，2 次/天，静滴，合用阿米卡星，0.4～0.6g，静滴，2 次/天，连用 14 天。如患者肾功能不全，可采用肾毒性较小的氨基糖苷类的依替米星或奈替米星，用法为 0.1g，静滴，2 次/天。③喹诺酮类与四环素类药物联合：氧氟沙星 400mg，静滴，2/d；或左氧氟沙星 500mg，静滴，1 次/天。多西环素 200mg，2 次/天，连服 14 天。④青霉素类与四环素类药物联合方案：氨苄西林/舒巴坦 3g，静滴，2～3 次/天，加用多西环素 100mg，2 次/天，连用 14 天。

3. 中药治疗　以清热解毒、凉血化瘀为主，如银翘解毒汤、清营汤等。

4. 性伴侣的治疗　同急性子宫内膜炎章节所述。

八、预后

大多数急性输卵管卵巢炎的患者经积极有效的药物，预后良好；但如果未得到及时、正确的处理，不仅会使病程迁延，还会出现一些后遗症或并发症，如复发性盆腔炎、不孕、宫外孕、腹痛、输卵管卵巢脓肿、输卵管卵巢囊肿、肝周围炎、骶髂关节炎等。

九、预防

沙眼衣原体感染筛查和高危妇女的治疗能有效降低 PID 的发病率。对高危妇女的宫颈分泌物筛查可预防大部分 PID 的发生。

（周剑利）

第八节　急性出血性输卵管炎

急性出血性输卵管炎（acute hemorrhagicsalpingitis）是输卵管炎的一种特殊类型，是输卵管间质层出血，血液突破黏膜层进入管腔，甚至由伞端流入腹腔，引起腹痛和腹腔内出血。由于其无特征性症状及体征，临床医师对其缺乏认识，故极易误诊。根据国内统计结果，近十年本病的发生率呈明显上升趋势，已跃居妇科急症的第四位，其发病率为3%～5%，因本病临床表现酷似输卵管异位妊娠，所以术前误诊率较高。但只要提高对此病的认识，详细询问病史，结合临床症状、体征及辅助检查，误诊是可以避免的。

一、病因

目前出血性输卵管炎的确切病因尚不清楚，因输卵管与宫腔相通，阴道或宫腔内的感染就成为盆腔继发感染的导火索。本病易发生于人工流产术后、分娩后或上、取宫内节育器、输卵管通液等宫腔操作术后，故认为可能为某些病原体，特别是厌氧菌或病毒等一些存在于生殖道中的条件致病菌，在特定情况下致病所导致的。

导致出血性输卵管炎的高危因素有：①各种宫腔操作时，宫颈有轻度扩张或裂伤，黏液栓消失。②流产后或产褥期女性生殖道抗感染能力减弱，阴道正常酸性环境因阴道流血或恶露而改变，正常的子宫内膜剥脱后，宫腔表面裸露，扩张的血窦及凝血块成为良好的细菌培养基。③产褥期复旧过程中的子宫抗感染能力也较弱。④月经期、产褥期卫生不良或有性生活，细菌极易经黏膜上行，病原体即可侵入输卵管。

二、发病机制

各种病原体通过淋巴管经宫壁到达附件，或直接由黏膜蔓延进入输卵管，引起输卵管黏膜血管扩张、淤血、肿胀，白细胞大量入侵，黏膜极度充血，可见含有大量红细胞的渗出液，因此得名出血性输卵管炎。

三、病理

镜下见输卵管管壁和黏膜充血、水肿、出血、坏死、炎症细胞浸润，以中性粒细胞为主，少数见淋巴细胞。

四、临床表现

急性出血性输卵管炎多以急性腹痛、腹腔内出血为临床特征。此病与异位妊娠的临床表现极其相似，腹痛部位常位于一侧下腹部，为阵痛或撕裂样疼痛，常伴有肩胛部放射性痛或肛门坠胀感，还可伴有恶心、呕吐、阴道不规则出血等症状；当内出血较多时，可刺激腹膜，疼痛可扩散至全腹；并伴有心慌、晕倒、血压下降、面色苍白、大汗淋漓等失血性休克的症状。

由于此病为感染性疾病，大多数患者均有发热及白细胞升高等全身症状。患者可出现轻到中度发热，个别伴有化脓性炎症的患者可出现高热。体格检查可有下腹或全腹压痛、反跳痛。妇科检查可有不同程度的宫颈举痛，子宫大小正常，附件区增厚、压痛。当病程较长时，输卵管与周围组织器官发生粘连时，可触及附件区包块。

五、诊断

本病诊断要点如下：①患者多有人工流产、分娩史，无明显附件炎病史及停经史。②妇科检查：附件一侧或双侧增厚，有压痛，多无包块。③血常规检查：白细胞及中性粒细胞计数常同时高于正常值，偶可伴发热，尿 HCG 测定为阴性。④B 超检查可见患侧附件增粗，无胎囊、胎芽反射。⑤术中或腹腔镜下发现输卵管红肿、增粗、活动性出血，而未见异位妊娠迹象，腹腔积血多数少于 200ml。⑥起病不如异位妊娠急骤，少有贫血貌；一般不出现休克。腹部无移动性浊音。阴道后穹隆穿刺多为淡红色或血水样液体，无陈旧性或暗红色血液。其中，无停经史但有宫腔操作史是诊断急性出血性输卵管炎的重要依据。

六、鉴别诊断

急性出血性输卵管炎因临床症状无特异性，临床上极易误诊为异位妊娠、急性阑尾炎、卵巢黄体破裂、卵巢囊肿蒂扭转或破裂等。

七、治疗

急性出血性输卵管炎一般以保守治疗为主。治疗原则为止血、抗感染。诊断困难者，应在积极抗炎治疗的同时，密切观察病情，24 小时病情无改善，或者出现血压下降、休克、内出血多时应及时剖腹检查，手术止血。而腹腔镜检查可直视病灶的形态、大小，确定腹腔内出血的来源，对诊断困难而一般情况良好的患者，可大大提高诊断准确率，并同时治疗。

1. 一般支持及对症治疗　绝对卧床，半卧位以利引流及炎症局限。多饮水及进食高热量易消化的半流质饮食。高热时应补液，防止脱水及电解质紊乱，对烦躁不安的患者可给予镇静剂及止痛药。

2. 抗感染治疗　可根据阴道后穹隆穿刺液的涂片检查、培养及药敏结果，选用抗生素，之前可先经验用药，可静脉滴注广谱抗生素如头孢菌素、阿米卡星、甲硝唑等，用药原则为大剂量、长疗程。有效治疗的标志是症状、体征逐渐好转，一般 48 ~72 小时内见效，所以不要轻易更换抗生素。

3. 手术治疗　手术方式应综合考虑患者的病情、年龄、生育要求等。对无生育要求的患者，行患侧输卵管切除；有生育要求的患者，多可保留输卵管，如遇活动性出血，可采用扎紧输卵管峡部及输卵管系膜 5 ~10 分钟，然后放松的止血方法，大多数病例可停止出血。保留输卵管对未生育者意义重大，不应轻易放弃，只有在各种止血方法失败时，才考虑行输卵管切除。因本病出血是炎症所致，故腹腔积血不宜回输。术中抗生素冲洗腹腔，感染严重的可放置引流条，术后给予足量有效的抗生素治疗。

八、预后

大多数出血性输卵管炎的患者经积极有效的药物或手术治疗，预后良好；因本病危及生命的情况相对较少见，但许多有生育要求的患者可能因误诊、治疗不及时或术中止血困难而行输卵管切除。

九、预防

避免过度劳累、过度性交、月经期性交等可能诱发感染的因素，注意个人卫生，强调合理膳食及适当的体育锻炼，增强体质。

（周剑利）

第九节　急性输卵管炎及盆腔脓肿

一、病因

急性输卵管炎（acute salpingitis）及盆腔脓肿（pelvic abscess）均属于PID范畴，主要发生在性活跃人群，其高危因素包括：不良性行为、宫腔操作、多个性伴侣、年龄30岁左右（在我国为发病高峰）、既往有PID史、性伴侣未予治疗、医源性因素等。在上述情况下，病原体入侵机体，引起输卵管的急性炎症，严重时进一步发展为盆腔脓肿。

二、发病机制

急性输卵管炎多由化脓菌引起，其发病机制及播散途径如下：

1. 病原体通过宫颈的淋巴播散到宫旁结缔组织　病原体首先侵及输卵管浆膜层，发生输卵管周围炎，然后累及肌层，病变以输卵管间质炎为主。

2. 病原体经子宫黏膜向上蔓延　首先引起输卵管黏膜炎，导致输卵管黏膜粘连，甚至形成输卵管积脓。

3. 卵巢多与发炎的输卵管粘连而发生卵巢周围炎，甚至卵巢脓肿。输卵管卵巢脓肿若破入盆腔则引起盆腔脓肿。

除此之外，盆腔手术后的感染及邻近器官的炎症如阑尾炎、肠憩室炎等也可形成盆腔脓肿。若脓肿发生在子宫切除等手术后，尤其是经阴道的子宫切除术后，因阴道残端的血肿感染而形成，又称为残端脓肿（cuff abscess），也可在没有血肿的基础上发生盆腔脓肿，又叫真性盆腔脓肿。前者常发生在术后较早期，约48小时后，发生率约为2%，平均8天后行引流术；后者发生晚，多在患者即将出院时发生。有报道迟至术后133天发生盆腔脓肿者，盆腔脓肿可局限于子宫一侧，也可固定于盆腔两侧，脓液可积聚在盆腔深部，甚至可达直肠阴道隔中。

三、病原体

盆腔脓肿常由多种微生物的混合感染而造成，但也可来自阴道的正常菌群，其中厌氧菌占感染细菌的2/3以上，主要分离出来的厌氧菌为革兰阴性的脆弱类杆菌以及二路拟杆菌及二向拟杆菌。引起脓肿常见的需氧菌为乙型溶血性链球菌及表皮葡萄球菌，在革兰阴性的兼性菌中则以大肠埃希菌多见。近年来在越来越多的盆腔感染中也发现有阴道加德纳代菌，肠球菌也被认为是造成盆腔感染的重要菌种之一。当盆腔已形成脓肿时，因脓肿内的低氧环境，分离出来的细菌60%～100%为厌氧菌。

四、病理

病变轻者输卵管仅有轻度充血、肿胀、稍增粗；重者输卵管明显增粗、弯曲，纤维素样脓性渗出物多，造成周围的粘连。输卵管黏膜肿胀，间质水肿、充血，大量多核白细胞浸润，重者输卵管上皮可发生退行性变或成片脱落。

五、临床表现

急性输卵管炎的主要症状中下腹痛占98.0%、发热占51.8%、白带增多占38.1%；若病情严重可有寒战、高热、食欲不振等；并发腹膜炎时，可有恶心呕吐、尿频尿急、腹胀腹泻等伴随症状。盆腔脓肿好发于30～40岁的女性中，其中25%～50%的患者有不育史；脓肿形成后，患者多有寒战、高热，体温可高达39℃左右，并可有下腹肿物及局部压迫刺激症状；肿物位于前方可有泌尿系统症状；若位于后方，则有腹泻、里急后重及排便困难等直肠刺激症状。也有部分患者发病迟缓，脓肿形成缓慢，高热及下腹痛的症状不明显；也有无发热、无白细胞增多者，故临床上无体温升高及白细胞增多者也不能除外盆腔脓肿。

患者呈急性病容，体温升高，心率增快，下腹可有肌紧张、压痛及反跳痛。妇科检查可见宫颈内有大量脓性分泌物流出，阴道后穹隆触痛明显，阴道后穹隆可能饱满，有波动感，常提示有盆腔脓肿存在的可能；可有宫颈充血、宫颈举痛。双合诊常因下腹痛，腹肌紧张而不满意，可在子宫的一侧或双侧触到包块，或在子宫后方子宫直肠窝处触及包块并向阴道后穹隆膨隆，有波动感，有时子宫界线与脓肿混淆不清，触痛明显，活动受限。

六、诊断

如急性子宫内膜炎所述，本病的临床表现各异，其诊断应结合病史、临床症状体征、实验室检查而综合评定，并按照前述的PID最低诊断标准、附加标准一起考虑。本病的特异诊断标准为：①阴道超声或磁共振检查显示输卵管增粗、输卵管积液，伴或不伴有盆腔积液、输卵管卵巢肿块。②腹腔镜下见输卵管表面明显充血、输卵管壁水肿、输卵管伞端或浆膜面有脓性渗出物、盆腔脓肿形成。腹腔镜除可作诊断外，还可直接采取感染部位的分泌物做细菌培养，并兼具治疗的作用。阴道后穹隆穿刺抽出脓液诊断更可确定。另外，腹部及阴道B超不仅可证实盆腔脓肿的存在，还能通过测量脓肿体积大小的变化来监测治疗的反应。虽然CT及磁共振对盆腔脓肿诊断的敏感性高于B超，但由于价格较贵，不适于普遍应用于临床。

七、鉴别诊断

除与前述的急性阑尾炎、异位妊娠、黄体破裂、卵巢囊肿蒂扭转或破裂等鉴别外，还应与以下疾病鉴别：

1. 肠梗阻或扭转　发病前可有腹部手术、腹部放疗、腹膜炎等诱因，多表现为腹痛、呕吐、腹胀及肛门停止排便排气，部分性肠梗阻可有间断性排便及排气，如伴有肠管血供障碍及感染，还可出现发热、休克、白细胞升高等表现；腹部视诊可见胃肠型，腹部可有压痛及反跳痛，听诊肠鸣音减弱或消失，或闻及气过水声，腹部平片可见肠管扩张及气液平面。

2. 尿路结石　可有慢性腰痛或尿痛病史，急性发作时可有剧烈腰腹部疼痛、尿痛、排尿困难、血尿、发热、恶心呕吐等表现，白细胞计数升高，尿常规异常，X线检查可发现绝大多数的结石，泌尿系B超检查也可发现部分结石，如果还不能肯定，则要用静脉肾盂造影或膀胱镜检查来确定诊断。

八、治疗

1. 一般治疗　应使患者卧床休息，半卧位，使脓液沉积于盆腔底部减少扩散。注意营养，给予高蛋白半流质饮食，维持水电解质平衡。

2. 药物治疗　主要是抗生素治疗。抗生素治疗必须彻底，剂量和应用时间要随病情不同而调整。用量或用药时间不足会导致耐药菌株的产生及病灶的持续发展，或演变成不易治愈的慢性疾患；剂量过大和时间过长会导致体内菌群失调，诱发其他疾病如念珠菌感染等。有效的治疗标志是在48～72小时内体温下降，症状、体征明显好转。不要轻易更换抗菌药物，选用的抗菌药物种类要少、毒性要小，联合用药疗效高，静脉滴注显效快。

选药的原则包括：①所有的治疗方案都必须对淋病奈瑟菌和沙眼衣原体有效。②目前推荐的治疗方案抗菌谱应覆盖厌氧菌。③尽早开始治疗，因为及时合理的应用抗生素与远期预后直接相关。④选择治疗方案应综合考虑有效性、费用、患者依从性和药物敏感性等因素。⑤给药途径及是否需要住院治疗，应由医生做出综合的判断；⑥可适当的采用中医中药辅助治疗。

目前临床常用的静脉抗菌药物方案有以下几种：

（1）青霉素（或红霉素）+氨基糖苷类+甲硝唑：青霉素过敏者选用红霉素，氨基糖苷类可选用阿米卡星，甲硝唑抗厌氧菌，这一方案价格低廉、毒副作用小，但容易发生耐药，病情较重者不宜采用。还可用氨苄西林钠/舒巴坦3g，静脉滴注，2～3次/天，加用多西环素100～200mg，口服，2次/天，或米诺环素200mg，2次/天；或阿奇霉素0.5g，静脉滴注或口服，1次/天。

（2）第一代头孢菌素+甲硝唑：头孢噻吩、头孢唑林及头孢拉定对革兰阳性菌作用较好，头孢唑林对革兰阴性菌的作用在第一代头孢菌素中居首位，但不及第二代，更不如第三代头孢菌素。

（3）第二代头孢菌素+甲硝唑：抗菌谱广，对革兰阳性及革兰阴性菌作用较好。如头孢呋辛、头孢孟多等。

（4）第三代头孢菌素+甲硝唑：对第一、第二代头孢菌素耐药菌常有效，对革兰阴性杆菌的作用较第二代头孢菌素效果好，如头孢噻肟、头孢曲松、头孢哌酮、头孢他啶。

（5）喹诺酮类+甲硝唑：喹诺酮类的抗菌谱广，对革兰阴性菌有抗菌作用，且具有较好的组织渗透性，常用的有诺氟沙星、氧氟沙星、环丙沙星、司帕沙星等。如氧氟沙星400mg，静脉滴注，2次/天；或左氧氟沙星500mg，静脉滴注，1次/天；加用甲硝唑500mg，静脉滴注，2次/天；莫西沙星400mg，静脉滴注，1次/天，不用加甲硝唑。

（6）克林霉素：此类药物与红霉素相互竞争结合部位故有拮抗作用，不宜联合应用。克林霉素对多数革兰阳性菌和厌氧菌有效，与氨基糖苷类药物合用有良好效果，克林霉素900mg，静脉滴注，2次/天，加用阿米卡星，0.4～0.6g，静滴，2次/天，连用14天。如患者肾功能不全，可采用肾毒性较小的氨基糖苷类的依替米星或奈替米星，用法为0.1g，静滴，2次/天。

（7）林可霉素：作用与克林霉素相同，静脉滴注，300～600mg，2次/天。

（8）哌拉西林：对多数需氧菌和厌氧菌有效，静脉滴注，4g，2～3次/天。

（9）头孢菌素类头霉素（头霉素类具有头孢菌素的母核，经半合成制得的一类新型抗生素，其母核与头孢菌素相似，且抗菌性能也类似，列入第二代头孢菌素类中），对部分β-内酰胺酶的耐药细菌有抗菌作用，如头孢替坦2g，静脉滴注，2次/天，或头孢西丁2g，静脉滴注，2～3次/天。加用多西环素100～200mg，口服，2次/天，连用14天，或米诺环素 100mg，口服，2 次/天，连用 14 天；或阿奇霉素 0.5g，静脉滴注或口服，1 次/天。

（10）严重感染时，除应用抗生素外，可同时采用肾上腺皮质激素。肾上腺皮质激素能减少间质性炎症反应，使病灶中抗生素浓度升高，充分发挥其抗菌作用，并有解热抗炎作用，因而可以迅速退热，使炎症病灶吸收加快，特别对抗菌药反应不良的病例效果更好。地塞米松 5～10mg 加入 5% 葡萄糖注射液 500ml 静滴，1 次/天，病情稳定后可改口服，肾上腺皮质激素停用后，抗菌药仍需继续使用 4～6 天。

（11）氧氟沙星 400mg，口服，2 次/天，或左氧氟沙星 500mg，口服，2 次/天；加用甲硝唑 400mg，口服，2 次/天，共 14d；莫西沙星 400mg，口服，1 次/天，共 14d，不加用甲硝唑。

（12）头孢曲松 1～2g，肌内注射，1～2 次/天，用 7～14 天；或头孢西丁 1～2g，肌内注射，2～3 次/天，7～14 天，加丙磺舒 1g，口服；或其他三代头孢类药物均需加用多西环素 100～200mg，口服，2 次/天；或米诺环素 100mg，口服，2 次/天，共 14 天；可加用甲硝唑 400mg，口服，2 次/天，共 14 天。

3. 手术治疗　手术治疗指征：①药物治疗 48～72 小时效果不好或脓肿增大。②脓肿位于正中，凸向后穹隆，波动明显者。③诊断有疑问及可疑脓肿破裂。④肠梗阻。⑤包块存在，诊断不清。

手术的时机、具体方式及范围应按患者的具体情况而定。一般来说脓肿的直径 >8cm 或双侧发生者往往保守治疗无效，抗生素治疗的效果与脓肿的大小成反比。手术途径有经腹、经阴道、经腹腔镜等几种；手术方式包括脓肿切开引流术、单侧附件切除术以及全子宫切除加双侧附件切除术等。为保留生育能力及卵巢功能，现多主张对单（或双）侧输卵管卵巢脓肿的年轻患者，仅行单（或双）侧输卵管切除术或单侧附件切除术。随着抗生素及辅助生育技术的发展，各类保存生育功能的手术越来越为人们关注，故在处理具体患者时，应在保存生育功能及有再次手术风险之间进行权衡。

（1）经阴道后穹隆切开引流术：常用于脓肿聚集在子宫直肠陷窝的病例，可先自阴道后穹隆穿刺证实有脓液，或在 B 超、CT 引导下选择部位，排脓后放置引流条 48～72 小时，此方法可应用于对抗生素耐药或用药效果不佳，而又无生育要求者。应严格掌握适应证，如脓肿为单房，位于中线部位，且由于脓肿的积聚使直肠阴道隔上 1/3 部分分开者效果较好，并发症相对少。

（2）经皮穿刺切开引流术：穿刺的部位根据脓肿的部位而定，单房脓肿者穿刺效果好，同时在 B 超引导下穿刺成功率高。放置脓腔的引流管也可进行脓腔灌洗。

（3）腹腔镜下或开腹引流术：可同时取得诊断与治疗的效果，尤其适用于诊断不明确或抗生素应用后效果不佳者，可在直视下打开脓腔进行引流及冲洗。一般来说在盆腔脓肿时尽量采用腹腔镜下引流，开腹引流易致腹壁刀口愈合不良，为相对禁忌证。由于炎症时组织充血、子宫、附件常与肠管、膀胱等周围组织粘连致密，往往进入腹腔时可见肠管紧紧粘连于表面，盆腔的子宫及附件毫无踪影，这时要极为小心谨慎，缓慢分离，避免损伤肠管或膀胱。根据术前的 B 超或 CT 片的方位寻找脓肿部位，只要有空隙进入脓腔，就可将脓液引流出来，再反复冲洗、灌注抗生素，放置引流条，一般术后体温都会很快下降。术中要根据医院的条件、手术医生的腹腔镜技术经验等综合因素判断，决定中转开腹还是继续完成腹腔镜下手术。

（4）单（或双）侧输卵管切除术或单侧附件切除术：适用于较年轻的输卵管卵巢脓肿患者，全身一般情况尚好，有或没有生育要求。如（3）所述，该类患者常因输卵管或卵巢脓肿炎症粘连紧密，分不清组织结构，或分离后组织破损严重，无法保留卵巢，则可在告知的前提下酌情行腹腔镜下（或开腹）单（或双）侧输卵管切除术，或单侧附件切除术。

（5）全子宫加双侧附件切除术：是治疗输卵管、卵巢及盆腔脓肿较为彻底的方法，适用于病情重，年龄大已无生育要求者。手术困难时，需细心分离，避免副损伤，术后放置引流条。

4. 中药治疗　中药主要用于慢性盆腔炎的治疗，如宝光妇乐颗粒、妇炎康胶囊、桂枝茯苓胶囊、盆炎净颗粒等。

5. 性伴侣治疗　目前提倡遵循以下原则对性伴侣进行治疗：①对患者出现症状前60天内接触过的性伴侣进行检查和治疗。②有淋病或沙眼衣原体感染的患者，其性伴侣虽无症状，亦需治疗。③无论患者分离的病原体如何，均应建议患者的性伴侣同时进行检查和治疗。④女性患者在治疗期间应使用安全套性交。

九、预后

大部分患者经积极有效的综合治疗后，炎症消退，脓肿吸收，预后良好。但也有患者因治疗不及时、不规范，或性伴侣未予治疗，致使炎症持续存在，或脓肿短暂缩小又复发增大，脓肿可向阴道、直肠或膀胱破溃，多量脓液流出后患者症状可减轻。如脓液不自然排出体外，而向腹腔破溃，则可引起急性弥漫性腹膜炎、脓毒血症或败血症，甚至危及生命。

（周剑利）

参考文献

[1] 周剑利，韩萍．大鼠卵巢组织冷冻保存和自体移植后形态与功能的研究．《中国妇幼保健》，2009，24，（27）：3867－3871.

[2] 周剑利，韩素新，张淑娟．剖宫产同时行子宫肌瘤剔除术152例临床分析．《中国妇幼保健》，2011，26，（3）：361－363.

[3] 周剑利，韩素新，陈昭．不同手术途径及方法对输卵管妊娠术后生育结局的影响．《中国妇幼保健》，2009，24，（11）：1574－1577.

[4] 吕秀华，张晓莉，葛安靖，张文伟．洛美沙星、替硝唑联合盆腔灌注治疗慢性盆腔炎疗效观察．《中国妇幼保健》，2011，26，（10）：1596－1597.

[5] 底建敏，崔文华，王键，郭影．Xiap和Survivin在子痫前期患者胎盘组织中的表达及意义．《中国妇幼保健》，2014，29，（8）：1275－1277.

[6] 底建敏，闫晓娟．异位妊娠药物保守治疗失败的相关因素分析．《中国综合临床》，2007，23，（6）：558－559.

[7] 底建敏，郭影，闫晓娟，魏月婷，徐强．妊娠期高血压疾病患者胎盘组织中 IGF-1 的表达及意义．《中国妇幼保健》，2007，22，(16)，2247-2249.
[8] 底建敏，刘福虹，闫晓娟，尹晓普．城乡剖宫产率及剖宫产指征的临床分析．《中国妇幼保健》，2006，21，(13)：1769-1771.

第九章　妇科不孕症疾病

第一节　输卵管性不孕

输卵管在女性生殖活动中起重要作用，它不但担负着运送配子和受精卵的作用，而且为胚胎的早期发育提供场所和环境。输卵管分为间质部、峡部、壶腹部和漏斗部。漏斗部的输卵管伞摄取卵子，进入壶腹部受精，受精卵在第 2 天进入峡部，在峡部约停留 2 天，并发育成桑葚胚，第 4 天桑葚胚进入子宫准备着床。受精卵和早期胚胎在输卵管内运输是靠输卵管上皮纤毛运动和输卵管正常蠕动来完成，因此，无论是输卵管器质性病变，还是支配输卵管的自主神经功能障碍，或是内分泌功能失调，只要影响输卵管的通畅和正常生理功能，均可导致不孕。

一、病因

1. 输卵管和盆腔炎症　输卵管和盆腔炎症是引起输卵管性不孕的主要原因。炎症不仅引起输卵管梗阻，而且可以形成瘢痕，造成输卵管壁僵硬和周围粘连，影响输卵管蠕动，同时输卵管内膜炎可破坏和影响纤毛的活动，妨碍配子、受精卵和早期胚胎在输卵管内的运送，导致不孕。输卵管炎症可以由上行感染造成，也可继发于阑尾炎或其他盆腹腔炎症，输卵管炎症同时又有阻塞时，可造成输卵管积水或积脓。近年来，人工流产的增加和淋菌性盆腔炎的发病率上升，导致输卵管炎症和梗阻的发病率明显升高。常见致病菌有细菌、衣原体、支原体和淋球菌等。

2. 子宫内膜异位症　子宫内膜异位症引起不孕的原因是多方面的，对输卵管功能的影响是原因之一。异位种植的内膜病灶不断发展，可形成卵巢、输卵管和盆腔的异位子宫内膜囊肿，造成输卵管与周围组织粘连、梗阻和蠕动功能障碍，卵巢粘连或卵巢子宫内膜异位囊肿破坏正常卵巢组织妨碍排卵，盆腔粘连造成卵巢与输卵管伞部隔离，卵子不能进入输卵管。异位病灶造成的盆腔体液和细胞免疫因素的改变，也影响输卵管正常功能。

3. 输卵管和盆腔结核　输卵管和盆腔结核极易引起输卵管梗阻，但结核的发病率明显下降，由此引起的不孕症越来越少。生殖器结核绝大多数为继发性，原发病灶主要在肺，有时也继发于腹膜结核。结核累及女性生殖器官往往首先侵犯输卵管，可同时伴有子宫内膜结核或卵巢结核。早期输卵管结核仅表现为轻度充血、水肿，随着病变的加重，可形成输卵管脓肿、慢性间质性输卵管炎、结节性输卵管炎或输卵管积水等。发展为慢性结核时，则输卵管管壁肥厚、僵硬、失去正常蠕动功能，往往与周围器官和组织紧密粘连，子宫输卵管造影时表现为典型的串珠样改变。

4. 其他　女性输卵管绝育术后，输卵管发育不良，先天性输卵管缺损，手术切除输卵管，宫外孕保守治疗后输卵管粘连不通，输卵管功能障碍，如间质部或峡部痉挛。

二、诊断

1. 输卵管通液试验　此方法简单易行，并且有一定治疗效果，所以临床常用。时间安排在月经干净3～7天内，排除生殖道炎症后才能进行。器械用输卵管通液器、Foley氏双腔导尿管或特制的宫腔导管，液体用生理盐水加入抗生素、透明质酸酶和（或）地塞米松。根据推注时有无阻力、宫腔压力大小、液体有无外溢、患者有无腹痛来初步判断输卵管的通畅程度，若输卵管通畅，则注液时无阻力及腹痛。但若输卵管出现积水等异常时，也可容纳20ml以上的液体而产生假象，故应注意。注液速度宜缓慢，注压不超过250mmHg，注液量一般不超过25ml。输卵管通液试验只是一种比较粗略的检查方法，文献报道通液与腹腔镜检查的符合率在46%～78%，因而不能作为决定性诊断，需要确诊时应进一步做其他检查。

2. 输卵管通气试验　在月经干净3～7天进行。所用气体是CO_2，最大气体压力不超过200mmHg（26.7kPa），这个压力不至于使封闭的输卵管破裂，注入速度在20～40ml/min。输卵管正常而通畅者，一般当压力达80～120mmHg（10.6～16kPa）间即开始下降到一恒定水平40～80mmHg（5.3～10.6kPa），并随输卵管蠕动出现小的波动，波动的间隔是2～3秒。如输卵管阻塞，则压力持续上升直到停止注入。根据压力记录图形及主观感觉有无肩痛（气体膈下刺激症状）来判断输卵管是否通畅。输卵管通气试验的结果并不十分准确，输卵管通气试验的结果显示不通，不一定说明输卵管有器质性病变所致的阻塞，而可能是输卵管痉挛所致；通气显示通畅也不能说明输卵管功能完全正常，有时输卵管周围轻度粘连或子宫内膜异位症等情况，虽然显示输卵管尚通畅，但也影响受孕。

3. 子宫输卵管造影　子宫输卵管造影（HSG）的特点是结果比较可靠和无创伤性。借助HSG可以对子宫位置、宫腔形态、宫腔粘连、宫腔肿瘤和息肉、输卵管的形态及管腔是否通畅进行判断，还可以根据造影剂在盆腔内的弥散程度了解有无盆腔粘连。

HSG在月经干净3～5天进行。常用碘油作为显影剂，因为碘油吸收缓慢、显影较清晰。术前常规检查外阴及生殖道有无炎症，做碘过敏试验。术中在X线透视下缓慢注射造影剂，仔细观察造影剂在子宫、输卵管内的充盈情况，防止造影剂进入血管，在子宫、输卵管显影后拍片，24小时后再拍片1张，观察造影剂在盆腔内的弥散情况。

造影时，正常的子宫呈倒三角形，双侧输卵管峡部自左右子宫角处呈弧形细线状柔和地伸出，渐移行于输卵管壶腹部和伞部。24小时拍片，造影剂弥散于盆腔各处。异常的输卵管显影像有：输卵管闭锁、僵直、花蕾状、腊肠形（输卵管壶腹部闭锁或积水）和断续状等，子宫角部有时出现截断征象，可能系间质部痉挛所致，容易误诊为梗阻。还应注意子宫位置及形态，注意有无宫腔变形、充盈缺损、造影剂进入血管、宫颈扩大或羽毛状皱褶等征象。生殖道结核在造影时有特殊的征象：①盆腔平片中见多数钙化点。②输卵管因多处狭窄呈串珠样改变。③输卵管伞部阻塞并伴有碘油进入输卵管间质中，形成溃疡和瘘管等灌注缺陷。④子宫腔不规则狭窄和变形，碘油进入淋巴管、血管或间质。

在常规的子宫输卵管造影时发现约15%表现为子宫角部截断征象，如何区分是由于输卵管间质部梗阻还是由于暂时性痉挛所致，HSG和腹腔镜检查均无法做出判断。Novy（1988）等报道了一种输卵管插管造影的方法，应用一种特制的输卵管导管，在X线透视引导下，经宫颈、子宫缓缓插入输卵管导管，注意避免损伤输卵管内膜，通过近侧端并注入造影剂，观察输卵管的形态及通畅情况。经此种方法证实，HSG诊断为间质部梗阻的病例中有92%是通畅的。因此，对于怀疑间质部阻塞的病例，行输卵管插管造影可以明确诊断。

4. 宫腔镜检查　宫腔镜可以直接观察子宫腔的形态、有无粘连和输卵管在子宫角部的开口，尤其可以对子宫角部息肉或肌瘤阻挡输卵管间质部开口而影响其通畅者明确诊断，并可进行治疗。在宫腔镜下行输卵管插管通液试验可以更确切地反映输卵管的通畅情况。方法是：在宫腔镜下找到输卵管开口将输卵管导管轻轻插入0.5～1cm，注意不要伤及输卵管内膜，推注含有亚甲蓝或酚红的生理盐水，其中也可以加入抗生素和透明质酸酶等，根据推注时阻力大小及有无液体经输卵管口反流入宫腔，判断其通畅程度。但宫腔镜下输卵管插管通液术也有其局限性，有时找不到输卵管开口导致插管失败，输卵管积水或伞端粘连易误诊为输卵管通畅。宫腔镜检查应在卵泡期进行，因为排卵后子宫内膜增厚会造成出血及妨碍观察输卵管开口，在月经干净3～5天进行最为合适。用CO_2气体、高分子量右旋糖酐或葡萄糖溶液膨宫均可取得良好的膨宫效果。

5. 腹腔镜检查　腹腔镜检查可以对不孕症的病因有更深入的了解，有一些发达国家，腹腔镜已被列为不孕症的常规检查。腹腔镜下可直接观察子宫、输卵管、卵巢的情况，可以发现HSG不宜发现的盆腔病变，如子宫内膜异位症，输卵管、卵巢周围粘连，子宫直肠窝粘连，输卵管积水和输卵管伞端粘连等。可在腹腔镜直视下，经宫腔镜下或直接经宫颈行输卵管插管通液，观察液体经输卵管伞端溢出情况和输卵管的形态，确定输卵管是否通畅。综合一些文献资料，腹腔镜对于输卵管通畅性和盆腔病变的诊断，较HSG更为准确，Novy（1988）等报道，经HSG诊断为输卵管间质部梗阻的病例中，又行宫腔镜下输卵管插管通液并同时在腹腔镜或开腹探查下观察，92%的病例证实为通畅。为配合输卵管通液，腹腔镜检查常选择在月经后、排卵前进行，用CO_2气体膨宫比较安全，应注意严重盆腔粘连的患者不宜做此项检查。

6. 输卵管镜检查　输卵管镜是用于输卵管腔内检查的显微内窥镜，它有几条优点：①能直视整条输卵管腔的形态和内膜情况。②对于输卵管近侧端的阻塞区分是真正梗阻还是痉挛所致。③可同时进行治疗，可以除去管腔内的碎片及分离管腔内轻度粘连，用气囊或扩张导线扩张狭窄部分。输卵管镜通过共轴的宫腔镜插入，输卵管镜长1.0～1.5m、外径0.5mm，无创伤的头端和柔韧性可以减少输卵管内膜损伤和穿透输卵管肌层的危险，将输卵管镜插至近伞端，在退回的过程中，观察输卵管管腔和内膜的情况，镜检的图像可以直接传输到彩色监视器上。文献报道（Kerin 1990）HSG与输卵管镜检结果的符合率为74%。

三、治疗

应根据输卵管病变的病因、部位、程度选择恰当的治疗方案。

1. 输卵管通液治疗　在无急性炎症的情况下，对输卵管不通畅的患者可行通液治疗，时间在月经干净后3～7天之内，可隔日1次通液治疗，用通液器将药液注入子宫、输卵管，可适当加压注射。药液为生理盐水20～30ml，加入抗生素、地塞米松、透明质酸酶等。对怀疑有输卵管痉挛者，可术前20分钟肌注阿托品0.5mg，以使平滑肌松弛，解除痉挛。输卵管通液治疗适用于输卵管轻度狭窄、输卵管周围及伞端轻度粘连的患者。

2. 宫腔镜、腹腔镜和输卵管镜下治疗　宫腔粘连和黏膜息肉堵塞输卵管子宫开口，可以在宫腔镜下松解粘连和摘除息肉。宫腔镜下输卵管插管行通液治疗对输卵管狭窄和伞端轻度粘连有治疗作用。也可以在X线透视监测下行输卵管插管，注入造影剂，对输卵管进行疏通。

腹腔镜手术是有效的治疗手段，可以清除盆腔子宫内膜异位病灶，松解输卵管周围和伞端的粘连，恢复输卵管和卵巢的正常解剖关系，腹腔镜下可以行输卵管造口术。

输卵管镜为输卵管性不孕提供了一种新的诊治手段，可以在输卵管镜下去除管腔内碎片、松解管腔粘连、扩张狭窄部位，根据输卵管镜检查结果，选择合适的助孕方法。

3. 抗感染治疗　对于急、慢性炎症造成的输卵管阻塞，可选用敏感的抗生素进行抗感染治疗。复方甲硝唑溶液（含甲硝唑溶液、庆大霉素或其他抗生素、透明质酸酶、和/或地塞米松）保留灌肛，1 个疗程 10 天，有良好的治疗效果。结核性输卵管炎或盆腔炎首先抗结核治疗，经全身抗结核治疗后数月，可配合用含有抗结核杆菌的抗生素进行输卵管通液治疗。

4. 治疗子宫内膜异位症　对于轻度子宫内膜异位症合并输卵管阻塞的患者，可行输卵管通液术或行腹腔镜手术，清除盆腔子宫内膜异位病灶，松解输卵管周围粘连，恢复输卵管正常功能。有较大的盆腔或卵巢子宫内膜异位囊肿，主张行手术治疗，剥除囊肿，尽量保存正常卵巢组织，并保持输卵管的正常走行和位置，也可在腹腔镜下行囊肿抽吸，注入无水乙醇使异位内膜病灶坏死。这些治疗均可配合药物治疗，如达那唑、内美通、GnRH－a 等。

5. 手术治疗　体外受精—胚胎移植技术（IVFET）应用以前，手术治疗是输卵管梗阻的最后治疗措施。常做的手术有输卵管端—端吻合术、输卵管子宫角部移植术、输卵管周围粘连松解术、输卵管积水造口术、输卵管伞部成形术，其中输卵管结扎术后行端—端吻合术效果最佳，附件粘连松解术效果较好，伞部成形术效果较差，造口术效果最差。手术技巧的提高、术后早期通液、术中盆腔内放入低分子右旋糖酐防止粘连，可以提高手术的输卵管复通率。手术的最终效果，主要取决于输卵管的病变程度、范围，手术后输卵管通畅，亦不等于输卵管功能恢复正常，加之手术后又可重新粘连，因而妊娠率平均只有15%左右。

6. 辅助生殖技术　近年来辅助生殖技术不断发展，日益成熟。对于输卵管梗阻的患者可以行 IVF－ET 或宫腔内配子移植（GIUT），由于 IVF－ET 和 GIUT 可以免除手术的痛苦和创伤，并且可以达到30%～50%的周期妊娠率，目前已成为输卵管性不孕的首选治疗方式。

（史登玉）

第二节　排卵障碍

排卵是成熟女性最基本的生殖生理活动，在成年妇女中，偶可出现无排卵周期，但如果无排卵持续发生或出现其他类型排卵障碍，则可导致不孕。

一、病因

女性正常的排卵过程是由下丘脑—垂体前叶—卵巢性腺轴控制的。它们之间存在自上而下的调节和自下而上的反馈调节。下丘脑脉冲式分泌促性腺激素释放激素（GnRH），作用于垂体，刺激垂体前叶促性腺细胞分泌 FSH、LH，FSH、LH 又作用于卵巢，在卵泡的发育、成熟、排卵、黄体形成和卵巢类固醇激素的分泌中起调控作用。卵巢分泌的雌、孕激素又对其上一级中枢起反馈性调节作用。下丘脑—垂体—卵巢这三个环节中任何一个环节功能异常，均可导致排卵障碍。引起排卵障碍的因素涉及精神性因素，全身性疾病，下丘脑—垂体

—卵巢轴病变或功能失调，肾上腺或甲状腺功能异常等。下面只介绍性腺轴功能失调引起的排卵障碍。

1. 下丘脑功能障碍　除了先天异常、发育不全，主要为精神因素引起的下丘脑功能障碍，紧张、压力、环境改变导致下丘脑功能失调，GnRH 脉冲式分泌的振幅和频率改变，引起垂体促性腺激素的分泌明显低下，出现排卵障碍。神经性厌食症和长期服用避孕药造成排卵障碍均与下丘脑功能失调有关。PCOS 的发生也与下丘脑调控机制失调有关。

2. 垂体功能障碍　主要表现为垂体促性腺激素分泌低下，长期缺乏足够的下丘脑 GnRH 的刺激，可导致垂体功能低下。其他如空泡蝶鞍、垂体肿瘤（最常见为垂体催乳素瘤）、席汉综合征是比较常见的引起排卵障碍的垂体病变。高催乳素血症时，垂体分泌过高的 PRL，由于旁分泌作用常导致垂体促性腺激素分泌功能减退，影响排卵。

3. 卵巢功能障碍　PCOS 是最常见的引起排卵障碍的因素。卵巢早衰、卵巢对性激素不敏感综合征、卵巢发育不全、卵巢肿瘤均是引起排卵障碍的疾病。卵巢早衰和卵巢不敏感综合征都表现为高促性腺激素性闭经，但前者的卵巢萎缩，基本上没有卵泡，E_2 极度低下；而后者卵巢外观可表现正常，组织学检查见多数始基卵泡及少数初级卵泡，E_2 呈低水平或正常低值。一些轻度的卵巢性排卵障碍，如卵泡发育不良、黄素化未破裂卵泡综合征（LUFS）、黄体功能不全等也是导致不孕的原因。

二、诊断

对排卵障碍的患者应做系统的检查和评估。先排除全身性因素或疾病的影响，此外，还要考虑肾上腺皮质、甲状腺功能有无异常及对生殖功能的影响。对于排卵障碍要明确其病变部位、程度，从而有针对性地进行治疗。从以下几方面进行诊断。

1. 病史　不孕和月经改变的病史对诊断很有帮助。月经周期少于 21 天、不规则阴道流血、月经稀发、闭经均提示排卵障碍。从初潮即开始的月经稀发并逐渐加重或闭经，提示可能为 PCOS。月经失调伴有泌乳，可以考虑高催乳素血症或闭经溢乳综合征或垂体肿瘤所致。

2. 体格检查　需要做全面的体格检查。注意体形、体态、是否肥胖、第二性征发育情况；有无高雄激素的表现，如痤疮、多毛；有无溢乳。妇科检查应注意阴毛分布的形态和密度、阴蒂有无肥大、有无外生殖器和子宫畸形、子宫发育情况、卵巢有无增大或肿瘤、有无生殖道或盆腔炎症。

3. 下丘脑—垂体—卵巢性腺轴及其相关的内分泌功能检查

（1）性腺轴内分泌激素测定：主要测定雌二醇（E_2）、黄体酮（P）、尿促卵泡素（FSH）、黄体生成素（LH）、睾酮（T）、催乳素（PRL）六项。激素水平随卵泡的发育在整个月经周期中呈现周期性变化。每个实验室采用不同的检测方法及试剂，各有其正常范围。月经周期第 1～3 天取血测定基础值，月经周期第 22 天即月经前 7 天，取血测定 E_2 及 P，了解排卵和黄体功能。

1）E_2：卵泡早期 $E_2 < 184$pmol/L（50pg/ml），随卵泡发育 E_2 迅速上升，排卵前 1～2 天达到峰值，自然周期为 918～1835pmol/L（250～500pg/ml），每个成熟卵泡分泌 E_2 水平为 918～1101pmol/L（250～300pg/ml）排卵后 E_2 水平迅速下降，黄体形成后再次上升形成第二次峰值 459～918pmol/L（125～250pg/ml），黄体萎缩后逐渐下降到卵泡早期水平。

2）P：在黄体期的范围为 16～95nmol/L（5～30ng/ml），黄体期 P > 16nmol/L（5ng/ml）

可断定有黄体形成，黄体中期即排卵后7gd左右P>32nmol/L（10ng/ml），足以证明功能性黄体的存在，说明黄体功能正常。

3）FSH：基础值为5~15IU/L，排卵前峰值为基础值的2倍以上。

4）LH：基础值为5~15IU/L，排卵前升高至2倍以上。

5）PRL：正常范围为10~25μg/L。

6）睾酮：正常范围为0.7~2.8nmoL/L（20~80ng/dl）。

必要时应行甲状腺、肾上腺皮质功能测定，以明确是否是由于甲状腺或肾上腺皮质功能异常引起排卵障碍。

（2）孕激素试验、雌孕激素试验：孕激素试验用于闭经的诊断，可初步鉴别闭经的类型。方法：每天注射黄体酮10mg，连用5天，或每天注射黄体酮20mg，连用3天，停药后观察5~10天，有撤退性出血者为试验阳性，无出血为阴性。试验阳性者，说明体内有一定雌激素水平，称为Ⅰ度闭经。试验阴性，说明体内雌激素不足，子宫内膜增生不良，或子宫内膜破坏，以至于对孕激素无反应。

对于孕激素试验阴性的患者，应进一步做雌孕激素试验。方法：每天口服己烯雌酚0.5~1.0mg，连用22天，也可服用其他雌激素制剂，于最后3天每天注射黄体酮20mg，停药后观察5~10天，有撤退性出血为雌孕激素试验阳性，称为Ⅱ度闭经，无撤退性出血为试验阴性。试验阳性说明内源性雌激素水平低下，不足以刺激子宫内膜增生，因而对孕激素的作用无反应，外源性雌激素的作用使子宫内膜增生良好，恢复对孕激素刺激的反应。试验阴性者可诊断为子宫性闭经。

（3）氯米芬（clomiphene citrate，CC）试验：

1）方法：月经周期第5天开始，每天口服氯米芬50~100mg，连服5天，以促发排卵，在服药3天后LH可增加85%，FSH增加50%，停药后LH、FSH即下降。如果以后再出现LH、FSH上升达到高峰，诱发排卵，表示为排卵型反应，如果停药后不再出现LH、FSH上升，即无反应。在服药第1、第3、第5天测LH、FSH，服药第3周测P、E_2，确定有无服药后LH、FSH升高及排卵。

2）意义：目的是评估下丘脑—垂体—卵巢轴的功能。正常情况下，氯米芬作用于下丘脑-垂体，与内源性雌激素竞争受体，减弱体内E_2与受体的结合，解除雌激素对下丘脑及垂体的抑制作用，使血中FSH、LH升高，出现E_2高峰后，由于正反馈机制促发下丘脑释放GnRH，垂体出现LH高峰促发排卵。排卵后黄体形成，血中E_2、P升高。对GnRH兴奋试验有反应CC试验无反应，提示病变在下丘脑，CC试验有反应的患者促排卵效果好。

（4）GnRH兴奋试验：对于闭经患者行GnRH兴奋试验，目的是测定垂体对GnRH刺激的反应性及分泌FSH、LH的功能，从而鉴别闭经或排卵障碍的病因。

1）方法：常在卵泡期进行，早晨空腹，将50~100μg GnRH溶于5ml生理盐水中，静脉推注。于30秒内注完，在注射前及注射后15分钟、30分钟、60分钟、120分钟各取血2ml，用放射免疫或酶联免疫法测定FSH、LH值。也可用GnRH增效剂（GnRH-a）做兴奋试验，因为GnRH-a的生物效价比GnRH强10余倍，故做兴奋试验时只需5μg，它的半衰期较长，采血观察时间也应延长，可在注射后30分钟、60分钟、120分钟、180分钟取血观察。

2）结果判定：①正常反应：注射GnRH或GnRH-a后，LH峰值比基值升高2~3倍，高峰出现在给药后15~30分钟（GnRH）或60~120分钟（GnRH-a）；FSH峰值在注药后15分钟出现，为基值的1.5倍以上。②活跃反应：LH峰值比基值升高超过5倍。③延迟反应：峰值出现较晚，约在注射后60~90分钟（GnRH）或120分钟（GnRH-a）后才出现，其他标准同正常反应。④无反应或低弱反应：注射GnRH或GnRH-a后，LH无上升或峰值比基值升高不足2倍。

3）临床意义：①正常反应：说明垂体对GnRH的刺激反应良好，垂体功能正常，闭经的病因可能在下丘脑。②活跃反应：说明垂体促性腺细胞对外源性GnRH的刺激反应强烈，垂体分泌LH的功能良好。③延迟反应：外源性GnRH刺激后不能在正常时间内引起LH峰，说明垂体反应较差，也可能存在下丘脑功能低下。④低弱反应或无反应：垂体对GnRH的刺激反应差或无反应。表示垂体功能低下，病变部位可能在垂体。但应排除垂体"惰性状态"，即垂体由于长期缺乏下丘脑GnRH刺激，可表现为功能低下，重复GnRH刺激后可以产生正常或较好的反应，说明垂体功能低下是继发于下丘脑功能障碍，如果重复试验仍无反应，表明病变在垂体。

（5）小剂量地塞米松抑制试验：对于高雄激素血症的患者做此试验，可以鉴别雄激素的来源，从而有针对性进行治疗。雄激素是由肾上腺皮质和卵巢共同产生的，地塞米松可反馈性抑制垂体分泌ACTH，从而使肾上腺皮质分泌皮质醇和雄激素等减少，进行小剂量地塞米松抑制试验，可以鉴别雄激素升高的来源。方法：进行试验前取血测定睾酮、雄烯二酮、17羟类固醇和皮质醇基础值，当晚给予地塞米松2mg口服，第二天取血重复测定上述激素水平，若它们的血浆水平仅部分减少（减少小于50%），则雄激素主要来源于卵巢，相反则来源于肾上腺，在这种情况下应进一步做ACTH兴奋试验等其他内分泌试验，以排除库欣综合征、肾上腺腺瘤、酶缺乏或罕见的自主分泌雄激素的卵巢和肾上腺肿瘤。

4. 其他检测有无排卵的方法

（1）基础体温测定（BBT）：BBT是一种最简单的检测有无排卵的手段。BBT呈双相，说明体内有孕激素的作用，除外LUFS，即说明有排卵。典型的双相BBT表现为：高温期比低温期上升0.4~0.5℃，高温期持续12天或以上。不典型双相表现为：黄体期短于12天，基础体温呈梯形上升或梯形下降，可能为黄体功能不全的一种表现。BBT单相说明无排卵。排卵可发生在体温转变前后1~3天。有时体温上升前出现一最低点，可能是最接近排卵的时间。值得注意的是，发生LUFS时，因为有孕激素分泌，所以BBT呈双相，但没有发生排卵。

（2）子宫内膜检查：在月经前或月经来潮12小时内进行子宫内膜活检，将子宫内膜送病理检查，病理结果可分为三种类型：正常分泌期或月经期子宫内膜提示有排卵，黄体功能正常；如果为增生期子宫内膜，说明无孕激素作用，即无排卵；分泌期子宫内膜伴有间质反应差，可能为黄体功能不全的一种子宫内膜的表现。应注意LUFS时，虽然子宫内膜呈现分泌期改变，但并无排卵。子宫内膜活检可以对子宫内膜结核做出诊断。

（3）宫颈黏液检查：随卵泡的发育，分泌雌激素增加，受雌激素的作用，宫颈黏液分泌逐渐增加，变稀薄，清亮而透明，能拉成细丝，至排卵前，宫颈黏液涂片干燥后镜检出现典型的羊齿状结晶。排卵后，宫颈黏液变稠，不能拉成细丝，结晶变为不典型而逐渐消失，至排卵后7天左右出现椭圆体。宫颈黏液检查只能粗略地反映体内雌激素水平及雌孕激素作用的转变，并且需要做动态观察。

（4）阴道细胞学检查：受体内雌孕激素水平的影响，阴道上皮细胞呈现周期性变化，雌激素水平越高，阴道细胞越成熟。正常月经周期中，排卵前受高水平雌激素的影响，阴道涂片中出现大量核致密、固缩而胞浆嗜酸的表层上皮细胞，细胞平铺、排列均匀、背景清洁。排卵后，受孕激素影响阴道涂片中出现多量核呈网状而胞浆嗜碱性的中层细胞，细胞呈梭形排列成堆，背景不清洁。但应注意，阴道细胞学检查结果可受炎症的影响。LUFS 时也出现孕激素作用的表现，因此应结合其他检测手段判断有无排卵。

（5）B 超监测排卵：B 超连续监测，可以直观地观察卵泡发育及排卵情况，卵泡逐渐发育，至成熟后直径达到 18～25mm，卵泡消失或突然缩小，表明排卵。发生 LUFS 时，成熟卵泡不消失或继续增大。

5. 引起排卵障碍常见疾病的诊断标准

（1）闭经：闭经分为原发闭经和继发闭经。对于闭经患者应进行孕激素试验或雌孕激素试验，了解闭经的程度，并排除子宫性闭经。对于排卵障碍导致的闭经，为便于治疗，常根据促性腺激素水平分为三种类型。

1）正常促性腺激素：FSH、LH 均为 5～15IU/L，常为下丘脑功能障碍所致。

2）低促性腺激素：FSH、LH 均 $<$ 5IU/L，可能为下丘脑—垂体功能障碍所致，应进一步做 GnRH 兴奋试验。

3）高促性腺激素：FSH、LH 均 $>$ 30IU/L，为卵巢功能障碍所致。

（2）高催乳素血症：血清催乳素（PRL）$>25\mu g/L$，诊断为高 PRL 血症，应排除药物和生理性因素所致。PRL $>100\mu g/L$ 时，应做垂体 CT 或核磁共振检查，诊断有无垂体肿瘤。

（3）多囊卵巢综合征：以下几项作为多囊卵巢综合征（PEOS）的诊断依据。

1）临床表现：月经稀发、闭经或功血，常合并不孕，可能有多毛、肥胖、痤疮等高雄激素血症的表现。

2）激素测定：血清 LH 升高，睾酮（T）升高，LH/FSH≥3。

3）B 超：双侧卵巢增大，每平面有 10 个以上 2～6mm 直径的小囊泡，主要分布在卵巢皮质的周边，少数散在于间质内。

4）腹腔镜：见卵巢增大，表面苍白，包膜厚，表面多个凸出的囊状卵泡。

（4）黄素化未破裂卵泡综合征（LUFS）：月经周期基本正常，BBT 呈双相，子宫内膜有分泌期改变，但 B 超监测卵泡增大至 18～20mm，72 小时仍不缩小或继续增大，宫颈黏液显示黄体期改变，血清 P $>$ 3ng/ml，即可诊断 LUFS。血清 FSH、LH、E_2 水平与正常排卵周期无明显差别。

（5）黄体功能不全：有以下几项诊断指标：

1）子宫内膜组织学检查能反映雌孕激素的生物学效应，在预计月经来潮前 1～3 天做子宫内膜活检，如组织学特征迟于正常周期的组织学特征 2 天，可结合其他指标诊断黄体功能不全，但必须准确判断子宫内膜活检日是月经周期的第几天。

2）BBT：一般认为黄体期少于 10 天为黄体期过短，只能作为黄体功能不全的参考指标。

3）黄体酮测定：黄体中期（排卵后 7 天）血清黄体酮水平达高峰，若 P $<$ 48nmol/L（15ng/ml），为黄体功能不全。

（6）高雄激素血症：一般认为血清 T $>$ 3.12nmol/L（90ng/dl），为高雄激素血症。女性体内雄激素主要来源于卵巢和肾上腺，可进行小剂量地塞米松实验，鉴别雄激素的来源。避孕药可抑制卵巢雄激素的分泌，口服避孕药后睾酮水平降低，说明过高的雄激素主要来源于卵巢。

三、治疗

1. 常用促排卵药物的应用及促排卵方案

（1）枸橼酸氯米芬（clomiphene citrate，CC）：CC 是最基本的促排卵药物。它具有抗雌激素作用，主要作用部位在下丘脑，与内源性雌激素竞争受体，使下丘脑对雌激素的正反馈作用敏感，促使下丘脑 GnRH 释放，刺激垂体分泌 FSH、LH，促进卵泡发育排卵。使用 CC 的条件是体内要有一定的雌激素水平，垂体功能良好。适应证为：下丘脑性闭经，服用避孕药引起的闭经，PCOS，高催乳素血症引起的排卵障碍。基本用法是：月经周期第 5 天开始，每天口服 CC 50～100mg，连用 5 天。

联合用药方案。

1）E + CC + HCG：于月经周期第 5 天开始，服用小剂量雌激素，如己烯雌酚 0.25mg/d 或补佳乐 0.5mg/d，连用 20 天，接着服 CC 50～100mg/d，连用 5 天，停用 CC 3 天后，每天肌注 HCG 3000IU，连续 3 天，也可 B 超监测卵泡发育，当主卵泡直径达到 18mm 以上时，肌肉注射 HCG 10 000IU。此方案用于原发闭经、继发闭经、月经稀发的患者。

2）CC + E + HCG：于月经周期的第 5～9 天口服氯米芬，每日 1 次，每次 50～100mg，接着服小剂量雌激素，如已烯雌酚 0.25mg/d 或补佳乐 0.5mg/d，连用 7～15 天。在月经周期的第 11 天开始监测卵泡发育，主卵泡直径达到 18mm 以上时，肌肉注射 HCG 10 000IU。此方案用于月经稀发、卵泡期过长、无排卵患者。

3）CC + HMG + HCG：月经周期第 3～7 天口服氯米芬，每日 1 次，每次 50mg，月经周期第 8 天、第 10 天每天肌注 HMG 150IU，第 11 天开始监测卵泡发育，根据卵泡发育情况，隔日肌肉注射 HMG 150IU，至卵泡成熟，肌肉注射 HCG 5000～10 000IU。

（2）促性腺激素：促性腺激素包括垂体前叶分泌的 FSH、LH 以及胎盘合体滋养层细胞分泌的人绒毛膜促性腺激素（HCG）。常用的促性腺激素制剂有人绝经期促性腺激素（HMG）、纯化的 FSH、高纯度 FSH（FSH - HP）、基因重组 FSH（r - FSH）、HCG。

FSH、LH 的作用是促进卵泡的发育和成熟，HCG 具有类似 LH 作用，可以激发成熟卵泡排卵和促进黄体形成。促性腺激素应用的适应证为下丘脑—垂体功能障碍所导致的闭经或排卵障碍；CC 治疗无效的排卵障碍；辅助生殖技术中的超促排卵；不明原因性不孕。基本用药方法：于月经周期或撤退性出血的第 3～5 天开始用药，每天肌注 HMG 或：FSH 75～150IU，月经周期第 10 天开始 B 超监测卵泡发育情况，如卵泡发育良好则维持原剂量，如无优势卵泡发育，可每隔 5～7 天增加 75IU，至卵泡成熟。制剂的选择及起始剂量根据患者的具体情况而定。对低促性腺激素的闭经患者可用 HMG，起始剂量为 2 支/d；促性腺激素水平基本正常的闭经患者，一般采用 HMG1 支/d 起步。PCOS 患者宜用 FSH 制剂，且应从小剂量起步，每天用 FSH 52.5～75IU。用促性腺激素促排卵的过程中，应严密监测，防止 OHSS 的发生。

联合用药方案：

1）CC + HMG + HCG：同氯米芬的联合用药。

2）HMG/FSH + HCG：于月经周期或撤退性出血的第2～5天开始用药，HMG或FSH的起始剂量为75～150IU，月经周期第10天开始B超监测卵泡发育，如无优势卵泡发育，可每隔5～7天增加75IU HMG或FSH，至卵泡成熟，主卵泡直径≥18mm时，肌肉注射HCG 5000～10 000IU。对促性腺激素水平正常的患者，起始剂量可用75IU，促性腺激素低下时起始剂量可用150IU。

3）FSH + HMG + HCG：HMG中含有75IU FSH和75 IU LH，FSH是纯尿促卵泡素，可以在前3～5天用FSH，以后用HMG，特别是PCOS患者，血中LH水平高于正常，采用FSH制剂效果更好。

（3）促性腺激素释放激素及其类似物：促性腺激素释放激素（GnRH）是由下丘脑分泌的多肽类激素，它呈脉冲式分泌，每90～120分钟释放1次，促进垂体FSH、LH的分泌。因为GnRH促进LH分泌的作用强于促进FSH分泌的作用，所以又称为黄体生成素释放激素（LHRH）。GnRH已经人工合成，化学名为（gonodorelin）。促性腺激素释放激素类似物（GnRH－a）是GnRH的高效类似物，它的作用比GnRH强10～20倍，给药初期促进垂体的促性腺激素分泌，持续给药可造成垂体降调节，即抑制垂体促性腺激素的分泌，由此可治疗一些雌激素依赖性疾病。常用的制剂有布舍瑞林（buserelin）、组氨瑞林（histerelin）、亮丙瑞林（leuprorelin）、那法瑞林（nafalrelin）、高舍瑞林（caoserelin）。可以滴鼻、皮下或静脉给药。GnRH治疗的适应证是下丘脑功能障碍所致的闭经或排卵障碍。

用药方案。

1）GnRH脉冲治疗：月经周期或撤退性出血第5天开始，用微量注射泵静脉或皮下给药，静脉给药效果好，剂量为每次脉冲5～20μg，频率为每60～120分钟给药1次，用药过程中监测卵泡发育，在确定排卵后，基础体温上升第2天时停用GnRH，改用HCG 2000IU肌肉注射，每3天1次，共4次。也可黄体期继续用GnRH脉冲给药刺激黄体功能。GnRH脉冲治疗适用于下丘脑性闭经或排卵障碍的患者。

2）GnRH诱发排卵：HMG或CC促进卵泡发育成熟后，给予GnRH可以刺激垂体分泌LH和FSH，诱导排卵。方法为在卵泡成熟后，每天肌注GnRH 100～200μg，或GnRH－a 5～10μg，连用3天，也可一次冲击给药。给予GnRH后，LH的分泌仍然在正常范围内，可以避免由于大剂量给予HCG诱导排卵而导致或加重OHSS。

3）GnRH－a可用于治疗雌激素依赖性疾病，用于辅助生殖技术中的超促排卵方案，还可以用于PCOS治疗的联合用药。

2. 对于不同排卵障碍的特殊治疗

（1）闭经：闭经患者应首先明确其程度和病因。雌激素水平极度低下的Ⅱ度闭经患者，应先用人工周期治疗3个月，使卵巢恢复对促性腺激素的敏感性，然后再用促排卵治疗。对于下丘脑性闭经和排卵障碍，氯米芬是首选和最简单的治疗方案，也可以用GnRH脉冲治疗。下丘脑—垂体功能障碍所致闭经和排卵障碍可以用HMG或纯FSH促排卵。

（2）高PRL血症：高PRL血症可导致无排卵和黄体功能不全。溴隐亭是特效药物。对于特发性高PRL血症或闭经溢乳综合征合并不孕的患者，可用溴隐亭治疗，开始为每天2次，每次口服1.25mg，连用7天，若无严重不良反应，可改为每天2次，每次2.5mg，与餐同服可以减少胃肠道刺激症状。服药1周后PRL开始下降，服药2周后可停止溢乳，服药4周常可恢复月经和排卵。服药过程中应监测血清PRL水平来调整用药量，当PRL水平正常后，可逐渐减至维持量，即能维持 PRL 水平正常的最小用药量：溴隐亭每天最大剂量为 10mg，最小维持量为 2.5mg，PRL 恢复正常后 3 个月内多能自然排卵并妊娠，仍无排卵者可加用 CC、HMG 等促排卵药。溴隐亭可抑制垂体催乳素瘤的生长，长期应用可使垂体催乳素瘤逐渐萎缩。对微腺瘤合并不孕患者，首选溴隐亭治疗；腺瘤或巨腺瘤可以考虑手术切除。有学者曾用溴隐亭治疗数例失去手术机会（骨质浸润又有鞍上扩展）又迫切要求生育的患者，获得妊娠。但整个孕期应严密监测、随访。

（3）PCOS：PCOS 患者的内分泌特征为血中 LH 和 T 升高。氯米芬促排卵是一种安全有效的方法。氯米芬无效时可用促性腺激素。因为促性腺激素直接刺激卵巢，可以使多个卵泡同时发育，极易发生卵巢过度刺激综合征（OHSS），应特别谨慎，初始剂量要小，并且严密监测。PCOS 患者本身内源性 LH 过高，所以用纯 FSH 制剂促排卵效果优于 HMG。FSH 或 HMG 的初始剂量为每天肌注 37.5 ~ 75IU。PCOS 患者体内过高的雄激素影响卵泡的发育，可先用肾上腺皮质激素或孕激素抑制雄激素的分泌，再促排卵效果更好，具体用法见高雄激素血症的促排卵治疗。

（4）黄素化未破裂卵泡综合征（LUFS）：LUFS 常在进行卵泡监测时发现，可能是某一周期偶然发生，若连续 2 个月经周期出现并且影响受孕，则应治疗。有 2 种治疗方法：①促发排卵：当 B 超监测卵泡成熟，直径达到 18 ~ 24mm 时，肌注 HCG 5000 ~ 10 000IU，也可在用 HCG 的同时，加用 HMG 150IU 或 FSH 150IU。②促进卵泡发育：对于卵泡未达成熟大小即发生黄素化者，可用 CC + HCG 或 HMG/FSH + HCG 促排卵方案。

（5）黄体功能不全：治疗方法有如下。

1）补充黄体功能：外源性给予孕激素支持子宫内膜的发育，以利于受精卵的种植和发育，排卵后每日肌注黄体酮 10 ~ 20mg，至妊娠 8 周后逐渐减量，国外采用黄体酮阴道栓剂，使用更方便，每日 50 ~ 100mg。

2）促进黄体功能：HCG 能促进和维持黄体功能，排卵后每日肌注 HCG 1000IU 或隔日肌注 2000IU。

3）促进卵泡发育和黄体功能：因为卵泡发育不良可导致黄体功能不足，因此对于卵泡发育不良者用促排卵治疗效果好，可用 CC + E + HCG 或 HMG/FSH + HCG 方案。

（6）高雄激素血症：肾上腺来源的高雄激素血症，可以用肾上腺皮质激素抑制，如月经周期第 2 天开始，每天口服地塞米松 0.375mg，连用 22 天，同时加用促排卵治疗。卵巢来源的高雄激素血症，如 PCOS 患者，可用孕激素制剂对抗，常用有孕激素类短效口服避孕药和醋酸环丙黄体酮（达英 – 35）等，连用 1 ~ 3 个周期，待雄激素降到正常水平后，开始促排卵治疗。

3. 卵泡发育的监测

（1）B 超监测：用药前常规检查子宫、卵巢及盆腔状况，自月经周期第 10 天开始，隔日或每天监测卵泡的发育情况和子宫内膜的厚度。卵泡成熟的征象：卵泡直径≥18mm，部分卵泡内壁可见半月形的突起，称“卵丘征”，提示 24 小时内将发生排卵。排卵征象：成熟卵泡消失或明显缩小、内部结构模糊，有时子宫直肠陷凹内可见游离液体。子宫内膜类型：A 型，呈三线型，即在子宫中心纵切面有三条线型强回声；B 型，内膜与周围肌层等回声，中线回声可见但不强；C 型，内膜与周围肌层相比为均匀的强回声。A 型、B 型内膜，达到 8 分钟以上，妊娠率较高，子宫内膜成熟延迟可能与激素水平不足或子宫内膜雌、孕激素受体缺乏有关。

（2）激素监测：

1）雌二醇（E_2）：卵泡发育过程主要合成及分泌雌二醇，循环中95%的 E_2 来自优势卵泡，在卵泡早期 E_2 处于低水平，随着卵泡的发育，E_2 的分泌增加，排卵前24～36小时 E_2 达高峰，排卵后，循环中 E_2 水平迅速下降，3天降到最低值，约为峰值的50%，排卵后7天左右黄体形成，E_2 再度上升形成第二峰。在LH峰启动时，每个直径大于17mm的卵泡最高 E_2 水平约为250～500pg/ml。由于排卵前 E_2 上升经历6天时间，并且血中 E_2 测定不能很快得出结果，因此不易准确掌握 E_2 峰值的出现时间，应结合B超和其他方法来预计排卵时间。

2）LH测定：卵泡成熟，血中 E_2 达高峰诱导LH峰出现，血LH起始峰在排卵前32小时，顶峰在排卵前16.5小时左右出现，须连续测定才能测得LH峰值。尿LH峰比血LH峰晚出现6～7小时，与血LH水平有很好的相关性，尿LH定性测定方法简便快速，预计卵泡近成熟时，每8小时测定一次，一般在尿LH峰出现后的14～28小时内排卵。

（3）宫颈评分：宫颈及分泌的黏液随 E_2 水平的变化呈现周期性变化，随卵泡发育，分泌 E_2 增加，宫颈口松弛张开，黏液量增多，清澈透明似蛋清样，拉丝度渐增，出现羊齿状结晶，排卵后在孕激素作用下黏液分泌量迅速减少、变稠，宫颈口闭合。宫颈评分（cervical score，CS）可反映卵巢的反应性和卵泡的发育情况，当CS≥9分时，结合B超监测，可判断卵泡成熟（表9－1）。

表9－1　宫颈评分法

宫颈因子	0分	1分	2分	3分
宫颈黏液	无	少量黏液，从宫颈管内取出	宫颈外口见光亮黏液滴	多量黏液，可从宫颈外口溢出
拉丝性	无	从宫颈口能拉丝到外阴1/4长度	从宫颈口能拉丝到外阴1/2长度	从宫颈口能拉丝到外阴全长
羊齿结晶	不定型物质	仅在某些部位有线形结晶，无侧支	有些部位有良好的结晶，另一些部位仅有线形结晶或无定形物	整个涂片表现羊齿结晶
宫颈	关闭		部分开放	充分开放，呈瞳孔样改变

4. 卵巢过度刺激综合征的处理　卵巢过度刺激综合征（ovarine hyperstimulation syndrome，OHSS）是卵巢对促性腺激素超生理反应而导致的一种严重医源性并发症，其病理生理特点为大量血管内体液外渗导致血容量极度耗竭及血液浓缩，严重者可危及生命。在辅助生殖技术（assisted reproductive technique，ART）中，由于广泛应用超促排卵，轻度OHSS经常发生，并无危险，但对于中、重度OHSS应十分重视。近年来，由于促性腺激素释放激素激动剂（GnRH－a）在控制性超促排卵中的合理应用、取卵技术的提高及对OHSS的进一步了解和预防，使OHSS的发生率明显下降。

（1）OHSS发生机制：OHSS的发生机制尚不十分明确，可能的机制为卵巢受促性腺激素过度刺激后导致多数卵泡同时发育，产生过多的雌激素，使肾素—血管紧张素—醛固酮系统被激活，前列腺素（PG）合成增加，并产生大量的组织胺、5羟色胺类活性物质，与炎性介质及血管通透因子的共同作用，使毛细血管损害，促进血管通透性增加，血管内体液大量渗漏，导致腹水、胸水、弥漫性水肿、蛋白丢失。而血管内循环血量减少，血容量降低、血液浓缩，肾灌注量减少，导致少尿或无尿、氮质血症、酸中毒、肝脏损害，同时伴有水电解质失调、低血容量休克。血液浓缩后，血黏稠度增加，血凝亢进可引起血栓形成，严重者危及生命。卵巢多囊状增大，有发生蒂扭转、破裂或出血致急腹症的危险。

（2）OHSS 的高危因素：

1）大剂量外源性促性腺激素的使用：在 IVF－ET、GIFT 及 IUI 等辅助生殖技术中，为了获取更多的卵母细胞及较多高质量的胚胎，卵泡期一开始即使用大剂量的促性腺激素，来募集大批卵泡，多数卵泡同时发育，分泌过量的雌激素，诱发 OHSS 的发生。

2）HCG 的触发作用：辅助生殖技术中需要应用大剂量的 HCG 促进卵泡的最后成熟和诱发排卵，排卵后应用 HCG 支持黄体。外源性 HCG 刺激 PG 的产生，使 5 羟色胺等活性物质被激活，触发 OHSS 的发生。如果妊娠，持续内源性 HCG 共同作用，更加重 OHSS，症状可持续 2～3 个月。

3）卵巢过度敏感的高危人群：多囊卵巢综合征患者卵巢内有许多囊状小卵泡，在促性腺激素刺激下同时发育，易发生 OHSS。年轻瘦弱的妇女对促性腺激素的耐受性差，很容易发生过度反应。因此，治疗应个体化，对这两种人群应减少促性腺激素的用量，避免发生中、重度 OHSS。

（3）OHSS 的临床表现和诊断：OHSS 一般在排卵后 3～10 天出现，临床上表现为胃肠道不适、恶心、呕吐、腹水、胸水、少尿、胸闷、卵巢增大等症状。此综合征为自限性，若未妊娠，在 20～40 天内症状消失，一旦妊娠可持续 6～8 周，若症状一度缓解后再次加重，妊娠可能性极大，排卵后第 9 天症状加重多数与妊娠有关。根据临床表现和实验室检查，OHSS 的诊断并不困难，为了指导治疗和评估预后，常将 OHSS 分为轻、中、重三度。

1）轻度：胃部不适，轻微腹胀或下腹痛、恶心。B 超检查卵泡数多于 10 个，卵巢直径 $<5cm$，少量腹腔积液，血 $E_2>1500pg/ml$。

2）中度：恶心、呕吐、腹痛、腹胀加重。B 超检查卵巢直径 5～10cm，黄素化囊肿，中等量腹水。血清 $E_2>3000pg/ml$。

3）重度：腹胀加重，体重增加，严重少尿，心肺功能障碍，呼吸困难，大量腹水，严重者可有胸水，甚至心包腔积液，深部静脉血栓。B 超检查卵巢直径 $>10cm$。实验室检查血液浓缩，血液黏稠度增加，血球压积 HCT $>50\%$，低蛋白血症，血液高凝状态，水电解质紊乱，肝肾功能损害。

（4）OHSS 的治疗：

1）轻度：不需治疗，可自然缓解。鼓励患者多饮水、多小便，多进高蛋白饮食，适当限制活动。

2）中度：卧床休息，适量进水和补充体液，对症处理，尽早确诊妊娠，观察病情变化，对于有病情加重倾向者，及早给予扩容和白蛋白治疗。

3）重度：入院治疗，防止严重的并发症。治疗包括以下几方面。①卧床休息，每日测腹围、体重、血压，记出入量。尽早确诊妊娠，检查血、尿常规，血液黏稠度，电解质，肝肾功能，血浆蛋白水平和凝血机制。B 超检查卵巢和胸、腹水情况。②保持胶体渗透压，静脉滴注白蛋白、新鲜血浆或血浆代用品，白蛋白每天给予 10～20g。③补充液体，维持有效循环血量，防止血液浓缩及肾衰，保持水电解质平衡。可用低分子右旋糖酐 500 ~ 1000ml，生理盐水，葡萄糖液。对于体液大量潴留者，限制盐分及液体入量。酸中毒者可给予 5% 碳酸氢钠纠正。④降低毛细血管渗透性，阻止液体渗漏，可给予糖皮质激素，如泼尼松 5mg，每日三次，或前列腺素拮抗剂，吲哚美辛 25mg，每日三次，妊娠期慎用。近年来提出，马来酸氯苯那敏（扑尔敏），一种 H_1 受体阻断剂，对维持膜通透性的稳定性有一定作用。⑤严重胸腹水，伴心肺功能障碍，可于 B 超引导下穿刺放液，以改善症状。每次腹水引流量一般为 2000 ~ 3000ml，应缓慢放液。可同时穿刺卵泡囊内液，减少血雌激素量，但要防止流产。⑥少尿处理，发病早期的少尿属肾前性，及时扩充血容量一般能维持正常尿量，病情严重有肾功损害而发生少尿者，可采用甘露醇利尿。多巴胺可以增加肾灌注量而增加尿量。在未充分扩容前，禁用利尿剂。⑦若血液呈高凝状态时，适当给予肝素化治疗有利。注意下肢活动，防止深部静脉血栓形成。⑧保守治疗无效时，可考虑终止妊娠。⑨若出现卵巢黄体囊肿破裂、出血或蒂扭转等急腹症，应剖腹探查，尽量保留卵巢组织。⑩全身情况不良者应预防感染。

（5）OHSS 预防措施：

1）合理应用促排卵药物，促排卵药物起始剂量不能太大，刺激排卵数目不宜太多。警惕可能发生 OHSS 的高危因素，对氯米芬敏感者容易发生 OHSS，年轻、瘦弱的妇女及 PCOS 患者促排卵时要特别小心控制用药量。

2）在超促排卵过程中，加强 B 超和血 E_2 监测，根据卵泡数目和 E_2 水平调整 HMG 或 FSH 剂量，若排卵前 $E_2 \geq 1500$pg/ml、B 超监测卵巢直径 ≥5cm、3 个或更多卵泡直径 ≥17mm，应慎用 HCG 诱发排卵；若 $E_2 \geq 2000$pg/ml、B 超监测卵巢直径 ≥6cm、4 个或更多卵泡直径 ≥17mm，则放弃用 HCG 诱发排卵。

3）在超促排卵周期，不用或慎用 HCG 支持黄体功能，采用黄体酮更合适。

4）对于 LH 水平增高或 PCOS 患者，先用 GnRH - a 造成垂体降调节后再使用 FSH 或 FSH - HP 促排卵，可以减少 OHSS 的发生，提高妊娠率。

5）有学者报道，于 HCG 给药后 36 小时静脉滴注白蛋白 5 ~ 10g，可以减少 OHSS 的发生和严重程度。

（史登玉）

第三节　其他原因引起的不孕症

一、不明原因性不孕

不明原因性不孕是指各种不孕症检查指标均正常的不孕症。其实是针对目前对不孕症的认识范围内尚不能找出确切原因的不孕症。由于诊断标准的掌握不同，文献报道的发生率为 6% ~60%。有一些在卵泡发育、排卵、受精、胚胎发育和着床过程中的轻度异常，目前的手段尚不能检测出来，这一部分不孕症也列入了不明原因性不孕。许多研究报道，对不明原因性不孕患者做腹腔镜检查，发现 1/3 患者有子宫内膜异位症，15% ~30% 的患者有输卵管疾病及盆腔粘连等，因此，对不明原因性不孕症必须通过腹腔镜检查才能确定。如果再排除受精和胚胎发育过程中的异常，真正不明原因性不孕症不会超过 5%。

1. 诊断

（1）与不孕症相关病史、妇科查体均未发现异常。

（2）输卵管通畅：HSG 显示输卵管通畅、功能正常，疑有子宫内膜异位症或盆腔粘连的患者，应行腹腔镜检查。不孕病史超过 3 年也应行腹腔镜检查。

（3）排卵正常：月经规律，BBT 双相，黄体期≥12 天，黄体中期黄体酮水平（黄体酮峰值）≥48nmol/L（15ng/ml），FSH、LH 作为 H－P－O 轴功能试验和卵巢储备功能测定均在正常范围。

（4）精液常规检查在正常范围：1994 年 WHO 提供的精液变量正常值为：①量≥2ml。②pH 7.2～8.0。③精子密度≥20×10^6/ml，总精子数≥40×10^6/一次射精。④活力，射精后 60 分钟内，Ⅲ～Ⅳ级运动的精子≥50%或Ⅳ级运动的精子≥25%。⑤形态，正常形态精子≥30%。⑥存活率≥75%。⑦白细胞<1×10^6/ml。

还有其他一些试验室检查可以考虑，但与妊娠的关系尚不明确，如去透明带仓鼠卵母细胞试验、抗精子抗体检测、性交后试验。

2. 治疗　不明原因性不孕因为找不到确切的病因，所以治疗只能靠经验。综合治疗效果、复杂性和费用，促排卵联合宫腔内人工授精（IUI）是最佳的治疗方案，可先进行 3 个周期的促排卵联合 IUI 治疗，若失败，可考虑采用其他辅助生殖技术（ART）。下面分述治疗方法。

（1）期待疗法：如果患者年轻、不孕年限短，可考虑 1～2 年的性交指导、期待疗法。有报道期待疗法每月的妊娠率为 1.5%～3%（Rousseau，1983），原发不孕和继发不孕 7 年的累积妊娠率分别为 36.2%和 78.8%。

（2）促排卵：促排卵可以克服卵泡发育过程中的某些轻度缺陷，并且由于增加了受精的卵子数目，使妊娠机会增加。常用促排卵药为氯米芬（CC）和 HMG，CC 的效果较差，HMG 促排卵的周期妊娠率为 2%～26%。

（3）促排卵联合 IUI：单用 IUI 治疗不明原因性不孕效果不理想，CC 促排卵联合 IUI 可以达到 10%的周期妊娠率，而 HMG 联合 IUI 使妊娠率提高到 13%～32%。近年来，有学者提出促排卵联合输卵管内人工授精使妊娠率提高，方法是将 4ml 精子悬液注入输卵管，可以获得 26.9%的周期妊娠率（Khan，1992），治疗 2 周期达到 40%的妊娠率（Khan，1993）。

（4）辅助生殖技术（ART）：促排卵联合 IUI 治疗失败，就应考虑 ART，如：体外受精—胚胎移植（IVF－ET）、输卵管内配子移植（GIFT）、输卵管内合子移植等（ZIFT），ART 的妊娠率可以达到 25%～30%。

（5）其他治疗方法：考虑到不明原因性不孕可能存在一些未被检查出的子宫内膜异位病灶，所以曾用达那唑治疗，剂量每天 200～400mg，但效果不肯定。其他如溴隐亭、抗生素等治疗均未获得确切的疗效。

二、免疫性不孕

免疫性不孕是指夫妇双方各项不孕症检查指标均正常，但有抗生育免疫证据存在。在不孕夫妇中免疫性不孕占 5%～7%。不明原因性不孕中，一部分可能存在免疫因素。目前对于免疫性不孕的诊治研究尚无突破性进展，研究最多的是抗精子免疫，只是根据一些体外试验和性交后试验发现精子异常凝集和制动现象来诊断。其实，一些具有正常生育能力的夫妇血清或宫颈黏液中也能检测出抗精子抗体，但研究发现不育人群中抗精子抗体的检出率明显高于有生育能力的人群，抗精子抗体在不育、不孕中的真正意义尚不十分明确。

1. 抗精子免疫的发生机制　精子对于男性属自身抗原，但由于精子直到青春期才出现，因而对自身免疫系统来说也是一种异抗原。正常情况下，血生精小管屏障可防止精子与抗体免疫系统发生接触，因而不会产生抗精子的免疫反应。但如果睾丸炎症、外伤或手术损伤时，血生精小管屏障受到破坏，精子漏出或被巨噬细胞吞噬进入血液循环，即可刺激免疫系统产生抗精子抗体。

精子对女性生殖道来说是异种抗原，正常情况下女性生殖道黏膜上皮完整，避免性交时进入生殖道的精子产生免疫反应。但当炎症、损伤时，女性生殖道的黏膜上皮完整性受到破坏，性交后进入生殖道的精液成分，尤其是精子的异抗原，则可刺激女性免疫系统产生抗精子抗体。抗精子抗体不但可影响精子在女性生殖道中的运行，且可干扰精子的获能及顶体反应，还可影响精子穿透卵子周围的透明带影响受精，从而引起不孕。

2. 抗精子免疫的检查方法　可以用酶联免疫法测定血清、精浆、宫颈黏液中的抗精子抗体，传统的试验方法有以下几种。

（1）性交后试验：性交后试验应尽可能靠近排卵期进行。排卵期可根据通常的临床指标，即周期长短、基础体温、宫颈黏液变化和阴道细胞学检查，如有可能，也应测定血浆或尿中的雌激素和 LH 水平及 B 超监测来确定。试验前 2 天避免性生活。正常性交后 8 ~ 12 小时到医院检查。

1）试验方法：先将不加润滑剂的窥器放入阴道，再用结核菌素注射器（不带针头）或吸管在阴道后穹隆部吸取混合标本。然后再用另一注射器或导管吸取宫颈管内的黏液标本，将这些标本置于载玻片上，盖上盖玻片，在高倍镜下进行观察。通常精子在阴道内 2 小时即死亡，检查阴道、混合标本的目的是为了证实精液确曾存留于阴道内。宫颈黏液中精子活力分级如下：①快速直线前向运动。②缓慢或呆滞的前向运动。③非前向运动。④不活动精子。正常妇女在周期中期与精液指标正常的男子性交后 8 ~ 24 小时内，宫颈黏液标本每高倍视野（HPF，400 ×）通常有 50 个以上的活动精子，其活力属于 a，b 两级。每高倍视野中有 20 个或更多的 a 级精子，即可认为结果良好。如每高倍视野中精子数不足 10 个，特别是只有缓慢运动或转圈的 b 级精子，则表明精子穿透能力减低或宫颈黏液异常。

2）结果的解释：性交后试验的目的不仅是为了测定宫颈黏液中的活精子数量，而且也是为了确定性交后一定时间内精子存活和运动情况（储藏作用）。结果良好说明宫颈黏液具有正常输送精子及储存精子的能力，精子具有正常的穿透能力。试验阴性的原因可能有：试验时间选择不当；宫颈黏液异常；pH 影响；宫颈黏液内具有抗精子抗体；精液异常等。如初试结果阴性或不正常，应重复性交后试验。对未发现精子者，必须仔细询问以确定是否曾射精并在阴道内射精。

（2）免疫珠试验：可用直接法测定精子上有无抗精子抗体，也可用间接法检测血清、宫颈黏液及精浆中的抗精子抗体，并可进行 IgG、IgA 及 IgM 的分类测定。其作用机制是免疫珠结合着第二抗体，可与结合了精子抗体的精子结合。方法：用上游法提取活精子，以培养液稀释精子密度为 10×10^6/ml。取 0.1ml 精子悬液 + 0.1ml 1∶4 稀释的灭活血清或宫颈黏液，37℃温育 1 ~ 2 小时后，滴于玻片上（一式三份），分别加入免抗人 IgG、IgA、IgM 免疫珠悬液，混匀加盖玻片，温育 20 分钟后显微镜下观察，至少计数 100 个以上活动精子，如果有20%以上活动精子附着到免疫珠上，则试验结果为阳性，如果50%活动精子包裹在免疫珠上，则有临床意义。

（3）混合抗球蛋白试验（MAR试验）：因为如果没有IgG抗体，IgA抗体几乎从不存在，所以作为常规筛选方法，检测IgG已足够了。MAR试验方法：将10μl新鲜精液，10μl IgG包裹的乳胶颗粒或IgG包裹的绵羊红细胞，以及10μl抗人IgG抗血清置于载玻片上。首先混合精液滴和IgG包裹的颗粒，然后用一个较大的盖玻片混合抗血清滴，再将盖玻片盖在混合液上，2~3分钟后，在400倍或600倍光镜或相差显微镜下观察湿片，10min后再观察一次。如无包被抗体，可见精子在颗粒之间自由游动，而颗粒本身互相黏附成团。如果精子表面有抗体，则乳胶颗粒便会与活动的精子相互黏附。开始时活动精子可带着少数几个甚至成串的颗粒游动，最后凝集团变得很大，以致附着在颗粒上的精子只能在原地活动。至少计数100个活动精子，附着颗粒上的精子多于10%为阳性，说明有抗精子抗体存在。

3. 免疫性不孕的治疗

（1）隔离疗法：使用避孕套，避免和减少女性生殖道与精子及其抗原物质的接触，而不产生新抗体。一般隔离6~12个月，并且随访血清及宫颈黏液中的抗精子抗体滴度，待恢复正常后可能受孕。

（2）免疫抑制疗法：临床上多用肾上腺皮质激素，有局部使用、低剂量持续给药、大剂量间歇给药和冲击给药几种方法。免疫抑制疗法的目的是抑制体内免疫反应，使抗精子抗体滴度下降。可用泼尼松5mg，每天3次，连用3~6个月。或甲泼尼龙32mg，每天2次，于月经周期第5~11天，连用7天。免疫抑制疗法不良反应大，很少使用。

（3）宫腔内人工授精（IUI）：对免疫性不孕采用超促排卵联合IUI的治疗方法，可使不少患者获得妊娠，是最常用的治疗方法。经体外处理后的活动精子直接移植入宫腔，避免其与宫颈黏液的接触，可能克服了部分免疫性因素，提高受孕率。

（4）配子输卵管内移植（GIFT）及体外受精—胚胎移植（IVF－ET）：这两种技术都可以避免精子与女性生殖道接触，因而被用于免疫性不孕的治疗。但尚不能克服免疫因素对精卵结合的影响，其确切效果尚不能肯定。

（史登玉）

参考文献

[1] 谢蜀祥．不孕症问答简释．北京：科学出版社，2016.

[2] 李萍．不孕症诊疗手册．北京：世界图书出版公司，2015.

[3] 张天华．实用不孕不育诊疗学．陕西：西安交通大学出版社，2015.

[4] 杨菁，谢青贞．不孕症内镜诊疗图谱．北京：人民卫生出版社，2014.

第十章　妇科急腹症疾病

第一节　卵巢破裂

卵巢破裂（ovariorrhexis）是指卵巢的成熟卵泡、黄体、黄体囊肿或其他因素所引起的卵泡膜血管破裂，不能迅速止血或血液不凝固以及凝血块脱落发生出血或卵巢囊内液溢出等，严重者可造成腹腔内大量出血。

具体如卵巢炎症，卵巢脓肿；卵巢非赘生性囊肿，如囊状卵泡在卵泡生长发育为成熟卵泡时，排卵时可有卵泡破裂，滤泡囊肿，黄体囊肿，妊娠黄体囊肿。卵巢巧克力囊肿等卵巢肿瘤良性或恶性均可发生破裂。若有外力影响，如跌倒，腹部受压、被撞击，妇科检查时加压，穿刺抽吸，针刺治疗，开腹手术撞伤卵巢等时均可引起卵巢破裂。

一、卵巢黄体囊肿破裂

（一）概述

卵巢黄体囊肿破裂（rupture of ovarian corpus luteumcyst），是临床上最为常见的卵巢破裂疾病，卵巢黄体囊肿破裂的常见原因如下。

（1）在卵巢黄体血管化时期，容易破裂，一般先在内部出血，使囊内压增加，继而引起破裂、出血。

（2）原有血液病，导致凝血机制障碍，易出血且不易止血。

（3）自主神经系统影响，使卵巢纤维蛋白溶酶系统活力增强，造成凝血机制障碍。

（4）外伤、卵巢受直接或间接外力作用、盆腔炎症、卵巢子宫充血等其他因素均可导致黄体囊肿破裂。

（二）诊断要点

黄体囊肿破裂除具有急腹症的临床特点外，还具有如下特点：①突然下腹痛多发生于月经后期，多数不伴有阴道出血；②发病前多有性交、排便及妇科检查等紧张性活动；③后穹窿穿刺有暗红色不凝血或血水样液；④尿 HCG 一般阴性，若妊娠黄体破裂可阳性，此时易误诊为异位妊娠。

（三）治疗方案

治疗原则：卵巢黄体囊肿破裂是卵巢的非器质性病变，大多数经保守治疗可以治愈。对初步诊断凝血功能正常的患者，应根据其保守治疗成功率高的特点，尽量采用保守治疗。对于起病急，症状重，内出血多，血红蛋白进行性下降的患者，应当机立断手术。即使手术，也要注意保护卵巢功能。

1. 保守治疗　适于出血少者，主要措施是卧床休息和应用止血药物。

（1）维生素 K_1：10mg，肌肉注射，每 8 小时一次。

（2）酚磺乙胺（止血敏）：0.25g，肌肉注射，每 8 小时一次。

（3）卡巴克络（肾上腺色腙）：10mg，肌肉注射，每日 2 次。

（4）氨甲苯酸（止血芳酸）：0.2g，加入 25% 葡萄糖 20ml，静脉注射，每日 2 次。

2. 手术治疗　适于出血较多者，若出现休克，在积极抗休克同时行手术治疗。术式选择原则是设法保留卵巢功能，缝合卵巢破裂部位或行部分卵巢切除修补术是首选手术方式，切除组织送病理检查。对有休克者手术切口宜采用下腹直切口。也可行腹腔镜手术，吸去腹腔积血，激光或电凝止血。术后纠正贫血。对不能排除卵巢肿瘤扭转或破裂的，腹腔镜是诊断的金指标。随着腹腔镜技术的推广和自体回输血的开展，手术治疗可起到见效快，迅速明确诊断，创伤少等优点。

二、卵巢巧克力囊肿破裂

（一）概述

卵巢巧克力囊肿破裂（rupture chocolate cyst of ovary），随着子宫内膜异位症发病率上升，卵巢子宫内膜异位囊肿（或称卵巢巧克力囊肿）的发生率也随之增多，卵巢巧克力囊肿也可发生自发或外力影响下的破裂，引起妇科急腹症，它是属于妇科领域中的一种新型急腹症，以往对它认识不足，也易被忽视，现对其认识逐渐加深，故已引起重视。卵巢巧克力囊肿破裂后陈旧性血液溢入腹腔，引起剧烈腹痛，恶心呕吐等常需急症处理。

（二）诊断要点

由于囊内液流入腹腔引起急腹症，容易误诊为卵巢囊肿蒂扭转、宫外孕、急性阑尾炎、急性盆腔炎等。卵巢巧克力囊肿破裂时除具有急腹症的临床特点外，还具有如下特点：

（1）既往可能有原发或继发性痛经史、原发或继发不孕史、或曾经诊断子宫内膜异位症；对无痛经者也不能忽视。

（2）发生时间多在月经期或月经后半期。

（3）突发性下腹剧痛，伴恶心呕吐及腹膜刺激症状。

（4）无闭经史，无不规则阴道流血，无休克。

（5）妇科检查可在附件区触及活动性差的包块，并具有触痛，子宫直肠窝触及痛性结节。

（6）B 超提示卵巢囊肿伴有盆腔积液，后穹窿穿刺抽出巧克力样液体对明确诊断有着重要意义。囊肿破裂后，囊液体流出囊肿缩小，另外由于有些患者发病到就诊时间较长，使腹腔液扩散于大网膜及肠系膜之间，使 B 超无法发现卵巢囊肿及盆腔积液，后穹窿穿刺无法穿出液体，是误诊原因之一。

（三）治疗方案

1. 治疗原则　确诊后宜立即手术，因流出的囊液可引起盆腔粘连，不育或异位内膜的再次播散和种植。手术范围应根据年龄，对生育要求，病情严重程度（包括症状与病灶范围）进行全面考虑。年轻有生育要求者应行病灶清除术或病侧附件切除术，对年龄较大者应采用附件及子宫切除术，无论何种手术，术时宜彻底清洗腹腔，尽量切除病灶，松解粘连，术后关腹前，腹腔内放入庆大霉素 8 万单位，地塞米松 5mg，透明质酸酶 1000IU，中（低）分子右旋糖酐 500ml 加异丙嗪 25mg，以防术后粘连。术后一般均仍宜服用治疗子宫内膜异位症的药物，以防止肉眼未能检出的病灶或囊液污染腹腔引起新的播散和种植病灶的产生。

2. 手术治疗　分保守手术、半保守手术和根治性手术。在诊断不十分明确时，进行腹腔镜检查可达到诊断和治疗双重目的。镜下视野扩大更利于病灶及囊液的清除，随着腹腔镜手术技巧的提高使各种手术均成为可能。

（1）保守性手术：保留子宫及一侧或双侧卵巢，以保留患者的生育功能。①年轻未生育者在吸引和彻底冲洗，吸引溢入盆腔内的囊液后，可行巧克力囊肿剥除或卵巢部分切除成形术，术中松解盆腔粘连、矫正子宫位置。尽量保留正常卵巢组织，对维持卵巢功能和内分泌功能有助，对日后增加孕育机会也有帮助。②双侧卵巢受累，原则上也尽量做卵巢囊肿剥除术，若囊肿与周围组织粘连紧密，强行剥出易损伤脏器时，则可用无水酒精涂在囊腔内，使囊腔内上皮坏死，以免日后复发。

保守性手术后复发率较高，术后辅助药物治疗 3 个月，可用丹那唑、内美通、促性腺激素释放激素类似物或激动剂（GnRH－a）等，停药后再予促孕药物治疗。部分患者需要再次手术治疗。手术后 1 年内是最佳受孕期，如术后 2 年仍未受孕，则其妊娠机会明显减少。

（2）半保守性手术：切除子宫，保留一侧或两侧正常卵巢组织，以保留患者的卵巢功能。用于无生育要求或因病情需要切除子宫而年龄在 45 岁以下的患者。由于保留了卵巢，术后仍有复发可能，但复发率较低，与子宫切除有关。

（3）根治性手术：对病情严重无法保留卵巢组织或年龄 >45 岁的患者应行根治性手术，即切除子宫及双附件。由于不保留卵巢功能，即使有小的残留病灶，以后也将自行萎缩，故无复发之忧。但绝经期综合征发生率较高，激素替代治疗不是其禁忌证。

3. 其他保守治疗方法

（1）钇铝石榴激光术：系用钇、铝结晶和涂上钕的石榴石作为激活媒质的激光器发出的激光束。国外应用它的接触性作用，对邻近组织相对无损伤和允许液体环境下操作，用圆的或平的探头涂搽囊肿壁，可精确地去除全部囊壁。在手术中可连续灌洗组织，更易止血，便于操作，不留残余病灶。

（2）腹腔镜下异位囊肿穿刺及无水乙醇固定术；在腹腔镜下做内膜异位囊肿穿刺，吸出囊液，注入生理盐水冲洗，然后注入无水乙醇 5～10ml，再注入生理盐水冲洗后吸出。无水乙醇可使异位的子宫内膜细胞变性、坏死、囊肿硬化、缩小及粘连。据报道经这一保守手术后，术后妊娠率达 33.3%，复发率为 16.6%。

（3）阴道超声导引下子宫内膜异位囊肿穿刺及无水乙醇固定疗法；术后给予药物治疗三个月。

三、卵巢肿瘤破裂

（一）概述

卵巢肿瘤破裂（rupture of ovarian tumor）是卵巢肿瘤常见的并发症之一，约 3% 的卵巢肿瘤会发生破裂。症状轻重取决于破裂口大小、流入腹腔内囊液性质和量。大囊性肿瘤或成熟性畸胎瘤破裂，常有突然或持续性剧烈腹痛，恶心呕吐，有时导致内出血、腹膜炎和休克。肿瘤破裂口小时仅感轻微或中等度腹痛。

（二）诊断要点

（1）原有卵巢肿瘤病史。

（2）突然出现腹痛、腹壁紧张拒按、甚至休克症状。

（3）发病前多有腹部重压、妇检、性交等诱因。

（4）原有肿块缩小、腹部出现移动性浊音、穿刺有囊内液或血液。

（三）治疗方案

凡疑有或确定为卵巢肿瘤破裂应立即处理，可做腹腔镜检查或剖腹探查。术中应尽量吸尽囊液，并做细胞学检查，并清洗腹腔及盆腔，切除标本送病理学检查。疑为恶性卵巢肿瘤破裂，则做快速切片检查，特别注意是否是恶性肿瘤，后者按恶性卵巢肿瘤处理原则处理。

（马 丽）

第二节 卵巢肿瘤蒂扭转

一、卵巢肿瘤蒂扭转

（一）概述

卵巢肿瘤蒂扭转（pedicle torsion of ovarian tumors）占妇科急腹症第5位，约10%的卵巢肿瘤并发蒂扭转。80%的病例发生在50岁以下的女性。右侧的卵巢肿瘤较左侧卵巢肿瘤易发生蒂扭转。扭转不及360°时称不全扭转，不全扭转轻微，有自然松解回复的可能，如扭转360°称完全扭转，此时不能恢复。卵巢肿瘤蒂扭转肿瘤的性质：恶性肿瘤蒂扭转发生率低，可能为恶性肿瘤坏死与周围组织结构发生粘连而不易导致扭转。蒂扭转患者年龄一般较轻，常见的卵巢肿瘤蒂扭转良性肿瘤分别为卵巢良性畸胎瘤、输卵管囊肿、卵泡囊肿、浆液性或黏液性囊腺瘤。

（二）临床特点

（1）既往有附件肿块史的患者突发性一侧下腹剧痛，持续性，阵发性加剧，常伴恶心呕吐甚至休克。

（2）妇科检查扪及附件区肿物张力大，压痛，以瘤蒂部最明显。

（3）超声检查可探及附件区肿物回声：彩色多普勒发现静脉或动脉血流消失或下降。

（三）治疗方案

1. 治疗原则　卵巢肿瘤扭转者应早期诊断，及时治疗，立即剖腹或腹腔镜探查。传统方法是开腹行患侧附件切除术。手术时在扭转蒂部的远端钳夹，将肿瘤和扭转的瘤蒂一并切除。钳夹蒂前不可回复扭转的蒂，以防栓塞脱落进入血液循环，导致其他脏器栓塞。但国外近20年及国内近年的临床研究证明，对于年轻妇女卵巢肿瘤蒂扭转回复扭转的蒂后，保守性卵巢手术是安全而有效的。对于保留卵巢的生殖功能及内分泌功能有着重要意义。

2. 手术时对肿块性质的判定　开腹后对附件区扭转之肿块，可依如下检查情况大体判断其来源。若有卵巢及输卵管，肿块多为加氏管（Gartner duct）囊肿；若只有卵巢，肿块多为输卵管积水；若只见输卵管匍匐于肿块上，多为卵巢肿块（肿瘤）；若卵巢、输卵管都不见，则多为炎症后的输卵管、卵巢积水。手术时肉眼判别卵巢瘤之良恶性，可根据单侧或双侧、多房性、乳头突起、实质区、包膜破溃、腹膜种植、腹水等所列大体观来进行。凡切除的卵巢瘤标本，均应剖开检查。若怀疑恶性立即行快速病理检查，以制订合理治疗方案。

3. 良性卵巢瘤手术治疗方案

（1）附件切除术：扭转时间长，肉眼卵巢已坏疽者。

1）开腹手术：娩出肿瘤后从扭转之蒂部血运较好处钳夹，切下肿瘤及蒂，残端缝扎、包埋。此类手术腹壁切口宜够大，以免取出肿瘤时挤破已变性坏死的肿瘤。手术结束时一般不放置腹腔引流物。

2）腹腔镜手术：置入腹腔镜后探查肿瘤部位、大小、有无粘连、扭转方向等。对直径大于10cm的卵巢瘤，可先打小孔，抽出瘤内液体再探查。镜下附件切除方法常用者有3种：①Semm式三套法：用肠线打Roeder结，形成直径约6cm套圈，置入腹腔，套入扭转卵巢瘤的蒂根部，用推线杆将线结推紧，结扎蒂根部3次，剪下瘤体取出。若为畸胎瘤，则置入袋内吸出液体，再将袋口拉出穿刺口碎切取出。②钛夹法：对瘤蒂较窄细者（宽约1cm，厚约0.15cm）用此法。将瘤体提起充分暴露其蒂，钛夹器置钛夹，使瘤蒂组织完全进入钛夹后，用力闭合钛夹，共夹2次。此法要点为钛夹闭合后，其开口端必须紧贴，以防组织滑脱、出血。剪下瘤体后，再电凝残端。③电凝止血法：在瘤蒂血运正常与瘀血交界处，以双极电凝钳钳夹，电凝至组织变为苍白色后，在靠近瘤体部位剪下肿瘤。此法操作最为简便，但应注意双极电凝后不可立即剪开组织，应等待1分钟使血管彻底凝固干燥后再剪开组织，且剪开要分段、多次进行，发现有出血时再次电凝，直至完全剪下。此法不宜用于扭转周数太多及瘤蒂靠近输尿管者。

（2）蒂复位后保守性手术：国外总的报道卵巢肿瘤蒂扭转复位总数已上千例，复位后均无一例发生栓塞，近年国内一些医院已开展卵巢瘤剔出术，以保留卵巢功能及盆腔解剖结构。其手术指征为：①40岁以下，肿瘤大体观为良性，表面血运良好，瘤蒂部无肿胀；②肿瘤呈浅灰色，有点状坏死，瘤蒂部有肿胀无瘀血；③肿瘤表面呈黑灰花斑状，变黑区直径小于0.5cm，瘤体部有充血水肿和轻度瘀血，但无坏死破裂，可先复位剥出肿瘤，用40℃温盐水湿敷保留之残部，观察15分钟，如血运好转则保留；④符合上述条件，但大体观不能确定肿瘤性质者，则先复位剥下肿瘤快速病理检查，再决定下步手术。卵巢成形术按一般手术方法进行。

张秋生报告卵巢瘤蒂扭转62例，其中24例行肿瘤剔除术，术后无栓塞、无发热，5例合并妊娠者无流产。Oelsner等回顾调查了102例儿童及生育年龄卵巢肿瘤蒂扭转的患者，所有的患者术中都给予蒂回复。其中67例蒂回复后，行囊肿剥除，34例蒂回复后行囊液吸引术，1例由于是复发性蒂扭转故行囊肿剥除后卵巢固定术（卵巢固定于子宫浆膜、阔韧带或盆侧壁。而对侧卵巢考虑到今后生育问题，不建议行卵巢固定）。Cohen等回顾调查了58例在腹腔镜下给予卵巢肿瘤蒂扭转外观黑紫色的坏死的附件复位后，75%的患者行卵巢囊肿剥除术，其余行患侧附件切除。Rody等对214例卵巢肿瘤蒂扭转患者行复位保守性手术，无一例附件切除。

4. 术后并发症

（1）术中术后血栓形成：目前未发现国外文献关于蒂扭转复位发生栓塞的报道。

McGovern 等回顾了309例卵巢肿瘤蒂扭转行蒂复位患者，及672例患者未复位直接行蒂根部切除患侧输卵管及卵巢的文献。结果表明卵巢肿瘤蒂扭转发生卵巢静脉栓塞的概率为0.12%，然而没有一例与复位有关。此流行病学调查显示栓塞发生率与卵巢肿瘤蒂扭转复位无关。认为传统可能过高估计了卵巢肿瘤蒂扭转发生栓塞的风险。

（2）术后卵巢功能的相关研究：已经有很多报道蒂扭转72小时，经复位后卵巢功能仍恢复正常。多位作者回顾调查病例，92%～94%蒂扭转复位，患者术后随访超声检查卵巢体积大小正常并有卵泡发育。国内张秋生报道24例术后较长时间随访无卵巢功能减退症状。

二、特殊类型蒂扭转的治疗

（一）妊娠合并卵巢瘤蒂扭转

（1）卵巢瘤蒂扭转约60%发生于妊娠6～16周。卵巢瘤蒂扭转发病率孕期为非孕期的3倍。

（2）早孕时卵巢有生理性增大，直径通常小于5cm，为单侧性，至孕16～18周消退。若此时怀疑有不全蒂扭转，可短期观察能否自然缓解。否则应手术治疗，并积极安胎。

（3）中、晚期妊娠合并本症者皆应立即手术治疗，切口应在腹壁压痛最明显处。若有剖宫产指征（如近足月妊娠等）可先行剖宫产术，然后切除扭转之卵巢瘤。

（4）术中应尽量避免刺激子宫，麻醉、用药皆应顾及胎儿安全。术后给予安胎治疗。

（5）附件包块在18周后持续存在且超过6cm的，应在孕中期的早期行手术切除，以减少破裂、扭转或出血并发症的发生。

（二）老年妇女卵巢囊肿蒂扭转

（1）绝经后妇女卵巢囊肿蒂扭转的发生率为6.0%。以上皮性肿瘤为主，瘤体常较大。

（2）老年妇女由于神经系统的衰退，机体对各种刺激反应力低下，症状体征不典型而容易造成误诊。

（3）及时手术对绝经后妇女尤为重要，老年妇女抵抗力减退，并发症多，如不及时处理，会造成严重后果。

（4）如果为良性肿瘤可以行患侧附件切除术；如果术中冰冻病理检查为恶性肿瘤，应酌情制订相应的手术方案，必要时术后化疗。

（5）对于老年患者，应该加强围生期的管理，减少并发症的发生。

（马 丽）

参考文献

[1] 刘平．急腹症．陕西：第四军医大学出版社，2013.
[2] 周振理．急腹症处置原则．北京：人民军医出版社，2012.
[3] 黄进．急腹症影像学．北京：人民卫生出版社，2012.
[4] 李开宗，窦科峰．急腹症诊治临床思考．北京：人民军医出版社，2011.

第十一章　女性生殖内分泌疾病

女性生殖内分泌疾病是女性常见的疾病，主要表现为下丘脑－垂体－卵巢内分泌轴异常所引起的一系列症状。临床常见的有功能失调性子宫出血、痛经、闭经、绝经期综合征、多囊卵巢综合征以及高泌乳素血症等。

第一节　功能失调性子宫出血

正常妇女的月经周期为21～35日，经期持续2～7日，平均失血量为20～60ml。凡不符合上述标准的均属异常子宫出血（abnormal uterine bleeding）。异常子宫出血分为器质性疾病所致的异常子宫出血和功能性的疾病所致的子宫出血两大类。其中，功能失调性子宫出血（dysfunctional uterine bleeding，DUB），简称功血，是由下丘脑－垂体－卵巢轴功能失调引起的异常子宫出血。按发病机制可分无排卵性和排卵性功血两大类，前者占70%～80%，多见于青春期和绝经过渡期妇女；后者占20%～30%，多见于育龄妇女。

一、无排卵性功能失调性子宫出血

（一）病因

无排卵性功血常见于卵巢功能初现期和衰退期，主要包括青春期功血和绝经过渡期功血，育龄期少见。各期无排卵性功血发病机制不同。

1. 青春期功血　青春期女性初潮后需要1.5～6年时间（平均4.2年）建立稳定的月经周期性调控机制。由于该时期下丘脑－垂体－卵巢轴尚未成熟，FSH呈持续低水平，虽有卵泡生长，但不能发育为成熟卵泡，合成、分泌的雌激素量达不到诱发LH高峰（排卵必需）释放的阈值，导致无排卵。此外，青春期少女正处于生理与心理的急剧变化期，发育不健全的下丘脑－垂体－卵巢轴更易受到内、外环境的多因素影响，导致排卵障碍。

2. 绝经过渡期功血　该时期女性卵巢功能逐渐衰退，卵泡逐渐耗尽，剩余卵泡对垂体促性腺激素反应性降低，卵泡未能发育成熟，雌激素分泌量也不能形成排卵前高峰，故不排卵。

3. 生育期无排卵功血　生育期妇女既可因内、外环境刺激，如劳累、应激、流产、手术和疾病等引起短暂的无排卵，也可因肥胖、多囊卵巢综合征、高泌乳素血症等引起持续无排卵。

（二）发病机制

各种原因引起的卵巢不排卵可导致孕激素缺乏，子宫内膜仅受雌激素的作用，可呈现不同程度的增殖改变。此后，若雌激素量的不足，子宫内膜发生突破性出血；若雌激素持续作用的撤退，子宫内膜发生出血自限机制异常，出现月经量增多或经期延长。

1. 雌激素突破性出血（breakthrough bleeding） 子宫内膜受单纯雌激素影响，达到或超过雌激素的内膜出血阈值，而无孕激素对抗，从而发生雌激素突破性出血。突破性出血与雌激素浓度之间存在半定量关系。雌激素突破性出血分为阈值雌激素水平和高雌激素水平突破性出血两种类型。

（1）雌激素水平过低可无子宫出血。

（2）阈值雌激素水平突破性出血：雌激素达到阈值水平可发生间断性少量出血，内膜修复慢，出血时间延长，临床上表现为出血淋漓不尽。

（3）高雌激素水平突破性出血：雌激素超过阈值水平并维持较长时期，可引起一定时间的闭经，因无孕激素参与，内膜增厚但不牢固，易发生急性突破性出血，血量汹涌，犹如“血崩”。

2. 雌激素撤退出血（withdrawal bleeding） 除雌激素突破性出血外，子宫内膜在单纯雌激素的刺激下持续增生，此时可因一批卵泡闭锁导致雌激素水平下降，内膜失去支持而剥脱出血。此时，子宫内膜发生出血自限机制异常，出现月经量增多或经期延长。子宫内膜出血的自限性机制缺陷有以下几种：

（1）子宫内膜组织脆性增加：因子宫内膜受单纯雌激素影响，腺体持续增生，间质因缺乏孕激素作用而反应不足，导致子宫内膜组织脆弱，易自发突破出血。

（2）子宫内膜脱落不全：正常月经前子宫内膜各部剥脱同步、完全、快速，无排卵性功血子宫内膜由于雌激素的波动，脱落不规则和不完整，缺乏足够的功能层，组织丢失而难以有效刺激内膜的再生和修复。

（3）血管结构与功能异常：不规则的组织破损和多处血管断裂，以及小动脉螺旋化缺乏，收缩乏力，造成流血时间延长、流血量增多。

（4）凝血与纤溶异常：多次子宫内膜组织的破损不断活化纤溶酶，导致局部纤维蛋白裂解增强，纤溶亢进，凝血功能异常。

（5）血管舒缩因子异常：增殖期子宫内膜 PGE_2 含量高于 $PGF_{2\alpha}$，而在无排卵性功血中，PGE_2 含量更高，血管易于扩张，出血增加。另外，前列环素具有促血管扩张和抑制血小板凝集作用，在无排卵性功血患者，子宫肌层合成前列环素明显增加。

（三）病理

无排卵性功血患者子宫内膜由于受雌激素持续影响而无孕激素拮抗，发生不同程度的增生性改变，少数亦可呈萎缩性改变。

1. 子宫内膜增生症（endometrial hyperplasia）

（1）单纯性增生（simple hyperplasia）：组织学特点是内膜腺体和间质细胞增生程度超过正常周期的增殖晚期，常呈局部腺体密集、大小轮廓不规则、腺腔囊性扩大，犹如瑞士干酪样外观，故又称瑞士干酪样增生。腺上皮细胞为高柱状，呈假复层排列；间质细胞质少，排列疏松；螺旋动脉发育差、直竖；表面毛细血管和小静脉增多，常呈充血扩张。

（2）复杂性增生（complex hyperplasia）：内膜常增生呈息肉状。腺体增生拥挤，结构复杂。子宫内膜腺体高度增生，呈出芽状生长，形成子腺体或突向腺腔，腺体数目明显增多，腺体背靠背，致使间质明显减少。腺上皮呈复层或假复层排列，细胞核大深染，位于中央，有核分裂象，胞浆界限明显但无不典型性改变。

（3）不典型性增生（atypical hyperplasia）：腺上皮出现异型性改变，表现为腺上皮细胞增生，层次增多，排列紊乱，细胞核大深染有异型性。10% ~15%可转化为子宫内膜癌，属癌前期病变，不属于功血的范畴。

2. 增殖期子宫内膜（proliferative phase endometrium） 子宫内膜的形态表现与正常月经周期中的增殖期内膜无区别，但在月经周期后半期甚至月经期，仍表现为增殖期形态。

3. 萎缩性子宫内膜（atrophic endometrium） 子宫内膜萎缩菲薄，腺体少而小，腺管狭而直，腺上皮为单层立方形或低柱状细胞，间质少而致密，胶原纤维相对增多。

（四）临床表现

青春期及绝经过渡期常见。临床上最主要的症状是子宫不规则出血：出血间隔长短不一，短者几日，长者数月，常误诊为闭经；出血量多少不一，出血量少者仅为点滴出血，多者大量出血，不能自止，可能导致贫血，甚至休克。出血期间一般无腹痛或其他不适。

（五）实验室检查及其他辅助检查

1. 血常规 血红蛋白、血红细胞计数及血细胞比容，了解患者贫血情况。

2. 凝血功能 凝血酶原时间、活化部分凝血活酶时间、血小板计数、出凝血时间等，排除凝血功能障碍性疾病。

3. 患者卵巢排卵与激素水平观察

（1）基础体温测定（BBT）：基础体温呈单相型，提示无排卵。

（2）激素测定：酌情检查 FSH，LH，E_2，P，T_3、T_4、TSH 及 PRL。为确定有无排卵，可于经前 1 周测定血清孕酮。

（3）宫颈黏液结晶检查：经前检查出现羊齿植物叶状结晶提示无排卵。

（4）阴道脱落细胞涂片检查：一般表现为中、低度雌激素影响。

4. 了解子宫内膜情况除外相关器质性病变

（1）盆腔超声检查：了解子宫内膜厚度及回声，以明确有无宫腔占位性病变及其他生殖道器质性病变等。

（2）诊断性刮宫（dilation&curettage，D&C）：其目的包括止血和取材做病理学检查。年龄>40 岁的生育期和绝经过渡期妇女、异常子宫出血病程超过 6 个月者、子宫内膜厚度>12mm 者，或药物治疗无效、具有子宫内膜癌高危因素患者，应采用诊断性刮宫，以了解子宫内膜有无其他病变。不规则流血或大量出血者应及时刮宫，拟确定排卵或了解子宫内膜增生程度，宜在经前期或月经来潮后 6h 内刮宫。

（3）宫颈细胞学检查：巴氏分类法或 TBS（the bethesda system）报告系统，用于排除宫颈癌及其癌前病变。

（4）宫腔镜检查：在宫腔镜直视下选择病变区进行活检，较盲取内膜的诊断价值高，尤其可排除早期子宫内膜病变如子宫内膜息肉、子宫黏膜下肌瘤、子宫内膜癌等。

（5）妊娠试验：尿妊娠试验或血人绒毛膜促性腺激素 B 亚单位（β - HCG）检测，除外妊娠。根据病史及临床表现常可做出功血的初步诊断。辅助检查的目的是鉴别诊断和确定病情严重程度及是否有并发症。

（六）诊断与鉴别诊断

1. 诊断 功血的诊断须根据病史、体格检查和相应的辅助检查综合得出。

（1）病史：仔细询问患者的年龄、月经史、婚育史、避孕措施、是否存在引起月经失调的内分泌疾病或凝血功能障碍性疾病病史，以及近期有无服用干扰排卵的药物或抗凝药物等，还应包括已进行过的检查和治疗情况。

（2）体格检查：检查有无贫血、甲状腺功能低减、甲状腺功能亢进、多囊卵巢综合征及出血性疾病的阳性体征。妇科检查应排除阴道、宫颈及宫体病变；注意出血来自宫颈柱状上皮异位面还是来自宫颈管内。

（3）辅助检查：根据病史及临床表现常可做出功血的初步诊断。辅助检查的目的是鉴别诊断和确定病情严重程度及是否有并发症。

2. 鉴别诊断　诊断功血，必须排除以下病理原因的子宫出血：

（1）异常妊娠或妊娠并发症：如流产、异位妊娠、葡萄胎、子宫复旧不良，胎盘残留、胎盘息肉或滋养细胞病变等。常可通过仔细询问病史及血或尿 HCG 测定，B 型超声检查等协助鉴别。

（2）生殖器官肿瘤：如子宫内膜癌、宫颈癌、滋养细胞肿瘤、子宫肌瘤、卵巢肿瘤等。一般通过盆腔检查、B 超、诊刮及相关特殊检查等鉴别。

（3）生殖器官感染：如急性阴道炎或急、慢性子宫内膜炎、子宫肌炎等。妇科检查可有宫体压痛等。

（4）生殖道损伤：如阴道裂伤出血。

（5）性激素类药物使用不当、宫内节育器或异物引起的子宫不规则出血。

（6）全身性疾病：如血液病、肝肾衰竭、甲状腺功能亢进或减退等。可以通过查血常规、肝功能，以及根据甲状腺病变的临床表现和甲状腺激素的测定来做出鉴别诊断。

3. 诊断流程图　根据 2009 年中华医学会妇产科学分会内分泌学组，中华医学会妇产科学分会绝经学组，功能失调性子宫出血临床诊断治疗指南（草案），功血的诊断应按照下列步骤进行（图 11 -1）。

（七）治疗

1. 一般治疗　贫血者应补充铁剂、维生素 C 和蛋白质，严重贫血者需输血。流血时间长者给予抗生素预防感染。出血期间应加强营养，避免过度劳累和剧烈运动，保证充分休息。

2. 青春期及生育期无排卵性功血的治疗　原则：止血、调整周期、有生育要求者行促排卵治疗。

（1）止血：首先采用大剂量雌激素或雌、孕激素联合用药。根据出血量采用合适的制剂和使用方法。

1）大量出血：要求 6 ~ 8h 内见效，24 ~ 48h 内出血基本停止，若 96h 以上仍不止血，应考虑有器质性病变的可能。

子宫内膜修复法：大剂量雌激素可迅速促使子宫内膜生长，短期内修复创面而止血，适用于出血时间长、量多、血红蛋白 <80g/L 的患者。主要药物为苯甲酸雌二醇、结合雌激素及戊酸雌二醇。具体用法如下。①苯甲酸雌二醇：初始剂量 3 ~ 4mg/d，分 2 ~ 3 次肌内注射，若出血明显减少，则维持；若出血量未见减少，则加量，也可从 6 ~ 8mg/d 开始，每日最大量一般不超过 12mg。出血停止 3 日后开始减量，通常以每 3 日递减 1/3 量为宜。②结合雌激素：应给予结合雌激素（倍美力）3.75 ~ 7.5mg/d，口服，并按每 3 日递减 1/3 量为宜。也可在 24 ~ 48h 内开始用口服避孕药。③口服雌激素：每次 1.25mg 或戊酸雌二醇（补

佳乐）每次 2mg，每 4 ~ 6h 1 次，血止 3 日后按每 3 日递减 1/3 量为宜。大剂量雌激素止血对存在血液高凝状态或有血栓性疾病史的患者应禁用。

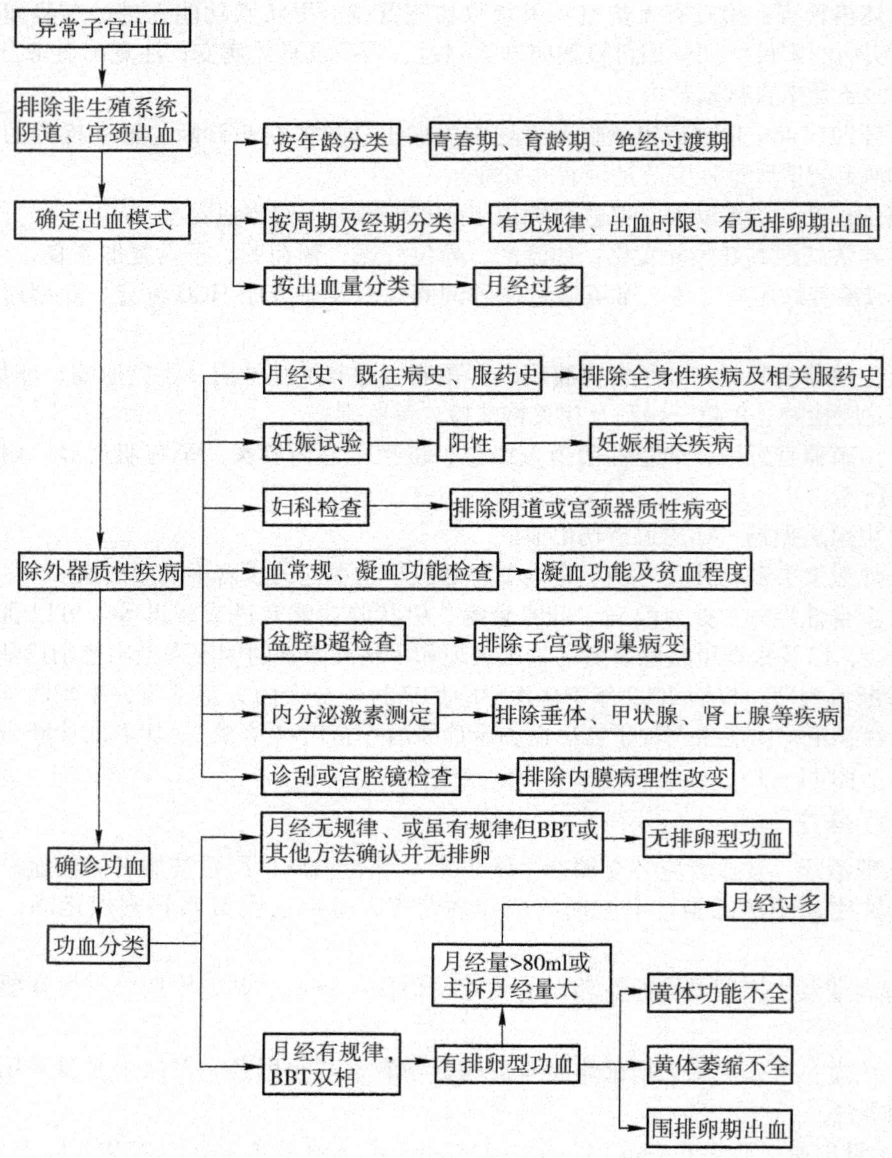

图 11－1　功能失调性子宫出血临床诊断流程

注意事项：血红蛋白增加至 90g/L 以上后均必须加用孕激素，有利于停药后子宫内膜的完全脱落。若激素治疗无效或疑有器质性病变，应经患者和其家属知情同意后考虑诊刮。

2）少量出血：使用最低有效量激素，减少药物副反应。采用孕激素占优势的口服避孕药，如去氧孕烯炔雌醇片（妈富隆）、复方孕二烯酮片（敏定偶）或复方醋酸环丙孕酮（达英－35）。用法为每次 1 ~ 2 片，1 日 2 ~ 3 次，血止 3 日后逐渐减量至每日 1 片，维持至出血停止后 21 日周期结束。

（2）调整月经周期：血止后，需恢复正常的内分泌功能，以建立正常月经周期。

1）孕激素后半周期疗法：适用于有内源性雌激素的青春期或生育期功血患者。于月经周期后半期（撤药性出血的第16～25日）口服地屈孕酮片10mg/d，每日2次，共10日，或微粒化孕酮200～300mg/d，5～7日，或醋酸甲羟孕酮10mg/d，连用10日，或肌注黄体酮20mg/d，共5日。

2）雌、孕激素序贯法（即人工周期）：模拟月经周期中卵巢分泌的雌、孕激素变化，将雌、孕激素序贯应用，使子宫内膜发生相应变化。适用于青春期功血或生育期功血内源性雌激素较低者。补佳乐1mg或倍美力0.625mg，于月经期第5日口服，每晚1次，连服21日，至服药第11～16日，每日加用醋酸甲羟孕酮片10mg口服，或地屈孕酮10mg，每日2次口服。停药后3～7日月经来潮，此为1周期。连用2～3个周期后，部分患者能自发排卵。若正常月经仍未建立，应重复上述序贯疗法。

3）口服避孕药：此法开始即用孕激素以限制雌激素的促内膜生长作用，使撤药性出血逐步减少，其中雌激素可预防治疗过程中孕激素的突破性出血。口服避孕药可很好地控制周期，尤其适用于有避孕需求的生育期功血患者。应注意口服避孕药潜在风险，不宜用于有血栓性疾病、心脑血管疾病高危因素及40岁以上吸烟的女性。

3. 绝经过渡期功血　以止血、调整周期、减少经量，防止子宫内膜病变为治疗原则。常采用性激素药物止血和调整月经周期。年龄>40岁的妇女、具有子宫内膜癌高危因素或子宫内膜厚度>12mm者，应首先采用诊断性刮宫，以排除子宫内膜其他病变。

（1）止血：主要采用孕激素，也称“内膜萎缩法”。合成孕激素止血的机制是使雌激素作用下持续增生的子宫内膜转化为分泌期，并有对抗雌激素作用，使内膜萎缩，从而达到止血目的。

1）急性出血可选用炔诺酮（妇康片）5mg口服，每6h一次，一般用药4次后出血量明显减少或停止，改为8h一次，血止3日后按每3日减量1/3，直至维持量每日5mg。

2）内膜脱落法：适用于生命体征稳定，血红蛋白>80g/L的患者。孕激素停药后，子宫内膜脱落较完全，从而达到止血效果。药物及用法如下：①黄体酮20～40mg，肌肉注射，每日1次，共5日；②口服地屈孕酮片（达芙通）每次10mg，1日2次，共10日；③口服微粒化孕酮（琪宁），每日200～300mg，5～7日；④口服醋酸甲羟孕酮片8～10mg/d，共10日。

此外还可加用雄激素。雄激素有拮抗雌激素、增强子宫平滑肌及子宫血管张力的作用，减轻盆腔充血而减少出血量，但无止血作用，大出血时单独应用效果不佳。

（2）调整月经周期、减少月经量：多应用口服妇康片周期治疗，4.375～5mg/d，于月经期第5日口服，共20日。也可于月经第16～25日采用孕激素后半周期疗法，具体方法同上。

（3）手术治疗：对于药物治疗效果不佳或不宜用药、无生育要求的患者，尤其是不易随访的年龄较大者及内膜病理为癌前病变或癌变者，应考虑手术治疗。手术治疗包括：①子宫内膜去除术，适用于激素等药物治疗无效或复发者；②子宫全切除术。

二、排卵性功能失调性子宫出血

排卵性功血（ovulator menstrual dysfunction）较无排卵性功血少见，多发生于生育期妇女。患者虽有排卵，但黄体功能异常。常见有两种类型。

（一）黄体功能不足

月经周期中有卵泡发育及排卵，但黄体期孕激素分泌不足或黄体过早衰退，导致子宫内膜分泌反应不良。

1. 病因与发病机制　足够水平的 FSH 和 LH，LH/FSH 比值及卵巢对 LH 良好的反应是黄体健全发育的必要前提。黄体功能不足（luteal phase defect，LPD）有如下多种因素。

（1）卵泡发育不良：卵泡颗粒细胞数目和功能分化缺陷，特别是颗粒细胞膜上 LH 受体缺陷，引起排卵后颗粒细胞黄素化不良及分泌孕酮量不足。神经内分泌调节功能紊乱可导致卵泡期 FSH 缺乏，卵泡发育缓慢，雌激素分泌减少，从而对下丘脑及垂体正反馈不足。

（2）LH 排卵高峰分泌不足：卵泡成熟时 LH 排卵峰分泌量不足，促进黄体形成的功能减弱，是黄体功能不足的常见原因。循环中雄激素水平偏高和垂体泌乳激素升高等因素都可抑制 LH 排卵峰。

（3）LH 排卵峰后低脉冲缺陷：LH 排卵峰后的垂体 LH 低脉冲分泌是维持卵泡膜黄体细胞功能的重要机制，若此分泌机制缺陷将导致黄体功能不足。

2. 病理　子宫内膜形态表现为分泌期腺体呈分泌不良，间质水肿不明显或腺体与间质发育不同步，或在内膜各个部位显示分泌反应不均，如在血管周围的内膜，孕激素水平稍高，分泌反应接近正常，远离血管的区域则分泌反应不良。内膜活检显示分泌反应较实际周期日至少落后 2 日。

3. 临床表现　一般表现为月经周期缩短，因此月经频发。有时月经周期虽在正常范围内，但卵泡期延长、黄体期缩短（<11 日）。在育龄妇女常可表现为不易受孕或在孕早期流产。

4. 诊断　根据月经周期缩短、不孕或早孕时流产，妇科检查无引起功血的生殖器官器质性病变；基础体温双相型，但排卵后体温上升缓慢，上升幅度偏低，高温期短于 11 日。经前子宫内膜活检显示分泌反应至少落后 2 日，可做出诊断。

5. 治疗

（1）促进卵泡发育：针对其发生原因，调整性腺轴功能，促使卵泡发育和排卵，以利于正常黄体的形成。促卵泡发育治疗：首选药物为氯米芬，适用于黄体功能不足卵泡期过长者。氯米芬可通过与内源性雌激素受体竞争性结合而促使垂体释放 FSH 和 LH，达到促进卵泡发育的目的。可于月经第 2～5 日开始每日口服氯米芬 50mg，共 5 日。应用 3 个周期后停药并观察其恢复情况。疗效不佳，尤其不孕者，考虑每日口服氯米芬量增加至 100～150mg 或采用 HMG－HCG 疗法，以促进卵泡发育和诱发排卵，促使正常黄体形成。

（2）促进月经中 LH 峰形成：在监测到卵泡成熟时，使用绒促性素 5000～10 000U 肌注，以加强月经中期 LH 排卵峰，达到促进黄体形成和提高其分泌孕酮的功能。

（3）黄体功能刺激疗法：于基础体温上升后开始，肌注 HCG 1000～2000U 每周 2 次或隔日 1 次，共 2 周，可使血浆孕酮明显上升。

（4）黄体功能替代疗法：一般选用天然黄体酮制剂。自排卵后或预期下次月经前 12～14 日开始，每日肌注黄体酮 10～20mg，共 10～14 日；也可口服天然微粒化孕酮，以补充黄体分泌孕酮的不足。

（5）黄体功能不足：合并高泌乳素血症的治疗使用溴隐亭每日 2.5～5mg，可使泌乳激素水平下降，并促进垂体分泌促性腺激素及增加卵巢雌、孕激素分泌，从而改善黄体功能。

（二）子宫内膜不规则脱落

月经周期中有卵泡发育及排卵，黄体发育良好，但萎缩过程延长，导致子宫内膜不规则脱落（irregular shedding of endometrium）。

1. 病因与发病机制　由于下丘脑－垂体－卵巢轴调节功能紊乱或溶黄体机制异常引起黄体萎缩不全，内膜持续受孕激素影响，以致不能如期完全脱落。

2. 病理　正常月经第3～4日时，分泌期子宫内膜已全部脱落，代之以再生的增殖期内膜。但在黄体萎缩不全时，月经期第5～6日仍能见到呈分泌反应的子宫内膜。由于患者经期较长，使内膜失水，间质变致密，腺体皱缩，腺腔呈梅花状或星状，腺细胞透亮、核固缩，间质细胞大，间质中螺旋血管退化。此时刮宫，子宫内膜常表现为混合型子宫内膜，即残留的分泌期内膜与出血坏死组织及新增殖的内膜混合共存。有些区域内膜尚有出血，另一些区域已有新的增殖期内膜出现。

3. 临床表现　表现为月经周期正常，但经期延长，长达9～10日，且出血量多，甚至淋漓数日方止。

4. 诊断　临床表现为月经周期正常，经期延长，经量增多，基础体温呈双相型，但下降缓慢。在月经第5～6日行诊断性刮宫，病理检查仍能见到呈分泌反应的内膜，且与出血期及增殖期内膜并存。

5. 治疗

（1）孕激素：通过下丘脑－垂体－卵巢轴的负反馈功能，使黄体及时萎缩，内膜按时完整脱落。方法：自排卵后第1～2日或下次月经前10～14日开始，每日口服甲羟孕酮10mg，连服10日。有生育要求者可肌注黄体酮注射液或口服天然微粒化孕酮。无生育要求者也可口服避孕药，月经第5日开始，每日1片，连续21日为1周期。

（2）绒促性素：用法同黄体功能不足，HCG有促进黄体功能的作用。

（3）月经过多的治疗

1）药物治疗：

a. 止血药，氨甲环酸口服每次1g，每天2～3次，可减少经量54%；经量＜200ml者，应用后92%的患者经量＜80ml，无栓塞性疾病增加的报道。不良反应为轻度恶心、头晕、头痛等。也可应用酚磺乙胺、维生素K等。

b. 宫腔放置左炔诺孕酮宫内缓释系统：放置后，该系统可在宫腔内释放左炔诺孕酮20μg/d，有效期一般为5年。使用该系统过程中，经量可明显减少，20%～30%的使用者可出现闭经，但使用的最初6个月可能发生突破性出血。左炔诺孕酮宫内缓释系统副作用少。

c. 高效合成孕激素：使用高效合成孕激素可使子宫内膜萎缩。

2）手术治疗：子宫内膜去除术、子宫全切除术或子宫动脉栓塞术。

（4）月经间期出血的治疗：建议先对患者进行1～2个周期的观察，测定BBT，明确出血类型，排除器质性病变，再进行干预。

1）围排卵期出血：止血等对症治疗。

2）经前期出血：出血前补充孕激素或HCG，卵泡期应用枸橼酸氯米芬促排卵以改善卵泡发育及黄体功能。

3）月经期延长：周期第5～7日，给予小剂量雌激素帮助修复子宫内膜，或枸橼酸氯米芬促卵泡正常发育，或在前个周期的黄体期应用孕激素促进子宫内膜脱落。

4）口服避孕药：可适用于上述各种月经间期出血，口服避孕药可很好地控制周期，尤其适用于有避孕需求的患者。一般于月经第1～5日开始，周期性使用口服避孕药3个周期，病情反复者可酌情延长至6个周期。

（吕秀花）

第二节　原发性痛经

痛经（dysmenorrhea）是指月经期疼痛，常呈痉挛性，集中在下腹部，其他症状包括头痛、乏力、头晕、恶心、呕吐、腹泻、腹胀、腰腿痛。是年轻女性十分常见的病症。痛经包括两类：原发性痛经（primary dysmenorrhea）痛经不伴明显的盆腔器质性疾病，即功能性痛经。继发性痛经（secondary dysnlenorrhea）因盆腔器质性疾病导致的痛经。此两类痛经的鉴别诊断与所采用的检查手段有关，盆腔检查与B超检查正常的原发痛经患者，若药物治疗无效而行腹腔镜检查时可能发现有早期子宫内膜异位症。

一、病因与发病机制

原发性痛经的病因和发病机制并不完全清楚，下面是常见的一些解释。

1. 子宫收缩异常　原发性痛经的发生与子宫肌肉活动增强所导致的子宫张力增加和过度痉挛性收缩有关。痛经时，子宫腔内基础张力升高，宫缩时压力超过16～20kPa，收缩频率增加，变为不协调或无节律性的收缩，使子宫血流量减少，造成子宫缺血，以及盆腔神经末梢对前列腺素等反应敏感，导致痛经发生。

2. 前列腺素或白三烯的合成与释放过度　子宫内膜是合成前列腺素（prostaglandins，PG）的重要部位。子宫合成和释放PG增加，是原发性痛经的重要原因。$PGF_{2\alpha}$及TXA_2可以刺激子宫平滑肌收缩，节律性增强，张力升高，导致子宫血流减少；PGE_2能抑制子宫收缩，使宫颈松弛。孕酮能促进子宫内膜合成前列腺素，分泌期子宫内膜$PGF_{2\alpha}$的量高于PGE_2，引起子宫平滑肌过强收缩、痉挛，乃至痛经，因此无排卵的月经周期不出现痛经。$PGF_{2\alpha}$进入血液循环，还可引起胃肠道、泌尿道和血管等处的平滑肌收缩，从而引发相应的全身症状。

部分痛经患者前列腺素的合成、释放并不增加，而是由于5－脂肪氧化酶通路活性增强，使白三烯合成增加，后者是强有力的缩血管物质。这部分患者对非甾体消炎药无效。

3. 血管加压素及催产素　原发性痛经妇女，晚黄体期雌激素水平异常升高，能刺激垂体后叶释放血管加压素，造成月经期血管加压素水平高于正常人，引起子宫肌层及动脉壁平滑肌收缩加强，子宫过度收缩及缺血，加重痛经的症状。

血管加压素和催产素都是增加子宫活动导致痛经的重要因素，二者都通过作用于子宫的特异性V1血管加压素和催产素受体起作用，血管加压素也可能影响非孕子宫的催产素受体。用催产素拮抗剂，竞争性抑制催产素和血管加压素受体，可以有效缓解痛经。

4. 其他

（1）精神因素：严重痛经者比无痛经者在兴趣情绪等方面更具女性化特点，但也有人认为精神因素只是影响了对疼痛的反应，而非致病性因素。

（2）肽类及自主神经系统：内皮素、去甲肾上腺素也可造成子宫肌肉及子宫血管收缩，而导致痛经。自主神经系统（胆碱能、肾上腺素能）肽能神经也能影响子宫及血管。骶前神经切除可以治疗痛经，足月妊娠产后痛经减少，也与子宫的自主神经纤维明显减少有关。

二、临床表现

原发性痛经常发生在年轻女性，初潮后数月（6~12个月）开始，30岁以后发生率开始下降。疼痛常在月经即将来潮前数小时或来潮后开始出现，经时疼痛逐步或迅速加剧，历时数小时至2~3日不等。疼痛常呈阵发性或痉挛性，通常位于下腹部，放射至腰部或大腿内侧。50%患者有后背部痛、恶心呕吐、腹泻、头痛及乏力；严重病例可发生晕厥而急诊就医。一般妇科检查无阳性发现。

三、诊断

诊断原发性痛经，主要是排除盆腔器质性病变的存在，采集完整的病史，做详细的体格检查（尤其是妇科检查），必要时结合辅助检查，如B超、腹腔镜、宫腔镜、子宫输卵管碘油造影等，排除子宫内膜异位症、子宫腺肌症、盆腔炎症、黏膜下肌瘤、盆腔粘连等，以区别于继发性痛经。另外，还要与慢性盆腔痛区别，后者的疼痛与月经无关。

关于痛经程度的判定，一般根据疼痛程度及对日常活动的影响、全身症状、镇痛药应用情况而综合判定。

轻度：有疼痛，但不影响日常活动，工作很少受影响，无全身症状，很少用镇痛药。

中度：疼痛使日常活动受影响，工作能力亦有一定影响，很少有全身症状，需用镇痛药，且有效。

重度：疼痛使日常活动及工作明显受影响，全身症状明显，镇痛药效果不好。

四、治疗

1. 一般处理与治疗　首先，对痛经患者，尤其对青春期少女进行必要的解释工作。讲解有关的基础生理知识，阐明“月经”是正常的生理现象，帮助患者打消顾虑，树立信心。痛经时可以卧床休息或热敷下腹部。注意经期卫生。给予患者适当的镇痛、镇静、解痉治疗。

2. 药物治疗

（1）口服避孕药：适用于需要采取避孕措施的痛经患者。口服避孕药可以抑制内膜生长，降低血中前列腺素、血管加压素及缩宫素水平，抑制子宫活动，疗效可达90%。

（2）抑制子宫收缩：

1）前列腺素合成酶抑制剂：适用于无需避孕或对口服避孕药效果不好的原发性痛经患者，可以用非甾体类抗炎药（nonsteroidal anti－inflammator drugs，NSAID）。

NSAID是前列腺素合成酶抑制剂，通过阻断环氧化酶通路，抑制PG合成，使子宫张力和收缩性下降，达到治疗痛经的效果，有效率60%~90%。NSAID不仅可以减轻疼痛，还可以减轻相关的症状；如恶心、呕吐、头痛、腹泻等。不良反应一般很轻，不常见，一般都能耐受。以胃肠道和中枢神经系统症状为主，如消化不良、恶心、厌食、烧心、腹泻、便秘、头痛、头晕、烦躁、嗜睡；较为严重的不良反应有：皮肤反应、支气管痉挛、暂时性肾损害等，十分少见。

一般于月经来潮、疼痛出现后开始服药，连服2~3日，因为前列腺素在经期的初48h释放最多，连续服药的目的，是为了纠正月经血中PG过度合成和释放的生化失调。如果不是在前48h连续给药，而是痛时临时间断给药，难以控制疼痛。经前预防用药与经后开始用药，效果相似。如果开始服药后初几小时内仍有一定程度的疼痛，说明下个周期服药的首剂量要加倍，但维持量不变。

其中，布洛芬（ibuprofen）起效快，200~400mg，3~4次/日；或酮洛芬（ketoprofen）50mg 3~4次/日。该类药物的主要副作用为胃肠道症状及过敏反应。胃肠道溃疡者禁用。吲哚美辛栓剂100mg肛塞或吲哚美辛片剂25mg，3~4次/日，口服。

2）钙离子通道阻滞剂：可干扰钙离子通过细胞膜，并阻止钙离子由细胞释放，降低子宫肌细胞周围的钙离子浓度，使子宫收缩减弱。常用硝苯地平（nifedipine）10mg，3次/日，痛时舌下含服。主要不良反应为血压下降，心动过速，血管扩张性头痛及面部潮红。

3. 物理治疗　经皮电神经刺激（transcutaneous electrical nerve stimulation，TENS）可用于药物治疗无效，或有不良反应，或不愿接受药物治疗的患者。研究表明，这种用高频电刺激的方法，可以使42.4%的患者获得满意的止痛效果，是一种安全、有效的非药物治疗方法。并且，如TENS加用少量布洛芬，效果可提高到71%。

五、预防

（1）注意经期卫生，避免不洁性生活。

（2）避免剧烈运动及过冷刺激，平时加强体育锻炼，增强体质。

（3）注意避孕，尽量避免宫腔操作。

（4）定期行妇科普查，早期发现疾病，早期治疗。

（吕秀花）

第三节　闭经

闭经（amenorrhea）为月经从未来潮或异常停止。闭经可分生理性闭经和病理性闭经。病理性闭经分为两类：原发性闭经（primary amenorrhea）和继发性闭经（secondary amenorrhea）。原发性闭经：年龄>14岁，第二性征未发育；或者年龄>16岁，第二性征已发育，月经还未来潮，约占5%。继发性闭经：正常月经周期建立后，月经停止6个月以上，或按自身原有月经周期停止3个周期以上，约占95%。

一、分类

1. 按病变部位分类　可分为四种：①子宫性闭经；②卵巢性闭经；③垂体性闭经；④中枢神经-下丘脑性闭经。

2. 按促性腺激素水平分类　有高促性腺激素闭经和低促性腺激素闭经。由于两者性腺功能均处低落状态，故亦称高促性腺激素性腺功能低落和低促性腺激素性腺功能低落。

（1）高促性腺激素性腺功能低落（hypergonadotropic hypogonadism）：指促性腺激素FSH≥

30IU/L 的性腺功能低落者，提示病变环节在卵巢。

（2）低促性腺激素性腺功能低落（hypogonadotropic hypogonadism）：指促性腺激素 FSH 和 LH 均≤5IU/L 的性腺功能低落者，提示病变环节在中枢（下丘脑或垂体）。

3. 按卵巢功能障碍的程度分类　将闭经分为两度闭经。

Ⅰ度闭经：子宫内膜已受一定量的雌激素作用，用孕激素后有撤退性子宫出血，提示卵巢具有分泌雌激素功能。

Ⅱ度闭经：子宫内膜未受雌激素影响，用孕激素后不出现撤退性子宫出血，提示卵巢分泌雌激素功能缺陷或停止。

二、病因与发病机制

1. 下丘脑性闭经　下丘脑性闭经是由中枢神经系统包括下丘脑各种功能和器质性疾病引起的闭经。此类闭经的特点是下丘脑合成和分泌促性腺激素释放激素（GnRH）缺陷或下降导致垂体促性腺激素（Gn），即 FSH 和黄体生成素（LH）特别是 LH 的分泌功能低下，故属低 Gn 性闭经。临床上按病因可分为功能性、基因缺陷或器质性、药物性 3 大类。

（1）功能性闭经：此类闭经是因各种应激因素抑制下丘脑 GnRH 分泌引起的闭经，治疗及时可逆转。

1）应激性闭经：精神打击、环境改变等可引起内源性阿片类物质、多巴胺和促肾上腺皮质激素（ACTH）释放激素水平应激性升高，从而抑制下丘脑 GnRH 的分泌。

2）运动性闭经：运动员在持续剧烈运动后可出现闭经，与患者的心理、应激反应程度及体脂下降有关。若体脂量减轻 10% ~15%，或体脂丢失 30% 时将出现闭经。

3）神经性厌食所致闭经：因过度节食，导致体脂量急剧下降，最终导致下丘脑多种神经内分泌激素分泌水平的降低，引起垂体前叶多种促激素包括 LH、FSH、ACTH 等分泌水平下降。临床表现为厌食、极度消瘦、低 Gn 性闭经、皮肤干燥，低体温、低血压、各种血细胞计数及血浆蛋白水平低下，重症可危及生命。

4）营养相关性闭经：慢性消耗性疾病、肠道疾病、营养不良等导致体脂量过度降低及消瘦，均可引起闭经。

（2）基因缺陷或器质性闭经：

1）基因缺陷性闭经：因基因缺陷引起的先天性 GnRH 分泌缺陷，主要存在伴有嗅觉障碍的 Kallmann 综合征与不伴有嗅觉障碍的特发性低 Gn 性闭经。Kallmann 综合征是由于染色体 Xp22. 3 的 KAL－1 基因缺陷所致，特发性低 Gn 性闭经是由于 GnRH 受体 1 基因突变所致。

2）器质性闭经：包括下丘脑肿瘤，最常见的为颅咽管瘤；尚有炎症、创伤、化疗等原因。

（3）药物性闭经：长期使用抑制中枢或下丘脑的药物，如抗精神病药物、抗抑郁药物、避孕药、甲氧氯普胺（灭吐灵）、鸦片等可抑制 GnRH 的分泌而致闭经；但一般停药后均可恢复月经。

2. 垂体性闭经　垂体性闭经是由于垂体病变致使 Gn 分泌降低而引起的闭经。

（1）垂体肿瘤：位于蝶鞍内的腺垂体中各种腺细胞均可发生肿瘤，最常见的是分泌 PRL 的腺瘤，闭经程度与 PRL 对下丘脑 GnRH 分泌的抑制程度有关。

（2）空蝶鞍综合征：由于蝶鞍隔先天性发育不全，或肿瘤及手术破坏蝶鞍隔，使充满脑脊液的蛛网膜下腔向垂体窝（蝶鞍）延伸，压迫腺垂体，使下丘脑分泌的 GnRH 和多巴胺经垂体门脉循环向垂体的转运受阻，从而导致闭经，可伴 PRL 水平升高和泌乳。

（3）先天性垂体病变：先天性垂体病变包括单一 Gn 分泌功能低下的疾病和垂体生长激素缺乏症；前者可能是 LH 或 FSHα、β 亚单位或其受体异常所致，后者则是由于脑垂体前叶生长激素分泌不足所致。

（4）Sheehan 综合征：Sheehan（席恩）综合征是由于产后出血和休克导致的腺垂体急性梗死和坏死，可引起一系列腺垂体功能低下的症状，包括产后无乳，脱发，阴毛腋毛脱落，低促性腺激素闭经，以及肾上腺皮质、甲状腺功能减退症状，如低血压、畏寒、嗜睡、胃纳差、贫血、消瘦等。

3. 卵巢性闭经　卵巢性闭经是由于卵巢本身原因引起的闭经。卵巢性闭经时 Gn 水平升高，分为先天性性腺发育不全、酶缺陷、卵巢抵抗综合征及后天各种原因引起的卵巢功能减退。

（1）先天性性腺发育不全：患者性腺呈条索状，分为染色体异常和染色体正常两种类型。

1）染色体异常型：包括染色体核型为 45，XO 及其嵌合体，如 45，XO/46，XX 或 45，XO/47，XXX，也有 45，XO/46，XY 的嵌合型。45，XO 女性除性征幼稚外，常伴面部多痣、身材矮小、蹼颈、盾胸、后发际低、腭高耳低、肘外翻等临床特征，称为 Turner（特纳）综合征。

2）染色体正常型：染色体核型为 46，XX 或 46，XY，称 46，XX 或 46，XY 单纯性腺发育不全，可能与基因缺陷有关，患者为女性表型，性征幼稚。

（2）酶缺陷：包括 17α－羟化酶或芳香酶缺乏。患者卵巢内有许多始基卵泡及窦前卵泡和极少数小窦腔卵泡，但由于上述酶缺陷，雌激素合成障碍，导致低雌激素血症及 FSH 反馈性升高；临床多表现为原发性闭经、性征幼稚。

（3）卵巢抵抗综合征：患者卵巢对 Gn 不敏感，又称卵巢不敏感综合征。Gn 受体突变可能是发病原因之一。卵巢内多数为始基卵泡及初级卵泡，无卵泡发育和排卵；内源性 Gn 特别是 FSH 水平升高；可有女性第二性征发育。

（4）卵巢早衰：卵巢早衰（POF）指女性 40 岁前由于卵巢功能减退引发的闭经，伴有雌激素缺乏症状；激素特征为高 Gn 水平，特别是 FSH 水平升高，FSH＞40U/L，伴雌激素水平下降；与遗传因素、病毒感染、自身免疫性疾病、医源性损伤或特发性原因有关。

4. 子宫性及下生殖道发育异常性闭经

（1）子宫性闭经：子宫性闭经分为先天性和获得性两种。先天性子宫性闭经的病因包括苗勒管发育异常的 Mayer－Rokitanlky－Kulter Hauler（MRKH）综合征和雄激素不敏感综合征；获得性子宫性闭经的病因包括感染、创伤导致宫腔粘连引起的闭经。

1）MRKH 综合征：该类患者卵巢发育、女性生殖激素水平及第二性征完全正常；但由于胎儿期双侧副中肾管形成的子宫段未融合而导致先天性无子宫，或双侧副中肾管融合后不久即停止发育，子宫极小，无子宫内膜，并常伴有泌尿道畸形。

2）雄激素不敏感综合征：患者染色体核型为 46，XY，性腺是睾丸，血中睾酮为正常男性水平，但由于雄激素受体缺陷，使男性内外生殖器分化异常。雄激素不敏感综合征分为完全性和不完全性两种。完全性雄激素不敏感综合征临床表现为外生殖器女性发育幼稚、无阴毛；不完全性雄激素不敏感综合征可存在腋毛、阴毛，但外生殖器性别不清。

3）宫腔粘连：一般发生在反复人工流产术后或刮宫、宫腔感染或放疗后；子宫内膜结核时也可使宫腔粘连变形、缩小，最后形成瘢痕组织而引起闭经；宫腔粘连时可因子宫内膜无反应及子宫内膜破坏双重原因引起闭经。

（2）下生殖道发育异常性闭经：下生殖道发育异常性闭经包括宫颈闭锁、阴道横隔、阴道闭锁及处女膜闭锁等。

1）宫颈闭锁：可因先天性发育异常和后天宫颈损伤后粘连所致，常引起宫腔和输卵管积血。

2）阴道横隔：是由于两侧副中肾管融合后其尾端与泌尿生殖窦相接处未贯通或部分贯通所致，可分为完全性阴道横隔及不全性阴道横隔。

3）阴道闭锁：常位于阴道下段，其上2/3段为正常阴道，由于泌尿生殖窦未形成阴道下段所致，经血积聚在阴道上段。

4）处女膜闭锁：系泌尿生殖窦上皮未能贯穿前庭部所致，由于处女膜闭锁而致经血无法排出。

5. 其他

（1）雄激素水平升高的疾病：雄激素水平升高的疾病包括多囊卵巢综合征（PCOS），先天性肾上腺皮质增生症（CAH）、分泌雄激素的肿瘤及卵泡膜细胞增殖症等。

1）多囊卵巢综合征：PCOS的基本特征是排卵障碍及高雄激素血症；常伴有卵巢多囊样改变和胰岛素抵抗，PCOS病因尚未完全明确，目前认为，是一种遗传与环境因素相互作用的疾病。临床常表现为月经稀发、闭经及雄激素过多等症状，育龄期妇女常伴不孕。

2）分泌雄激素的卵巢肿瘤：主要有卵巢性索间质肿瘤，包括卵巢支持－间质细胞瘤、卵巢卵泡膜细胞瘤等；临床表现为明显的高雄激素血症体征，并呈进行性加重。

3）卵泡膜细胞增殖症：卵泡膜细胞增殖症是卵巢间质细胞－卵泡膜细胞增殖产生雄激素，可出现男性化体征。

4）先天性肾上腺皮质增生（CAH）：CAH属常染色体隐性遗传病，常见的有21－羟化酶和11β－羟化酶缺陷。由于上述酶缺乏，皮质醇的合成减少，使ACTH反应性增加，刺激肾上腺皮质增生和肾上腺合成雄激素增加；故严重的先天性CAH患者可导致女性出生时外生殖器男性化畸形，轻者青春期发病，可表现为与PCOS患者相似的高雄激素血症体征及闭经。

（2）甲状腺疾病：常见的甲状腺疾病为桥本病及毒性弥漫性甲状腺肿（Graves病）。常因自身免疫抗体引起甲状腺功能减退或亢进，并抑制GnRH的分泌从而引起闭经；也可因抗体的交叉免疫破坏卵巢组织而引起闭经。

三、诊断与鉴别诊断

1. 病史和体格检查　患者的月经史、婚育史、服药史、子宫手术史、家族史以及发病的可能起因和伴随症状，如环境变化、精神心理创伤、情感应激、运动性职业或过强运动、营养状况及有无头痛、溢乳等。

对原发性闭经者应了解青春期生长和发育进程。智力、身高、体脂量、第二性征发育情况、有无发育畸形，有无甲状腺肿大，有无乳房溢乳，皮肤色泽及毛发分布。对原发性闭经、性征幼稚者还应检查嗅觉有无缺失。

检查内、外生殖器发育情况及有无畸形；已婚妇女可通过检查阴道及宫颈黏液了解体内雌激素的水平。

2. 实验室辅助检查　有性生活史的妇女出现闭经，必须首先排除妊娠。

（1）评估雌激素水平以确定闭经程度：

1）孕激素试验：孕激素撤退后有出血者，说明体内有一定水平的内源性雌激素影响；停药后无撤退性出血者，则可能存在两种情况：①内源性雌激素水平低下；②子宫病变所致闭经。

2）雌、孕激素试验：服用雌激素如戊酸雌二醇或17β－雌二醇2～4mg/d或结合雌激素0.625～1.25mg/d，20～30日后再加用孕激素；停药后如有撤退性出血者可排除子宫性闭经；停药后无撤退性出血者可确定子宫性闭经。但如病史及妇科检查已明确为子宫性闭经及下生殖道发育异常性闭经，此步骤可省略。

（2）激素水平测定：建议停用雌、孕激素类药物至少两周后行FSH、LH、PRL、促甲状腺激素（TSH）等激素水平测定，以协助诊断。

1）PRL、TSH的测定：血PRL＞1.1nmol/L（25mg/L）诊断为高PRL血症；PRL，TSH水平同时升高提示甲状腺功能减退引起的闭经。

2）FSH、LH的测定：FSH＞40U/L，相隔1个月，两次以上测定，提示卵巢功能衰竭；FSH＞20U/L，提示卵巢功能减退；LH＜5U/L或者正常范围提示病变环节在下丘脑或者垂体。

3）其他激素的测定：肥胖或临床上存在多毛、痤疮等高雄激素血症体征时尚需测定胰岛素、雄激素（睾酮、硫酸脱氢表雄酮）、孕酮和17α－羟孕酮，以确定是否存在胰岛素抵抗、高雄激素血症或先天性21－羟化酶缺陷等疾病。

（3）染色体检查：高GnRH性闭经及性分化异常者应进行染色体检查。

3. 其他辅助检查

（1）超声检查：盆腔内有无占位性病变、子宫大小、子宫内膜厚度、卵巢大小、卵泡数量及有无卵巢肿瘤。

（2）基础体温测定：了解卵巢排卵功能。

（3）宫腔镜检查：排除宫腔粘连等。

（4）影像学检查：头痛、泌乳或高PRL血症患者应进行头颅和（或）蝶鞍的MRI或CT检查，以确定是否存在颅内肿瘤及空蝶鞍综合征等；有明显男性化体征者，还应进行卵巢和肾上腺超声或MRI检查，以排除肿瘤。

四、治疗

1. 病因治疗　部分患者去除病因后可恢复月经。如神经、精神应激起因的患者应进行有效的心理疏导，低体脂量或因过度节食、消瘦所致闭经者应调整饮食、加强营养；运动性闭经者应适当减少运动量及训练强度；对于下丘脑（颅咽管肿瘤）、垂体肿瘤（不包括分泌PRL的肿瘤）及卵巢肿瘤引起的闭经，应手术去除肿瘤；含Y染色体的高Gn性闭经，其性腺具恶性潜能，应尽快行性腺切除术；因生殖道畸形经血引流障碍而引起的闭经，应手术矫正使经血流出畅通。

2. 雌激素和（或）孕激素治疗　对青春期性幼稚及成人低雌激素血症所致的闭经，应采用雌激素治疗。

用药原则如下：对青春期性幼稚患者，在身高尚未达到预期高度时，治疗起始应从小剂量开始，如17β－雌二醇或戊酸雌二醇0.5mg/d或结合雌激素0.3mg/d；在身高达到预期高度后，可增加剂量，如17β－雌二醇或戊酸雌二醇1～2mg/d或结合雌激素0.625～1.25mg/d，促进性征进一步发育，待子宫发育后，可根据子宫内膜增殖程度定期加用孕激素或采用雌、孕激素序贯周期疗法。

成人低雌激素血症闭经者则先采用17β－雌二醇或戊酸雌二醇1～2mg/d或结合雌激素0.625mg /d，以促进和维持全身健康和性征发育，待子宫发育后，同样需根据子宫内膜增殖程度定期加用孕激素或采用雌、孕激素序贯周期疗法。青春期女性的周期疗法建议选用天然或接近天然的孕激素，如地屈孕酮和微粒化黄体酮，有利于生殖轴功能的恢复；有雄激素过多体征的患者，可采用含抗雄激素作用的孕激素配方制剂；对有一定水平的内源性雌激素的闭经患者，则应定期采用孕激素治疗，使子宫内膜定期脱落。

3. 针对疾病病理、生理紊乱的内分泌治疗　根据闭经的病因及其病理、生理机制，采用有针对性的内分泌药物治疗以纠正体内紊乱的激素水平，从而达到治疗目的。如对CAH患者应采用糖皮质激素长期治疗；对有明显高雄激素血症体征的PCOS患者，可采用雌、孕激素联合的口服避孕药治疗；对合并胰岛素抵抗的PCOS患者，可选用胰岛素增敏剂治疗；上述治疗可使患者恢复月经，部分患者可恢复排卵。

4. 诱发排卵　对于低Gn性闭经者，在采用雌激素治疗促进生殖器官发育，子宫内膜已获得对雌、孕激素的反应后，可采用尿促性素（HMG）联合HCG治疗，促进卵泡发育及诱发排卵，由于可能导致卵巢过度刺激综合征（OHSS），故使用Gn诱发排卵时必须由有经验的医师在有B超和激素水平监测的条件下用药；对于FSH和PRL水平正常的闭经患者，由于患者体内有一定水平的内源性雌激素，可首选枸橼酸氯米芬作为促排卵药物；对于FSH水平升高的闭经患者，由于其卵巢功能衰竭，不建议采用促排卵药物治疗。

5. 辅助生育治疗　对于有生育要求，诱发排卵后未成功妊娠，或合并输卵管问题的闭经患者，或男方因素不孕者可采用辅助生殖技术治疗。

（吕秀花）

第四节　绝经期综合征

绝经期综合征（Climacteric syndrome或menopausal syndrome）是指妇女绝经前后出现的一系列绝经相关症状。停经12个月可判断绝经，绝经可分为自然绝经和人工绝经两种。前者是指卵巢内卵泡耗竭，或剩余的卵泡对促性腺激素丧失了反应，卵泡不再发育和分泌雌激素，不能刺激子宫内膜生长，导致绝经。后者是手术切除双侧卵巢或医疗性终止双卵巢功能，如放射线治疗或化疗等。

一、临床表现

绝经期综合征的持续时间长短不一，一般2～5年，严重者可达10余年。

1. 月经改变　月经周期改变是围绝经期出现最早的临床症状。分为3种类型：

（1）月经周期缩短，短于21日，常伴有经前点滴出血至出血时间延长。发生原因多为黄体功能不足。

（2）月经周期不规则，周期和经期延长，经量增多，甚至大出血或出现淋漓不尽。

（3）月经突然停止，较少见。

2. 血管舒缩功能不稳定症状　主要表现为潮热、出汗，有时伴头痛。是绝经期综合征最突出的特征性症状之一。典型的表现是突然上半身发热，由胸部涌向头部，然后波及全身。持续数秒至30min不等，发作频率每日数次至30～50次，夜间或应激状态易促发。

3. 自主神经系统功能无稳定症状　心悸、眩晕、失眠、皮肤感觉异常等，常伴随潮热症状。

4. 精神心理症状　主要包括情绪、记忆及认知功能症状。如抑郁、焦虑、多疑、自信心降低、注意力不集中、易激动等。

5. 泌尿生殖道症状

（1）外阴阴道萎缩：阴道壁的上皮细胞随雌激素降低而渐萎缩，易发生老年性阴道炎。阴道弹性降低，缩短，阴道分泌物减少，呈碱性，有利于细菌生长，可表现为外阴瘙痒、阴道干燥疼痛、性交困难等。

（2）膀胱及尿道症状：尿道缩短，黏膜变薄、括约肌松弛、常有尿失禁。膀胱因黏膜变薄，易反复发作膀胱炎。

6. 心血管系统疾病　绝经后妇女易发生动脉粥样硬化、心肌缺血、心肌梗死、高血压和脑卒中。绝经后雌激素水平低下，血胆固醇水平升高，各种脂蛋白增加，而高密度脂蛋白降低，失去了对心血管系统的保护作用。

7. 骨质疏松　绝经后妇女骨质吸收速度快于骨质生成，促使骨质丢失变为疏松。骨质疏松症大约出现在绝经后9～13年，约有25%妇女患有骨质疏松。发生与雌激素下降有关。

二、诊断

根据年龄、月经改变及自觉症状如潮热、出汗等可诊断，测定血中激素水平，显示雌激素水平下降、促性腺激素水平升高，对诊断更有意义。FSH＞40U/L，提示卵巢功能衰竭。

三、治疗

围绝经期症状轻重差异很大，有些妇女只需一般性治疗，就能使症状消失，有的妇女则需要激素替代治疗才能控制症状。

1. 一般处理及对症治疗　使患者了解围绝经期是正常生理过程及在这个过程中身体可能发生的变化，消除其恐惧心理。加强锻炼，保持积极乐观的精神状态，可减轻患者的心理负担。

2. 激素替代治疗　性激素治疗中以补充雌激素最为关键。雌激素受体分布于全身各重要脏器，合理应用雌激素可有效控制围绝经期症状及疾病。

（1）适应证：雌激素缺乏所致的潮红、潮热及精神症状，老年性阴道炎、泌尿道感染、预防心血管疾病及骨质疏松等。

（2）禁忌证：妊娠、原因不明的子宫异常出血及雌激素依赖性肿瘤患者、严重肝肾功能疾病、血栓栓塞性疾病、系统性红斑狼疮等。

（3）用药原则：以小剂量进行生理性补充，维持围绝经期妇女健康的生理状况。

（4）激素治疗的方案：可采用单纯雌激素、单纯孕激素以及雌孕激素联合应用的治疗方案。

1）单纯雌激素：适用于子宫已切除，不需保护子宫内膜的妇女，但应监测乳房的变化。

2）单纯孕激素：周期使用，适用于绝经过渡期，体内有一定雌激素水平者，调整卵巢功能衰退过程中出现的月经改变。

3）雌孕激素联合应用：适用于子宫完整的妇女，联合应用孕激素的目的在于对抗雌激素所致的子宫内膜过度生长。

（5）用药方法

1）需要保护子宫内膜患者：采用雌孕激素联合应用，分为序贯和连续用药两种。

序贯用药：模拟生理周期，在使用雌激素的基础上，每月加用孕激素10～14日。适用于年龄较轻，绝经早期或愿意有月经样定期出血的妇女。用法：①结合雌激素（倍美力）0.3～0.625mg/d或戊酸雌二醇（补佳乐）1～2mg/d，连用21～28日，用药第10～14日加用醋酸甲羟孕酮4～6mg/d，共10～14日，停药2～7日后再开始新一周期；②戊酸雌二醇/雌二醇环丙孕酮（克龄蒙）为雌孕激素复方制剂，该药由11片2mg戊酸雌二醇和10片2mg戊酸雌二醇加1mg醋酸环丙孕酮组成，每日1片，连用21日。

连续联合用药：每日联合应用雌激素和孕激素，不停用。适用于年龄较大或不愿意有月经样出血的绝经后妇女。用法：①结合雌激素0.3～0.625mg/d或戊酸雌二醇0.5～1.5mg/d，加用醋酸甲羟孕酮1～3mg/d，连用；②替勃龙（具有雌、孕、雄激素三种活性）1.25mg/d，连用。

2）子宫缺失患者：单纯雌激素治疗适用于子宫切除术后或先天性无子宫的卵巢功能低下女性。用法：结合雌激素0.3～0.625mg/d或戊酸雌二醇0.5～2mg/d，连用21日。

（6）副作用及危险性

1）子宫出血：用药期间的出血多为突破性出血，但需B超检查子宫内膜厚度，必要时诊断性刮宫排除子宫内膜病变。

2）雌激素的不良反应：剂量过大可引起乳房胀、白带多、头痛、水肿、色素沉着等，应酌情减量。

3）孕激素的不良反应：可有抑郁、易怒、乳房痛和水肿，极少数患者不能耐受孕激素。改变孕激素种类可减轻不良反应。

4）子宫内膜增生及子宫内膜癌：雌激素促进内膜细胞分裂增殖，长期单独应用雌激素可使子宫内膜增生和子宫内膜癌的危险增加6～12倍。雌激素替代治疗时，有子宫的妇女，必须加用孕激素。

5）乳腺癌：根据流行病学调查研究，激素替代治疗短于5年者，并不增加乳腺癌的危险性；长期应用10～15年以上，是否增加乳腺癌的危险性尚无定论。

（张志军）

第五节　多囊卵巢综合征

多囊卵巢综合征（polycystic ovarian syndrome，PCOS）是青春期少女及育龄期妇女最常见的妇科内分泌疾病之一，据估计在育龄期妇女中发病率为5% ~10%。临床表现为月经稀少、闭经或不孕，伴有肥胖、多毛和卵巢多囊增大。

一、病因与发病机制

PCOS的发病机制非常复杂，至今尚未阐明，被认为是多病因所致。目前已认识到P-COS是涉及内分泌、代谢和遗传等许多因素的内分泌与代谢紊乱的疾病。

1. 高胰岛素血症和胰岛素抵抗　胰岛素抵抗是指外周组织对胰岛素敏感性降低，使胰岛素的生物效能低于正常。40% ~60% PCOS患者存在胰岛素抵抗。胰岛素通过直接作用于卵巢、抑制肝性激素结合球蛋白、抑制肝IGFBP的合成使IGF水平升高等使雄激素水平升高，使卵泡发育受到抑制。胰岛素还能增加GnRH刺激LH分泌，过多的LH与胰岛素共同刺激卵巢的卵泡膜细胞和间质细胞，使卵泡闭锁；而卵泡膜细胞与间质细胞却继续在胰岛素及LH刺激下生成更多的雄激素，导致多囊卵巢的改变。

2. 下丘脑－垂体－卵巢轴调节功能紊乱　PCOS患者GnRH脉冲分泌亢进，使垂体分泌过量LH，雌激素对FSH的负反馈使FSH分泌不足，升高的LH刺激卵巢卵泡膜细胞和间质细胞产生过量的雄激素，进一步升高雄激素的水平。FSH相对不足使卵泡发育到一定程度即停滞，导致多囊卵巢形成。

3. 遗传因素　PCOS具有家族集聚性。与普通人相比，多囊卵巢患者的姐妹更容易发生月经紊乱、高雄激素血症和多囊卵巢；PCOS患者的姐妹发生PCOS的概率是普通人群的4倍左右。目前认为PCOS是常染色体显性遗传性疾病，受累基因有CYP17、CYP11α及与胰岛素有关的一些基因。

二、临床表现

1. 症状及体征

（1）月经不调：是本病的主要症状，主要表现为月经稀发或月经量过少，随后出现继发性闭经。少数患者表现为月经量过多或月经不规则。

（2）不孕：PCOS绝大多数无排卵，少数可为稀发排卵导致黄体功能不足，引起不孕，即使妊娠也易流产。

（3）高雄激素症状：PCOS体内过多的雄激素使面部或躯体表面多毛，以性毛（阴毛和腋毛）浓密为主。毛发也可分布于唇上、下颌、乳晕周围、脐下正中线、大腿根部等处。过多的雄激素可刺激皮脂腺分泌过盛，出现痤疮。痤疮多见于面部，胸背及肩部也可出现。

（4）肥胖：PCOS患者中40% ~60%的体重指数≥25。肥胖的发生与PCOS的发生发展存在相互促进的作用，肥胖患者的胰岛素抵抗与高胰岛素血症促进PCOS的发展。

（5）黑棘皮症：PCOS患者可出现局部皮肤或大或小的天鹅绒样、片状、角化过度、呈灰棕色的病变，常分布在颈后、腋下、外阴、腹股沟等皮肤皱褶处，称黑棘皮症。黑棘皮症是严重胰岛素抵抗、严重高胰岛素血症的一种皮肤变化，常因胰岛素受体缺陷或胰岛素受体抗体所引起。

（6）卵巢多囊样改变：B超检查可见一侧或双侧卵巢直径2～9mm的卵泡≥12个，和（或）卵巢体积≥10cm³。

2. 远期并发症

（1）子宫内膜癌：持续的无周期性的、相对偏高的雌激素水平和升高的雌酮对子宫内膜的刺激，又无孕激素对抗，可增加子宫内膜癌的发病率。

（2）糖尿病：胰岛素抵抗和高胰岛素血症易发展为隐性糖尿病或糖尿病。

（3）心血管疾病：血脂代谢紊乱易引起动脉粥样硬化，从而导致冠心病、高血压等。

三、诊断标准

目前尚无统一的诊断标准，中华医学会妇产科分会推荐2003年鹿特丹专家会议推荐的标准。

1. 稀发排卵或无排卵临床表现为闭经、月经稀发。有时月经规律者但并非有排卵，可通过测定基础体温或B超卵泡监测了解有无排卵。

2. 高雄激素的临床表现和（或）高雄激素血症。

3. 卵巢多囊样改变。

符合上述3项中的任何两项者，即可诊断PCOS。

四、辅助检查

1. 一般检查　测定血压、确定BMI、腰围，了解有无高血压和肥胖，确定肥胖类型。

2. 实验室测定　了解是否存在生化高雄激素血症、代谢综合征以及下丘脑闭经。

（1）总睾酮、生物活性睾酮或游离睾酮、性激素结合蛋白测定：PCOS患者血清睾酮、双氢睾酮、雄烯二酮水平升高，性激素结合蛋白水平下降，部分患者表现为血清总睾酮水平不高、但血清游离睾酮升高。

（2）TSH、PRL测定：以排除甲状腺功能异常和高泌乳素血症引起的高雄激素血症。

（3）2h口服葡萄糖耐量试验：空腹血糖值：正常为＜6.1mmol/L；损害为6.1～8.3mmol/L；2型糖尿病＞7.0mmol/L。口服75mg葡萄糖后2h血糖值：正常糖耐量为＜7.8mmol/L；糖耐量损害为7.8～11.0mmol/L；2型糖尿病＞11.1mmol/L。

3. B型超声检查　卵巢多囊性改变为一侧或双侧卵巢中见≥12个2～9mm直径卵泡，卵巢＞10cm³。一侧卵巢见上述改变也可诊断。宜选择在卵泡早期（月经规律者）或无优势卵泡状态下做超声检查。

五、治疗

对于PCOS发病机制尚不清楚，因此目前的治疗都达不到治愈的目的。PCOS的治疗主要为调整月经周期、治疗高雄激素血症与胰岛素抵抗以及有生育要求者的促排卵治疗。同时需改善生活方式及饮食控制。

1. 饮食控制　通过饮食控制减低体重可改善胰岛素抵抗、恢复自发排卵，从而缓解和控制多囊卵巢综合征。

2. 治疗高雄激素血症　可采用短效避孕药，首选复方醋酸环丙孕酮（达英35），该药含有醋酸环丙孕酮 2mg 和炔雌醇 35μg。炔雌醇可升高 SHBG，以降低游离睾酮水平；醋酸环丙孕酮可抑制 P450c17/17－20 裂解酶活性，减少雄激素合成，并在靶器官与雄激素竞争结合受体，阻断雄激素的外周作用；通过抑制下丘脑－垂体 LH 分泌而抑制卵泡膜细胞高雄激素生成。于出血第 5 日开始服用，21 日为 1 个周期，停药 7 日后重复用药，共3～6 个月。

3. 治疗高胰岛素血症　适用于肥胖或有胰岛素抵抗的患者，可选用二甲双胍治疗。

二甲双胍能抑制肝糖原的合成，提高周围组织对胰岛素的敏感性，从而减少胰岛素的分泌，降低血胰岛素水平，是目前用于改善胰岛素抵抗最常用的药物。二甲双胍：服用方法 500mg，每日 2～3 次，3～6 个月复诊，了解月经和排卵情况，并复查血胰岛素。部分患者服用后有恶心、呕吐、腹胀或腹部不适等胃肠道反应，餐中用药可减轻反应，继续服药 1～2 周后症状会减轻或消失。严重的不良反应是可能发生肾损害和乳酸性酸中毒。需定期复查肾功能。

4. 建立规律的月经周期　可采用口服避孕药和孕激素后半周期疗法，有助于调整月经周期，其周期性撤退性出血可改善子宫内膜状态，预防子宫内膜癌发生。

5. 促卵泡发育和诱发排卵　适用于有生育要求患者。首选氯米芬治疗，若无效，可采用促性腺激素、腹腔镜下卵巢打孔术。

（1）氯米芬：有弱的抗雌激素作用，可与下丘脑和垂体的内源性雌激素受体相竞争，解除对垂体分泌促性腺激素的抑制，促进 FSH 和 LH 的分泌，从而诱发排卵。氯米芬也能影响宫颈黏液，使精子不易生存和穿透；影响输卵管蠕动及子宫内膜发育，不利于胚胎着床。应用氯米芬时，可与近排卵期适量加用戊酸雌二醇以减少其抗雌激素作用对子宫内膜及宫颈黏液的不良影响。用法：月经周期第 5d 起，50～150mg/d，共 5d。B 超监测卵泡直径 18～20mm 时，可肌内注射 HCG 5000～10 000U，以诱发排卵。

（2）促性腺激素：尿促性素是从绝经妇女的尿液中提取的，每支含有 FSH、LH 各 75U，用法：月经第 5 日，每日肌内注射 HMG 1 支，B 超监测优势卵泡直径达 18mm 时，肌内注射 HCG 5000～10 000U，以诱发排卵。若有 3 个卵泡同时发育，应停用 HCG，以避免卵巢过度刺激综合征发生。

（张志军）

第六节　高泌乳素血症

高泌乳素血症（hyperprolactinemia）是指各种原因导致外周血泌乳激素异常升高者。正常非孕期妇女的血 PRL 水平≤25ng/ml，当非孕期妇女的血 PRL 水平 >25ng/ml 时，会出现溢乳和生殖功能紊乱，通常称为高泌乳素血症。高泌乳素血症同时有溢乳和闭经时，称为闭经溢乳综合征。

一、病因与发病机制

引起高泌乳素血症的原因很多，主要有以下几种：

1. 垂体泌乳素肿瘤　这是高泌乳素血症最常见的原因。按泌乳素瘤直径大小分为微腺瘤（直径 <1cm）和大腺瘤（直径≥1cm）。多数泌乳素瘤患者血清 PRL 水平可达 100ng/ml，并伴有溢乳。

2. 影响下丘脑激素神经递质生成、输送的病变　下丘脑分泌的泌乳激素抑制因子（PIF）经垂体柄至垂体，抑制垂体 PRL 的分泌。空蝶鞍综合征、颅咽管瘤、神经胶质瘤、脑膜炎症、颅脑外伤、脑部放疗等影响 PIF 的分泌和传递，均可引起 PRL 的升高。

3. 内分泌疾病　原发性甲状腺功能减退时，TRH 及 TSH 分泌增加，使血中 PRL 水平上升，造成高泌乳素血症。多囊卵巢综合征则通过雌激素的刺激，提高分泌泌乳激素的敏感性，引起 PRL 分泌增加。

4. 胸乳部神经刺激　乳房受刺激或胸部手术，带状疱疹，通过脊髓反射，可以释放 PRL。

5. 慢性肾衰竭　血清泌乳素经肾脏排泄，当肾功能不良时，血清 PRL 上升。

6. 药物引起　多巴胺能抑制 PRL 分泌，因此长期服用多巴胺受体阻断剂、儿茶酚胺耗竭剂、鸦片类和抗胃酸类药物以及避孕药可使垂体分泌 PRL 增多。

7. 特发性高泌乳素血症　未查出原因，且未发现脑垂体瘤的功能性异常而 PRL 升高者，称特发性高泌乳素血症。

二、临床表现

1. 溢乳　是本病的特征性表现之一，在非妊娠期及非哺乳期出现溢乳或挤出乳汁，通常是乳汁白、微黄色，非血性。

2. 月经失调　可有月经量减少或月经稀发甚至闭经。

3. 不孕　卵泡发育受到影响，导致无排卵或黄体功能不足，从而导致不孕或流产。

4. 低雌激素症状　由于卵巢功能受到抑制，雌激素水平降低，导致生殖器官萎缩、性欲低下、骨质疏松等。

5. 肿瘤压迫症状　微腺瘤一般无明显症状，大腺瘤可压迫周围组织，引起头痛、头晕，压迫视交叉可引起视野缺损或视力障碍。如果压迫脑神经可引起复视或斜视等。如果肿瘤急性坏死，可出现剧烈头痛、恶心、呕吐、突然失明甚至昏迷。

三、实验室检查及其他辅助检查

1. 血 PRL 测定　是最主要的诊断方法。早晨空腹取血测定 PRL，有正常月经妇女，在月经 3 ~5 日取血，月经稀发或闭经者，宜在 B 超确定无 >1cm 直径的卵泡时再取血。泌乳素瘤患者的血 PRL 水平往往 >100ng/ml，肿瘤越大，血 PRL 水平越高。

2. 影像学检查　一般当外周血 PRL >100ng/ml 时，应注意是否存在垂体腺瘤，CT 和 MRI 可明确诊断下丘脑、垂体及蝶鞍情况，是有效的诊断方法。

3. 视野检查　视野检查可估计垂体瘤的大小和部位，是否有视神经的压迫等。

四、诊断

诊断依据根据临床表现及辅助检查。

1. 临床表现主要有溢乳、闭经及月经紊乱、不孕，头痛、眼花、视觉障碍及性功能改变。

2. 血清学检查 PRL 持续异常升高。

由于某些生理状态（妊娠、哺乳、长期刺激乳头乳房、性交、过饱或饥饿、运动或精神应激）可导致 PRL 轻度升高，因此临床测定血 PRL 应避免生理性影响，在上午 9 ~12 时取血较合理。

五、治疗

1. 随访　对于特发性高泌乳素血症、PRL 轻微升高、月经规律、无溢乳患者可不必治疗，定期复查 PRL 变化。对年龄大的妇女，如绝经后的妇女不需要任何药物治疗，只要定期随访观察就足够了。

2. 病因治疗　如因甲状腺功能低下所致高泌乳素血症，可给予甲状腺治疗。药物引起者，则停用可能导致血 PRL 升高的药物，对垂体瘤患者可采用药物治疗，辅以手术或放射治疗。

3. 药物治疗　大多数高泌乳素血症患者，很少能自然恢复排卵和妊娠，多采用以下药物治疗，降低血清 PRL，以恢复排卵和妊娠。

溴隐亭是临床上主要使用的药物，适用于年轻女性。溴隐亭为半合成的麦角生物碱，是垂体泌乳素膜上多巴胺 D_2 受体激动剂。多巴胺能抑制垂体 PRL 的分泌，因此溴隐亭也能抑制垂体 PRL 的分泌。是治疗高泌乳素血症最常用的药物。溴隐亭口服吸收迅速，口服 1～2h 起作用。溴隐亭的主要代谢部位是肝，原形和代谢产物主要由胆道排出，少部分经肾排出。由于溴隐亭也能兴奋 D_1 受体，因此会引起许多不良反应，主要有恶心、呕吐和食欲减退等，连续用药后症状可减轻，餐中用药可使不良反应减轻。

为减少胃肠道反应，刚开始服用时采用小剂量，每日 1 次，每次 1. 25mg，一周后改为每日一次，一次 2. 5mg。开始用药时，每月测定血 PRL 1 次，如血 PRL 水平控制不理想，应增加溴隐亭剂量。对特发性高泌乳素血症患者，一般每日口服 2. 5～5mg 溴隐亭就可使血 PRL 水平恢复正常。血 PRL 水平恢复正常 1～2 月后，溴隐亭开始减量，每月减量 1 次，一般每次减少原剂量的 1/3～1/2，直至最低有效剂量。减量期间每月测定血 PRL 1 次，一般在采用维持剂量治疗 1 年后停药，很多患者在停药后又出现高泌乳血症，对病情反复的患者，需要更长时间的溴隐亭治疗。对于泌乳激素腺瘤患者，应长期用药，可使部分腺瘤萎缩、退化或停止生长。

4. 手术治疗　适应证是垂体大腺瘤生长迅速、药物控制不理想、出现明显的神经压迫症状，如视野缺失、头痛、呕吐等。手术方式多采用经蝶窦途径，术前可用溴隐亭使肿瘤缩小，减少术中出血。由于垂体瘤与正常垂体组织分界不清，手术时难以将瘤体切除干净或由于切除过度而损伤正常垂体组织，前者可导致复发率增加，再次出现高泌乳素血症，后者可导致垂体功能低下。术后应观察 PRL 水平和垂体的其他功能。

5. 放射治疗　适用于不能坚持或耐受药物治疗、不愿手术或因年老体弱及伴有其他疾病不能手术的患者。放射治疗能有效控制肿瘤的生长，降低 PRL 水平。放疗的缺点是显效慢，常需数月才能使血 PRL 水平降至正常，另外放射治疗会影响瘤体周围的组织，从而影响垂体功能，引发视神经损伤及诱发其他肿瘤等。

（张志军）

参考文献

[1] 于传鑫，李儒芝．上海：复旦大学出版社，2009.
[2] 陈家伦．临床内分泌学．上海：上海科学技术出版社，2011.
[3] 王绍海，郑睿敏，宁魏青．实用妇科内分泌掌中宝．北京：化学工业出版社，2015.
[4] 薛敏．实用妇科内分泌诊疗手册．北京：人民卫生出版社，2010.

第十二章 外阴上皮内非瘤变疾病

第一节 硬化性苔藓

外阴硬化性苔藓（lichen sclerosus）是一种以外阴及肛周皮肤萎缩变薄、色素减退变白为主要特征的疾病，是最常见的外阴白色病变。

一、病因

病因不明，可能与自身免疫性疾病有关。本病患者常合并斑秃、白癜风、甲状腺功能亢进或减退等自身免疫疾病，病变部位有淋巴细胞和浆细胞浸润，提示局部组织有免疫应答。此病好发于成年女性，男女比例为 1 ： 10。有研究发现患者的多种性激素水平发生显著变化，雌激素受体（ER）、孕激素受体（PR）、雄激素受体（AR）均有不同程度降低，血清二氢睾酮水平明显低于正常妇女，提示睾酮不足可能为发病原因之一，为丙酸睾酮治疗本病的依据。而基底层激素受体减少，推测这是应用性激素不能完全治愈本病的原因所在。有母女、姐妹等直系亲属家族性发病的报道，提示发病与基因遗传有关。近年认为此病与自由基作用密切相关，当局部组织中超氧化物歧化酶（SOD）和全血谷胱甘肽（GSH）含量明显下降时，自由基不断产生和积聚，对皮肤组织进行强氧化性损伤，新陈代谢发生障碍，导致局部病变。

二、病理

典型病理特征为表皮萎缩，表层角化过度和毛囊角质栓塞，棘层变薄伴基底细胞液化变性，黑素细胞减少，上皮脚变钝或消失。病变早期真皮乳头层水肿，晚期出现均质化，均质带下有淋巴细胞和浆细胞浸润。表皮过度角化及黑素细胞减少使皮肤外观呈白色。

三、临床表现

此病可发生于任何年龄，但以绝经后妇女和40岁左右妇女最多见，其次为幼女。

1. 症状　主要为外阴病损区瘙痒，程度较外阴鳞状上皮增生患者轻，幼女患者无瘙痒不适，可能仅在排尿或排便后感外阴及肛周不适。晚期出现性交困难。

2. 体征　病损常位于大阴唇、小阴唇、阴蒂包皮、阴唇后联合及肛周，多呈对称性。早期皮肤发红肿胀，出现粉红、象牙白色有光泽的多角形小丘疹，丘疹融合成片后成紫癜状，但在其边缘仍可见散在丘疹。进一步发展，皮肤和黏膜变白、变薄，失去弹性，干燥，大阴唇变薄，皮肤颜色变白、发亮、皱缩、弹性差，常伴有皲裂及脱皮，皮肤菲薄，阴道口挛缩狭窄，检查在外阴及肛周区见锁孔状珠黄色花斑样或白色病损处，至青春期多数患者的病变可自行消失，硬化性苔藓极少发展为浸润癌，但浸润癌周围可有硬化性苔藓。

四、诊断及鉴别诊断

1. 诊断　根据症状及体征做出初步诊断，确诊需行病理组织学检查，活检应在痉挛、溃疡、挛缩处进行，需行多点活检。

2. 鉴别诊断

（1）老年外阴生理性萎缩：仅见于老年妇女，其表现为外阴皮肤各层组织及皮下脂肪层均萎缩，因而大阴唇变平，小阴唇退化，但患者无自觉症状。

（2）白癜风：若外阴皮肤出现界限分明发白区，表面光滑润泽，质地完全正常，且无任何自觉症状者为白癜风。

五、治疗

1. 一般治疗　保持外阴皮肤清洁、干燥。忌食过敏和辛辣食物，禁用肥皂、清洁剂或刺激性大的药物擦洗外阴。外阴瘙痒时，可用止痒剂，忌用手指或器械搔抓。衣着宜宽松，忌穿不透气化纤内裤及用卫生护垫，以免外阴部长时间局部潮湿而加重病情。瘙痒症状明显以致失眠者，加用镇静、安眠和抗过敏药物。局部药物治疗。

2. 药物治疗　主要药物有丙酸睾酮及黄体酮。

（1）丙酸睾酮：丙酸睾酮局部涂擦是治疗硬化性苔藓的主要方法，疗效因人而异。有些萎缩皮肤可基本恢复正常，有的病变有所改变，但也有无明显疗效者。丙酸睾酮有促进蛋白合成作用，能促使萎缩皮肤恢复正常，因而有利于治疗硬化性苔藓。临床用2%丙酸睾酮油膏（200mg丙酸睾酮加入10g凡士林膏），涂擦患部，擦后稍予按揉，每日3～4次，用药达1个月左右始出现疗效，症状缓解后改为每日1～2次。临床上可以根据治疗反应及症状持续情况，决定用药次数及时间。一般需长期用药，次数逐渐减少至维持量每周1～2次。若瘙痒症状较重，亦可将上述丙酸睾酮制剂与1%或2.5%氢化可的松软膏混合涂擦。瘙痒缓解后逐渐减少，直至最后停用氢化可的松软膏。

（2）黄体酮：应用丙酸睾酮治疗期间，出现毛发增多或阴蒂增大等男性化不良反应或疗效不佳时，可改用0.3%黄体酮油膏局部涂擦，每日3次取代丙酸睾酮制剂。

（3）糖皮质激素类软膏：采用0.05%氯倍他索软膏局部治疗取得良好效果。最初1个月每日2次，继而每日一次共用2个月，最后每周2次共用3个月，总治疗时间为6个月。瘙痒顽固、局部用药无效者，可用曲安奈德混悬液皮下注射。将5mg曲安奈德混悬液用2ml 0.9%氯化钠液稀释后，取脊髓麻醉穿刺针在耻骨联合下方注入皮下，经大阴唇皮下直至会阴，慢慢回抽针头，将混悬液注入皮下组织。对侧同法治疗。注射后轻轻按摩，以使混悬液弥散。

（4）幼女硬化性苔藓至青春期时有自愈可能，其治疗有别于成年妇女，一般不宜采用丙酸睾酮油膏或软膏局部治疗，以免出现男性化。治疗目的主要是暂时缓解瘙痒症状，现主要用1%氢化可的松软膏或0.3%黄体酮油膏涂擦局部，症状多获缓解，但仍应长期定时随访。

（5）全身用药：目前主要为阿维A，为一种类似维A酸的芳香族化合物，可维持上皮和黏膜的功能，缓解皮肤瘙痒症状，对严重外阴硬化性苔藓有明显作用，用法：20～30mg/d，口服。

3. 物理治疗　与外阴鳞状上皮增生治疗相同。

4. 手术治疗　手术方法与外阴鳞状上皮增生的治疗相同。因恶变机会极少，很少采用手术治疗。

（奈嫚嫚）

第二节　外阴鳞状上皮增生

外阴鳞状上皮增生（squamous hyperplasia of vulva）是以外阴瘙痒为主要症状，病因不明的鳞状上皮细胞良性增生为主的外阴疾病，以往称之为增生性营养不良，多见于30～60岁妇女，国外报道绝经后期妇女多见，恶变率2%～5%。是最常见的外阴白色病变。

一、病因

病因不明。迄今尚无确切证据表明慢性损伤、过敏、局部营养失调或代谢紊乱是导致此病的直接原因。其发生可能与外阴局部潮湿、阴道排出物刺激及对外来刺激反应过度有关。

二、病理

病变区主要病理变化为表皮层角化过度和角化不全，棘细胞层不规则增厚，上皮脚向下延伸，末端钝圆或较尖。上皮脚之间的真皮层乳头明显，并有轻度水肿及淋巴细胞和少量浆细胞浸润。但上皮细胞层次排列整齐，保持极性，细胞大小和核形态、染色均正常。

三、临床表现

多见于50岁之前的中年妇女，亦可发生在老年期。主要症状为外阴瘙痒，患者多难耐受而搔抓，严重者坐卧不安，影响睡眠。由于搔抓局部时刺激较大的神经纤维，可抑制瘙痒神经纤维反射，患者症状得到暂时缓解，但搔抓又加重皮损，使瘙痒症状加重，表现为愈痒愈抓，愈抓愈痒，形成恶性循环。

检查可见病变范围不一，主要累及大阴唇、阴唇间沟、阴蒂包皮、阴唇后联合等处，病变可呈局灶性、多发性或对称性。病变早期皮肤暗红或粉红，角化过度部位呈白色。病变晚期则皮肤增厚、色素增加、皮肤纹理明显，出现苔藓样变，似皮革样增厚，且粗糙、隆起，故临床上亦称此病为慢性单纯性苔藓。严重者有抓痕、皲裂、溃疡。若溃疡长期不愈，特别是有结节隆起，应警惕局部病变，需及早活检确诊。

四、诊断

在诊断本疾病时，应在明亮的光线下对外阴病灶进行仔细观察根据临床症状和体征，可做出初步诊断。确诊靠病理组织学检查，活检应选在色素减退区、皲裂、溃疡部皮肤，干燥后用1%乙酸液擦洗脱色，在不脱色区活检。甲苯胺蓝为核染色剂，不脱色区表示有裸核存在，此处活检有助于提高不典型增生或早期癌变的检出率。若局部破损范围太大，应先治疗数日，待皮损大部分愈合后，再选择活检部位，以提高诊断准确率。若病理检查结果为不典型增生或原位癌，则应归为外阴上皮内瘤变。

五、鉴别诊断

外阴鳞状上皮增生应与外阴白癜风及特异性外阴炎相鉴别。若外阴皮肤出现界限分明发白区，表面光滑润泽，质地完全正常，且无任何自觉症状者为白癜风。外阴皮肤增厚，发白或发红，伴有瘙痒且阴道分泌物增多者，应首先排除假丝酵母菌、阴道毛滴虫感染所致阴道炎和外阴炎，分泌物中可查见病原体，炎症治愈后白色区逐渐消失。外阴皮肤出现对称性发红、增厚，伴有严重瘙痒，但无阴道分泌物者，应考虑糖尿病所致外阴炎的可能。

六、治疗

1. 一般治疗　日常生活及治疗期间，应做到：①保持外阴皮肤清洁、干燥。②忌食过敏和辛辣食物，少饮酒。③不宜用肥皂、清洁剂或药物擦洗外阴。④外阴瘙痒时，用止痒剂，忌用手指或器械搔抓。⑤衣着宜宽大，忌穿不透气化纤内裤，以免外阴部长时间局部潮湿而加重病情。⑥精神较紧张、瘙痒症状明显以致失眠者，加用镇静、安眠和抗过敏药物以加强疗效。

2. 药物治疗　目的在于控制局部瘙痒。一般主张采用糖皮质激素局部治疗。临床常用药物有0.025%氟轻松软膏，0.01%曲安奈德软膏或1%～2%氢化可的松软膏或霜剂等，每日涂擦局部3～4次缓解瘙痒症状。长期连续使用高效糖皮质激素类药物，可导致局部皮肤萎缩，故当瘙痒基本控制后，即应停用高效糖皮质激素类制剂，改以作用较轻微的氢化可的松软膏，每日1～2次继续治疗，连用6周。在局部涂药前先用温水坐浴，每日2～3次，每次10～15min，以暂时缓解瘙痒症状，并有利用药物吸收，坐浴时切忌用毛巾擦患处，以免因机械性摩擦而加剧病损。即使瘙痒消失，患者不再搔抓，仍须经过较长时期后，增生的皮肤才有明显改善，甚至有完全恢复正常的可能。故需坚持长期用药。

3. 物理治疗　对缓解症状、改善病变有一定效果，但有复发可能。常用方法有：

（1）激光治疗：一般选用CO_2激光或氦氖激光治疗，破坏深达2mm皮肤层，消灭异常上皮组织和破坏真皮层内神经末梢，从而阻断瘙痒和搔抓所引起的恶性循环。

（2）冷冻治疗：可用棉签蘸液氮直接涂擦在皮损表面，待其发白即可，也可用液氮治疗仪冷冻头贴于皮损表面，每次30～60s，每周1～2次。治疗翌日局部有水疱出现，皮肤多在2周至3个月内愈合。

（3）聚焦超声治疗：是近年发展的一种无创技术。经超声波束经体外穿入组织内预先选定的深度，在该处产生一个生物学焦域而不损伤超声波所经过的表层组织和邻近组织。超声焦域位于真皮层，使真皮内组织包括血管和神经末梢发生变性，继而促进该处新的微血管形成和改进神经末梢的营养状况，以达到治疗目的。复发后仍可再次治疗。

4. 手术治疗　外阴鳞状上皮增生发生癌变概率仅2%～5%，手术后对局部功能有一定影响，且术后约1/2患者发生远期复发。目前主张以药物治疗或物理治疗为主。

手术治疗仅适用于：①局部病损组织出现不典型增生或有恶变可能者。②反复应用药物治疗或物理治疗无效者。

病灶极局限，可考虑行单纯病灶切除。病变范围较广，多需行单纯外阴切除术。为避免术后瘢痕形成和阴道口狭窄引起性交痛，有学者主张在术时做皮片移植以保持外阴正常形态和功能。

术后应定期随访。复发部位多在切口周围，再次手术仍有可能再复发。

（奈嫚嫚）

第三节 外阴硬化性苔藓合并鳞状上皮增生

外阴硬化性苔藓合并鳞状上皮增生是指两种病变同时存在。可能原因为硬化性苔藓患者长期瘙痒和搔抓，导致在原有硬化性苔藓基础上出现鳞状上皮增生，即以往所称的外阴混合性营养不良，约占外阴白色病变20%。因易合并不典型增生，应特别重视病理检查。

当上述两种病变同时存在时，治疗应选用氟轻松软膏局部涂擦，每日3～4次，共用6周，继用2%丙酸睾酮软膏6～8周，之后每周2～3次，必要时长期使用。也可选用物理疗法。

（奈嫚嫚）

第四节 其他外阴皮肤病

一、外阴白癜风

外阴白癜风（vitiligo）是黑素细胞被破坏引起的疾病。病因不明，多数认为与自身免疫有关。可发生在任何年龄，青春期发病多见。表现为外阴大小不等、形态不一、单发或多发的白色斑片区，外阴白色区周围皮肤往往有色素沉着，故界限分明。病变区皮肤光滑润泽，弹性正常，除外阴外，身体其他部位也可伴发白癜风。外阴白癜风极少转化为癌，患者也无不适。除伴发皮炎应按炎症处理外，通常不需治疗。

二、外阴白化病

外阴白化病（albinism）为遗传性疾病，可表现为全身性，也可能仅在外阴局部出现白色病变。此病系因表皮基底层中仅含有大而灰白的不成熟黑素细胞，因而不能制造黑素所致。外阴白化病无自觉症状，也不发生癌变，无需治疗。

三、继发性外阴色素减退疾病

各种慢性外阴病变，如糖尿病外阴炎、外阴阴道假丝酵母菌病、外阴擦伤、外阴湿疣等长期刺激外阴，均可使外阴表皮过度角化，角化表皮常脱屑而呈白色。此类患者多有局部瘙痒、灼热甚至疼痛等自觉症状。临床有时可能误诊为外阴鳞状上皮增生。通常在原发疾病治愈后，白色区随之消失。若在表皮脱屑区涂以油脂，白色也可减退。应针对原发疾病进行治疗。此外还应注意个人卫生，平时穿透气棉质内裤，经常保持外阴干燥、清洁。忌食过敏和辛辣食物，少饮酒。不宜经常用肥皂、清洁剂或药物擦洗外阴。

四、接触性皮炎

接触性皮炎是由外阴皮肤或黏膜直接接触刺激物或致敏物所引起的炎性表皮反应。致敏物引起的过敏性接触性皮炎是典型的Ⅳ型变态反应。此类致敏物为低分子化学物质称半抗原，初次反应阶段即诱导期约需4d，再次接触致敏物后24～48h产生明显炎性反应。

表现为外阴瘙痒、灼痛，局部发红，出现界限较清楚的丘疹、丘疱疹，严重的红肿明显，有水疱和大水疱。

治疗首先去除或停用致病物，仅每日清水洗外阴多可迅速好转。局部渗出较多可用生理盐水、3%硼酸湿敷，对于最严重的炎症患者可以地塞米松全身用药治疗。

（奈嫚嫚）

参考文献

[1] 向阳，宋鸿钊．滋养细胞肿瘤学．北京：人民卫生出版社，2012.
[2] 连丽娟．林巧稚妇科肿瘤学．北京：人民卫生出版社，2013.
[3] 刘琦．妇科肿瘤诊疗新进展．北京：人民军医出版社，2015.
[4] 乐杰．妇产科学．北京：人民卫生出版社，2008.

第十三章　女性生殖系统鳞状上皮内瘤变疾病

女性生殖系统鳞状上皮内瘤变是指女性生殖系统上皮细胞出现异型性，根据其侵犯的深度分级。外阴上皮内瘤变很少发展为浸润癌，但 60 岁以上或伴有免疫机制抑制的年轻患者有发展为浸润癌的可能。约 5% 阴道上皮内瘤样变有发展为浸润癌可能，多数阴道上皮内瘤样变患者曾患宫颈上皮内瘤样变（CIN）；1% ~3% 的阴道上皮内瘤样变同时并存宫颈上皮内瘤样变，提示阴道上皮内瘤样变可能是由宫颈上皮内瘤样变发展而来，抑或为其卫星病灶。宫颈上皮内瘤样变是宫颈癌变过程中通常经过的病理阶段。通过对女性生殖系统鳞状上皮内瘤变的探讨，了解发病相关因素及其组织发生和发展过程，尤其是认识到早期发现癌前病变的重要意义。

第一节　外阴上皮内瘤变

外阴上皮内瘤变（vulvar intraepithelial neoplasia，VIN）包括外阴鳞状上皮内瘤变和外阴非鳞状上皮内瘤变（Paget 病及非浸润性黑色素瘤），45 岁左右妇女多见。外阴上皮内瘤变很少发展为浸润癌，但 60 岁以上或伴有免疫机制抑制的年轻患者有发展为浸润癌的可能。

一、病因

经分子生物学技术检测发现，80% 外阴上皮内瘤变伴有人乳头瘤病毒（human papillo - mavirus，HPV）16 型感染。细胞病理学变化多发生在病变的表层细胞。其他高危因素有外阴性传播疾病、肛门 - 生殖道瘤变、免疫抑制及吸烟。

二、临床表现

主要为外阴瘙痒、灼痛及溃疡等，亦有不少患者无症状。病灶可表现为丘疹或斑点，病变部位通常略高于皮肤黏膜，单个或多个，融合或分散，可呈灰白色、暗红色或粉红色。

三、诊断和鉴别诊断

首先要重视临床症状及局部病变的表现，对于外阴瘙痒及白斑久治不愈者，尤其出现结节及溃疡时，必须进行活体组织检查，以警惕 VIN 的发生。可行阴道镜检查，在阴道镜指引下取活检，取材一定要有深度，以免漏诊浸润癌，采用 1% 甲苯胺蓝涂抹外阴病变皮肤，有助于提高病灶活检的准确率。

四、病理学诊断和分级

外阴鳞状上皮内瘤变分 3 级：轻度不典型增生（VIN Ⅰ）；中度不典型增生（VIN Ⅱ）；重度不典型增生和原位癌（VIN Ⅲ）。

外阴非鳞状上皮内瘤变主要指 Paget 病，其病理特征为基底层见大而不规则的圆形、卵圆形或多边形细胞，细胞质空而透亮，核大小、形态、染色不一（Paget 细胞），表皮基膜完整。

外阴湿疹、外阴白色病变、痣、脂溢性角化瘤和黑色棘皮瘤等也可引起 VIN，注意与这些疾病鉴别，以及这些疾病与 VIN 并存的情况。

五、治疗

VIN 的治疗取决于其组织类型和病灶范围，治疗前应做活组织检查，以明确诊断和排除早期浸润癌。

1. 外阴鳞状上皮内瘤变

（1）VIN Ⅰ：可考虑冷冻、激光治疗，也可以药物治疗，5% 氟尿嘧啶软膏，外阴病灶涂抹，每日一次。疗效较好。

（2）VIN Ⅱ 和 VIN Ⅲ：采用手术治疗，行较广泛外阴病灶切除（距病灶边缘 0.5 ~ 1.0cm）或单纯外阴切除。

2. 外阴非鳞状上皮内瘤变　Paget 病肿瘤细胞多超越肉眼所见病灶边缘，且偶有发生浸润者。治疗应行较广泛局部病灶切除或单纯外阴切除。若出现浸润或合并汗腺癌时需做外阴根治术和双侧腹股沟淋巴结清扫术。

（奈嫚嫚）

第二节　阴道上皮内瘤变

阴道上皮内瘤变（vaginal intraepithelial neoplasia，VAIN）可能是阴道鳞状细胞癌（vaginal squamous cell cacinoma）的癌前病变，约 5% VAIN（无论治疗与否）有发展为浸润癌可能。多见于 60 岁以上妇女，多数 VAIN 患者曾患宫颈上皮内瘤样变（CIN）；1% ~3% 的 VAIN 同时并存 CIN。提示 VAIN 可能是由 CIN 发展而来，抑或为其卫星病灶。

一、病因

至今不明。人乳头瘤病毒（HPV）感染可能是诱发 VAIN 的主要原因。阴道上皮损伤（性交或使用阴道塞）愈合过程中可发生鳞状上皮化生（squamous metaplasia），HPV 可感染化生的鳞状上皮，并在细胞内生长繁殖。

二、临床表现

阴道上皮内瘤变常无症状。有时性交后少量出血。病灶多位于阴道上段，阴道检查，黏膜可正常，或有糜烂，或呈白色增厚斑块。

三、诊断

确诊需依据病理学检查。应注意阴道穹部位，约 28% 的 VAIN Ⅲ 患者在该处发现隐蔽的病灶。阴道细胞学异常者应行阴道镜检查，如出现白色上皮，应做局部组织检查以明确诊断。

四、治疗

VAIN 的治疗应个体化。根据病变的范围、部位及患者年龄选择治疗方法。包括非手术治疗和手术治疗。

1. 非手术治疗　用于年轻妇女希望保留性功能患者。

（1）氟尿嘧啶软膏：氟尿嘧啶使病变上皮脱落，适用于病灶 >1.5cm 和多中心病灶。每日涂抹 1 次，5 日为 1 个疗程，可连用 6 个疗程。用药后在阴道和外阴皮肤涂抹凡士林软膏或锌氧软膏，以保护局部组织。有效率为 85% 左右。

（2）CO_2 激光：极为有效，尤其适用于病灶小（<1.5cm），阴道顶端病灶及广泛累及阴道穹的病灶。

2. 手术治疗　多用于 50 岁以上患者，尤其是 VAIN Ⅲ。行阴道上皮病灶切除或全阴道切除术。手术仅防损伤尿道、膀胱和直肠。

（奈嫚嫚）

参考文献

［1］向阳，宋鸿钊．滋养细胞肿瘤学．北京：人民卫生出版社，2012.

［2］连丽娟．林巧稚妇科肿瘤学．北京：人民卫生出版社，2013.

［3］刘琦．妇科肿瘤诊疗新进展．北京：人民军医出版社，2015.

［4］乐杰．妇产科学．北京：人民卫生出版社，2008.

第十四章　外阴肿瘤疾病

第一节　外阴良性肿瘤

外阴良性肿瘤较少见。根据肿块的性质将其划分为两大类：囊性或实质性。根据肿块的来源将其划分为四大类：上皮来源的肿瘤、皮肤附属器来源的肿瘤、中胚叶来源的肿瘤和神经源性肿瘤。

一、上皮来源的肿瘤

（一）外阴乳头状瘤（vulvar papilloma）

1. 概述　外阴部鳞状上皮的乳头状瘤比较少见，病变多发生在大阴唇，也可见于阴阜、阴蒂和肛门周围。此肿瘤多见于中老年妇女，发病年龄大多在40~70岁。

2. 诊断要点

（1）临床表现：常无明显的症状，某些患者可表现有外阴瘙痒；如肿瘤较大，由于反复摩擦，使得肿瘤表面出现溃破、出血和感染。

（2）妇科检查：外阴部单发或多发的突起，呈菜花状或乳头状，大小可由数毫米至数厘米直径，质略硬。根据临床表现，可做出初步的诊断，但确诊还需要活检后的病理学结果。

（3）病理诊断：显微镜下检查复层鳞形上皮中的棘细胞层增生肥厚，上皮向表面突出形成乳头状结构，上皮脚变粗向真皮层伸展。但上皮细胞排列整齐，细胞无异型性。

（4）鉴别诊断：在诊断时应与外阴尖锐湿疣进行鉴别。外阴尖锐湿疣系HPV病毒感染，在显微镜下可见典型的挖空细胞。据此，可进行鉴别。

3. 治疗原则　主要的治疗方法是病变局部切除，切除的组织必须送病理检查。

（二）软垂疣（acrochordon）

1. 概述　软垂疣也称为软纤维瘤、纤维上皮性息肉或皮垂，常常较小且软，多见于大阴唇。

2. 诊断要点

（1）临床表现：常无症状，但当发生蒂扭转或破溃时会出现症状，主要表现为疼痛、溃破、出血和感染。有时由于肿块常受摩擦而表现出局部不适感。

（2）妇科检查：发现外阴部有肿块，外形呈球形，直径为1~2cm，可有蒂。肿瘤表面有皱襞，肿瘤质地柔软。

（3）病理诊断：显微镜下肿瘤由纤维结缔组织构成，表面覆盖较薄的鳞形上皮，无增生现象。

（4）鉴别诊断：根据临床表现，基本可做出诊断。如肿瘤表面皱襞较多，需与外阴乳头状瘤进行鉴别，显微镜下比较易鉴别。

3. 治疗原则　如果肿瘤直径超过1～2cm或出现症状应该予以切除，同时切除物应送病理检查。

（三）痣（naevus）

1. 概述　痣可生长在全身任何部位，生长于外阴部位的痣由于其特殊位置长期受到刺激，对于其发生和发展都有影响，甚至个别的病例有可能会发生恶变。

2. 诊断要点

（1）临床表现：常无症状

（2）妇科检查：痣的颜色从淡褐色到黑色，有时表面可见毛发，可呈平坦或隆起，一般较小。诊断通常不困难。

（3）病理诊断：痣细胞呈黑色，细胞膜清晰，胞质内为黑棕色细颗粒。按生长部位分为交界痣、皮内痣和复合痣。交界痣是指痣细胞团位于表皮基底层和真皮乳头层交界处；皮内痣是指痣细胞脱离上皮基底层完全进入真皮层内；复合痣是指交界痣的一部分或大部分进入真皮层内。

（4）鉴别诊断：主要是和恶性黑色素瘤进行鉴别，这也是病理诊断十分重要的原因。临床上对于恶性黑色素瘤的临床诊断主要依据ABCD原则。

3. 治疗原则　对于生长于外阴尤其是易受刺激部位的痣通常需要完整切除，并且进行病理检查，尤其是快速病理检查，如果为恶性黑色素瘤，则需要扩大手术范围。

二、皮肤附属器来源的肿瘤

（一）汗腺瘤（hydradenoma）

1. 概述　汗腺瘤是由汗腺上皮增生而形成的肿瘤，一般为良性，极少数为恶性。由于顶泌汗腺在性发育成熟后才有功能，因此这种汗腺瘤常发生于成年之后。生长部位主要在大阴唇。

2. 诊断要点

（1）临床表现：汗腺瘤病程有时可长达十余年而无变化。肿瘤小且未破时，常无症状，多数患者是偶然发现的。有些患者可伴有疼痛、瘙痒、灼热等症状。如继发感染则局部可发生疼痛、溢液、出血等症状。

（2）妇科检查：妇科检查时可发现外阴部肿块，且肿块一般小于1cm，结节质地软硬不一，有时肿块为囊性；有时为实质性；有时肿块破溃而成为溃疡型。

（3）病理诊断：病理检查常是最终确诊方法，镜下可见囊性结节、囊内为乳头状结构的腺体和腺管，腺体为纤维小梁所分隔。乳头部分表面有两层细胞，近腔面为立方形或低柱状上皮，胞质淡伊红色呈顶浆分泌状，核圆形位于底部，其外为一层梭形或圆形、胞质透亮的肌上皮细胞。

（4）鉴别诊断：汗腺瘤易与皮脂腺囊肿、外阴癌、乳头状腺癌等混淆，有时单凭肉眼观察不易鉴别，故必须进行活检获得病理诊断。

3. 治疗原则　汗腺瘤一般都为良性，预后良好，故治疗方法多需首先进行活检，明确诊断后进行局部切除。

（二）皮脂腺腺瘤（sebaceousadenoma）

1. 概述　皮脂腺腺瘤为一圆形或卵圆形的肿块，发生于外阴者较少，一般不大，单发或多发，稍隆起于皮肤。

2. 诊断要点

（1）临床表现：常无症状。

（2）妇科检查：肿块通常为黄色，约1～3mm直径大小，有包膜，表面光滑，质地偏硬。

（3）病理诊断：皮脂腺腺瘤镜下见细胞集合成小叶，小叶的大小轮廓不一。瘤细胞有三种：一是成熟的皮脂腺细胞，细胞大呈多边形，胞质透亮空泡；一种是较小色深的鳞形样细胞，相当于正常皮脂腺的边缘部分细胞，即生发细胞；还有介于两者之间的为成熟中的过渡细胞。

（4）鉴别诊断：诊断通常需要病理诊断，是确诊的方法。但是本病也不容易和其他肿瘤相混淆。

3. 治疗原则　可行手术切除。

三、中胚叶来源的肿瘤

（一）粒细胞成肌细胞瘤（granular cell myoblastoma）

1. 概述　此类肿瘤可发生于身体的很多部位，其中35%发生于舌，30%在皮肤及其邻近组织，7%发生于外阴，其余的发生于其他部位，包括上呼吸道、消化道和骨骼肌等。

2. 诊断要点

（1）临床表现：常发生于大阴唇，外阴部的肿块多为患者偶然发现，一般无特异的症状，并且生长缓慢，无压痛。

（2）妇科检查：检查时外阴部的肿块直径一般为0.5～3cm大小，质地中等，常为单个，有时为多个，无压痛。

（3）病理诊断：显微镜下瘤细胞集合成粗条索状或巢状，为细纤维分隔，细胞大，胞质丰富，含有细伊红色颗粒，核或大或小，位于中央，核仁清晰。细胞质颗粒经特殊染色说明并非黏液，也不是糖原，但苏丹黑B为阳性，PAS染色经酶消化后仍为阳性，说明很有可能是糖蛋白并有类脂物，这一点支持其神经源性的组织来源学说。

（4）鉴别诊断：诊断方法依赖于病理检查，同时和纤维瘤、表皮囊肿进行鉴别。

3. 治疗原则　治疗的原则完整切除肿瘤，手术切除的范围要充分，为了避免切缘不净应该仔细检查切除标本的边缘，如切缘有病变存在，则需再扩大的手术范围。一般预后良好。

（二）平滑肌瘤（leiomyoma）

1. 概述　外阴部平滑肌瘤还是很少见的。主要发生于外阴的平滑肌、毛囊的立毛肌或血管的平滑肌组织中。与子宫平滑肌瘤相比，发生在外阴部的平滑肌瘤是相当罕见的。本病和子宫肌瘤相似好发于生育年龄的妇女，如肌瘤小，可无任何症状。

2. 诊断要点

（1）临床表现：常发生于大阴唇，也可发生于阴蒂、小阴唇。患者常无不适症状，有时会感到外阴不适，外阴下坠感，也有患者因自己发现外阴肿块而就诊。

（2）妇科检查外阴部可发现实质性肿块，呈有蒂或突出于皮肤表面，边界清楚，质硬，可推动，无压痛。

（3）病理诊断：病理诊断是明确诊断的主要方式，镜下可见平滑肌细胞排列成束状，与胶原纤维束纵横交错或形成漩涡状结构，常伴退行性变。

（4）鉴别诊断：外阴部肌瘤的诊断并不困难，但有时需与纤维瘤、肉瘤进行鉴别。纤维瘤质地较平滑肌瘤更硬。而肉瘤边界一般不清，有时在术前鉴别困难。

3. 治疗原则　对于有蒂肌瘤进行局部切除，对于深部的肌瘤可以局部切除或将肌瘤剔除。

四、神经源性肿瘤

（一）神经鞘瘤（neurilemmoma）

1. 概述　发生于外阴部的神经鞘瘤常常为圆形，生长缓慢。目前一般认为它是来源于外胚层的施万细胞（Schwann cell），以往有人认为其来源于中胚层神经鞘。

2. 诊断要点

（1）临床表现：一般无症状，多为患者自己无意中发现包块而就诊。

（2）妇科检查：常表现为圆形、中等大小的皮下结节，质地偏实。

（3）病理诊断：是确诊的手段，一般为中等大小、实性、质硬，有完整的包膜，镜下肿瘤组织主要有神经鞘细胞组成。此种细胞呈细长的梭形或星形，胞浆嗜酸，胞核常深染，大小一致，疏松排列成束状、螺旋状或漩涡状结构。

（4）鉴别诊断：需要和外阴所有的实性肿瘤相鉴别，但只能依靠病理诊断。

3. 治疗原则　手术切除肿瘤是唯一的治疗手段。

（二）神经纤维瘤（neurofibroma）

1. 概述　外阴神经纤维瘤为孤立的肿块，常位于大阴唇。它主要由神经束衣、神经内衣和神经鞘细胞组成。此肿瘤为中胚层来源。

2. 诊断要点

（1）临床表现：一般无症状，多为患者无意中发现外阴包块而就诊。

（2）妇科检查外阴肿块质地偏实，且与周围组织分界不清。

（3）病理诊断：是确诊的方法，大体肿瘤无包膜，边界不清；镜下主要为细纤维，平行或交错排列，其中有鞘细胞和轴索的断面，还有胶原纤维。

（4）鉴别诊断：主要和外阴的实性肿瘤相鉴别，但是最终还是需要病理诊断。

3. 治疗原则　手术切除肿瘤是唯一的治疗手段，但是因为肿瘤无包膜，需要保证切缘充分。

（奈嫚嫚）

第二节　外阴恶性肿瘤

外阴原发性恶性肿瘤占女性生殖道恶性肿瘤的3%～5%，多发于绝经妇女，发生率随年龄增长而增加。

来自外阴皮肤的癌（鳞状细胞癌、基底细胞癌、汗腺癌、佩吉特病）。特殊腺癌（前庭大腺癌、尿道旁腺癌）、黑色素瘤、肉瘤等，其中以鳞状细胞癌最常见，占外阴恶性肿瘤80%以上，恶性程度以黑色素瘤、肉瘤较高，腺癌和鳞癌次之，基底细胞癌恶性程度最低。

一、病因

确切病因至今尚未弄清，可能与下列因素有关。

1. 性传播疾病（STD） 如尖锐湿疣，单纯疱疹病毒Ⅱ型（HSV），淋菌，梅毒螺旋体，滴虫感染，与外阴表皮内瘤样病变并存率可达62%。

2. 病毒感染 流行病学研究显示 HSV－Ⅱ，HPV 可引起下生殖道多处感染，HPV 在外阴表皮内瘤变组织中检出率可达60%～85%，HPV16，18 型感染导致外阴癌前病变，易进展为浸润癌。

3. 外阴慢性疾病 外阴营养不良为外阴癌的癌前病变，可有5%～10%伴有细胞不典型增生，约2%可发展成癌。

4. 外阴上皮内瘤样病变（VIN） 部分未经治疗的 VIN 可能进展为鳞状细胞浸润癌，由 VIN 进展到浸润癌是一个缓慢的过程，潜伏期可能为10～20年。

5. 免疫缺陷 机体免疫功能低下或受损状态易发病；如在肾移植，红斑狼疮，淋巴增生性疾病的妇女发病率明显上升。

6. 其他 研究显示与吸烟有一定关系。在外阴 VIN 中，吸烟者较不吸者发病率高（63%与27%），发病年龄较轻（39～51岁）。

二、发病机制

见图14－1。

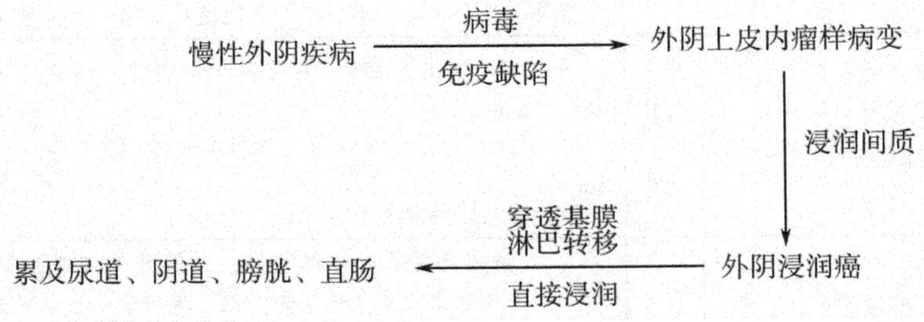

图14－1 外阴疾病的发生机制

三、病理改变

1. 外阴上皮内瘤变（VIN） 是指肿瘤局限于上皮质内，未向周围间质浸润，未发生转移，包括原位癌的一类病变。自1922年首次报道外阴鳞状细胞原位癌以来，一直缺乏统一诊断标准，1972年国际妇科病理学会推荐使用外阴上皮内瘤变（VIN）代替传统混淆命名—鲍文病、红斑瘤、单纯癌，严重非典型增生营养不良和鳞状细胞原位癌，近10年来外阴上皮内瘤变患者年轻化趋势明显，常见发病年龄为28～35岁。

2. 浸润癌

（1）外阴鳞状细胞癌：占外阴恶性肿瘤85%～90%。发生部位以大阴唇常见，少数发生于会阴，呈斑块状，质硬结节或浅表溃疡呈火山口样，或呈乳头状向外生长，镜下分为角化型、非角化型、基底细胞样型、疣状型和湿疣型5型。

（2）腺癌：约占外阴恶性肿瘤的5%，主要来自前庭大腺、尿道旁腺和汗腺，腺癌多为分叶状，小叶间为纤维结缔组织、镜下见腺上皮呈复层，核异型性明显。前庭大腺癌较外阴鳞癌更容易出现腹股沟和盆腔淋巴结转移。

（3）黑色素瘤：占外阴恶性肿瘤的2%～3%，外形呈斑块状，结节状或息肉状隆起，呈蓝黑，深棕或无色素，镜下分为表浅扩散型、斑状黑色素瘤、结节型和鳞状黏膜黑色素瘤4型。

（4）基底细胞癌：占外阴恶性肿瘤的2%～3%，病灶多为单发，约20%可伴发其他癌瘤，外形上分为浅表斑型和侵蚀溃疡型。镜下为间变的基底细胞形成的多样结构，呈浸润性生长。

（5）肉瘤：较罕见，占外阴恶性瘤的1.1%～2%，包括平滑肌肉瘤、脂肪肉瘤、淋巴肉瘤、横纹肌肉瘤、纤维肉瘤和神经鞘瘤等。好发部位为大阴唇、阴蒂和尿道周围，大体为实性肿块。

四、临床分期

见表14－1。

表14－1　外阴癌2009 FIGO分期

分期		主要特征
Ⅰ期：肿瘤局限于外阴，淋巴结未转移	ⅠA	肿瘤局限于外阴或会阴，最大径线≤2cm，间质浸润≤1mm。
	ⅠB	肿瘤最大径线>2cm或局限于外阴或会阴，间质浸润>1mm。
Ⅱ期		肿瘤侵犯下1/3尿道、下1/3阴道、肛门，但淋巴结未转移
Ⅲ期：肿瘤有或（无）侵犯下列任何部位：下1/3尿道、下1/3阴道、肛门，有腹股沟—股淋巴结转移	ⅣA	（1）1个淋巴结转移（≥5mm）或（2）1～2个淋巴结转移(<5mm)
	ⅣB	（1）≥2个淋巴结转移（≥5mm）或（2）≥3个淋巴结转移（<5mm）
	ⅣC	阳性淋巴结伴囊外扩散
Ⅳ期：肿瘤侵犯其他区域（上2/3尿道，上2/3阴道）或远处转移	ⅣA	（1）肿瘤侵犯下列任何部位：上尿道和（或）阴道黏膜、膀胱黏膜、直肠黏膜或固定在骨盆壁，（2）腹股沟—股淋巴结出现固定或溃疡形成
	ⅣB	任何部位（包括盆腔淋巴结）的远处转移

注：肿瘤浸润深度指肿瘤从接近表皮乳头上皮—间质连接处至最深浸润点的距离。

五、辅助检查

1. 细胞学检查　在癌前病变中阳性率较低，为57%，在癌中可达77%。

2. 活体组织检查　用1%甲苯胺蓝染色病灶，若为病变区则用醋酸后不退色。在阳性区活检可提高早期癌确诊率。

3. 阴道镜检查　对外阴VIN诊断有价值，局部涂3%～5%酸醋，VIN区可出现典型的醋酸泛白反应，在该区活检，可提高活检阳性率。

4. 影像学检查　B超、CT或MRI，对分化差的鳞癌、腺癌软肿瘤、部分黑色素瘤，易发生盆腔淋巴结转移部位进行检测，为制订合理的治疗方案提供依据。

六、诊断

1. 病史　有外阴营养不良史或免疫性缺陷及性传播疾病史。

2. 症状　主要表现约60%为外阴瘙痒，外阴色素减退，但也有20%～45%无任何症状。

3. 体征　外阴部肿块或溃疡，外阴病变部位呈白色斑块，约占65%及外阴久治不愈溃疡，进展期患者可出现腹股肿块。

七、治疗原则

外阴恶性肿瘤的手术治疗应依据肿瘤的部位、大小、浸润深度、所累及的脏器，采取相应的手术方式。外阴原位癌、Bowen病、Paget病等早期癌可采用单纯外阴切除，局部外阴根治切除或外阴根治切除。浸润性外阴癌则以外阴根治切除和双侧腹股沟淋巴结节切除为常规治疗方案。总之，不论采用哪种治疗方法均应根据个体情况区别对待，掌握切除范围以达到根治目的。需要注意的是，当外阴根治性切除时，其切缘必须距肿瘤3cm，同时做皮下潜行切除，包括皮下脂肪和淋巴组织，外侧基底达内收肌筋膜。腹股沟淋巴结节切除时，其内侧皮片厚度以稍带脂肪为宜，外侧皮片厚度，皮下脂肪不厚于0.5cm。因为外阴部外切口与腹股之间为外阴皮下淋巴网回流的主要通道，如果该部皮下淋巴、脂肪组织清除不足，可导致该处的复发。

1. 外阴癌侵犯尿道

（1）外阴癌邻近或侵及尿道的病例，应在做外阴根治切除术的同时切除尿道1～2cm。此术不影响术后排尿功能，肿瘤浸润尿道1cm以内者，应同时切除尿道2cm。为避免术后溢尿或排尿不畅，应同时行尿道悬吊术。这亦不影响患者术后排尿功能。

（2）外阴癌已经浸润尿道3cm以内者，宜做尿道切除术及膀胱瓣尿道成形术，但应保存膀胱内括约肌，这类手术既能保存患者原来的排尿方式，又能控制排尿功能；一般手术成功的病例，膀胱容量>200ml，残余尿40ml左右。

（3）外阴癌已浸润尿道3cm以上，但膀胱三角区尚未受浸润者，宜做全尿道切除和（或）部分膀胱切除术，膀胱肌瓣腹壁代尿道术。这类病例，因为腹壁代尿道仅有迫尿作用，无控制排尿的功能，需患者自行腹壁加压后排尿，而且必须术后定期扩张腹壁代尿道，避免术后腹壁创口瘢痕形成，致代尿道狭窄而失败。

（4）外阴癌已浸润膀胱三角区者，应做全膀胱切除术，回肠代膀胱术。大多数情况下，这类病例需同时做全子宫和阴道前壁全切除术。

2. 外阴癌侵犯肛门、直肠或阴道直肠隔　外阴癌浸润肛门、直肠或阴道直肠隔者，宜扩大手术范围，做外阴根治切除联合Luck－hart－Mummery手术。术前剖腹探查以排除腹腔远处转移，并做盆腔淋巴结清除术和乙状结肠造瘘术。此后再做此联合手术和腹股沟淋巴结清除术。

八、术前准备

外阴癌根治术系妇科手术中较大而复杂的手术之一。因为某些晚期外阴癌根治术涉及泌尿系、肠道手术，因此决定做某类外阴癌根治手术后，必须认真做好手术前各项准备工作。

1. 入院后体检　包括局部癌灶的检查极为重要。入院后详细检查局部病灶，如外阴肿瘤的位置、范围、基底活动与周围组织关系等，以考虑手术切除深部组织和周围器官的范围，如检查肿瘤浸润尿道的深度，以考虑切除尿道的范围；检查肿瘤与外阴后联合、肛门、阴道直肠隔之间的关系，以考虑是否切除直肠等问题；检查肿瘤所处外阴的位置、肿瘤大小与腹股沟淋巴结的关系，以考虑清除腹股沟和（或）盆腔淋巴结的问题。

2. 饮食与肠道准备

（1）外阴癌根治术术前必须告诫患者，多进高蛋白、低脂、低渣的食物，在手术前1周内不应进食多纤维素的饮食。因为外阴癌术后，希望1周内不解大便，以尽量减少接近肛门的外阴创面污染，手术前2天进食流质，以减少肠道积粪。

（2）如果晚期外阴癌需做 Luckhart – Mummery 联合手术或全膀胱切除，回肠代膀胱的病例，除做以上肠道准备外，术前2天，口服诺氟沙星、甲硝唑，做肠道灭菌准备。

九、手术方式

外阴癌手术治疗倡导个体化，没有标准的术式，强调以最保守的手术来治愈癌瘤，在选择治疗方案时，要充分考虑原发病变的范围和腹股沟淋巴结的状态。外阴上皮内瘤变（VIN）可采用非手术治疗，如激光、冷冻、微波、聚焦超声（HIFU）等治疗，也可采用单纯外阴切除。对外阴原发性恶性肿瘤的处理，应该在腹股沟淋巴结切除后，假如手术切除原发肿瘤可达到切缘清晰，不损伤横纹肌不造成大小便失禁，手术值得进行，如果手术需要以人工肛门或尿流改道为代价，最好先做放疗，待肿瘤缩小后再手术，根据腹股沟淋巴状态决定是否需腹股沟和盆腔淋巴同时放疗。

1. 单纯外阴切除　包括部分阴阜、双侧大小阴唇至会阴后联合，切缘为达大阴唇皱襞外缘。

2. 外阴根治切除　上界自阴阜，下界至会阴后联合，两侧大阴唇皱襞，内切口包括切除1cm 的阴道壁。两侧达内收肌筋膜，基底达耻骨筋膜、皮下脂肪厚度应超过0.8cm，切缘距肿瘤3cm。

3. 局部外阴根治切除　切除范围包括癌灶周边3cm 宽正常皮肤和皮下脂肪组织，内周边至少切除1cm 以上宽度的正常组织，原则上不伤及尿道和肛门。癌瘤紧邻尿道或肛门则应选择更大范围的手术。部分外阴根治切除可以是单侧外阴切除，前半部外阴切除或后半部外阴切除，以局部外阴根治切除代替全外阴根治切除，必须保证局部癌灶彻底切除，不能因为缩小手术范围而残留癌灶，影响治疗效果。

4. 前哨淋巴结活组织检查术（sentinellymph node biopsy，SLNB）

（1）1977 年，由 Cabanas 提出前哨淋巴链上最先接受来自病灶淋巴回流的淋巴结，绝大多数肿瘤细胞是从原发灶经淋巴管汇入前哨淋巴结，因而前哨淋巴结是转移的第一个站点，通常代表整个淋巴链。随后，Morton 创始了前哨淋巴结活检技术，他利用蓝色染料与淋巴结亲和的特点，在黑色素瘤周围注射蓝色染料，为淋巴定位，再通过对前哨淋巴结的活检，判定淋巴结的转移情况。腹股沟淋巴是外阴癌转移的主要途径，其受累与否对肿瘤的手术方式与预后具有重要意义。如果对所有患者千篇一律地采用腹股沟淋巴结清扫术，只能增加手术并发症发生率。

（2）通过对前哨淋巴结的活检，不仅可以了解疾病的分期，而且可以对患者选择性进行淋巴结切除，甚至对前哨淋巴结阴性的早期患者，可以不行腹股沟淋巴结清扫术，从而减少相应的术后并发症，在达到根治效果的同时提高患者生存质量。

（3）临床上采用的检出前哨淋巴结的方法有染料法、放射性核素法和混合法：①染料法利用染料如 isosulfan 等和淋巴结亲和的特征在肿瘤周围或皮下注射染料，再将染色的前哨淋巴结进行活检。这种方法费用低，操作简便，但由于活检前不能确定前哨淋巴结的具体位置与数目，所以很可能出现盲目解剖和漏检。②放射性核素法是肿瘤周围或皮下注入放射性核素（^{99m}Tc 标记的胶体蛋白），再进行放射性核素摄影或者放射性核素探测仪来确定前哨淋巴结的位置与数量。这种方法能确定前哨淋巴结的位置与数量，减少盲目解剖，但费用较高，而且要应用放射性物质。③混合法即染料法与放射性核素法相结合。前哨淋巴结活检技术是一种相对敏感、易行的方法。Sliutz 等用放射性核素法对 26 例行 SLNB，26 患者都检测出前哨淋巴结，无一例假阴性。

（4）Puig－Tintore 对 26 例外阴癌研究中，阴性预测率为 100%（即临床无可疑淋巴结大、病理检测前哨淋巴结为阴性的患者，其余淋巴结均为阴性）。

5. 腹股沟淋巴结清除术　至少行同侧腹股沟、股淋巴结切除。自髂前上棘内 3cm，经腹股沟韧带中点，股动脉搏动点，至股三角顶部作弧形切口，皮下脂肪厚度不超过 0.5cm。外侧界为髂前上棘，内侧界为耻骨结节。解剖分离股动、静脉。传统腹股沟淋巴结清扫术中，常规切断大隐静脉，剥离阔筋膜。现有学者提出，可保留大隐静脉、阔筋膜。Zhang 等分析了 83 例行腹股沟淋巴结清扫术的外阴癌患者，术中分别切断大隐静脉与保留大隐静脉，结果表明两者复发率无差异，RoLlzir 等对 194 例进行回顾分析后，也同样认为腹股沟淋巴结清扫术中保留大隐静脉、阔筋膜，可以降低术后并发症而无明显不良后果。

6. 部分尿道切除　外阴广泛切除术从耻骨联合，耻骨弓向下脱开，处理阴蒂脚，尿道脱开耻骨弓的解剖位置，即是尿道被游离 2cm。测定尿道长度后，金属导尿管支撑该部位切除尿道。

7. 全尿道切除、膀胱肌瓣尿道成形术　参考相关术式。

8. 全尿道切除腹壁代尿道术　适用于腹股沟淋巴结清扫术中膀胱内括约肌不能保留者。

9. 前盆腔脏器切除　外阴癌累及膀胱三角区者，需行全膀胱切除、回肠代膀胱术，同时行盆腔淋巴结清除术。

10. Luckhart－Mummery 联合外阴根治术　Ⅰ期行盆腹腔探查、乙结肠造瘘、盆腔淋巴结清除术；Ⅱ期为会阴直肠联合外阴根治术。

上述 10 种术式难度较大，不作为规范介绍，可根据各单位条件及技术水平选择进行或采取手术前后放疗的综合措施，以缩小手术切除范围并保留相邻器官的功能。

十、术后处理

1. 一般处理

（1）外阴癌根治术的范围广，创面大，术后需补充血浆和电解质。两侧腹股沟创面持续负压吸引，减少局部渗液和使股部皮片能紧贴肌层，增加皮片的存活和减少皮片的坏死，一般术后4~6天内保持负压吸引，减少大便污染创面。

（2）外阴和两侧腹股沟创面术后处理：每日至少更换外阴敷料2次，以保持外阴和会阴创面敷料干燥，预防局部感染，皮片坏死。一般术后72小时坏死皮片的界限开始明显，应及时修剪坏死皮片。抗炎敷料或刺激肉芽组织生长的敷料交替使用。如果应用得当，创面将较快愈合。个别病例创面过大者，需辅以植皮术。植皮创面要求肉芽组织比较坚实、新鲜，创面与皮肤基本齐平，且无感染。所用植皮一般采用大腿内侧或臀上内侧皮肤。

（3）预防术后下肢急性淋巴管炎：为预防其发生，患者出院后日常生活或工作中注意勿损伤脚趾皮肤。

2. 做尿道、膀胱手术者的处理

（1）尿道部分切除术后：尿道部分切除术后，每日需做外阴前庭区清洁擦洗，注意保留导尿管保持在尿道残端中央部位，如果偏向一侧，应及时纠正。因为偏向一侧时间延长，导致导尿管压迫尿道残端而引起局部坏死。

（2）全尿道切除、膀胱肌瓣尿道成形术后：尿道全切肌瓣尿道成形术后，局部清洁均同尿道部分切除术，但术后代尿道狭窄为常见并发症之一。预防尿道狭窄需正确掌握拔管时间，一般为术后9~10天时拔管。拔管前8天将膀胱造瘘管钳夹停止尿液引流，使尿液从新尿道流出。应定期扩张尿道。代尿道末端一般都有少许坏死，如拔管后不扩张，1~2个月后将出现尿道外口粘连狭窄，数月后甚至出现膜状闭锁，因此拔管后1~2周，0.5~1个月和3~4个月各扩张尿道1次。一般术后1个月左右小便日趋正常。

（3）全尿道切除、腹壁代尿道术后：腹壁代尿道术后，每日腹壁人工尿道换药1~2次。人工尿道残端的坏死组织宜及时剪除，以防感染扩展至尿道，创面敷以凡士林纱布，保护尿道黏膜。术后1周除去围在人工尿道管，一般患者都有迫尿功能，但不能自己控制小便。腹壁代尿道术，因人工尿道穿透腹壁全层，极易因腹壁瘢痕挛缩而发生尿道狭窄。预防狭窄须定期扩张尿道，一般拔管后1个月、2个月、4个月、6个月各扩张尿道1次。

3. Luckhart - Mummery 联合外阴根治术后处理　须经常更换会阴部敷料，保持会阴部敷料干燥。术后48小时取出阴道纱布球，随后每日清洁换药1或2次。术后2~3天，除去外阴、会阴两侧皮片引流。会阴部创面一般需4~6周愈合。下腹人工肛门，除常规处理外，亦需嘱咐患者出院后定期扩肛，以防人工肛门狭窄。

十一、放射治疗

外阴鳞癌是放射敏感性肿瘤，只是因其所在特殊解剖部位限制了放疗的应用。临床资料显示放射与手术联合治疗可改善外阴癌患者的生存率及生活质量，尤其对晚期外阴癌不仅能达到姑息治疗效果，部分病例可达到治愈。

1. 适应证

（1）原发肿瘤巨大，浸润较深接近或累及尿道、阴道及肛门等器官，手术切除困难者，通过术前放疗可使瘤体积缩小以提高手术切除率，并保留邻近器官功能。

（2）手术切缘不净或切缘距肿瘤太近疑有肿瘤残存。

（3）老年患者或其他原因不宜手术者。

（4）年轻患者阴蒂部小的原发癌灶。

（5）晚期外阴癌采用放疗加手术综合治疗以代替创伤较大，患者不易接受的盆腔脏器切除术。

（6）复发性外阴癌。

（7）肉眼腹股沟淋巴结阳性或病理报告一个以上淋巴结阳性患者，盆腔和腹股沟区放疗优于盆腔淋巴结切除术。

2. 治疗方法

（1）放疗以体外照射为主，单纯放疗者可配合组织间治疗。放射野应包括原发肿瘤及周边2~3cm皮肤，盆腔、腹股沟淋巴结部位放射剂量取决于治疗目的。外阴局部术前放疗≥40Gy为宜，总剂量至少50Gy，术后辅助放疗若无肉眼可见残存癌一般剂量为45~50Gy。单纯放疗局部根治剂量为65Gy，必要时可加组织间治疗。腹股沟区照射范围应包括腹股沟及股淋巴区。为减轻放疗反应及给予临床足够剂量可先给予高能X线40Gy，肿瘤缩小后改用β射线20Gy。

（2）照射期间应注意外阴清洁、干燥、防止感染，以减轻放射反应，治疗期间反应较重时可暂停放疗。

十二、化学药物治疗

20世纪90年代化疗开始应用于浸润性外阴癌，效果尚不明确，主要用于：①不能手术的晚期和复发病例。②肿瘤较大，分化差，估计有亚临床播散的病例。③淋巴结包膜外浸润。目前常用的化疗药有MMC、5-FU、DDP，后两种药物对放疗有增敏作用。

（奈嫚嫚）

参考文献

［1］刘琦．妇科肿瘤诊疗新进展．北京：人民军医出版社，2015.

［2］乐杰．妇产科学．北京：人民卫生出版社，2008.

［3］向阳，宋鸿钊．滋养细胞肿瘤学．北京：人民卫生出版社，2012.

［4］连丽娟．林巧稚妇科肿瘤学．北京：人民卫生出版社，2013.

第十五章　宫颈肿瘤疾病

第一节　子宫颈良性肿瘤

宫颈良性肿瘤比较少见，有报道占同期全部肿瘤的0.52%，按病理类型分，有上皮性、间叶性和上皮成分与间叶成分混合性肿瘤。本节主要介绍相对比较常见的七种宫颈良性肿瘤的治疗。

一、子宫颈息肉

子宫颈息肉（cervical polyp）是常见的子宫颈良性病变，是小的子宫颈赘生物，有蒂或无蒂。可发生于任何年龄的妇女，很少发生于月经初潮前，最常见于生育年龄的妇女，绝经后妇女偶尔可见。绝大多数息肉来源于子宫颈管，来源于子宫颈阴道部的为少数。

子宫颈息肉是由血管丰富的结缔组织间质组成，被覆柱状/鳞状上皮。宫颈息肉的诊断明确后，必须摘除。有蒂的宫颈息肉只要在其根部用止血钳夹住，扭转即可摘除。大的息肉或无蒂的息肉摘除后，其根部可能需要用电凝止血。位子宫颈管深部的息肉不易暴露，故摘除时应作颈管刮术及诊刮，将息肉根部残余刮净。在宫腔镜的直视下切除息肉蒂部及其附着的浅肌层，1年息肉复发率明显下降为1.1%（2/182），摘除的息肉不管大小都必须送病理检查。

二、子宫颈乳头状瘤

子宫颈乳头状瘤（cervical papillary epithelioma）是位于阴道部宫颈上的良性肿瘤，又称宫颈鳞状上皮乳头状瘤，较少见，约占宫颈良性肿瘤的0.24%。多数发生于生育年龄妇女，而且发生于妊娠期间多见，多为单发。

本病的治疗原则是手术切除病灶。瘤根部电凝止血。因乳头状瘤有5%可发生恶变，故标本必须送病理切片检查。

三、子宫颈乳头状纤维腺瘤

子宫颈乳头状纤维腺瘤（cervical papilla fibroadenoma）是一种极少见的宫颈良性肿瘤，多发生于绝经期和老年期妇女。肿块主要为纤维间质组织，见分枝状的孔隙内有乳头向腔内突出；本病的诊断主要依赖于病理检查，治疗原则为手术切除病灶。

四、子宫颈绒毛状腺瘤

子宫颈绒毛状腺瘤（cervical Villous adenoma），也称为肠腺瘤样瘤，极罕见，来自宫颈内膜肠腺化生。可分为绒毛状和绒毛管状两种。由于该瘤组织生长深或浸润时与绒毛状腺癌难以区别，并且有时在附近可找到腺癌，故在治疗上有人建议做宫颈锥切，也有人主张作全子宫切除，同时术后尚需继续密切随访。

五、子宫颈平滑肌瘤

子宫颈平滑肌瘤（cervical leiomyoma）来自子宫颈间质内肌组织或血管肌组织。但由子宫颈间质内含极少量平滑肌，所以原发的宫颈平滑肌瘤不常见。常见的宫颈平滑肌瘤是子宫肌瘤，位于子宫颈。按肌瘤在宫颈上的发生部位可分为四种类型：即前壁、后壁、侧壁和悬垂型。悬垂型是指肌瘤从宫颈管内生长，突出在阴道内，有些像黏膜下肌瘤，故形成黏膜下宫颈肌瘤。位于侧壁的宫颈肌瘤可向后腹膜生长。长在前壁的宫颈肌瘤可向膀胱后间隙内生长。

宫颈肌瘤的治疗原则是以手术治疗为主，宫颈上生长的肌瘤往往位于盆腔深部，或长入后腹膜或阔韧带内，也可充塞小骨盆，致使子宫及其韧带变形，周围脏器移位，因此手术比较困难。故在决定手术范围前，先要认清肌瘤与子宫及周围脏器的解剖关系，然后决定手术范围及方式，年轻、有生育要求的可考虑做子宫颈肌瘤剔除术，再行子宫颈整形，而对无生育要求、症状重的较大宫颈肌瘤可做全子宫切除术。如肌瘤位于子宫颈峡部必要时可作子宫次全切除术。

（一）手术方式

在手术方式的选择上依肌瘤生长的不同部位而定：

1. 宫颈黏膜下肌瘤脱出阴道且瘤蒂不粗者，可直接经阴道切除肿瘤，缝扎瘤蒂；基底较宽的宫颈阴道肿瘤可自阴道行肌瘤剜除术。

2. 瘤蒂较宽者可用肾形钳夹住并切断蒂部，残端电烙烧灼，留置肾形钳，24～48 小时取出，或 2－0 肠线缝合，目前，也可用宫腔镜来电切瘤蒂、电凝止血。

3. 宫颈巨大肌瘤或宫颈峡部肌瘤，常需经腹手术。

4. 巨大子宫颈黏膜下肌瘤常嵌顿于阴道内，经阴道手术困难，可行腹膜外与阴道联合手术。

由子宫颈肌瘤生长部位特殊，常可使周围脏器移位，且肿瘤位置较深给手术带来较大困难。特别易损伤膀胱、直肠、输尿管等周围脏器，也会导致术中出血量增加。故在行子宫全切手术时除按常规仔细操作外。常在切断、结扎子宫动脉后先行宫颈肌瘤剜除术，缩小子宫下段，使手术变得容易。

（二）子宫颈肌瘤合并妊娠

子宫肌瘤合并妊娠在临床上并不少见，有报道发生率为 0.3%～2.6%。但宫颈肌瘤本身发病率较低，故子宫颈肌瘤合并妊娠的发病率远较上述为少。

（三）子宫颈残端平滑肌瘤

子宫颈残端平滑肌瘤为因各种原因作子宫次全切除术患者的残留宫颈再次发生平滑肌瘤。改变的发生率有报道为 0.23%，距前次手术平均时间为 8 年。宫颈残端肌瘤与一般宫颈肌瘤相比，有其特殊性：

1. 宫颈残端肌瘤仅表现为压迫症状，而没有阴道流血等其他症状，故患者容易疏忽，待到出现压迫症状，肌瘤往往已较大，给手术带来困难。肿瘤的活动度往往较差，这除了与肿瘤位置低以外，因前次手术后子宫颈周围组织粘连也不无关系。

2. 由于前次手术的分离、结扎等操作，可以使得宫颈周围的血管及输尿管的位置发生变异，膀胱反折腹膜也会变得粘连较紧，且还可能发生周围肠管等组织粘连，大大增加了手术难度，同时也较易引起输尿管损伤。预防输尿管损伤的关键是要了解输尿管的走向，因宫颈残端肌瘤多呈膨胀性生长故大多数输尿管被压向肿瘤的下方紧贴肌瘤。处理肌瘤前可将输尿管先游离，在输尿管暴露的情况下处理肌瘤较为安全。也可先将肌瘤剜除，然后再切除残端宫颈。

六、子宫颈腺肌瘤

子宫颈腺肌瘤（cervical adenomyoma）是子宫内膜异位子宫颈管局部，临床上较少见，患者常有月经增多，白带增多，或性交后不规则出血，偶有肿瘤较大脱出于阴道口。妇科检查可见阴道内有一肿物，直径可大于5cm。椭圆形、活动、质中、表面充血、有时组织充血。蒂来源子宫颈管壁。

七、子宫颈血管瘤

子宫颈血管瘤（cervical angioma）是一种罕见的宫颈良性肿瘤，多为毛细血管型或海绵状血管型。临床上表现为反复阴道流血，妇科检查可发现宫颈上有扁平型红色息肉状物，表面光滑，蒂宽、质柔软、无触痛、触之易出血。确诊主要靠病理检查，治疗方法可根据患者年龄、生育情况及病变范围等，选择激光、电灼、冷冻、放射或手术治疗。

（吴月丽）

第二节　宫颈上皮内瘤变

宫颈上皮内瘤变（cervicalintraepithelial neoplasia，CIN）是一组与宫颈浸润癌密切相关的癌前病变，它反映宫颈癌发生发展中的连续过程。1968 年 Richart 指出所有不典型增生都有进展的潜能，现在已知多数 CIN 病变如果不治疗也会自然消退，因此宫颈癌前病变至发展成宫颈癌是一个较为长时间的过程，大约是 10 年，关键是进行筛查，及时恰当的处理，治愈率几乎达 100%。为此，美国阴道镜和宫颈病理学会（ASCCP）于 2001 年专门举行研讨会制定了有关组织学诊断 CIN 的治疗指南，经过 2 年的临床实践，于 2003 年 7 月公开发表，为我们临床处理 CIN 提供了指导。

一、概念和范畴

1. 宫颈不典型增生（cervical dysplasia）　宫颈癌前病变的概念可追溯到 19 世纪末，人们在浸润癌旁的组织切片中发现非浸润性异形上皮区域（William，J. 1888）。1932 年介绍了原位癌的名词（CIS），指未分化的癌变细胞累及上皮全层但未突破基底膜的病变。其后又报告了 CIS 和宫颈浸润癌的关系。19 世纪 50 年代末介绍了不典型增生（atypicalhyperplasia）的名称，不典型增生细胞既具有异型性又有双向分化的可能性。根据其异型程度和上皮累及范围，宫颈不典型增生分为轻、中、重三度（或三级）。在此后的很多年，宫颈癌前病变就以不同级别的不典型增生和原位癌来报告。

2. 宫颈上皮内瘤变（CIN） 在对大量发生病变的妇女进行随访过程中，人们发现组织学分级与病变进展有直接的关系。这种观察得到一个病变连续发展的过程，即正常上皮-上皮癌前病变-浸润癌。CIN 分为 CINⅠ、CINⅡ、CINⅢ。CINⅠ级相当于极轻度和轻度不典型增生；CINⅡ级相当于中度不典型增生；CINⅢ级相当于重度不典型增生和原位癌。

3. 1988 年，第一届国际癌症学会（NCI）研讨会在 Bethesda 举行，促成了细胞学报告即 TBS 系统的发展（the Bethesda system），其核心是采用描述性诊断；出现了新名词：鳞状上皮内病变（squamous intraepithiallesion，SIL），分为两级，低度鳞状上皮内病变（LSIL）包括人乳头瘤病毒感染（HPV）和轻度不典型增生（CINⅠ级）。高度鳞状上皮内病变（HSIL）包括中度不典型增生（CINⅡ级）和重度不典型增生和原位癌（CINⅢ级）。CIN 和 SIL 两个新名词的出现，这些观念上的更新是基于组织病理学和细胞病理学互相联系的形态学基础的变化，反映了数十年来在病理学和细胞学领域研究中的新进展。

4. 阴道镜检的描述和名称亦显纷繁不一，1992 年，Coppleson 提出的命名和分类多被采用。近年，Reid 又提出新的评分标准（RCI），是将最具特征的阴道镜图像，即边界、颜色、血管和碘试验四项，给予 0~2 的评分，并将总分与 CIN 级别相对照。这种分析使诊断数据化，便于评估病变的程度，选择合适的处理方式和范围。RCI 尚未在国内推广。

二、诊断问题

宫颈病变的检查和确定，包括临床物理学检查（视诊、触诊）、细胞学（传统的宫颈抹片及镜检）、CCT（PapNEP、test）、TCT（Thinprep cytologic test）、阴道镜检，活体组织采取和病理组织学诊断，以及必要的实验室 PCR DNA 检测分析等。

（一）宫颈刮片细胞学检查

为最简单的宫颈病变的检查方法。国外不同作者报道的细胞学检查诊断 CIN 和早期宫颈癌的准确率差异很大（67%~92.6%），而细胞学检出 CIN 的假阴性 10%~35%，甚至达 50%。单一细胞学约有 30% 的 CIN 被漏诊。取材是影响细胞学涂片质量和诊断的关键。应在宫颈外口鳞-柱交界处取材，绝经后妇女或局部治疗后的患者，要重视宫颈管部位的取材，如临床怀疑者，可重复涂片，亦有主张所有细胞学检查为 ASCUS 和 AGCUS 的妇女可直接接受阴道镜检查，而 LSIL、HSIL 则必须进行阴道镜检。90 年代以来，随着细胞学制片技术的革命，出现了膜式液基薄层细胞制片技术（TCT）。采用计算机辅助阅片技术应用子宫颈的细胞学检查，使阳性率提高、漏诊率降低。

（二）阴道镜检查

宫颈刮片细胞学检查异常者，应在阴道镜检查下，从视觉和组织学上确定宫颈和下生殖道的状况，全面观察鳞状细胞交界（SCJ）和移行带（TZ），评定病变，确定并采取活体组织，做出组织学诊断，为进一步处理提供依据。阴道镜检查的优点：迅速辨别肉眼看不见的宫颈病变；可以提高定位活检的准确率；与细胞学合用显著提高 CIN 和宫颈癌的早期诊断率。但是阴道镜检查不能观察和鉴别宫颈管内的病变，又比较昂贵，因此尚不能作为首选的普查方法在临床上应用。

（三）宫颈活检、颈管诊刮活组织检查

是确诊 CIN 和宫颈癌最可靠的方法，它们的意义和评价亦有所不同：宫颈活检（cervical biopsy）应在阴道镜下进行，事先做碘试验，选择病变最重的部位取材；病变是多象限的，主张做多点活检。颈管诊刮（ECC）用于评估宫颈管内看不到的区域，以明确其有无病变或癌瘤累及颈管。ECC 在下列情况最有意义：①ASCUS；②细胞学多次阳性或可疑，而阴道镜检阴性或不满意，或镜下活检阴性。宫颈活检不能完全代替锥切，活检通常采取 4～5 个点，所谓 12 个点的连续多张切片亦难盖全，特别是微小浸润癌的诊断或除外浸润癌，则不能以点活检为依据。

鉴于以上原因，需借助多种辅助诊断方法的联合应用方能做出 CIN 的诊断。另外有作者统计 318 例 CIN 几乎都采用细胞学 + 阴道镜（直视下多点活检）+ 病理的联合早诊方法，其中 2/3 的病例加颈管诊刮术（ECC），另 11 例（3.15%）LEEP 治疗后诊断为 CIN。术前病理与治疗后病理结果资料表明细胞学 + 阴道镜（镜下多点活检）+ 颈管刮术（ECC）+ 病理不失为 CIN 有效的联合早诊方法。

三、宫颈上皮内瘤变治疗方法

宫颈上皮内瘤变 CIN 治疗方法的选择主要取决于：CIN 的级别、病变范围；年龄、对生育及对生活质量的要求；是否合并持续、高危 HPV 感染；随诊条件等。近年，对 CIN 的治疗趋于保守，使 CIN 的治疗规范化、个体化。不管采用何种方法进行治疗，一定要对患者进行严密随访。

（一）物理治疗

物理治疗基本都适用于病变小、级别低的 CIN。不同治疗方法效果比较，差异无显著性，并有一个共同缺点即不能保留组织标本。

1. 冷冻治疗（cryotherapy）　通过使上皮细胞内的水分结晶而破坏宫颈表面上皮，导致细胞的最终破坏。

治疗指征：

1）适于经过阴道镜下活检证实为 CIN Ⅰ～Ⅱ。

2）病变局限子宫颈外口。

3）宫颈管诊刮（ECC）阴性。

4）活检示无宫颈管腺体累及。

优点：与激光治疗相比，患者没有明显的疼痛感和出血，不需要额外的设备吸除治疗过程中产生的难闻的气味和可能对健康不利的激光烟柱等。

主要缺点是不能保留组织标本，治疗的精确性不高，在治疗过程中需破坏组织的确切量难以把握。对凹凸不平的病灶面和探头（probe）难以完全接触的病灶，很难采用冷冻治疗。

2. 激光治疗（laser therapy）　包括激光汽化（laser vaporization）和激光锥切（laser collization）两种方法。二氧化碳激光是一种治疗 CIN 的极好工具。

治疗指征：

1）激光汽化不但适用子宫颈湿疣、宫颈糜烂等患者，也可用于 CIN Ⅰ和 CIN Ⅱ的治疗。

2）冷冻治疗不能完全覆盖的大病变。

3）对于 ECC 阳性、阴道镜检不满意、CIN 面积大不宜做激光气化和 CIN Ⅲ的患者，则考虑采用激光锥切治疗。

优点：对凹凸不平的病灶面和探头（probe）难以完全接触的病灶，激光治疗可解决；

能在直视下对要破坏的组织的深度和宽度进行精确地控制；激光治疗组织愈合快。

缺点：治疗时可能对操作者有不利影响，患者常有明显疼痛，术中及术后出血发生相对较多。

3. 电凝治疗（electrocoagulation diathermy）

优点：该方法操作简便迅速，对医护人员无伤害，治疗并发症少，且各种形状的电极可适用于不同轮廓与形状的宫颈，治疗可达宫颈管内。

缺点：该法最大的缺点同样是不能保留组织，进行病理学检查，因此在不能完全除外浸润癌之前，不宜行宫颈电凝治疗。宫颈电凝治疗在欧洲及澳大利亚等地区采用较多，国内应用较少。

4. 微波治疗　微波是一种电磁波，它以生物体组织本身作为热源，利用对组织产生的热效应使组织蛋白凝固，达到治疗的目的。起烧灼、凝固、止血的作用。

优点：凝固力强，止血速度快，操作简便易掌握。

缺点：与其他物理治疗基本相同。

（二）手术治疗

1. 宫颈锥切术　1843 年，Lisfrance 首次报道使用宫颈锥切术治疗宫颈病变。锥切术具有无需切除子宫、手术时间短、出血少、创伤小，术后不影响性生活并保留年轻妇女的生育能力的优点。宫颈锥切术目前包括 3 种：①冷刀锥切（cold knife conization，CKC）；②宫颈环状电切术（loopelectrostargical excision procedure，LEEP）；③激光锥切（laser conization）。

过去因锥切术有较多并发症残存病灶及复发率较高，多数学者主张严格掌握锥切的适应证，对原位癌锥切治疗一直有争议。近年，随着 CIN 发生率的上升和宫颈癌患者的年轻化，对锥切术的指征、禁忌证、治愈率及并发症作了大量的临床研究，在强调生活质量的今天，人们更新了观念，重新认识了锥切术在 CIN 诊断和治疗中的临床价值，推测锥切术可用于要求保留生育功能的年轻原位癌患者。

中国协和医科大学肿瘤医院张询等取62 例宫颈锥切标本，对比分析58 例行 CKC 的 CIN 患者病理标本与术前多点活检的病理所见，发现 CKC 与术前多点活检结果完全符合者有 44 例（71%）；有差异者 18 例（29%），其中 4 例术前多点活检为 CINⅡ和 CINⅢ，而锥切为 CINⅢ和微小早期浸润癌。58 例均为鳞状上皮病变，认为宫颈锥切在 CIN 的诊治中仍有其优势。

宫颈锥切在治疗方面的指征为：

（1）CINⅢ级。

（2）宫颈原位鳞癌。

（3）宫颈原位腺癌。

（4）Ⅰa 期宫颈癌。

许多文献报道了早期浸润癌只要浸润深度不超过 3mm，且无血管淋巴间隙受累，均可以成功地用宫颈锥切进行治疗。当然，锥切并不能保证将病变部位完全切除干净，即使切缘干净的原位癌，随后进行子宫全切仍有证明为浸润性癌的报道。切缘阳性，宫颈腺体受累和病变的多中心性是锥切后病变残留或复发的决定性因素。因此，锥切的病理结果一定要注明这些决定因素的具体情况。为了避免病变的残留，应选择适当大小的锥切尺寸。总的来说，切除宽度应在病灶外 0. 5cm，锥高延至颈管 2 ~2. 5cm，锥切时要将鳞柱交界一并切除。

优点：资料显示，使用冷刀（CKC）、激光和 LEEP 对 CINⅢ患者进行锥切治疗，总体治愈率和复发率无明显差异。CKC 治疗有效率达 90% ~99.6% 不等，术后 CIN 复发率与随诊时间长短、锥切标本边缘是否阴性等有关。CKC 术后边缘阴性者复发率仅 0.13%，而边缘阳性者复发率可达 22%。

宫颈锥切手术的并发症主要包括：手术后出血；子宫穿孔或子宫颈穿孔；手术后盆腔感染；子宫颈狭窄以及子宫颈功能不全。

2. LEEP　LEEP 是由 Cartier1981 年首创的一种新型高频电波刀宫颈环切疗法。LEEP 是由电极尖端产生超高频电波，在接触身体组织瞬间，由组织本身产生阻抗，吸收此电波产生的高热，来完成各种切割止血等手术目的。既可作为宫颈病变的诊断方法也可用作治疗的手段。用 LEEP 进行宫颈手术，根据切除的组织不同，手术名称也有差异。通常所说的 LEEP 手术，就是用 LEEP 进行宫颈病灶的切除；而用 LEEP 进行宫颈移行带环形电切除，就称为 LETZ（loop excision of the transformation zone）手术或者称为宫颈移行带的大环形切除术（LLETZ）。用 LEEP 进行宫颈锥切手术就是 LEEP Cone。

北京大学第一医院毕蕙等对 CINⅡ ~Ⅲ行 LEEP 手术的 73 例患者进行为期 2 ~5 年的随访。对总的治愈率、病变持续存在率、1 年复发率、2 年时复发率进行比较，发现 CINⅡ、CINⅢ在治愈率、病变持续存在率、复发率方面比较差异无显著性；3 年、4 年、5 年均无复发。并发症的发生率为 1.9% ~14.1%，主要是治疗后出血，此外，也可发生感染、宫颈管粘连等。对较为严重的宫颈瘤变患者可行 LETZ 或用 LEEP 锥切，效果与冷刀锥切类似。

钱德英对 203 例宫颈上皮内瘤变（CIN）患者进行治疗，对其疗效做回顾性分析。结论为 LEEP 是治疗 CIN 的安全有效方法，只要掌握手术指征，规范手术步骤，注意术后病理观察，可获得满意疗效。

LEEP 治疗宫颈病变的优点是：同时能达到诊断和治疗两个目的，而且切除组织可以送病理检查，通过检查标本边缘状况以确定是否已将病变部位完全切除，从而减少宫颈微小浸润癌的漏诊率。术中出血、术后出血、宫颈狭窄可能性小。

缺点：LEEP 治疗也存在一些问题，对于 CIN 合并妊娠、免疫缺陷性疾病、宫颈解剖结构异常、阴道炎症等均不适合行 LEEP 治疗；如切除标本进行组织学检查时不易进行定位，热损伤可能会影响标本边缘组织的病理检查等。

3. 子宫切除术　传统的观点认为，子宫切除术是治疗 CINⅢ和宫颈原位癌的常用方法。但近年的研究则表明子宫切除术治疗 CINⅢ和宫颈原位癌存在过度治疗的问题，而宫颈锥切手术是较为合理的治疗选择。Kang 等对 101 例仅进行 LLETZ 治疗、279 例 LLETZ 后随之进行全子宫切除的 CINⅢ患者进行对比研究，结果证明 LLETZ 和子宫全切治愈率无明显差异。针对原位癌，Kolstad 等报道对 238 例接受子宫切除患者进行了 5 ~25 年的追踪，结果原位癌复发率为 1.2%（3/238），发展为浸润癌的患者为 2.1%（5/238），与单用锥切治疗相比较，差异亦无统计学意义。

因此，目前的观点认为，在宫颈上皮内瘤变治疗中，子宫切除术仅适用于：

（1）已无生育要求的中老年 CINⅢ级患者。

（2）已无生育要求的 CINⅢ级患者同时合并有子宫肌瘤、子宫脱垂等良性疾病。

（3）宫颈原位腺癌。

（4）镜下早期浸润癌。

（5）已完成生育的 CINⅢ级患者，宫颈锥切的标本中切缘未尽者。

（三）物理治疗与宫颈锥切术后处理

1. 阴道流液　术后第2天开始由阴道流出混浊液体，以后逐渐增多，并有臭味，10天后痂皮开始成片地分散剥落，分泌物开始逐渐减少。若阴道分泌物量多，可引起阴道炎或外阴炎，应嘱患者保持会阴清洁每日冲洗外阴2次，必要时口服抗生素预防感染。

2. 阴道出血　阴道出血往往发生在2周之内。宫颈创面痂皮脱落时，有时因底部毛细血管破裂而渗血出现有血性分泌物，一般不需要特殊处理。如果附近深层痂皮剥离遇到动静脉或静脉丛或患者的血凝机制发生障碍时，可引起大量出血，这时必须立即止血处理。以局部治疗为主，宫颈创面消毒后，敷以消炎止血药，用无菌干纱布填塞压迫止血，24小时后取出；若仍有活动性出血，可再用纱布填塞。也可用明胶海绵或碘仿纱条填塞。同时可全身用药，予抗炎止血治疗。

3. 病灶残存　一般在物理治疗后6～8周时，宫颈及全部被新生的扁平上皮所覆盖，宫颈部呈整齐、光滑的形态，宫口卷入缩小。如果治疗不够深或覆盖病灶面不够大，尤其在宫口内黏膜治疗太浅，至8周后可见到在宫口周围有红色黏膜组织突出，呈息肉状或宫口外翻，或在宫颈上、下唇仍稍外翻，则表示整形还做得不够理想。对这些病理的表面应加浅层电凝，隔2～4周后再做随访1～2次，即可完全治愈。观察2～3个月后，如果认为疗效失败，就应再做宫颈细胞学检查和宫颈活检，以排除癌症，然后再改用其他物理治疗，最后达到完全治愈目的。

4. 宫颈口闭锁　某些物理治疗后，宫颈纤维结缔组织收缩，形成瘢痕，以及扁平细胞的生长，可能引起宫颈外口的缩小而闭锁，有碍经血的外流，从而引起腹痛等症状。这时需要重复扩张宫口才能解决。

5. 体弱无力　可能因阴道大量流液，身体内的蛋白质及钾盐的消耗所致。因此，必须补充蛋白质（如豆浆、牛乳、蛋及肉类等）及氯化钾片剂或口服中药调补气血。

6. 下腹痛　物理治疗后，少数患者会觉得下腹部有轻微疼痛，这可能是子宫肌层收缩所致，过后就会自然消失。

7. 随访及疗效评定　术后1个月、2个月、3个月、6个月复查。若6个月内病灶完全消失，即为治愈。

（四）药物治疗

治疗宫颈病变的药物大致分成3种类型

（1）免疫调节剂，如人重组γ－干扰素、β－干扰素、口服异维A酸（保肤灵）、咪喹莫特（imiquimod）、和干扰素（intron A）等。主要针对治疗HPV病毒感染导致的宫颈尖锐湿疣、CIN合并HPV感染等。干扰素可以导致宫颈局部快速而明显的朗格汉斯细胞增加，从而导致HPV感染相关的CIN消退。

（2）重组病毒疫苗，对HPV感染细胞产生特异性细胞毒作用，从而消除HPV感染和CIN。

（3）抗炎药物，通过消除生殖道原虫，真菌和微生物而治疗与CIN有关的炎症和HPV感染等。

（五）宫颈上皮内瘤变治疗方案

1. 因对于不同级别的 CIN，所选择的处理方法有所不同，为此，ASCCP 根据循证医学原则，对提供证据的临床资料进行分级评估，提出对选择处理方法的推荐程度术语分为：①推荐采用（recommended）：是指有良好证据支持的唯一选择处理方法；②最好采用（preferred）：是指在有多种方法选择时的最佳选择处理方法；③可采用（acceptable）：是指有证据提示选择该方法优于其他方法，或无证据倾向于任何一种处理方法选择；④不采用（unacceptable）：是指有良好的证据反对该处理方法的选择。

2. 综上所述，尽管国外权威机构已为我们制定了 CIN 的处理指南，但由于我国幅员辽阔，经济发展不平衡，部分地区缺乏阴道镜检查设备和（或）技术，因此 CIN 具体的治疗方法应根据 CIN 的级别、并参考患者的年龄、生育要求、随访条件和是否存在妇科其他疾病，以及医院设备和医师掌握某种技术的熟练程度等综合考虑。对于 CIN 的临床处理应充分遵从循证医学的原则，仔细考虑所选治疗方法对患者的益处和可能带来的并发症与损害。

（1）CIN Ⅰ级：病灶局限、HPV（－），患者拒绝治疗、有随诊条件可定期检查，密切追踪，除上述外 CIN Ⅰ级可采用物理治疗。

（2）CIN Ⅱ级：首选物理治疗，如病灶较广，病变伸入颈管可冷刀锥切或 LEEP，如合并子宫肌瘤或卵巢囊肿，年龄较大自愿作全宫切除也可考虑。

（3）CIN Ⅲ级：首选手术治疗，年轻有生育要求或要求提高生活质量者，病灶较局限可冷刀锥切或 LEEP，原位癌或原位腺癌等不宜用 LEEP 治疗，行筋膜外子宫切除或扩大的筋膜外子宫切除术。

（4）HPV 感染的亚临床湿疣（SPI）：无症状者观察，如合并 CIN Ⅰ级或高危 HPV、无随诊条件者或要求积极治疗者，可行物理治疗或 LEEP。

（六）妊娠妇女

宫颈癌筛查是产前检查的一部分，怀孕可能是妇女的第 1 次筛查机会。细胞学涂片异常后，孕妇会经常进行阴道镜检查直到妊娠中期。现认为妊娠期以阴道镜诊断 CIN 即可，而无需活检证实。如怀疑病变可能是浸润癌时，应取活检。由于常在妊娠中期进行阴道镜检查，怀疑高度 CIN 者可在孕 28 周复查，两次检查均应行细胞学和阴道镜检查。如果孕期任何一次随访中细胞学或阴道镜镜检发现病变趋于严重，应直接钳取活检。如病情稳定，可在产后 2～3 个月通过活检明确诊断，并给予适当处理。如果证实有微小浸润癌或 CIN，且有明确的产后复查计划，可允许经阴道分娩。产后 8～12 周应复查再评价。产后的治疗取决于最后诊断，与非妊娠妇女相同。但因 75% 孕期的 CIN 病变在产后半年内消退，故更主张随诊观察。

（七）随访

任何级别的 CIN，在任何一种治疗后均应定期随诊，包括细胞学、阴道镜、妇检、必要时 ECC。1 年内 3 个月 1 次，1 年后半年 1 次，2 年后 1 年 1 次，随访时间 10 年以上。

（吴月丽）

第三节　子宫颈癌

子宫颈癌（carcinoma of the uterine cervix）在许多国家中是女性最常见的癌瘤，在我国也是最常见的恶性肿瘤之一，发病率占女性生殖器官恶性肿瘤的首位，病死率在所有女性恶性肿瘤中仅居胃癌之后，占第2位。患者以40~60岁者为多见。

一、临床诊断

根据不规则出血，尤其有接触性出血者，首先应想到有宫颈癌的可能，应做详细的全身检查及妇科检查，并采用以下辅助检查：

（一）子宫颈刮片细胞学检查

是发现宫颈癌前期病变和早期宫颈癌的主要方法。

（二）宫颈和宫颈管活体组织检查

在宫颈刮片细胞学检查有可疑病变时，应在宫颈鳞－柱交界部的6点、9点、12点和3点处取四点活检，或在碘试验不着色区或阴道镜下可疑癌变部位，取多处组织，并进行切片检查，或应用小刮匙搔刮宫颈管，将刮出物送病理检查。

（三）宫颈锥形切除术

在活体组织检查不能肯定有无浸润癌时，可进行宫颈锥形切除术。当宫颈癌确立后，根据具体情况，可进行肺摄片，淋巴造影，膀胱镜，直肠镜检查等，以确定宫颈癌临床分期。

二、细胞分类

鳞状细胞（表皮状的）癌和腺癌分别大约占宫颈癌的90%和10%。腺鳞癌与小细胞癌相对较少。原发性宫颈肉瘤偶有描述，对于恶性宫颈淋巴瘤，原发的或继发的都有报道。

三、FIGO分期

0期：原位癌。

Ⅰ期：工期是严格限子宫颈内的癌，忽略扩散到子宫体的部分。

ⅠA期：只在显微镜下确定的浸润性癌。所有的病变，就算是表浅侵犯也属于ⅠB期癌。入侵基质深度不大于5mm* 且宽度不超过7mm（注：* 入侵深度应≤5mm，由源自表面或腺体的上皮基底测得。若扩散到血管处，不论静脉或淋巴结，都不应改变其分期）。

Ⅰ A1期：测得的基质入侵深度≤3mm且直径≤7mm。

Ⅰ A2期：测得的基质入侵深度>3mm且≤5mm，直径≤7mm。

Ⅰ B期：临床病变限子宫颈或亚临床病变大于ⅠA期。

Ⅰ B1期：临床病变≤4cm。

Ⅰ B2期：临床病变尺寸>4cm。

Ⅱ期：Ⅱ期是扩散到宫颈之外但未及骨盆壁，侵及到了阴道但未到阴道下1/3。

ⅡA期：未明显侵及到宫旁，侵及到阴道不低于2/3。

ⅡB期：明显侵及到宫旁但未及骨盆侧壁。

Ⅲ期：Ⅲ期是已扩散到骨盆侧壁且（或）达到阴道下1/3的癌。直肠检查中，肿瘤与骨盆侧壁间没有间隙。应包括所有的肾盂积水或肾无功能病例，除非已知有其他原因引起。

ⅢA期：未扩散到骨盆侧壁但有扩散到阴道下1/3。

ⅢB期：扩散到骨盆侧壁或有肾盂积水或肾无功能。

Ⅳ期：Ⅳ期是癌已超出真骨盆外或临床上扩散到膀胱和（或）直肠的黏膜。

ⅣA期：肿瘤扩散到骨盆邻近器官。

ⅣB期：扩散到远处器官

子宫颈癌以放射治疗和手术治疗为主，化学治疗为辅。

四、宫颈癌的治疗纵观

（一）宫颈癌的放射治疗

宫颈癌的放射治疗始于20世纪初，1903年Mangaret Cleaves首先将腔内镭疗用于子宫颈癌的治疗。随后，分别于1914年、1919年和1938年在欧洲形成了斯德哥尔摩、巴黎和曼彻斯特三大腔内镭疗体系。20世纪20年代开展了体外X线照射和腔内镭疗的配合治疗。腔内镭疗对象为宫颈及其周围的局部病灶，体外放射对盆腔淋巴结，成为宫颈癌放疗的标准疗法。20世纪60年代后，我国中科院肿瘤医院吴恒兴、刘炽明等研制的北京镭模应用于临床并得到国际承认，形成宫颈癌腔内放疗北京体系。^{60}Co、电子加速器于20世纪60年代开始应用于临床，减少了盆腔淋巴结转移复发的可能性，提高了疗效。后装治机于20世纪60年代试制以来，经过30余年的不断发展和完善，使后装治疗基本趋于成熟。目前，我国后装治疗逐渐普及，后装治疗已基本取代了宫颈癌传统腔内放疗。据报道，后装治疗远期疗效略高于传统的腔内镭疗。

（二）宫颈癌手术治疗

宫颈癌手术治疗已有100多年的历史，时至今日，单纯采用手术或手术并放疗，仍然是早期宫颈癌的主要治疗手段之一。1878年，Czerny首先经阴道全宫切除术治疗宫颈癌，但预后不佳，而且手术病死率高达32%（阴式）和72%（腹式）。1893年，Schuchardt报道了大大有利于盆腔暴露的会阴切开术。1901年，Schuata施行了经阴道根治术，至1920年已做了891例这样的手术。1898年，Wertheim首创腹式根治性子宫切除，取得令人鼓舞的效果，至1922年达到1500例。Reis在1895年提出切除淋巴结。其后1917—1919年Latzko、1922年冈林各自完成系统的经腹子宫颈癌根治术的术式。19世纪30~40年代，Tausssing在放疗患者中行腹膜内淋巴切除和输卵管、卵巢切除。在这个时期，由于镭治疗病死率和并发症低而十分盛行。不过，Meigs在Ⅰ、Ⅱ期患者中行镭疗，其结果令人失望。他综合Wertheim与Taussig的手术方法，于1939年开始常规的盆腔淋巴结彻底清除和根治性子宫切除，至1946年做了100例，没有手术死亡病例，从而重新引起了人们对手术的兴趣。以后有些学者对其术式进行了一些改良，使之日趋完善。国内杨学志、张其本、柯应夔分别于1958年、1961年和1962年先后发表了他们所改进的宫颈癌根治性手术。

Wertheim和Meigs对宫颈癌的手术治疗做出了杰出的贡献。Wertheim－Meigs根治性子宫切除，一直是早期宫颈癌手术治疗的主要术式。Wertheim手术与Meigs手术比较，技术上有些不同点。Wertheim手术根治程度比Meigs手术小些，其手术范围包括全子宫及输尿管内侧的支持组织和可疑盆腔淋巴结的切除。目前这一术式称为改良性根治性子宫切除术，即Ⅱ类手术，选择性地应用于Ⅰa期宫颈癌患者。Meigs手术包括输尿管侧方支持组织和盆腔淋巴结切除。本术式目前称为Ⅲ类或标准性根治性子宫切除术，应用于Ⅰb和Ⅱa期宫颈癌患者。许多学者常将两种术式统称为Wertheim－Meigs根治性子宫切除术。

宫颈癌根治性子宫切除的手术途径尚不统一，欧洲某些地区仍继续经阴道手术，但大多数国家已采用经腹手术，特别在美国，认为腹式方法优于根治性的阴道手术，因为前者能更好地暴露手术野，能切除足够的癌边缘，假如癌累及膀胱和直肠，可以同时切除。关于盆腔淋巴结清扫，有腹膜外和腹膜内两种。有学者认为前者能减少对肠管压迫和腹膜激惹的影响，减少手术并发症。但两者比较，仍缺少对照，尚难定论。国内还有人倡导腹膜外盆腔淋巴结清除术及腹膜外广泛子宫切除术，对此尚需积累更多的经验。

（三）腹腔镜在宫颈癌治疗中的应用

随着腹腔镜技术和设备的不断发展，使腹腔镜手术治疗宫颈癌已成为可能。腹腔镜盆腔和腹主动脉旁淋巴结切除术和根治性子宫切除术等微创手术的日趋成熟，为宫颈癌的手术病理分期和微创治疗奠定了技术基础。

切除盆腔和（或）腹主动脉旁的淋巴结是处理宫颈癌的重要步骤之一。1989年，Dargent首次报道了腹腔镜腹膜外盆腔淋巴结切除术，Querleu于次年5月报道了腹腔镜下经腹盆腔淋巴结切除术。其后报道对39例子宫颈癌患者行腹腔镜淋巴结清扫术，平均切除淋巴结15.7（13～18）个，所需时间96.45（70～120）分，出血量均＜300ml。Malur等2001年报道，一组腹腔镜与剖腹手术行盆腔淋巴结清除术的对比结果表明，腹腔镜手术组可以剔除更多的淋巴结。国内梁志清等2001年报道，21例盆腔淋巴结清除，平均切除淋巴结19（15～23）个，腹主动脉旁淋巴结5.2（3～9）个。上述资料可看出，腹腔镜手术已达到了与开腹手术切除淋巴结数目同样的要求。扩大全子宫切除术是手术治疗宫颈癌的关键步骤之一。1992年Nazhat等首次报道了腹腔镜广泛全子宫切除和主动脉旁及盆腔淋巴结切除成功。数年后国外通过一组Ⅰb期的子宫颈癌患者行腹腔镜广泛全子宫切除术与常规腹式广泛全子宫切除术进行对比，证实腹腔镜广泛全子宫切除术是治疗子宫恶性肿瘤的又一途径。1998年8月，广东佛山利用腹腔镜对1例Ⅰb期的子宫颈癌患者成功施行了盆腔淋巴结切除及广泛全子宫切除术，在此后4年多共对114例子宫恶性肿瘤施行了（次）广泛全子宫切除术和（或）盆腔淋巴结清扫术。目前国内多家医院都开展了这项手术。

（四）宫颈癌的化学药物治疗

10余年来化疗药物也用于治疗宫颈癌，特别是近年来，随着铂类化合物和异环磷酰胺的应用，有关化学治疗宫颈癌的报道逐渐增多，也出现了一些可喜的效果。化疗既可用于晚期病例或手术前，也可用于复发病例。当前，化疗仍然是宫颈癌的辅助治疗或姑息治疗。术前给予适宜的化疗，可抑制肿瘤生长，使癌细胞的活性降低或失去活力或变性坏死，呈凋亡，使瘤体缩小，减少宫旁浸润，提高手术成功率。术前化疗可以使许多在一般情况下不能手术的患者获得根治性手术的机会。对术前化疗有效者，可降低高危因素（淋巴结转移、脉管浸润、宫旁浸润等）发生概率，降低局部复发率，提高生存率。有预后不良因素者术后化疗，能消除微小转移灶，降低盆腔复发率以期改善疗效。

1. 新辅助化疗加手术　许多学者对此进行了研究，如Serur等报道新辅助化疗加手术治疗ⅠB2期宫颈鳞癌患者，总的有效率达90%（CR10%，PR80%），与单纯手术组相比，术后发现淋巴结转移，宫旁受侵、脉管受累等情况明显低于后者，且总的5年生存率也有所改善。Eddy等报道DDP + VCR治疗34例宫颈局部肿瘤的Ⅰb期患者，化疗有效率达80%，随后行根治术，淋巴结转移率25%，比预计要低，随访2年，25例无癌生存，1例带瘤生存。王世阆等应用腹壁下动脉插管化疗（$NH_2$5mg加5 - FU500mg，隔日1次，共5次）1 ~ 2疗程后3周行根治术，治疗32例子宫颈癌Ⅱb ~ Ⅱb期，有效率为88.2%。李玲等报告Ⅱb期子宫颈癌术前动脉插管化疗38例，5年、10年生存率分别为73.7%和62.2%，而同期单纯手术组36例则为38.9%和21.4%，说明新辅助化疗有一定作用。

新辅助化疗加放疗：这是一种连续治疗的方法，在放疗前先给一定的化疗，目的是在放疗前减少肿瘤负荷和消灭微小转移灶。但新辅助化疗加放疗与单独放疗相比较，能否提高生存率，尚无定论，仍须继续对照研究。该方法毒副作用较小，缺点是治疗周期长，容易导致肿瘤细胞加速增殖和对治疗产生交叉耐药性。化疗方案可用DDP 50mg/m^2，第1天，静滴；BLM 15mg，第1天，静注；IFO 1g/m^2，第1 ~ 5天，静滴；Mesna 1.2g/m^2，在使用IFO后0小时、4小时、8小时静注，第1 ~ 5天。3周重复1次，用2疗程后1 ~ 2周开始放疗。亦可参照全身用药的其他方案用1 ~ 2疗程后1 ~ 2周开始放疗。

2. 辅助化疗包括两种方式，即同时给予化疗与放疗的化放疗以及术后或放疗后对高危患者进行的化疗。

（1）同时化、放疗：近几年对晚期宫颈癌主张同时化、放疗的人越来越多，一些报告已证明同时化、放疗比顺序化、放疗明显提高疗效，有效率分别为100%和89.5%。普遍认为化疗辅助放疗有以下作用：①提高肿瘤的反应率及盆腔控制率，改善治疗效果；②有协同、增敏作用；③有效消除隐性转移灶。但能否提高长期生存率和减少远处转移，目前尚无定论。这种方法较单纯化疗的治疗周期短，最大限度地减少肿瘤细胞加速增殖和对治疗交叉耐药性的产生。该方法缺点是治疗毒性较大。同时化、放疗的药物可选用：①HU 50mg，放疗第1天开始，每日2次，口服2周，停药2周重复，共用2个疗程；②MMC 4mg，第1 ~ 5天，静注，5 - FU 500mg，第1 ~ 5天，静滴，4周重复，共2个疗程，亦可用其他联合化疗方案；③DDP 30 ~ 40mg，放疗第1天起，每周重复1次，静滴，连用5天，每3周重复。与放疗同时进行治疗ⅠB ~ Ⅳ期局部晚期的子宫颈癌55例，有效率96%，其中Ⅲ期的5年生存率明显改善，为66.7%。

（2）术后或放疗后化疗：不少学者研究发现宫颈癌根治术后对高危患者根治术后化疗，亦可配合放疗，但疗效尚不能肯定。Cuytin等报道89例Ⅰb ~ Ⅱa的患者根治术后行化疗或化疗加全盆外照射，BLM 20mg/m^2，第1 ~ 3天，DDP 75mg/m^2，第4天，患者复发率明显改善。放疗后化疗开展较少。

术后或放疗后化疗，一般用全身化疗4 ~ 6个疗程。

3. 用药途径、方案及剂量

（1）全身用药：因单药的有效率低、缓解期短，全身化疗多采用联合化疗。联合化疗中含顺铂的化疗方案可达到40% ~ 75%的反应率。常用的化疗方案有：

1）PVB方案：DDP 60mg/m^2，静滴，第1天；VLB 4mg/m^2，静注，第1天、第2天；BLM 12mg/m^2，肌注，第1天、第8天、第15天。3周重复。

2）BIP方案：BLM 15mg，静滴，第1天；IFO 1g/m^2，静滴，第1 ~ 5天；：DDP 50mg/m^2，

静滴，第1天。3周重复。

3）FIP方案：5－FU 500mg/m²，静滴，第1～3天；IFO 1g/m²，静滴，第1～3天；DDP 30mg/m²，静滴，第1～3天。4周重复。

4）FACV方案：5－FU 500mg/m²，静滴，第1天、第8天；ADM 45mg/m²，静注，第1天；CTX 100mg/d，口服，第1～14天，VCR 1.4mg/m²，静注，第1天、第8天。4周重复。

5）BM方案：BLM 5mg，静滴，第1～7天；MMC 10mg，静滴，第8天。15天一周期。

6）BOMP方案：BLM 30mg，静滴，第1～4天；VCT 0.5mg/m²，静注，第1天、第4天；MMC 10mg/m²，静注，第2天；DDP 50mg/m²，静滴，第1天、第22天。6周重复。

7）P－M方案：DDP 50mg/m²，静滴，第1天、第22天，MMC 10mg/m²，静注，第1天。6周重复。

国际抗癌联盟推荐化疗方案：①BLM 10mg/m²，肌注，每周1次；MTX 10mg/m²，口服，每周2次；②ADM 20～30mg/m²，静注；DDP 50mg/m²，静滴，3周重复。

（2）动脉灌注用药：这种给药途径具有局部药物浓度高，毒性反应轻的优点。该法有动脉插管灌注和介入治疗两种。

1）动脉插管灌注法：可经髂内动脉、髂外动脉、股动脉分支插入，或经股动脉直接插入。

动脉插管灌注常用药物及剂量是：①5－FU 250～500mg，每日1次，总量4000～5000mg。同时用VCR 1mg，每周2次，4次为1疗程；②BLM 10～15mg，每日1次，10天为1个疗程；③氮芥10mg，每日1次，共3次。停药3天再用5－FU 250～500mg，每日1次，连用7天为1疗程；④5－FU 500mg，CTX 200mg，每日1次，7～10天为1疗程；⑤CTX 200mg/d，5－FU 500mg/d，BLM 30mg/d。三药采用序贯疗法，每日用1种，3天为1周期，4～5周期为1疗程；⑥DDP 30mg，每日1次，同时水化利尿，5天为1疗程；⑦MMC 10mg/m²，VCR 1mg/m²及DDP 50mg/m²，每3周1次；⑧DDP 50mg/m²，BLM 30mg/m²，3周重复。

2）介入治疗：可直接插入一侧或双例髂内动脉甚至插至子宫动脉，使宫颈药物浓度更高。药物选择及剂量可参照动脉灌注之用药。用药方案可采用一次性大剂量灌注，亦可采用保留导管法。目前更多地采用前者，同时可经导管注入栓塞剂。

3）腹腔化疗：腹腔化疗可取得与全身用药相似的疗效，其机制有待进一步探讨。其方法同时卵巢癌腹腔化疗。常用药物为DDPI 60～180mg，3～4周重复，用2～3个疗程。

（五）宫颈癌的治疗方案

1. 宫颈癌0期：如果治疗得当，宫颈原位癌的控制应达到100%。治疗前，须使用阴道镜活检或锥切活检以排除浸润癌。治疗方法的选择还取决于患者的一些因素，包括年龄，是否想保留生育能力以及医疗条件。最重要的是我们必须了解疾病的范围。

在一些选择的病例中，相比冷刀锥切术，门诊电圈环切术可能更容易接受。这种快速的便捷的手术只需要局部麻醉，没有像冷刀锥切术那样全身麻醉的风险。可是仍然存在关于电圈环切术能否完全取代锥切术的争论。一个对比电圈环切术与冷刀锥切的试验表明，对于病变的全切除两者很可能没有区别。然而，两病例表明，当癌灶被切断时，对隐匿浸润性癌患者使用LEEP会导致不能准确测定其入侵深度。

标准治疗方案：

治疗宫颈外病变的方法有：

（1）LEEP（电圈环切术）。

（2）激光治疗。

（3）锥切术。

当扩散到宫颈管时，可对部分的患者使用激光或冷刀锥切术以保留子宫并且避免放疗和（或）更大范围的手术。

对于育龄后的妇女，腹式或阴式全子宫切除术是适当的治疗方法，特别是对肿瘤扩散到了内锥缘时。对于不适宜动手术的患者，可使用单个双孔卵形腔内插入 5000mg 小时（8000cGy 阴道表面剂量）。

2. ⅠA 期宫颈癌治疗方案

（1）全子宫切除：如果锥切活检测得的入侵深度 <3mm，切缘清晰，而且没有发现血管或淋巴道入侵，扩散到淋巴结的机会非常低，不需要淋巴结清扫。对年轻女性可选择保留卵巢。

（2）锥切术：如果入侵深度 <3mm，而且没有发现血管或淋巴道入侵，锥切边界又为阴性，对希望保留生育能力的患者，单纯使用锥切术比较合适。

（3）根治性子宫切除术：对肿瘤入侵 3～5mm 的患者，建议使用根治性子宫切除术加盆腔淋巴结清扫，因为据报告淋巴结转移的风险可达到 10%。然而，据研究表明，在此组患者中淋巴结感染的比率可能会低得多，并且质疑保守治疗是否恰当，因为患者锥切术后没有病灶残留。根治性子宫切除术加淋巴结清扫也可考虑用在由于肿瘤侵袭到了锥边界而无法确定肿瘤入侵深度的患者身上。

（4）单纯腔内放疗：如果入侵深度 <3mm 且未发现毛细淋巴处入侵，扩散到淋巴结的机会非常低，则不需要外束放疗。建议使用一个或两个双孔卵形插入 6500～8000mg 小时（10 000～12 500cGy 阴道表面剂量）。放疗一般只用于不宜手术的患者。

3. ⅠB 期宫颈癌　放射治疗或根治性子宫切除术和双侧淋巴结清扫，对于小体积肿瘤患者的治愈率达到 85%～90%。一个随机化的试验说明，当比较放疗与根治性子宫切除术时，其 5 年的总无病存活率是相同的。原发瘤的大小是很重要的预后因素，应谨慎评估以选择最佳疗法。对于病变 >3cm 的腺癌，应采取放疗。

手术分期后，主动脉旁阳性淋巴结和骨盆阳性淋巴结的患者可通过骨盆和主动脉旁放射疗法治疗。有骨盆肉眼可见淋巴结的切除术可提高术后放疗的局部效果。

五个随机化的Ⅲ期试验表明，除了一试验表明试验无效外，铂类药物化疗同时并以放疗则有利于总体存活。宫颈癌的死亡风险随着这种放化疗法的应用降到 30%～50%。基于这些结果，对于那些需要使用放射疗法来治疗宫颈癌的妇女们，应强烈考虑使用铂类药物化疗并以放疗的联合疗法。

标准治疗方案：

（1）放射治疗：外束骨盆放疗结合两次或多次腔内近距离治疗。尽管低剂量率（LDR）近距离治疗（典型的有 137－Cs）一直为常用方法，不过高剂量率（HDR）治疗（典型的有 192－Ir）的应用正迅速上升。HDR 近距离治疗的优点有，消除了对医务人员的辐射暴露，更短的治疗时间，方便患者，以及适于门诊患者。

（2）根治性子宫切除术以及双侧淋巴结清扫术

1）根治性子宫切除术以及双侧淋巴结清扫术之后的全骨盆放疗加以化疗。对于阳性盆腔淋巴结，阳性手术切缘以及宫旁残留的患者，可考虑给予五星期的5000cGy放疗加顺铂化疗，可用5－FU或不用5－FU。

2）对于大体积肿瘤患者使用放疗加顺铂化疗或顺铂/5－FU化疗。

4. ⅡA期宫颈癌　放射治疗或根治性子宫切除术，可使治愈率达到75%～80%。一个随机化的试验说明，当比较放疗与根治性子宫切除术时，其5年的总无病存活率是相同的。原发瘤的大小是很重要的预后因素，应谨慎评估以选择最佳疗法。对于大体积（＞6cm）鳞癌或腺癌的患者，相比放疗加子宫切除治疗，高剂量放疗对局部控制及存活率效果较好。对于放疗后肿瘤局限子宫颈但对放疗反应不完全者，或阴道解剖不适于近距离治疗患者，可以在放疗后进行手术。对于那些需要使用放射疗法来治疗宫颈癌的妇女们，应强烈考虑使用铂类药物化疗并以放疗的联合疗法。

标准治疗方案：

（1）放射治疗：外束骨盆放疗结合两次或多次腔内近距离治疗。对于4cm或更大的原发瘤可对采用主动脉旁结节放疗。

（2）根治性子宫切除术以及淋巴结清扫术。

（3）根治性子宫切除术以及双侧淋巴结清扫术之后的术后全骨盆放疗加以化疗。对于阳性骨盆淋巴结和阳性手术切缘的患者，可考虑给予五星期的5000cGy放疗加化疗辅以铂疗，可不用氟尿嘧啶或使用氟尿嘧啶（5－FU）。

（4）对于大体积肿瘤患者使用放疗加顺铂化疗或顺铂/5－FU化疗。

5. ⅡB期宫颈癌　原发瘤的大小是很重要的预后因素，应谨慎评估以选择最佳疗法。单侧宫旁浸润比双侧有利于存活和局部控制。如果计划术后进行外束放疗，腹膜外淋巴结取样的辐射并发症比经腹膜的少。切除肉眼可见的骨盆淋巴结可提高术后放疗的局部控制。一单个研究显示，对没有组织学上证据的患者使用主动脉旁放射疗法有利于其存活。对于那些需要使用放射疗法来治疗宫颈癌的患者，应强烈考虑使用铂类药物化疗并以放疗的联合疗法。

标准治疗方案：

放疗加化疗：腔内放疗和外束骨盆放疗结合铂类药物化疗或铂/氟尿嘧啶。

6. Ⅲ期宫颈癌　原发瘤的大小是很重要的预后因素，应谨慎评估以选择最佳疗法。对ⅢA/ⅢB期患者的治疗模式的研究表明，其预后取决于病灶的范围，单侧骨盆壁受累的患者预后比双侧受累的较理想，而双侧骨盆受累的患者又比肿瘤侵犯阴道壁下1/3处的要理想些。主动脉旁淋巴结和骨盆淋巴结阳性的患者可通过骨盆及主动脉旁放疗治愈。

标准治疗方案：

放疗加化疗：腔内放疗和外束骨盆放疗结合铂类药物化疗或铂/氟尿嘧啶。

7. ⅣA期宫颈癌　标准治疗方案：放疗加化疗：腔内放疗和外束骨盆放疗结合铂类药物化疗或铂/氟尿嘧啶。

8. ⅣB期宫颈癌　还没有能够实质上减轻ⅣB期宫颈癌患者的标准化学疗法。

治疗方案：

（1）可使用放疗缓解原发灶或远处转移。

（2）化疗。

9. 复发宫颈癌的治疗　对于局部复发，在经选择的患者中使用盆腔脏器切除术其5年存活率可达到32%～62%。对于已有远处扩散的复发宫颈癌患者，尚无标准治疗方法。这些患者联合化疗可以得到一定程度的缓解。

治疗方案：

（1）对于根治手术后的盆腔内复发，使用放疗联合化疗（氟尿嘧啶/丝裂霉素）可治愈40%～50%的患者。

（2）联合化疗可用于缓解。

（六）宫颈癌合并妊娠的处理

国际上比较认同的宫颈癌合并妊娠定义包括妊娠期、产褥期和产后6个月内发现的宫颈癌，也有人提议将之定义为妊娠相关性宫颈癌。

宫颈癌合并妊娠虽然少见，但在恶性肿瘤合并妊娠中最为常见，其有关发生率报道差异较大，约占妊娠的0.02%～0.04%。

宫颈癌合并妊娠的处理比较复杂，临床处理时应考虑宫颈癌的临床期别、妊娠周数以及患者对胎儿的需求程度等因素。治疗手段与一般宫颈癌和癌前病变相同，具体原则如下：

早期宫颈浸润癌（Ⅰ～Ⅱa期）以手术治疗为首选。一般推荐妊娠20周以后诊断的早期宫颈浸润癌，如患者坚决要求生育的，可酌情考虑延缓到胎儿成熟后，行剖宫产术，同时行广泛子宫切除术和盆腔淋巴结清扫术，年轻者保留一侧卵巢。另外，在期待胎儿成熟的过程中应每隔6～8周重复进行阴道窥器、宫颈脱落细胞学和阴道镜检查等。如果为妊娠小于20周，多建议终止妊娠，行剖宫取胎术，同时行广泛子宫切除术和盆腔淋巴结清扫术，年轻患者可保留一侧卵巢。

晚期宫颈癌指ⅡB期以上的宫颈癌。应首选放疗，放疗时机应根据孕周和胎儿能否存活而定。对于早期妊娠可直接放疗，包括体外照射和腔内放射，一般放疗20～24天，先行体外照射，当放疗剂量达40～50Gy时，可造成流产，如发生流产，即行刮宫术，并于流产后3天继续腔内放疗。对于中期妊娠可先行剖宫取胎，术后2周开始放疗，但也有学者主张直接放疗，以免延误宫颈癌治疗时机。放疗过程中，70%的患者将发生流产。晚期妊娠处理比较复杂，观点不一。有人主张延迟至胎儿成熟后行剖宫产，术后2周开始放疗；也有学者认为晚期宫颈癌应及时治疗，不宜延迟治疗。产后宫颈癌的预后明显比孕期宫颈癌差，但也有报道显示孕期和产后发现的宫颈癌的预后差异无显著性。产后宫颈癌的治疗原则同非孕期宫颈癌。

（七）年轻宫颈癌患者卵巢自身移植和移位术

卵巢自身移植或移位术是用于妇女在盆腔放射治疗前将卵巢移植或移位于放射野以外部位以保存卵巢功能的手术方法。

从20世纪50年代开始，临床医师逐渐意识到年轻早期宫颈癌患者保存卵巢功能的价值。1958年McCall等发表了年轻子宫颈癌患者保留卵巢的文章，对保留卵巢者追踪9年证明卵巢功能良好，且这些患者骨质疏松、冠心病发病率明显低于切除卵巢者。Webb等比较保留卵巢的患者与切除双侧卵巢的患者的5年生存率没有明显差异，而且卵巢转移非常罕见，他追踪95例手术治疗子宫颈癌保留卵巢者未见1例卵巢转移。因此，在早期宫颈癌患者中行卵巢自身移植或移位术是安全的。

主要手术方式有：

1. 于乳房外侧作纵行切口6~7cm，分离皮下脂肪至胸大肌，切断其部分肌束，在下方找到胸外动、静脉，并游离3~4cm，以行与卵巢动、静脉吻合。于下腹部作正中切口，依次切断卵巢固有韧带、输卵管系膜游离卵巢动、静脉5~6cm，切断血管，用2%普鲁卡因肝素灌洗卵巢动脉，随后与胸外侧动、静脉行端端吻合。将卵巢固定在乳房后。

2. 自体卵巢腹部移植术　卵巢与卵巢动、静脉的处理同乳房下移植，卵巢动、静脉游离2cm即可，然后在患者腹直肌下游离腹壁下动、静脉，与卵巢动、静脉行端端吻合，将卵巢固定于皮下脂肪层。

3. 卵巢侧腹上部移位术　卵巢与卵巢动、静脉处理同乳房下移植，游离卵巢动、静脉10~12cm，将卵巢移位于侧腹上部，固定于皮下或腹壁上。

（吴月丽）

参考文献

[1] 乐杰．妇产科学．北京：人民卫生出版社，2008.
[2] 向阳，宋鸿钊．滋养细胞肿瘤学．北京：人民卫生出版社，2012.
[3] 刘琦．妇科肿瘤诊疗新进展．北京：人民军医出版社，2015.
[4] 连丽娟．林巧稚妇科肿瘤学．北京：人民卫生出版社，2013.

第十六章　子宫肿瘤疾病

第一节　子宫肌瘤

一、子宫肌瘤的发生率

子宫肌瘤真正的发生率很难确定。一般都是根据妇科住院患者的总数来计算。国内报道住院患者中子宫肌瘤的患病率为3.3%～20.45%。诚然，这个数字具有明显的选择性，不足以代表真正的发生率，但是它至少可以表明子宫肌瘤在医院妇科住院患者中所占的比例。住院病例的统计资料仅仅反映有症状而需治疗的肌瘤患者，而子宫肌瘤大部分是无症状的。因此，很多无明显症状或小肌瘤的患者被遗漏。目前，B型超声等技术应用于临床，可以发现许多无症状或小肌瘤患者，但仍然缺乏大数量普查资料来确定女性人群的发生率。尸检中统计30岁以上妇女，发现有20%潜存大小不等的子宫肌瘤。换言之，每5个成年妇女即可能有1人患子宫肌瘤。这是过去沿用的数据，目前大多学者认为这个数据可能更接近真实情况。

子宫肌瘤多发生于中年妇女。据报道发生最多是在41～50岁，占50%左右；其次是31～40岁，占28%左右；21～30岁与50～60岁少有发生；20岁以下及60岁以上极少发生。文献报道最小患病年龄为10～14岁，国内报道最小发生年龄为15岁。总之，70%～80%的子宫肌瘤发生于30～50岁，亦即发生于卵巢功能旺盛时期，50岁以后随着卵巢功能衰退而急剧减少。绝经后一般不会新发生子宫肌瘤，在此时期原有肌瘤大多缩小，如果绝经后子宫肌瘤继续增大，常表示发生继发病变，特别应注意发生恶变的可能。

二、病因

子宫肌瘤居女性生殖器官良性肿瘤的首位，确切的发病原因并不明了，但根据临床及实验发现与雌激素、孕激素、胰岛素、生长因子及表皮生长因子的刺激及某些遗传因素有关。

1. 雌激素　子宫肌瘤好发于生育年龄妇女，绝经后肌瘤大多停止生长，甚至萎缩消失，提示肌瘤的发生可能与雌激素有关；实验研究发现肌瘤组织中雌激素受体雌二醇含量较正常组织高。

2. 孕激素　妊娠期子宫肌瘤生长迅速，容易发生红色样变，患子宫肌瘤妇女在服用炔诺酮后引起肌瘤增大，使用抗孕激素治疗后肌瘤可缩小，均提示肌瘤的发生可能与孕激素水平升高相关。

3. 生长因子　近年研究发现表皮生长因子（EGF）、胰岛素样生长因子（LGF）、嗜碱性成纤维细胞生长因子（BFGF）与子宫肌瘤发生有关。

4. 遗传因素　子宫肌瘤具有家族聚集倾向，40%～50%的肌瘤细胞具有染色体结构异常。最常见的异常染色体为1，7，12，13号染色体。

三、病理改变

1. 大体　子宫肌瘤为实性肿瘤，与周围组织有明显界限，可单个或多个生长在子宫任何部位，95%为宫体，宫颈肌瘤仅为5%肌瘤体积小为米粒，大为球形或多个肌瘤融合成充满整个腹腔的巨大肿瘤，肌瘤膨胀性的生长与肌壁间形成假膜，肌瘤可因循环障碍发生各种退行性变，如玻璃样变，囊性变、黏液性变、脂肪样变、红色样变、钙化、坏死等。切面呈白色，旋涡状或编织状，质地较子宫为硬。

2. 显微镜检查　梭形的平滑肌细胞大小不均匀，排列成栅栏状或漩涡状，细胞染色深，平滑肌细胞间嵌有不等量的纤维结缔组织。当纤维结缔组织明显超过平滑肌成分时，则称为肌纤维瘤，当肌瘤中肌细胞成分占绝大部分或全部时，胞核染色深，结构致密均匀，称为富于细胞性肌瘤。

3. 潜在恶性倾向　肿瘤细胞核分裂数（MFC）≥10个/10HPF为诊断恶性的标准，凡MFC≤5个/10HPF的子宫肌瘤，其生物学行为几乎都为良性，但临床上发现一部分子宫肌瘤，不能单按MFC明确将其诊断为良性或恶性，且病理学形态亦不能预测其临床结局，MFC5～10个/10HPF，而将这类平滑肌瘤命名为恶性倾向或交界性平滑肌瘤。

4. 恶性变　子宫肌瘤极少恶变为子宫肉瘤，文献资料显示绝经后妇女，肌瘤组织软而脆，应高度疑诊为肌瘤恶变，肌瘤恶变率为0.41%。镜下特征：核分裂象≥10个/10HPF。

四、子宫肌瘤的临床表现

子宫肌瘤是妇科最常见的良性肿瘤，它的症状与体征已为妇产科医生所熟知，然而，不少患有子宫肌瘤的妇女并无症状，只在妇科检查时才发现患有子宫肌瘤，更有甚者即使妇科检查也未能发现，最后是通过B超检查发现的子宫肌瘤。子宫肌瘤是良性肿瘤，症状和症状的严重程度以及肌瘤大小与位置是决定治疗的重要依据。因此，子宫肌瘤的临床表现对决定处理方针是十分重要的。

（一）症状

子宫肌瘤的症状与肿瘤生长部位、大小、生长速度以及有无变性及并发症有关，其中与生长部位关系最大。

子宫肌瘤的症状虽多，但重要的症状并不多。重要症状主要为子宫出血及压迫症状。子宫出血大多数表现为月经过多，其次是不规则出血，这是子宫肌瘤最常见而又最重要的症状，子宫肌瘤进行手术治疗大多数是因为子宫出血，它是手术治疗的首要指征。肌瘤患者的平均绝经年龄比正常妇女为晚，据报道95%患者的绝经年龄可到53岁或更晚一些。因此，即便患者年龄已达正常妇女绝经的平均年龄，症状还可能持续几年，不可忽视。子宫肌瘤发生压迫症状，影响排尿或排便。这种症状虽然远比子宫出血少见，但却十分重要，因为这种症状往往是子宫颈肌瘤或阔韧带肌瘤，肿瘤嵌顿于盆腔内，手术困难。其他一些症状，对子宫肌瘤并不是很特别的。

1. 子宫出血　子宫出血是子宫肌瘤最常见的症状，可以表现为月经改变（即月经量过多，月经期延长或月经周期缩短）或持续性、不规则出血。尚丽新等报道的2597例中，63.8%有月经改变。郑秀等报道的2029例中，子宫出血占56.9%。

月经量过多、月经期延长及月经周期缩短均可单独存在或合并出现，事实上月经量过多却是主要的和突出的表现，而经期延长与周期缩短单独出现的情况较少。夏恩兰等行宫腔镜电切术治疗的962例中，月经过多者791例，高达82.22%。月经量多少，个体有很大的差异。而月经量的多少很难计算，临床上常通过每日换月经垫次数粗略估计量的多少。作为研究，近年有人用放射性^{99}Fe或^{51}Cr放射性核素标记红细胞测定正常妇女月经血量，其数值分别为10～55ml及35～58ml，个别妇女月经量可超过100ml。多数学者认为每月失血量超过80ml即为病理状态。临床上判断月经量的多少，主要是与患者自己比较。所以，临床上要详细询问患者月经垫的使用情况，包括使用月经垫的总量、每日更换月经垫的次数、月经血浸透月经垫的情况等，结合血红蛋白的测定，较准确地估计出血量。子宫肌瘤患者出现非周期性出血较少，表现为持续性出血或不规则出血。

子宫肌瘤的出血原因，归纳起来有以下几种解释。

（1）子宫内膜面积增大：子宫有肌瘤存在，一般子宫增大变形，子宫腔随之变大，子宫内膜面积增加。月经时宫内膜剥离面大，修复时间相应较长，以致出血量多，出血时间也可能延长。Shegal及Haskins研究发现，肌瘤子宫的内膜面积有不同程度的增大，最大可达225.5cm^2，而正常的宫内膜面积仅为15cm^2。然而，这并不能解释所有肌瘤的出血，因为有些月经过多的患者，其肌瘤的宫内膜面积并不比正常者大，同时宫内膜面积增大者并不一定都有月经量过多或月经期延长。

（2）子宫收缩力降低：子宫收缩对控制子宫出血的作用是毋庸置疑的。由于肌瘤的存在妨碍子宫的有效收缩，以致不能控制子宫出血。肌瘤的大小，数目及部位等对子宫收缩产生不同程度的影响。

（3）卵巢内分泌失调：子宫出血并不都与肌瘤有直接关系，出血可能与卵巢内分泌失调有关。子宫上有无肌瘤均可能发生卵巢无排卵，导致内膜仅有雌激素的作用而缺乏黄体酮的影响持续增生，包括单纯增生、复杂增生甚至非典型增生，从而出现与功能失调性子宫出血一样的出血，经诊断性刮宫检查子宫内膜便可确定。

（4）子宫内膜表面溃疡形成出血：子宫黏膜下肌瘤或内突型壁间肌瘤表面的内膜可因缺血坏死形成溃疡，而发生持续性及不规则出血，然而这种情况实属少见。

（5）子宫内膜静脉扩张：Farrer－Brown研究发现，不同部位的肌瘤（黏膜下、壁间及浆膜下）均可使其邻近的静脉受压，导致宫内膜静脉丛充血与扩张，从而引起月经过多。

上述的几种解释均有一定道理，并不矛盾。子宫肌瘤的出血大多是多种因素造成的，或者在特定的情况下以某一种因素为主，然而，其根本原因在于存在肌瘤本身，据文献报道，有月经过多或异常出血的肌瘤患者，手术摘除肌瘤后，绝大多数月经恢复正常。因此，可以认为肌瘤本身确为引起出血的主要原因。Buttram等总结文献报道285例，肌瘤摘除术后230例（81%）月经恢复正常。华西第二医院106例子宫肌瘤摘除术，80%术后月经恢复正常。

2. 腹部肿块　下腹部肿块常为子宫肌瘤患者的主诉，有时也可能为肌瘤的唯一症状，在郑秀等的报道中占36.1%。患者常因腹部长大，下腹扪及包块而就诊。腹部肿块一般多在子宫肌瘤长出骨盆腔后发现，在清晨空腹膀胱充盈时明显。由于子宫及肌瘤被推向上方，故患者易于自己触及，超过4个月妊娠子宫大的，在膀胱不充盈时亦可触及。包块一般位于下腹正中（少数可偏居下腹一侧），实性，可活动，形态不规则或有高低不平感，生长缓慢。大肌瘤出现变性者，则质地较软而光滑，囊性变时包块局部有囊性感。

3. 疼痛

（1）腹痛：据近期国内几篇大宗报道，腹痛者占10%左右。患者亦可表现为下腹坠胀感或腰背酸痛，程度多不严重，引起腹痛的原因：①肌瘤压迫盆腔血管，引起淤血。②肌瘤压迫神经。③有蒂的黏膜下肌瘤可刺激子宫收缩。④黏膜下肌瘤由宫腔内向外排出致宫颈管扩张而疼痛。⑤肌瘤合并盆腔炎；⑥子宫肌瘤红色变性，则腹痛较剧并伴有发热；⑦子宫浆膜下肌瘤蒂扭转时出现急性剧烈腹痛。

（2）腰痛：大的浆膜下肌瘤向阔韧带内生长，不仅可压迫神经，血管引起疼痛，而且还可压迫输尿管引起输尿管或肾盂积水而致腰痛。

（3）痛经：痛经者占13.7%。凡痛经剧烈且渐进性加重者常为子宫肌瘤合并子宫腺肌病或子宫内膜异位症等所致。

4. 压迫症状　子宫肌瘤增大时，往往出现压迫症状。肌瘤增大突向腹腔，有时虽然亦出现压迫症状，但一般并不造成严重问题。只有当肌瘤生长于子宫颈或子宫体下段，增大限于骨盆腔内，增大到足够大时可压迫膀胱及直肠。

生长于子宫颈或子宫体下段前壁的肌瘤，患者可感到耻骨联合上方不适，由于占据膀胱正常位置，影响膀胱的充盈，而发生尿频及尿急。如果肿瘤增长到相当大时，充满骨盆前部，紧紧压迫尿道及膀胱，且有时使膀胱底三角升高，膀胱向上移位，尿道被拉长，发生排尿困难，导致尿潴留及充溢性尿失禁（overflow incontinence）。当手术摘除肌瘤后，症状一般很快消失。

子宫肌瘤生长于子宫后壁，特别是位于子宫体下段或宫颈，可以压迫直肠引起便秘，甚至排便困难。

子宫肌瘤长大嵌顿于骨盆腔内，有时不仅压迫膀胱，而且也同时压迫直肠，使患者排尿及排便均发生困难。

在少有的情况下，大的子宫颈或子宫体下段的阔韧带肌瘤可压迫静脉，引起下肢水肿或压迫输尿管或使输尿管移位，而使输尿管扩张及肾盂积液。

5. 白带增多及阴道异常排液　子宫肌瘤患者白带增多的原因：①子宫肌瘤致子宫腔面积增大，子宫内膜腺体分泌增多。②伴有盆腔充血或炎症使白带增加。③黏膜下肌瘤发生溃疡，感染，出血，坏死时，则产生大量血性白带或脓性白带或溢液，并具有恶臭味。

6. 不孕与流产　子宫肌瘤患者不孕的发生率为20%～30%。Buttam 及 Reiter 总结文献1698例，有不孕史的患者共464例（27%）；也有文献报道为11.1%。同时，有报告在妇女的不孕原因中，子宫肌瘤仅占4%或更低，如 Buttram 等为促进生育而进行的677例手术中，发现仅16例（2.4%）不孕系由肌瘤引起，说明子宫肌瘤可引起不孕，但并非不孕的常见原因。肌瘤发生流产者比无肌瘤的孕妇高2～3倍。

肌瘤引起不孕可能与许多因素有关：

（1）肌瘤生长部位、大小及数目对受孕产生影响：如肌瘤位于子宫角或宫颈，可能影响宫颈管及输卵管入口的通畅；黏膜下肌瘤表面内膜供血不足、感染、溃疡或萎缩，影响孕卵的正常着床；较大肌瘤或多发性肌瘤使宫腔变形，可能影响精子的运行与孕卵的着床或影响胚胎发育而致流产。

（2）肌瘤伴发无排卵也是肌瘤引起不孕的原因。

（3）Farrer－Brown 提出的血管性改变，提供了肌瘤引起不孕的另一解释，由于静脉扩张与充血或血流减少，影响子宫内膜及肌层的静脉丛而改变子宫内膜的内环境，使孕卵的正常着床受到妨碍，也影响胚胎发育而致流产。

（4）肌瘤引起出血，导致感染，使输卵管发炎阻塞，造成不孕。

一些学者认为，不能否定上述因素在引起不孕中的作用，在特定的情况下可能是其中某一种或几种因素影响的结果。摘除肌瘤可能使部分患者怀孕，但却对为数不少的患者无效。Buttram 及 Reiter 复习文献报道的 1193 例肌瘤摘除术病例，术后 480 例（40%）妊娠，国内郁茵华等报道，肌瘤摘除术后的妊娠率为 56.3%。华西第二医院资料为 66.67%。

7. 继发性贫血与贫血性心脏病　长期出血而未及时治疗者可发生贫血。解放前，广大劳动妇女由于生活所迫，虽有持久的子宫出血，但无力求治而造成贫血。解放初期一份有关子宫肌瘤患者的材料介绍：患者血红蛋白在 50～100g/L 者占 45.25%，而血红蛋白在 50g/L 以下者占 12.4%，多为黏膜下肌瘤患者，可出现全身乏力、面色苍白、气短、心悸等症状。严重贫血（50g/L 以下）可导致贫血性心脏病，心肌退行性变。目前，严重的贫血已少见，大多数患者的贫血都较轻。

8. 红细胞增多症　1953 年 Thomson 及 Marson 首次报道 1 例子宫肌瘤合并红细胞增多症，以后即有零星的报道，国外共有 19 例报道，国内 1 例报道，共 20 例。红细胞增多症一般可分原发与继发两种，子宫肌瘤合并红细胞增多症是一种罕见的继发性病症，除了子宫肌瘤以外找不到其他引起红细胞增多的原因，一旦切除肌瘤后红细胞与血红蛋白即迅速下降至正常。因此，可以肯定两者间有因果关系。然而，子宫肌瘤如何引起这种病症以及为什么绝大多数肌瘤患者并无此种并发症，其原因迄今仍不清楚。据文献报道，合并此种病症的子宫肌瘤具有两个特点，即肌瘤较大与肌瘤血运丰富和静脉充盈。

（二）体征

子宫肌瘤的体征决定于肌瘤的大小、数目、位置以及有无退行性变等。因此，检查所得的结果差异可能很大。由于肌瘤系自子宫肌层长出，且主要由子宫平滑肌增生所组成，因此具有两个基本特点：①一般必须与子宫相联系。②肿瘤的硬度一般与子宫相似或稍硬。

子宫肌瘤较大，即子宫增大超过相当于 3～4 个月妊娠子宫大小，即可于腹部扪及，否则只能在盆腔检查时发现。

子宫浆膜下肌瘤，一般子宫不规则，表面呈结节状突出，阔韧带肌瘤位于子宫一侧，紧贴于子宫，往往将子宫推向对侧。子宫壁间肌瘤，按其所在位置与大小，子宫可能呈均匀性增大，亦可偏向一方而使子宫的对称性改变。子宫黏膜下肌瘤，往往子宫呈均匀性增大，有时宫颈口较松，手指可进入宫颈管而触及肿瘤。有蒂肌瘤可突出于宫颈或阴道口外，往往表面充血，甚至伴坏死感染，但肿瘤仍较规则并可扪及根蒂。

子宫颈肌瘤，较小时局部增大突出，对侧则被伸张变平。肌瘤增到足够大时，可充填整个骨盆腔，宫体可被推向腹腔，俨如一浆膜下肌瘤结节。黏膜下宫颈肌瘤可与宫腔内脱出之黏膜下肌瘤相似，仅其根蒂附着于宫颈管。子宫下段的肌瘤其体征与宫颈肌瘤相似。

子宫肌瘤大多为多发性，因此子宫常呈凹凸不平，不规则。大的肌瘤往往发生退行性变，因此肿瘤可能变软，甚至形成囊肿；偶可变硬，甚至钙化而坚硬如石。

五、子宫肌瘤的诊断

同其他疾病一样，子宫肌瘤的诊断仍然依靠病史、体格检查、辅助检查三方面的综合诊断。

(一) 临床症状

子宫肌瘤的临床症状主要取决于肌瘤的部位、大小、数目以及并发症,仅仅35%~50%的子宫肌瘤患者表现出相关症状,而大部分的子宫肌瘤患者无任何临床症状,仅仅在体检、产前检查、其他妇产科手术时发现,还有一部分无症状的患者可能终生都没有被诊断,大量的临床调查与分析发现子宫肌瘤具有以下特征,需要明确的是这些特征并不是都能在一个子宫肌瘤患者身上同时找到。

1. 好发年龄　子宫肌瘤好发于30~50岁,以40~50岁最多见,20岁以下少见。

2. 月经紊乱　最常见的是月经过多,经期延长,经量增加,此型多见于肌壁间肌瘤;阴道持续出血或时多时少且淋漓不断,多见于黏膜下肌瘤;浆膜下肌瘤尤其是带蒂肌瘤很少引起月经的改变。

3. 腹部肿块及继发的压迫症状　如果子宫肌瘤较大或患者消瘦,可因自己扪及腹部包块前来就诊,但对于子宫肌瘤较小或腹壁厚的患者,以腹部包块就诊的较少。此外,过大的子宫肌瘤可以对其周围的器官产生压迫症状,例如压迫膀胱可以表现为尿频、尿急,压迫直肠引起便秘,压迫尿道引起排尿困难,压迫输尿管引起输尿管扩张甚至肾盂积水,甚至压迫盆腔淋巴及静脉引起下肢水肿。临床上多见压迫膀胱和直肠产生的症状,其他压迫症状相对较少。

4. 阴道分泌物增多　由于黏膜下肌瘤引起宫腔面积增大,腺体分泌增多,因而引起白带增多。如果肌瘤发生坏死,感染时,白带可呈血性或脓性,并伴有恶臭的阴道流液。

5. 腹痛　子宫肌瘤引起下腹疼痛并不常见,若出现疼痛症状多因肌瘤发生红色变性,或带蒂肌瘤发生扭转,或黏膜下肌瘤发生坏死刺激子宫发生痉挛性收缩,或者患有子宫肌瘤的同时还合并有盆腔其他疾病,而疼痛是由并发症所引起。

6. 贫血　由于长期月经量增多,月经周期延长,持续性阴道不规则出血可导致失血性贫血,患者表现出不同程度的贫血症状。

7. 不孕　一些不孕的子宫肌瘤育龄妇女,当切除肌瘤后即妊娠,表明肌瘤可以导致不孕。其原因可能是宫颈肌瘤影响精子进入宫腔;黏膜下肌瘤阻碍受精卵着床;宫角部肌瘤压闭输卵管间质部,阻止精卵结合。

8. 流产　肌瘤的存在引起肌壁,宫内膜的环境改变,不利于孕卵着床和胚胎的供血,导致流产。

除上述临床表现外,还有一些罕见的并发症,例如子宫肌瘤并发红细胞增多症,低血糖症,肌瘤自发性破裂出血等等。由于这些并发症的发病率低,临床上容易引起误诊。

(二) 体征

全身体格检查需要了解患者的一般情况,有无肌瘤并发症,例如贫血、腹部包块等。对子宫肌瘤患者的妇科检查通常可以找到肌瘤的体征证据。

1. 腹部检查　子宫增大超过3个月妊娠大小者可于下腹部正中触及肌瘤,或者宫底部肌瘤者也易在耻骨联合上方或腹部正中触及。

2. 阴道检查　子宫体部肌瘤者子宫呈不同程度的增大,肌瘤局部向外突起,子宫表面凹凸不平,突起的部分硬度与子宫硬度相当;如果触及肌瘤较硬表示肌瘤含纤维成分较多,甚至发生钙化;如果硬度较软则肌瘤可能发生退行性变甚至呈囊性。子宫黏膜下肌瘤,子宫增大且表面光滑，硬度正常，如果带蒂黏膜下肌瘤脱出于宫颈外口或阴道内，可见阴道内或宫颈口处有肿块，粉红色或紫红色，表面光滑，肌瘤较小时可以回复到宫腔内，但如果肌瘤较大，不易退缩回去，可出现肌瘤表面充血，肿胀，坏死，溃疡，感染。宫颈肌瘤者子宫颈部局部增大，由于肌瘤所在位置的不同而出现宫颈不同的变形和位置改变。例如肌瘤位于后唇，则后唇被肌瘤所代替，前唇被肌瘤扩张而变薄，宫颈向上移位。肌瘤如果向侧方突出生长，可伸入阔韧带形成阔韧带肌瘤，如阔韧带肌瘤的蒂很长，此时易误认为是附件包块。

（三）辅助诊断方法

1. 影像学检查

（1）超声检查：超声诊断技术应用于子宫肌瘤的检查已有近40年的历史，最早的技术是腹部B超，需要膀胱充盈，使用3MHz的低超声频率，可以看到轮廓异常及子宫体积的增大，但很难被发现组织结构的差异，因此不利于疾病的鉴别诊断。随着超声技术的不断发展，出现了彩色多普勒超声和阴道超声，形态学和血流动力学相结合使得子宫肌瘤诊断的准确率大大提高。近年来，还出现超声声学造影，介入超声和三维超声成像等新技术在子宫肌瘤诊断与治疗中的研究应用，进一步拓宽和提高了超声检查对子宫肌瘤的正确诊断率。

1）黑白B型超声检查：子宫肌瘤的声像图表现如下：

A. 子宫增大：增大程度与肌瘤的大小、数目成正比。

B. 内部回声，肌瘤内回声较复杂，与肌瘤的大小以及有无变性有关。一般较小的肌瘤表现低回声，边界清楚，较大的肌瘤由于常存在各种变性，因此回声表现多样。较常见的为漩涡状杂乱回声与栅栏样竖条状暗影相间，肌壁回声衰减。

在肌瘤变性的几种形式中，以发生玻璃样变较多见，而囊性变继发于玻璃样变。发生囊性变时，在肌瘤内出现不规则的液性暗区，酷似囊肿。当肌瘤囊性变时需与附件囊肿鉴别，一般可从以下几个方面：子宫的大小、病变与子宫的位置关系，病变与附件（卵巢）的界限，囊壁以及囊内回声进行判断。肌瘤声像图中可见子宫增大；肌瘤可随子宫活动而移动并与卵巢有清楚界限；肌瘤囊性变的囊壁较厚，欠规整，内壁欠光滑或有肌组织残留及纤维束声像表现。附件囊肿声像图中子宫正常大小，多偏于一侧；囊肿与子宫无关联，囊壁较薄，囊内有或无隔。

钙化时可见肌瘤表面或肌瘤内部出现强回声光斑。脂肪样变时，肌瘤呈较强回声。妊娠期常合并红色变性，肌瘤的回声明显减低。

C. 多发性子宫肌瘤及浆膜下肌瘤可见子宫外形不规则，表面凹凸不平。巨大的浆膜下肌瘤可以腹部包块就诊，超声检查在判断病变来源时可从病变与子宫的位置关系出发。巨大的浆膜下肌瘤多引起子宫的变形与移位，腹腔脏器肿物多表现为脏器本身的变形和与病变临近的腹腔脏器受挤压，移位或变形，一般不会造成子宫明显的移位。

D. 肌壁间肌瘤同样具有子宫形态的改变和内部回声的变化，此外还常挤压造成子宫内膜线偏移或消失。子宫肌壁间肌瘤可很大，充满盆腔，肌瘤边界较清晰，外有假包膜，肌瘤回声不均匀，多为低回声，少数稍强回声，肌瘤较大时呈“漩涡样”改变并呈回声衰减，变性时可见液性暗区、强回声、明显低回声。肌壁间肌瘤在临床上容易与子宫腺肌瘤相混淆。

E. 子宫黏膜下肌瘤可造成宫腔分离，于宫腔内可见到中等回声团块，团块周围与子宫壁间有一间隙。如肌瘤脱入宫颈及阴道，可见宫颈管腔增大，宫口张开，内有一中等回声团块。由于子宫内膜息肉和子宫黏膜下肌瘤均有不规则阴道流血，经量增多，经期延长等症状，故需对二者进行鉴别。

值得注意的是，黏膜下肌瘤合并阴道不规则出血或正值月经期时，应待出血停止后3～5天复查确诊，以减少出血使内膜回声显示不清而造成的误诊。

F. 当肌瘤位于子宫颈时，宫颈表现显著增大，较常见的为宫颈后唇肌瘤，而子宫体大小正常，见图16－1、图16－2。

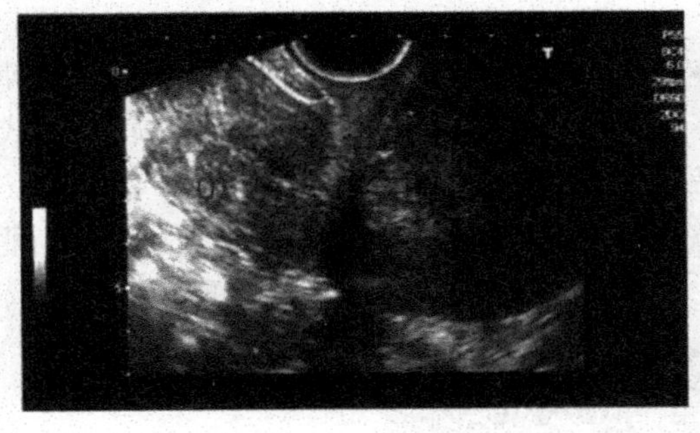

图16－1　宫颈前唇肌瘤

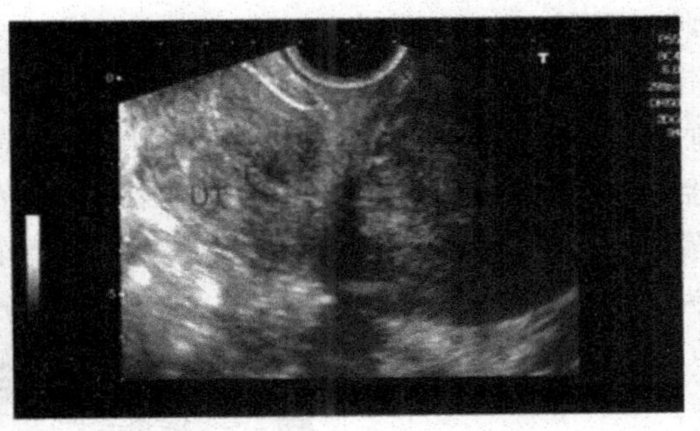

图16－2　宫颈后唇肌瘤

G. 阔韧带平滑肌瘤分为真、假性两种，真性起源于阔韧带内的平滑肌组织或血管平滑肌组织，假性是宫体或宫颈侧壁向阔韧带前后叶腹膜间生长的平滑肌瘤。本节主要指子宫来源的假性阔韧带平滑肌瘤。其B超的典型表现为盆腔内，子宫外肿块，呈均质的低回声灶，边缘清晰，轮廓光滑规则，有包膜。肿瘤内发生变性，液化或坏死时，低回声灶内出现不均匀的光点或液性暗区。

2）彩色多普勒血流显像（color doppler flow imaging，CDFI）和脉冲多普勒（pulsed Doppler，PD）：彩色多普勒血流显像（CDFI）是在二维超声的基础上，观察子宫肌瘤周边及内部血供的情况，病变部位的血流检出率及血流丰富程度与病变性质密切相关。脉冲多普勒可测定子宫肌瘤周边及内部血流的阻力指数与频谱形态，反映子宫动脉的血流特征，肌瘤的血流动力学变化。观察指标有：收缩期最大血流速度S，舒张期末血流速度D，S/D值，搏动指数（PI）和阻力指数（RI）。将CDFI与PD技术相结合不仅能提供肌瘤内供血血管的形态学信息，而且能定量分析血流动力学参数，提供血流速度，阻力指数及血流性质等更具体的信息，因而更有利于子宫肌瘤的诊断和鉴别诊断。

许多学者通过CDFI与PD技术对子宫肌瘤患者进行研究，发现子宫肌瘤有如下特征：

A. 平均阻力指数：子宫肌瘤由于瘤体的存在使子宫体积增大，子宫血供需求量增大，血管腔亦有不同程度的扩张，子宫动脉舒张期血流增加，血流速度相对增高，故平均阻力指数（RI）值降低［血管阻力指数RI＝（收缩期血流速－舒张期血流速）/收缩期血流速］，低于正常妇女的RI。

B. 包膜：子宫肌瘤的包膜是肌瘤周围的子宫肌层受压而形成假包膜，故子宫肌瘤周围可见假包膜所形成的低回声晕圈，边界清晰。

C. 瘤体内血流：肌瘤越大，血供越丰富，可能与新生血管形成有关，这些血管管壁薄，血流频谱呈高速低阻型。肌瘤中心如发生液化坏死，其中心无血流，周边血流亦相对较少，如发生钙化，瘤体内部只见散在点状血流信号。

浆膜下子宫肌瘤血供来自瘤蒂部血管，易发生血流供应不足，此类肌瘤常见近正常宫壁侧或蒂部有较丰富的血流信号，游离侧或内部血流较少或无血流信号显示。

肌壁间肌瘤血供来源于假包膜血管，较为丰富，瘤体周围见丰富环状或半环状血流环绕，瘤体内可见较为丰富或点状血流信号，属血流丰富型。与子宫腺肌瘤区别是：子宫肌瘤的血流沿肌瘤周边呈环状或半环状或树枝样伸入肌瘤，腺肌瘤的血流不丰富，呈星点状，无规则，见图 16－3。

黏膜下子宫肌瘤血流来源于基底部，但其游离面有内膜覆盖，并受月经周期影响，使局部血循环增加，见图 16－3。突向宫腔的黏膜下肌瘤发生囊性变时，可在子宫中心部形成葡萄胎样大小不等的囊性样无回声，因此需与葡萄胎相鉴别。这里简单提一下二者的区别：肌瘤囊性变属缺血性改变，多普勒显示病变处血流信号很少，其动脉频谱为高阻力血流；葡萄胎为血流丰富的病变，动脉频谱为低阻力血流，且声像图中看不到正常内膜回声。

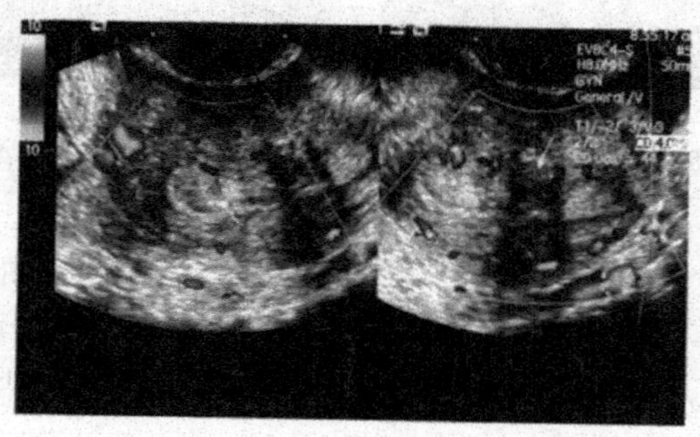

图 16－3　子宫肌壁间肌瘤及黏膜下肌瘤

3）彩色多普勒能量图像（color Doppler energy，CDE）：彩色多普勒能量图像（CDE），又称彩色血流功率图（color power imaging，CPI 或 Doppler power imaging，DPI）或超声血管造影等，是近年来发展起来的新兴技术，它与 CDFI 不同在于其成像参数不是速度成分，而是红细胞的能量成分，故其成像不受血流速度大小、声束与血流速度夹角的影响，图像血流信号丰富，且连续性好，能清晰显示血管内边界，并可敏感地显示出微小的血管和极低速血流，从而达到血管造影的效果。与 CDFI 相比，更容易检测到低速度的血流并且不受多普勒角度的影响，能检测到 CDFI 所不能检测到或易丢失的信号，从而提高对细小血流信号的检测能力和敏感度，可在妇科疾病特别是妇科肿瘤的诊断方面发挥较大的作用。但由于费用较高，故在经济不发达地区，其临床应用受到限制。

子宫肌瘤血供主要来源于其周围假包膜内血管，血流频谱显示为高速低阻，CPI 显示子宫肌瘤瘤体呈“网络状”。江健男等对 27 例子宫肌瘤患者进行 CDE 和 CDFI 对比研究发现：直径 <2.5cm 的肌瘤，CDE 能显示肌瘤周边的血流信号，而 CDFI 显示偶见散在血流；直径 >3cm 的肌瘤，CDE 和 CDFI 均可显示肌瘤周边血流信号，对内部血流显示率 CDE 为 88%，CDFI 为 62%。由此可见，CDE 比 CDFI 具有更高的灵敏度，能为早期诊断子宫肌瘤提供正确、有力的依据。

4）三维彩色能量图（3－dimensional color power angiography，3－DCPA）：三维超声成像与彩色多普勒能量图像信息相结合的血流三维超声能更形象，更直观地观察子宫肌瘤本身的血流状态和立体结构的空间位置关系。经阴道三维彩色多普勒能量图，可以显示出比CDE更丰富，多方位延伸的血管立体结构，可提供较二维超声更为丰富的关于子宫肌瘤的诊断信息，是二维超声和彩色多普勒能量图像（CDE）有益的补充。

子宫肌瘤的3 - DCPA表现为：子宫肌瘤瘤体血流灌注呈“球体网架”结构，子宫肌瘤的血管腔呈不同程度的扩张，血供丰富，且瘤周血供较瘤中央丰富，假包膜处血管呈“球状”，“半环状”。肌瘤内血供呈高速低阻特点，可能与新生血管形成有关，这些血管因为管壁薄，表现为低阻力波形。当肌瘤变性时，3 - DCPA可见：球体网架于变性部分呈枯枝状或截断状，处于血供不良状态。黏膜下和浆膜下肌瘤可见根须血管结构于根蒂部延伸到球形网状结构。

（2）计算机断层扫描（computerized - tomography，CT）：CT平扫加增强对诊断子宫肌瘤具有较高的价值。经过充分肠道准备及膀胱充盈后，CT平扫提示病灶存在，部分CT平扫表现典型者可以确诊，增强扫描可以提高子宫肌瘤和正常子宫组织密度差，显示子宫肌瘤强化特征，明确子宫肌瘤的大小、形态、数目，提高检出率，有利于肌瘤的定性。

较小的子宫肌瘤（直径 < 2cm）CT表现为：一般子宫形态无变化，血供丰富，均匀强化，与正常子宫组织无明显密度差，很少见“假包膜”，子宫腔无明显变小及偏位。因此，CT不易检出较小的子宫肌瘤。

较大的子宫肌瘤CT表现：

1）浆膜下肌瘤表现为子宫向外突出的实质性肿块，可有宽、窄基底甚至带蒂与子宫相连，形态不规则，与周围组织边界清楚。如果肌瘤较大，血供不足，可继发透明样及黏液样变性、液化、坏死。如果肌瘤的基底宽并与子宫相连，浆膜下子宫肌瘤与肌壁间肌瘤的CT表现大致相同。如果肌瘤带蒂较细或离断形成寄生性子宫肌瘤，CT可表现为宫外肿块，边缘清晰，由于血供较差，大多平扫呈混杂密度，中心变性，坏死部分呈低密度，增强扫描低密度部分呈云雾状强化或不强化，实质部分明显强化，边缘更清晰。

2）肌壁间子宫肌瘤常使子宫不均匀增大及轮廓变形，局限性隆突，宫腔变小。平扫可见子宫轮廓改变，增强后肌瘤显著均匀强化或不均匀强化，其内可见漩涡状，小斑片状低密度，周边可见“假包膜”。

3）黏膜下肌瘤表现为子宫增大，宫腔变小，增大的子宫内可见类圆形与子宫密度大致相当的肿块，增强扫描肿块显著均匀强化，边缘可见“假包膜”。

（3）磁共振成像（Magnetic Resonance Imaging，MRI）：MRI不仅能很好地显示肌瘤的实际大小和位置，还能有效地鉴别子宫肌瘤与子宫腺肌病、实质性附件肿块、局限性子宫肌收缩等，此外，MRI为无创伤、无电离辐射的检查手段。目前普遍认为MRI是子宫肌瘤诊断及定位最准确影像技术，最大可能地避免了把子宫肌瘤误诊为子宫腺肌病等其他病变而切除子宫。但同样由于MRI的费用较高，不具备同B超一样广泛应用的优点。

子宫平滑肌瘤由平滑肌和数量不等的纤维结缔组织构成，典型的子宫肌瘤的MRI表现具有特征性，可检出0.5cm的病灶。但当肿瘤增大时，因血供不足可发生不同程度的变性，例如钙化、玻璃样变、脂肪变性、囊性变和出血等。因此，子宫肌瘤的组织形态学特征的复杂性导致了MRI表现多样性，例如均匀低、等，稍高或低高混合略不均或低高混合明显不均信号。具体表现出什么样的信号取决于肌瘤大小、细胞成分、变性、纤维组织含量及分布、间质水肿等。Yawashita等根据子宫肌瘤的组织病理特点和MRI表现，将子宫肌瘤的病理分型大致分普遍型、细胞型和退变型。欧阳汉等把肌瘤病理组织类型分为普遍型和变性型两类。

1）普遍型肌瘤：信号均匀，T_1WI 通常呈中等或稍低信号强度，与宫壁组织不易区分，仅能凭借子宫边缘的形态改变做出判断。T_2WI 呈低信号，与子宫肌层界限分明，病灶显示清楚。

2）细胞型平滑肌瘤：以青年患者多见，在青年患者中 T_1WI 常呈等或稍高信号，而 T_2WI 呈低、中等或略高信号，信号基本均匀。MRI 对细胞型无明确敏感性，出现假阴性原因是与普通型、变性及出血的信号有重叠，故此型的 MRI 分型价值有待进一步研究。由于动态早期强化明显，Yamashita 认为动态增强有助于鉴别。

3）退变型肌瘤：信号不均，视变性不同，信号也有所不同。玻璃样变，黏液变的 T_1WI、T_2WI 均呈低信号；红色变性的演变过程与颅内出血相同，T_1WI、T_2WI 均出现不均匀、不规则的高信号；脂肪变性 T_1WI、T_2WI 信号也增高，压脂序列可鉴别；囊性变 T_1WI 低信号，T_2WI 高信号；钙化的 T_1WI、T_2WI 均低信号，但 MRI 对钙化敏感性差；肉瘤变极少见，其 MRI 不具特征性。

MRI 的 T_1WI 能勾画出肿瘤与邻近脂肪的界限，而 T_2WI 能了解肿瘤的内在结构及与子宫肌的境界。大多数退变型肌瘤无明显脂肪变性和出血，因而 T_1WI 与非退变型肌瘤相仿，T_2WI 为境界清楚的低信号病灶，其内夹杂有斑片状高信号。对于壁间型和黏膜下型平滑肌瘤以均重要 T_2WI 显示最清楚，而浆膜下肌瘤 T_1WI 与 T_2WI 均重要。增强扫描对病变的检出和定性并无帮助。

（4）子宫输卵管造影检查：通过子宫输卵管造影可了解宫腔形态，例如子宫黏膜下肌瘤可见宫腔占位的影像学特征以及了解输卵管的通畅程度。在临床中已很少用该法来了解肌瘤的所在部位或排除黏膜下肌瘤，但对于不孕患者，可以通过子宫输卵管造影法了解输卵管通畅程度的同时了解宫腔内的情况。

2. 内镜检查

（1）宫腔镜检查：宫腔镜检查是诊断宫腔及宫颈管内疾病的重要方法。目前宫腔镜诊断已成为检查宫腔疾病最准确和可信的方法。对黏膜下肌瘤的诊断，宫腔镜具有直观、准确等优点，见图 16－4。

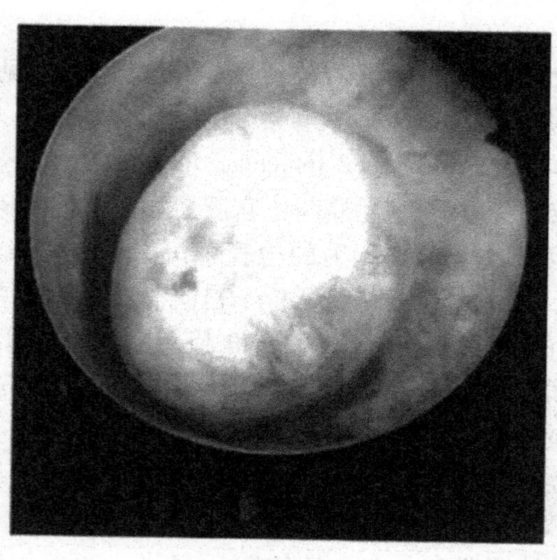

图 16－4　宫腔镜下见黏膜下肌瘤

关铮等人将宫腔镜下所见的子宫黏膜下肌瘤种类分为四型：Ⅰ型为带蒂黏膜下子宫肌瘤。在宫腔镜下可见到形状各异的肌性肿物位于宫腔，体积可大可小，瘤蒂可粗可细，观察时需特别注意其附着部位；Ⅱ型肌瘤约3/4的瘤体凸向宫腔，镜下可见肿物呈近似椭圆形，仅有极少部分埋于肌壁内，表面覆盖内膜较薄，多可见到走行规则的小血管；Ⅲ型瘤体约1/2凸向宫腔，呈半球形，因覆盖内膜较薄，有时可见内膜下环形排列的肌纤维；Ⅳ型约1/4凸向宫腔，镜下仅表现为局部呈弧形向宫内凸出，表面覆盖内膜与周围多无明显差异，刮宫时可感觉该处有较硬的肿物突出。

利用宫腔镜直视下观察宫腔及宫颈管，比B超检查或盲目诊断性刮宫更易于明确宫腔内病变的性质和部位，尤其在观察微小的子宫内膜息肉以及直径<1.0cm的黏膜下肌瘤时，声像图上有时仅显示回声增厚增强或异常，缺乏特异性；子宫内膜厚度<5mm的内膜病变或息肉，超声检查常难于发现异常。白丽萍等人在进行宫腔镜、B超检查诊断异常子宫出血病因与病理诊断符合率的临床分析中发现，宫腔镜诊断与病理诊断的符合率为85.80%，明显高于单纯B超诊断与病理诊断的符合率57.80%。

（2）腹腔镜检查：腹腔镜手术是在不开腹的情况下进行的，可以明确多种盆腔或腹腔疾病的诊断，例如子宫肌瘤（浆膜下肌瘤、肌壁间肌瘤）、子宫内膜异位症、输卵管粘连以及异位妊娠等，对需要进行治疗者，还可以立即实施腹腔镜手术，避免了盲目开腹带来的创伤。通常如果临床上可以通过其他检查确诊子宫肌瘤者，一般不需要进行腹腔镜检查。但是当B超或其他检查无法判定子宫旁实性包块的来源时，可以通过腹腔镜检查明确诊断，以利于制订治疗方案。腹腔镜诊断子宫肌瘤（浆膜下肌瘤、向子宫壁外隆起的肌壁间肌瘤）同样具有直观、准确等优点，可见子宫体积增大，根据肌瘤的大小、个数、部位不同以及有无瘤蒂，子宫形态也表现不同。

3. 病理学检查

（1）探测宫腔及诊断性刮宫：肌瘤使整个子宫增大，宫腔也常增大或发生变形，因此可以用子宫探针探测宫腔的大小及方向，以协助诊断，在超声技术没有广泛应用于临床时，探测宫腔同样具有功不可没的诊断价值，但目前很少因为诊断子宫肌瘤而首选该法的，该法虽然简单，但毕竟是侵袭性操作，患者也常感到不适，加上超声的使用，单纯使用该法已经不常用。不过在诊断性刮宫时，这一步骤不能省略。

诊断性刮宫，简称诊刮，其目的是从宫腔内刮出宫内膜进行病理检查，以明确宫内膜有无病变。将诊刮用于子宫肌瘤的诊断，尤其是黏膜下肌瘤的诊断，仍然具有相当高的应用价值。对月经改变明显，尤其是阴道不规则出血，淋漓不尽，妇科检查子宫稍大的患者，在考虑有无存在黏膜下肌瘤的可能性时，可以结合B超进行诊断，同时还可以鉴别有无子宫内膜恶变或功能失调性子宫出血等疾病。在大量子宫出血的情况下，诊刮还可以起到快速止血的目的。刮宫时，应注意感觉有无宫腔内凹凸不平，或有无宫腔内肿块。最后将搔刮出的子宫内膜送做病理学检查。根据病理学检查的结果可以判断子宫出血的原因，是子宫肌瘤还是功能失调性子宫出血或者是宫内膜癌等疾病所致。

（2）手术后病变组织的病理学检查：几十年来对子宫肌瘤的广泛认识以及辅助检查手段的不断改进，尤其是MRI在妇产科的应用，对于子宫肌瘤术前诊断的准确率几乎可以达到100%。不过病理组织检查仍然是诊断疾病的金标准，并且也是对临床术前诊断的检验。

4. 血液检查　血液检查并不能诊断子宫肌瘤，但是可以通过血液检查来判断有无子宫肌瘤的并发症，比如通过血常规检查来判断有无贫血存在，以利于对子宫肌瘤进行正确的处理。通过血液检查也可以起到一定的辅助诊断作用，例如通过检测血清 CA_{125} 的水平来协助诊断，判断是否有卵巢肿瘤或子宫内膜异位症的存在；检测血 β－HCG 以排除妊娠的存在。

六、子宫肌瘤的治疗

子宫肌瘤的治疗时须根据患者的年龄、有无症状、肌瘤的部位、大小、数目、婚姻、生育状况以及患者的周身情况等全面考虑，行个体化处理。

（一）期待疗法

期待疗法（expectant treatment）即为定期随诊观察，而不需要特殊处理。主要适于无症状的子宫肌瘤，尤其<10～12 周妊娠子宫大小者，若为近绝经妇女，期待绝经后肌瘤可以自然萎缩。每 6～12 个月复查 1 次，随诊期间注意有无症状出现，子宫是否增大。每次随诊需做妇科检查并辅以 B 超检查。开始时，间隔可以短些以便于明确增大的速度。国内赵淑婷观察了 76 例围绝经期子宫肌瘤患者，围绝经期子宫肌瘤患者进行期待疗法是安全、可行的，可减少不必要的手术治疗，但要严密随访，绝经后肌瘤萎缩，时间越长，肌瘤萎缩越显著。围绝经期子宫肌瘤患者终止期待疗法与肌瘤增大、是否出现临床症状和患者的心理因素等有关。

（二）子宫肌瘤的药物治疗

子宫肌瘤是性激素依赖性肿瘤，药物治疗子宫肌瘤的理论基础是通过应用直接或间接抑制雌激素、孕激素制剂促使肌瘤缩小，改善症状。临床采用激素药物治疗，已有 50 多年的历史，曾试过多种药物，但结果不令人满意，目前尚无特效的药物。药物治疗存在停药后复发的缺点，不能完全替代手术治疗。

药物治疗子宫肌瘤的主要适应证：

（1）子宫<2 个月妊娠大小，有症状但不严重者。

（2）因子宫肌瘤而引起不孕的患者，用药后肌瘤缩小而暂缓手术，改善受孕条件，增加受孕机会。

（3）有较大子宫肌瘤合并严重贫血暂时不宜手术者，术前用药以改善症状、纠正贫血，减少术中出血。

（4）需要保留子宫而肌瘤较大的年轻患者，用药可使肌瘤缩小，利于行肌瘤剥除手术。

（5）有严重内科并发症而不宜手术或手术有较大风险者。

1. 药物种类及用法

（1）促性腺激素释放激素激动剂（gonadotropin－releasing hormone agonists，GnRH－a）：为人工合成的十肽化合物，其作用与天然的 GnRH 相同。20 世纪 80 年代初期首次报道应用 GnRH－a 治疗子宫肌瘤获得成功。用药 3 个月，肌瘤体积缩小 77%，月经过多停止，血红蛋白增加，贫血得以纠正。Friedman 等指出：应用 GnRH 类似物治疗 3～6 个月后，子宫及子宫平滑肌瘤体积平均缩小 40%～50%。这一点得到其他学者的普遍证实。这些反应大多出现在疗程的前 12 周内，变异较大，无法预见。国内张俊慧等报道应用国产 GnRH－a 治疗 34 例有症状的子宫肌瘤也取得满意疗效。每日肌内注射 GnRH－a 200pg 或 500pg 共 3 个月，肌瘤体积平均缩小 49%，临床症状明显改善。此后陆续有 GnRH－a 对治疗肌瘤的文献，尽管所用的 GnRH－a 药物有所不同，其疗效基本一致，用药时间不等，一般为 12～24 周。患者在用药期间闭经，停药后 4～10 周月经恢复。随着月经的恢复肌瘤在不同的时间后又开始增大，在 6 个月内多数又重新恢复到原来的大小。在近绝经期的患者中，有的停药后继续闭经而过渡到绝经，肌瘤不再长大。Nakamura 报道 25 例围绝经期子宫肌瘤患者应用 GnRH－a 治疗 16 周，肌瘤均缩小。停药后有 8 例绝经，肌瘤未见再增大，此组年龄平均为 51 岁（47～54 岁），而未绝经组在停药后 12 周内肌瘤又增大，恢复到原来大小，此组年龄平均为 47 岁（36～59 岁）。

但用药 6 个月以上可以产生由于低雌激素水平引起的绝经期综合征及骨质丢失等不良反应，一般可恢复，但并非所有都可以恢复，故长期用药受限。于 20 世纪 80 年代后期提出的反向添加疗法（addback therapy），已得到临床肯定，先用 GnRH－a 12 周，收到子宫缩小的效果后，再加用相当于绝经后激素替代治疗所用的低剂量雌激素与孕激素，与之联合。反向添加治疗可延长 GnRH－a 的应用时间，减轻不良反应，而不降低治疗子宫肌瘤的疗效。Mizutani 等报道在用 GnRH－a 短期治疗中加用醋酸甲羟孕酮每天 5mg 可以有效降低绝经期综合征和尿中钙含量而不增加子宫肌瘤体积。但 GnRH－a 药价较昂贵，不良反应大，尚难以推广或长期使用。

目前常用的药物及剂量：

GnRH－a 300μg 或 500μg 每日肌内注射；

亮丙瑞林（leuprorelin，商品名抑那通，3.75 毫克/支）；戈舍瑞林（goserelin，商品名诺雷德，3.6 毫克/支）；曲普瑞林（triptorelin，商品名达菲林，3.75 毫克/支）；均为长效制剂。于月经 1～5 天开始用第 1 支，皮下注射。间隔 4 周 1 次。

反向添加疗法至今无成熟方案，现提供两个方案供临床参考：①先 GnRH－a 3 个月使肌瘤缩小后，再与天然结合雌激素（倍美力）0.3～0.625mg 加醋酸甲羟孕酮（甲羟孕酮）2.5mg 每天 1 次联合应用。②从治疗开始即采用 GnRH－a 与利维爱 2.5mg 每天 1 次联合应用。一般应用 GnRH－a 12 周的患者不需反向添加疗法。

（2）米非司酮（mifepristone）：又称 RU486，是 19－去甲睾酮的衍生物，具抗孕激素、抗糖皮质激素的作用，前者的作用强于后者。最初临床主要用于抗生育。Murphy 等首次报道应用米非司酮治疗 10 例有症状的子宫肌瘤患者，使子宫肌瘤体积缩小。最初是每日服 50mg，连续服用 3 个月，其后又作了每日 25mg 及 5mg 不同剂量的观察，治疗 3 个月，25mg 组用药 3 个月，肌瘤缩小 49%，收到与 50mg 组同样的效果，5mg 组的疗效差。三组用药期间均出现闭经，部分患者出现轻度潮热。20 世纪 90 年代后期国内陆续有较多的米非司酮治疗子宫肌瘤的报道。用量为每日服 12.5～25mg 不等，连服 3 个月为一疗程，均收到肌瘤缩小的效果，体积缩小 50% 左右。有效率（缩小 >20%）达 80%～90%。月经恢复后子宫肌瘤体积的变化也因人而异。有的患者停药后 3 个月内肌瘤未见增大，随后逐渐见增大。国内杨幼林等报道 34 例子宫肌瘤，用两种不同剂量米非司酮治疗，剂量分别为每日 10mg 及 20mg，从月经第 1～3 天开始服用，连续 3 个月，治疗期间均闭经，症状消失，无阴道干涩症状。停药后 4 周左右月经恢复。国内外已有数篇报道，这些报道认为其治疗效果肯定。Reinsch 比较 GnRH－a 和米非司酮治疗子宫肌瘤的效果，发现米非司酮治疗 3 个月的效果相当于 GnRH－a 治疗 6 个月，而且无明显的由低雌激素所引起的不良反应。

常用方法：为从月经第 1～2 天始服用，12.5～25mg/d，连服 6 个月。该药不宜长期服用，以防其拮抗糖皮质激素的不良反应。

（3）孕三烯酮（gestrinone，R2323）：商品名为内美通（Nemestrin）或孕三烯酮。孕三烯酮是合成的19－去甲睾酮的衍生物，具有强抗孕激素、抗雌激素及中度抗促性腺激素及轻度雄激素作用。Coutinho等1986报道97例子宫肌瘤用孕三烯酮治疗有效。与GnRH－a不同，GnRH－a须达到人工绝经而产生肌瘤缩小，孕三烯酮可以延长使用月数而不引起绝经期综合征。该作者于1989年又报告100例子宫肌瘤治疗结果，研究了3种不同给药方法：A组每次2.5mg，每周3次；B组每次5mg，每周2次；C组阴道用药，每次5mg，每周2次，结果全部有效。三组都在最初6个月子宫缩小最明显。有学者认为其效果可与GnRH－a相媲美，而不引起由于人工绝经带来的不良反应。有患者用药长达2年，其不良反应可以耐受。一般较少单独用来治疗子宫肌瘤，可用于子宫肌瘤合并子宫腺肌症患者。孕三烯酮的不良反应主要为体重增加、痤疮、皮脂增多症和潮热等。不良反应与剂量有关，肝功能异常少见，对血脂和血糖无明显影响，用药半年后骨密度未见明显变化。停药后不良反应一般于2个月内消退。

用法：2.5mg，每周2次，连服6个月。

（4）达那唑（danazol）：具有微弱雄激素作用。达那唑抑制下丘脑、垂体功能，使FSH、LH水平下降，从而抑制卵巢类固醇的产生，亦可直接抑制产生卵巢类固醇的酶。从而使体内雌激素水平下降而抑制子宫肌瘤生长，内膜萎缩而闭经。同时，肌瘤亦萎缩变小。但年轻者应用，停药6周后月经可恢复。故需重复应用。

用法：于月经第1天始服用，200～800mg，每日1次，分次服用，连续服3～6个月。不良反应为潮热、出汗、体重增加、痤疮、肝功SGPT升高，用药前后查肝功。停药2～6周可恢复。

（5）雄激素类药物（androgen）：雄激素有对抗雌激素的作用，也可直接作用于子宫或血管平滑肌使之收缩，致子宫内膜萎缩，控制子宫出血。长期使用雄激素制剂可以抑制垂体，使卵巢的内分泌功能抑制，使绝经提前，肌瘤缩小。

常用药物：①丙酸睾酮（testosterone propionate）25mg，每5日肌内注射1次，经期每日1次，共3次，每月总量不超过300mg，可用3～6个月。由于有的学者认为肌瘤的发生还可能与雄激素有关，故有倾向不用雄激素。②甲睾酮（methyl testerone）5～10mg，每天1次，舌下含服，于月经第10天起连用10天，因其对肝脏有损害，目前主张少用或不用。

（6）棉酚（gossypol）：是从棉籽中提出的一种双醛萘化合物，作用于卵巢，对垂体无抑制，对子宫内膜有特异萎缩作用，而对内膜受体也有抑制作用，对子宫肌细胞产生退化作用，造成假绝经及子宫萎缩。此药有中国丹那唑之美称，用于治疗子宫肌瘤症状改善有效率为93.7%，肌瘤缩小为62.5%。

用法：20mg，每日1次口服，连服2个月。以后20mg，每周2次，连服1个月。再后1周1次，连服1个月，共4个月。因棉酚不良反应为肾性排钾，故需注意肝、肾功能及低钾情况。通常用棉酚时需加服10%枸橼酸钾。停药后卵巢功能恢复。

（7）他莫昔芬（tamoxifin，TMX）：TMX为双苯乙烯衍生物，为一种非甾体的抗雌激素药物。它是通过与胞浆中ER竞争性结合，形成TMX－ER的复合物，运送至细胞核内长期潴留。TMX先作用于垂体，继而影响卵巢，同时对卵巢亦有直接作用。TMX对ER阳性效果较好。

用法：10～20mg，每日2次。用药时间依疾病而定，一般用3～6个月。不良反应有轻度潮热、恶心、出汗、月经延迟等。

（三）子宫肌瘤的手术治疗

子宫肌瘤的手术范围包括肌瘤切除、全子宫切除、次全子宫切除。手术途径可经腹、经阴道。

1. 子宫肌瘤剔除术（myomectomy） 适合于35岁以下、未育或已婚未育，希望保留生育功能的患者。可经阴道或开腹做。

（1）经腹肌瘤切除术：1844年，Atlee兄弟、Washton和John在美国成功施行了世界首例经腹肌瘤切除术。20世纪早期，经过许多著名学者努力，经腹肌瘤切除技术得到很大的发展，如：Kelly、Cullen、Mayo、Rubin、Bonney等。但是，由于手术并发症如出血、感染、术后粘连造成肠梗阻发生率太高，直到20世纪中期，该手术未得到广泛应用。随着控制术中出血手术技术的发展，伴随麻醉、输血技术和联合应用GnRH类似物的发展，肌瘤切除渐渐成为治疗有症状子宫平滑肌瘤的有效替代手段。现在国内各大小医院成熟开展。术前对肌瘤的部位、大小、数目须作充分了解。通过阴道检查、B超检查、诊断性刮宫，必要时作子宫输卵管造影或宫腔镜检查。评估好手术的难易程度。适用于年轻而希望生育患者，争取生育机会。

（2）经阴道肌瘤切除术（transvaginal myomectomy，TVM）：1845年，Atlee首次对一带蒂的黏膜下子宫平滑肌瘤成功地施行经阴道肌瘤切除术。Goldrath成功地施行了151例经阴道肌瘤切除术，Beb - Bamch等施行了46例同类手术，成功43例，经阴道肌瘤切除术是治疗带蒂黏膜下子宫平滑肌瘤的首选方案。经阴道肌瘤切除术还可根据子宫肌瘤或子宫位置选择阴道前或后穹隆切口行肌瘤切除。张立英等研究结果显示，与经腹的子宫肌瘤剔除术相比，腹腔镜下肌瘤剔除术具有手术创伤小、术中出血少、术后恢复快、住院时间短，腹壁不留瘢痕，符合微创观念的特点。经阴道的肌瘤剔除术除具有上述特点外，在缩短手术时间、减少术中出血量和缩短术后恢复时间方面更具有优越性。且无需复杂、昂贵的手术器械，是一种适合各级医院开展的手术方法。

选择合适的病例，严格掌握手术适应证是手术成功的前提：要求子宫≤孕14周、单个肌瘤直径≤10cm（最好≤7cm）、子宫活动度好。因此，术前必须详尽地进行妇科检查及B超检查以了解肌瘤大小、数目、部位及盆腔是否有粘连等。根据肌瘤部位选择合适切口，顺利打开前或后腹膜是手术成功的关键。肌瘤主体在子宫前壁选择阴道前穹隆切口，肌瘤主体在子宫后壁选择阴道后穹隆切口。

经腹部肌瘤切除术对生育的影响很难评估。平滑肌瘤以外的其他因素也可能不同程度影响生育；宫腔和输卵管被扭曲的程度也不全相同；手术医师的方法和技巧差异对此的影响，目前还缺少前瞻性、随机对照性研究。因为以上以及其他因素，要评估手术对生育的影响变得很困难。国内术后妊娠率报道不一，40%～70%术后妊娠与患者年龄有关，妊娠率随着年龄的增长而下降，<35岁的妊娠率为62%，>35岁的为33%。与肌瘤的数目有关，单发肌瘤术后妊娠的机会约为多发肌瘤的1倍。

子宫肌瘤剔除术也存在缺陷，如可能因术时十分微小触摸不清的肌瘤难以切除遗留复发；子宫肌瘤是属单细胞起源，复发也很可能是新生的。复发率4%～40%，一般为30%。这与患者年龄及随访时间长短有关。复发时间多在2～3年，平均5.4年。

2. 子宫切除术（hysterectomy） 1822年法国人Tohann Sauter首次成功地经阴道切除子

宫治疗宫颈癌。该手术运用迄今已 180 余年。全子宫切除术包括经腹子宫切除术、经阴道子宫切除术。各种术式的比较如下：

（1）经腹子宫切除术（abdominal hysterectomy）：适应证为患者无生育要求；子宫≥12 周妊娠大小；月经过多伴失血性贫血；肌瘤生长较快；有膀胱或直肠压迫症状；保守治疗失败或肌瘤切除后复发。

腹部子宫切除术有全子宫切除术及次全子宫切除术两种术式。对良性疾病试图通过腹部的切口将子宫切除，最早可以追溯到 19 世纪 40 年代。第一次成功的经腹部子宫切除是麻省 Lowell 的 Walter Burnham 在 1853 年进行的。这些早期的子宫切除以及在以后 19 世纪的大多数子宫切除都是次全子宫切除。在 Burnham 的次全子宫切除 35 年以后，MaryDixon 在美国第一次成功地为有子宫肌瘤的子宫进行了经腹部子宫切除。在 19 世纪 90 年代，为子宫肌瘤成功做经腹部全子宫切除的报道开始多了起来，但是直到 19 世纪结束时，良性疾病的次全子宫切除还是占了主导地位。自 19 世纪 20 年代逐渐过渡到全子宫切除，至 1950 年后期此术式成为治疗肌瘤患者的标准术式，也是目前临床上应用最广泛的术式。与经阴道比较其优点是暴露清楚，操作简单，腹内有粘连仍可进行，同时也可进行其他手术，如附件或阑尾切除等。

全子宫切除术的优点是子宫切除同时一并将宫颈切除，可免除将来发生宫颈残端癌的威胁。缺点是有可能导致卵巢早衰；破坏盆底结构的完整性；缩短了阴道，性生活可能受到影响；手术相对复杂，易出血及损伤泌尿道。

次全子宫切除术具有操作简单，手术时间短，手术损伤及膀胱功能、性功能影响小，并发症少的优点。适于患者一般情况危急需要争取时间抢救者；患者有严重内科并发症不能耐受时间较长的全子宫切除术者；盆腔严重粘连切除宫颈有困难者；40 岁以下年轻妇女自愿保留宫颈者，行次全子宫切除术，保留宫颈和阴道的完整对其精神心理更为妥当。术前须向患者解释清楚术后仍有影响卵巢功能的问题存在，必须坚持进行细胞学的筛查。对于有发生宫颈癌风险的妇女，或那些不太会每年规律进行细胞学检查的妇女，最好在子宫切除时将宫颈切除。

（2）经阴道子宫切除术（transvaginal hysterectomy）：经阴道子宫切除术比经腹子宫切除术早开展 50 年，其优点是对腹腔脏器干扰少，术后疼痛轻，恢复快，肠胀气、肠粘连等并发症少，腹部不留瘢痕，如有膀胱或直肠膨出，同时可作阴道修补术。老年患者和有内科并发症的患者对经阴道子宫切除的耐受性更好。适用于子宫大小限于 12 周妊娠大小，盆腔无粘连而阴道壁较松弛，无附件肿块，但由于阴道手术看不清盆腹腔病变，遇粘连多，较复杂的病例，需行剖腹手术。故临床上未能得到应有的广泛应用。近年有多篇大子宫经阴道子宫切除术的成功病例报道。

（四）子宫肌瘤的内镜手术治疗

1. 腹腔镜下手术治疗（operative laparoscopy）　腹腔镜技术首创于欧洲，1910 年瑞典人 Jacobaeus 首创用于人体。1979 年介绍到中国。20 世纪 70 年代国外文献已有关于腹腔镜手术的报道，20 世纪 80 年代后多数妇科良性疾病的剖腹手术已被腹腔镜下手术所替代。其优点是显著的：①具有同时诊断和治疗的作用。腹腔镜可以在进行诊断同时在镜下处理所遇到的妇科疾病。②患者术后恢复快。盆腔内环境受到干扰小，保持相对稳定，患者受到的创伤远远小于经腹手术。妇科中等程度的腹腔镜手术，患者都可在术后 7 天内完全恢复。③患者住院日减少。无论多复杂的腹腔镜手术都不需要较长的住院时间，平均住院日明显短于经腹手术。④腹壁美容效果，许多年轻女性在被进行妇科手术时仍将此放在重要地位来考虑。更重要的是与经腹手术比较患者盆腔粘连较少。⑤经济上节省医疗开支。腹腔镜手术使社会、单位及患者三方在经济上负担减轻。但也存在缺点：①需要腹腔镜外科再培训，在实际手术中还要在有经验医师指导下，经过一定时间实际操作培训才可能成为一名能独立进行腹腔镜手术的医师。②需要较昂贵、复杂的设备。③对手术医师有更高的体力要求，手术医师必须高度集中精力，协调眼手的配合以进行高度精确的操作。

无论浆膜下子宫肌瘤或子宫肌壁间肌瘤，均可在腹腔镜下剜出肌瘤，也可在镜下作子宫切除。有子宫浆膜下肌瘤切除术（subserous myomectomy）、子宫肌壁间肌瘤切除术（intramural myomectomy）、腹腔镜下协助阴道子宫切除术、典型筋膜内子宫切除术（classic intrafassial Semm hysterectomy，CISH）与腹腔镜协助下阴式筋膜内子宫切除术（laparoscopy assisted－intrafassial－vaginal hysterectomy）。

（1）腹腔镜下肌瘤切除术（laparoscopically assisted myomectomy）：当有经腹肌瘤切除术指征时，部分患者可行腹腔镜下肌瘤切除替代传统开腹肌瘤切除。这种手术适用浆膜下或浆肌层中小型肌瘤。腹腔镜下肌瘤切除术的使用有一定的局限性，肌瘤过大、过多使手术存在一定的困难。部分特殊位置的肌瘤在腹腔镜下难以切除；巨大或多发性子宫肌瘤手术时间长、出血过多；如果肌瘤位于肌层深部，难以或不可能在腹腔镜下完成子宫壁的重建，在日后妊娠时可能发生子宫破裂；镜下手术不能用手触摸子宫，故有可能遗漏肌瘤；从腹腔取出切除的肌瘤可能也是一个问题，巨大的肌瘤必须分成小块逐一取出。一旦手术面临困难或出现并发症，应果断开腹。陈蔚瑜等报道，妇科腹腔镜手术中转开腹的主要原因是严重的盆腔粘连和出血，另有手术野暴露困难、恶性肿瘤、膀胱损伤等原因。据 Mais 等研究发现，手术切除多于 4 个肌瘤或单个肌瘤直径大于 6cm 者，腹腔镜下手术时间明显长于开腹手术。Nezhat 等联合腹腔镜及腹壁小切口，对 57 例子宫达妊娠 8～26 周大小的肌瘤患者行肌瘤切除术，通过这种腹腔镜辅助下的肌瘤切除术，肌瘤被切除，同时通过腹壁小切口对子宫进行修补，这种方法较腹腔镜下肌瘤切除术简单，同时可更好地修补子宫缺损。长时间的观察得出结论腹腔镜的肌瘤切除术是可靠的，其复发率与开腹的肌瘤切除术是相同的。

（2）腹腔镜下子宫切除术（laparoscopic hysterectomy）：1989 年 Reich 报道首例腹腔镜辅助全子宫切除术及 1991 年 Semm 成功施行 CISH 术至今，腹腔镜子宫切除术已发展成为有多种手术方式，技术成熟的子宫切除方法之一，随着微创技术的发展，妇科腹腔镜技术已在临床上广泛应用。初学者子宫大小最好控制在相当于 3 个月妊娠子宫体积为宜，症状明显，经姑息性治疗无效，不需保留生育功能者，或疑有恶变者，可选择这种术式。

腹腔镜下辅助阴道子宫切除术（laparoscopy assisted vaginal hysterectomy，LAVH）：其真正意义在于它扩大了经阴道子宫切除的应用范围，使年龄较大宫颈有病变需要全子宫切除的患者免受开腹。经腹腔镜松解盆腔粘连，处理子宫附件后，为接下来的阴道手术部分创造了有利条件，减轻了阴道子宫切除的难度，提高了手术安全性，使阴式子宫切除手术成功率提高到 94%。该手术术中视野清楚，腹腔镜直视下分离粘连，可避免损伤脏器。此种手术无剖腹手术瘢痕，有阴道全切术的优点，但需要排除恶性病变，掌握手术适应证。

典型筋膜内子宫切除术（classic intrafassial Semm hysterectomy，CISH）：此术式由德国 Semm 教授创立。其优点是保留了阴道结构及完整性；将子宫颈癌好发区及子宫体病变完全切除，子宫颈血供仍然存在；不断主韧带及骶骨韧带，保持了盆底功能；膀胱周围损伤小，减少了输尿管及神经丛损伤，因而术后泌尿道并发症少；术后患者恢复很快，性生活更接近正常妇女。其缺点是环套宫颈残端不易扎紧，宫颈残存管状内壁难以彻底止血。

腹腔镜协助下阴式筋膜内子宫切除术（laparoscopy assisted – intrafassial – vaginal hysterectomy）：此术式是前两种术式的综合改良。吸取了 CISH 法保留宫颈组织不破坏阴道及盆底结构等优点，采用了 LAVH 法不扩大腹壁切口从阴道完整切除病变子宫的方式。实践证明，此法更安全，还可缩短手术时间。

2. 宫腔镜下手术治疗　宫腔镜系一种纤维光源内镜，用以揭示宫腔内疾病。1979 年开创宫腔内电切术治疗子宫内膜疾病。在过去，黏膜下子宫肌瘤的诊断明确后常建议剖腹行子宫肌瘤摘除术或子宫切除，80 年代初开展了宫腔镜下肌瘤摘除术。与传统的剖腹手术相比，宫腔镜肌瘤切除术简便、侵袭少，术后 48 小时即可完全恢复到自由活动为其主要优点。这一术式可避免对子宫肌层及浆膜面的创伤，切除肌瘤后不会引起子宫瘢痕及盆腔粘连发生，对未生育患者尤为重要。手术指征为子宫 <10 周妊娠大小，肌瘤 ≤5cm，蒂粗 ≤3cm，已排除恶性可能。对有症状的患者，可用药物治疗 2 个月，以减少手术时病变的范围和分布的血管。术式有黏膜下肌瘤切除（submucous myomectomy）、肌壁间肌瘤切除术（intramural myomectomy）及子宫颈肌瘤切除（cervical myomectomy）。

1976 年，Neuwirth 和 Amin 首次报道应用宫腔镜行黏膜下子宫平滑肌瘤切除术。1978 年 Neuwirth 再次报道应用经尿道前列腺切除器施行该手术。宫腔镜下子宫肌瘤电切术适应于子宫黏膜下肌瘤和子宫肌壁间肌瘤有部分突向宫腔者以及宫颈肌瘤。据 Indman 报道，宫腔镜治疗黏膜下子宫平滑肌瘤，90% 的患者经量过多得以控制。仅施行黏膜下肌瘤切除术的患者月经量最多的一天，月经垫平均用量从术前 17. 8 块下降到 6. 8 块；同时施行子宫内膜切除术的患者则从术前 21. 4 块下降到 1. 7 块；同时痛经也明显减轻。有报道，51 例子宫肌瘤患者经过宫腔镜治疗 48 例在以后的 5 年内避免了大的妇科手术治疗（94%），据 Dernan 等报道，91. 1% 患者以后 6 年无需进一步手术治疗，83. 9% 患者 9 年内无需手术。国内冯力民报告宫腔镜手术治疗子宫肌瘤 158 例，术后完全满意率达 94. 9%（150/158）。Perino 等对 58 例因不育或月经失调检查而发现的黏膜下子宫平滑肌瘤患者应用 GnRH 类似物治疗，发现与对照组相比，手术时间、术中出血、输液量和手术失败率均明显下降，另外，在术前达到肌瘤体积缩小，血细胞比容恢复到正常水平效果。所以部分肌瘤患者可以术前用药使肌瘤体积缩小、改善贫血以利于手术。

由于技术原因，当肌瘤位于较深子宫肌层时，完全在宫腔镜下切除肌瘤可能无法完成。但在大部分患者可以达到切除部分肌瘤使不规则宫腔呈基本正常宫腔轮廓水平。据 Wamsteker 等报道，对于肌瘤 50% 以上位于肌层的黏膜下肌瘤患者宫腔镜下切除是有选择性的，未一次切除者需多次手术。在切除过程中，为了切净瘤体，易于切穿子宫肌壁致子宫穿孔。最好手术在 B 超或腹腔镜监测下进行较为安全，Letterie 和 Kramer 认为，术中腹部超声可为宫腔手术手段提供准确及精确的监护，对于宫腔镜下肌瘤切除及内膜切除术具有极高的应用价值，一旦发生，应停止手术，妥善处理；在宫腔镜下切除术中子宫内膜的血管是开放的，大量的液体充入宫腔，所以术者及麻醉师术中必须监测体液平衡以防止水中毒及监测心肾功能。

Baggish 和 Sze 治疗了 71 例有症状的和 4 例偶然发现的黏膜下肌瘤患者，经过宫腔镜治疗后效果显著：75 人中的 65 人（87%）术后恢复了正常的月经。MUNOZ 等随访 7 年满意率仍达 88.50%。国内不少学者经过临床研究后得出治疗黏膜下子宫肌瘤，宫腔镜手术是最佳选择。

（五）子宫肌瘤动脉栓塞疗法

子宫动脉栓塞术（uterine artery embolization，UAE）在临床应用有二十余年历史。既往主要用于治疗妇科及产科各种出血的有效手段，从 1994 年开始应用于子宫肌瘤手术的术前准备。Ravina 等于 1995 年首次报道将子宫动脉栓塞术用于治疗子宫肌瘤，并取得了与手术相当的效果。Lupattelli 等研究表明子宫动脉栓塞治疗子宫肌瘤，术后 73% ~98% 的月经过多和肌瘤压迫的症状得到解决。其后相继有许多文献报道证实了这一疗法的可行性。

UAE 是通过动脉内数字成像技术，在股部插入一根导管到子宫动脉内，正确选择由髂内动脉不同分支分出的子宫动脉，将一些栓塞剂（如明胶海绵）等灌注到子宫动脉内，将肌瘤的血供阻断，使得肌瘤发生坏死。今天大多数的子宫动脉栓塞是双侧并非单侧供应肌瘤的血管分支。在观察研究中，动脉栓塞可以缩小子宫体积，减少子宫的大出血降低随后的全子宫切除的概率。

本法对于大的症状性子宫肌瘤具有改善症状、缩小肌瘤的作用，尤其适用于有严重贫血、盆腔疼痛，应用传统的保守疗法失败，又拒绝手术或不适宜手术治疗的患者。由于 UAE 治疗子宫肌瘤开展的时间较短，尚未形成规范的治疗方案，UAE 适应证和禁忌证中有关黏膜下肌瘤和子宫肌瘤的大小一直有争论。

目前已有许多 UAE 治疗子宫肌瘤的临床研究报道。UAE 方法简单，创伤小、恢复快、并发症少，但文献中也有因栓塞不当造成闭经，甚至输尿管下段梗阻的严重并发症。对卵巢功能和生育能力的影响仍存在争议，其目前主要用于治疗症状性子宫肌瘤，患者要求保留子宫或者希望避免手术者，未生育者慎用。李广太和温廷如 2006 年对此法治疗子宫肌瘤有效性和安全性荟萃分析得出结论，治疗子宫肌瘤，传统的手术切除方法效果更为可靠，成功率更高，若适应证选择准确，UAE 可使 95% 的患者避免了手术及其相关风险，但 UAE 的远期效果尚需进一步大样本资料的长期随访方能定论。

（六）子宫肌瘤的超声治疗

聚焦超声技术起源于 20 世纪 40 年代，在 20 世纪 50 年代美国 Fry 兄弟就提出了用聚焦超声治疗肿瘤的概念并进行了相应的实验研究，由于缺乏精确定位和监控技术，聚焦超声技术没有得到广泛应用。20 世纪 70 年代以来，随着 B 超、CT、MRI 等对医学有着深刻影响的影像学技术的出现，使临床治疗中的精确定位和监控成为可能。首次将聚焦超声治疗技术应用于临床的是 1997 年在我国重庆医科大学实现的，迄今他们已治疗了上千例患者。适应证包括肝癌、骨肉瘤等肿瘤。目前 HIFU 技术已拓展到了妇产科领域的临床应用。

高强度聚焦超声（high intensity focused ultrasound，HIFU）通过聚焦将高能的超声聚焦于治疗区域，能在 0.5 秒内迅速将目标区域组织温度骤升至 70℃ 以上，从而使得治疗区域内细胞内的蛋白迅速出现凝固性坏死，从而达到靶向治疗，而周围组织以及超声波通过的组织则没有损伤，HIFU 通过体外超声聚焦后作用于子宫肌瘤体，造成肌瘤组织凝固性坏死，从而阻止肌瘤的生长，甚至使其萎缩或消失，进而减轻或缓解肌瘤引起的症状或体征。Tempany 等对 9 例子宫肌瘤患者进行了 HIFU 治疗临床应用的前瞻性研究，9 例患者同意在手术切除她们的平滑肌瘤子宫以前，进行 MRI 引导的聚焦超声手术，患者同意接受治疗前后 MRI 检查，同时采用 MRI 与病理组织学检查进行疗效评价。结果显示在 MRI 引导下的聚焦超声治疗，可使子宫肌瘤发生变性和凝固性坏死，治疗是安全可靠的，没有严重的不良反应。Stewart 等报道对 5 个治疗中心的 55 例绝经前期及围绝经期症状性子宫平滑肌瘤妇女进行 HIFU 治疗，治疗后再行子宫切除术，组织病理学证实凝固性坏死体积限制在肌瘤边缘，治疗 72 小时内 10% 的妇女服用止痛药，72 小时后仍有轻度不适症状的仅有 25%，肌瘤有关的疼痛和腹部压痛发生率为 14%。大量实验显示，HIFU 治疗子宫平滑肌瘤后患者症状明显缓解，生活质量提高。

目前 HIFU 治疗主要适合肌瘤血供不丰富生长缓慢的；肌瘤位于前壁单个肌瘤，直径大小 4 ~6cm；腹壁较薄；临床症状不明显；无生育要求的患者。

近年来，越来越多的临床研究结果显示，HIFU 治疗子宫平滑肌瘤具有良好效果且有利于保留子宫的正常功能，对卵巢内分泌无明显影响，但由于 HIFU 投入临床最早应用于恶性肿瘤治疗，对子宫肌瘤治疗尚在近两年，临床随诊患者时间不长，对其远期疗效及远期不良反应尚未明确，仍需进一步探讨研究。

（七）子宫肌瘤的射频治疗

射频（radio frequency，RF）属于一种高频振荡电磁波，射频技术是近年发展起来的热毁技术。射频治疗包括射频凝固术、射频自凝刀及多弹头射频治疗，现超声引导下自凝刀射频治疗应用相对较多，自凝刀微创技术是将高频振荡电流经过射频湿控治疗刀介入到人体病变组织内，使病变组织发生生物效应而出现组织凝固、变性、坏死、溶解、脱落，被机体吸收和排出体外以达到治疗目的。

射频疗法处于试用和观察阶段，国内有报道该法的临床疗效，但不多。虽有较好的近期疗效，但因为使用时间短，其远期疗效、不良反应和并发症尚有待于进一步观察。

（八）子宫肌瘤的放射治疗

子宫肌瘤患者月经过多，严重贫血，需要作子宫切除，过去对有些患者有严重并发症不能耐受手术者而采用放射治疗。放射治疗用于子宫肌瘤主要是以射线照射卵巢，达到人工绝经即放射去势，随着卵巢功能丧失，体内雌激素降低，子宫肌瘤萎缩，子宫出血等症状也随之消失，从而达到治疗目的。

当今由于医疗技术进步，对控制并发症、麻醉方法以及妇科手术技术的熟练，远较过去提高，需要采用放射去势来治疗子宫肌瘤的机会极少。

七、子宫肌瘤合并妊娠的治疗

子宫肌瘤发生在育龄妇女不少见，子宫肌瘤可与妊娠同时存在。妊娠期子宫肌瘤的发病率约 0.3% ~2.6%，占妊娠的 0.3% ~1.2%。肌瘤小又无症状者常被忽略，故实际发病率高于报道。

在妊娠期若无症状，一般不需特殊处理，给予定期产前检查。出现红色变性的肌瘤，无论在妊娠期或产褥期，大多能缓解，可不做手术。若浆膜下肌瘤出现蒂扭转，经保守治疗无效，可手术干预。若肌瘤嵌顿于盆腔，影响妊娠继续进行，或肌瘤压迫邻近器官，出现严重症状，都应手术治疗。手术时是否终止妊娠，应结合患者具体情况而定。在妊娠晚期，分娩方式宜根据肌瘤大小、部位、胎儿和母体具体情况而定。在分娩期，若因肌瘤而出现胎位异常、产力异常、压迫阻塞或胎先露下降困难时，应及时采取剖宫产结束分娩，术中及术后应防止子宫出血。剖宫产时是否同时切除肌瘤或子宫，亦应根据肌瘤大小、部位及患者情况而定。若在阴道分娩过程中，黏膜下肌瘤排入阴道，可待胎儿娩出后经阴道切除脱出的带蒂的肌瘤，但要注意不要切破子宫壁。

综上所述，随着子宫肌瘤治疗方法的不断发展，多途径的治疗方案扩展了子宫肌瘤治疗的选择范围，临床应根据患者的不同个体差异，选择合理的、标准的、规范的治疗方案，尽可能缩小对正常组织的损伤，提高子宫的保留率，提高患者的生活质量。

（吴月丽）

第二节　子宫内膜癌

子宫内膜癌又称子宫体癌，是指原发于子宫内膜的一组上皮性恶性肿瘤，为女性生殖道常见三大恶性肿瘤之一，占女性生殖道恶性肿瘤 20% ~30%，多见于老年妇女，多数患者就诊时病变尚局限于子宫，故预后较好，其5年总生存率为69%。

一、病因

确切原因尚不清楚。

二、发病机制

子宫内膜单纯性增生→子宫内膜复杂性增生→局部恶变→子宫内膜癌。目前认为，可能有两种发病机制。

1. 雌激素依赖型（estrogen - dependent）　可能是在无孕激素拮抗的雌激素长期作用下，发生子宫内膜增生症（单纯型或复杂型，伴或不伴不典型增生），甚至癌变。临床上常见于无排卵性疾病（无排卵性功血，多囊卵巢综合征）、分泌雌激素的肿瘤（颗粒细胞瘤、卵泡膜细胞瘤）、长期服用雌激素的绝经后妇女以及长期服用他莫昔芬的妇女。这种类型占子宫内膜癌的大多数，均为子宫内膜样腺癌，肿瘤分化较好，雌孕激素受体阳性率高，预后好。患者较年轻，常伴有肥胖、高血压、糖尿病、不孕或不育及绝经延迟。大约 20% 内膜癌患者有家族史。

2. 非雌激素依赖型（estrogen - independent）　发病与雌激素无明确关系。这类子宫内膜癌的病理形态属少见类型，如子宫内膜浆液性乳头状癌、透明细胞癌、腺鳞癌、黏液腺癌等。多见于老年体瘦妇女，在癌灶周围可以是萎缩的子宫内膜，肿瘤恶性度高，分化差，雌孕激素受体多呈阴性，预后不良。

三、病理改变

1. 大体检查　根据肿瘤的生长方式与病变表现可分为局限型及弥漫型。

（1）局限型：病变局限于宫腔某一区域，多见宫底或宫角，病灶呈息肉或小菜花状，浸润深度可深可浅，晚期病灶可融合成片。

（2）弥漫型：病灶多累及大部分或全部子宫内膜，病变可弥漫呈菜花状突向宫腔而没有或仅有浅肌层浸润，也可侵犯子宫壁全层，使子宫增大表面呈结节状灰白色突起，质脆，出血及坏死。

2. 镜下检查　子宫内膜腺体明显增生和间变，腺体下方的间质，肌层或血管间隙侵犯，由于子宫内膜癌起源于苗勒管，故具有向苗勒各种上皮分化的潜能，依照镜下结构及核分裂构成子宫内膜癌组织病理。

（1）子宫内膜癌病理组织类型：国际妇科病理协会（ISGP 1987）公布的组织类型包括子宫内膜腺癌、纤毛状腺癌、分泌型腺癌、乳头状腺癌、腺癌伴鳞状上皮化、腺癌、腺鳞癌。

（2）高危型子宫内膜癌病理类型：国际妇科病理协会（ISGP 1987）公布的组织类型包括浆液性癌、黏液性癌、透明性癌、鳞状细胞癌、混合型癌、未分化癌、转移癌。

四、临床表现

1. 阴道出血　可发生在任何年龄妇女，子宫内膜增生、非典型增生、子宫内膜癌可同时存在。

（1）青春期：无排卵功血，多为内膜单纯增生，随卵巢发育成熟，内膜增生消失。

（2）生育期：常伴有多囊卵巢，无排卵性月经，应用促排卵无效时，应注意有无癌前病变。

（3）绝经前：卵巢功能减退，无排卵，宫内膜长期受雌激素刺激，表现为功血，常伴有子宫肌瘤，应注意有无宫内膜病变。

（4）绝经后：阴道出血，较绝经前妇女发生癌的危险更大，应用ERT，引起内膜增生导致出血。

2. 疼痛　早期无此症状：晚期由于病变侵犯或压近盆腔神经丛，或宫腔积血/宫腔积脓造成持续性疼痛和（或）腰骶部不适感。

3. 子宫增大　由于病变累及子宫全层或伴有宫腔积血、积脓、子宫可明显增大，超声显示宫壁占位性病变，育龄妇女易误诊为子宫肌瘤。

4. 其他　晚期病例可出现腹膜后淋巴结大，宫颈或阴道穹窿部转移病灶。

五、分期

1. 临床分期　子宫内膜癌临床分期（1997）如下：

0期：非典型增生、原位癌。

Ⅰ期：癌局限于宫体

Ⅰa：宫腔深度≤8cm。

Ⅰb：宫腔深度>8cm。

Ⅱ期：癌累及宫体和宫颈。

Ⅲ期：癌累及宫体以外器官，但未超出真骨盆。

Ⅳ期：癌扩散至真骨盆外，侵犯膀胱、直肠黏膜

Ⅳa：癌累及膀胱、直肠、乙状结肠、小肠。

Ⅳb：癌扩散至远处脏器。

2. 手术病理分期　美国妇科肿瘤组（GOG）对临床Ⅰ期的患者做了大规模前瞻性手术

分期的研究。结果表明：Ⅰ期子宫内膜癌中22%已有子宫外病灶存在，包括淋巴结转移，附件受累及，腹腔冲洗液中发现恶性肿瘤细胞，41%的患者有深肌层浸润，15%有脉管瘤栓，多变量分析表明病理分级，肌层浸润深度及内膜病灶范围是预测淋巴结受累的重要独立因素，深肌层浸润或腹膜有转移病灶者淋巴阳性率高达61%。而高分化且无肌层浸润者无淋巴受累的危险，故手术分期能够准确地估价预后，在此基础上制定个体治疗方案可提高生存率。

子宫内膜癌2009 FIGO分期如下：

Ⅰ期：肿瘤局限于宫体

Ⅰa：肿瘤浸润深度<1/2肌层。

Ⅰb：肿瘤浸润深度≥1/2肌层。

Ⅱ期：肿瘤侵犯宫颈间质，但无宫体外蔓延。

Ⅲ期：肿瘤局部和（或）区域的扩散

Ⅲa：肿瘤累及浆膜层和（或）附件。

Ⅲb：阴道和（或）宫旁受累。

Ⅲc：盆腔淋巴结和（或）腹主动脉旁淋巴结转移。

Ⅲc1：盆腔淋巴结阳性。

Ⅲc2：腹主动脉旁淋巴结阳性和（或）盆腔淋巴结阳性。

Ⅳ期：肿瘤侵及膀胱和（或）直肠黏膜，和（或）远处转移

Ⅳa：肿瘤侵及膀胱或直肠黏膜。

Ⅳb：远处转移，包括腹腔内和（或）腹股沟淋巴结转移。

六、辅助检查

1. 细胞学检查　阴道细胞学检查阳性率仅为50%，宫腔吸引宫腔毛刷涂片阳性率可达90%。

2. 诊断性刮宫（分段）　是诊断宫内膜癌最常用的方法，确诊率高，所有不正常出血妇女均应做诊断性刮宫，绝经后妇女子宫内膜厚度≥4～5mm，诊刮阳性率超过80%，但当病灶较小或位于宫底角时易漏诊，故对有症状而诊刮阴性者应作进一步检查。

3. 宫腔镜检查　可在内镜直视下对可疑部位取活体组织送病理学检查，适用于有异常出血而诊刮阴性者，可了解有无宫颈管病变，及早期癌的镜下活检。

4. 阴道超声（TVS）　了解宫内膜厚度，病灶大小，宫内膜占位病变有无侵犯肌层，有无合并子宫肌瘤，是否侵犯宫颈，有助于术前诊断及制定手术方案。

5. 血清 CA_{125} 检测　癌血清标记物 CA_{125} 可升高，CA_{125} 阳性与内膜癌临床分期，病理类型，病灶子宫外转移有关。如 CA_{125} >40～50/ml，可有深肌层侵犯，CA_{125} >350/ml，87.5%有子宫外转移。

6. CT与MRI　均非创性检查方法，对子宫内膜癌侵肌准确率CT为76%，MRI为83%～92%，可联合应用。

七、诊断

依据病史、体征和辅助检查综合判断。

八、鉴别诊断

子宫内膜癌需与子宫内膜息肉，子宫黏膜下肌瘤、宫颈癌、输卵管癌及老年性子宫内膜炎相鉴别。

九、治疗

1988 年，FIGO 有关子宫内膜癌的手术分期系统应用于临床，至今手术治疗内膜癌的比例由 43% 明显上升为 92%，主要治疗方法为手术及放疗，根据患者全身情况，临床对癌变累及范围的估计，病理检查及恶性程度选择治疗方式，制定适宜的治疗方案，早期患者原则上以手术治疗为主，根据手术病理分期及存在的复发危险因素选择术后辅助治疗，晚期则采用放疗、手术、药物等综合治疗。

1. 手术治疗　子宫内膜病变发展较缓慢，就诊时多为Ⅰ~Ⅱ期，病变局限于子宫，手术目的是进行手术病理分期，探查并确立病变范围及与预后相关的重要因素，二是切除癌变子宫及其他可能存在的转移灶，对Ⅲ~Ⅳ期手术目的是尽可能缩瘤，为放疗、化疗创造条件。

（1）筋膜外全子宫及双侧附件切除术，选择性盆腔淋巴结及腹主动脉旁淋巴结切除或取样为标准术式。全面探查盆腔，腹腔冲洗液细胞学检查，切下子宫立即剖视，了解病灶大小、部位、浸润肌层深度，并送冷冻切片检查，如确定为高分化腺癌无肌层浸润（Ⅰa 期 G1 级），可不作淋巴切除或取样，但以下情况均应行淋巴清扫或取样。①特殊病理类型如浆液性乳头状腺癌、透明细胞癌、鳞形细胞癌、未分化癌等。②子宫内膜样腺癌、肌层浸润≥1/2 者。③癌灶面积累及宫腔 >50% 或有宫腔下段及峡部受累者，其淋巴转移率明显增加。

（2）筋膜外子宫全切及单侧附件切除，对年轻早期内膜癌患者，近年来探索在治疗彻底同时应考虑生存质量改善，提出对Ⅰa 期 G1 年轻患者手术时保留一侧卵巢，术后严密随访，待生育功能完成后再酌情处理留下的卵巢。

（3）腹腔镜全子宫双附件切除，盆腹腔淋巴结清扫术。国内外均有报道，适用于Ⅰ期子宫内膜癌的手术治疗。

（4）广泛性子宫切除加淋巴结清扫术：适用于Ⅱ期内膜癌病变已累及宫颈者，包括广泛子宫切除，双侧附件切除加盆腔淋巴结，腹主动脉旁淋巴结切除或取样术，全面探查时可疑病变应取样送冷冻切片检查，激素受体 ER、PR 测定应作为术后选用辅助治疗的依据。

（5）肿瘤细胞减灭术：子宫内膜癌手术病理分期中 5% 为Ⅲa 期，有附件转移时常有盆腔、腹主动脉旁淋巴结转移，60% 腹腔细胞学检查阳性，复发率为 38%，该术式目的是缩小肿瘤体积，为进一步放疗或化疗创造条件，同时可鉴别、确定卵巢转移性癌及盆腹腔转移癌，争取最大限度肿瘤细胞减灭术，达到满意缩瘤效果。

2. 放射治疗　放射治疗是子宫内膜癌主要辅助治疗方法，包括单纯放射与手术配合的治疗，由于受到放射设备限制和局部病变影响，使腔内放射较困难，宫颈腺癌对放射线不够敏感使治愈率受到影响。

（1）术前放疗：一般采用腔内照射，少数情况下采用体外照射。常用的放射源有钴、镭、铯、铱等。术前放疗可减少肿瘤和体积，降低肿瘤细胞增殖活性，减少术中肿瘤种植与转移为减灭肿瘤手术的患者创造了手术条件。方法：①术前腔内全景照射，A 点为 45Gy ±10%，F 点为 50Gy ±10%，放疗结束后 8 ~12 周行全子宫切除。②术前腔内非全景照射，术前腔内放疗 3 ~4/周，A 点、F 点总量 25 ~30Gy，停放疗 7 ~14d 行子宫切除术。

（2）术后放疗：①术后体外照射，对术前、腔内放疗患者，手术应探查有无淋巴转移。手术标本检查肌层浸润及腺癌 G2G3 及腺鳞癌、乳头状腺癌、透明细胞癌、乳头状浆液腺癌等高危病理类型应在全子宫切除后补充放疗，一般为全盆腔照射，必要时加用延伸野照射。②术后腔内照射，对术后标本检查中，切缘未净和（或）癌组织邻近手术范围切除不够者，应补充腔内放疗，剂量 24 ~25Gy，2 周内完成。

（3）单纯放疗：仅用于晚期或病变虽为Ⅰ ~Ⅱ期但有严重并发症无法胜任手术者，可采用腔内和体外联合放疗，有报道 5 年生存率可达到 48.9%。

3. 药物治疗　又称内分泌激素治疗，为子宫内膜癌的辅助治疗，其疗效不能以长期生存率判断，而以用药后临床症状改善、延长无瘤间歇、防止复发来评估，适用于晚期/复发性内膜癌，手术或放疗后失败者，期别早、分化好有生育要求的年轻患者。

（1）激素治疗：适用于病理分化好的子宫膜腺癌，特别对孕激素雌激素受体阳性者反应较好，应用特点是高效、大剂量、疗程长。主要用孕酮类药物：①甲地孕酮，160mg/d，连续口服 3 个月以上。②甲黄体酮 500mg/d，显效后减至 250mg/d，连续口服 3 个月以上。③己酸孕酮，500mg/d，显效后减至 250mg/d，连续肌内注射 3 个月以上。另外，非甾体类雌激素受体拮抗药他莫昔芬，可改善孕酮作用，与孕酮类药物合用，20 ~30mg/d。

（2）化学治疗

1）单药化疗：晚期/复发性内膜癌单药化疗可使 1/3 病例症状改善，但效应维持常短于 1 年，但疗效优于单纯放疗。

2）联合化疗：对晚期子宫内膜癌客观效应为 40% ~60%，优于单药化疗，并使毒性降低。常用化疗方案 PAC、PAE 和 PT。

（吴月丽）

第三节　子宫肉瘤

子宫肉瘤是来源于子宫间质，结缔组织或平滑肌组织的一种少见的子宫恶性肿瘤，约占妇科恶性肿瘤的 1.0% ~3.0%，好发于绝经前后的妇女，病理类型繁多，以高转移率及高复发率为特点，预后极差。

一、病因

子宫肉瘤确切病因不明，研究认为与下列因素有关。

1. 内源性雌激素水平升高刺激　如多囊卵巢综合征，卵泡膜细胞瘤者常同时患子宫肉瘤。

2. 外源性雌激素长期刺激　如卵巢早衰、口服避孕药或绝经前后长期雌激素替代治疗。

3. 放射史　子宫肉瘤有盆腔放疗史者平均为 8.3%，从放疗到发现肉瘤可间隔 2 ~20 年，多为盆腔恶性肿瘤或功能性子宫出血放疗后绝经者，倾向于发生癌肉瘤和腺肉瘤。

4. 体重指数　27.5kg/m^2。

二、病理改变

子宫肉瘤病理种类多样，常使用国际妇科病理学会ISGP分类。主要有子宫平滑肌肉瘤、子宫内膜间质肉瘤和子宫恶性中胚叶混合瘤。少见类型有：横纹肌肉瘤、血管内肉瘤、淋巴管内肉瘤。

三、临床分期

国际抗癌协会（UICC－ACES）将子宫肉瘤分为如下四期。

Ⅰ期：肿瘤局限于宫体。

Ⅱ期：肿瘤浸润至子宫颈或子宫浆膜层。

Ⅲ期：肿瘤浸润至子宫外盆腔内器官。

Ⅳ期：肿瘤转移到上腹部或远处脏器。

四、转移途径

子宫肉瘤的转移方式为血行、直接蔓延和淋巴管转移三种。目前认为病理类型不同，其生物等行为，转移方式不同，LMS和ESS转移途径多为血行播散；其次为直接蔓延和淋巴转移。而MMMT转移特征为经淋巴管或直接蔓延至盆腔及腹腔脏器，最常见转移部位为双侧宫旁及附件转移，其次为肺、膀胱或血管，少数为结肠、输尿管、肝脏和大网膜等。

五、临床表现

1. 症状

（1）阴道分泌物增多：常见为浆液性或血性分泌物，如合并感染时分泌物浑浊、恶臭。

（2）阴道出血：常见为月经异常或绝经后出血。

（3）盆腔包块：有子宫肌瘤病史或扪及腹部包块短期内迅速增大伴消瘦、腹痛。

（4）压近症状：肿瘤压近膀胱或直肠时，出现尿潴留，大便困难或下肢水肿，转移至大网膜时可出现血性腹水或肠梗阻。

2. 体征　内诊子宫增大，质地较肌瘤软，LMS可与子宫肌瘤同时存在，ESS和MMMT可在宫颈口看到脓性突出阴道内的息肉样赘生物，质脆，触之易出血。

六、诊断

子宫肉瘤的症状无特殊性，术前诊断很困难，术中肉眼很难与平滑肌瘤鉴别，主要依据冷冻及病理切片检查确诊。如临床上遇子宫肿物迅速增大，尤其是发生在绝经后阴道出血，突发性腹痛、子宫肌瘤增长较快者应高度怀疑为子宫肉瘤。

七、治疗

手术仍为子宫肉瘤的主要治疗，同时辅以放疗、化疗及内分泌治疗，手术有助于了解肿瘤侵犯范围、病理分期、组织类型及细胞分化程度，以决定综合治疗方案。

1. 手术治疗

（1）全子宫切除术：40%～50%的Ⅰ期LMS可通过全子宫切除治愈，年轻妇女行子宫肌瘤切除术，术后病理诊断为继发性 LMS，包膜完整，病变局限，未侵及血管，可在完成生育后再考虑切除子宫。

（2）全子宫双附件切除术：适用于Ⅰ期的 LMS、ESS、MMMT，即使为低度恶性 ESS，亦不宜保留卵巢，手术切净宫旁组织，切除卵巢可防止雌激素刺激导致肿瘤复发。

（3）广泛性子宫附件切除，腹膜后淋巴结清扫术：适用于宫颈肉瘤或病变超出子宫体及宫颈的Ⅱ期患者，研究资料显示Ⅰ、Ⅱ的 MMMT 淋巴结转移率为 15.4% ~20.6%，同期的 LMS 为 3.5%，故主张对 MMMT 应常规行淋巴切除术，对 LMS、ESS 则根据临床期别行淋巴活检或切除。

（4）肿瘤细胞减灭术：适用于Ⅲ ~ Ⅳ期子宫肉瘤，应尽可能切除子宫外盆腔或上腹部的转移病灶。

2. 放射治疗　盆腔复发是影响子宫肉瘤预后的重要因素之一，放射治疗是子宫肉瘤的辅助治疗和方法，可分为术前放疗和术后放疗。

（1）术前放疗：可以减少肿瘤体积，为手术治疗创造条件，还可以降低肿瘤活性，减少手术过程中的种植和转移。研究显示 ESS 对放疗最敏感，可提高 2 年生存率 20%；其次分别为 MMMT 和 LMS。

（2）术后放疗：对术中无肉眼可见残余病灶放疗可控制局部复发，延长无瘤生存期，但对长期生存率的影响意见不一。对术后残存病灶或盆腹腔淋巴结转移者，放疗可控制局部复发，延长无痛间隔。但尚不能提高 5 年生存率，根据患者临床期别，病理类型和分化程度，可选择腔内放疗或加速器^{60}Co 进行盆腔外放射，放射剂量一般为 50 ~60Gy。

3. 化学治疗

（1）手术加放疗可控制盆腔内复发，但仍可发生放疗范围以外的远处转移，Ⅰ期复发率为 50% ~67%，Ⅱ ~ Ⅲ期复发率为 90%，化学治疗可降低转移率和复发率，是辅助治疗中的首选方法。

（2）高分化Ⅰ、Ⅱ期 CMS 患者术后化疗不能提高生存率，不常规应用，低分化 LMS 或Ⅲ、Ⅳ期 LMS 术后应给予全身化疗，阿霉素和异环磷酰胺是最有效的单一药物，联合化疗可选择 VAC、VAD 或 AC 方案。

4. 内分泌治疗　在低度恶性及部分高度恶性内膜间质肉瘤为性激素依赖性肿瘤，测定其 ER 或 PR 呈阳性，对孕激素治疗有效，大剂量孕激素治疗，有效率可达到 46%，但孕激素治疗往往于停药后肿瘤复发。

（1）己酸黄体酮：500kg 肌内注射，1 次/d，1 个月后改为隔日 1 次（维持）。

（2）甲地孕酮（美可治，美可施）：160mg 口服，1 次/d，1 个月后改为 160mg，2 天 1 次维持。

（3）GnRH 激活药：ESS 有时对传统的放化疗均无反应，但激素治疗可缩小原发病灶和继发病灶体积，Burke 于 2004 年报道低度恶性子宫内膜间质肉瘤、ER、PR 阳性，术后复发注射曲普瑞林后复发病灶体积缩小，右肾盂积水消失。

（吴月丽）

参考文献

［1］乐杰．妇产科学．北京：人民卫生出版社，2008.
［2］向阳，宋鸿钊．滋养细胞肿瘤学．北京：人民卫生出版社，2012.
［3］刘琦．妇科肿瘤诊疗新进展．北京：人民军医出版社，2015.
［4］连丽娟．林巧稚妇科肿瘤学．北京：人民卫生出版社，2013.

第十七章　妊娠滋养细胞疾病

妊娠滋养细胞疾病（gestational trophoblastic disease，GTD）中葡萄胎为良性病变，它是由于胚胎外胚层的滋养细胞变性、异常增生所致，表现为绒毛水肿形成葡萄状串串水泡状物，病变局限于子宫腔内。侵袭性葡萄胎是葡萄胎组织侵入肌层或转移到机体其他组织器官，有一定的恶性行为。绒毛膜癌是恶性病变，恶性度高，由于恶变的滋养细胞失去绒毛或葡萄胎样结构而散在侵入子宫肌层或转移到其他器官。胎盘部位的滋养细胞肿瘤较少见，起源于胎盘种植部位的一种特殊类型的滋养细胞肿瘤，多数呈良性经过，一般不发生转移，预后好。

第一节　葡萄胎

一、病理

葡萄胎是一种以绒毛间质水肿导致体积增大为特征的异常胎盘病变。根据绒毛水肿和滋养细胞增生程度和浸润程度不同分为完全性、部分性两种类型。

1. 完全性葡萄胎（complete hydatidiform mole）

（1）大体标本为绒毛体积增大呈水泡样。

（2）镜下表现为大多数绒毛水肿，水肿的绒毛间质内有中央池形成，表面环绕以增生的滋养细胞，不见胚胎成分，通常为二倍体核型。增生的滋养细胞主要包括合体滋养细胞和中间滋养细胞，以合体滋养细胞为主，呈岛状、片状或环绕在水肿的绒毛表面，分布特点与正常绒毛不同。

2. 部分性葡萄胎（partial hydatidiform mole）　占葡萄胎的15% ~35%。

（1）大体标本由不同比例的正常绒毛和水肿并伴有增生滋养细胞的绒毛结构，通常可辨认出胚胎成分，为三倍体核型。

（2）镜下可见由水肿和“正常”的绒毛构成：绒毛水肿轮廓不规则，呈贝扇样轮廓，间质常可见内陷的滋养细胞；中央池的发育不良，呈迷宫样；表面滋养细胞主要是合体滋养细胞的增生，多呈小灶性。胚胎成分分化为镜下可见胎囊、胚胎组织及绒毛间质的有核红细胞。

二、临床表现

凡停经后有不规则阴道流血、腹痛，妊娠呕吐严重且出现时间较早，体格检查示子宫大于停经月份、变软，子宫孕5个月大时尚不能触及胎体，不能听到胎心，无胎动，应怀疑葡萄胎可能。

较早出现子痫前期、子痫征象，尤其在孕28周前出现子痫前期，双侧卵巢囊肿及甲亢征象，均支持葡萄胎的诊断。如在阴道排出物中见到葡萄样水泡组织，诊断基本成立。

由于葡萄胎有长期出血史，宫口开放，可引起宫腔感染和贫血，有的患者血红蛋白可4～5g/L，甚至更低。葡萄胎患者有时有咯血或痰中带血，X线胸片常未见异常病变。葡萄胎排出后自然消失。20%完全性葡萄胎患者可以出现呼吸窘迫。呼吸困难通常出现在血清HCG水平高、子宫异常增大，以及有巨大的卵巢黄素化囊肿的患者。葡萄胎组织造成肺栓塞可能是引起呼吸窘迫的主要原因之一，呼吸窘迫也可能由妊娠高血压等心血管疾病、甲亢，以及大量液体输注引起。

三、诊断

凡停经后有不规则阴道流血、腹痛，妊娠呕吐严重且出现时间较早，体格检查示子宫大于停经月份、变软，子宫孕5个月大时尚不能触及胎体、不能听到胎心、无胎动者，应怀疑葡萄胎可能。较早出现子痫前期子痫征象，尤其在孕28周前出现子痫前期，双侧卵巢囊肿及甲亢征象，均支持葡萄胎的诊断。如在阴道排出物中见到葡萄样水泡组织，诊断基本成立。

1. 血绒毛膜促性腺激素（HCG）的测定　血内HCG含量和体内滋养细胞活动情况有关。正常妊娠情况下，血清HCG测定呈双峰曲线，至妊娠70～80d达到高峰，中位数多在10×10^4U/L以下，最高值可达20×10^4U/L。达高峰后迅速下降，34周时又略上升呈小高峰，至分娩后3周转为正常。葡萄胎时滋养细胞高度增生，产生大量HCG，血清中HCG滴度通常高于相应孕周的正常妊娠值，而且，在停经8～10周以后，随着子宫增大仍继续上升，利用这种差别可作为辅助诊断。但也有少数葡萄胎，尤其是部分性葡萄胎因绒毛退行性变，HCG升高不明显。常用的HCG测定方法是放射免疫测定和酶联免疫吸附试验。葡萄胎时血HCG多在20×10^4U/L以上，最高可达24×10^5U/L，且持续不降。但在正常妊娠血HCG处于峰值时较难鉴别，可根据动态变化或结合超声检查临床表现等做出诊断。

2. 超声检查　部分性葡萄胎宫腔内可见由水泡状胎块引起的超声图像改变及胎儿或羊膜腔，胎儿常合并畸形。B超下，在正常妊娠中可见胎体及胎盘放射，呈半圆形或椭圆形光点图像，而在典型的葡萄胎中，则见子宫内充满无数小的低回声及无回声，而不见胎体和胎盘的图像，这种弥漫性的混合回声图像是由绒毛和子宫内血凝块产生的，形如雪花纷飞，又称之为“雪花征”。无论纵型还是横型检查，均呈雪片飘落图像，即可与胎盘、胎体的半月形或椭圆形光点图像相区别。因此，超声诊断的准确性较高。

四、鉴别诊断

1. 先兆流产　先兆流产有停经、阴道出血及腹痛等症状，妊娠试验阳性，B型超声见胎囊及胎心搏动。但葡萄胎时多数子宫大于相应孕周的正常妊娠，HCG水平持续高值，B型超声显示葡萄胎特点。

2. 羊水过多　一般发生于妊娠晚期，若发生于妊娠中期时，因子宫迅速增大，需与葡萄胎相鉴别。羊水过多时无阴道出血，HCG水平在正常范围，B型超声检查可确诊。

3. 双胎妊娠　子宫大于相应孕周的正常单胎妊娠，HCG水平也略高于正常，容易与葡萄胎相混淆，但双胎妊娠无阴道流血，B型超声检查可确诊。

五、治疗

1. 清宫术　葡萄胎诊断一经成立，即应对患者状况做出评估，评估包括：全身一般情况评价和疾病进展评估，包括血常规、血型、凝血功能、肝肾功能、血清 HCG 定量和胸部 X 线片等。对子宫大于停经 16 周的葡萄胎患者，其发生内科并发症的概率为 25%，因此，对该类患者实施清宫术前必须迅速及时地稳定全身状况。清宫术应由有经验医生操作。一般选用吸刮术，其具有手术时间短、出血少、不易发生子宫穿孔等优点，比较安全。即使子宫增大至妊娠 6 个月大，仍可选用吸刮术。由于葡萄胎子宫大且软，清宫出血较多，也易穿孔，所以清宫术应在手术室内进行，做好输液、备血等准备后，充分扩张宫颈管，选用大号吸管吸引。待葡萄胎组织大部分吸出、子宫明显缩小后，改用刮匙轻柔刮宫。为减少出血和预防子宫穿孔，可在术中静脉滴注缩宫素，因缩宫素可能把滋养细胞压入子宫壁血窦，导致肺栓塞和转移，所以缩宫素一般在充分扩张宫颈管和开始吸宫后使用。子宫小于妊娠 12 周者可一次刮净，子宫大于妊娠 12 周或术中感到一次刮净有困难时，可于 1 周后行第二次刮宫。葡萄胎每次刮宫的刮出物，必须送组织学检查。

在清宫过程中，有极少数患者因子宫异常增大或缩宫素使用不当、操作不规范等致大量滋养细胞进入子宫血窦，并随血流进入肺动脉，发生肺栓塞，出现急性呼吸窘迫，甚至急性右心衰竭。若及时给予心血管及呼吸功能支持治疗，一般在 72h 内恢复。为安全起见，建议子宫大于妊娠 16 周的葡萄胎患者应转送至有治疗妊娠滋养细胞疾病经验的医院行清宫术治疗。

2. 卵巢黄素化囊肿的处理　一般不需处理。若发生急性扭转，可在 B 型超声或腹腔镜下做穿刺吸液，囊肿多能自然复位。如扭转时间较长发生坏死，则需行患侧附件切除术。

3. 预防性化疗　葡萄胎是否需要预防性化疗曾有争议。一般认为预防性化疗仅用于有高危因素和随访困难的葡萄胎患者。预防性化疗应在葡萄胎排空前或排空时开始，一般选用甲氨蝶呤、氟尿嘧啶或放线菌素－D 单一药物，化疗至 HCG 正常。部分性葡萄胎发生子宫局部侵犯的概率约为 4%，一般不发生转移，因此一般不作预防性化疗。

4. 子宫切除术　单纯子宫切除只能去除葡萄胎侵入子宫肌层局部的危险，不能预防子宫外转移的发生，所以不作为常规处理。年龄较大、无生育要求者可行全子宫切除术，应保留两侧卵巢。子宫小于孕 14 周者，可直接切除子宫。术后仍需定期随访。

5. 部分性葡萄胎　复查 B 超，排除胎盘后血肿，胎盘发育异常，子宫肌瘤变性等可能，如果诊断仍未能明确而患者又迫切希望维持妊娠，则需进一步检查胎儿染色体、孕妇 X 线胸片及血 HCG 动态变化。若胎儿核型正常，超声排除明显的胎儿畸形，X 线胸片无转移灶迹象，可在严密监护下继续妊娠，但必须向孕妇强调可能发生阴道流血、早产、妊娠高血压综合征等问题，生产后一定要仔细检查胎盘，包括病理学检查，血清 HCG 动态监测。

6. 随访　是葡萄胎患者清宫后处理的主要内容。随访内容：①血 HCG 定量测定：葡萄胎清宫后每周测定 1 次，直至连续 3 次正常，然后每个月测定 1 次持续至少 6 个月。此后可每 6 个月 1 次，共随访 2 年，国外也推荐每 2 月测定 1 次，共随访 1 年。②月经是否规则，有无异常阴道流血，有无咳嗽、咯血及转移灶症状，并作妇科检查。③定期 B 型超声检查。④必要时行 X 线胸片或 CT 检查。

随访期间应避孕 1 年，但国外也有推荐 HCG 呈对数下降者阴性后 6 个月可妊娠，但对

HCG 下降缓慢者，须进行更长时间的随访。由于葡萄胎患者重复发生葡萄胎的概率可达 1% ~2%，因此一旦停经，则应尽早行超声检查。

避孕方式首选避孕套，口服避孕药既不增加葡萄胎后持续性妊娠滋养细胞疾病的发生，也不影响 HCG 的消退，可以作为葡萄胎治疗后随访期间的避孕方式，一般不建议选用宫内节育器，以免穿孔或混淆子宫出血的原因。

（董红涛）

第二节　妊娠滋养细胞肿瘤

妊娠滋养细胞肿瘤 60% 继发于葡萄胎，30% 继发于流产，10% 继发于足月妊娠或异位妊娠。继发于葡萄胎排空后 6 个月内的妊娠滋养细胞肿瘤的组织学诊断多数为侵蚀性葡萄胎（invasive mole），而 1 年以上者多数为绒癌（choriocarcinoma），6 个月至 1 年者，绒癌和侵蚀性葡萄胎均有可能，一般来说时间间隔越长，绒癌可能性越大。

一、病理

侵蚀性葡萄胎的大体检查可见子宫肌壁内有大小不等、深浅不一的水泡状组织，宫腔内可有原发病灶，也可以没有原发病灶。当侵蚀病灶接近子宫浆膜层时，子宫表面可见紫蓝色结节。侵蚀较深时可穿透子宫浆膜层或阔韧带。镜下可见侵入肌层的水泡状组织的形态与葡萄胎相似，可见绒毛结构及滋养细胞增生和分化不良，但绒毛结构也可退化，仅见绒毛阴影。

绝大多数绒癌原发于子宫，但也有极少数可原发于输卵管、宫颈等部位。肿瘤常位于子宫肌层内，也可突向宫腔或穿破浆膜，单个或多个，大小在 0.5 ~5cm，但无固定形态，和周围组织界限清楚，质地柔软而脆，海绵样，暗红色，伴有出血坏死。镜下见细胞滋养细胞和合体滋养细胞不形成绒毛或水泡样结构，成片高度增生，排列紊乱，并广泛侵入肌层并破坏血管，造成出血坏死。肿瘤中不含间质和自身血管，癌细胞靠侵蚀母体血管而获取营养物质。

二、临床表现

1. 侵蚀性葡萄胎　由于侵蚀性葡萄胎基本上均继发于良性葡萄胎，它的临床表现常在葡萄胎排出后。

（1）阴道不规则出血：检查可见子宫增大，阴道有紫蓝色结节，胸部 X 线片可见肺内有小圆形转移阴影。血清 HCG 明显增高。阴道出血可以在葡萄胎排出后持续不断或断续出现；也有部分患者无阴道出血，这常发生于持续性葡萄胎或肌层内病灶不大、表面有完整的内膜；如合并有阴道转移结节，破溃时可发生反复大出血。

（2）子宫大小：与肌层内病灶大小有关，但亦有子宫内病灶不大而子宫却明显增大的，这可能是大量雌激素刺激肌层增厚所知。

（3）腹痛：子宫内病灶如已接近子宫浆膜面，检查时可感到该处子宫向外突出且质软，并有明显压痛。如果病变穿破子宫浆膜，则可以引起腹腔内出血，患者可感觉腹痛。但在多数情况下，大网膜立即移行过来，附着于破口，因此多数病例出血缓慢，很少出现腹腔内出血症状。

（4）假孕症状及卵巢黄素化囊肿：由于 HCG 持续作用，表现为乳房增大，乳头及乳晕着色，甚至初乳样分泌，外阴、阴道、宫颈着色，生殖道质地变软。有 1/4 病例合并有黄素化囊肿，若囊肿发生扭转，则可引起急性腹痛。

（5）出现肺转移时，往往有咯血。侵蚀性葡萄胎合并妊娠高血压不如葡萄胎中多见。侵蚀性葡萄胎可合并脑转移，出现头痛、抽搐、昏迷等神经系统症状。侵蚀性葡萄胎不经治疗多数可以转成绒癌而死亡。

2. 绒毛膜癌　绒癌发生转移后，因转移部位不同而发生不同症状：如阴道转移灶破溃出血发生阴道大出血，检查阴道可见有一个或数个大小不一的转移结节，以阴道前壁或尿道下为多见。如发生肺转移，则有咯血、胸痛及憋气等，胸部 X 线片可发现肺内有转移阴影；脑转移可有头痛、喷射性呕吐、抽搐、偏瘫及昏迷等；肝和脾转移可出现肝脾大及上腹闷胀，或黄疸等，破溃时可出现腹腔内出血，发生急腹症；消化道转移可出现呕血及柏油样大便；肾转移可以出现血尿等。严重者一处出血即可致患者于死亡，但最常见的死亡原因是脑转移。

很多患者常主诉转移瘤症状，如果不注意，常易误诊为其他疾病，特别是原发灶可以消失而继发转移瘤发展时，更容易引起误诊。原发灶消失而继发转移瘤发展的原因目前尚不清楚，该类患者病死率很高。

三、诊断

根据葡萄胎排空后或流产、足月分娩、异位妊娠后出现阴道出血和（或）转移灶及其相应症状和体征，应考虑滋养细胞肿瘤的可能，结合必要的检查，可做出诊断。详细的病史、查体及血清 HCG 的测定是必需的诊断手段，超声、X 线胸片、CT、MRI 等可协助诊断。

1. 血绒毛膜促性腺激素（HCG）　葡萄胎排除后，如果能够定期随诊，监测血内 HCG，可以在症状出现前确诊恶变。葡萄胎后诊断为 GTN 具有下列条件之一即可诊断：①连续 3 周或 3 周以上（即在第 1，7，14，21 日）测定 HCG，其值处于平台（±10%）；每周测定一次 HCG，至少 2 周或 2 周以上（即在第 1，7，14 日），HCG 升高（10%）；HCG 水平在 6 个月或 6 个月后仍然升高；组织学诊断为绒毛膜癌。切记，上述情况应首先排除再次妊娠和葡萄胎残留的可能。应仔细做盆腔超声检查、X 线胸片和肺 CT 检查。如果疑有葡萄胎残留，可再次行清宫术，如刮出葡萄胎组织，血 HCG 下降，且不持续增高，则为葡萄胎残留，否则考虑侵蚀性葡萄胎，如影像学发现有转移结节或肺出现转移阴影，则可明确诊断。

2. 超声检查　超声对早期确定滋养细胞疾病的性质、判断化疗效果及预测病变转归均有十分重要的价值。侵蚀性葡萄胎具有亲血管性特点，一旦病灶侵蚀子宫肌层，超声检查常可发现广泛的肌层内肿瘤血管浸润及低阻抗性血流频谱，故虽然葡萄胎清宫术后未到 2 个月，而超声检查已出现子宫肌层病变时，即可早期做出恶变的诊断，对此超声影像并不特异。

3. 其他　转移灶常见于肺、阴道、肝和脑。X 线胸片、CT、MRI 等均有助于诊断。

4. 病理诊断与诊断性刮宫　子宫肌层内或子宫外转移灶组织中若见到绒毛或退化的绒毛阴影，诊断为侵蚀性葡萄胎；若仅见成片滋养细胞浸润及坏死出血，未见绒毛结构者，则诊断为绒癌；若原发病灶和转移病灶诊断不一致，只要在任一组织切片中有绒毛结构，均诊断为侵蚀性葡萄胎。

四、治疗

治疗原则是以化疗为主，结合手术、放疗等其他治疗的综合治疗。目前国内外大多数学者认为，GTN 应在治疗前评估的基础上，根据现有分期分类系统，实施分层或个体化治疗。

1. 实施治疗的标准　鉴于 GTN 对化疗的高敏感性和 HCG 作为肿瘤标志物的理想性，目前对是否应对每例 GTN 患者诊断成立后立即实施治疗，尚无统一意见。Schffield 滋养细胞疾病筛查中心滋养细胞疾病化疗标准见表 17－1。

表 17－1　Schffield 滋养细胞疾病筛查中心滋养细胞疾病化疗标准

葡萄胎第 2 次或第 3 次刮宫后 HCG >20 000U/L
葡萄胎第 2 次或第 3 次刮宫后 HCG 升高或稳定
持续性子宫出血伴 HCG 升高
葡萄胎排空后 6 个月持续性 HCG 升高
肺转移伴 HCG 稳定或升高
肝、脑或胃肠道转移
组织学确诊为绒癌

2. 化疗　可用于滋养细胞肿瘤化疗的药物很多，目前常用的一线化疗药物有甲氨蝶呤（MTX）氟尿嘧啶（5－FU）、放线菌素－D（Act－D）或国产更生霉素（KSM）、环磷酰胺（CTX）、长春新碱（VCR）、依托泊苷（VP－16）等，常见化疗药物、作用机制及主要不良反应见表 17－2。

表 17－2　常用化疗药物及主要不良反应

类型	药名	作用机制	不良反应
烷化剂	环磷酰胺（CTX）	通过与细胞内大分子呈共价结合而发挥作用，属于细胞周期非特异性药物（CCNSA）	骨髓抑制、出血性膀胱炎
	消卡芥（AT1258）		骨髓抑制
	异环磷酰胺（IFO）		出血性膀胱炎
抗代谢药物	巯嘌呤（6－MP）	为生理代谢物（嘌呤，嘧啶，叶酸等）的结构类似物，其作用是通过干扰正常代谢物的功能，影响核酸合成，作用机制是抑制与正常代谢物合成有关的酶类，属于细胞周期特异性药物（CCSA）	骨髓抑制
	氟尿嘧啶（5－FU）		骨髓抑制、胃肠道反应
	甲氨蝶呤（MTX）		骨髓抑制、肝肾毒性
抗生素类抗癌药	更生霉素（KSM） 博来霉素（BLM）	作用于 DNA－RNA－蛋白质合成过程的不同环节而起作用，为 CCNSA	骨髓抑制尤以血小板为甚肺纤维化
植物碱类	长春新碱（VCR）	作用于微管蛋白，破坏纺锤体的形成，干扰核分裂，为 CCSA	神经毒性
	依托泊苷（VP16）		骨髓抑制
铂类化合物	顺铂（DDP）	与 DNA 产生链间交联与链内交联，破坏 DNA 的模板信息复制，抑制 DNA 合成，大剂量时也可抑制 RNA 及蛋白质的合成，为 CCNSA	肾及神经、系统毒性、骨髓抑制
紫杉醇（paclitaxel）		与细胞微管蛋白结合，促进微管聚合，抑制解聚，阻断有丝分裂，抑制肿瘤生长	骨髓抑制、过敏反应、心血管反应

化疗方案国内外基本一致，低危患者选择单一化疗药物，而高危患者选择联合化疗药物。

（1）单一药物化疗：目前常用的其中首选 MTX 和 Act－D，国内常用的一线单一化疗药物除 MTX 和 Act－D 外，更多选择 5－FU（表 17－3）。

表 17－3　单药化疗药物及其用法

药物	剂量、给药途径、疗程日数	疗程间隔
MTX	0.4mg/kg 每日，肌内注射，连用 5d	2 周
MTX	50mg/m²，肌内注射	1 周
MTX 和四氢叶酸	第 1，3，5，7 日 MTX，1mg/（kg·d），肌内注射； 第 2，4，6，8 日四氢叶酸，0.1mg/（kg·d）（MTX 后 24h）	
5－FU	28～30mg/kg，每日，静脉滴注，连续 8～10d	2 周
Act－D	10～12μg/kg，每日，静脉滴注，连用 5d	2 周
	1.25mg/m²，静脉注射	2 周

（2）联合化疗：国内普遍以氟尿嘧啶为主的联合化疗和 EMA－CO 方案，而国外多首选 EMA－CO（表 17－4）

表 17－4　联合化疗方案及用法

药物	剂量、给药途径、疗程日数	疗程间隔
氟尿嘧啶＋KSM		3 周
氟尿嘧啶	26～28mg/kg，每日，静脉滴注，8d	
KSM	6μg/kg，每日，静脉滴注，连续 8d	
EMA－CO		2 周
EMA		
第 1 日	VP16 100mg/m²，静脉滴注	
	Act－D 0.5mg，静脉注射	
	MTX 100mg/m²，静脉注射	
	MTX 200mg/m²，静脉滴注 12h	
第 2 日	VP16 100mg/m²，静脉滴注	
	Act－D 0.5mg，静脉注射	
	四氢叶酸（CF）15mg，肌内注射	
	（从静脉注射 MTX 开始算起 24h 给 CF，每 12h 1 次，共 2 次）	
第 3 日	四氢叶酸 15mg，肌内注射，每 12h 1 次，共 2 次	
第 4～7 日	休息	
第二部分 CO		
第 8 日	VCR 1.0mg/m²，静脉注射；CTX 600mg/m²，静脉滴注	

（3）停药指征：目前我国多数医疗单位遵循的 GTN 停药指征为症状体征消失、原发和转移灶消失及 HCG 每周测定 1 次、连续 3 次阴性后再巩固 2～3 个疗程。由于 GTN 对化疗的高度敏感性和 HCG 作为肿瘤标志物的理想性，目前倾向于在确保疗效的前提下，尽可能

地减少不良反应。因此 FIGO 妇科肿瘤委员会推荐低危患者的停药指征为 HCG 阴性后至少给予 1 个疗程的化疗，而对化疗过程中 HCG 下降缓慢和病变广泛者通常化疗 2～3 个疗程，高危患者的停药指征为 HCG 阴性后需继续化疗 3 个疗程，且第 1 疗程必须为联合化疗。美国 ACOG 推荐低危患者的停药指征为在 HCG 第 1 次达到正常后再化疗 1 个疗程，高危患者的停药指征为 HCG 正常后至少再化疗 2～3 个疗程。国外推荐的停药指征不管是低危还是高危患者均不再考虑影像学的结果，但是否适合我国国情有着不同的见解，有待进一步探讨。

3. 手术治疗　对经多个疗程化疗后，其他部位转移灶明显吸收的患者，如可疑子宫病灶耐药，在更改化疗方案的同时手术治疗，可改善治疗效果。若无生育要求，则以行子宫全切除术为宜；年轻尚无子女者可行保守性手术，将子宫病灶切除而保留子宫。对于多次化疗未能吸收的肺部孤立耐药病灶，可考虑肺叶切除。

4. 介入治疗　介入治疗学指在医学影像设备指导下，结合临床治疗学原理，通过导管等器材对疾病进行诊断治疗的一系列技术。近年来介入治疗发展很快。其中动脉栓塞及动脉灌注化疗在治疗中均具有一定的应用价值。动脉灌注化疗不仅可提高抗癌药物疗效，而且降低了全身不良反应，这是因为：①药物直接进入肿瘤供血动脉，局部浓度高，作用集中；②避免药物首先经肝、肾等组织而被破坏、排泄；③减少了药物与血浆蛋白结合而失效的概率。动脉灌注化疗适于 GTN 的子宫耐药病灶及肝耐药病灶等。杨秀玉等用选择性动脉插管持续灌注合并全身静脉用药治疗绒癌耐药患者，取得了较满意的疗效。

5. 放疗　滋养细胞肿瘤是对放射敏感的肿瘤，但放射治疗是局部治疗手段，因此，须与全身化疗配合才能提高疗效。由于放疗是局部治疗，且有一定的后遗症，因此，放疗适应证有限。原则上化疗能消除的病灶，尽量不用放疗。以下情况可考虑放疗：①在全身化疗的同时有肝、脑转移病灶；②肝、脑转移瘤耐药；③肺大块转移瘤耐药病灶。

五、随访

治疗结束后应严密随访，第 1 次在出院后 3 个月，然后每 6 个月 1 次，至 3 年，此后每年 1 次，直至 5 年，以后可每 2 年 1 次。随访内容同葡萄胎，随访期间应严格避孕，一般于化疗停止≥12 个月才可妊娠。由于 50% 的 GTN 在 3 个月内复发，85% 在 18 个月内复发，平均复发时间是 6 个月，因此，目前国外对滋养细胞肿瘤患者初次治疗后的随访相对简单，建议连续测定 HCG 3 周，待正常后，改为每月检测 1 次，对Ⅰ～Ⅲ期患者，随访至 1 2 个月，对Ⅳ期患者随访至 24 个月。

（董红涛）

第三节　胎盘部位滋养细胞肿瘤

一、病理

大体标本发现肿瘤可为突向宫腔的息肉样组织，或局限于子宫肌层内，与肌层界限清楚；也可呈弥漫性浸润至深肌层，甚至达浆膜层或子宫外扩散，与子宫肌层界限不清。肿瘤切面呈黄褐色或黄色，有时见局限性出血和坏死。镜下见肿瘤几乎完全由中间型滋养细胞组成，无绒毛结构。肿瘤细胞呈单一或片状侵入子宫肌纤维之间，仅有灶性坏死和出血。免疫组化染色见部分肿瘤细胞 HCG 和人胎盘生乳素（HPL）阳性。

二、临床表现

发病年龄 31～35 岁，可继发于足月产、流产和葡萄胎，但后者相对少见，偶合并活胎妊娠。症状多表现闭经后不规则阴道流血或月经过多。体征为子宫均匀性或不规则增大。仅少数病例发生子宫外转移，受累部位包括肺、阴道、脑、肝、肾、盆腔和腹主动脉旁淋巴结。一旦发生转移，预后不良。

三、诊断

1. 血清 HCG 检测　大多数阴性或轻度升高，但血清 HCG 游离 β 亚单位常可升高。

2. HPL 测定　一般为轻度升高或阴性。

3. B 型超声检查　表现为类似于子宫肌瘤或其他滋养细胞肿瘤的声像图，彩色多普勒超声检查显示子宫血流丰富，肌壁间蜂窝状暗区内丰富血流呈“火球征”，舒张期成分占优势的低阻抗血流。但有部分病例血流并不丰富。

4. 组织学诊断确诊依靠组织学检查　对部分肿瘤突向宫腔者通过刮宫标本可做出组织学诊断，但在多数情况下需靠手术切除的子宫标本做出准确的组织学诊断。

四、治疗

手术是首选的治疗方法，原则是切除一切病灶，手术范围为全子宫切除及双侧附件切除术。年轻妇女若病灶局限于子宫、卵巢外观正常，则可保留卵巢。对于高危 PSTT 患者术后应考虑给予辅助性化疗。因 PSTT 对化疗的敏感性不及其他部位的妊娠滋养细胞肿瘤，故应选择联合化疗，首选的化疗方案为 EMA－CO。对于年轻、希望保留生育功能、病灶局限并突向宫腔的低危患者，可用锐性刮匙全面反复刮宫，清除宫腔内全部病灶后，给予化疗。但需充分知情同意和严密随访，发现有异常时应及时手术。

五、随访

随访内容同滋养细胞肿瘤。由于缺乏肿瘤标志物，临床表现和影像学检查在随访中的意义很重要。

（董红涛）

参考文献

[1] 刘琦．妇科肿瘤诊疗新进展．北京：人民军医出版社，2015.

[2] 乐杰．妇产科学．北京：人民卫生出版社，2008.

[3] 向阳，宋鸿钊．滋养细胞肿瘤学．北京：人民卫生出版社，2012.

[4] 连丽娟．林巧稚妇科肿瘤学．北京：人民卫生出版社，2013.

第十八章　阴道恶性肿瘤的手术治疗及妇科肿瘤心理治疗

第一节　阴道鳞状细胞癌

一、概述

阴道鳞状细胞癌占原发性阴道恶性肿瘤85%。

近年流行病学、临床、病理和分子生物学研究证实人乳头瘤病毒（HPV）是妇女下生殖道癌的主要原因，这使人推测HPV可能是阴道鳞癌的致病因素。一些引起宫颈癌的因素可能对阴道上皮具有相同的作用。已有报道一些可能的易感因素如阴道子宫托的应用、阴道壁膨出、梅毒、白带和白斑，但没有一种假说被证实。

阴道癌最多见于阴道上1/3，下1/3次之，中1/3最少。发生在后壁最多，前壁较少，侧壁更少。

浸润癌的症状和体征与宫颈癌相似，诊断方法亦与宫颈癌相似。至今阴道癌治疗进展不大，主要治疗方法仍然是放疗、手术或放疗与手术综合治疗。化疗有一定的疗效。总的来说，阴道鳞癌的疗效有所提高。

二、扩散方式及临床分期

1. 扩散方式　阴道癌的扩散、转移主要有直接浸润和淋巴道转移，偶尔可发生血道转移。

（1）直接浸润：阴道是一个特殊的肌性器官，由于它管壁薄、血供丰富及周围组织疏松等原因，故癌灶生长较快，向周围组织直接扩散较早，很容易浸润邻近器官。根据癌瘤生长部位的不同，肿瘤向前可浸润膀胱和尿道，向后累及直肠，向上蔓延到宫颈，向下扩散到外阴，向两侧扩散浸润阴道旁组织。

（2）淋巴道转移：阴道癌的淋巴道转移较复杂、淋巴转移的途径与癌瘤位置有关。一般位于阴道上1/3的肿瘤，转移途径基本上与子宫颈癌相同；阴道下1/3的肿瘤转移途径基本上与外阴癌相同；阴道中1/3的肿瘤则可经上述两条途径转移。阴道癌复杂的淋巴转移途径给治疗带来了困难。

2. 临床分期　阴道癌的临床分期主要是采用国际妇产科联盟（FIGO）的分期法及国际抗癌联盟（UICC）的TNM分期方法，具体内容如下（表18－1）。

FIGO对Ⅱ期的分期指的是肿瘤侵犯到阴道黏膜下组织但是没有达到盆壁。Penez等人提议对Ⅱ期的定义进行修改，将ⅡA期定义为肿瘤浸润阴道组织但未累及阴道旁组织，将ⅡB期定义为肿瘤侵犯阴道旁组织但未到达骨盆壁。许多研究者都采用这个亚分期。

表 18-1 FIGO 和 TNM 分期

FIGO 分期	UICC 的 TNM 分期		
	T	N	M
0 期：原位癌、上皮内癌	Tis	N_0	M_0
Ⅰ期：癌瘤限于阴道壁	T_1	N_0	M_0
Ⅱ期：癌瘤已累及阴道黏膜下组织，但没有扩散到盆壁	T_2	N_0	M_0
Ⅲ期：癌瘤已扩展到盆壁	T_1	N_1	M_0
	T_2	N_1	M_0
	T_3	N_0	M_0
	T_3	N_1	M_0
Ⅳ期：癌已超出真性骨盆，或已及膀胱、直肠黏膜，但大疱性水肿不能划入Ⅳ期			
ⅣA 期：癌播散到邻近器官	T_4	任何 N	M_0
ⅣB 期：癌播散到远处器官	任何 T	任何 N	M_1

注：T：原发灶；N：淋巴结；M：远处转移。

三、治疗原则

治疗方法主要根据病变的范围和分期而具体制定。早期使用外科治疗或放疗，晚期使用放疗。化疗可作为手术和放射辅助治疗。其中放射治疗是最常用的治疗方法。

对于Ⅰ期和少数ⅡA 期的病人，可行手术治疗或单纯腔内放射或腔内治疗加体外照射；Ⅱ~Ⅳ期行单纯放射治疗（腔内治疗加体外照射），或放化疗综合治疗；放疗未控及复发癌可选择手术治疗。治疗要强调个体化。

四、手术治疗

根据阴道解剖特点，手术治疗除需要切除阴道外，往往需做子宫广泛切除术、盆腔淋巴结清扫术、腹股沟淋巴结清扫术、外阴广泛切除术，甚至要切除邻近器官，并行改道。手术给病人带来极大心灵创伤和生活上的诸多不便，让病人难以接受。目前，大多数学者推荐放射治疗作为原发性阴道癌的初次治疗。手术治疗对早期、年轻病人可以避免阴道狭窄，保留卵巢功能，保持性功能。

1. 适应证　主要适用于Ⅰ期，少数ⅡA 期病人，尤其是年轻病人。此外，可选择应用于各期病人放射后局部未控或中心型复发，年龄在 70 岁以下，无严重内科疾病者。

2. 手术方式

（1）广泛局部切除术：适用于Ⅰ期病人癌灶直径小于 0.5cm 者。根据病灶选择性切除盆腔淋巴结（阴道上 1/3 病灶）或选择性切除腹股沟淋巴结（阴道下 1/3 病变），或同时选择性切除以上两区域淋巴结。

（2）子宫广泛切除及盆腔淋巴结切除术，同时做部分阴道重建术：应用于癌灶位于阴道上 1/3 者。阴道切除须达 1/2（离病灶 2cm），术前已行放疗者，可行子宫次广泛性切除及选择性盆腔淋巴结切除。

（3）外阴广泛性切除及双腹股沟淋巴结切除术，同时做部分阴道重建术：适用于癌灶位于阴道下1/3者。

（4）子宫次广泛切除和盆腔淋巴结切除加阴道根治性切除术及腹股沟淋巴结切除术，同时做阴道重建术：适用于癌灶位于阴道中1/3者。

（5）盆腔脏器切除术：适用于病变仅累及膀胱或直肠而未达盆壁，无远处转移者。根据病变累及的范围行前盆或后盆脏器切除术，或全盆脏器切除术。根据病灶部位决定淋巴结切除的范围。癌瘤超出真骨盆者，采用放射治疗。

比利时NGOC（Northem Gynaecologcal Oncology Centre）经验：1997—1999年，收治原发性浸润性阴道癌84例。其中67%手术治疗，33%放射治疗。结果5年生存率：Ⅰ期为91%，Ⅱ期为62%，Ⅲ期为67%，Ⅳ期为44%，总的5年生存率达92%。有学者认为Ⅰ、Ⅱ期浸润性原发性阴道鳞癌，手术治疗选择性加放疗，局部控制率、生存率可获得很好疗效。国内楼氏手术治疗Ⅱ、Ⅲ、Ⅳ期共6例，全部病例在5年内死亡，所以要严格掌握手术适应证。实行手术治疗要权衡疗效与并发症，并考虑病人的生活质量。

上海学者报道2例晚期阴道癌，采用盆腔脏器切除与右盆腔脏器切除。结果1例存活2年9个月，1例存活5年以上。

五、辅助治疗

1. 术前放疗　局部肿瘤大影响手术，术前放疗使肿瘤缩小，有利于手术切除，或使原来不能手术的病例转变成可行手术。另一目的是降低癌细胞活力，减少术后复发、转移。常用方法为近距离腔内治疗。

2. 术后放疗　目的是治疗局部残余病灶，清除亚临床病灶，以提高生存率，常用方法为体外照射和腔内照射。适用于手术切除边缘或近切缘仍有癌瘤；盆腔淋巴结阳性；脉管内有癌栓，阴道切除范围不够者（切缘离病灶小于2cm）。

3. 手术加化疗　如阴道局部病灶大，可先行化疗（新辅助化疗）。可采用PFM方案1～2疗程，停药2周手术，使病灶缩小，有助于手术的成功和减少出血。

六、预后及预后因素

1. 五年生存率　放射治疗原发性阴道癌预后较好，总的5年生存率约为60%，1980年至2003年，我国放射治疗原发性阴道癌1033例，其五年生存率见表18－2。

表18－2　1033例放射治疗原发性阴道癌5年生存率。

分期	可统计总数	5年存活例数	5年生存率（%）
0	5	5	100
Ⅰ	129	96	74.42
Ⅱ	384	234	60.94
Ⅲ	410	192	46.83
Ⅳ	65	6	9.29
合计	993	533	53.68

注：$X^2=682.19$，$P<0.01$。

2. 影响疗效因素　多种因素影响疗效：临床分期、病理类型、肿瘤组织分化程度、肿瘤大小、放射剂量。

（1）分期与5年生存率：1980—2003年，放射治疗原发性阴道癌，5年生存率：0期100%，Ⅰ期74.42%，Ⅱ期60%，Ⅲ期46.94%，Ⅳ期9.29%，分期越早疗效越好。

（2）病理类型与5年生存率：上述同组病例1033例，5年生存率，鳞癌和腺癌各为59.10%和29.03%，鳞癌好于腺癌 $p<0.01$。

（3）肿瘤大小与5年生存率：美国Stanford大学，1959—2005年，放射治疗原发性浸润性阴道癌，5年生存率：肿瘤<4cm和肿瘤>4cm各为84%和54%，$P=0.004$。

（4）血红蛋白高低与5年生存率：上述同组病例，血红蛋白低于125g/L与高于125g/L，5年生存率各为55%和76%，$p<0.005$。

七、治疗后随访及复发癌的处理

1. 治疗后随访　病人治疗出院后必须定期复查，观察治疗后有无并发症，局部有无复发和远处转移，以便及时发现、治疗。随访时常规妇检，发现异常要做必要的检查包括阴道涂片、阴道镜检查、局部活检。根据症状与体征做相应辅助检查如B超、CT、淋巴结活检。随访几年后进行总结、调整治疗方案、提高治疗效率、改善病人生活质量。这是临床科研中不可缺少的一部分。一般治疗后1个月复查，以后3年内每3个月复查1次，第4～5年，半年复查1次，5年后每年复查1次。

2. 复发癌的处理　阴道癌治疗后约有50%复发，以局部复发多见，80%以上为盆腔复发。大部分在2年内复发，远处转移发生较晚且很少见。

放射后持续性或局部复发的病人优先选择脏器切除术，可取得明显疗效。对晚期及转移病灶，可行姑息性放疗或化疗或两者联合应用。对阴道或盆腔小的复发灶再放射，主要应用间质放射，其效果良好。

很少有关于复发性或转移性阴道癌的报道，大多数关于化疗的报道是回顾性的，而且与晚期或复发性宫颈癌化疗一起报道，其治疗方案对两者均有效。Thigpen等报道顺铂Ⅱ期试验，以50mg/m² 治疗26例晚期或复发性阴道癌病人，每3周重复1次，有16例鳞癌病人能作出评估，1例病人有完全反应（6.2%）。大多数病人先前做过手术和放射。Muss等报道用盐酸米托蒽醌12mg/m²，每3周重复1次。可评估的19个病人无反应。阴道癌病人中位生存时间为2.7个月。Long等回顾性报道用甲氨蝶呤、长春新碱、表柔比星和顺铂（MVAP）治疗晚期宫颈癌和阴道癌（3例），所有病人获得短期的完全反应。

有关治疗复发或转移性阴道癌的报道大多数是回顾性的，其反应率不高。标准治疗应包括顺铂或联合治疗。

复发性或转移性阴道癌其治疗原则、方法与复发性转移性宫颈癌基本相同。

（董红涛）

第二节　阴道透明细胞癌、肉瘤、内胚窦瘤、黑色素瘤

一、阴道透明细胞癌

1. 概述　阴道透明细胞癌是一种少见的阴道恶性肿瘤，占阴道恶性肿瘤的5%～10%，

多发生在青年女性，诊断时中位年龄18～19岁。病因不清，有人认为该病与母亲怀孕时服用乙底酚（DES）有关。DES干扰米勒管上皮分化和退化过程，米勒细胞残留可能形成以后致癌基础。子宫内接触已烯雌酚后发展为阴道透明细胞癌的危险性为1/1000。胚胎期未接触过DES者，其发病机制不明，可能与染色体畸形或子宫阴道畸形或使用化疗药物有关。

病灶可发生在阴道任何部位，但大多数位于阴道上1/3，尤其阴道前壁。形状似息肉样结节，质硬又脆，肿瘤大小不一。20%病人早期无任何自觉症状，因其他原因行妇科检查时发现。多数病人最初症状是不正常阴道流血，血性分泌物，肿瘤感染时有臭味分泌物。阴道脱落细胞检查对诊断有帮助，但假阴性高达20%。

显微镜下早期病灶似原位癌，中晚期似浸润腺癌。癌细胞较表浅，局限于固有层或经阴道壁蔓延宫颈。转移途径同原发性阴道癌。阴道透明细胞癌有晚期复发及转移之特点，远处转移最常见的部位是肺及锁骨上淋巴结，其次是肝、腹膜、网膜及卵巢。

临床分期与原发性阴道癌相同。

2. 治疗　根据病变部位和临床期别决定治疗方案。主要采用手术、放射治疗或综合治疗。Ⅰ～ⅡA期，侵犯上1/3阴道，行根治性全子宫切除＋盆腔淋巴结切除＋阴道上段切除。病变累及阴道下2/3，行根治性全子宫切除＋盆腔淋巴结切除＋阴道切除。Disaia提出下列治疗方案（表18－3）。

表18－3　阴道透明细胞癌治疗方案

分期	手术治疗	放射治疗
Ⅰ（阴道上1/3）	根治性全子宫切除＋盆腔淋巴结切除＋上1/3阴道切除	盆腔淋巴结阳性者全盆照射5000cGy
Ⅰ（阴道下2/3）	根治性全子宫切除＋盆腔淋巴结切除＋阴道切除＋阴道重建	全盆腔体外照射5000cGy阴道腔内治疗或植入放射治疗
Ⅱ	放射治疗失败者行盆腔脏器切除	全盆照射5000cGy，植入放射治疗
Ⅲ	放射治疗失败者行盆腔脏器切除	全盆照射6000cGy，植入放射治疗
Ⅳ	个别对待	

阴道透明细胞癌趋向表浅生长。故小病灶病人可行局部切除或组织间植入放疗保留生育功能。Senekyian报道219例Ⅰ期阴道透明细胞癌，分为两组：一组176例常规治疗，另一组43例，局部治疗。两组病例症状，病灶部位肿瘤大小，浸润深度，组织形态、分级、有丝分裂相近。局部治疗包括阴道切除5例，局部切除17例，局部照射（加或不加局部切除）17例。5年与10年生存率：常规治疗组为92%与90%，局部治疗组为92%与88%。Ⅱ期以上行放射治疗全盆外照射加腔内治疗。北京学者报道3例阴道透明细胞癌单纯放疗获得成功。外照射盆腔剂量40～45Gy，腔内放疗A点50～70Gy。

晚期或中心型复发可行盆腔脏器切除。可能保留卵巢功能及适当阴道长度，提高生活质量。阴道切除要行皮瓣移植、阴道重建。

化疗用于晚期或复发，常用CTX、DDP、5－FU、ADM、KSM联合化疗。

3. 预后与影响预后因素

（1）总的5年生存率：Ⅰ期为87%、Ⅱ期为76%、Ⅲ期为37%、Ⅳ期为0。

（2）影响预后因素：①临床分期。②病理类型与分级，束管型较团块、乳头型预后好，分化差预后差。③有无 DES 史，阳性与阴性者 5 年生存率各为 84% 与 67%。

二、阴道肉瘤

阴道肉瘤少见，成人的阴道肉瘤占妇科恶性肿瘤的 1%，占阴道恶性肿瘤的 2%。可发生在任何年龄妇女。常见有阴道胚胎性横纹肌肉瘤和平滑肌肉瘤。

1. 阴道胚胎性横纹肌肉瘤

（1）概述：胚胎性横纹肌肉瘤即葡萄状肉瘤，是中胚叶起源的阴道恶性肿瘤，少见。90% 发生在 5 岁以下女婴、幼儿，平均年龄 2～3 岁。20 岁以上罕见。横纹肌肉瘤主要见于阴道前壁，多中心。在较年长的儿童或青少年，则倾向于发生在阴道上端、宫颈或子宫体处。开始时肿瘤常呈小的息肉样肿块，肿块逐渐增大，形成有蒂或无蒂的息肉样组织，白色发亮，半透明，形如成串葡萄状物在阴道内生长，填塞整个阴道，直至向外阴突出。镜下见表面被覆完整黏膜上皮，上皮下依次可见由未分化短梭形细胞组成的形成层，类似黏液瘤的黏液样区及深层的不同分化程度的横纹肌母细胞，临床与病理类似良性息肉样病变。

阴道出血和阴道内肿块是主要症状：女婴、幼儿有阴道流血、流液。成年妇女有月经不规则或绝经后流血。侵犯邻近器官时有不同的相应症状。

（2）扩散转移：阴道横纹肌肉瘤可直接浸润累及周围邻近器官，这是造成病人死亡的最常见原因。其次经淋巴结转移，阴道淋巴结与血管供应丰富。据报道淋巴结转移率达 19%，高于其他部位的横纹肌肉瘤（2%）。晚期经血道转移，常见部位有肺、肝、骨等。

（3）治疗

1）手术治疗：阴道葡萄状肉瘤以手术治疗为主。根据肿瘤大小、部位、年龄来决定。手术范围不统一。近几年多主张全子宫、部分阴道、全阴道、部分外阴切除，必要时加盆腔淋巴结切除。术前或术后辅助化疗，加或不加放疗。婴幼儿阴道横纹肌肉瘤很少累及卵巢，故多数人选择手术时保留卵巢。晚期或复发者行前盆、后盆或全盆脏器切除术。

2）辅助放射治疗：本肿瘤对放射治疗敏感，但效果是暂时性的，单纯放射治疗效果欠佳。放射治疗常作为综合治疗的一部分。术前或术后放疗，适用于术后手术标本切缘阳性，盆腔淋巴结阳性，亚临床灶转移者。

3）辅助化学治疗：常用有 VA 方案（长春新碱 + 放线菌素 D）和 VAC 方案（长春新碱 + 放线菌素 D + 环磷酰胺），有一定疗效。

近几年来由于放疗、化疗的发展，缩小手术范围，合理采用手术加放疗和（或）化疗的综合治疗。考虑病人年龄，如可能保留子宫、阴道、卵巢功能以利发育成长。

（4）预后：手术后 5 年生存率为 10%～30%，盆腔广泛清除术及淋巴结清除术 5 年生存率可提高达 50%，单纯的放射治疗后效果不佳，化学治疗效果不令人满意。

本病的预后与下列因素有关：①从产生症状到手术治疗时间越短，预后越好。②局限于阴道表面的病灶，且无浸润或扩散者，预后较好。③首次治疗的彻底性很重要，采用足够广泛的病灶切除及淋巴结清除术，可提高生存率。一般报道本肿瘤的 5 年生存率为 10%～30%，而 Hilgers 报道施行盆腔广泛清除术及淋巴结清除术后，5 年生存率可提高达 50%。

2. 阴道平滑肌肉瘤

（1）概述：阴道平滑肌肉瘤来源于中胚叶的平滑肌，少见，发病年龄以中老年妇女多见，发病原因不明。

阴道平滑肌肉瘤的镜下形态与其他部位的平滑肌肉瘤相似，肿瘤细胞呈梭形或圆形，核大染色质多而深，核分裂象 >5/HP。

本病为成年妇女的肉瘤，50% 病例发生在 20 ~ 49 岁，35% 病例发生在 70 岁或 70 岁以上妇女。阴道平滑肌肉瘤多发生在阴道上段，位于阴道黏膜下间质中，多为结节样实性肿块，大小不等，肿瘤直径约 1 ~ 10cm，无包膜，呈浸润性生长方式，局部扩展。早期病例无症状，病变进展一定阶段时，会出现阴道肿块、阴道疼痛及排尿和排便困难。肿瘤破溃后可伴阴道出血和溢液，感染者溢液增多伴臭味。肿块堵塞阴道影响性生活。

（2）治疗：手术治疗是主要方法。术式视肿瘤生长情况、部位、范围、期别而定，包括肿瘤局部广泛切除，广泛全子宫加阴道肿瘤切除，前盆或后盆腔内脏切除加盆腔淋巴结清扫术。手术范围存在争论，Peters 等认为广泛手术切除，甚至前盆腔、后盆腔脏器切除可提高生存率。Curtin 等提出局部扩大手术切除，术后辅助放疗可以提高生存率。北京学者认为，鉴于阴道肉瘤早期多为局部膨胀性生长，直肠、膀胱受侵，首次治疗时扩大局部肿瘤切除，尽量不损伤直肠、膀胱，这是值得推荐的手术方法。盆腔脏器切除术手术范围大，并发症多，术后病人生存质量下降，精神上难以承受。

放射治疗是辅助治疗之一。单纯手术局部复发率高，术后行盆腔体外放疗能减少局部复发，但不能提高生存率。放射治疗按肿瘤部位相应使用，行阴道腔内放疗或全盆腔体外照射。

化学治疗是常用的辅助治疗，术后辅助化疗可以提高疗效。至今尚无公认的高效低毒的化疗方案。常用的化疗方案有：APD（ADM + DDP + DTIC）；API（AD + DDP + IFO）；VAC（VCR + KSM + CTX）。

3. 预后　一般来说预后不好。能手术切除病例，广泛切除术后辅加放疗和（或）化疗，有长期生存可能。对分化不好，核分裂象（高倍镜下）者，预后更差。

三、阴道内胚窦瘤

1. 概述　内胚窦瘤少见，多发生在卵巢，但也可发生在性腺以外部位，如松果体、腹膜后、胃、肝、骶尾部及幼女阴道。原发阴道内胚窦瘤又称卵黄囊瘤，十分罕见。至 1996 年，国外文献报道 62 例，可能起源于生殖细胞。因此，Norris 等称它为中肾瘤（mesonephroma）或中肾癌（mesonephric carcinoma），多发生在 2 岁以下的幼女。

阴道内胚窦瘤的病理特征与卵巢内胚窦瘤相同，早期无症状，当肿瘤发展到一定程度时出现阴道出血或血性分泌物，伴感染时有臭味。检查可见阴道后壁或穹隆部位大小不等的息肉样肿物，质脆，呈红色或粉红色。此时如做活检送病理学检查可以明确诊断。如同时做血清 AFP 测定对诊断有帮助。盆腔 B 超或 CT 检查，对诊断原发癌的部位有帮助。有报道 MRI 检查对确定阴道肿瘤病灶及范围比 B 超和 CT 检查更符合实际。

诊断须与胚胎性横纹肌肉瘤（embryonal thabdomyosarcoma）即葡萄状肉瘤（sarcoma botryoides）相区别。后者发病年龄少于 5 岁，诊断时平均年龄为 3 岁。形态似葡萄状，组织上由不成熟骨骼肌细胞组成。

2. 治疗　阴道内胚窦瘤主要治疗是以手术为主，辅助放疗、化疗。根据肿瘤大小、部位决定手术范围。单纯局部切除、阴道部分切除和前、后半盆腔切除。但根治性手术不良反应大，后遗症多，有时会导致病人丧失生育功能与性功能，严重的会影响膀胱与直肠功能，影响病人的生活质量。

20世纪70年代以后，由于VAC化疗方案的应用，尤其是近几年来VBP和BEP化疗方案的应用，使生殖细胞肿瘤的治疗和预后大为改观。Copeland等采用根治性手术配合VAC方案治疗阴道内胚窦瘤6例，结果4例成功，2例死亡。Hwang等采用BEP方案化疗加上病灶局部切除，治疗阴道内胚窦瘤3例均获满意结果。北京学者采用VBP和EBP方案治疗2例阴道内胚窦瘤获得成功，他们认为以化疗为主的治疗模式是阴道内胚窦瘤治疗的一大突破，它不但可以治疗肿瘤，改善预后，而且与根治性手术和放疗相比还有并发症少、后遗症少等优点。更重要的是化疗可保留病人的生育功能，是较为理想的首选治疗。

3. 预后 阴道内胚窦瘤恶性程度很高，如不治疗，一般诊断后2~4个月死亡。Young报告6例阴道内胚窦瘤术后化疗，其中2例辅加放疗，2~9年后全部病例存活。因此术后加化疗，辅加放疗控制肿瘤有效。

四、阴道恶性黑色素瘤

1. 概述 阴道恶性黑色素瘤（简称恶黑）是一种恶性程度高，较早发生远处转移，预后差的妇科恶性肿瘤。发病年龄22~78岁，多见于50岁左右妇女。本病病因不明。

阴道恶性黑色素瘤早期可无任何症状及妇检发现，主要表现为阴道不规则流血与阴道流液、肿块，肿块溃烂时流液呈柏油样，合并感染者有臭味或血脓样。体检见阴道病灶，表面黑色或黑灰色肿块，单个或数个，大小不等，病灶多数在阴道下1/3，且好发于前壁。晚期出现疼痛、外阴与下肢水肿等压迫症状。

阴道内任何色素病变应引起高度警惕，特别是结节形成或色素加深都应迅速取得组织学诊断。

2. 转移途径 阴道恶性黑色素瘤转移有三种途径：①局部蔓延，浸润。②淋巴转移。③血行播散至肺、肝。

3. 治疗

（1）手术治疗：阴道恶性黑色素瘤治疗原则与外阴恶性黑色素瘤相同，病灶侵犯深度是决定手术范围和淋巴结清扫与否的重要依据。手术可分为根治性手术和姑息性手术两类。

1）根治性手术：病变厚度为1~4mm者，包括局部广泛切除和区域淋巴结切除，因部位不同分为以下几种：

A. 根治性全阴道切除+外阴切除+腹股沟淋巴结切除，适用于病灶位于阴道下段者。

B. 根治性全阴道+子宫及盆腔淋巴结切除术，适用于病灶位于阴道上段。

C. 根治性全阴道切除+腹股沟和盆腔淋巴结切除术，适用于病灶位于阴道中1/3者。

2）姑息性手术：中晚期恶性黑色素瘤可选择姑息性手术。对那些病变厚度大于4mm者，可不做区域淋巴结切除术或辅助治疗后，效果明显者，可分期淋巴结切除。

关于术式是行根治性手术还是肿瘤广泛切除，目前尚有争论。因目前根治术尚无规范标准。临床多采用局部广泛切除（切缘离病灶1~2cm）或部分阴道切除。

（2）辅助化学治疗：恶性黑色素瘤对化疗不敏感，化疗药中最有效的药物为达卡巴嗪（DTIC），有效率为21%。常用联合化疗方案有：①DTIC+卡莫司汀（BCNU）。②DTIC+BCNU+VCR（长春新碱）。③DDP+DTIC。但各种联合方案均未能明显延长晚期恶性黑色素瘤的生存期。

有约30%人类恶性黑色素瘤细胞存在雌激素受体，他莫昔芬用于以往常用药物治疗失败的病例有效。

（3）辅助免疫治疗：仅作为晚期和复发的辅助治疗。推荐使用大剂量α干扰素，术后每天用2000万U/m^2干扰素静脉注射，4周后改为每天1000万U/m^2皮下注射，3次/周，共48周。但由于药物副作用大，且费用昂贵，目前国内未能推广。

（4）辅助放射治疗：放疗可作为辅助治疗或姑息治疗手段。病人行根治术后给予局部外照射30～36Gy，可提高局部控制率及延长生存期。Fiura等认为局部广泛切除术后给予盆腔放疗是阴道恶性黑色素瘤病人较合适的治疗方式。

4. 预后　由于阴道淋巴和血管丰富，导致阴道恶性黑色素瘤早期转移，预后差。Irvine报道115例阴道黑色素瘤，5年生存率为8.4%。影响预后的因素有：①肿瘤大小：肿瘤>3cm比<3cm疗效差（$p=0.024$）；②肿瘤厚度：肿瘤<2mm比>2mm疗效好；③分期：FIGO分期越早效果越好。

（董红涛）

第三节　肿瘤患者心理治疗的方法

癌症患者在疾病的诊断、治疗及转归过程中首先经历的是诊断关。面对突如其来的诊断—恶性肿瘤，多数患者表现出强烈的焦虑式抑郁，进而自信心下降，出现自我认同障碍。待情绪稳定后，接踵而至的是手术、放疗、化疗，特别是手术所致的容貌损毁及性功能缺失所造成的心理障碍往往比癌症本身带来的伤害更严重。如果心理诊疗不到位，患者很可能做出过激行为，如坠楼自杀等。癌症的复发、转移，对患者来说如同雪上加霜，对求生的欲望将是致命一击。因此，对于癌症患者，在常规治疗的同时，必须加强心理治疗，才能提高患者的依从性，保证治疗的正常进行。许多研究也已证明，单独接受常规治疗（如手术及放疗）及单独接受心理治疗的患者比不接受任何治疗的患者生存时间要长，而既接受常规治疗又接受心理治疗的患者生存时间还要长，这就是所谓的癌症患者身心同治疗的综合效应。

患者认为自己“身患绝症”，面临着死亡、毁容、肢体或重要器官缺如、性别特征及重要功能（如性功能）永久性丧失的严重的负性生活事件，必然对其婚姻、家庭、个人前途、社会地位构成严重威胁！在这种强大的心理应激反应下，可出现各种心理障碍问题。此时，心理工作者要利用一切行之有效的干预措施，及时地对其进行心理治疗，帮助患者采取合适的应对方式和积极向上的态度，正视并逐步适应这种残酷的现实，树立战胜疾病的信心和生活下去的勇气，以激发、提高患者的自身免疫力，改善其生活质量。

肿瘤患者产生的心理障碍，是由器质性病变引起的，不同于精神科患者的心理障碍，所以，对两者实施心理干预的方法差异很大。不同部位、不同病期的肿瘤，对机体造成的损伤程度、导致患者产生的心理障碍类型也不相同，所以采取的心理干预方法也不同。本节就其共性部分简述如下：

一、支持性心理治疗

支持性心理治疗的目的是减轻患者的痛苦，维持机体功能，该治疗适用于病程各个阶段出现应激性心理障碍的患者。

1. 倾听　倾听是心理治疗的一个核心技术，是心理治疗的基础。技巧不在于心理医生讲多少，而在于听多少。耐心地倾听患者的诉说，让患者感到医生在关心他、理解他，这是医生与患者建立良好关系的前提。治疗者要尽可能以简洁、婉转、得体的语言，鼓励、诱导患者把深层的思想顾虑说出来。对患者来说，这是一种“发泄”。发泄，在一定程度上可以减轻或缓解患者的内心痛苦。缺乏耐心、缺乏足够的时间倾听患者的叙述，是心理工作者最易犯的一个错误，也是治疗失败的一个重要原因。

2. 理解　心理工作者在“倾听”的基础上，要用一颗爱心和同情心，去了解、理解患者。在实际工作中，要做到深入了解、全面理解患者并不容易。首先，要通过耐心、专心倾听患者的诉说、细心观察患者的表情举止，力求深入到患者的内心世界，体验患者的情感、人格与经历之间的联系，有时还需换位思考，然后再把对患者的理解传达给患者。同时，心理工作者还要注意自己的言行举止，切不可心不在焉，更不能流露出嘲笑、讥讽的言语和表情，以取得患者信赖。

3. 期待　期待是患者对未来的向往与追求，是一种积极的心理状态。“期待”现象出现在患者对诊断认可以后，希望到最好的医院，找最好的医生，用最好的药物，尽快手术，尽快治疗。同时，还特别希望得到更多亲友同事的探望、同情和支持，希望医生、护士专心致志地检查和治疗。只要条件允许，应尽可能地满足患者的要求。

4. 安慰和鼓励　肿瘤患者的主要心理特征是恐惧和焦虑，鼓励患者把情绪表达出来，再根据存在的身体和心理问题，给予解释。矫正其不正确的认识，并给予有效地健康指导和必要的教育。鼓励和安慰的语言要中肯，态度要真诚，切忌简单化和口号式、说教式的语言。通过鼓励和安慰来减轻或消除患者的恐惧情绪和焦虑症状，树立战胜疾病的信心。

5. 保证　目的在于增强患者战胜癌症的信心和勇气。但是，“保证”必须有事实和科学的根据，不能言过其实。对于治疗结果，一般只能提出有限度的保证，视患者肿瘤的类型、病期、对治疗的反应以及患者的全身情况而定。预后不良的肿瘤，通常以作出成功率的保证为妥，可请已治愈的患者现身说法。对晚期和治愈希望不大者，应对其生存期作出保证，可举出类似的患者长期生存的例子，使患者不至于过早绝望。

6. 解释和商讨　适当注意肿瘤诊断的保密问题。原则上不应隐瞒患者病情。不能哄骗患者，患者一旦得知自己被欺骗而发生愤怒，则对亲属、医生及所有的人都会失去信任。因此，需要根据患者的心理素质、病理结果、病期等，参照下列方法介绍病情：对不了解或不愿了解真实病情者，不应和盘托出；对心理素质稳定、病期早、疗效好的患者，可及早坦诚相告，以便使其配合治疗；对于感情脆弱、精神极度敏感者，则要谨慎从事，选择适当时机告知其真实病情；对于疗效较好的患者，要让其有癌症复发的思想准备；对于病情严重的患者，不应该告知他全部实情，以免患者精神崩溃。但是，上述情况必须向患者家属交代清楚，以免日后发生纠纷。

二、认知疗法

认知疗法的目的是帮助患者解决心理社会应激性问题，使得他们能更好地面对现实，适应生活。对于常见病、多发病，患者一般能够适应和处理。如果突然得知身患癌症，特别是癌症晚期时，患者一时难以应对和处理，可产生认知偏见，出现“肿瘤危机”。如：出现焦虑、否认、愤怒、无助、轻生等症状。“咨询”和“危机干预”就是通过纠正患者的认知偏见，支持和帮助患者适应、接受患肿瘤的现实，减轻焦虑，放弃轻生念头。心理工作者首先要了解患者最担心的是什么？最关心的是什么？最怕失去的是什么？鼓励患者表达出自身感受，再根据情况给予必要的安慰和适当的保证，以解决患者的“肿瘤危机”。

心理问题的产生不但与个体的认知偏见有关，还与患者的自身修养、文化水平、脾气性格及人生观、生死观有关。纠正不良认知，学会换个角度看问题，可改变患者的一些认知偏见，纠正一些异常行为。比如，患者认为得了肿瘤，就是被判了死刑，必然会在婚姻家庭、社会地位、事业前途等方面出现心理“危机”。此时，需要对患者实行认知干预。可用大量的事实告诉患者：随着科学的发展，现在“癌症≠死亡”；有些肿瘤通过治疗，可以治愈；有些肿瘤通过治疗，可以延长生存时间；还有一些肿瘤，与高血压病、糖尿病一样，虽不能治愈，但可以长期带瘤生存，以坚定患者的信心。对于因抗肿瘤治疗造成生理功能缺如、肢体残缺甚至毁容的患者，须及时纠正其认知偏见，告诉患者，虽然抗肿瘤治疗给躯体造成了一些损害，但是，换来的是长期生存，社会还需要我们，事业还需要我们，家庭还需要我们。以此来解决患者的社会心理应激、纠正认知偏见、减轻情绪逆遇、改善人际困扰、克服自卑情绪，达到重塑自信的目的。

三、行为心理治疗

行为是指生物体的骨骼肌活动的现象，它包括运动行为、语言行为和隐匿性行为（思维、认知和情感）。行为治疗是指应用实验心理学和社会心理学的理论和方法来改变症状和行为的一类心理治疗。它强调问题、针对目标、面向未来，对患者的每一个症状进行行为分析。行为分析是处理临床问题和收集、分析临床资料的一种方法。要明确引起患者苦恼、行为异常以及患者在家庭、社会、工作和其他生活方面不满意的原因。行为分析为评价靶问题的性质、严重程度、发生频率以及澄清患者行为与环境诱因之间的关系提供了方向。人际环境的干预，需要通过患者的亲友、同事、朋友和一些相关团体共同来进行。同时，鼓励患者采取积极的态度来矫正影响他的环境因素。

预期性呕吐（anticipatory vomiting，AV）是一种条件反射和心理因素引起的行为异常，指患者尚未使用化疗药物便出现的恶心、呕吐现象。患者在既往化疗过程中曾有过恶心、呕吐的经历，对化疗产生了严重的惧怕心理，当再次看到化疗药物的颜色（如红色的阿霉素）、嗅到化疗药物的气味，或者一走进医院、一看到医生、甚至一谈到化疗话题时即出现恶心、呕吐，这是一种典型的条件反射。这一现象常出现在3～4次化疗之后，发生率占化疗患者的30%左右。由于预期性呕吐是条件反射和心理因素引起的，止吐药及镇静剂往往难于奏效。目前，国内外学者采用心理干预疗法治疗预期性呕吐收到了一定效果。常用的心理干预方法有：结合想象的催眠法（被动放松结合想象的渐进性肌肉放松法主动放松）、结合想象的生物反馈法、系统脱敏法、认知及注意力分散法。在临床实践中，可根据患者的心理状态和恶心、呕吐的严重程度选择不同的心理干预疗法。如运用得当，可减轻恶心与焦虑症状，甚至消除呕吐。有学者在工作中体会到，由于预期性呕吐是一种典型的条件反射现象，心理因素起主导作用，治疗成败取决于能否成功地分散患者的注意力。临床工作中，我们常请医护人员、患者亲友与患者聊天，让患者听喜欢的音乐，看爱看的电视，讲患者关心的话题，以及采取必要的心理暗示，将患者的注意力转移到他自己感兴趣的活动中，就能取得一定的治疗效果。

四、集体心理治疗

集体心理治疗可追溯到美国医生 Pratt JH 的时代，1905 年，他在美国波士顿首次采用集体教育和鼓励、开展集体讨论的方法，帮助久治不愈而又心情沮丧的结核患者克服抑郁情绪，树立战胜疾病的信心，使许多患者受益。集体心理治疗迅速发展的时期是在第二次世界大战期间和战后。1943 年，集体治疗学会（AGPA）在美国成立。1950 年，创办了《集体心理治疗杂志》。此后，专业的集体心理治疗工作者人数大幅增加，成为心理工作队伍的一支重要力量。所谓集体心理疗法，就是将癌症患者特别是有心理问题的患者集中在一起，请患者家属、亲朋好友参加，由医务人员或专家讲课，请抗癌明星现身说法，相互学习、共同讨论，探讨抗癌之法、康复之策。目的是让患者懂得：癌症不等于死亡；只要有信心，保持良好的心态，积极配合治疗，顽强地与病魔抗争，就能获得良好的效果。

我国的抗癌明星协会就是集体心理治疗的一个典范。众多癌症康复患者，自愿地、定期或不定期地欢聚一堂，相互学习，相互交流自己治疗、康复的经过，互相交流经验。特别是一些老“明星”的现身说法，医务工作者的心理疏导，对具有恐惧、愤怒、焦虑、抑郁、孤独、厌世甚至绝望的心理障碍的患者，会产生意想不到的效果。

具体干预方法有集体支持疗法，即相互支持，帮助同伴克服治疗中相互交谈的困难；向他人学习，学习其他病友是如何克服与自己相同的问题的（模仿学习）；验证与他人相悖的观念、想法；联合学习社交行为技巧。

如头颈部肿瘤是造成患者身心障碍最为严重的疾病之一，面部表情是非语言沟通的重要形式之一。容貌毁损给患者的自尊、自信带来极大的负性冲击。术后又羞于见人，常将自己孤立起来，与家庭、社会隔离。喉切除的患者，由于别人听不懂自己的话，造成与他人沟通困难，可产生严重的失控感。鼻咽癌症的放疗可造成嗅觉、味觉的灵敏度下降，乃至消失，以及口干、吞咽困难等不适，导致生活质量下降。一般来讲，头颈部肿瘤患者的损伤有两种：一种是结构性损伤、一种是功能性损伤。手术、放疗及肿瘤浸润是导致结构和功能损伤的原因，这些损伤又决定着患者的躯体形象和功能改变的程度。患者要克服这些损伤带来的后果就必须做出心理上的努力，结构和功能损伤越大，负性情绪就越大，所付出的努力就越大。所以，术前应对患者进行心理社会因素评估，包括个性特征、应对、技能、烟酒嗜好、经济状况、工作环境及社会、家庭支持情况等；接着再向患者介绍整个手术过程及手术可能出现的结构和功能损害，尽可能地让患者思想上有所准备。国外的研究发现：术后第 5 天是患者能否接受损伤的关键时刻。所以，告诉患者不要把自己与社会隔离起来，要克服社交障碍；阻止患者对现状的回避，鼓励其尽早参与集体治疗，尽早与家人和病友接触，进行面对面地交流。多参加社交活动，与病友一起联欢旅游、交流思想、交流感情、交流信息、交流经验，交流康复技巧。这样有利于疾病的康复，有利于患者重返社会。

五、家庭和婚姻心理治疗

家庭和婚姻心理治疗，是指在癌症患者的家庭中，对患者及其他家庭成员进行的心理干预治疗。

患者在家庭中的地位不同、角色不同、作用不同，可产生不同的心理变化，出现不同的抑郁症状：觉得自己处于失败、孤独、无助、绝望之中；或表现为焦虑、恐惧，恐怕工作不能坚持，职务、地位、收入可能受到影响；觉得自己现在是“家中的一个累赘，一个负担”，在家庭中已失去顶梁柱的作用，觉得对不起家庭，对不起配偶，产生自卑感，甚至自暴自弃，“宁愿早些死亡，也不愿意接受比死还难受的治疗”。由于这种错误的认识降低了患者治疗的依从性，特别是在得不到亲人的理解、帮助、照顾或满足不了心理安抚的情况下，还可能导致更严重的情绪和行为异常。根据患者及其他成员的心理变化，采用心理咨询、个别心理指导、行为心理治疗手段，通过认识重建、语言重建、角色转换等方法进行心理干预。

此时，家庭成员特别是配偶参与心理干预至关重要。应尽可能多地与患者交谈，全面深入地了解患者的内心苦楚，找出患者不正确的认识（包括对预后不正确的推测，对治疗效果和副作用不正确的评价，对自身存在价值的不良认知），再进行干预。

首先，要纠正患者认知上的偏见。虽然得了肿瘤，通过积极合理的治疗，是会收到良好的效果的。还要告诉患者尽管在工作、收入上可能会受到影响，但是，在经济收入、家庭生活方面，还有很多人不如我们；要学会面对现实，知足常乐；只要有人在，就会有一切。特别是自己的小家庭很需要你，孩子、老人和其他亲人时刻在关爱着你，离不开你，让患者知道自己在社会及家庭中依然有着举足轻重的作用。同时告知家属，对患者在生活上要加倍关心关爱，精神上鼓励抚慰，增强患者战胜疾病的信心和生活下去的勇气。

对生殖系统的肿瘤引起的认知偏见和行为异常，进行夫妻心理治疗颇为重要。由抗肿瘤治疗带来的性功能障碍发生率相当高，几乎涉及每一位患者。女性患者主要表现为性欲减退、性高潮缺乏、性满足感下降、性快感减少、性交疼痛及性交不能。国外一组报道显示：妇科肿瘤患者在治疗初期，82%的患者出现性功能失调，其中最常见的是性欲缺乏；50%的患者感到性关系恶化，16%的患者出现婚姻危机。对其配偶进行调查发现，有80%的患者配偶出现心理危机，大部分出现性交消极或性欲减退。对于妇科肿瘤而言，放射治疗比手术治疗对性功能的影响更大。男性患者有一种强烈的被阉割感而导致自卑。由于勃起障碍或阴茎缺如导致性交困难或不能，感到对不起配偶，担心丧失生育能力等。

对于因泌尿生殖系统肿瘤的治疗引起的心理障碍问题，在改进治疗方式的同时，应积极地实施心理预防疗法。针对不同部位、不同病期的肿瘤患者制定不同的治疗方案、根据损伤程度提出相应的性生活内容。同时，要让患者及伴侣认识到，性生活并不是夫妻生活的全部。然后，根据性心理障碍的各种表现，向患者及其配偶介绍有关医学范围内的性知识，如利用抚摸促使性唤起、采用不同的体位以保持体力，女性采用坐位、跪姿或使用润滑剂，可减轻性交疼痛以达到性高潮及性满足。阴道放射治疗数月内，是阴道愈合及纤维增生阶段。在这一时期，保持一周数次的性生活或使用阴道扩张器，可预防阴道粘连、闭锁，减轻阴道纤维化。特殊患者的性康复，还需特殊的医学处理。如女性患者的阴道重建术、男性患者的阴茎假体植入术等。特别值得一提的是，人们通常认为只有性交才是唯一正常的性行为；其实，利用机体抚爱，特别是利用手和口的性器官抚爱代替性交，达到性高潮和性满足，也是一种常见的自然的性行为。这一点对阴茎切除及女性性交疼痛，性交不能者来说非常重要。这样，可以在一定程度上改变患者的性生活质量。

另外，乳腺癌是妇女最恐惧的癌症之一，除了担心生命受到威胁外，还会产生更多的心理危机。比如，乳腺切除使患者丧失了女性最重要的特征，因此可出现焦虑、抑郁、愤怒等心理不适；或者由于乳腺切除出现身体不适、生活方式受到影响、生活质量下降、性生活受损或出现婚姻危机。对于单身女子，一般都非常担心自己的性别吸引力及生育能力的丧失。患者心理行为的严重程度还取决于社会、家庭、亲友、特别是丈夫的支持。因此，夫妻心理治疗非常重要。妻子行乳腺切除术，对于丈夫来说也是一种负性生活事件，而丈夫的应对方式反过来又影响着妻子的康复。所以，对患者丈夫的教育至关重要。请丈夫参加制定治疗方案、伤口整形及性关系的讨论等，对于维护良好的夫妻关系，促进患者对疾病的适应是相当有益的。

（董红涛）

第四节 妇科肿瘤患者的心理

妇科常见的恶性肿瘤包括宫颈癌、子宫内膜癌、卵巢癌等。

一、常见妇科肿瘤概述

（1）宫颈癌：是最常见的女性生殖系统恶性肿瘤，占女性恶性肿瘤的半数以上。据世界卫生组织估计，20 世纪 80 年代全世界子宫颈癌每年新发病例为 45.9 万，其发病率有明显的地理差异，流行特征为：经济不发达国家的发病率高于发达国家。在发展中国家，妇女宫颈癌的发病率处于女性恶性肿瘤的第 1 位。自从我国开展子宫颈癌普查后，子宫颈癌的发病率大幅降低。但是，近年来子宫颈癌有年轻化和子宫颈腺癌发病率上升的趋势。目前认为发病原因与性混乱、初次性交年龄小、婚产因素、宫颈糜烂、病毒感染等多种因素有关。临床表现不明显，可有宫颈炎症如白带增多、血性白带或接触性出血。

（2）子宫内膜癌：与宫颈癌相比，发病年龄推迟约 10 年，多见于 50 岁以上的妇女，平均发病年龄为 59 岁。75% 的患者发生于绝经后，60% 的患者绝经年龄被推迟至 50 岁以上。近 50 年来，子宫内膜癌发病率有明显上升的趋势，部分原因与妇女平均寿命延长有关。目前认为，子宫内膜癌的发病原因与长期持续的雌激素作用有关，其高危因素有肥胖、未孕、未产、不育、绝经年龄晚于 52 岁、高血压及糖尿病等。临床表现为绝经后妇女出现不规则阴道流血，晚期可出现下腹包块、疼痛及压迫症状。治疗原则：Ⅰ～Ⅱ期患者应行手术切除，Ⅲ期以放疗为主，Ⅳ期以综合治疗为主。子宫内膜癌总的 5 年治愈率为 55%～60%，Ⅰ期患者治愈率一般为 70%～75%。80% 的复发与转移发生在术后 8 年内。

（3）卵巢癌：是常见的妇科三大恶性肿瘤之一，近年来其发病率以每年 0.1% 的速度增加，并随着年龄增长而升高。早期无明显症状，多数患者确诊时已为晚期，预后差。流行病学调查研究表明，晚育、不育者患卵巢癌的危险性相对增高，部分卵巢癌与遗传因素相关，如直系亲属有患卵巢癌和乳腺癌者，其发病率明显增高。临床表现可有月经失调及胃肠道症状，后期可因肿瘤生长出现腹胀、腹水以及肿瘤压迫症状。治疗原则：Ⅰ～Ⅲ期患者应行手术切除或肿瘤减灭术，Ⅳ期以化疗为主，部分患者可行肿瘤减灭术。

二、妇科肿瘤患者常见心理

目前研究发现，心理－社会因素与肿瘤的发生、发展之间有着密切的关系，与肿瘤患者的生存质量和生存期有明显的相关性。特别是生殖系统的恶性肿瘤患者在其病程中心态变化大而复杂，影响其变化的因素很多。女性患者对于生殖系统相关的恶性肿瘤的认识，不同个体会产生不同的性格特征，常见的几种类型如下：

（1）稳定型：有较强的个性特征，即使面临癌症威胁，也能客观地认识疾病；既认识到癌症可怕的一面，又懂得癌症可治愈的一面，以正确态度对待疾病。能够积极有效地配合治疗，能够较快地接受各种必要的治疗。其情绪对周围人群的影响也很小。

（2）否认型：不敢面对现实，否认癌症的诊断，怀有侥幸心理，寄希望于诊断错误，以“否认”作为自己的心理防卫方式。压抑自己对癌症的强烈情绪反应，以不影响亲属或他人，将自己的心理反应封闭起来。否认型的发展具有阶段性，它对患者的治疗具有积极作用，但若持续时间过长则会影响其临床治疗进程。

（3）惊恐型：情绪反应较强烈，精神极度紧张，坐卧不安，陷入惊慌恐惧之中。并表现出明显的心身症状，突出的表现是睡眠障碍和饮食习惯的改变。排除癌症本身因素，这种改变不利于其临床治疗，但却是心理干预最易解决的一种类型。

（4）消极型：对治疗失去信心，消沉、少动，沉默寡语，心事重重，悲观失望，甚至表现为压抑与孤独。表现出对现实的排斥和反感、与周围环境相隔离的倾向。

（5）易怒型：病后情绪极度暴躁，不顾及他人情感，稍遇挫折便大发脾气，不能配合治疗。情绪冲动易与周围人发生矛盾，通常以不固定的形式转嫁自己的问题，但在问题过后又存在明显的自责感。

（6）拼搏型：求生欲望强烈，即使意识到所患癌症不可能治愈，仍希望医治，以求延长生命。尽管病情加重，依然情绪饱满，配合治疗。

妇科恶性肿瘤一般比较容易诊断，预后相对较好。但是，由于肿瘤发生在与生殖相关的部位，经过手术或放、化疗，可能引起患者生殖器官结构或功能的改变，甚至失去生育能力。

三、妇科恶性肿瘤中常会出现特殊的心理

（1）焦虑和抑郁：患者除了会产生与其他癌症相同的心理变化外，还会出现一些特殊的心理问题，如担心肿瘤会通过性生活传给配偶、出现性功能障碍，甚至害怕疾病引起婚姻家庭发生变化等。多数患者会出现焦虑和抑郁，并且在肿瘤得到很好地治疗后，这些症状没有明显缓解。患者会出现抑郁、焦虑、害怕死亡和一些不适症状，如常出现持续性疲劳、乏力、消瘦、疼痛、膀胱功能失调以及阴道干涩、疼痛等。患者的配偶在疾病诊断及治疗后，也会出现心理危机，常常不知道如何与患者周围的人进行语言沟通及交往，没有可以诉说的对象，严重者可以出现抑郁、焦虑，导致婚姻出现变故。

青年未婚或没有生育的患者，患病初期会出现抑郁、烦躁不安，考虑自己的生育及婚姻问题。例如：患者吕某，22 岁，怀孕 3 月发现左侧卵巢占位，考虑为恶性。随后中止妊娠，行腹部探查术，术中发现腹腔内肿瘤广泛转移，并出现大网膜种植，随后行双侧卵巢 + 子宫切除术，术后病理分期为卵巢癌Ⅲc 期。患者婚后 1 年，即患恶性肿瘤并失去生育能力。目前多数夫妻双方均为独生子女，根据固有的传统观念，应生儿育女，传递香火。患者手术后 3 月出现婚变，由自己的父母陪同化疗，明显有焦虑、紧张情绪。

（2）性功能障碍：女性生殖系统恶性肿瘤确诊使患者更为敏感，所造成的精神负担是

引起性功能障碍的重要因素之一。通常，患者对性问题愈敏感，性功能障碍会更加明显。相当一部分妇科癌症患者不了解女性生殖系统的解剖结构，缺乏性知识。有些患者认为，切除子宫就会失去女性特征和价值，月经停止，更加深了这种误解。有些患者配偶也认为切除子宫就等于失去女性的特征。有的以为患癌症后的性生活有害于男方，或对自身不利，而性交后出血更加深了这种看法。也有的患者认为生殖道癌瘤会传染，因而感到恐惧，或害怕性生活造成癌症复发。这些都可以使患者兴趣降低，性感缺乏，甚至终止性生活。有些妇科癌症本身病变的后果，如贫血、腹胀、腹痛、食欲不振等，都会使机体衰竭，精神不振，而引起明显的机体功能障碍。此外，化疗药物的副作用、放射治疗和手术都可能加重性功能障碍。另外化疗药物常可引起脱发，影响外表；放疗和化疗会有恶心、呕吐等副作用，常常使患者对性生活感到厌恶，没有兴趣；手术本身创伤或并发症，如阴道缩短、狭窄、伤口疼痛、生殖道炎症，均可引起性交疼痛。部分患者性交严重困难，甚至不能性交。切除双侧卵巢的患者，不管其年龄如何，都可产生绝经后症状。由于降低了阴道的润滑作用，加之阴道的收缩性改变，会引起性交不适，但不引起性欲的明显改变。

妇科医生在治疗癌瘤的同时，要分析可能存在的性问题，对患者进行适当的指导，促进患者的性恢复。对已经出现性功能障碍的，要了解其原因，消除误解，制定出合适的治疗处理方案。

（董红涛）

第五节　放射治疗时患者的心理行为

肿瘤是一种常见的恶性疾病，病死率很高，目前多采用化疗等手段。由于化疗时间长，大多要联合用药，且药物本身的副作用较大，会引起肿瘤患者生理和心理上较大的变化。这样不仅给患者躯体带来极大的痛苦，而且对心理健康产生影响，出现心理障碍，产生恐惧、烦躁、焦虑、猜疑、孤独等心理活动。而这些心理障碍又影响患者的生活质量和身体康复，并有可能引起病情的恶化。近年的研究表明，癌症的发生、发展、转归与社会、心理因素有密切的关系。因此心理因素在治疗中显得尤为重要。心理指导是针对患者现存的和潜在的心理问题、心理需要及心理状态，运用心理学知识和技术给患者关怀、支持和帮助，以满足患者的需要，解决其心理问题，提高患者和家属对疾病带来的变化的适应能力，进而提高患者对治疗的信心，促进患者康复。

化疗常见的不良反应有骨髓抑制；恶心、呕吐、腹痛、腹泻等胃肠道反应；肝肾功能损害；出血性膀胱炎；神经损伤；心肺毒性；另外还有脱发、色素沉着、过敏反应等。这些化疗副作用常给患者造成严重的身体损害和沉重的精神压力。

目前，单纯化疗多用于晚期难以手术的患者，患者失去其他抗肿瘤治疗的机会，将希望放在化疗上。化疗的毒副作用及化疗的疗效欠佳会对患者的心理造成负面影响，各种心理问题随之而来。术前化疗结束后随之而来的是创伤更大的手术，此期患者的心理问题多为术前的心理问题。术后化疗则因为患者还未从手术的打击中摆脱出来，患者还停留在对手术的认知之中，对化疗准备不足，从而会产生猜疑、恐惧、抑郁及焦虑等。

一、化疗前及化疗中患者的心理问题

1. 暴躁情绪　确诊为癌症对患者是很大的精神打击，他们会改变自己的生活计划来考虑如何应对抗肿瘤治疗。患者的身心受到疾病的折磨，加上医院陌生的环境，目睹别的患者出现的各种化疗药物的副作用，都会令他们情绪低落，自我控制能力下降，容易被激怒。这时，患者十分需要家属的支持、安慰和陪伴，更希望得到医护人员的精神治疗和护理，以消除暴躁的情绪，减轻肉体上、精神上的痛苦。这时，医护人员应向其解释化疗药的副作用是暂时性的保护性反应，不会造成永久性伤害。向患者解释目前医学发展了，已经研制出多种能预防和减低化疗毒副作用的相关药物，并叮嘱其家属多关心体贴患者，同患者一道与疾病做斗争，使患者接受并完成化疗。在化疗前加强心理指导，实施干预，建立良好的医患关系。取得患者的信任，调动患者在治疗过程中的主观能动性。耐心向患者介绍疾病的特点、化疗药物的作用和副作用。同时，要动员患者周围的人关心体贴患者。还要经常接近患者，明确回答患者提出的问题，切不可说出消极的话而加重患者的心理负担。用自己娴熟的技术取得患者的信赖，争取患者的配合。

2. 抑郁猜疑心理　当患者到医院就诊时，在陌生的环境中，对将要面对的治疗计划不了解，同时担心化疗后的副作用较大，引起恶心、呕吐、食欲减低、脱发等；以及疾病本身的影响，机体出现的一些变化比如女性月经不调、男性阳痿，这些都会对患者的自信产生影响，使其感觉自卑、失望，闷闷不乐，逐渐产生抑郁猜疑心理。常常表现为对周围的事情很敏感，把病情看得很重，认为自己的病已无法治疗，怀疑医务人员、家人对自己隐瞒病情。表现为情绪低落，甚至拒绝治疗。除了患者家属要积极关心配合外，医护人员应给予患者同情与安慰，并进行耐心细致地解释，确保患者能接受并顺利完成化疗全过程。因此，医护人员应以热情、亲切的态度与患者接触，取得患者的理解与信任，消除患者的忧虑心理。

3. 焦虑心理　多数癌症患者认为自己在世时间不多，有许多事情需要自己安排，同时又有许多难以割舍的事情，如与子女、爱人、父母等的亲情以及工作、学习和生活。患者对接下来的治疗不了解使焦虑情绪更为明显。常常表现为生活规律紊乱，吃不香，睡不好，烦躁不安，坐卧不宁。

4. 恐惧心理　从健康人到患者的角色改变，以及对疾病缺乏正确认识等一系列原因，使患者产生紧张、恐惧心理。此外，陌生的环境，人际关系的改变，特殊的临床检查，病情严重，也可造成恐惧心理。恶性肿瘤患者，特别是晚期患者必然会面临日复一日地服药、注射、输液，他们首先害怕疼痛，担心护士注射技术欠佳。多次化疗的患者由于静脉炎、静脉硬化造成穿刺困难，打针时可见其表情紧张，针对上述情况，医护人员不但要关心、体贴患者，而且应对患者及家属进行耐心细致地解释，同时尽可能保证静脉穿刺一针成功，解除他们的顾虑，减轻其心理恐惧，使其主动配合治疗及护理，促进患者早日康复。工作人员应有针对性地进行心理疏导和心理指导，向患者说明各种检查治疗的必要性，说明副作用与不治疗任病情发展两者之间的利害关系，使患者权衡轻重，减轻惧怕心理反应，主动配合检查治疗。

5. 化疗药物的依赖心理　患者经过一个阶段的适应过程后，承认了自己的“病人角色”，心情较平静，把希望寄托在各种治疗上。患者对化疗产生盲目的依从性，单纯追求用药剂量，较少考虑综合疗法和身体的整体免疫状况。有的患者在经口补充营养困难、身体虚弱、血象很低的情况下，还一味要求加大化疗药物剂量，结果产生严重的并发症。

6. 抗药心理　患者害怕化疗药物对身体影响大，自己难以适应化疗药物引起的痛苦，以及对化疗药物的疗效缺乏信心等。由于上述心理反应，患者表现出情绪低落，意志消沉，丧失与疾病做斗争的信心，这种心理状态对药物治疗是极为不利的。越来越多的研究表明，讲究心理卫生不仅能有效地预防癌症，还有利于肿瘤消退。所以，我们在实施治疗时，应重视患者的心理反应，及时给予心理干预治疗。

要使患者能顺利化疗，医患之间必须创造机会进行多次交谈及讨论。

二、化疗前应注意的问题

（1）向患者或家属解释详细的治疗计划，尽量减轻患者的焦虑或恐惧情绪，增加化疗的依从性。这样做将使患者在确定诊断时遭受的心理创伤得以较快地平复，并带来恢复健康的希望，有助于改善情绪。不论是化学治疗、放射治疗，还是手术切除，癌症患者总要在相当长的时间里忍受比较大的精神和躯体上的痛苦，所以医生必须在治疗中得到他们的高度信任和密切配合，必须把整个计划及其利害关系以及治疗措施向患者交代清楚，使患者有充分的心理准备。患者对治疗计划有了一定的思想准备则相对容易接受治疗过程中的副作用。

（2）建立良好的医患关系满足患者的心理需求临床治疗应该以患者为中心，通过心理干预治疗使患者处于接受治疗的最佳身心状态。明确回答他们提出的各种问题，积极的话语能减轻患者的心理负担，能使患者积极地配合治疗。

（3）做好宣传教育工作针对化疗前多数患者缺乏肿瘤和化疗的相关常识，可采用健康知识讲座、办黑板报或公开咨询等形式宣传肿瘤及化疗方面的常识。鼓励患者保持乐观情绪，树立抗肿瘤的信心，改善不良心理状态，保证化疗的顺利进行。

（4）注意保护性医疗：恶性肿瘤患者有知情权，应根据患者对疾病的认识程度、性格特征、心理承受能力、文化程度和患者家属的意愿灵活应对，既不能忽视患者的知情权也不能盲目地强调知情权。对癌症患者的真实病情要适当保密，以免他们过度紧张与恐惧。对已经知道病情的患者应给予科学的解释、安慰与鼓励，使他们能正确对待疾病，避免和减轻不良刺激及恐惧和猜疑心理。

（5）对消极失望的患者要分析他们的原因：做好心理指导，调养精神与指导生活，向他们解释综合治疗癌症的重要意义。以坚强意志和乐观精神增强治疗的效果，排除不利于治疗的有关心理、社会因素。向患者及家属介绍疾病的特点、化疗药物的作用及其副作用。同时还以好转的病例作为典型，帮助患者从不良心理状态中解脱出来，使患者在精神上得到鼓励，在治疗上看到希望。抓住时机对患者进行心理疏导，尽量消除他们的悲观情绪。

（6）创造一种温馨的氛围：动员患者周围的人关心体贴患者，亲人情感的微妙变化，会影响患者的情绪。如果亲人对他关心体贴，他的悲观情绪就会减轻甚至消失；反之，悲观心理会加重，因此做好患者亲属的动员工作，是扭转患者悲观、绝望等负性心理的关键步骤。

（7）充足的睡眠与充分的休息，对情绪调节有良好的作用：肿瘤患者的治疗周期长，化疗引起的毒性作用，直接影响到他们的休息和睡眠。睡眠不好，情绪也随之波动，甚至影响食欲，影响治疗。

（8）许多研究表明，患者在等待第一次化疗期间，最容易出现焦虑、恐惧情绪，其程度往往要比实际化疗时还要严重得多。应该对其进行充分的解释及相应的心理治疗。

三、化疗中患者的心理问题

化疗期间患者的心理问题常常与化疗的剂量、化疗的给药途径以及化疗引起的毒副作用有关。多数患者应该接受全程足够剂量的化疗，对肿瘤治疗的疗效有积极的作用，可延长生存期。但是应根据患者的自身条件决定，并考虑患者的耐受性及依从性。患者除遭受疾病所带来的痛苦外，还要忍受化疗的毒副作用以及化疗所致的生活改变。常见的毒副作用有脱发、恶心呕吐、乏力、厌食、肢体麻木或疼痛等。化疗时患者的生活发生了改变，常常需要反复到医院就诊，要考虑就诊时间、交通问题以及与家人的关系等多种因素，原有的生活规律被打乱。患者常常会产生愤怒、焦虑、敌对等情绪变化。

1. 脱发　脱发一般是癌症患者接受化疗的明显标志。不同患者对脱发的反应是不同的，那些化疗后出现的可能影响患者工作或生活的后遗症常常是难以让人接受的。化疗前根据患者对脱发的接受程度做一些准备工作：事先向患者解释，让其有一定的思想准备；化疗期间可头戴冰帽减少头皮血流量，尽量减少脱发，并向患者说明冰可能引起不舒服。鼓励患者准备假发套或帽子，并向患者说明化疗结束后，头发有可能重新长出来，减少患者对脱发的恐惧。

2. 胃肠道反应　化疗出现恶心呕吐、乏力等常会影响患者的日常生活。通常应向患者解释治疗的周期，商讨化疗的时间。化疗间期积极给予对症支持治疗，给予止吐、增加食欲等的治疗。并积极干预患者治疗前的不良心理反应。

3. 化疗可能出现体重改变　化疗期间可能出现体重减轻或增加，应指导患者有计划地进行运动锻炼，促进机体功能恢复，增强患者的自我幸福感。

4. 与生育相关的问题　有些化疗药物可能对患者的生育能力产生影响，化疗前了解患者的生育需求，若患者有生育愿望，尽量选择对生育能力没有影响或影响较小的药物。

四、化疗结束后患者的心理问题

1. 盲目乐观心理　在经历了长时间的化疗折磨后，部分患者认为化疗结束就万事大吉了，特别是化疗有一定效果而以往又没有进行过化疗的患者，会认为化疗结束后自己的病情好转就万事大吉了，从而对以后的治疗不认真，放松自己，使治疗的连续性和疗效大打折扣，甚至出现肿瘤扩散的现象。

2. 悲观绝望心理　客观地讲，化疗对多数肿瘤的疗效是有限的，甚至是无效的。当患者经历了化疗中的种种折磨，却发现自己的肿瘤未被很好地控制，甚至出现了进展，他们的精神支柱瞬时便崩溃了，从而出现悲观、绝望心理，这种心理反应会严重影响此后的治疗效果。

3. 反常焦虑心理　化疗结束前，有些患者常常出现意想不到的反常焦虑情绪，使得他们治疗不积极，甚至中止最后 1 个周期的化疗。

总之，对于接受化疗的患者来说，对他们进行宣传教育是十分重要的。充分了解患者的心理变化，医护人员应让患者及其家属了解到治疗副作用是不可避免的，但是可以忍受的；每个患者并不一定发生所有的不良反应，治疗效果常常大于治疗的危险性。患者及家属的信心与合作是十分重要的。

（董红涛）

第六节　肿块切除等待病理结果期间的心理

在治疗实践中发现，肿块切除等待病理结果期间的心理在不同年龄及知识层次的患者有着明显差别。年轻患者在术后较多关心的是手术后的病理结果，其不安情绪多与此有关，而年老患者主要关心的是疾病的预后；在文化程度上，由于文盲患者对疾病的严重性认识不足，其心理反应也不明显，而文化程度较高的患者则会产生较强的心理反应。另外，患者的性格、家庭关系等都会影响患者的心理状态。因此，在医疗实践中，要根据患者的不同情况，实施不同的心理治疗。

随着社会的进步以及医学和伦理学的发展，人们对恶性肿瘤告知的观念也正悄然发生变化，越来越多的医护人员主张将真实病情告知肿瘤患者及其家属，以取得他们的合作，共同与肿瘤斗争。然而，尽管现代医学高度发达，但仍不能治愈所有的肿瘤，癌症在某种程度上仍意味着极度痛苦、衰竭和死亡。告知肿瘤的病理诊断结果，作为一种严重的负性生活事件，可能对患者及其家属造成极大的精神创伤，从而引起他们强烈的心理应激反应，不利于家属的配合，不利于患者的康复，甚至加速疾病恶化。因此，非常有必要了解肿瘤患者和其家属在获知患癌症后的情绪变化和情感需求，以便有针对性地采取措施，帮助他们尽快过渡到情绪平稳期。

在获知恶性肿瘤诊断这一段时间内，患者的心理变化一般会经历恐惧与否认期；自卑失望期；需要层次紊乱期；癌症个体接受期；丧失感期；最终能够过渡到接受期。尽管癌症告知会引起患者强烈的心理应激反应，但经过一段时间的心理调适后，患者最终能够平静接受这一事实，由此提示癌症告知是可行的。在我国，由于家属常常过高估计患者的不良情绪，担心患者不能承受癌症告知的打击，因而，对患者采取保护性医疗。但“纸是包不住火的”，疾病的恶化，放疗、化疗的应用都会使患者逐步意识到自己病情的严重性。而且不恰当的获知方式以及患者和家属之间的相互演戏还会增加患者的猜测，使患者得不到真正的关怀，甚至令他们痛不欲生。由此提示，广大医护人员不仅要增强自身对癌症告知的认识，自慌加强癌症告知策略的学习与研究，还要注重塑造家属的告知观念，用科学的实证消除他们心中的疑虑，在知情同意的基础上，医生、护士、家属和患者真诚合作，共同与癌症抗争。当刚刚获知癌症诊断时，患者会存在不良情绪：怀疑与否认、悲痛、恐惧、愤怒等。这些都是机体适应环境过程中的最初的反应，但如果未被及时疏导与处理，就会贯穿于患者的整个治疗与护理过程中。而持续的不良情绪会抑制患者自身免疫系统的正常功能，促使病情进一步恶化。因此医护人员首先要了解患者的情绪变化，及时进行有计划、有步骤地疏导，鼓励患者宣泄内心的感受，尽量满足其合理的需求。患者初次获知癌症诊断时的不良情绪较强烈，此时，大多数患者希望“和最亲密的人在一起”，而希望得到医护人员帮助的是少数。可见，人们在面临灾难性事件时，首先是寻求家人的支持。由此提示，不论是从患者及家属的实际需要出发，还是从心理学的角度考虑，家属对癌症患者的生活照护和情感支持都是不可替代的。医护人员在进行癌症病情告知时，最好先取得家属的配合，然后在家人的陪伴下进行，才能获得良好的告知效果。

据研究，无论是在获知恶性肿瘤诊断前的这一段时间，还是获知恶性肿瘤诊断后，与患者相比，家属倾向于拥有更多的“不良情绪”。此结果表明，家属的心理状况不容乐观．其心理疾病发生率等于甚至高于癌症患者。家属是患者最重要的社会和心理支持者，他们的表情、态度、言语、举止都会影响到患者。他们的不良情绪还会感染患者，甚至影响到患者的治疗及预后。

因此，家属的不良情绪不容忽视，需要医护人员给予特别的重视。在初次获悉亲人患癌时，大多数家属最主要的感受为悲痛、怀疑、否认、恐惧和愤怒，并且他们希望通过“自己独自安静一下”“寻求医护人员的帮助”和“陪伴在亲人的身边”等三种不同的方式来缓解自己的不良情绪。在临床治疗和护理中，患者是医护人员工作的中心，家属的心理变化往往被忽略。有研究显示，对患者和家属同时进行心理干预，改善患者的生活质量及提高心理领域、社会领域得分的成效显著优于单独对患者进行心理干预。由此提示，在治疗和护理过程中，我们在关注患者的同时，还要重视家属的人文关怀。科学地应用倾听、安慰、解释等技巧，为家属提供宣泄内心悲伤的途径，将患者与家属视为一个整体，为其提供全面的心理调整。

总之，现代恶性肿瘤的治疗和心理护理需要医生、护士、家属和患者等的长期配合，而这种配合应该建立在知情同意的基础上。但由于癌症具有病情重、治愈难、预后差的特点，使得癌症的病情告知不像普通疾病那样简单易行、直截了当，它需要医护人员充分关注和照顾患者和家属知情后的情绪变化和情感需求。只有这样，才能有效地帮助他们顺利过渡到情绪平稳期。

由此得知，对肿瘤手术及介入手术后的患者，实行阶段性心理治疗，有助于提高手术的治疗效果，对预防并发症及完成化疗起着重要作用。这种一体化的心理治疗要贯穿始终，这是现代治疗的需要，是整体治疗的体现，是心理治疗的连贯性和延续性的体现。对那些害怕手术、难以承受患恶性肿瘤的患者实施心理治疗，使患者感受到医务人员的关爱和家庭社会的支持，从而消除其不良心理因素，使他们能够继续接受治疗。所以，一体化心理治疗是坚持“以病人为中心”的高质量医疗模式，是促进康复的重要因素。在工作中多说、多做，是每个医务人员应具备的素质。

（董红涛）

参考文献

[1] 张玉泉，王华．临床肿瘤妇科学．北京：科学出版社，2016.

[2] 王建六，崔恒．妇科恶性肿瘤手术图谱．天津：天津科技翻译出版有限公司，2015.

[3] 乐杰．妇产科学．北京：人民卫生出版社，2008.

[4] 向阳，宋鸿钊．滋养细胞肿瘤学．北京：人民卫生出版社，2012.

现代妇产科诊疗与手术学

（下）

周剑利等◎主编

吉林科学技术出版社

第十九章　子宫内膜异位症疾病

第一节　概述

自 Rokitansky 于 1860 年首先报道子宫内膜异位症（endo－metriosis，EMT）以来，直至 1921 年 Sampson 发表经血逆流种植学说以前，并未引起人们的重视。Sampson 的学说引起了医学界的极大关注，成为对 EMT 开展研究的里程碑。

EMT 是一种始于细胞水平而终止于以盆腔疼痛和不孕为特点的持续性病变，近数十年来，对其进行了大量的研究。综合文献对 EMT 的研究过程大致可分为三个阶段。

第一阶段：约在 70 年代以前，普遍认为 EMT 的经典症状为进行性痛经、不孕、盆腔紫色结节和卵巢巧克力囊肿。并认识到异位的子宫内膜和在位的内膜一样对周期性卵巢激素发生反应。据此，临床上采用大剂量孕激素造成假孕，以及 Danazol 造成的类似绝经期闭经，使异位内膜发生蜕膜样变化，最终发生萎缩。在此阶段，外科手术治疗也是主要的治疗手段之一，剖腹病灶清除的保守手术和对晚期病变的子宫加附件切除的根治手术，均为普遍应用的治疗方法。为了防止病灶的残留和复发，还采用了手术前后的药物联合治疗，治疗后的症状缓解率达 85% 左右，妊娠率约 30% ～40% 之间。治疗的效果与患者的年龄，病变的分期以及手术的技巧有密切的关系。

第二阶段：此阶段的两大特点一是腹腔镜技术的不断改进和完善，以及应用的普遍性，使对 EMT 的早期病变有了进一步的认识，并开拓了不同于经典治疗的新观点，特别是对有生育要求的年轻患者的治疗更趋保守，期待疗法也获得不少学者们的支持。腹腔镜治疗 EMT 的适应证进一步扩大，已逐步取代常规外科手术，并取得相当满意的疗效。另一特点是 GnRHa 在治疗 EMT 中的广泛应用，它作为一种对整个垂体－卵巢轴的全面抑制剂，在抑制病灶和恢复正常解剖生理功能方面受到普遍的重视。

第三阶段：近年来，对子宫内膜异位症的病理生理学的基础研究，取得了新的进展。研究发现 EMT 患者腹腔液内巨噬细胞活性增强，种植的内膜组织可以产生一系列的细胞因子和生长因子，对异位内膜在腹膜上的种植生长有重要作用。目前，已经证实异位病灶的种植和生长均有赖于新生血管的形成，抗血管生成已成为预防和治疗子宫内膜异位症的一个全新的领域。通过组织抗原特异性疫苗能诱发机体的主动免疫，起到更好的预防和治疗作用。此外，近来发现异位病灶的间质细胞表达高芳香化酶活性，局部合成雌激素，通过自/旁分泌作用发挥雌激素作用，促成病灶的生长。应用芳香化酶抑制剂阻断芳香化酶的活性，抑制病灶的发展，为进一步预防和治疗子宫内膜异位症提供一个全新的途径。

但迄今为止，促使异位内膜种植和生长能力的因素至今仍属不明。今后进一步深入的研究，必将改变目前临床限于处理 EMT 的最终阶段状态，直接指导临床对早期病变的根治，从而防止疾病向晚期发展。

（霍晓景）

第二节　发病机制和病理生理学

子宫内膜异位症的病理生理学至今仍是一个未最终解决的疑问，近来在认识此疾病的研究方面取得很大的成绩，使人们对其演变过程有了进一步的了解。特别是通过对轻度子宫内膜异位症的研究，证实了腹腔内环境中巨噬细胞以及各种细胞因子、免疫球蛋白等的变化，在发病过程中起着重要的作用，目前比较一致的意见是用多因子的发病理论来解释其发病机制。

一、种植学说

1921 年 Sampson 提出子宫内膜随经血通过输卵管逆流种植的学说。至今，经血逆流的理论仍被大多数人所接受，支持此学说的根据如下：

（1）子宫内膜组织具有异位生长的能力，月经血中可以找到存活的内膜细胞；Scott 等于 1953 年成功地将经血中的子宫内膜移植在猕猴腹腔内的实验，以及以后报道的将去势的猕猴的子宫颈异位在后穹隆内使经血直接流入盆腔，通过外源性性激素的支持，使种植的内膜得以存活，这些事实均有力地支持了此学说。手术后瘢痕的子宫内膜异位症，反映了手术所致内膜异位生长。

（2）开腹或腹腔镜均发现腹腔内有经血逆流，同时在异位病灶内发现有逆流的经血成分。

（3）内膜异位病灶多分布在盆腔内游离的部位，如子宫直肠陷窝、卵巢窝等地，卵巢因接近输卵管伞，也是容易种植的部位。

（4）月经过多和生殖道阻塞的妇女子宫内膜异位症的发病率增高。

用 Sampson 学说不能解释盆腔外的子宫内膜异位症，也无法解释为什么有的行经的妇女又不发生子宫内膜异位症。

二、血源－淋巴性散播学说

1952 年，由 Javert 提出认为子宫内膜组织可以像恶性肿瘤一样，通过血行和淋巴向远处转移。此外，动物实验证明将内膜组织注射到动物的静脉内，可以导致远处的种植。如果确实如此，则全身各部位的子宫内膜异位症的发生率应该更高，而不应如此少见。其原因是否与机体的免疫功能有关，还是这种良性转移本身就很少见，尚难定论。

三、医源性散播

医源性的散播即直接移植。多见于手术时将子宫内膜带至切口处，在该处种植形成子宫内膜异位症。典型的例子是剖宫产术后的腹壁瘢痕子宫内膜异位症，特别是剖宫取胎后的腹壁瘢痕子宫内膜异位症，更为多见，文献报道其发生率占腹壁瘢痕子宫内膜异位症的 90% 左右。足月产术后，脱落的子宫内膜流经软产道的伤口，但在这些部位的种植确很少见，分析可能与阴道内的细菌所形成的环境不利于内膜的种植有关，产后雌激素水平的下降也不利于异位内膜的生长。典型的代表为手术瘢痕子宫内膜异位症。

四、遗传学研究

子宫内膜异位症是一种与糖尿病、哮喘类似的多因素疾病，由多重基因位点与环境相互作用引起。流行病学调查发现子宫内膜异位症发病有以下特点：①家族聚集性。②患者一级亲属发病率显著高于人群发病率。③家族史阳性患者痛经严重程度显著高于家族阴性患者。④家族中有多个患者时患者疼痛症状的发作年龄趋于一致。这些发病特点符合多基因遗传性疾病，推测子宫内膜异位症可能是一种多个基因位点致病作用积累，在环境因素继发作用下产生疾病表现型的多因子遗传性疾病。子宫内膜异位症患者的体细胞常见有染色体的异常，最常见表现包括 1p、22q、17q 序列丢失，其他异常表现包括 5p、6q、7p、9q 序列丢失，6q、7q、17q 序列插入。异位内膜组织中染色体异常表现有：16 号染色体单倍体发生频率增高，单倍体核呈明显的克隆扩增；其他可见 11 号染色体 3 倍体、17 号染色体非整倍体等改变。孕激素受体基因位于 6 号染色体，肿瘤抑制基因和致癌基因位于 11、16、17 号染色体，推测染色体的异常导致了这些基因的表达异常，可能与子宫内膜异位症发生、发展有关。

五、免疫发病学说

免疫机制在子宫内膜异位症的发生、发展各环节起重要作用。近年来研究表明，免疫异常对异位内膜的种植、黏附、增生具有直接或间接作用。表现为免疫监视、免疫杀伤功能的细胞如 NK 细胞、巨噬细胞等细胞毒作用减弱，黏附分子协同促进异位内膜的移植、定位，免疫活性细胞释放的细胞因子促进异位内膜存活、增殖。该病的临床特点及自身抗体可能为寡克隆激活模式表明它具有自身免疫性疾病的特征。

（一）子宫内膜异位种植的免疫排斥异常机制

尽管 90% 的妇女可发生经血逆流，但仅少部分发生子宫内膜异位症。人们开始探讨作为免疫监视的排斥机制是否异常。许多研究报道了子宫内膜异位症与细胞免疫缺陷间的关系，认为子宫内膜异位症的异常免疫机制不能阻止内膜种植，并导致其进一步定位和增殖。子宫内膜异位症患者免疫功能异常表现如下：

1. T 淋巴细胞异常　对子宫内膜异位症 T 淋巴细胞及亚群的研究表明，患者的外周血及腹腔液中抑制性 T 细胞（Ts）显著升高，而细胞毒性 T 细胞（Tc）显著降低，CD4/CD8 比值降低，甚至出现倒置。腹腔液对 PHA 诱导 T 淋巴细胞增殖有明显的抑制作用，抑制程度与腹腔液中雌、孕激素，前列腺素的水平无关，推测在患者的腹腔液中存在某种可以抑制细胞介导的免疫反应的因子，有利于异位子宫内膜的种植。

2. NK 细胞异常　NK 细胞作为一类无需致敏而具有细胞毒性的淋巴细胞在机体的抗肿瘤发生中发挥着重要的免疫监视作用。子宫内膜组织之所以能异位种植并像肿瘤细胞一样广泛地散播，可能与机体 NK 细胞活性异常有关。大量的研究证实，子宫内膜异位症体内确实存在 NK 细胞功能异常，表现为：

（1）子宫内膜异位症患者外周血及腹腔液中 NK 细胞活性均有明显降低，且腹腔液中 NK 细胞活性较外周血下降更为明显。

（2）NK 细胞活性下降是一种功能性改变，而非体内 NK 细胞数量减少所致。

(3) 外周血及腹腔液对 NK 细胞的活性具有明显的抑制作用，并呈剂量依赖关系。推测可能在患者的外周血及腹腔液中存在着某些 NK 细胞的抑制因子。切除异位内膜病灶可逆转 NK 细胞的功能。提示 NK 细胞介导的自然免疫对异位内膜种植可能具有调节作用。

(4) 随着疾病的进展 NK 细胞活性呈下降趋势，即在子宫内膜异位症早期，NK 细胞活性易于恢复，而在晚期有可能发生了较严重或不可逆损害。

3. 巨噬细胞　许多研究表明子宫内膜异位症患者腹腔液中巨噬细胞数量增多，活性增强，并分泌多种活性介质导致腹腔液微环境改变，参与了子宫内膜异位症的发病过程。由于腹腔中的巨噬细胞为终末细胞，本身不具有增殖能力，因此在子宫内膜异位症的发病过程中，外周血单核细胞迁入腹腔是极为重要的环节。近年来的研究表明，单核细胞趋化蛋白-1 (monocyte chemotactic protein-1, MCP-1) 在此环节中发挥了关键性的作用。MCP-1 是一条由 76 个氨基酸残基构成的碱性蛋白质，为一种对单核细胞具有特异性趋化及激活性的细胞因子，是吸引单核细胞浸润到肿瘤及组织中的有效介质。MCP-1 可由许多细胞产生，如内皮细胞，单核/巨噬细胞，成纤维细胞及某些肿瘤细胞等，而这些细胞合成分泌 MCP-1 可受 TNF 等多种细胞因子的调控。大量研究证实，子宫内膜异位症患者腹腔液的趋化活性增强，募集外周血单核细胞迁入腹腔，是腹腔液中巨噬细胞的数目及活性增加的主要原因。局部 MCP-1 水平增高的原因可能为①异位病灶内的子宫内膜细胞可产生并释放 MCP-1；②子宫内膜异位症患者在位子宫内膜细胞产生 MCP-1 水平上调，通过输卵管而进入盆腔；③趋化的腹腔巨噬细胞可表达高水平的 MCP-1。

(二) 异位子宫内膜黏附的免疫机制

细胞与细胞、细胞与细胞外基质间的黏附作用是多细胞生物的基本生物学现象。黏附作用是通过一系列位于细胞膜表面的细胞黏附分子 (cell adhesion molecules, CAMs)，或称为细胞黏附受体所介导的。CAMs 除参与多种生理及病理过程外，在胚胎的发育分化，正常组织结构的维持，损伤的修复，炎症和免疫反应以及肿瘤的转移等方面都起着重要的作用。近年来研究发现，人类子宫内膜的腺上皮及基底膜均有多种 CAMs 的表达，有些呈周期性变化，并与子宫内膜“着床窗” (window of implantation) 的开放同步。某些 CAMs 的异常表达可能参与了异位子宫内膜的定位、黏附及种植过程，并可通过干扰子宫内膜对受精卵的接受性导致不孕。

1. 细胞黏附分子的生物学特性　CAMs 为细胞膜上的糖蛋白，由细胞外区、跨膜区和细胞内区三部分组成，少数通过肌醇聚糖磷脂“抛锚”于细胞膜。到目前为止已发现的 CAMs 有 50 种以上，分属于免疫球蛋白超家族 (immuno-glubin superfamily)、整合素家族 (intergrin family)、选择素家族 (selectin family) 和钙黏附素家族 (cadherin family) 等。

(1) 免疫球蛋白超家族：包括 ICAM-1、ICAM-2 和 VCAM-1。其共同特点是胞膜外部分的结构类似于免疫球蛋白的功能区。此家族的 CAMs 与整合素家族成员可互为配体-受体。

(2) 整合素家族：整合素家族是一组细胞表面糖蛋白受体，其配体为细胞外基质成分，如纤维粘连蛋白、纤维蛋白原、胶原蛋白、体外粘连蛋白等。所有整合素家族均为由 α、β 亚单位通过非共价键连接起来的异二聚体。根据 β 亚单位的不同，可分为三个亚家族：①β1亚家族，该亚家族至少包括 6 个不同的成员 (α1β1、α2β1、α3β1、α4β1、α5β1、α6β1)，它们可在各种类型的细胞表面表达；②β2 亚家族，它包括三个成员 (LFA1、MACl

和 P150，P90），三者均在白细胞上表达，故又称为白细胞整合素亚家族；③β3 亚家族，有两个成员（体外粘连蛋白受体 VNR 和血小板蛋白Ⅱb/Ⅲa），两者主要表达于内皮细胞和血小板上。

（3）选择素家族：包括选择素 - E、选择素 - P 和选择素 - L。选择素家族的 CAMs 在结构上均有外源凝血素样区，EGF 样区和 C3、C4 结合蛋白样区三部分组成。其外源凝血素样区是受体 - 配体结合的部位。选择素表达于白细胞、活化的内皮细胞以及血小板表面，它可在血流状态下介导白细胞与血管壁的初步附着。

（4）钙黏附素家族：包括钙黏附素 - E、钙黏附素 - P、和钙黏附素 - N 等。钙黏附素家族是一组钙依赖性糖蛋白，广泛分布于各种类型的细胞表面。为细胞间连接的主要成分并以此构成组织的细胞骨架。钙黏附素主要介导细胞与细胞的相互作用，其黏附作用具有亲同源性，即表达同源性钙黏附素的细胞将发生黏附。

2. 细胞黏附分子在女性生殖系统中的表达　Inoue 等证实，在阴道、子宫颈、子宫内膜及输卵管的腺上皮中均显示有较强的钙黏附素 - E 的表达。在阴道和子宫颈中，随着正常鳞状上皮的成熟，其表达逐渐减弱，即将脱落的表面上皮细胞则呈阴性。动物实验结果显示，E_2 体外能明显促进大鼠卵巢中颗粒细胞钙黏附素的表达。说明 CAMs 生殖系统中的表达呈周期性变化，可能受到体内甾体激素的影响。Lessev 等利用一组共 53 种不同的针对各种整合素 CAMs 抗原的单克隆抗体，观察了整合素各亚族在子宫内膜的表达，并着重研究了三种整合素亚族（α1、α4 和 β3）的周期性变化特点以及与子宫内膜“着床窗”的关系。在整个月经周期中，三者同时表达于子宫内膜腺上皮的时间仅有 4 天，即月经周期的第 20 至 24 天，而这段时间正好与子宫内膜“着床窗”开放的时间同步。所谓“着床窗”为发育的子宫内摸诱导胚胎着床的一段特定时期，估计在月经周期的第 20 ~ 24 天。在此期间，子宫内膜呈现最大的胚胎种植接受性。由于某些 CAMs（尤其是 β3）在子宫内膜中的表达与“着床窗”的开放同步，推测这些 CAMs 的表达与子宫内膜的接受性有关，并可能参与了子宫内膜与滋养细胞的相互作用。具体作用如何尚不清楚。因此，两种特殊的 CAMs，α4β1 和 α4β3 的表达可作为反应子宫内膜接受性的特异性标志。在不明原因不孕症患者中，子宫内膜黄体中期整合素 β3 表达丧失是导致患者不孕的部分原因之一。

3. 细胞黏附分子在子宫内膜异位症发病中的作用　尽管目前还缺乏详细、深入的研究探讨子宫内膜异位症中 CAMs 的作用，但子宫内膜异位症发生、发展过程中细胞间相互作用及多种细胞因子的存在，提示黏附分子对异位内膜的免疫黏附可能起不可忽视的作用。一些研究表明，某些 CAMs 的异常表达可能参与了子宫内膜组织异位黏附的过程。具体表现为以下几个方面：①腹腔液中免疫细胞选择性渗出可能与 CAMs 在不同类型细胞表达的差异，以及细胞因子对 CAMs 表达的不同调节作用有关。②CAMs 介导细胞的移动，这对异位内膜到达宫腔外部位的选择性定位具有促进作用。③CAMs 参与异位内膜细胞与基质的附着，这是细胞存活、繁殖所必需的。这主要由整合素家族的黏附分子介导。④CAMs 参与细胞间的附着，主要由钙黏附素家族的 CAMs 以自身识别方式作用，保证异位内膜细胞的聚集。

（三）异位子宫内膜增殖的免疫机制

由于 NK 细胞活性下降，免疫监视机制未能成功地清除异位子宫内膜，在黏附分子的诱导下内膜碎片定居于腹腔。此时免疫系统调节作用进一步失控，由免疫监视、免疫清除转化为免疫促进，表现为众多激活的免疫细胞分泌一系列炎性介质、细胞因子及生长因子，促进异位内膜进一步增殖、生长而加重病情。

1. 细胞因子与子宫内膜异位症　细胞因子是由巨噬细胞等合成和分泌的一类介导炎症和免疫反应的多肽类蛋白，大量研究表明，子宫内膜异位症患者腹腔液中巨噬细胞数量增多、活性增强，活化的巨噬细胞释放 IL－1、IL－6 及 TNF 等一系列细胞因子，导致腹腔液中上述细胞因子水平升高，通过刺激 T、B 淋巴细胞增殖、活化，介导免疫反应，促进前列腺素合成及局部成纤维细胞增生，胶原沉积和纤维蛋白形成，导致盆腔纤维化和粘连。促进子宫内膜异位症的发展。

2. 血管生长因子与子宫内膜异位症　血管发生（an－giogenesis）是形成新生毛细血管的过程，常见于损伤修复、风湿性疾病、糖尿病性网膜病及肿瘤生长等。同时与人类的生殖活动密切相关，包括卵泡生成，孕卵种植，胎盘形成及胚胎发育等。近年来有证据表明，血管发生参与了子宫内膜异位症的发生机制，认为逆流经血中的子宫内膜之所以能成功地异位种植生长，与局部血管生长因子增多，导致毛细血管增生有关系。对盆腔内异位病灶的形态学研究证实，异位的子宫内膜基底部毛细血管的数量和面积均显著增多，新鲜的红色病灶较陈旧的褐色病灶具有更丰富的毛细血管。血管生长因子是一类小分子的肽类，它们除了有强烈的生血管活性外，对卵泡的发育成熟，精子的获能，孕卵的种植及胚胎的发育都起着重要的作用，参与人类生殖活动。同时还具有介导炎症反应及免疫调节的作用。其中 VECF 与子宫内膜异位症的发病有着密切的关系。

（1）VEGF 的生物学特性：1989 年 Forrara 从牛垂体滤泡细胞的体外培养液中纯化得到一种能作用于血管内皮细胞，促进其有丝分裂的物质，命名为血管内皮生长因子。VEGF 可由平滑肌细胞，黄体细胞、胚胎细胞、巨噬细胞等产生，是一种肝素结合性双价糖蛋白，分子量为 34～46KD。VEGF 能特异性地与其受体结合，并通过释放一系列蛋白溶酶参与血管发生。此外，VEGF 的受体还广泛分布于单核－巨噬细胞，恶性肿瘤细胞等表面，在介导炎症及肿瘤发生和转移过程中起着重要的病理生理作用。

（2）VEGF 在正常子宫内膜组织中的表达及调节：关于 VECF 及其 mRNA 在子宫内膜组织中的表达及其周期性变化存在不同意见。1993 年，Charnock－Jones 等首次在人类子宫内膜组织中证实存在 VEGFmRNA 的表达，并呈周期性变化。在增生期，VECFmRNA 在子宫内膜的腺体和基底膜中均有表达；在分泌期，VEGFmRNA 主要局限于腺上皮细胞中，而在基底膜上仅有少许表达。认为 VEGFmRNA 在基底膜表达的抑制可能是由于孕激素介导的。但 shifen 等通过免疫组化学方法和分子原位杂交方法观察了 VECF 及其 mRNA 在整个月经周期中子宫内膜的表达。结果发现，VEGF 及其 mRNA 主要分布于子宫内膜腺上皮，并广泛向基底膜弥散，其表达强度分泌期明显高于增生期。并通过定量分析研究证实，与早期增生期子宫内膜相比，中期增生期，晚期增生期和分泌期 VECFmRNA 水平分别增加 1.6，2.0 和 3.6 倍。作者通过体外研究进一步证实，子宫内膜基底膜细胞在雌、孕激素作用下，VEGFmRNA 的表达明显增强，最高反应强度在雌激素作用 1 小时后，24 小时达到稳定状态。反应如此迅速，说明 VECF 可能是子宫内膜中最早受到激素影响的细胞因子之一，其作用机制可能是影响了 VEGF 基因的转录。比较一致的看法是，在整个月经周期的子宫内膜间质的血管中均有较强的 VEGF 的表达，说明 VEGF 在月经周期子宫内膜的血管构建中起着重要的生理作用。

（3）VEGF 在子宫内膜异位症发病中的作用：子宫内膜异位症中，逆流经血中的子宫内膜为何能成功地异位种植生长，并像肿瘤细胞一样在盆腔内广泛播散的机制至今还不十分清楚。通过对子宫内膜异位症患者盆腔异位子宫内膜组织血管结构的形态学研究表明，在新鲜的异位病灶中有着丰富的新生毛细血管。Osterlynck 等发现子宫内膜异位症患者腹腔液能促进毛细血管增生，提示患者腹腔液中血管生长因子增多，使盆腔微血管生长增加，导致局部对子宫内膜种植的接受性增强。进一步研究发现，子宫内膜异位症患者腹腔液中 VEGF 水平较正常对照组明显升高，并与月经周期有关，增生期明显高于黄体期，这有利于逆流经血中子宫内膜的异位种植。在异位的子宫内膜病灶中也存在 VEGF 的表达，但与正常子宫内膜组织不同的是，VEGF 主要局限于基底膜周围的一些散在细胞中，经 HLA - DR 抗原染色证实这些细胞主要为巨噬细胞，而在腺上皮中仅有轻度着色，提示异位的子宫内膜不是子宫内膜异位症患者腹腔液中 VECF 的主要来源。体外研究进一步证实，子宫内膜异位症患者腹腔巨噬细胞分泌 VECF 的能力较正常对照组明显增强。Mclaren 认为由于巨噬细胞功能差异导致在子宫内膜异位症患者和正常对照组腹腔液中 VEGF 浓度的差异。

（4）子宫内膜异位症腹腔巨噬细胞分泌 VEGF 的调节：子宫内膜异位症腹腔巨噬细胞可以通过自分泌和旁分泌的机制促进 VECF 的分泌。腹腔液中的一些细胞因子如 IL - 6 等可以促进腹腔液巨噬细胞分泌 VEGF。不仅如此，在子宫内膜异位症患者腹腔液巨噬细胞中有雌、孕激素受体的表达，在雌、孕激素的作用下，腹腔巨噬细胞分泌 VEGF 的能力明显增强。同时，雌、孕激素还能促进腹腔巨噬细胞 VEGF 受体的表达，在子宫内膜异位症患者腹腔液中，VECF 受体 KDR 阳性的腹腔巨噬细胞数量明显增多，这样有助于提高巨噬细胞自分泌调节功能。这说明在子宫内膜异位症患者中，雌、孕激素可以间接通过调节腹腔液巨噬细胞分泌 VEGF 的活性来促进异位子宫内膜的种植和生长。

总之，由于子宫内膜异位症患者腹腔巨噬细胞分泌 VECF 能力增强，导致局部腹腔液中 VECF 水平升高，促进了盆腔局部血管生长增加，使异位的子宫内膜组织得以成功地种植和生长，表明 VEGF 在子宫内膜异位症的发病环节中起着重要的病理生理作用，这也为通过抑制生血管活性而治疗子宫内膜异位症提供了理论基础。

（四）自身抗体在子宫内膜异位症发病过程中的意义

越来越多的证据表明，子宫内膜异位症是一种自身免疫性疾病。在患者的外周血和腹腔液中出现多种非器官特异性抗体（如抗多核苷酸类、抗组蛋白及抗磷脂、心脂类抗体等）及器官特异性抗体（如抗子宫内膜和卵巢抗体），尤其是抗子宫内膜抗体对子宫内膜异位症的发病及不孕均具有重要的作用。抗原抗体结合沉积于子宫和异位病灶中，通过激活补体，使患者血清及腹腔液中 C3、C4 水平增高，并通过激活一系列的免疫反应，导致患者产生较广泛的细胞免疫、体液免疫异常，尤其在腹腔局部表现更为明显。

目前的研究结果表明，子宫内膜异位症的免疫发病机制可能为免疫抑制与免疫促进失衡导致免疫失控所致。在疾病发展早期，机体表现为积极的免疫反应，此时 NK 细胞、巨噬细胞、Th 细胞数目增加，IL - 2 浓度升高，使淋巴细胞活性增加，细胞毒作用增强，启动多种途径清除异位内膜残片。但内膜组织释放的有害因子（如免疫抑制因子）与免疫系统相互作用的消长过程中，诱发免疫系统释放一系列反馈因子，协同作用进一步抑制免疫活性细胞对异位内膜的清除，并使免疫系统逆转为免疫促进现象，即由免疫细胞释放一系列活性因子，促进异位内膜转移、定位、生长。

六、芳香化酶

芳香化酶P450是雌激素生物合成的关键酶，在人体多种组织和细胞均有表达。对育龄妇女，卵巢是最重要的雌激素合成部位。芳香化酶催化雄烯二酮（A）或睾酮（T）转化为雌酮（E_1），后者在颗粒细胞经Ⅰ型17β－羟甾脱氢酶（17β－HSD1）催化转变为雌二醇（E_2）。长期以来，子宫内膜异位症被认为是雌激素依赖性疾病，近年来的研究发现，除传统内分泌机制外，子宫内膜异位症的发生似乎更与异位子宫内膜自分泌机制有关。许多研究证实，正常子宫内膜和肌层不表达芳香化酶，而在盆腔异位子宫内膜中却高度表达，表明除内分泌机制外，雌激素在异位子宫内膜生长中起自分泌作用。进一步的研究发现，子宫内膜异位症患者宫腔内膜也表达芳香化酶mRNA，其水平较盆腔异位子宫内膜为低，但正常妇女宫腔内膜未检测出芳香化酶的表达。当芳香化酶阳性的内膜组织逆流入盆腔后，局部促发炎症反应，芳香化酶活性进一步加强，雌激素分泌增加，刺激异位内膜生长。至于为什么正常子宫内膜不表达芳香化酶，而异位子宫内膜却高度表达的原因与二者芳香化酶表达调控的分子机制不同有关。研究发现，正常和异位子宫内膜间质细胞芳香化酶的表达均依赖于cAMP激活启动区Ⅱ，但两种转录调节因子竞争性结合启动区位点决定着芳香化酶基因转录信号的开启。转录抑制因子（chickenovalbumin upstream promoter transcription factor，COUP－TF）在正常和异位子宫内膜均有表达，而转录刺激因子ST－1只特异性表达于异位内膜而不表达于正常子宫内膜。因此，ST－1与启动区Ⅱ位点结合后异位内膜芳香化酶基因表达信号被激活。而正常内膜COUP－TF占领了启动区ⅡDNA上的同一位点，抑制芳香化酶基因表达。芳香化酶直接产物E_1的雌激素效应很低，必须转化为活性更强的E_2才能充分发挥雌激素作用。17β－HSDI催化E_1向E_2转换，17β－HSD2的作用相反，其催化E_2向E_1转化，也即灭活E_2。在月经黄体期，正常子宫内膜上皮细胞表达17β－HSD2，孕酮促进此酶的活性。因此被认为是孕激素对子宫内膜保护作用（抗雌激素）的重要机制。异位子宫内膜正常表达17β－HSD1，因此能将芳香化酶产物E_1转化为活性更强的E_2。由于异位内膜异常表达芳香化酶，正常表达17β－HSD，而17β－HSD2缺乏，其结果是相对于宫腔内膜，异位内膜处于高水平的E_2环境中，促进了异位子宫内膜的生长。

七、凋亡与子宫内膜异位症

细胞凋亡是真核生物有核细胞死亡的一种方式，受高度调节的生理性过程，细胞以凋亡方式自杀，对机体的自身稳定起了积极作用。若此环节发生异常，则会出现细胞生理的异常而引起疾病。与凋亡有关蛋白有：bcl－2，bcl－x，bax，fas，TNFR，PD－1，c－fos，myc和p53，其中最主要的是bcl－2和fas。越来越多的证据证实凋亡是子宫内膜细胞保持稳定的关键因素。异位内膜细胞在盆腔内得以继续存活及种植，与其对凋亡的抵抗力增强有关，研究发现异位内膜的自身凋亡总是低于在位内膜，且与月经周期无关。有趣的是，Ⅲ/Ⅳ期子宫内膜异位症者比Ⅰ/Ⅱ期凋亡减少，提示子宫内膜对凋亡敏感性与疾病进程有关。有报道子宫内膜异位症患者的在位和异位内膜均表达一定水平的Fas和bcl－2，这可能提示内膜组织的凋亡受蛋白调节，而不是Fas调节。研究不同的在位内膜对凋亡的敏感性将很有意义，理论上那些对凋亡低敏感的内膜可能成为异位内膜。细胞凋亡在子宫内膜异位症中的研究尚处于起步阶段，子宫内膜异位症凋亡基础的研究，尤其是利用现代分子生物学技术研究凋亡基因、凋亡抑制基因将开辟子宫内膜异位症诊治的很有希望的领域。

八、子宫在位内膜对子宫内膜异位症发病的作用

作为内异症发病主导理论的 Sampson 经血逆流种植学说的重要缺憾是无法解释 80% ~ 90% 的妇女有经血逆流现象，但仅有 10% ~15% 的妇女罹患内膜异位症。因此，模型建立、临床循证、科学解释，甚至修正完善这一学说对真正认识内异症发生以及有效防治是非常重要的。

从病理生理学而言，经血逆流、内膜细胞种植要具备四个条件方可确立，亦即：①子宫内膜细胞必须通过输卵管进入腹腔；②经血碎片中的细胞必须是存活的；③细胞必须有能力种植到盆腔器官组织上；④内异症在盆腔的解剖必须与脱落细胞的种植原理一致。所以，脱落的内膜细胞要突破盆腹腔的 3 道防线，即：①腹水或腹腔液；②腹腔细胞，主要是巨噬细胞和自然杀伤细胞（NKC）；③腹膜细胞外基质（ECM）。在这过程中，诚如前述，黏附、侵袭和血管形成是病理过程的 3 个主要步骤，所谓“3A 模式”（attachment，aggression，angiogenesis），以此完成逆流内膜细胞在盆腹腔腹膜、器官和组织的种植、生长，并随激素影响发生出血以及炎性反应、免疫反应等变化，而形成内异症病变。

先前较多的研究基本集中在内异症病变的各种生物学特征、免疫学反应等方面，而发生这些变化的内在因素或始动原因则较少被注意和认识。新近的研究证明子宫在位内膜的生物学特质在内异症发病中起重要，甚至决定作用。研究证实，内异症患者和非内异症妇女的在位内膜之黏附、侵袭和血管形成能力均有明显差异，其强侵袭能力等生物学特质使其易于发生内膜异位症。作为重要的前列腺素合成限速酶的环氧合酶 -2（cyclooxygenase -2，Cox -2）能增加侵袭性、诱导血管形成，在内膜异位症患者的在位内膜，其表达亦明显增高，使之有助于内膜细胞的黏附与侵袭。RAN - TES（regulated on activation normal T cell expressed and secreted，正常 T 淋巴细胞表达和分泌的受激活调节因子）可使单核巨细胞游出，激活，发生免疫异常，发生黏附和血管形成，促使内膜异位症；内膜异位症在受到 RANTES 之影响，又正反馈地提升 RANTES。这一“链式反应”在内膜异位症患者的在位内膜表现十分明显。参与雌激素转化的芳香酶 P450 在内膜异位症患者在位内膜亦呈高表达状态。

另一些支持“在位内膜决定作用”的是基因差异、蛋白质组学及猕猴动物研究。差异基因研究证明内膜异位症患者和正常妇女在位内膜有基因差异；蛋白指纹图谱分析，即用表面增强激光解析离子化飞行时间质谱技术（SELDI - TOF - MS），发现有差异蛋白质峰。成功的猕猴动物模型建立不仅说明经血逆流可以导致内膜异位症，更说明在位内膜是决定因素，而免疫反应是继发的，或者免疫应答，或者免疫耐受。局部环境及激素状态是影响因素。在位内膜在发病中的研究有助于建立预防和治疗的新策略，如对在位内膜的干预，或者对子宫内膜异位症的早期和微创诊断。

（霍晓景）

第三节 子宫内膜异位症的病理学

子宫内膜异位症是指具有生长功能的子宫内膜组织异位到子宫腔以外而言，其主要病理变化为异位种植的子宫内膜随卵巢甾体激素的变化而发生周期性的出血，血液、分泌液及组

织碎片聚集在组织间隙内，血浆及血红蛋白缓慢吸收，病灶周围产生类似感染炎性的反应，纤维组织增生、粘连、皱褶并形成瘢痕。在病变处形成紫褐色斑点或小泡，最后形成大小不等的紫蓝色结节或包块。病变因发生的部位和程度的不同而有所差异。

子宫内膜异位症病灶的分布较广，其发生最多的部位为宫骶韧带76%，子宫直肠陷凹70%，卵巢55.2%以及盆腔腹膜的各个部位及盆腔器官的表面，故有盆腔子宫内膜异位症之称。根据其发生的部位不同，可分为腹膜子宫内膜异位症、卵巢子宫内膜异位症和子宫腺肌病。

一、腹膜子宫内膜异位症

（一）腹膜子宫内膜异位症的外观分型

腹膜子宫内膜异位症的外观形态各异，可分为色素沉着型及无色素沉着型两种。

1. 色素沉着型　即典型的黑色、紫蓝色腹膜异位结节，由于病灶内出血、炎症、纤维化色素沉着而使外形突出，为最容易辨认的病灶。月经周期中激素的作用、纤维化的增加而使病灶具有多变性。

2. 无色素沉着型　为异位内膜种植的早期病变具有多种表现形式，种植面积从数毫米到2cm不等，可为表面性或侵蚀性，后者常累积腹膜下结构。微小的腹膜子宫内膜异位症病灶仅在腹腔镜下可见，更小的病灶只能在显微镜下看到，称为显微镜下病灶，无色素沉着型比色素沉着型更多见，且较黑色病灶更具活性。可分为：

1）红色病变：由红色火焰样病灶、腺体型病灶、息肉样病灶、紫点腹膜、血管赘生区等类型。红色火焰样病灶及血管赘生区最常累积到圆韧带及子宫骶骨韧带，在颜色、透明度、硬度及腺体形成等方面类似在位的子宫内膜；紫点腹膜、血管赘生区常累积膀胱及阔韧带。红色病变通常为疾病的开始阶段，病变多由内膜细胞及腺体组成，血管网丰富，有丝分裂活跃，病变较为活跃。

2）白色病变：随着病情的进展，出血逐渐吸收，瘢痕形成，血管网减少，有丝分裂减少，形成白色病变，可分为白色透明、卵巢周围粘连、黄棕色斑及环形腹膜缺损等类型。腹膜的白色透明病变表现为腹膜瘢痕形成或局部性斑点。常增厚突起；卵巢周围粘连的特征有别于输卵管炎及腹膜炎引起的组织粘连；黄棕腹膜斑类似于“牛奶咖啡斑”，其组织学特征与白色透明样病变相似，血色素在间质细胞之间形成“牛奶咖啡色”。环形腹膜缺损又称腹膜袋（peritoneal pockets），在子宫内膜异位症患者中有15%的人可发现腹膜袋，其形成可能是由于腹膜子宫内膜异位病灶对腹膜的刺激或侵入而引起的腹膜反应及瘢痕形成所致的组织学变化。

（二）腹膜子宫内膜异位症的组织学改变

在微观上，异位内膜组织含有四种成分：子宫内膜腺体、子宫内膜间质、纤维素及出血。通常需要两种以上的成分诊断子宫内膜异位症，因为出血发生于间质血管，有时异位组织的间质较腺体更具诊断价值。当子宫内膜异位病灶中发现典型的腺体及间质时，即使对内膜完全无反应，也可认为是活性病灶。腹膜子宫内膜异位种植病灶约占子宫内膜异位症的75%。Nisolle M 等用微测器测量内膜异位症病灶中上皮细胞的高度同时测量每2000个上皮细胞中的分裂指数，代表病变的活性程度。

腹膜子宫内膜异位病灶常肉眼可见，而近来研究证实在肉眼观正常的腹膜经病理切片可证实有微小病灶的存在，其病灶的显微程度可达313μm±185μm，这种病灶是无法从临床上诊断出来的。有人从20例中～重度子宫内膜异位症患者的腹腔镜下取正常的腹膜进行连续切片，经扫描电镜证实有25%用光学显微镜所未能发现的显微病灶。在腹腔镜下随机取正常腹膜作连续切片，可发现有15%的子宫内膜异位病灶。无论腹腔镜检是否证实为子宫内膜异位症的患者，将肉眼观正常的腹膜行组织学检查，均有发现微小异位病灶的可能。

因为病灶反复出血，上述典型的组织学结构可能被破坏而难以发现，以至出现临床与病理不一致的现象。MoenMb等统计典型病灶的组织检查有24%为阴性结果。Jansen报道在微小型子宫内膜异位症的组织学特征的阳性率：红色火焰样病变为81%、白色透明病变为80%、腺样结构为67.5%、卵巢周围粘连为50%、黄棕斑为47%、环形腹膜缺损36.5%。Stnpling等在91%的白色透明病变、75%的红色病变、33%的血红蛋白沉着病变及85%的其他病变中得到组织学证实。目前发现至少有50%的无色素沉着型病灶组织学检查为阳性（表19－1）。

表19－1　不同类型内膜异位病灶组织学阳性率（%）

病变	Jansen	Stripling
红色火焰样病变	81	80
白色透明病变	80	91
腺样结构	67.5	75
卵巢周围粘连	50	33
黄棕斑	47	
环形腹膜缺损	36.5	

腹膜子宫内膜异位症的病症可分为四期：显微病变型、早期活动型、晚期活动型（典型）及愈合型。

1. 显微病变型　近来扫描电镜及组织学研究发现，肉眼观正常的腹膜具有两种类型的显微病变：①腹膜病变：即正常的腹膜间皮细胞由上皮细胞及纤毛细胞所取代，上皮细胞呈假复层，增生活跃，伴有内膜间质，腺体直接开口于腹腔。②腹膜下病变：正常的腹膜间皮细胞下覆盖腺体及间质。

2. 早期活动型病变　当腺体细胞在间皮细胞下形成囊腺型（丘疹型赘生物）或息肉型即为早期活动型病变。活检约95%可找到内膜组织，腺体囊肿为突起的、外表致密的病变，覆盖结缔组织及腹膜间皮，具有丰富的血管形成。可表现为一个或多个增生的腺体因分泌活动较强而扩张。内膜异位囊肿可表现为一个或一簇囊泡，其中充满浆液性、粉状或血性液体，为增生的网状血管所包绕。在这些病灶中可见自基底腺体断裂而来，独立的息肉样内膜组织。在早期，丘疹样囊性病变具有丰富的血管形成而无纤维化。其腺体可处于增生期或分泌期，细胞活跃，约1/3的病灶与子宫内膜同步。

3. 晚期活性病变　即典型黑色病变。病变表现为不同程度的纤维化或色素沉着，活检中50%～60%可见到内膜组织。此类病变血供较差，腺细胞活性低，常呈增生反应或退化，多数与子宫内膜不同步。

4. 愈合型病变　愈合型病变为白色，有时为纤维组织包裹的腺体钙化的瘢痕。在未行组织学检查前，不能确定这些病变是否具有活性。

（三）子宫内膜异位症的超微结构及其对激素的反应

子宫内膜异位腺体的功能性变化有别于正常的子宫内膜，其形态的变化并不完全受卵巢激素周期变化的影响。不同的异位灶甚至同一病灶的不同部位，异位内膜对激素轴的调节反应方式及程度不一，其间质细胞及腺上皮细胞均具有很大的差异。Schweppe 将异位灶分为三种类型：

1. 囊型　囊壁由未分化的立方或柱状上皮构成，其特点为：腺上皮细胞浆分化极差，为扁平型，胞浆内多脊线粒体极少且分布异常，内质网有少数管道及小泡，核大，无核膜内折，核通常位于细胞中间，细胞核区有大量的溶酶体。有的腺上皮胞浆明显减少，高尔基体呈空泡样变性。

2. 典型的子宫内膜腺体及间质　呈正常的周期性改变。可呈早期、中期、晚期增生期；早期及晚期分泌期。其各期的病理学变化类似正常在位的子宫内膜。

3. 混合型　同一病灶的不同区域具有不同的结构，有的类似第一种，有的分化好但无周期性，有的呈现增生期的结构特点，但与激素的周期性变化不相符。超微结构的特点说明异位内膜的形态特点并不完全取决于激素变化，而取决于异位内膜组织的成熟程度。

通常认为异位子宫内膜组织具有对垂体激素起反应而发生与正常子宫内膜组织相似的周期性变化，但研究发现其组织变化与在位的子宫内膜不同。应用组化定性分析观察异位种植内膜的显微变化，提示此种内膜不具备正常在位内膜所具有的超微结构特征。其原因较复杂，可能是：病变组织缺乏甾体激素受体，对激素敏感性降低、局部瘢痕组织包绕，阻断了其与外界的血供通道、腺上皮与间质关系的改变，血供缺乏，炎症反应或腺体本身对激素缺乏依赖性。

由于异位组织的异质性，病灶中所含腺细胞及间质细胞较少，增加了异位种植内膜的甾体激素受体检测的难度。大多数异位病灶有孕激素受体的表达，而仅 30% 的病灶含有雌激素受体。卵巢异位病灶所含雌、孕激素受体的量远较在位的子宫内膜为少。去势、绝经、妊娠及药物抑制性腺功能均可明显改变该疾病的进程。但激素治疗却不能根治子宫内膜异位症，药物治疗 6 个月后通过对卵巢及腹膜子宫内膜异位病灶的活检证实相当多的异位灶仍然具有活性，其分裂指数表明病灶内存在非激素依赖性的腺体。长期激素治疗只能起暂时抑制作用，而不能根治，虽经激素治疗后再次腹腔镜检未看到病灶，但并不能肯定病灶的完全根除，因而潜伏有复发或新生的危险性。

（四）子宫内膜异位病灶的二维或三维空间结构

立体图像及立体分析显示了子宫内膜异位病灶的新特征，即在病灶发展的不同阶段，病灶可表现为不同的类型。血管在间质中的构象可能为异位子宫内膜生长及侵蚀的重要因素之一。应用二维计算机影像分析，用毛细血管表面积与间质表面积之比表达的红色病变的血管的血管形成明显高于黑色及白色病变。白色透明及黄棕斑病变血管形成较低无分裂象，表明子宫内膜异位症处于潜伏期，属无活性病灶，此潜伏期可维持相当长的时期。经 GnRH 治疗后子宫内膜异位病灶的血管形成显著减少，并非毛细血管的数量减少，而是其表面积减少，致使毛细血管表面积/间质表面积之比减少。此治疗效果在黑色皱褶及红色病变中具有显著性，而白色病变却无此改变。经过治疗的病灶以小血管占优势与治疗后再次腹腔镜观察的结果一致。

为了说明子宫内膜异位病灶的生物学特征，了解其在体内的立体生长特征及腺上皮与间质与周围组织如何联系等，Gamran R 等最近应用超微立体图像计算机技术探讨了异位内膜种植的三维空间构象。子宫内膜异位病灶的立体构象可分为两种：

1. 腺体无分支型　腺上皮在间质中呈规律性分布，间质及腺上皮管腔呈规律性变化，与正常子宫内膜结构相似。

2. 腺体有分支型　腺腔彼此交叉，腺上皮呈指状插入间质，腺体的分布在间质中无规律性。分支较多时，管腔狭窄，腺腔的直径为 22～185μm 在红色病变中具有分支的腺体结构含量明显高于黑色及白色病变，其丰富的间质血管形成有利于腺上皮及间质在异位组织中的种植。这两种病变的类型是否与病灶的侵蚀程度及病灶的活性有关尚需进一步研究证实。在早期病变的发展过程中，一个或多个包埋与间皮下的腺体分支的顶端由于分泌、出血或活性内膜细胞的剥脱而形成囊泡，可能突破菲薄的间皮层。这些囊状病变在腹膜表层呈菌状出现或消失，说明子宫内膜异位病灶的高度不规则性。药物治疗后，圆柱形管腔及分支型管腔的数量不变，其外形却具有明显的改变。

二、卵巢子宫内膜异位症

（一）卵巢子宫内膜异位病症的外观形态

子宫内膜异位病灶较多见，主要位于卵巢，接近卵巢们皱褶处的卵巢前沿处最常累积。卵巢内膜异位病灶可分为微小病变型和典型病变型。

1. 微小病变型　卵巢的表面及表层可见灰红色、棕色或蓝红色斑点及小囊，子宫内膜异位病灶，囊肿仅数毫米大小，有时可融合成桑葚样结构并有反复的穿破及出血，与周围组织粘连甚紧。手术剥离时有咖啡色黏稠物流出。

2. 典型病变型　由于异位组织侵及卵巢皮质，在卵巢皮质内生长，随月经周期激素的变化反复出血，形成单个或多个囊肿，形似宫腔积血。囊内压增加时，囊壁可出现小裂隙，内容物溢出，引起局部性炎性反应及组织纤维化，导致卵巢与邻近器官紧密粘连而固定于盆腔不能活动。卵巢内可具有多个小腔，小腔之间有正常的卵巢皮质；囊肿进行性扩大、纤维化而掩盖正常的卵巢结构，卵巢可因色素沉着，纤维增生而成为少血管的囊肿壁。引用卵巢内镜技术，可见萎缩及倒位的卵巢皮质，早期，卵巢皮质呈珍珠色上可辨认，种植的内膜组织呈红色，血管丰富，有时可见出血斑弥散在卵巢皮质表面。在囊肿较大时，壁内仅少部分尚光滑，而大部分粗糙，上覆灰黄色、咖啡色或棕红色的小斑块，囊壁厚薄不均，有的地方菲薄容易穿破。

卵巢中内膜异位病灶的周期性出血及吸收缓慢的内膜碎片沉积在囊腔内，每周期的再次出血又填充囊腔，而使囊内液呈黑色、柏油样、巧克力色，有时也可为鲜红色。因为囊内积血也可发生于卵巢黄体囊肿出血、赘生物出血等，因此诊断要靠组织学的证实。

（二）卵巢子宫内膜异位囊肿的组织学特征

卵巢子宫内膜异位瘤的镜下特点变化很大，有时缺乏典型的组织学改变。在卵巢表面的异位病灶，大多能见到较完整的腺体组织；病灶较小的部位，也能看到类似的内膜组织。囊肿壁由于受内容物的压迫，扩大变薄，上皮脱落和破坏，因而临床上最不易得到卵巢子宫内膜异位瘤的组织学证据。在镜下，内膜异位瘤壁可有以下几种类型：

(1) 囊壁内层为柱状上皮，似内膜的腺上皮，上皮下为内膜的间质细胞，伴有出血，为典型的内膜瘤。

(2) 囊壁内层的内皮细胞大部分被破坏，只能见到少许的立方上皮，其间质部分或全部为肥大的含铁血黄素细胞所替代，为最多见的一种。

(3) 内膜上皮及间质均找不到只能见到含铁血黄素细胞层在囊肿周围，其外由玻璃样变性的结缔组织包围。

(三) 卵巢子宫内膜异位囊肿对激素的反应性

卵巢的异位内膜组织大多来源于经血倒流种植，这些内膜不像腺肌病的异位内膜来自于子宫内膜的基底层，因而对激素不敏感；相反，它们较成熟，类似于在位的子宫内膜，对卵巢激素具有周期性的反应。但有是同一组织的不同病灶也具有差异，在黄体期，有的病灶可呈很好的分泌反应，可见弯曲的腺体及蜕膜样变的内膜间质，但有的病灶却呈增生反应，其差异可能为异位的内膜不够成熟或生长部位紧密的纤维组织包围导致血供不足而内膜反应差。

(霍晓景)

第四节　子宫内膜异位症的临床分期

自从临床上认识到该病以来，已建立了多种分期方案。其中绝大多数都是根据该病的形态学特征分期。到目前为止。子宫内膜异位症的发病机制尚未完全弄清楚，因此，也限制了子宫内膜异位症的合理分期。

一、早期分期法

(一) Sampson 分期法

1921 年，Sampson 按巧克力囊肿和与之相关的粘连分期。将巧克力囊肿分四期：卵泡、黄体、基质和内膜；并将最后一期分三型：①没有基质、有腺体；②有基质和腺体，类似正常内膜；③前两型的混合型。Sampson 认为内膜异位囊肿可与邻近脏器形成粘连，粘连范围从极轻度的膜状粘连到广泛的封闭子宫直肠、子宫膀胱陷凹的粘连。他还主张对希望保留生育功能的轻度内膜异位症患者进行保守性手术，但最终治愈该病和最大限度解除疼痛需要切除子宫、输卵管、卵巢和所有的内膜异位组织。

(二) Wicks&Larsen 分期法

Wicks 和 Larsen 在 1949 年提出根据切除病变的组织类型对内膜异位症分期。他们的分期方法同用于恶性肿瘤的分期方法类似。一期是巨噬细胞、血红蛋白和没有活性的内膜碎片，四期是有腺体和基质的典型有活性内膜组织；并推测该种内膜能对周围卵巢激素的刺激产生反应。Wicks 和 Larsen 没有将症状或临床预后同组织学分期相联系，该分期法没有临床应用价值。

(三) Huffman 分期法

1951 年，Huffman 根据内膜异位症的解剖部位和它同恶性肿瘤的类似性进行分期（表

19－2）。他是第一位主张按分期进行治疗的学者。用该分期法对300例患者分期，研究保守性手术后的受孕率与疾病分期的关系。结果是：Ⅰ期和Ⅱ期患者术后的妊娠率是47%，故Huffman主张对Ⅰ期、Ⅱ期和部分Ⅲ期患者保留生育功能。

表19－2 Huffman的子宫内膜异位症分期

Ⅰ期
a病变局限于子宫骶骨韧带
b病变局限于一侧卵巢
c腹膜表浅种植
Ⅱ期
a广泛浸润一侧卵巢，对侧卵巢几乎没有浸润
b双侧卵巢表浅种植
c直肠表面表浅种植
d子宫或子宫骶骨韧带浸润
Ⅲ期
a广泛浸润双侧卵巢
b双侧卵巢内膜异位囊肿
c直肠阴道深部浸润
d直肠浸润引起肠梗阻
Ⅳ期
a病变侵犯膀胱
b病变侵犯小肠，引起肠梗阻
c病变侵犯输尿管

（四）Sturgis和Call分期法

1954年，Sturgis和Call把盆腔疼痛同内膜异位症的病理组织学相联系，将之分为三期：①早期发展阶段，②有活性阶段，③内膜无活性（绝经）阶段。他们指出：长期持续的盆腔内膜异位形成纤维包裹，导致痛经和盆腔痛。他们利用显微镜检查发现盆腔腹膜瘢痕中纤维化的腺体和基质。故他们认为内膜的异位种植和与之相关的粘连都是导致疼痛的原因。

（五）Riva分期法

1962年，Riva和他的助手们报道了用异炔诺酮治疗内膜异位症的经验。内膜异位症的诊断是通过后穹隆镜检、阴道切开术和开腹探查术确立的。Riva小组率先提出用累计计分来进行内膜异位症的分期和根据分期决定是药物治疗，保守手术或根治手术。将患者根据盆腔脏器受累计分，但是他们的分期同治疗结果之间相关性很差。

（六）Beecham分期法

1966年，Beecham提出一个简单的分期法即根据触诊和手术所见分期（表19－3）。该分期方法记录起来很容易，但临床资料不支持它。

表 19-3　Beecham 子宫内膜异位症分期

Ⅰ期	开腹所见散在的、小的盆腔内膜异位斑点（直径 1~2mm）
Ⅱ期	子宫骶骨韧带、阔韧带、宫颈和卵巢、个别或多个固定触痛结节和轻度增生
Ⅲ期	在Ⅱ期的基础上合并有卵巢增大两倍；子宫骶骨韧带、直肠和附件粘连在一起，陶氏腔封闭
Ⅳ期	内膜异位形成大的盆腔包块，双合诊扪不清盆腔脏器

（七）Mitchell 和 Farber 分期法

1974 年，Mitchell 和 Farber 根据内膜异位症与恶性肿瘤的相似性提出外科分期法（表 19-4）。实际上，按这种分期方法的第Ⅴ期即为可能发展成腺癌的内膜病变。按分期决定是药物还是手术治疗。他们主张对Ⅰ、Ⅱ期患者应用孕激素治疗解除疼痛。对于其中不孕患者，可手术分解粘连、切除异位病灶，保守性手术后的妊娠率是 32%。Mitchell 和 Farber 认为对Ⅳ、Ⅴ期患者应行手术探查，排除卵巢恶性肿瘤。广泛内膜异位的患者应切除子宫和双侧附件。

表 19-4　Mitchell 和 Farber 子宫内膜异位症分期

Ⅰ期	盆腔腹膜一个或多个小的异位病灶（直径 <5mm）
Ⅱ期	子宫骶骨韧带、直肠阴道隔和（或）卵巢较大的表浅种植
Ⅲ期	卵巢内膜异位囊肿、直径 >5mm，伴或不伴阔韧带、邻近脏器表浅种植
Ⅳ期	阴道、直肠、尿道的浸润期
Ⅴ期	有发展成腺癌趋势的内膜异位灶

二、现代分期法

在 1973 年之前，大量文献讨论保守性手术对促进生育力的价值。由于缺乏有效的方法对内膜异位症患者进行分期和客观比较治疗结果。临床医生尚不能有把握地答复关于生育力的问题，有关手术后妊娠率的报道相差很远，难以合理解释。

1973 年，诊断性腹腔镜提供了简单证实盆腔内膜异位的方法。由于该方法提高了诊断，使得分期与预后之间的关系更密切。

（一）Acosta 分期法

Acosta 分期法（表 19-5）。该分期方法的前提是：内膜异位症导致的不孕，手术后的妊娠率主要取决于发现疾病时的严重程度。他们对 107 例保守手术治疗的患者进行回顾性分析。根据内膜异位症的部位、分布、瘢痕、粘连情况分轻、中、重三期。三期患者手术后的妊娠率分别是 75%、50% 和 33%。该分期方法虽稍嫌粗略，但仍不失简洁和完全。重要的是：它在疾病的分期和预后之间建立了一种直接的相关性。

表 19-5　Acosta 子宫内膜异位症分期法

轻度	子宫直肠陷凹、膀胱腹膜反折或盆腔腹膜有散在、新鲜异位灶，卵巢、输卵管周围无粘连
中度	卵巢一侧或双侧表面有异位灶伴瘢痕形成或挛缩，有粘连
重度	卵巢一侧或双侧巧克力囊肿，大于 2cm×2cm，伴卵巢、输卵管粘连，直肠窝病灶粘连封闭，明显的肠道或泌尿道侵犯

有几个影响1973年Acosta分期的因素，当时，许多医生根据腹腔镜检的结果来决定是采用保守性手术或是激素治疗；按是否有输卵管周围或卵巢周围粘连将疾病分为轻度和中度。Petersohn在1970年就提出盆腔粘连是预测生育力的关键。他观察了111例患者、仅有内膜异位病灶的妇女妊娠率是80%，而合并有粘连的妇女妊娠率是40%。随后有报道指出：对多囊卵巢行卵巢楔形切除后，卵巢有粘连的倾向。因此，在设计分期方案时，考虑到卵巢异位灶切除后有发生粘连的危险，Acosta把卵巢被累及的程度作为一个重要因素。Acosta分期系统的主要缺点就是：较粗略、随意，没有区分病变的单、双侧。

Ingersoll在Acosta分期的基础上增加了0期和Ⅳ期（包括生殖系统外的病变）。遗憾的是：他没有提供支持他分期方法的资料。

（二）Kistner分期法

1977年，Kistner和同事们也提出一种分期方案（表19-6），此方案是基于该病的自然病程：从腹膜种植到卵巢受累，然后是输卵管受累，最后是播散到整个盆腔。粘连程度是根据腹腔镜手术下是否易于分离来定性的，盆腔外的内膜异位症对生育力没有影响，没有考虑在内。

表19-6　Kistner子宫内膜异位症分期法

Ⅰ期	内膜异位仅限于盆腔后腹膜（陶氏腔、子宫骶骨韧带）或阔韧带表面，直径<5mm，输卵管无血管粘连、伞端游离，卵巢上少量无血管粘连，卵巢不固定，肠道和阑尾表面正常
ⅡA期	在Ⅰ期基础上合并有卵巢内膜异位囊肿，按囊肿大小分如下三个亚型：
ⅡA-1	囊肿直径或表面<5cm
ⅡA-2	囊肿直径或表面>5cm
ⅡA-3	囊肿破裂；肠道和阑尾表面正常
ⅡB期	阔韧带后叶被卵巢组织粘连覆盖，输卵管粘连可在内镜下分开，伞端游离，卵巢固定于阔韧带，卵巢内膜异位囊肿直径>5mm，陶氏腔多处内膜异位，但没有同肠道粘连，子宫也不后倾固定，肠道和阑尾表面正常
Ⅲ期	阔韧带后叶被粘连的输卵管、卵巢覆盖，输卵管伞端被粘连覆盖，卵巢固定于阔韧带，输卵管表面伴或不伴内膜异位灶或异位囊肿，但肠道或子宫并不粘连固定，肠道、阑尾表面正常
Ⅳ期	膀胱浆膜内膜异位，子宫三度后倾固定，陶氏腔同肠道粘连或被固定的子宫填塞，肠道同陶氏腔、子宫骶骨韧带或子宫体粘连，阑尾也受累

（三）Buttram分期法

1978年，Buttram通过修改Acosta的分期法又提出了一个扩大的分期法（表19-7）。该方案较以往的任何分期方法都要详细和精确。不仅考虑到单双侧，还设计了一个表使之回复到Acosta分期法。

表19-7　Buttram扩大子宫内膜异位症分期

Ⅰ期（腹膜）
A 腹膜未受累
B 盆腔腹膜（子宫陷凹、子宫骶骨韧带或阔韧带）上散在的、表浅的表面种植，病灶直径≤5mm，输卵管、卵巢未受累

续 表

C 范围同 B，但异位病灶的直径 >5mm，有易被分离的细膜状粘连
Ⅱ期（卵巢） 1 右侧；2 左侧；3 双侧；
A 卵巢未受累
B 卵巢表面表浅的异位灶、直径 <5mm、易被剔除而无导致粘连的危险；可伴有细膜状粘连，易于分离无导致严重粘连的危险
C 卵巢内膜异位囊肿直径 >5mm，但 <2cm，可伴有细膜状易被分离的粘连
D 卵巢内膜异位囊肿直径 >2cm 或破裂，可伴有细膜状易被分离的粘连
EB、C、D 的基础上伴有将卵巢固定的致密粘连（通常是同阔韧带后叶粘连）
Ⅲ期（输卵管） 1 右侧；2 左侧；3 双侧
A 输卵管没有受累
B 输卵管表浅的内膜异位灶直径≤5mm、易被擦除而无导致粘连的危险，可伴有细膜状易被分离的粘连
C 输卵管上的内膜异位囊肿需行手术摘除，可伴有细膜状易被分离的粘连
D 输卵管粘连扭曲伴或不伴活动受限，伞端游离且输卵管是通畅的，可伴有 B 或 C 的情况
E 输卵管伞端被粘连包裹或输卵管远端被包裹。可有 B、C、D 的情况出现
Ⅳ期（陶氏腔）
A 没有 B 或 C 出现
B 膀胱或直肠的内膜异位囊肿
C 陶氏腔封闭和（或）子宫后倾固定，肠道或附件可粘连到陶氏腔，通常伴有 B 出现

（四）Cohn 分期法

Cohn 在 1979 年根据腹腔镜检结果提出一个新的分期法（表 19－8）。包括了远处病灶的类型，它的创新是补充了子宫腺肌病，把它作为内膜异位症的严重类型。

表 19－8 Cohn 的子宫内膜异位症分期

轻度子宫内膜异位症
Ⅰ一个部位的表浅种植
Ⅱ两个或更多部位的表浅种植中度子宫内膜异位症
Ⅲ内膜异位种植伴皱缩、纤维化；轻度粘连
Ⅳ卵巢同异位的内膜组织中度粘连
Ⅴ卵巢、膀胱浆膜多处内膜异位，同阔韧带粘连重度子宫内膜异位症
Ⅵ单侧或双侧内膜异位囊肿，输卵管未受累
Ⅶ单侧或双侧内膜异位囊肿，伴输卵管受累
Ⅷ子宫腺肌病
Ⅸ重度子宫内膜异位症伴盆腔感染疾病
Ⅹ重度子宫内膜异位症伴或不伴生殖器官外，肠道，尿道，远处器官受累

（五）美国生育协会分期法

由于以上分期法没有一种能得到广泛的认可，为此，美国生育协会（American Fertility Society，AFS）于 1979 年提出以评分法作为依据的分期方法。具体是：在开腹探查或腹腔镜检的直视下，详细观察内膜异位灶的大小、部位、粘连程度以及有无卵巢内膜异位囊肿等加以评分；然后根据得分总和进行临床分期（表 19－9）。并提供一个解剖图去描绘手术中所见病变情况（图 19－1）。

表 19－9　美国生育协会子宫内膜异位症分期

Ⅰ期（轻度）	1～5
Ⅱ期（中度）	6～15
Ⅲ期（重度）	16～30
Ⅳ期（广泛）	31～54
总计	

腹膜（包括子宫表面）	病灶大小	<1cm	1～3cm	>3cm
	评分	1 分	2 分	3 分
	粘连	膜状	紧密粘连伴 子宫直肠陷 凹部分消失	紧密粘连伴 子宫直肠陷 凹完全消失
	评分	1 分	2 分	3 分
卵巢	病灶大小	<1cm	1～3cm	>3cm 或内 膜异位囊肿 破裂
	右	2 分	4 分	6 分
	左	2 分	4 分	6 分
	粘连	膜状	紧密粘连伴 部分包裹	紧密粘连伴 完全包裹
		卵巢	卵巢	
	2 分	4 分	6 分	
	2 分	4 分	6 分	
输卵管	病灶大小	<1cm	>2cm	输卵管阻塞
	右	2 分	4 分	6 分
	左	2 分	4 分	6 分
	粘连	膜状	紧密粘连伴 输卵管扭曲	紧密粘连伴 输卵管包裹
	右	2 分	4 分	6 分
	左	2 分	4 分	6 分

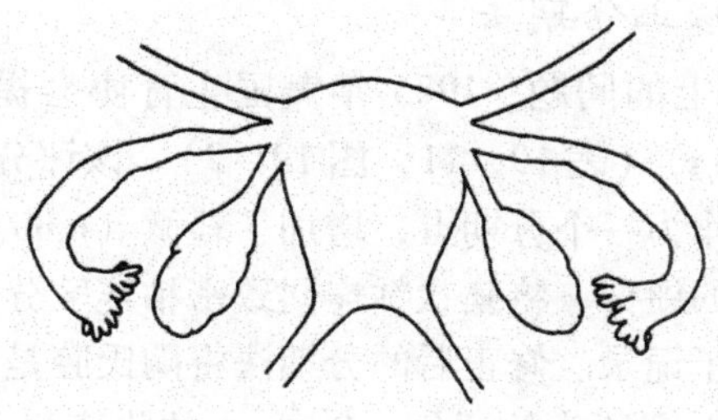

图 19－1　AFS 分期记录图

该分期法虽较以前的分期法合理，亦被国际上所接受，仍存在不足之处。Hasson 强调此法没有考虑到不孕和疼痛症状，应给子宫骶骨韧带病灶和病变浸润的深浅评分。Brosen 和同事们指出 AFS 评分法多关注了评估手术的有效性。1981 年，Rock、Cuzick 等回顾性研究 214 例进行保守性手术后的子宫内膜异位症患者，比较 Buttram、Kistner 和 AFS 这三种分期方法，分期与术后妊娠率的相关性，发现总的术后妊娠率是 54%。三种分期法的趋势是一致的即分期越高，术后妊娠率越低，呈负相关。AFS 分期法中，将轻度和中度合为一期，重度和生殖器官外合为一期，两者比较术后妊娠率差异有显著性意义。否则，各期之间比较差异无显著性（表 19－10）。

表 19－10　比较不同分期方法子宫内膜异位症保守性手术后妊娠率

分期	追踪病例数	妊娠病例数	妊娠率（%）	总的周期数	每周期妊娠率（%）
Buttar *					
轻度	43	29	67	1063	2.7
中度	71	35	49	2024	1.7
重度	100	51	51	3246	1.6
Kinster *					
Ⅰ期	45	31	69	1110	2.8
ⅡA 期	81	44	54	2157	2.0
ⅡB 期	38	20	53	1179	1.7
Ⅲ期	29	11	38	1198	0.9
Ⅳ期	21	9	43	689	1.3
美国生育协会					
轻度	45	28	62	1261	2.2
中度	88	48	55	2424	2.0
重度	66	33	50	2236	1.5
极重度	15	6	40	412	1.5
总计	214	115	54	6333	1.8

注：* 每个周期妊娠率之间差异有显著性，$P < 0.01$。

* * 美国生育协会分期法，将轻度和中度合为一期，重度和极重度合为一期，二者之间妊娠率差异有显著性，$P < 0.05$。

（六）美国生育协会修正分期法

由于 AFS 评分法存在以上的问题，1985 年美国生育协会提出修正分期法（revised A-merican FetilitySociety，AFS－r）（表 19－11，图 19－2）。该评分法除去了严重疾病这一期，也不再把输卵管内膜异位症作为一个分期点，增加了轻微（mini）病变期，并对病变的深浅和附件粘连给予了更加详细的评分，将膜状粘连同致密粘连区分开来。但仍没有对生殖器官外的病灶进行评分，仅进行了记录。修正后的分期法将陶氏腔是否封闭作为一个重要评分依据，反应了此分期法重视对生育预后的评价。Buttram 的临床报告支持该分期法，陶氏腔部分封闭的患者，外科手术后的妊娠率是 68%，而完全封闭的妊娠率是 36%。

表 19-11 美国生育协会修订子宫内膜异位症分期

腹膜	内膜异位灶		<1cm	1~3cm	>3cm
	浅		1	2	4
	深		2	4	6
卵巢	右侧	浅	1	2	4
		深	4	16	20
	左侧	浅	1	2	4
		深	4	16	20
后陷凹封闭情况	封闭		不封闭	部分	完全
			0	4	40
卵巢	粘连		<1/3 包围	1/3~2/3	>2/3 包围
	右侧	薄	1	2	4
		厚	4	8	16
	左侧	薄	1	2	4
		厚	4	8	16
输卵管	右侧	薄	1	2	4
		厚	4*	8*	16
	左侧	薄	1	2	4
		厚	4*	8*	16

注：1）此分期法将内膜异位症分为四期：Ⅰ期（微小）1~5分；Ⅱ期（中度）16~40分；Ⅳ（重度）>40分。

2）如伞端全包围改为16分。

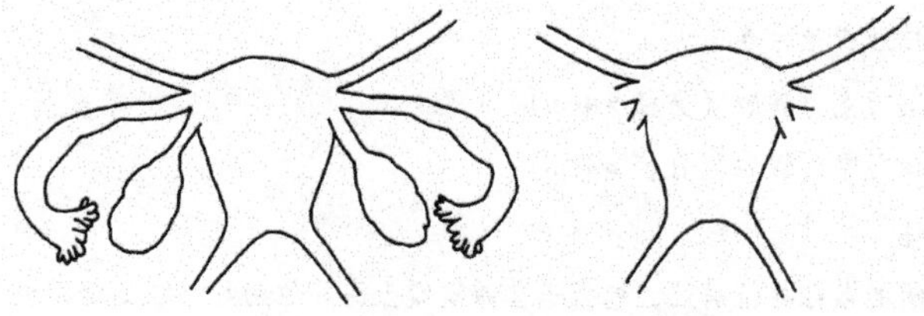

图 19-2 AFS-r 分期记录图

1. AFS-r 分期法的缺点 越来越多的证据表明，目前 AFS-r 评分法对内膜异位症分期亦有不恰当之处。这种计分系统，虽然是来自临床观察，但主观随意性较大，还存在观察者之间的差异和本身的失误。此分期对某些结果，特别是对盆腔疼痛和不孕症的应用性仍有争议。

（1）1982 年 Guzick 曾指出以下与 AFS-r 记分系统相关的问题：第一，每一个分期的分数不能反应疾病的真实功能状态。例如：对于没有破裂的单侧、直径达 4cm 异位囊肿计 20 分，而广泛、散在的腹膜异位症，总面达 3cm 只计 4 分，事实上对盆腔痛和不孕的影响前者并不比后者重要大五倍之多。关于卵巢异位囊肿对生育力的影响，日本学者曾分析117例异位症患者经过达那唑治疗后妊娠情况：42例按AFS－r分期为Ⅲ期或以上（卵巢异位囊肿直径>3cm，但输卵管完全正常），同剩余75例输卵管正常，有异位灶但没有异位囊肿者相比，妊娠率无差异。他们认为异位症对生育力的影响主要是由输卵管受累情况决定的，故他们于1993年提出TOP分期法（表19－12），并于2002年发表临床报告，回顾性研究237例异位症患者，比较TOP、AFS－r两种分期方法，分期与治疗后妊娠率的相关性。发现妊娠率与AFS－r分期不相关，与TOP分期中T分期呈负相关，与TOP中O和P分期不相关（表19－13）。关于AFS－r分期与术后生育力关系Guzick和Adamson CD也都有类似观点。第二：内膜异位症分期的界线过于主观随意。AFS－r分期中规定>40分（41～144）均为重度（Ⅳ期），Canis等将89例AFS－rⅣ期患者分2个亚组：一组是小于70分，另一组为大于70分，这两组术后总妊娠率为37.5%，分别统计则观察到：小于70分组的妊娠率为52.9%；而大于70分组妊娠率为0，两组差异有极显著性。为此，AFS成立了一个委会对AFS－r分期进行评估，他们于1997年得出结论认为由于对内膜异位症认识的限制，目前的AFS－r分期的评分法及分期标准不变，加上对病变形态、颜色的描述以及彩色图片记载和异位囊肿要组织学证实等描述。

表19－12　TOP分期法

T0期	没有粘连
T1期	单侧粘连
T1a	单侧粘连能通畅
T1b	单侧粘连，阻塞不通
T2期	双侧粘连
T2a	双侧粘连，通畅
T2b	单侧粘连通畅，对侧粘连，不通
T3期	双侧不通
O0期	没有粘连
O1期	表面异位灶或是粘连
O2期	单侧卵巢巧克力囊肿（直径>4cm）
O3期	双侧卵巢巧克力囊肿（直径>4cm）
P0期	没有粘连
P1期	盆腔腹膜的散在异位病灶，包括子宫卵巢膜上的异位病灶，或是陶氏腔/盆腔其他部位，轻度粘连
P2期	陶氏腔部分封闭
P3期	陶氏腔完全封闭

T = Tube　输卵管　O = ovary 卵巢　P = peritoneum 腹膜

表19－13　TOP分期的妊娠率

TOP分期	妊娠率
T0	69/129（53%）
T1	18/39（46%）

续 表

T2	10/27/（37%）
T3	0/8（0%）
O0	50/94（53%）
O1	16/42（38%）[a]
O2	26/48（54%）
O3	5/19（26%）
P0	2/6（33%）
P1	79/156（54%）[b]
P2	11/25（44%）
P3	5/16（31%）

注：a. $P<0.05$。

b. 无差异。

（2）Redwine 提出年龄和内膜异位症外观表现相关，随着年龄的变化，外观表现也发生变化。在年轻妇女中多为新鲜的不出血的病灶，在年纪大的妇女中多为陈旧的咖啡色病灶。Vemon 等认为内膜异位症的肉眼观、组织学类型同它产生 PGF 能力相关。以产生 PGF 能力而论：早期红色的瘀斑状病变比棕色病变更有活性，依次比陈旧的黑色病变有活性。因此，应将病灶的外观及组织学列入评分内容。内膜异位症的典型咖啡色的病灶是该病的最后阶段，但其产生 PGF 的能力却趋于消失。

（3）Vasquez 和同事们描述了应用电子显微镜扫描技术发现的极微小腹膜异位灶称之为显微镜下病灶。Murphy 等通过随机活检方法，发现内膜异位症患者腹腔内肉眼认为是正常的腹膜有 25% 是镜下内膜异位症。Brosens 等均有类似的发现。由此可见，通过肉眼观察腹腔来确定该病的真正分期的局限性，且在实用上目前尚无法解决此问题。

（4）AFS－r 分期法没有考虑到盆腔以外的内膜异位灶：对预测盆腔疼痛及治疗方案参考价值不大，Fedele 等研究了 160 例妇女，发现盆腔疼痛的严重程度与 AFS－r 分期无关。但随后的临床报告又认为 AFS－r 分期与盆腔疼痛相关。最近的资料表明：盆腔疼痛程度与内膜异位灶种植的深浅明显相关。Comillie 等研究了组织学类型与临床上严重深部浸润的内膜异位症的关系。他们应用腹腔镜下 CO_2 激光技术治疗 53 例患者。观察到：深部浸润的异位病灶多种植在子宫前后陷凹和子宫骶骨韧带，而不在卵巢窝。浸润深度超过 5mm 的异位灶组织学检查有活性，且与盆腔疼痛相关。相反，表浅的种植多发生在不孕症患者。Kon－mch 等最近报道盆腔疼痛程度同内膜异位灶的总表面积和类型不相关，但与异位灶种植深度相关。因此，不少人提出评价内膜异位症与盆腔疼痛、与不孕症关系时应用二分法。

2. 分期方法的展望　许多学者认为：对内膜异位症的分期和评估，应以不孕和盆腔疼痛为主要出发点，与两者相关的解剖学和病理生理学原理不相同。目前 AFS－r 评分法具有主观随机性，一些学者推荐根据临床资料来决定每个病变的分数和分期的分数界限，这需要大量的多中心的合作，他们希望临床资料评估的分数将提高该分期法的预测值。另有作者建议用计算机化盆腔地图去贮存和积累描绘性的细节资料，编辑这些地图和其他主要参数，去分析判断对预后影响，通过恰当的、多参数的分析累计资料就能提供有关患者的生育能力、去除疼痛，或疾病复发的危险等信息。随着对子宫内膜异位症的自然病程和病理生理变化认识的深入，对它导致不孕的病因的认识也更明确和详细，这样就可能在分期中加上这些指标来提高分期对术后生育力的预测性。例如 Pittaway 报道保守性手术治疗后，血 CA_{125} 水平与术后妊娠率相关。Lessey 报道在 AFS－rⅡ（即轻度病变组）其中有一亚群患者着床期子宫内膜在表达 2γβ3 整合素缺乏，这一类患者的妊娠率较低下。关于子宫内膜异位症的腹腔内环境的研究仍在继续，也许将来某个生理因素被确定在分期学上具有重要地位，形成一元化分期方法，以提高分期的敏感性和特异性。

（张金荣）

第五节　临床表现及临床诊断

一、临床表现

子宫内膜异位症的症状主要有慢性盆腔痛、性交痛、痛经及不孕。其表现形式多种多样，因人而异，并随病变部位的不同而不同，症状的特征与月经周期密切相关。

（一）症状

1. 疼痛　是子宫内膜异位症的主要症状之一，其产生的原因为异位的病灶受周期性卵巢激素的影响，而出现类似月经期的变化，如增生、出血等，故本病疼痛的特点是痛经。尤以开始于异位子宫内膜形成后的继发性痛经及随局部病变的加重而逐渐加剧的渐进性痛经被认为是子宫内膜异位症的典型症状，但实际上并非完全如此。Lukayat 统计 618 例诊断为子宫内膜异位症的患者中，27%～40%无疼痛症状。由此可知，痛经并非子宫内膜异位症必须具备的症状。

子宫内膜异位症引起的疼痛多位于下腹部及腰骶部，可放射至阴道、会阴、肛门或大腿。常于月经来潮前 1～2 日开始，经期第一日最剧烈，以后逐渐减轻，至月经干净时消失。这是由于在月经周期中，随卵巢分泌的雌激素不断增加，异位的子宫内膜增生、肿胀；到月经后半期，受卵巢孕激素的影响而出血，刺激局部组织，导致疼痛。如子宫内膜异位于子宫肌层时，可使子宫肌肉痉挛收缩，痛经症状更为明显。月经过后，异位子宫内膜逐渐萎缩而痛经消失。此外，痛经与前列腺素（PGs）的异常产生有关。子宫内膜异位症患者月经期除正常的子宫内膜产生 $PGF_{2\alpha}$ 与 PGE_2 外，子宫肌及异位的子宫内膜病灶中亦能产生。外加前者的代谢产物 6－酮前列腺素 Iα（6－keto－prostaglandin）与血栓素 B_2（TXB_2）的作用，故除了子宫内膜异位症病灶出血引起的刺激外，子宫受 PGs 的激惹，过度收缩，子宫内压较正常妇女升高 2～3 倍。子宫血流量减少，局部缺血，遂致疼痛，常伴有恶心、呕吐、腹泻等。卵巢子宫内膜异位囊肿在下列情况下可以发生破裂：①经前或经期反复出血，使囊内压增加。②妊娠期孕激素水平增高或使用外源性孕激素治疗时，孕激素使囊壁血管增生、充血水肿、组织软化而致破裂。③排卵口的存在也可致囊肿破裂。囊内容物刺激腹膜引起剧烈腹痛，伴恶心、呕吐和肛门坠胀等急腹症症状，易与卵巢囊肿蒂扭转、宫外孕、阑尾炎和腹膜炎等疾病相混淆。本院 19 例卵巢子宫内膜异位囊肿破裂的病例，大多数均未能术前明确诊断，其中诊断为卵巢囊肿蒂扭转者 3 例，宫外孕 1 例，急性阑尾炎及弥漫性腹膜炎 6 例。本症疼痛的另一特点是疼痛的程度与病灶的大小不成正比。有时盆腔内小的病灶，如子宫骶骨韧带部位的较小异位结节可以引起难以忍受的疼痛；而有的较明显的病灶，由于异位的子宫内膜活性已丧失，病灶被结缔组织包裹或与周围脏器粘连，可以无痛经症状；较大的卵巢子宫内膜异位囊肿，由于卵巢皮质层无感觉神经，也可无痛经症状。大量文献均支持这一观点。有无痛经不是诊断子宫内膜异位症的主要依据而且痛经的程度亦不能反映疾病的严重程度。

大量的研究都在探索痛经的强度和异位的子宫内膜的部位和种植程度的关系，发现痛经的强度和种植部位的数目和定位直接相关；但是与病变的形态学特征如：不典型的病变、微小病灶和典型病变等无相关性。

2. 月经失调 15% ~30% 的患者表现为经量增多或经期延长，少数出现经前点滴出血。月经失调可能与卵巢实质被异位囊肿所破坏或被粘连包裹，致使卵巢功能紊乱有关，还与患者常合并有子宫腺肌病或子宫肌瘤有关。本院统计的子宫内膜异位囊肿手术病例中：9.9% 合并子宫腺肌瘤，8.4% 合并子宫肌瘤。

3. 不孕 子宫内膜异位症患者不孕率可高达 40% 左右。实验动物模型发现，子宫内膜异位症的确可以降低生育率和导致不孕，而且还发现某些体细胞基因突变能引起卵巢子宫内膜异位囊肿，因而可能筛选出在卵巢子宫内膜异位囊肿中起关键作用的基因进行靶向治疗。重度子宫内膜异位患者不孕的原因可能与解剖结构的改变有关：一般子宫内膜异位症很少侵犯输卵管的肌层和黏膜层，故子宫输卵管造影多显示双侧输卵管通畅。但病灶的反应使盆腔内器官和组织广泛粘连，输卵管变硬僵直，影响输卵管的蠕动，从而影响卵子的捡拾和精子、受精卵的输送，如周围病变严重还可导致输卵管伞端闭锁。此外，输卵管内子宫内膜异位症病变也可直接影响生殖功能。三桥直树报道，24 例诊断为输卵管梗阻而行显微手术者，切除输卵管段的病理学检查，其中 4 例（16.7%）发现子宫内膜异位症，主要由于粘连造成输卵管的器质性梗阻所致。近年来注意到轻度子宫内膜异位症患者，输卵管和卵巢均未受累，且无其他不孕原因，也可导致不孕，说明不孕的原因绝非单纯局部解剖结构异常所致。现多认为子宫内膜异位症患者的不孕还可能与下列因素有关：

（1）腹腔内微环境因素：腹腔液浸绕着盆腔内生殖器官，又与异位子宫内膜病灶直接接触。其容量和所含的细胞成分及生物活性因子与子宫、输卵管的运动有密切关系，形成了生殖活动的微环境因素。多数文献指出，腹水可引起输卵管的拾卵障碍；腹腔液还能使精子活动力减低；动物实验证明，腹水能妨碍受精及受精卵的分裂。子宫内膜异位症患者的腹水中所含异常物质可致不孕，其中以腹水中巨噬细胞数量增加最为重要，其吞噬精子的作用亢进；腹水中与不孕症有关而为研究者们所关注的物质为由巨噬细胞所产生的各种细胞因子及 PGs，如 $PGF_{2\alpha}$、PGE_2、TXB_2 等花生四烯酸代谢产物增加。PGs 与排卵、黄体功能及输卵管运动有着密切的关系，PGS 病理性增加，成为不孕的原因。此外，腹水中含大量低密度脂蛋白（LDL）在子宫内膜异位症患者的炎性环境中，在增强的巨噬细胞的作用下产生一种氧化脂蛋白，增强某些化学诱导剂，如巨噬细胞趋化因子（MCP－1）的表达，并可刺激异位的子宫内膜细胞的生长活力，现今已经明确巨噬细胞、氧化应激反应和子宫内膜细胞生长之间具有一定相关性，患者腹腔内的这种氧化环境可能是调控异位子宫内膜细胞生长和导致不孕的重要因素。此外，腹水中的细胞因子，特别是白细胞介素，目前甚受学者们注意，认为可能对受精、卵细胞分裂等生殖过程有阻碍作用。体外研究发现重组的 IL－1a 可明显抑制精子穿透卵细胞的能力和早期胚胎的发育。

（2）卵巢功能异常：子宫内膜异位症患者常伴有卵巢排卵功能障碍，发生率为17%～27%，与腹腔液中前列腺素含量升高影响卵泡的生长和排卵以及抗卵巢抗体对卵巢的损害作用相关。另有研究发现患者的卵母细胞周围的卵泡颗粒细胞的凋亡率升高，细胞周期功能异常，还表现出较强的氧化应激反应，这些因素均可能导致卵母细胞质量下降，导致生育能力下降。

黄体功能不足也是子宫内膜异位症患者不孕的常见原因，发生率为25%～45%。这可能由于有些子宫内膜异位症患者合并催乳素升高。催乳素有抗促性腺激素的作用，主要抑制促卵泡生成激素的分泌，而促卵泡生成激素分泌的减少可导致卵巢内促黄体生成激素受体形成的减少，致使卵巢对促黄体生成激素不敏感，使黄体生成不良而影响受孕。

黄素化未破裂卵泡综合征（LUFS）是另一种类型的排卵功能障碍，子宫内膜异位症患者合并LUFS占18%～79%，亦是其发生不孕的原因。此病征为卵泡发育成熟且卵泡细胞出现黄素化，患者基础体温双相，子宫内膜呈分泌期改变，但成熟的卵子不能排出，无受孕可能。其诊断依据为在LH高峰后2日，B超监测卵泡仍继续生长；在腹腔镜下，在应有的排卵期后4～10日，未在卵巢表面发现排卵孔或黄体血肿；月经周期中，腹腔液量特别是腹腔液中雌、孕激素水平无突发性升高。其发生机制，可能是神经内分泌功能失调，催乳素增加，抑制促性腺激素的分泌，LH峰值降低，继而影响卵巢功能；或由于催乳素增加，影响卵巢促黄体生成激素受体的合成，使卵泡对促黄体生成激素反应迟钝，未经排卵而直接黄素化。

（3）免疫功能异常：关于子宫内膜异位症免疫功能异常对不孕的影响，引起学者们广泛的关注。子宫内膜腺上皮内含有一种糖蛋白，主要存在于内膜脱落碎屑的细胞溶质中。它的合成与体内的孕激素含量呈正相关，是一种孕激素依赖性蛋白，分泌期子宫内膜中含量较高。在月经期，异位内膜病灶的出血和内膜碎片由于不能像正常的经血在24小时内经阴道排出体外而存留在盆腔内。经血中富含有基质金属蛋白酶（MMPs）能够促进异位内膜的黏附、血管生成和血管内皮生长因子（VECF）以及受体（KDR）的表达；IL－8，MCP－1还能增强种植在子宫内膜以外的异位内膜的血管生成素的表达，进而促进种植的成功。内膜碎屑被体内免疫系统作为“外来异物”而识别，刺激机体内大量巨噬细胞进入盆腔，吞噬并清除这些物质。巨噬细胞具有摄取抗原和强化免疫原的能力，内膜碎屑被吞噬后，其抗原决定簇被识别和强化，继而递呈给T、B淋巴细胞，激活体内的免疫系统、产生抗子宫内膜自身抗体。当这种自身抗体由于反复刺激而大量产生达到一定的含量时，可与自身靶细胞－子宫内膜组织发生抗原抗体结合反应，并激活补体引起损伤性效应，造成子宫内膜组织细胞生化代谢及生理功能的损害，干扰和妨碍精卵结合、受精卵的着床和胚囊的发育而导致不孕或流产。子宫内膜异位症患者盆腔非特异性炎症反应，实际是由于子宫内膜异位症特异的免疫反应所致。这种局部反应激活巨噬细胞，并产生各种细胞因子，如TNF、IL－1、IL－6、酸性磷酸酶等。巨噬细胞的活跃能破坏细胞并吞噬精子，降低精子的活力及直线速率，从而导致不孕。酸性磷酸酶可促进细胞合成前列腺素，后者参与调节卵泡的发育、卵巢激素的分泌、排卵及黄体溶解的过程。前列腺素的增加还可使输卵管蠕动增加及节律异常，影响孕卵的运行，导致孕卵的发育与宫腔子宫内膜的蜕膜变化不同步，影响了孕卵的着床，也是不孕的原因。

4. 性交痛　30%的患者有性交痛，是由于异位的子宫内膜使周围的组织充血肿胀、纤维化粘连等，当性交时由于受阴茎的撞动，使子宫收缩向上提升而发生疼痛。以月经来潮前与经期最为明显，且与异位灶的部位有关，多见于直肠子宫陷凹的异位病灶或因病变导致子宫后倾固定时。

5. 其他部位的子宫内膜异位　当身体任何部位有内膜异位种植和生长时，均可在病变部位出现相应的周期性疼痛、出血或块物增大。据报道，除了脾脏，全身各个部位、器官和组织均有可能发生子宫内膜异位症。

（1）手术瘢痕子宫内膜异位：剖宫产术后的腹壁瘢痕及阴道分娩后的会阴瘢痕子宫内膜异位，患者有周期性瘢痕部位疼痛，并可在瘢痕深部扪及剧痛的包块，典型的外观可呈紫色，随时间的延长，包块逐渐增大，疼痛加剧，也有表现为瘢痕局部周期性出血。

（2）肠道子宫内膜异位症：肠道子宫内膜异位症很少见，可累及阑尾、盲肠、乙状结肠及直肠等，其中阑尾子宫内膜异位占肠道子宫内膜异位症的17%，盲肠部位占7%，结肠、直肠部位占71%。患者可出现与月经周期相关的腹痛、腹泻或便秘，甚至有周期性少量便血。便血一般为肠黏膜充血、水肿而非黏膜溃破出血所致。如病变范围较广，病灶较大突向肠腔，可使肠腔狭窄或出现肠梗阻症状。

（3）泌尿道子宫内膜异位症：泌尿道子宫内膜异位症包括膀胱、输尿管、尿道及肾脏子宫内膜异位症，泌尿道子宫内膜异位症约占所有子宫内膜异位症的1.2%，其中累及膀胱者占84%，输尿管占15%，肾脏及尿道部位的报道少。异位内膜侵犯膀胱，可在经期引起尿痛和尿频，但常被痛经症状所掩盖而被忽略。缓慢进行的输尿管阻塞，多由于粘连瘢痕性扭曲或大的子宫内膜异位囊肿挤压所致，而子宫内膜异位于输尿管管腔罕见，该病甚至可形成肾盂积水和继发性压迫性肾萎缩，但累及双侧肾脏罕见。

（4）肺部子宫内膜异位症：由于子宫内膜异位症累及肺胸膜或膈胸膜，可在月经期间反复发生月经性气胸。累及肺实质时，可出现经前咯血，呼吸困难和（或）胸痛。在较少的情况下，表现为无症状的肺部结节，约有33%的妇女没有盆腔病变。

（5）脑部子宫内膜异位症：非常罕见，可导致典型的复发性头痛和神经性功能缺失现象。

（二）体征

随着病变部位、范围及病变程度而有所不同。典型的子宫内膜异位症在盆腔检查时，子宫多后倾固定，直肠子宫陷凹、宫骶韧带或子宫后壁下段等部位可扪及触痛性结节，卵巢子宫内膜异位囊肿时，在一侧或双侧附件处扪到囊性包块，往往有轻压痛，其特点是囊壁较厚，常与子宫粘连固定并在月经期增大，月经后缩小。若病变累及直肠阴道隔，可在阴道后穹隆处扪及甚至可看到隆起的紫蓝色结节。其他部位的异位病灶如腹壁瘢痕、会阴伤口瘢痕等处在经期可见肿大的结节，月经后肿块缩小。

二、临床诊断

（一）病史

重点询问家族史、月经史、妊娠、流产及分娩史。人工流产术可促进内膜逆流，剖宫产尤以开腹取胎易致腹部瘢痕内膜异位症。临床症状个体表现差异很大。但对生育年龄阶段有痛经、不孕、性交痛、月经紊乱等症状者，需重点询问痛经出现的时间、程度、发展及持续时间等，应与其他疾病所致的痛经加以区别。典型的子宫内膜异位症病史为继发性、进行性的痛经和性交痛，常伴有不孕及月经过多等症状。

（二）妇科检查

（1）双合诊检查时在宫骶韧带或子宫直肠陷凹处可触及黄豆大或拇指头大的硬节，触痛明显。

（2）子宫后倾固定，后穹隆有触痛。

（3）子宫一侧或双侧可触及囊性或囊实性肿块，可与周围组织粘连成团块。内膜异位囊肿直径大小多不超过 10cm。

（4）阴道直肠隔间可触及痛性孤立结节，当病灶向阴道后穹隆穿透时，在后穹隆可见到紫蓝色结节，月经期可有出血。如病灶向直肠穿透可出现便血、腹泻等症状，遇此情况应作直肠指检。

（5）其他部位的异位病灶如脐、腹壁瘢痕、会阴侧切伤口等部位可触及不规则的硬结，触痛明显，月经期可增大，病灶表浅者可见呈紫蓝色结节及出血。

上述妇科检查所见，可作为诊断典型子宫内膜异位症的指标，但下列情况常会增加诊断的困难：约 25% 的病例不表现任何临床症状；病灶的大小与痛经的程度常不呈正相关；其他部位的内膜异位病灶并不与盆腔子宫内膜异位症并存；少数绝经后的妇女内膜异位病灶仍有活性；妊娠并不绝对抑制病灶的进展等，因此，当临床诊断不能确诊时，应进一步作其他辅助诊断。

子宫内膜异位症虽是一种较常见的妇科疾病，但在腹腔镜应用以前，子宫内膜异位症的术前诊断率，在有经验的妇科医生中约为 75%，而经验不足者只有 20%。1983 年国内综合 8 个单位 389 例患者的治疗分析发现：总误诊率为 43%（范围 26.2% ~71.1%），分析其原因，首先在于过分依赖所谓的典型症状和体征，实际上子宫内膜异位症的临床表现变异很大，就以痛经而言，报道的 389 例中仅有 50.6% 的患者表现有痛经，且这种痛经和卵巢子宫内膜异位囊肿所导致的盆腔包块，不完全一致，有肿块者不一定有痛经，而且囊肿越大，一般痛经反而越轻。其次，子宫内膜异位症的盆腔检查所见，不同病例之间差别很大。卵巢子宫内膜异位囊肿和卵巢囊肿容易混淆；子宫直肠陷凹的结节往往和卵巢癌难于鉴别，而子宫内膜异位症所致盆腔粘连，则常常被误诊为慢性盆腔炎症或结核性盆腔炎等。再者，医生对子宫内膜异位症所造成的子宫骶骨韧带和子宫直肠陷凹内的病变认识不足，而遗漏了这一重要的体征。

为了提高诊断水平，最重要的是时刻想到目前子宫内膜异位症的发病率逐渐增高。对生育年龄妇女，如主诉不孕、痛经、盆腔检查时发现子宫固定后倾、盆腔粘连、附件部位可触及不活动的包块等，只需有一至两项阳性症状和（或）体征，首先就应考虑到本病的可能。在盆腔检查时，应对子宫后壁、子宫骶骨韧带和子宫直肠陷凹仔细检查，只要摸到一两个豆粒或米粒大小的触痛结节，首先诊断本病。这些结节本身，无论从硬度、大小来说都很难与卵巢癌的种植相鉴别。因此，触痛的有无，为一重要的鉴别指征。不伴有子宫直肠陷凹病变的卵巢巧克力囊肿，内诊时和附件炎性包块十分相似。为了鉴别，可行子宫输卵管碘油造影。如显示双侧输卵管通畅，则基本上可以否定炎症的诊断。但由于个别子宫内膜异位症可以累及输卵管或并发输卵管炎症，因此当看到积水、不通等改变甚至完全不显影时，并不能完全排除本病。子宫内膜异位症的最后确诊有赖于开腹探查或腹腔镜检，后者已成为当前诊断和治疗子宫内膜异位症的主要手段。

（江　红）

第六节　子宫内膜异位症的特殊检查

典型子宫内膜异位症可通过病史、体征及妇科检查诊断。但由于子宫内膜异位症的临床表现差异甚大，特别是轻度子宫内膜异位症的诊断更难。在所有的子宫内膜异位症患者中，痛经仅占1/3，月经改变占1/3，另有1/3的患者无任何症状。因此，仅靠临床常规检查往往不能明确诊断，需借助一些辅助诊断措施，才能提高诊断率。

一、CA_{125}

（一）CA_{125}的来源、分布及特点

卵巢癌相关抗原CA_{125}是来源于体腔上皮细胞的表面抗原，是一种高分子糖蛋白，分子量为500 000，主要存在于子宫内膜、宫颈上皮、输卵管、腹膜、胸膜和心包膜上。这些组织细胞表面的CA_{125}抗原脱落后进入人体的生物体腔。在血液、宫颈黏液、乳汁、唾液、羊水和腹腔液等体液内均有较高浓度的表达，唾液中的CA_{125}浓度较血清中高一倍，腹腔液中的浓度较血液中高100倍，两者均与血液中的浓度呈直线相关。体内CA_{125}的浓度均随月经周期而波动，以增生期最低，黄体期开始上升，月经期最高，绝经后和青春期前的妇女体内的CA_{125}浓度较生育年龄妇女为低。表明CA_{125}浓度与子宫内膜的发育密切相关。

（二）CA_{125}与子宫内膜异位症的关系

研究发现，子宫内膜异位症患者体液中的CA_{125}浓度较正常人高，CA_{125}浓度升高的机制可能为：①子宫内膜细胞反流至腹腔，刺激腹膜体腔间皮细胞生化间变（biochemical coelomic metaplasia），产生较多的CA_{125}抗原；②子宫内膜异位症伴随的炎症反应促进CA_{125}抗原从病变部位脱落，从而导致体液中的CA_{125}浓度升高。其浓度与子宫内膜异位症的临床分期呈正相关。子宫内膜异位症患者的CA_{125}浓度也与月经周期密切相关，原因是子宫内膜受下丘脑-垂体-卵巢轴的调节、在月经期含CA_{125}的组织增生，使体液中的CA_{125}浓度升高。这种随月经周期性变化而波动的特点有助于将子宫内膜异位症与其他的妇科疾病相鉴别。因此，监测CA_{125}的浓度应在月经周期的同一时期进行。

1. 血清CA_{125}　在正常情况下，血清中的CA_{125}浓度是由贮存在腹腔中的CA_{125}扩散到血液中的，重度子宫内膜异位症患者的异位病灶引起的腹膜损伤更重，因而腹腔液和血液的CA_{125}浓度高于Ⅰ~Ⅱ期的患者，Ⅰ~Ⅱ期患者血清中的CA_{125}浓度与正常对照组相似。血清CA_{125}浓度的测定多应用在怀疑有深部子宫内膜异位病灶或Ⅲ~Ⅳ期的子宫内膜异位症。Barbati以血清CA_{125}浓度≥35U/mL为诊断子宫内膜异位症的标准，其敏感性44%，特异性88%左右，阳性预测率72%，阴性预测率70%。Koninckx报道以相同的标准诊断深部子宫内膜异位症、巧克力囊肿、重度盆腔粘连的敏感性分布范围为46.6%~72%，特异性在80.9%~87%之间，O'Shaughnessy则利用血清CA_{125}在不同的月经周期中的变化，将经期CA_{125}的浓度值与卵泡期的CA_{125}值比较，以比值等于1.5设定为临界值，诊断中，重度子宫

内膜异位症的敏感性为62.5%，特异性为75%。在1周中多次测定较一次测定更敏感。放射免疫法较酶联免疫法准。学者们还发现患者血清CA_{125}水平与痛经程度成正比。Toki等发现，血清CA_{125}水平与异位内膜上皮中ki-67表达强度明显相关；Gaefie等的研究还表明，CA_{125}和异位子宫内膜细胞系EEC145的浸润能力明显相关，并认为CA_{125}水平高低可能反应异位内膜的活性及浸润能力。

2. 腹腔液CA_{125}　血清CA_{125}仅代表局部CA_{125}扩散到血液循环系统的程度，而腹腔液中的浓度则直接反应了子宫内膜异位症病情，其浓度较血清高出100多倍。因此，腹腔液中CA_{125}的浓度测定的意义比血清大。经高倍稀释（1∶100）检测腹腔液CA_{125}的实际水平能更准确地反映子宫内膜异位症的病情严重程度，避免了采用“一步法”放免试验存在的“HOOK”效应，即抗原过量时试验反应性降低，所以建议检测腹腔液CA_{125}时将腹水稀释100倍。测定腹腔液浓度的诊断标准为≥2 500U/mL，其诊断敏感性达83%，特异性为64%。阳性预测率为57%，阴性预测率为88%。此标准的特点是提高了Ⅰ、Ⅱ期子宫内膜异位症的诊断率，其敏感性达83%，明显高于血清的44%。特异性为77%，也明显高于血清的25%。测定腹腔液中CA_{125}的浓度虽然有较高的敏感性，但特异性并不高，尚不能与其他疾病相鉴别，二者间的浓度存在较大范围的重叠，对患有不孕症和持续有月经失调、痛经、性交痛、慢性盆腔痛等的妇女，发现血液和腹腔液CA_{125}浓度增高，应怀疑患有子宫内膜异位症。

（三）CA_{125}浓度测定与其他检测方法的联合应用

由上可知，CA_{125}测定在诊断子宫内膜异位症中特异性较高而敏感性较低，因而一致认为单独用于诊断子宫内膜异位症的价值有限；对部分有较大包块如子宫腺肌瘤、卵巢内膜异位囊肿的病灶，与B超结合应用，则可大大提高其诊断率。在某些情况下，如病灶较小时配合CT和MRI，也可互补长短，对疾病的诊断和治疗效果的监测方面有积极作用。

术前测定CA_{125}有助于选择腹腔镜检时间。文献报道，深部的异位灶在常规腹腔镜检周期中，漏诊率高达66%。漏诊率最高的时间是在月经前期进行腹腔镜检，这是因为深部异位病灶的腹膜表面无明显变化不易发现。如术前检测CA_{125}升高，初步肯定有异位病灶，选择在经期病灶增大、出血、腹膜表面有阳性表现时进行腹腔镜检可避免漏诊。

由于各种检查方法的特异性和敏感性均存在一定的局限性，故很少单独使用一种方法进行诊断，通常将CA_{125}和抗子宫内膜抗体测定、超声检查、CT、MRI联合应用，以增加诊断的可靠性。CA_{125}的测定也是开腹探查或腹腔镜手术前的一个重要判断指标。

（四）CA_{125}对疗效的评估

子宫内膜异位症患者经治疗后病灶缩小，以致CT、B超和MRI不易发现。因而对治疗效果的评价常有偏差。腹腔镜检不能多次进行，临床上常用测定CA_{125}来监测残留子宫内膜异位病灶的活性，早期诊断有无复发。目前一致认为，CA_{125}测定在监测子宫内膜异位症病情的转归方面较诊断更有价值。

二、子宫内膜抗体

1980年Weed等通过对子宫内膜异位症患者免疫系统的研究提出假说：子宫内膜异位症患者由于细胞免疫缺陷，产生抗子宫内膜抗体。以后的许多学者亦证实了抗子宫内膜抗体确实存在，其为分子量26 000～40 000的糖蛋白，主要是IgM和IgA。正常妇女血清中的抗子宫内膜抗体阴性或在一基线水平，子宫内膜异位症的患者其血清抗子宫内膜抗体阳性率在60%以上，它的存在可能与不孕有关，但不与病情严重程度呈正相关。以其阳性为诊断标准，敏感性为60%～90%，特异性为90%～100%。患者经达那唑及GnRHa治疗后，血清中抗子宫内膜抗体明显降低，故测定抗子宫内膜抗体有助于子宫内膜异位症诊断及疗效观察。

三、芳香化酶P450

双细胞双促性腺激素学说认为卵泡内膜细胞在LH的刺激下产生C19产物，经基底膜到颗粒细胞，颗粒细胞上有FSH受体，FSH活化芳香化酶P450系统，使雄激素转化为E_2。芳香化酶P450是CYP19基因的产物，在不同的组织中受不同刺激物的调控，有其特异性表达，如卵巢的颗粒层细胞，胎盘的滋养细胞，睾丸Leydig细胞，正常的子宫内膜组织中没有其表达。而在子宫内膜癌，子宫腺肌瘤患者其在位子宫内膜芳香化酶P450的表达异常增高。学者们认为其可导致局部雌激素水平增高促肿瘤生长。近年来芳香化酶P450与子宫内膜异位症的关系成为国内外研究的热门。1996年Noble等人发现子宫内膜异位症患者的在位子宫内膜在生物化学特点上与对照组不同，认为芳香化酶P450的出现与异位子宫内膜的种植能力有关。1999年Kusuki等人提出将检测子宫内膜芳香化酶P450表达作为一种在门诊不孕患者中筛查子宫内膜异位症的方法，他研究了105例患者的敏感性及特异性分别为91%，100%，提出在子宫内膜异位症的早期诊断方面比CA_{125}更有意义，其表达水平的高低与血清中CA_{125}浓度以及子宫内膜异位症的分期无关。

由于芳香化酶P450在子宫内膜中的异常表达与雌激素依赖性疾病如子宫内膜癌，子宫肌瘤等有关，且取内膜组织的检查手段不宜多次使用，故多数作者认为其单独用于诊断子宫内膜异位症价值不大，与CA_{125}、B超、腹腔镜结合应用，可提高诊断率，对门诊需行诊断性刮宫的不孕症患者可配合此项检查筛查子宫内膜异位症。

四、影像学诊断

（一）超声检查

超声检查通常应用在子宫内膜异位症Ⅲ～Ⅳ期的患者，盆腔内形成了子宫内膜异位囊肿，如卵巢巧克力囊肿。声像图不易与卵巢肿瘤相区别，需结合临床和其他检查予以鉴别。一般在盆腔内可探及单个或多个囊肿，囊肿直径一般为5～6cm，很少大于10cm。由于血液机化和纤维沉积，内膜异位囊壁较厚且粗糙不平，囊肿多与周围组织紧密粘连，特别与子宫粘连较紧。月经期由于囊肿内出血，B超下可稍增大。一般将卵巢子宫内膜异位症的声像图分为四种类型：囊肿型、多囊型、混合型和实体型。

子宫内膜异位症的声像图特征：①在子宫角旁或在子宫直肠窝处探及边界模糊、壁较厚的无回声囊性包块，肿块一般与子宫有比较明显的分界；②囊肿呈圆形或椭圆形，囊内有点状细小回声，中央有衰减；③囊肿的大小随月经周期而变化；④囊肿较常固定。虽然B超在临床应用广泛，但由于囊肿的回声图像并无特征性，故很少单独根据B超图像确诊。

周应芳等根据临床症状、体征及B超检查结果设计一简易评分方法诊断子宫内膜异位囊肿（表19－14），以≥3分为诊断子宫内膜异位囊肿标准，其诊断率达90%以上。但该评分方法易将卵巢恶性肿瘤和盆腔炎性包块误诊为子宫内膜异位囊肿。Kurjak 等一项 5 年的回顾性研究中，将临床症状、体征、血清 CA_{125}、B 超和彩色多普勒超声结合形成一评分系统（表 19－15），由于微小和轻度子宫内膜异位症病变在盆腔超声下无法发现，因此，腹膜种植异位灶未列入该表中。彩色超声多普勒发现子宫内膜异位症的患者血流阻力指数（resistant index，RI）随月经周期改变而变化，经期 RI 降低，非经期增高，有异位瘤的患者可显示彩色血流突然终止于瘤体边缘，其内部常无或少有血流信号。诊断子宫内膜异位症的判断标准范围在 20～25 分之间。对 656 例附件肿块的患者进行评分，发现这一评分系统能有效地区别内膜异位囊肿与其他良、恶性卵巢肿瘤，敏感性为 99%，特异性为 99.6%，形态学诊断因取材或异位病灶退化等容易得出假阳性或假阴性结果，评分法的敏感性、特异性均比单纯形态学诊断高。以上两种评分法在使用上还存在缺陷，其检测例数有限，且仅对中、重度的子宫内膜异位症进行诊断，仍需在临床上进一步验证和完善。

表 19－14　诊断子宫内膜异位囊肿的简易评分法

	0 分	1 分	2 分
痛经	无或原发	继发	有加重
慢性盆腔痛	无	轻	有盆腔、肛门坠痛
盆腔结节	无	<0.5cm	>0.5cm
包块活动度	好	受限	固定于宫旁或宫后
B 超检查	界限清楚呈囊性	包块粗糙、非均质	囊内为细小点状回声

表 19－15　Kurjak 子宫内膜异位症评分系统

	评分
生育年龄	2
月经前或月经期慢性盆腔痛	1
不孕	1
B 超	
囊肿位置（内侧，子宫后）	2
双侧囊肿	2
数次 B 超结果阳性	2
厚壁	2
均一的低回声区	2
与卵巢分界清楚	1
阴道彩色多普勒	
有多数血管形成	2
血管在卵巢门水平，位于囊周	2
有规则血管分布	2
切迹存在	1
RI<0.40（月经期）	2
RI：0.40～0.60（卵泡晚期/黄体期）	2
CA_{125} >35U/mL	2

（二）子宫输卵管造影

子宫内膜异位症的HSG影像图特征：①子宫不规则增大，宫体边缘有小囊性阴影；②子宫内树枝状或火炬状阴影，宫体和宫底的两侧缘有毛刷状改变；③双侧输卵管可受压变窄或异位，也可因粘连而增宽；④造影剂在盆腔内弥散不均匀。

子宫以外的异位可根据病变的部位行胸片、直肠镜检查。在可疑有泌尿道异位病变时，可做肾盂造影，分泌性和逆行性造影可诊断梗阻部位；病灶波及膀胱时，可行膀胱镜检。B超可发现卵巢异位囊肿，但无特征性。病变的病理组织检查及用激素试验性治疗对确诊有很大帮助。

（三）CT和MRI检查

多数患者的诊断及随访以超声诊断为主，CT扫描多表现为轮廓不清、密度不均匀的病灶，有出血者显示为高密度，局部积液者为低密度。MRI的表现多变，根据所用脉冲序列不同及病灶内成分的不同而异。完全出血性病灶在T_1、T_2加权图像上为均一密度的高信号，T_2加权图像上信号升高。子宫腺肌瘤往往含有较多的二价铁离子，其顺式磁效应可引起病灶信号的降低，影响诊断的准确性。MRI对卵巢、直肠阴道间隔、阴道周围、直肠乙状结肠之间的内膜异位显示较好，但对腹膜及韧带之异位显示欠佳。

利用阴道B超和MRI的T_2加权图像测定子宫连接层厚度有助于诊断子宫腺肌病。其诊断基础是子宫腺肌病的病理变化为子宫内膜腺体和（或）间质深入子宫内膜与肌层的连接处。MRI测定子宫腺肌病的平均子宫连接层厚度分别为15.0mm±4.9mm，正常为7.7mm±3.3mm。MRI诊断腺肌症子宫连接层厚度最佳阈值为≥12mm，敏感性为93%，特异性为91%，阳性预测值阴道B超为71%，MRI是65%，两者差异无显著性。阴道B超和MRI在诊断子宫腺肌病上具有同样的正确性，但在诊断其他种植性病灶上CT和MRI的意义不大。

五、腹腔镜检

腹腔镜是目前诊断子宫内膜异位症的最佳方法，特别是对盆腔检查和B超检查均无阳性发现的不孕或腹痛患者更是唯一手段，腹腔镜下对可疑病变进行活检可以确诊。特别在轻度子宫内膜异位患者腹腔镜检更为必要。此外，子宫内膜异位症的临床分期也只有在腹腔镜或开腹探查的直视下方可确定。对那些有不孕、慢性盆腔痛和妇科检查扪及骶韧带增粗或结节，而B超又无阳性发现的患者，应首选腹腔镜手术。绝大多数轻度子宫内膜异位症患者，都是通过腹腔镜检诊断的。文献报道，在510例不孕症患者进行腹腔镜检时，发现228例患有子宫内膜异位症，占44.7%。值得注意的是其中术前因症状或体征而疑诊的子宫内膜异位症仅占18.4%，81.6%的子宫内膜异位症均在腹腔镜下意外发现。充分说明腹腔镜诊断对及时发现子宫内膜异位症的重要性。腹腔镜不仅可诊断还可治疗子宫内膜异位症，如术中清除异位灶、囊肿的穿刺冲洗、剥除和切除以及术中冲洗盆腔改善盆腔内环境，有利于妊娠等。

不少作者发现，肉眼诊断的子宫内膜异位病灶只有半数得到病理证实，应注意外观正常的腹膜可以有微小子宫内膜异位病灶，使用近接触腹腔镜（near－contact laparos－copy）将腹膜区域放大或用血液涂抹腹膜及阔韧带，异位灶的腹膜表面有缺损易留存血液，使不典型病灶变得容易辨认，可提高其诊断率，检查腹膜需调整不同角度和照明光度以便于观察水泡样和白色病灶，腹膜皱褶部位需伸展开以寻找小的不典型病灶。

子宫内膜异位症在腹腔镜下的表现为多种多样，无色素子宫内膜异位病灶腹腔镜下不易辨认，Malik 等推荐了一种新的诊断方法——荧光诊断法，其原理是子宫内膜异位病灶可选择性吸收光敏感物 5-氨基果糖酸（ALA），后者在 D-Light 系统照射下会发生荧光。对 37 例患者给予 ALA（30mg/kg）10～14 小时后行腹腔镜观察，先用普通腹腔镜，然后用 D-Light 荧光诊断系统（Storz，Germany）并行多点活检，其诊断子宫内膜异位症的敏感性及特异性在普通腹腔镜分别为 69%、70%，荧光诊断分别为 100%、75%，后者明显提高子宫内膜异位症的检出率。

近年来，经阴道通水腹腔镜技术（transvaginal hydrolap-aroscopy，THL）已悄然兴起，THL 是基于后陷凹镜的原理，所不同的是使用的扩充介质是温盐水而不是气体，类似于宫腔镜检查。国外有报道将此项技术用于子宫内膜异位症的诊断。Brosens 等对 43 例不孕患者行 THL，观察到不少患者卵巢周围有细小的粘连，然而接着的腹腔检查则难以发现；Dechand 等对 23 例原因不明的不孕患者行 THL，手术时间短，仅 8 分钟，和腹腔镜诊断的符合率达 80% 以上，有学者估计 THL 会逐步取代诊断性腹腔镜，并可能被用来治疗早期子宫内膜异位症。目前国内尚无类似报道。

子宫内膜异位症在腹腔镜下的表现为多种多样，主要有盆腔腹膜充血、腹膜窗样结构、白色斑块、水泡样病变、出血病灶、腹膜皱缩、瘢痕形成、紫色或褐色病灶、囊肿形成和盆腔广泛粘连等；虽然腹腔镜有放大作用，且较开腹探察更清楚但仍然有可能漏诊。这是因为内膜异位病灶在经期表现较明显，黄体高峰期则处于相对静止状态容易漏诊。腹腔镜的不足之处是无法发现微小病灶，不能反复施行等，但截止目前为止，仍然是一致公认的最理想的诊断方法；对体液 CA_{125} 浓度升高，临床高度怀疑轻度或深部子宫内膜异位症的患者，腹腔镜检的最佳时间是经后即进行，可明显提高子宫内膜异位症的检出率。

对在腹腔镜下没有典型异位灶的患者，如正常盆腔和腹膜，或者盆腔出血和白色病变等，可通过热色试验（heatcolor test，HCT）帮助诊断。HCT 诊断子宫内膜异位症的原理是含铁血黄素效应，即含铁血黄素加热后变成棕褐色。内凝器内凝的热渗透深度（2～4mm）足以达到病灶。HCT 的临床价值是：①早期诊断；②对慢性盆腔炎形成的粘连进行鉴别；③提高子宫内膜异位症的 FICO 分期；④有助于子宫内膜异位症的治疗。

当不孕症和有症状的妇女体液中 CA_{125} 浓度升高怀疑患有子宫内膜异位症时，最佳的诊断方法首推腹腔镜检，不仅可明确诊断，还能达到一定的治疗目的，是目前使用最广泛的诊断和治疗手段之一。

（江　红）

第七节　子宫内膜异位症的药物治疗

子宫内膜异位症是在绝经前仅次于子宫肌瘤需要手术治疗的疾病，常在剖腹探查或腹腔镜检时得以诊断。因此，在 1960 年以前腹腔镜尚未在临床普遍使用时，外科手术切除病灶是传统的主要治疗方法。自 1960 年后，由于腹腔镜的普遍应用，可以更早期地诊断子宫内膜异位症，保守性手术也就成为治疗的重要手段。同时药物治疗就成为有效治疗方法之一。

诊断性腹腔镜下同时进行早期病灶清除，以及对各种期别的 EMT 的切除，如盆腔粘连松解，大的卵巢内膜异位囊肿切除，骶前神经切除，复杂的直肠阴道间隔异位病灶等均可在腹腔镜下完成。对非晚期病例特别是有生育要求的妇女，保守性手术配合药物治疗基本可以取代部分外科性根治手术，其地位也因此日益重要。手术后的药物治疗对手术未能彻底清除的残留病灶可以起到辅助治疗作用。

近年来发展的免疫发病理论，虽受到越来越多的重视，也获得很大进展，但至今仍未能完全阐明其真正发病机制。临床上免疫抑制疗法尚不成熟，远非理论上那么有效。有报道称猕猴试验发现，在免疫治疗后，病情反而发展，子宫内膜异位症虽为一发展性的疾病，但其发展过程因人而异。有的患者可稳定多年而不变，而有的却在短期内发展很快。因此，对其处理，特别是关于Ⅰ～Ⅱ期病变的处理至今没有统一的看法。综观近年来文献报道，由于对子宫内膜异位症的发病机制尚未最终明了，各家对治疗的意见仍有分歧。进一步探索子宫内膜异位症的发病机制，开展临床多中心性、前瞻性、大样本、严格病历对照研究，如何脱离传统治疗观点，更新概念，探索最佳治疗方法是当前的重要任务。

子宫内膜异位症病灶的发展必须具备以下三个条件：有月经功能；有周期性雌/孕激素的刺激。已知，子宫内膜异位症为雌激素依赖性疾病组织局部的芳香化酶，可使局部雌激素水平升高，异位组织中雌激素β受体（estrogen receptor β，ERβ）为在位组织中的100倍以上，其间质中缺乏ERβ甲基化的催化剂。已知ERβ可机制EBα的表达，使ERβ/EBα比值增加，同时也使PR表达降低，环氧化酶－2（cycloxygenase－2）水平增加从而导致炎性变化。据此，选择性ERβ抑制剂可成为治疗子宫内膜异位症的新措施之一。

卵巢雌/孕激素的周期性分泌，对异位的内膜和在位内膜均起作用，血中E_2可能起主导作用，特别是中期的E_2峰在刺激子宫膜增殖的同时，也可刺激异位的内膜生长；以及机体免疫反应异常。传统的药物治疗主要是针对前两个条件。如免疫病因在疾病的发展中起主要作用，那么手术治疗仅能起到缩小病灶的目的，而不能抑制病情的继续发展。多数病灶侵犯腹膜表面，肉眼容易看见，但腹膜下和深层的病灶就无法看到。此外，显微镜下的病灶肉眼和腹腔镜均无法看到，此种显微病灶内含有子宫内膜组织在各种有关细胞因子的作用下可分化增殖，而发展成为各种类型的异位病灶，有的病灶血管内含有内膜碎片使周围组织形成不同程度的瘢痕粘连。因此，保守性手术治疗就不能彻底，这些残留的病灶即成为复发的来源。以疼痛作为指标，保守性手术的5年复发率为20%左右，保留卵巢手术的复发率可高达62%，约31%的患者需再次手术，即便卵巢摘除后还有10%疼痛复发的可能性。手术治疗后的复发可始于月经周期开始之时，有的病变多次复发，需要多次手术治疗，而何种手术可以在同一患者身上重复而又安全地施行？其可行性如何？是一值得深思的问题。手术治疗并不能完全改变子宫内膜异位症复发的病理生理基础，基于此点，使医学家们对药物治疗，特别是对药物和手术的合并应用以预防或减少复发问题引起了高度重视。

一般而言，治疗子宫内膜异位症的主要目的有二：止痛与解决生育，也是衡量治疗效果的标准。以下几点可供在选择治疗方案时的参考：①是否有症状和症状的严重程度；②症状和病灶之间的明确关系；③r－AFS分期；④是否伴有不孕。

一、药物治疗的目的

主要为控制症状和解决生育要求（表19－16），对在不能确诊子宫内膜异位症所致的疼痛时，可以试用药物抑制卵巢功能的方案。前已述及，30%～50%的子宫内膜异位患者伴有不孕症，对这一部分患者的治疗目的主要是促进生育能力。一般宜从破坏性最小有利于生育的方法开始，若持续治疗3~6个周期无效，进一步可考虑较为复杂的治疗方案，诱发排卵、宫腔内受精、IVF-ET等助孕技术有助于最后解决生育问题。

表19-16　药物治疗的目的与方法

1. 控制慢性盆腔痛
   (1) 排除其他疼痛原因
   (2) 如可疑，可试用药物抑制卵巢功能
   (3) 如无效，应进一步排除其他病因
   (4) 改用手术方法
2. 合并不孕的处理
   (1) 纠正其他不孕的原因
   (2) 选择破坏性最小的治疗方案
   (3) 3~6周期无效时，改用进一步的治疗方案
3. 大于3cm的卵巢内膜异位瘤
   (1) 排除卵巢新生物
   (2) 挖除异位瘤，用或不用卵巢抑制药物
   (3) 年轻不孕患者，应尽量保留全部健康卵巢组织
4. 盆腔或生殖道外的子宫内膜异位病灶
   (1) 手术切除
   (2) 激素抑制疗法
5. 预防复发和无症状子宫内膜异位症的治疗
   (1) 治疗后获得妊娠的妇女，鼓励母乳喂养，短期内重复妊娠
   (2) 无生育要求者，选用高效孕激素类的避孕药
   (3) 轻症或偶然发现的无症状病变，可暂不处理

二、药物治疗方法

药物治疗包括对症治疗和激素抑制疗法，前者适用于病变局限在Ⅰ~Ⅱ期的有慢性盆腔疼痛，无生育要求者，对症治疗期间病情可能发展或导致不孕。使子宫内膜萎缩的激素抑制疗法比使病灶蜕膜化的效果好。在假孕期间，垂体与卵巢功能的抑制强于假绝经疗法。用药期间月经中期的LH、FSH、P、E_2水平均降低，失去正常的周期性，外源性的雌/孕激素和子宫内膜以及异位内膜上相应的受体结合，导致内膜萎缩，血管充血，水肿和蜕膜化等，继而使病灶发生坏死吸收。

（一）雌激素/孕激素诱发假孕疗法

1. 口服避孕药　异位内膜组织中ER及PR的表达低于同一患者的在位内膜，受体染色发现异位内膜组织中ER及PR缺乏周期性的改变。有报道异位病灶中含有异常高水平的芳香化酶mRNA（aromatase mRNA），可促进循环中的雄激素转化为雌酮（E_1），异位病灶中的17β-羟甾脱氢酶-1（17β-hydroxysteroid dehydrogenase-1，HSD-1）可催化E_1→生物活性最强的E_2，而17β-HSD-2的作用则与之相反，它可催化E_2→E_1，对子宫内膜异位症

而言起着保护作用。但在异位病灶中17β-HSD-2含量是降低的，因而失去此保护作用，使生物活性最强的E_2含量增加，有利于病灶的生长。以上事实表明异位病灶中激素调节功能失常，在治疗中外源性激素治疗就不能像对在位内膜那么有效。Kistner于1958年首先应用口服避孕药治疗EMT，此法系持续服用高效的雌/孕激素制剂，可使内膜细胞内甾体受体减少，降低Gn水平，抑制排卵，减少月经量，使内膜蜕膜化。形成一种高孕激素性的闭经（hyper-progestin amenorrhea），其所产生的变化与正常妊娠期相似，故名假孕，其中所含少量雌激素可以支持内膜血管增生维持闭经。意大利子宫内膜异位症研究组采用队列及病例对照研究比较了曾经服用口服避孕药和正在服用的妇女子宫内膜异位症的发病率，发现正在服药组子宫内膜异位症发病率高于有服药史者，两组Odds比分别为1.8（95% CI1.0～3.3）和1.6（95% CI1.1～2.4），其原因与下列因素有关：①服用避孕药期间正规月经周期次数多，增加发病机会；②服药期间痛经被控制，不易发现；③服避孕药者无生育要求，不进行不孕检查，以致不能及时诊断。

各种口服避孕药均可用来诱发假孕，以含去氧孕烯（desogestrel）150μg+炔雌醇20μg的妈富隆（marvelone），和含孕二烯醇75μg+炔雌醇30μg的敏定偶（minulet），副反应较小，突破性出血发生少，且不增加体重，二者均具有高度孕激素受体结合力和生物活性。用法：每日1片，连续用药6～9个月，每次突破性出血后增加1片，以能维持闭经为止，有效剂量因人而异。也可周期性用药，即用药21天停药7天，连续6周期。

疗效：症状的缓解与否取决于能否维持闭经。部分患者在治疗的开始，病灶可扩大，症状加重，以后逐步减轻，其副反应和禁忌证与口服避孕药相同。缺点是停药后容易复发。

2. 单一孕激素 单用人工合成的高效孕激素，通过抑制垂体促性腺激素的分泌，造成无周期性的低雌状态，还可与细胞内的孕酮和雄激素受体结合，直接对异位病灶起抗雌作用。人工合成的孕激素与内源性雌激素共同起作用，造成高孕激素性的闭经和蜕膜化形成假孕。但由于内源性雌激素水平波动，突破性出血可高达50%左右，可加用少量雌激素以形成典型的假孕，此外，还有抑郁，乳胀，水潴留，食欲增加及体重增加等副反应。此法可用于对达那唑，GnRHa禁忌者。常用的人工合成孕激素制剂可分为两大类：一为C-21类孕激素，如MPA等，一为C-19类孕激素，如内美通等，后者的雄性素作用较强。

（1）醋酸甲孕酮（medroxyprogesterone acetate，MPA）40mg/d或炔诺酮（norethindrone）30mg/d或醋酸炔诺酮（norethindrone acetate）15mg/d。晚期无生育要求又有手术禁忌证的患者，可用长效醋酸甲孕酮（depot MPA）100～200mg，肌内注射，每月一次，疗程至少6个月。因不含雌激素，故无雌激素副反应，depo-MPA具有吸收和排泄缓慢的特点，故适用于防止残留病灶的复发，但因药物吸收不稳定可引起不规则出血，亦不适用于在治疗后短期内有生育要求者。

（2）内美通：又名三烯高诺酮（nemestran，gestrinone，R2323），为19去甲睾酮的衍生物，化学成分为13-ethyl-17hydroxy-8-9-dinor-17-pregna-4，9，lltrien，20yn-3-one。80年代开始用于治疗子宫内膜异位症。它具有复杂的激素与抗激素的特性，与孕激素受体有较强的结合能力，与雄激素受体有较弱的结合力，其雄激素作用与炔诺酮相似，与雌激素受体结合的作用微弱。在体内起弱雌激素和雄激素作用，以及强孕激素和弱抗孕激素作用，为一适合治疗子宫内膜异位症的药物。研究表明内美通通过与调节基因表达的特异受体结合而对靶组起作用，可抑制垂体 FSH 与 LH 的分泌。与达那唑比较内美通用量小（每次 2. 5mg，达那唑 400 ~ 600mg/d），和长效（每周两次），其副反应也小于达那唑，但达那唑价格较便宜。早在 1988 年，E_1 – Roiey 等根据临床及实验结果推测，具有雄激素样的甾体可调节免疫功能。1994 年 Paola Vigano 等通过细胞培养发现内美通可明显抑制巨噬细胞功能，并可抑制淋巴母细胞增殖，以上作用呈剂量依赖性。这种免疫抑制功能的机制尚不十分明了，但可肯定与其雄激素性能有关。人类白细胞含有特异性糖皮质激素受体，内美通可与糖皮质激素受体发生较强的竞争性地结合，通过这一途径抑制淋巴细胞与巨噬细胞的免疫功能。实验研究内美通与达那唑结合受体的能力比较如下（表 19 – 17）。

表 19 – 17　内美通与达那唑受体结合能力的比较

受体	相对亲和力	
	内美通	达那唑
大鼠雌激素	0. 2	<0. 1
大鼠孕激素	218	2

1）用法：月经第 1 天开始，2. 5mg 每周口服两次，持续 6 个月。如中途发生突破性出血时，可适当增加剂量，如每 2 ~ 3 天服 1 片，至出血停止恢复每周 1 片。

2）效果：

A. 疼痛消失：在治疗的第一个月，60% 妇女疼痛减轻或消失，治疗 4 个月 90% 的症状明显好转（表 19 – 18）。

表 19 – 18　内美通治疗盆腔疼痛的效果

作者	例数	治疗后疼痛好转率
Cohen	21	89
Coutinho	32	75
Henrion	18	100
Mettler	17	94

B. AFS 评分：Mettler 报道内美通治疗 6 个月后 AFS 评分从治疗前的平均 15. 5 分降至 2. 0 分，表明病灶明显缩小。

C. 妊娠率：治疗后 24 个月的妊娠率为 60% 左右，略高于达那唑（表 19 – 19）。

表 19 – 19　内美通与达那唑治疗 24 个月后的妊娠率

药物	例数	妊娠数（%）
内美通	101	65（64）
达那唑	491	241（49）

D. 复发率：约 12% ~ 17%。

3）副反应：内美通的副反应为体重增加（平均增加 2. 1kg），头痛，多汗，多毛和不规则出血，停药后可自然恢复。此外，内美通可影响肝功能，用药前及用药过程中应定期检查肝功能。必要时应酌情减量或停药，内美通所致的肝功能损害是可逆的，停药后可自动恢复，为预防肝功能损害，可同时服用护肝药物。

（二）达那唑（danazol）

20世纪70年代中期开始用于治疗子宫内膜异位症，至今仍为许多国家首选的药物。它是一种甾体衍化物，结构上类似雄激素，为17α－乙炔睾酮（17－α－ethinyl testosterone），经肠胃道迅速吸收并迅速代谢，由尿及粪便排泄。口服400mg后2小时达到血液最高浓度（200μg/mL），平均半衰期为28小时，单次口服400mg后60小时血浆浓度降至27.5ng/mL。

1. 作用机制　①可与多种受体结合，因而具有多方面的功能，在周围循环内，可与性激素结合球蛋白（sexhormone－binding globulin，SHBG）结合，降低SHBC水平，使游离睾酮升高。在靶细胞内，可与雄激素受体结合，达那唑－激素受体复合物进入细胞核，合成新的蛋白质。②取代孕激素和考的索（cortisol）与皮质类固醇结合球蛋白（corti－costeroid－binding globulin）结合。③与细胞内雌激素不发生结合。④通过与甾体竞争活性酶，抑制肾上腺与卵巢甾体生成酶的作用。⑤在下丘脑－垂体水平，抑制中期FSH、LH峰，降低两者的基础水平，并直接作用于卵巢，抑制卵巢甾体生成能力，降低周围循环中的甾体水平，导致在位和异位内膜萎缩。⑥可直接与子宫内膜的雄激素和孕激素受体结合，抑制内膜细胞的增生。⑦达那唑的免疫调节作用，体外研究显示达那唑可通过睾丸素、孕激素和糖皮质激素受体，影响细胞内钙及cAMP/cGMP而发挥作用。经达那唑治疗后，体内自身抗体水平明显下降，同时体内免疫球蛋白IgG、IgM、IgA的含量也下降。Taketani报道达那唑可直接作用于腹腔液中还可抑制白细胞的增殖和巨噬细胞功能，抑制其合成IL－1、6及TNF－α的功能，经达那唑治疗后患者腹腔液中上述细胞因子水平降低。近年来体外细胞培养研究表明，子宫内膜异位症患者外周血中巨噬细胞能促进自身子宫内膜细胞的增生，在加入达那唑后，细胞增生作用明显受到抑制。

2. 用法　月经第一天，达那唑200mg，每天2次，如无反应可增加剂量，最佳剂量为600mg/d，持续6～9个月。在闭经开始后，用药期间血清E_2水平维持在20～50pg/mL。疗程长短取决于个体的反应和疾病的分期，对仅有腹膜种植而无卵巢内膜异位瘤者，一般3～4个月的闭经已足够使病灶完全退化。<3cm的内膜瘤，疗程可延长至6个月，>3cm时，常需6～9个月的疗程，但通常病变不能彻底消失，可用外科手术清除之。

3. 效果　治疗效果决定于用药的剂量和以血清E_2水平反应的卵巢抑制程度。随着用药后闭经的开始症状即出现好转，疗程结束后约90%症状完全消失，腹腔镜下治愈率为70%～90%。妊娠率在800mg/d时为50%～83%。停药一年的复发率为23%，以后每年的复发率约为5%～9%。

4. 副反应见表19－20

（1）卵巢抑制的反应：同绝经期症状，如潮热，多汗，阴道干燥，骨丢失等。

（2）雄激素的同化反应：与下列因素有关，SHBC与游离睾酮的比值；药物的雄激素活性和其代谢，药物与雄激素在受体结合部位的竞争。低剂量时，由于卵巢抑制不彻底继续合成甾体，并在周围循环中转化为睾酮，血中的SHBG又被达那唑所结合，导致游离睾酮增加，雄激素副反应也随之增加。当降低剂量以减少副反应的同时也降低了疗效。

鉴于上述不良反应，孕妇，痤疮，肥胖，肝功能不正常．动脉硬化或其他脂肪代谢异常者不宜应用。

表 19－20　达那唑的不良反应

1. 一般反应	潮热
脂肪代谢异常	失眠，易激动
肝功能损害	多汗
突破性出血	阴道干燥
眩晕，头痛	3. 雄激素同化作用
水肿	痤疮
肌肉痉挛，疼痛	胎儿男性化
恶心，消化不良	多毛
皮疹	食欲增加
2. 低雌激素症状	皮肤毛发多油
乳房缩小	声音嘶哑
抑郁	体重增加

（三）GnRHa

为下丘脑神经元分泌的五种释放激素，即 GHRH、CRF、SRIF、GnRH、TRH 中的一种，为一 10 肽化合物，GnRH 的脉冲分泌，其分泌的节律和频率决定 Gn 的脉冲分泌，对性腺的正常功能起决定性的作用。灵长类实验，当 60～90 分钟脉冲分泌 1 次时，对垂体起升调作用，可维持正常 FSH、LH 分泌水平，刺激卵泡和黄体正常发育及正常月经周期。提高脉冲频率至每 60～90 分钟，脉冲式分泌 5 次，或持续给药时，则起降调作用，使垂体 GnRHa 受体的敏感性降低，导致 FSH、LH 的分泌急剧下降，卵泡停止发育和闭经。

GnRH 在下丘脑和垂体处被血液循环中的肽链内切酶（endopeptidase）降解，在第 6 位甘氨酸和第 10 位亮氨酸（Glv6，Leu7）之间分裂，并使 9 位上的氨基酸裂解，其半衰期甚短，因而影响了临床的实用价值。通过改变 6 位及 10 位氨基酸的结构，人工合成的 GnRHa 类似物具有两种特性，即对垂体的 GnRH 受体有高度的亲和力，并可抵抗内肽酶的降解，而延长半衰期，包括人类在内灵长类试验发现 GnRHa 对卵巢无直接的作用，外源性 Gn 可完全解除其对卵巢的抑制。长效制剂可维持 4 周的有效浓度，在应用的早期，认为此化合物有促进妊娠的作用，故命名为 GnRH 促效剂（GnRH agonist）。后来明确在用药两周后，可出现短暂的 FSH、LH 升高，继之急剧下降，主要起垂体的降调节作用。常用的制剂和用法见表 19－21。

表 19－21　GnRHa 治疗子宫内膜异位症常用的制剂和用法

亮丙瑞体	3.75mg/4w	肌注
那法瑞林	0.4～0.8mg/d	喷鼻
戈舍瑞林	3.6mg/4w	皮下
布舍瑞林	900～1200μg/d	喷鼻
醋酸布舍瑞林	200～400μg/d	皮下
曲普瑞林	3.75mg/4w	皮下

药物的疗效因个体而不同，剂量可有增减，一般而言，美国多用布舍瑞林 900～

1200μg/d 喷鼻，但也有报告认为喷鼻可因鼻腔充血，吸收常不稳定。疗程不超过 6 个月为宜。当出现严重低雌激素状况时，疗程应相缩短。治疗效果与达那唑相近。症状完全缓解率 >50%，部分缓解率 >90%，病灶缩小及腹腔镜评分减少约 50%。

1. 副反应　主要为垂体－卵巢轴功能低下，雌激素水平降低所引起的类似经绝期综合征的表现。如潮热，多汗，血管舒缩不稳定，乳房缩小，阴道干燥等为常见的反应，约占 90% 左右，一般不影响继续用药。严重雌激素减少（E_2 <20pg/mL），可增加骨中钙的吸收，而发生骨质疏松症（osteo－porosis），其严重程度因人而异，多于停药后恢复。原有偏头痛和抑郁者，不宜应用，以免加重原有症状。近来大量报道提出反加（add back）方法来解决低雌反应，推荐反加方案（表 19－22）。不少报道提出开始用药的同时每日服用倍美力 0.3～0.625mg + 甲羟孕酮 2.5mg，或替勃龙片 1.25mg/d，可免除低雌反应，延长疗程，增加患者用药的顺应性，而且不使病灶发展也不降低疗效。Howell 等随机病例对照研究GnRHa合并激素补充疗法减少低雌激素症状，结果发现单用 GnRHa 和加用激素补充治疗，两组潮热多汗发生率分别为 100% 和 40%（$P < 0.05$），性欲减退分别为 47.8% 和 17.4%（$P<0.01$），阴道干燥及头痛反加组显著减少，骨质丢失分别为 －3.9% 和 －1.5%（$P<0.05$），由于疗程一般不超过 6 个月，低雌反应为可逆的（表 19－22）。

表 19－22　推荐反加方案

GnRHa	反加	骨密度测定
<3 个月	不需	不需 *
3～6 个月	需要	高危患者进行
>6 个月	必需	每 6～12 个月进行
重复用药	不详	用药前

注：* 多数作者认为初始治疗时即可开始反加。

2. 用法　长效制剂于月经来潮的第 1～5 天之间开始用药，每个用药期宜定期检测 E_2 水平来指导用药剂量，至于 E_2 需到何种水平才能表明用药的最佳剂量，以及临床疗效是否与雌激素低下的严重程度一致等问题，目前尚不甚清楚。Barbieri 报道不同组织的雌激素阈值不一，根据子宫内膜对达那唑的反应，一般在治疗期间 E_2 浓度以 >20pg/mL 至 <60pg/mg 之间为宜。

（四）他莫昔芬

1971 年 Klopper 等首先将他莫昔芬（tamoxifen）用于诱发排卵，随后 Harbe 等用于治疗子宫内膜异位症。系一种非甾体类的雌激素受体调节剂，具有正常卵巢功能的妇女服用 TAM 时，与雌激素竞争雌激素受体，降低雌激素的净效应，可刺激孕激素的合成，起到抗雌作用。当卵巢功能低下时，TAM 表现为弱雌作用。

1. 用法　10mg，每天 2～3 次，连续服用 3～6 个月。

2. 副作用　为潮热，恶心，呕吐，水肿，阴道炎和抑郁等雄激素反应，但反应比达那唑轻。长期应用可能对子宫内膜起雌激素的刺激作用，而引起子宫内膜增生，甚至子宫内膜恶变等。用药过程中应定期随访，并应严格选择病例，高危对象应选用其他方法。

（五）米非司酮（mifepristone）

20 世纪 80 年代初，由法国 Roussel－Uclaf 厂在合成甾体激素过程中的一个中间产物，为人工合成19去甲基睾酮的衍生物。具有强抗孕激素作用，它与子宫孕酮受体的亲和力比孕酮高5倍。此外，还有抗糖皮质激素和抗雄激素作用，与雌激素受体无亲和力，也不与血浆SHBG结合。RU486治疗子宫内膜异位症的作用机制主要是其抗孕激素作用，用药后造成闭经，使病灶萎缩，疼痛缓解。副反应轻，疗效好，是一种颇有希望的治疗方法。

1. 用法　Kettel报道用50mg/d连续6个月，在用药的第一个月即闭经，用药期间症状消失，约50%患者雌激素保持在生理水平。由于其抗皮质激素作用，国内试用低剂量，每日10～12.5mg，连续9～120天，用药期间因闭经疼痛症状停止，但停药后短期内复发且复发率高。对卵巢子宫内膜异位囊肿效果不佳。

2. 副反应　主要为抗皮质激素的反应，Kettel报道，当剂量在50mg/d时，无抗皮质激素作用。当剂量增大时，可出现抗皮质激素作用。其他副反应有恶心、呕吐、头晕和疲倦等。

（六）疗效比较

见表19－23。

1. 症状改善　至今，尚缺乏大样本，严格病例对照，前瞻性报告，所作比较多以患者疼痛及妊娠作为疗效评定标准。以下收集经二次腹腔镜进行AFS评分的结果。

2002年Rice VM报告，经腹腔镜确诊后，用口服避孕药与CnRHa对比治疗子宫内膜异位症57例，治疗6个月后，比较痛经，性交痛及慢性盆腔痛等方面的效果，发现两者的效果相近，口服避孕药对痛经效果较好，而GnRHa对性交痛较明显。

表19－23　不同药物的疗效

内分泌状态	方法剂量	AFS评分降低（%）	疼痛减轻（%）
低雌激素	Nafarelin 200μg IN bid×6个月	45	80
	Beuserelin 900μg/d IN×6个月	51	—
	Leuprolide acetate 3.75mg/4周SC×20周	89	
	Goserelin 3.6mg皮下埋植×6月	50	69.6
高雄激素	Danazol 400～800mg/d×6～9月	58	75
高孕激素	甲孕酮0～50mg/d×6～9月	68	85
炔诺酮	30mg/d×6～9月	53	70～80
内美通	2.5mg/3～4d×6～9月	63	85

2. 复发　前已述及，子宫内膜异位症是一种不易根治的疾病，除根治性子宫及双侧卵巢摘除外，其他的治疗均有相当高的复发率。Babieri分析5年随访的总复发率为33%，轻症为22%，重症为50%。

（七）达那唑与GnRHa的安全性比较

Wheeler等从多方面观察了达那唑和CnRHa的安全性，发现在生命体征，身高等方面，二者均无明显的改变，但达那唑的体重增加较GnRHa明显，用药后体重分别增加（22.5±2.7）kg和（9.0±2.7）kg（P<0.001）。其他如失眠，潮热，性欲减退等低雌激素症状则

以 GnRHa 显著。经双光子吸收法检测骨密度的结果，在用药 6 个月，二者骨密度分别降低 2.57% 和 0.4% （P<0.001）。脂肪代谢方面，总胆固醇和低密度脂蛋白改变两组无显著差异，高密度脂蛋白含量两组间有明显差异（P<0.001）（表 19 – 24）。

表 19 – 24 达那唑与 GnRHa 的副反应的比较

副反应	GnRHa	达那唑
失眠（%）	17	6*
体重增加（磅）	2.0±0.6	5.0±0.6**
血管扩张（%）	84	54*
性欲减退（%）	13	48*
水肿（%）	5	18*
骨密度降低（%）	-2.57	-0.4**
总胆固醇（%）	91	87
高密度脂蛋白	90	41**
低密度脂蛋白	87	69

注：*两组比较 P<0.05。

**两组比较 P<0.001。

脂肪代谢方面，两组总胆固醇在用药后的浓度无显著性差异，有学者提出激素补充治疗可以减少副反应，而不影响疗效是值得推广的方法。

（八）来曲唑

近年来，大量文献报道芳香化酶抑制剂 – 来曲唑（letro – zole）通过其可降低血液和局部组织中雌激素的水平的作用，对缩小异位病灶的体积和减轻盆腔疼痛症状有良好的效果。

Ferrero S 等综合近年文献共 251 例来曲唑与口服避孕药，和来曲唑与 GnRHa 合用对痛经和术后复发率的观察，结果认为单一来曲唑虽可获得疗效，但由于长期服用可导致低雌激素并发症。合并口服避孕药则副反应低。不理想之处为停药后短期复发。来曲唑合并 GnRHa 也可获得良好止痛效果。两组满意度比较，前者患者满意度为 64.7%，后者为 22.2%。来曲唑合并 GnRHa 比单 – GnRHa 效果好，Badawy AM 等报道来曲唑 2.5mg/d 连续用药 12 周与 goserelin 3.6mg 治疗子宫腺肌瘤的效果，结果两组对子宫腺肌瘤体积缩小的效果无明显的差异。在治疗后 4、8、12 周两组子宫体积大小分别为 20.1cm vs. 21.7cm，15.4cm vs. 15.1cm，13.0cm vs. 11.7cm。

来曲唑用法为 2.5mg/d 连续用药 6 个月。口服避孕药，也可用醋酸炔诺酮（norethindrone acetate）2.5mg/d 连续用药 6 个月。

如前所述，从理论上讲，芳香化酶抑制剂不失为当前治疗子宫内膜异位症的一个新的尝试和方向。Colette S 等认为目前治疗方法均不能完全治愈子宫内膜异位症，仍存在较高的复发率。芳香化酶可使雌激素水平增加，导致 PGs 增加。芳香化酶抑制剂是一种有效的治疗新方法。但经过近年来的临床应用，由于标准不易统一，设计不够完善，证据不足，并非如当初预期的那么理想。

(九) 选择性孕激素受体调节剂 (selective progesteronereceptor modulators, SPRMs)

子宫内膜异位症为一雌、孕激素依赖性疾病，在其影响下通过复杂的细胞因子的作用，发生局部血管新生，炎性反应，细胞增殖分化，组织出血等而导致一系列症状。药物治疗的目的是创造一个无周期性的低雌激素环境，现有的各种治疗药物均可减轻症状，但往往因为药物的副反应而终止治疗。德国 Jenapharm GmbH and Co K G. (Jena Germany) 于 2000 年合成一类孕激素受体的配体 (progesterone receptor ligands)，在体内具有孕激素促效剂及拮抗剂作用，称为选择性孕激素受体调节剂。这一类制剂有 J867，J956，J912 及 J1042。其化学结构如图 19－3。

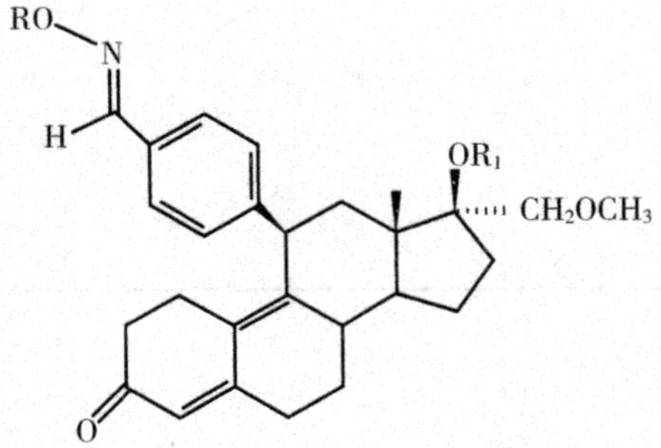

图 19－3 选择性孕激素受体调节剂的化学结构式

SPRMs 对 PR 具有高亲和力 (表 19－25)。

表 19－25 SPRMs 对孕荷兰猪相对亲和力及引产活性的 ED50

药名	相对亲和力 (%)		引产活性 (ED50) mg/动物/天
	PR	GR	
RU486	506	685	3.8
Onapristone	22	39	－3.0
J867	302	78	>100
J956	345	154	20
J912	162	76	>100
J1042	164	42	>100

注：荷兰猪孕 43～44 天 sc，孕 50 天尸体解剖。

RU486：代表孕激素，onapristone：代表孕激素拮抗剂。

PR：(兔子宫) 孕激素＝100%，GR：(鼠胸腺) 地塞米松＝100%。

由表 19－25 可知，SPRMs 与孕酮抗体有高度亲和力，与孕酮及孕酮拮抗剂比较，SPRMs 对不同的动物模型具有明显的不同的作用，在无孕酮作用下可起弱孕酮作用，在有孕酮时，则起弱抗孕酮作用，此特性在子宫内膜上表现尤为突出。与孕激素拮抗剂显然不同的是 SPRMs 对妊娠动物的引产作用非常微弱。图 19－4 示在动物模型体内孕激素受体配体孕激素拮抗与促效谱。

图右侧奥那司酮与 ZK230 211 为纯孕酮拮抗剂，左侧 R5020 及 P 具最大 PR 促效活性。

SPRMs 的活性居中，其中 J1042 孕酮促效活性最强。

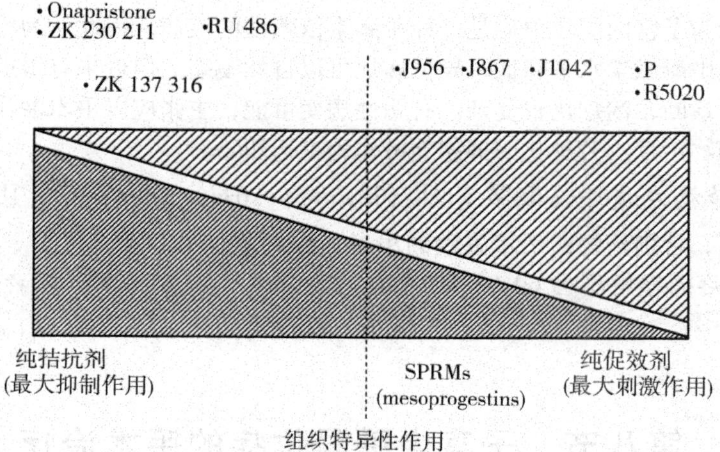

图 19－4　动物模型（荷兰猪、大白兔、大鼠）体内 PR 配体的拮抗与促效活性

SPRMs 对卵巢甾体分泌的影响则因动物的种类而异，实验表明它不能抑制灵长类早期卵泡的生长和 E_2 的分泌，与纯孕激素拮抗剂相比 J1042 对子宫内膜的作用大于对 H－P－O 轴的作用，其抗排卵的作用则不及纯孕激素拮抗剂强。

SPRMs 具有抑制子宫内膜的作用，其作用机制主要为抑制子宫螺旋动脉生长。正常情况下，人类子宫螺旋动脉的生长高峰体功能旺盛的分泌期。此时，内膜血管生成作用增强，在 SPRMs 作用下，螺旋动脉发生退行性变，内膜缺血变薄，腺体变性，上皮细胞有丝分裂降低，间质致密，其作用机制虽不十分清楚。推测还可能与下列因素有关：①阻滞孕激素促使螺旋动脉的生成作用；②抑制雌激素促进内膜血供的作用，使子宫内膜腺体的有丝分裂活性降低；③间质内生长因子的降调作用；④人类及猕猴试验发现 SPRMs 可显著地诱导内膜腺体及间质中雄激素受体（AR）表达增加。正常情况下，灵长类内膜间质中有弱 AR 表达，外源性雄激素可抑制人类女性生殖系统的功能，特别是诱发子宫内膜的退变。SPRMs 可使内膜中 AR 表达增高，从而抑制了内膜的增殖。

与孕激素不同，SPRMs 具有选择性地抑制雌激素依赖性子宫内膜的生长，从而导致可逆性闭经。此特性提供了用来治疗子宫内膜异位症的根据。首先受到影响的是子宫螺旋动脉，起到子宫内膜特异性抗增殖效应。由于对子宫血管的抑制作用，在应用 SPRMs 过程中还具有无不规则出血的优点，而这一副反应正是孕激素治疗容易发生突破性出血的缺点。此外，SPRMs 可直接作用于异位病灶而抑制病灶的发展。前已提到在应用 SPRMs 过程中卵巢分泌雌激素的功能仍可维持，因而在用 SPRMs 过程中也不会出现雌激素缺乏症状，如血管运动功能和骨丢失等。与当前研究的芳香化酶抑制剂（aromatase inhibitor）和雌激素受体选择剂（selective estrogen receptor modulator，SERM）治疗子宫内膜异位症比较，可不需反加雌激素，SPRMs 可高度选择性地抑制子宫内膜对雌激素的反应。SPRMs 代表了在治疗子宫内膜异位症和其他有关妇科疾病的一个新的概念，尽管其终止妊娠的作用不强，但却具有抑制子宫内膜发育，造成可逆性闭经。关于 SPRMs 对子宫内膜异位症的治疗是否确实优于其他药物，还有待进一步的研究。

（十）绝经后子宫内膜异位症的治疗

一直以来认为子宫内膜异位症是一种雌激素依赖性的疾病，因此认为绝经期后由于卵巢功能的减退，血中雌激素水平降低，异位病灶可以自然萎缩。但近来有报道绝经期后的子宫内膜异位症不易诊断，治疗比较复杂。有恶性病变可能，主张应以手术治疗为首选，对手术有禁忌者可用药物治疗，芳香化酶抑制剂可作为首选药物。

（十一）释放左旋炔诺酮节育器（levonorgestrel - relea - sing IUD）

治疗盆腔痛，特别药物或手术失败的患者，放置此种 IUD 后 3 个月，疼痛的缓解率为 50%，6 个月后疼痛缓解率为 60%，22 个月后为 70%。缺点是部分患者可能出现不规则出血。

（江　红）

第八节　子宫内膜异位症的手术治疗

一、外科手术治疗

自 19 世纪确立子宫内膜异位症以来，至今对其病理生理学仍未最终阐明，因而对其处理也存在许多不一致的观点，对晚期症状明显或不要求生育的妇女，其治疗方法一致，而对早期病变的年轻妇女合并不孕症的处理则看法不一，由于目前循证医学证据十分有限，使得对外科手术的治疗效果目前尚无定论。目前，治疗的目的主要是针对疼痛和不孕。

外科手术是唯一可以根治本病的手段。由于腹腔镜的普及使用，使得本病得以早期诊断，加上其与不孕的密切关系，因此，对年轻而又有生育要求的患者来说，保守性的外科治疗，越来越显得重要。保守性手术治疗的目的大致有以下几点：

（1）清除病灶和粘连。

（2）恢复正常解剖关系。

（3）止血。

（4）非创伤性和整形手术。

保守性外科手术始于 1960 年，当时的手术范围系以保留卵巢为标准，根治性手术指子宫和双侧附件切除术。目前，则以保留患者的生育功能为标准。手术的途径也由过去唯一的开腹途径转变为以腹腔镜为主手术的手术方式。近来，更发展了腹腔镜下的显微手术，其中显微激光，显微超声以及显微电外科等的应用使得手术更加精细准确和彻底。

（一）手术指征

1. 疼痛　疼痛指慢性盆腔痛，性交痛和痛经。腹腔镜诊断子宫内膜异位症的疼痛发病率为 4% ~52%，其中仅 9.1% 表现为渐进性疼痛加重，约 51.4% 无典型的渐进性疼痛。疼痛的程度与病变的 rAFS 分级无关，而与病灶的深度和范围相关。深层的病灶浸润到肌纤维组织可致疼痛，直肠子宫陷凹内的病灶可有触痛，疼痛的程度与病变组织的代谢活性如分泌 PGs 和病灶的免疫活性有关，早期病变的症状可比晚期的症状重。此外，疼痛还受卵巢内分泌的影响，故摘除卵巢或抑制卵巢的功能可以治疗疼痛，摘除病灶也可有效地治疗疼痛。2009 年的一篇 Cochrane 系统评价纳入了 5 项随机对照研究，认为与仅行诊断性腹腔镜相比，轻度子宫内膜异位症患者行腹腔镜手术可改善疼痛的结局；但研究中纳入的重度子宫内膜异位症患者极少，因此该结论尚不能应用于这部分患者。

2. 包块　因卵巢异位瘤，肠或阔韧带内的异位包块，直肠子宫陷凹内的异位结节和粘连的子宫而行腹腔镜检，发现其中约 0.04% 为恶性肿瘤，故应根据患者的年龄，包块大小和性质，患病时间以及 B 超诊断等仔细选择患者。包块大小与性质有关，据报告 <5cm 者，约 1% 为恶性，5～10cm 者，有 11% 为恶性，>10cm 者恶性占 72%。在一组 433 例囊性包块的腹腔镜检中，20.8%（90/433）为子宫内膜异位瘤，1.2%（5/433）为卵巢癌，0.9%（4/433）为边界瘤，其余为功能性或其他良性病变。

3. 不孕　子宫内膜异位症合并不孕的患者，手术是否为首选治疗意见不一致，如对仅有色素沉着的极早期病变或小的异位灶，手术能否改善受孕率和减轻疼痛，意见不一。反对的意见认为表浅部位的手术非但无效，相反还会造成粘连等不良后果，且显微病灶又无法彻底清除。主张实行手术治疗的意见则认为子宫内膜异位症患者不孕症的发病率确实高于正常妇女，且由于子宫内膜异位症的免疫发病机制对腹腔内环境的改变可干扰生殖。因此，在及时实行腹腔镜检在确诊本病的同时，还可发现其他不孕的原因，并进行必要的病灶清除，以改变腹腔内环境，有利于生殖。如伴有疼痛者，则更应及早进行手术。2010 年的一篇 Cochrane系统评价纳入了 2 篇随机对照试验，结论认为与仅行诊断性腹腔镜相比，轻度子宫内膜异位症患者行腹腔镜手术可能改善将来的生育功能。

（二）手术治疗的要求

（1）术者必须掌握盆腔正常和异常的解剖知识，并具备足够的临床经验。

（2）掌握显微外科技术的应用非显微手术所引起的炎症和损伤以及电凝等造成的局部缺血，可干扰腹腔内纤溶平衡而发生粘连。显微手术可将这些反应减小到最低程度，从而提高手术的成功率。

开腹手术操作同常规外科手术，本节省略。

二、腹腔镜手术治疗

20 世纪 80 年代内镜开始用于治疗子宫内膜异位症，最初由于下述问题使其应用受到限制：

（一）面临的限制

（1）立体感不够，不能了解病变的深度。

（2）不能通过触诊了解病变的深度和广度。

（3）远距离操作，不易达到精细的要求。

（4）所用器械不及显微外科精密，不能进行精细的分离和切割。

以后，由于设备的不断改进，诸如高分辨率的录像设备，显微激光超声等手术器械的创新，使上述问题得到解决。目前，腹腔镜已几乎取代了常规外科手术。对保留性的手术腹腔镜的优点更为突出。损伤小恢复快，手术野清晰有利于生殖功能的恢复，住院时间短且经济。但在某些复杂的条件下修复重建的效果尚不一定比显微外科手术方便。

（二）手术的种类

（1）电外科手术常用的有单极和双极电凝，单极电凝切割和分离的效果较好，尖头电凝器视野清楚，操作准确，但对周围组织的损伤可达 3 ~ 5cm 的范围。双极电凝的电流仅限于两个电极之间，且电流量仅单极电凝的 1/3，周围组织受损的范围为 1 ~ 2cm。

（2）热凝手术由德国 Semm 于 1962 年发明，其所产生的温度为 90 ~ 120℃之间，其原理是用热的破坏性结果加速凝固的作用，主要是通过蛋白的热感应起作用。通常的高频电凝在封闭的腹腔内如维持 20 ~ 30 秒，其最低输出温度约为 100W 灯泡的热度，对邻近组织可起破坏作用。热凝系统主要是通过电流来增加温度，人体与电流无直接接触，避免了电流的危害。此装置可预选 90 ~ 120℃温度，热凝后，组织蛋白首先变成一种胶状物，随着温度升高，胶质干燥炭化，而无电凝后的纤维蛋白渗出及结痂等变化，热凝的作用类似煮鸡蛋白的反应，因此不易发生粘连。主要不足之处是无显微手术器械，器械头散热慢。

（3）激光手术为生殖道最新的外科手术模式，但由于价格昂贵，其效果也不一定全面优于常规外科手术。但手术的精细准确，良好的止血及切割效果和最低的损伤程度为其主要优点，已成为目前发达国家比较普遍使用的手术方式。常用的激光有 CO_2，氩（argon），磷酸钛钾（potassium – ti – tanyl – phosphate，PTP）和 Nd – YAC 等三种。CO_2 激光波长较长，可气化，光线聚集时可作切割，低密度时可作凝固。由于是光束，故需一弯曲的支臂传递光束。缺点是烟雾多，凝固力弱。几种激光的穿透深度为：CO_2 0. 1mm，Argon 0. 3 ~ 1mm，PIP 0. 3 ~ 1mm，Nd – YAC 3 ~ 4mm。

（三）腹腔镜手术方法

1. 表浅异位病灶的处理　小而表浅的病灶可用单或双极电凝，热凝或汽化，尽量将病灶提起，以免损伤周围组织。如能将病灶切除后加凝固效果最好。大的病灶可先行水分离，继用剪刀或激光在周围的正常腹膜上进行操作，同样应将周围腹膜提起，使视野清晰，以免损伤邻近器官。遇有粘连时，先用器械将粘连带挑起，再断离之（图 19 – 5、图 19 – 6）。

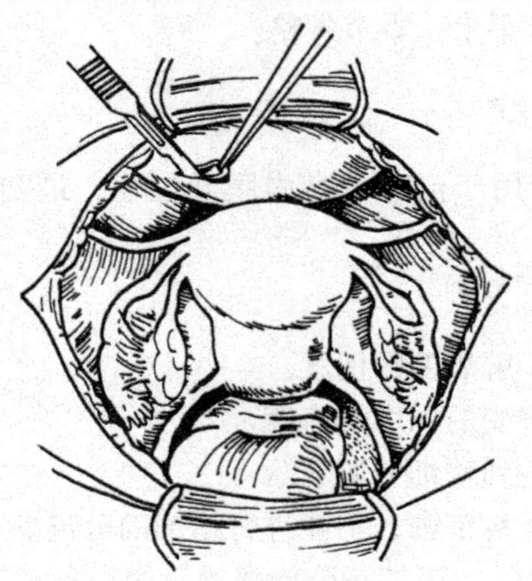

图 19 – 5　腹膜表浅病灶激光刀切割，也可用电凝清除

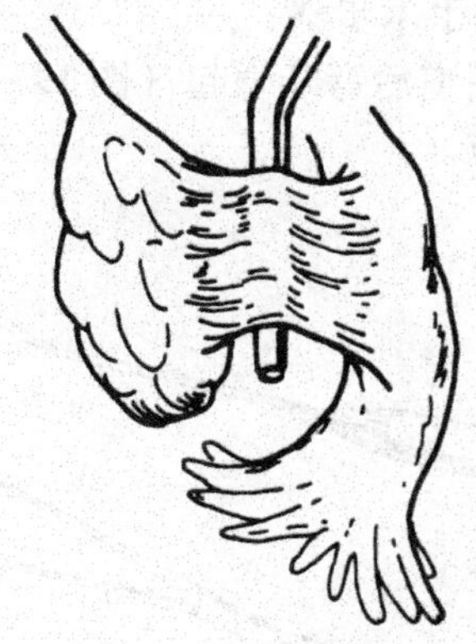

图 19－6　粘连分离术

致密粘连带内有血管时，先用器械将粘连带挑起，确证无邻近组织在内，电切（或激光）切断之

2. 直肠子宫陷凹封闭的处理　直肠子宫陷凹封闭提示有直肠阴道深部的病灶。可分为部分封闭和完全封闭。腹腔镜下正常直肠子宫陷凹可见阴道后穹隆和直肠两个膨起。部分封闭时，后穹隆膨起部分消失，直肠膨起升高与宫骶韧带粘连。完全封闭时后穹隆膨起全部消失，直肠膨起与子宫相连（图 19－7）。部分封闭表示腹膜下有深层种植病灶，使直肠位置改变。深层的病灶多位于阴道上段、直肠前壁、直肠阴道空隙、直肠阴道间隔和骶骨韧带上。当直肠子宫陷凹完全封闭时，常与周围器官粘连。施行手术前应首先明确患者的治疗目的，如为解除疼痛，则应将病灶整块切除。深层直肠阴道间隔的种植病灶，可与后穹隆切开联合进行。如因不孕，则需以恢复子宫，输卵管和卵巢的解剖和生理功能为主。手术中应仔细辨认邻近器官的解剖，无论用什么种类的手术处理异位病灶，均应从表浅到深层，并尽量将病灶提起，以免损伤邻近器官。最后尽可能地将创面进行腹膜化，预防术后粘连。

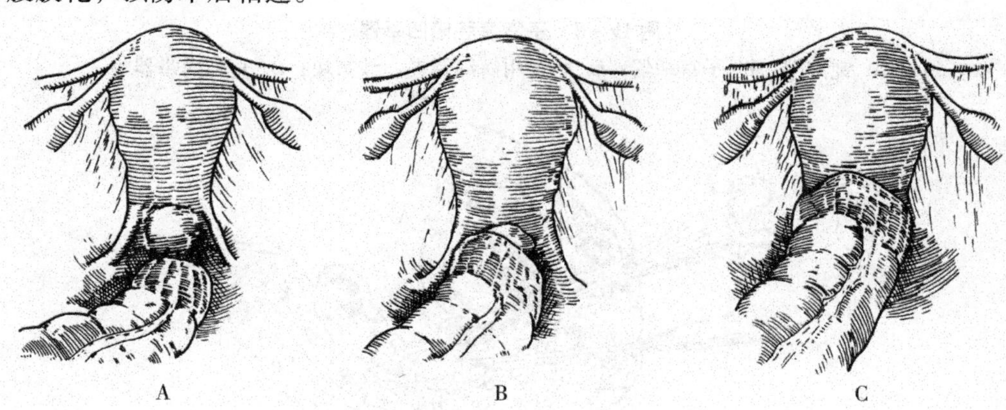

图 19－7　子宫直肠陷凹封闭

A. 正常子宫直肠陷凹，可见后穹隆与直肠两处膨起；B. 部分封闭，后穹隆膨起消失，直肠膨起升高，与宫骶韧带粘连；C. 完全性封闭，后穹隆膨出消失，直肠膨起与子宫粘连

深层直肠阴道间隔种植病灶的手术步骤：

（1）用直肠子宫陷凹举器将阴道后穹隆举起（图 19－8、图 19－9）。

（2）单极电凝或激光分离结节。

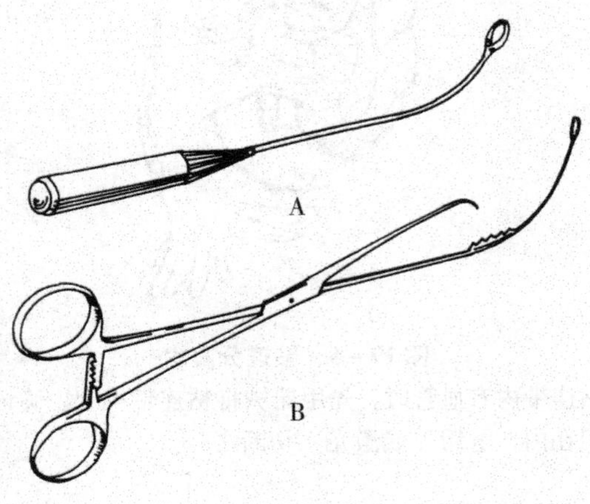

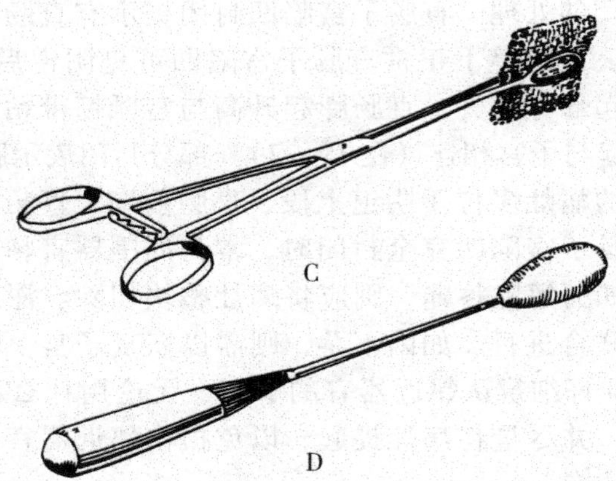

图 19－8　子宫直肠陷凹举器

A. 钝刮匙；B. 子宫举器；C. 阴道用海绵钳夹、纱布块；D. 直肠内举器

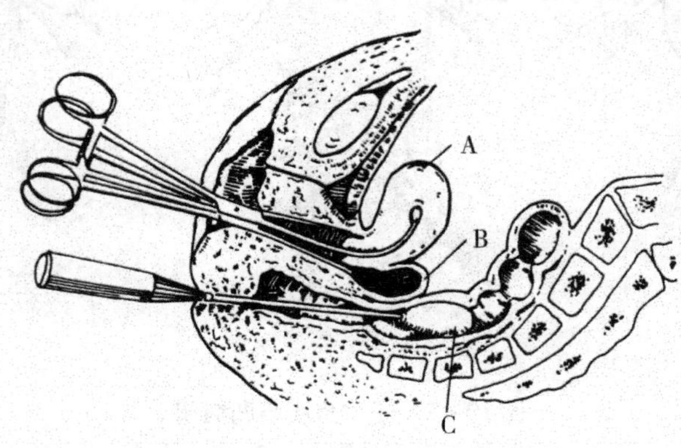

图 19－9　暴露子宫直肠陷凹

A. 子宫举向前方；B. 暴露后穹隆膨起；C. 将直肠拉离子宫及阴道

（3）切开阴道后穹隆，将结节完整地取出。

（4）缝合穹隆（图 19－10）。

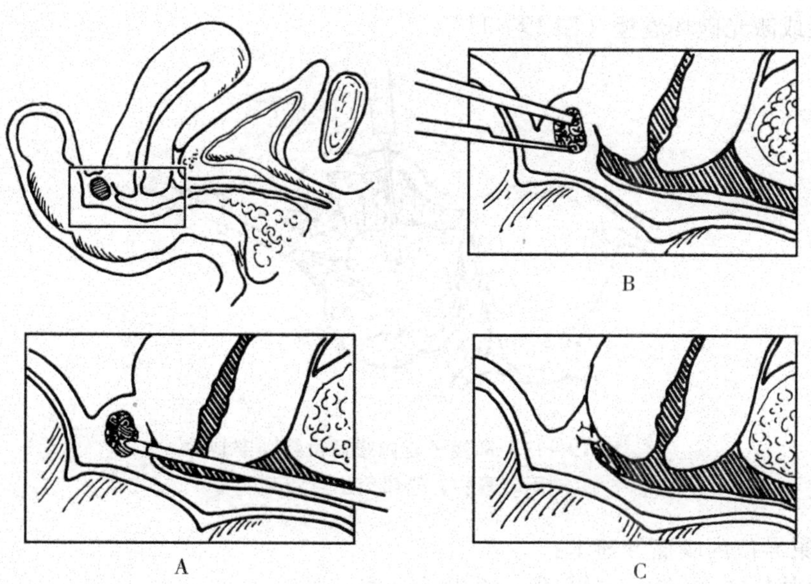

图 19－10　直肠阴道间隔中深层种植病灶腹腔镜与后穹隆切开联合摘除术（小方格内示病灶所在部位）

A. 分离结节；B. 经阴道切开将病灶完整取出；C. 缝合阴道切口

3. 卵巢子宫内膜异位瘤（巧克力囊肿）手术　卵巢子宫内膜异位瘤约占子宫内膜异位症的 50%～70%，其病变表现与其他部位不同，Sampson 指出：“卵巢子宫内膜异位瘤的组织学变化在同一个囊肿内可以不同”，除月经血回流外，囊肿破裂后的直接种植也是其散播的方式之一。Chemobilsky 等报道在卵巢异位瘤中有各种上皮成分，Nis－solePochet 等在 113 例卵巢子宫内膜异位瘤中发现 18% 为囊肿上皮，47% 为输卵管纤毛上皮，其余为子宫内膜和间质组织。Martin 等报道，约 47% 的巧克力囊肿确诊为子宫内膜异位症，27% 为黄体，12% 组织学无法明确诊断。Vercellini 提出以下四个组织学成分中具有两个者即可诊断卵巢子宫内膜异位瘤：子宫内膜上皮，内膜腺体或腺体样组织，内膜间质，载含铁血黄素的巨噬细胞。根据其诊断标准，约 98% 的卵巢内膜异位瘤可以确诊。但 Fayez 等在 60 个囊肿内未发现一例子宫内膜上皮，可能与取样有关。Nezhat 等根据囊肿的外观，囊肿的内容物和是否容易剥离等将卵巢子宫内膜异位瘤分为两类：第一类为真正的内膜异位瘤，其来源与盆腔内种植的异位病灶相同。囊肿一般较小（＜2cm），内含黏稠棕色物质，不易摘除，往往需要部分切除。显微镜下多可见到子宫内膜上皮，壁内纤维组织增生，粘连甚紧。第二类为由卵巢皮质异位侵犯至卵泡囊肿或黄体囊肿，一般囊肿较大。囊内容物为棕色或血性或黄色，呈胶状凝块。囊壁与卵巢容易分离，异位的病灶多在表面，很少侵犯到囊壁内。组织学上可见有黄素化和出血，而无子宫内膜上皮，从组织学角度不能诊断为卵巢内膜异位瘤。

（1）腹腔镜下卵巢内膜异位瘤穿刺术：为最简单的手术，适用于小的或粘连紧密不能剥离的囊肿。

1）于囊肿最突出点进行穿刺，吸出囊内液体。

2）将囊内和盆腔内冲洗干净。

3）电凝或激光破坏囊壁（图 19－11）。

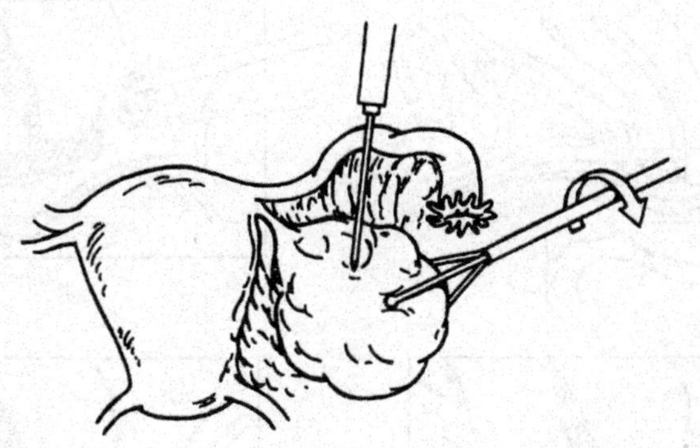

图 19－11　卵巢子宫内膜异位囊肿穿刺术

固定囊肿，于最突出点穿刺

（2）卵巢异位内膜瘤开窗术：

1）于囊肿最突出点行一电凝带，沿电凝带作一切口。

2）吸出囊内容物，冲洗干净。

3）电凝切口边缘止血，保留切口开放。

4）冲洗。

（3）囊壁剥离：

1）同第（2）条的 1）、2）。

2）清除囊内容物，边操作边冲洗和吸引。

3）分离囊壁与卵巢皮质。

4）用抓钳抓住囊壁，顺一个方向扭转。

5）囊壁全部扭除后，电凝止血。

6）切口保留开放或缝合（图 19－12）。

7）如囊壁与卵巢不易分离时，找到分界线，用抓钳夹住囊壁提起，看清分界面，用尖头电凝或激光仔细进行分离（图 19－13）。

（4）卵巢部分切除术：囊肿较大，粘连较紧，不能剥离干净时，可考虑卵巢部分切除术。

1）于囊肿底部与卵巢交界处，电凝或激光切割囊肿。

2）尽量保留正常卵巢组织。

3）如估计保留的卵巢组织过少，可留下部分囊壁。

4）电凝残留囊壁，以防复发。

5）缝合卵巢。

（5）卵巢摘除术：仅用于卵巢组织已完全被异位内膜组织破坏，且粘连严重无法行卵巢部分切除的情况下。手术操作与其他卵巢囊肿摘除相同。

1）抓钳提起卵巢，暴露囊肿蒂部。

2）于蒂部结扎三次。

3）于第二、三结之间电凝切割下囊肿。

4）电凝蒂部止血和防止粘连。

5）囊壁可换大号穿刺器取出，必要时也可先捣碎后再取出（图 19－14）。

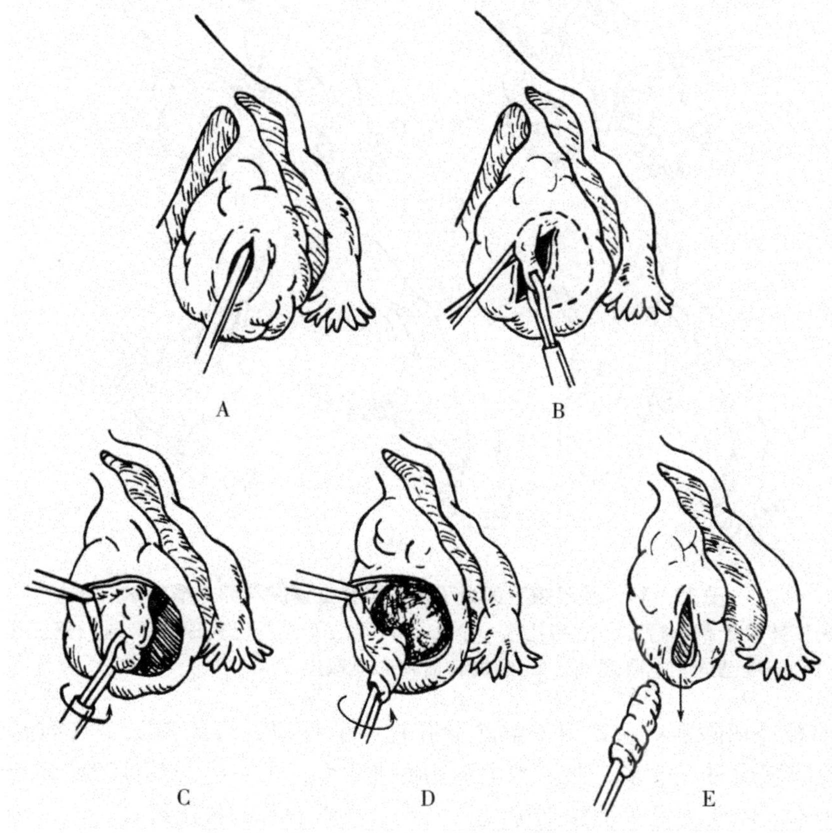

图 19－12 卵巢子宫内膜异位囊肿剥离术

A. 电凝或激光切开囊壁；B. 沿切口切除部分囊壁；C. 夹住囊壁按箭头方向扭转；D. 囊壁底部已扭出；E. 囊壁完整取出

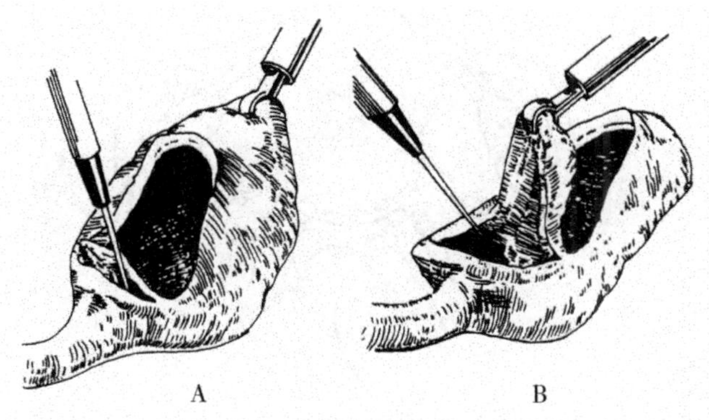

图 19－13 囊壁与卵巢组织粘连分离术

A. 用尖头单极电凝（或激光）找到囊壁与卵巢分界线，于此处开始电凝（或激光）进行分离，为减少出血，可从卵巢固有韧带处开始；B. 边分离边电凝止血，注意将囊壁向反方向牵拉

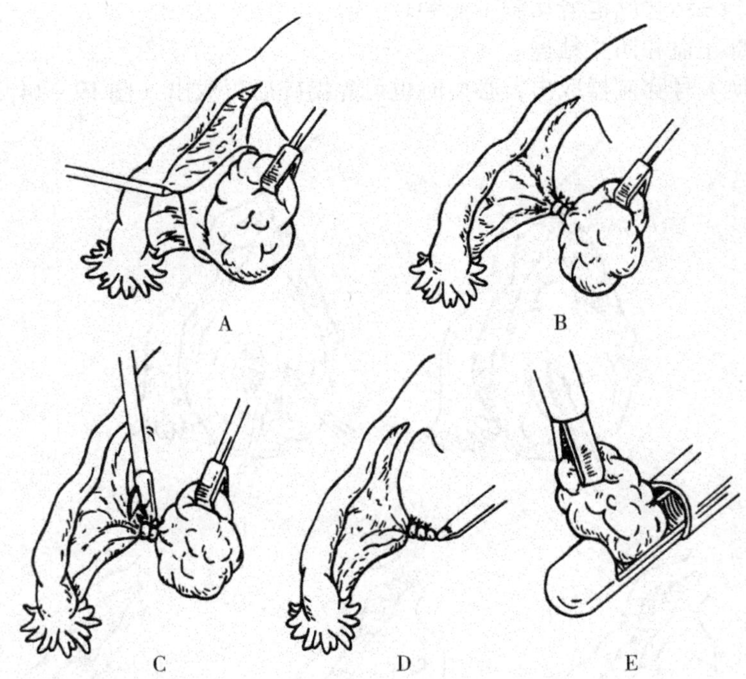

图 19－14　腹腔镜下卵巢子宫内膜异位囊肿与卵巢摘除术

A. 夹住卵巢于蒂部行套扎法结扎第一个结；B. 第二个结扎已完成；C. 进行第三个结扎；D. 卵巢已摘除电凝残端；E. 经捣碎器将卵巢取出

（6）骶前神经切除术：主要用于解除盆腔正中的疼痛，可以消除子宫痛经的因素，而不能促进生育或减少月经过多。此手术虽不能促进生育，但可配合其他治疗伴有盆腔正中疼痛的保守性手术。骶前神经为上腹下神经丛，是对内脏刺激的传出纤维，进入中间下腹神经丛，经过主动脉的分支到骶骨岬前，然后分为左右量支进入下腹下神经。多数骶前神经切除术。在晚期，开腹手术时进行，但也可经腹腔镜施行，腹腔镜下施行此手术需要很高的手术技巧，并要求手术掌握腹膜后手术的经验（图 19－15）。

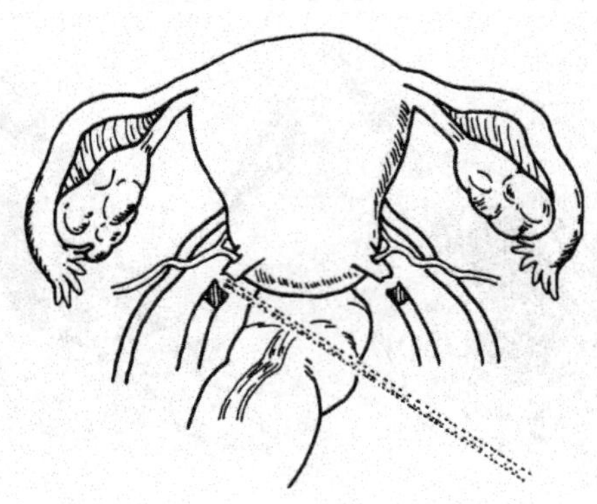

图 19－15　腹腔镜骶前神经切除术

注意手术由宫骶韧带内侧进行

腹腔镜下子宫骶骨神经切除腹腔镜下子宫骶骨神经切除（laparoscopic uterosacral nerve ablation，LUNA）是改良的Doyle手术，对因附件病变引起的疼痛或因胃肠道、泌尿道所致的疼痛无效。盆腔有粘连解剖关系异常者为此手术的禁忌证。手术后一年疼痛缓解率为50%～70%。Lichten等报道唯一一篇随机、前瞻性、双盲观察，对药物无效的严重盆腔疼痛患者，行双极电凝或横断手术，一年治愈率为46%。并发症为出血，个别有子宫脱垂发生。

1）将子宫举向前方。

2）暴露宫骶韧带进入子宫处。

3）于此处用电凝、激光或电剪切除约2～4cm一段，深度约1cm。

4）手术要在宫骶韧带内侧进行，以防损伤输尿管和子宫动脉。

（江　红）

第九节　药物与手术联合治疗

子宫内膜异位症的保守治疗有三种方法：手术、药物抑制和二者合并应用。治疗方式的选择一般取决于疼痛，不孕和病变的严重程度。当前，腹腔镜已成为所有rAFS微小病变，绝大多数轻症病变和多数中到重度病变的首选治疗方法，但大多数学者均认为相当一部分患者仍需要合并药物治疗。

外科治疗可恢复正常解剖关系，去除病灶并同时分离粘连，但外科治疗也有以下不足之处：如术后的粘连可能导致不孕；因严重的粘连使病灶不能彻底清除；显微镜下的病灶无法看到；手术的并发症和经费等。药物治疗虽有较好的疗效，但也存在不足之处，如停药后短期内可复发；改善生殖的作用不肯定；对致密的粘连无效；药物的疗效存在个体差异；药物副反应问题以及费用昂贵等。多年来，一直沿用手术前后的药物治疗，但也存在不足的地方，除前面提到的外科和药物治疗的不足之处外，还有以下问题：如联合治疗常需在用药后的3～6个月再一次腹腔镜检以明确治疗效果；迄今为止，有关单一药物治疗可以提高妊娠率；腹腔镜和外科手术可能提高妊娠率的正式报道；手术失败后再次腹腔镜发现，有老病灶残留和新病灶生长，并产生粘连，精细的手术虽可以减少残留病灶，但却不能防止新病灶的生长。术后的粘连是影响手术效果的主要原因，子宫内膜异位症的炎性病变使组织的渗出增加，纤维素沉着，由于子宫内膜异位症腹腔液增多，因而纤维蛋白的沉着也相应地增加，而容易造成粘连。Buttram等于1982年报道术前应用假孕疗法6月后进行手术治疗，以图提高妊娠率，但结果妊娠率却未能提高，究其原因，乃由于假孕状态下，腹腔内毛细血管增生，血管扩张，导致术后粘连形成，而降低妊娠率。Buttram等报道，术前应用6个月达那唑或GnRHa，其所引起腹腔内环境改变不同于正常排卵或假孕时的变化，在低雌激素的作用下，腹腔内充血减少，细血管充血和扩张均不明显，有利于手术的摘除。与此同时，腹腔液变得清亮，容量减少，其中纤维蛋白含量降低，使粘连易于分离，卵巢异位瘤易于剥离。腹腔内的上述改变，还可以预防术后粘连形成。

（江　红）

参考文献

[1] 王清．专家解读子宫内膜异位症．北京：中国协和医科大学出版社，2016.
[2] 徐丛剑，郭孙伟．子宫内膜异位症．北京：人民卫生出版社，2015.
[3] 梁雪芳，陈达灿，杨志敏．子宫内膜异位症．北京：人民卫生出版社，2015.
[4] 郝敏．子宫内膜异位症诊疗新进展．北京；人民军医出版社，2014.

第二十章 异常子宫出血与功能性子宫出血疾病

第一节 正常子宫出血（月经）

一、月经的临床表现

正常有排卵的育龄妇女在一个卵巢周期的末期，如果所排出的卵子未受精，则黄体退化，血内雌、孕激素水平随之而下降，出现子宫内膜脱落出血，临床上表现为月经。对月经的正规描述至少应包括以下 4 个要素：①周期的长度；②周期的规律性；③经期出血的天数；④经期出血量。关于此 4 要素的正常范围各处报道略有出入。有报道 WHO 基于对 6375 份欧洲健康育龄妇女全年月经日记数据库的分析，育龄妇女正常月经周期长度的第 5 ~ 95 百分位为 24 ~ 38 天一次，并与年龄相关，初潮后 5 年内及绝经前 5 年内变异较大。12 个周期长度之间的差异在 2 ~ 20 天以内为月经规律（可能由于存在无症状的多囊卵巢综合征者）；经期长度的第 5 ~ 95 百分位为 4.5 ~ 8 天。以碱性正铁血红蛋白法客观地测定每次月经的失血量平均为 5 ~ 80m。中华医学会妇产科分会（2009）功血诊治指南中正常周期长度为 24 ~ 35 天，经期长度为 2 ~ 7 天，经期失血量为 20 ~ 60mL。经血内含有坏死脱落的子宫内膜组织碎片及组织液，内膜碎片可生成大量的纤维蛋白溶解酶使经血液化而不凝，有防止子宫腔粘连的作用，月经出血停止后宫腔内不留瘢痕。但出血量多时仍可有大小不等的血块。

围月经期可出现一些症状，如下腹轻微疼痛、坠胀；乳房胀痛；尿频、腹泻、情绪波动等。

二、正常子宫内膜出血及修复的机制

每个月经周期中，受卵巢性激素的影响，子宫内膜发生一系列规律的形态变化。月经周期各期子宫内膜腺上皮、间质细胞及肌层皆有两种雌激素受体（ER）表达，增殖期高于分泌期，分泌期 ER 局限于基底层腺体及血管平滑肌细胞。ERα 的表达高于 ERβ。两种孕激素受体（PR）在人子宫内也有共表达，其高峰出现在晚增殖期。内膜腺细胞在早泌期前以 PR－A占主导，中泌期后以 PR－B 更为重要。内膜间质则为 PR－A 主导。

正常子宫内膜出血的过程包括内膜上部 2/3（即功能层）的崩解、脱落、修复、重建。雌、孕激素水平的降低怎样引起了子宫出血，其机制尚未完全阐明。已知涉及内膜局部一系列复杂的细胞、分子、血管的变化。

（一）血管痉挛学说

1. Markee 的经典研究　是对经前及经期子宫内膜微血管改变与出血机制认识的基础。他将兔的子宫内膜移植于雌性猕猴眼前房内，直接观察了月经出血前子宫内膜及其微血管的顺序变化。发现经前 2 ~ 5 天血内雌、孕激素水平下降后，腺体分泌耗竭及间质水肿消退，

子宫内膜厚度减低，血管受压引起血流淤滞、血管扩张，内膜缺血缺氧。在出血前4～24小时，内膜螺旋动脉和小动脉有节段性的痉挛性收缩，导致功能层血流灌注更加不足，缺血缺氧及局灶性坏死，血管壁也受损；当血管扩张及血流再灌注时，引起血细胞外渗，先形成小血肿；在基底层与功能层之间形成裂隙，随后上述改变广泛化，内膜遂崩解而脱落；小动脉断裂引起出血。但基底层保留，以备再生。

2. 前列腺素及溶酶体学说　较长时间以来，子宫内膜局部生成的前列腺素（PGs），主要为 PGF_{2a}，是公认引起螺旋动脉节律性收缩的物质。在雌、孕激素的顺序作用下，子宫内膜能生成许多水解酶，储存于溶酶体内；当溶酶体周围脂蛋白包膜完整时，上述酶无活性。血雌二醇（E_2）、孕酮水平下降时，溶酶体膜失去稳定性，释放大量蛋白水解酶、胶原酶及磷脂酶 A_2；前二者促使内膜崩解；后者能增加 PGs 的前身物－花生四烯酸的释放，进而合成大量 PGF_{2a}。孕酮水平下降还能抑制子宫内膜15羟前列腺素脱氢酶的活性，从而延长了 PCF_{2a}的生物半寿期。PGF_{2a}引起了子宫内膜螺旋动脉和小动脉痉挛性收缩。有报道经期内膜及经血 PGs 浓度显著高于分泌期内膜；分泌期内膜 PGs 浓度则显著高于增殖期内膜。若对黄体期的妇女滴注 PGF_{2a}后，月经可提前来潮。这些证据都支持 PGF_{2a}参与月经出血。

3. 子宫内膜内皮素（endothelin，ET）　1988年 Yanagi－sawa 等首先从血管内皮细胞中分离确认一种含21个氨基酸残基的强缩血管物质，包括 ET1、ET2、ET3 三种异构肽，以 ET1 的生物活性最强。ET 还对平滑肌及成纤维细胞有促分裂的旁分泌作用。后来发现人子宫内膜腺上皮及基质细胞也能表达及生成 ET、ET 受体，平滑肌细胞有 ET 受体。ET 的生成及降解受激素的调节，孕酮的撤退和转化生长因子（TGF－β_1）促进 ET 的合成，抑制 ET 的降解；月经周期中 ET1 表达以经前期最高。研究还显示一种使 ET 失活的中性内肽酶（neutral endopeptidase，NEP）由子宫内膜基质细胞生成，孕酮和孕激素刺激其生成及活性，早～中黄体期最高，晚黄体期最低。因此 Marsh 提出 ET 是月经前使内膜血管收缩的物质，在月经后期可能促使内膜基底层小动脉收缩，有助于止血；对内膜的修复及再生有重要的作用。

4. 子宫内膜崩解、脱落　主要是由于血管收缩引起缺氧的继发改变。曾观察到子宫内膜间质存在一种浓缩聚合的酸性黏蛋白多糖（acid mucopolysaccharides，AMPS），对子宫内膜及其血管壁起重要的支架作用。雌激素促进 AMPS 的生成和聚合，孕激素则抑制并促使其降解，使内膜基质减少，血管壁的通透性增加，有利于营养与代谢产物的交换及孕卵的着床、发育。当雌、孕激素水平降低时，溶酶体内水解酶释放，AMPS 进一步解聚，子宫内膜更易于破坏脱落。

（二）组织破坏学说

20世纪90年代有作者观察到晚黄体期，支持内膜与血管的基底膜已有广泛的退化改变，扫描电镜显示血管腔上皮已有小的病灶，提出细胞外基质的降解造成血管与宫腔上皮的破坏可能是月经出血的首发事件。

1. 基质金属蛋白酶（matrix metalloproteinase，MMP）　是一族降解间质与基底膜细胞外基质成分的酶，包括胶原酶（IMP－1）、明胶酶（MMP－2、MMP－9）、间质溶解素（stromelvsin，MMP－3、MMP－10、MMP－11）和膜型 MMP。研究表明它们在月经周期中子宫内膜间质、血管、腺上皮、白细胞有特异的表达图像。生长因子、细胞因子、甾体激素等调节其表达。子宫内膜上皮间质中还有特异的 MMP 抑制物（tissue inhibitors of matrix met-

alloproteinase, TIMP) -TIMP-1、TIMP-2、TIMP-3 可使其灭活。孕酮通过许多细胞因子抑制 MMP 的表达；经前孕酮水平降低，内膜 MMP-1、MMP-10、MMP9 mRNA 的表达增强，功能激活，即可使内膜降解或脱落，并不与血管收缩相关。此时 TIMP 表达也增强，限制 MMP 的功能不至于过高。

2. 白细胞移行-炎症反应 1986 年 Finn 首先提出将月经视为一个炎症过程。现已肯定邻近月经前子宫内膜间质内多种白细胞，包括中性多形核白细胞、巨噬细胞、嗜酸粒细胞、颗粒淋巴细胞、肥大细胞等急剧增多，它们生成许多细胞因子及蛋白水解酶（包括某些 MMP、类胰蛋白酶等），影响血管壁的通透性与血管内皮细胞的完整性；引起内膜的崩解。上述白细胞的移行受到甾体激素的调控。孕酮水平的降低可能通过局部趋化因子（chemokines）如白细胞介素 8 等介导，促进白细胞的移行。

月经出血 24 小时起子宫内膜与血管的修复与再生即开始，第 5~6 天完成。首先是血管内血栓形成，即血小板黏附及聚集功能、凝血功能及基底层螺旋动脉收缩功能正常。如果血小板数目、凝血因子浓度减少或其功能异常，则出血量增多，持续时间延长。其次，雌、孕激素顺序共同作用时，子宫内膜各部分有同步的变化，结构结实，避免了由于内膜本身脆弱而引起的随机突破出血；雌、孕激素水平同时下降后，子宫内膜功能层在 2~3 天内脱落干净，然后在雌激素、ET 及生长因子［表皮生长因子（EGF）、血管内皮生长因子（VEGF）、碱性成纤维细胞生长因子（bFCF）、TCFβ 等］的影响下，内膜及血管上皮再生，修复创面而止血。若子宫内膜过度增厚，且脱落慢或不完全，则出血量多，时间延长。

Li 和 Ahmed 报道早卵泡期子宫内膜基质和腺上皮有血管紧张素Ⅱ（ANGⅡ）样免疫强染色，晚分泌期 ANGⅡ样的免疫染色以血管周围的基质细胞最强。内膜有Ⅱ型 ANG 受体，经前子宫内膜肾素的浓度也升高，ANGⅡ能促进细胞增殖、血管新生及收缩；因此，子宫内膜肾素血管紧张素系统可能对正常内膜的再生有调节作用。

三、雌孕激素水平与子宫内膜出血的关系

雌、孕激素联合撤退引起的月经出血，不是性激素引起内膜出血的唯一类型。还可表现为雌激素撤退出血、雌激素突破出血、孕激素撤退出血和孕激素突破出血。掌握这些知识有助于分析、了解和处理临床上常见到的形形色色的医源性异常子宫出血的情况。

（一）雌激素撤退性出血

体内雌激素水平突然大幅度下降，如双侧卵巢切除、放疗或化疗，或雌激素治疗中断或减量一半以上，即会发生子宫出血，被称为“雌激素撤退性出血”。但如所给的雌激素剂量过低，疗程过短，或雌激素减幅过小，也可无子宫出血。绝经后妇女血雌激素浓度在低水平上也有波动，但并无月经来潮。这是因为子宫内膜增殖必须达到一定厚度后失去激素支持时才会出现出血。有的学者设想存在“雌激素的内膜出血阈值”，超过这一阈值后，如果减弱雌激素刺激到上述阈值以下，即会出现子宫出血；反之，如雌激素刺激强度低于上述阈值，并在此阈值水平以下波动，则并不出现出血。

（二）雌激素突破性出血

相当浓度的雌激素长期作用，无孕激素的对抗影响，可造成子宫内膜过度增殖及不同程度的增生。无对抗雌激素刺激通过直接作用于血管，减低血管张力；刺激间质 VEGF 表达，

减少 PGF_{2a}、AngⅡ的生成，促进一氧化氮（NO）、PGE_2、PGI_2 生成等途径引起血管扩张、血流增加，或由于内膜间质、血管、腺体发育不同步，溶酶体发育过度而不稳定，释放水解酶，而引起出血增多或持续不断、不可预计，称为“雌激素突破性出血”。雌激素水平与出血类型之间有一个半定量的关系。若雌激素水平低，则表现为点滴出血而时间长，但总出血量不多。高水平雌激素持续一段时间会表现为长时间闭经后急性大量失血。

（三）孕激素撤退性出血

孕激素撤退出血只会发生在有内源或外源雌激素作用，内膜已呈增殖相的基础上。临床上见于手术切除黄体、孕激素治疗中断时。若雌激素作用持续而孕激素撤退，仍会发生孕激素撤退出血。只有在雌激素剂量增大 10～20 倍时，常规量孕激素撤退才不会出现出血，

（四）孕激素突破性出血

体内孕激素与雌激素浓度比值过高，不能维持分泌期内膜的完整性而引起出血，持续时间不定，与小剂量雌激素突破出血类似。其具体机制尚不清楚。Fraser 等综合了应用单一孕激素类避孕药，如 Norplant、长效醋甲孕酮后出现突破性出血机制的研究结果，认为孕激素突破性出血的临床特点为不规则持续少量出血；有持续孕激素作用的同时，必须也有持续低水平雌激素的影响；子宫内膜呈受抑制的分泌或萎缩相，有局灶性片状脱落；宫腔镜检查可见到宫腔内浅表血管扩张、血管壁薄、微血管密度及脆性增加，出现瘀斑；血流动力紊乱、白细胞浸润增多等。这些改变对自然发生的有排卵型功能失调性子宫出血有参考价值。还有研究提示局部 MMP 表达增加、血管内皮细胞功能异常、VEGF 等血管新生因子或移行白细胞功能改变，导致内膜崩解及修复异常，皆可能与此类出血有关。

（吕秀花）

第二节　异常子宫出血和 FIGO 育龄妇女 AUB 病因新分类系统

异常子宫出血（abnormal uterine bleeding，AUB）是妇科门诊常见的症状，可引起患者贫血、继发感染、不生育、精神负担、子宫内膜增生或腺癌，甚至需切除子宫。AUB 的患病率在欧洲人群中为 11%～13%，36～40 岁妇女中为 24%。中国大陆尚无调查资料。WHO 报道月经过多的患病率为 19%。

一、国际上 AUB 相关医学术语应用的紊乱

多年来国际上 AUB 相关的医学术语众多，其定义存在着相当的混淆和不一致。许多带希腊或拉丁字根的英语名词如 menorrhagia 指经期出血量过多及持续时间过长；me－trorrhagia 或 menostaxis 指出血量不多但淋漓不止；menome－trorrhagia 指间隔时间时长时短、不可预计等；但各国应用这些名词时含义不同，描述性术语（指症状）和诊断性术语（指诊断）混用。例如功能失调性子宫出血（dysfunctionaluterine bleeding，DUB，简称功血）原是 1930 年 Graves 首先命名，特指无可辨认的盆腔或全身器质性疾病所引起的 AUB。但在北美国家 DUB 被默认为“无排卵性功血”，而欧洲及其他地区则包括“无排卵功血和有排卵功血”两大类；又如在北美国家将 menorrhagia 特指为：有排卵性月经过多（包括功能性与器质性病变），而欧洲及其他地区则将月经过多视为一种症状，指连续数个规则周期经期失血量

（MBL）>80mL；包括各种病因。由于医学术语系统的混乱及缺乏对各种潜在病因统一标准的分类方法，对临床诊疗、交流、教学和多中心研究的组织和结果解读造成困难，阻碍了研究结果的比较。

为了更精确地诊断，便于多个国家之间统一的临床试验，便于解读潜在疾病机制的研究结果，国际妇产科联盟（FIGO）建立了月经异常工作组（FIGO Menstrual DisordersGroup，FMDG），由来自6大洲的17个国家的临床医生和非临床的研究者组成。通过复习文献、调查、研讨会议等，建议废用如menorrhagia、metrorrhagia和DUB等术语。目前已形成一个对非妊娠育龄妇女AUB病因的PALM－COEIN分类系统，并在2011年7月《Fertility&Sterility》杂志上发表。

二、异常子宫出血的定义和模式

AUB是对一种症状或体征的描述，指非妊娠或妊娠妇女源自子宫腔的出血，因此来自宫颈、阴道、外阴、泌尿道、直肠、肛门的出血必须予以排除。本章主要讨论非妊娠育龄妇女的AUB，青春发育前和绝经后妇女的AUB也不包括在内。

FMDG按照正常月经4个要素，将AUB的出血模式列出如下：

1. 周期规律性　不规律。
2. 月经周期频度　频发（<21天）；稀发（>35天，但<6个月）；闭经>6个月。
3. 经期　延长（>7天）；缩短（<3天）。
4. 经量　过多（>80mL）；过少（<20mL）。临床上常根据患者主观感觉或绘图失血评估表判断。

经间出血（intermenstrual bleeding，IMB）定义为：有清晰的月经周期并且规律，在月经之间出现的出血，可以是随机出现的出血，也可以是每个周期固定时间出现的出血。按出血的时间可分为卵泡期出血（postmenstrual spotting）、围排卵期出血（periovulation spotting）、黄体期出血（premen－strual spotting）。选用“经间出血”术语的用意是以此代替已废用的“metrorrhagia”。不规则出血的含义是指完全无规律可循的出血。

三、慢性AUB和急性AUB

FMDG提出慢性AUB和急性AUB的概念。前者的定义是：近6个月中至少有3次源自子宫腔出血的量、规律性和时机异常。FMDG将慢性AUB患者定为需要进行规范诊疗的对象。言外之意是：由于月经周期可受到许多偶发因素的影响导致偶然1～2次的异常，可短期观察期待自然恢复，不一定需要启动复杂的诊疗步骤。急性AUB定义为一次大量出血的发作，按照临床医生的观点，其严重性已需紧急干预以防止进一步失血。急性AUB可以见于有或无慢性AUB病史的患者。

四、FIGO非妊娠育龄妇女AUB新分类系统PALM－COEIN系统

FIGO非妊娠育龄妇女AUB病因新分类系统将引起AUB的病因分为9个基本类型，按照英语首字母缩写为PALM－COEIN。即息肉（polyp）、子宫肌腺症（adenomyosis）、平滑肌瘤（leiomyoma）、恶性肿瘤和增生（ma lignancy andhyperplasia）、凝血病（coagulopathy）、排卵障碍（ovulatorydisorders）、子宫内膜（endometrium）、医源性（Iatrogenic）和未分类

(not classified)。简言之，PALM 部分存在结构改变、可采用影像学技术和（或）采用组织病理方法观察检查；而 COIEN 部分无结构性改变，不能采用影像学或者组织病理方法确认。这些分类是为便于开发现有和后续的亚分类系统。

该系统认识到任一患者可有一个或一系列引起 AUB 或与 AUB 有关的病因；另一方面，已发现的疾病如子宫肌腺症、子宫肌瘤和颈管内膜息肉或子宫内膜息肉常常不引起症状，不是目前 AUB 的原因。

1. 宫腔息肉（AUB－P） 息肉分为超声和（或）宫腔镜（可有或无病理）下确认的息肉，有或无组织病理学的证据。需排除子宫内膜的息肉样改变，因为那是正常子宫内膜的变异。将来可根据息肉的体积、位置、数量、形态和组织学，进一步做亚分类。

2. 子宫肌腺症（AUB－A） 子宫肌腺症引起 AUB 的机制仍不清楚。尽管子宫肌腺症的传统诊断标准是依据子宫切除标本中子宫内膜组织在内膜－肌层界面以下深度的组织病理进行评估，但其标准变异很大，临床应用价值有限。目前子宫肌腺症的诊断是依据子宫的影像学检查，主要是超声和磁共振（MRI）标准。考虑到世界范围内可采用 MRI 的妇女有限，建议至少需采用超声诊断子宫肌腺症。

3. 子宫平滑肌瘤（AUB－L） 大部分子宫平滑肌瘤是无症状的，常见有子宫肌瘤不是 AUB 的原因，同时考虑到子宫肌瘤的发病率很高，因此 FDMG 对子宫肌瘤又作进一步分类：初级分类、二级分类和三级分类。初级分类只反映是否存在一个或多个子宫肌瘤，由超声检查确定，不考虑位置、数量和大小。二级分类时须将影响子宫腔的黏膜下肌瞽（SM）与其他肌瘤（O）区分开，因为前者最可能引起 AUB：三级分类主要由 Wamsteker 等创立，又被欧洲人类生殖与胚胎协会（ESHRE）采纳并改进。将肌瘤先分为黏膜下、其他和混合性三大类后又进一步细分，如黏膜下肌瘤又分为带蒂的完全位于宫腔内（0 型）、<50% 位于肌壁间（1 型）、>50% 位于肌壁间（2 型）；其他型肌瘤又分为完全位于肌壁间但紧靠子宫内膜（3 型）、完全在肌壁间（4 型）、浆膜下 >50% 位于肌壁间（5 型）、浆膜下 <50% 位于肌壁间（6 型）、带蒂的浆膜下（7 型）、其他特殊类型（如宫颈肌瘤、阔韧带或寄生肌瘤）。

该 PALM－COEIN 分类系统未包括肌瘤的大小、数量和与宫体宫颈的垂直位置关系。

4. 恶性肿瘤和增生（AUB－M） 尽管育龄女性中相对少见，不典型增生和恶性肿瘤仍然是引起 AUB 的重要原因。对任一育龄女性都必须考虑到该诊断，尤其是那些具有高危因素如肥胖或长期无排卵者。当一个 AUB 的妇女发现存在不典型增生或者恶性变时，应首先被分类为 AUB－M，然后再按照世界卫生组织或 FIGO 相关系统进一步分类。

5. 凝血异常的全身性疾病（AUB－C） 指可引起 AUB 的多种止血、凝血功能异常的全身性疾病。高水平的证据表明，月经过多者中约 13% 有生化检查可发现的凝血异常，最常见的是 von Willebrand 病。其中大约 90% 可以通过详细的病史问诊而确定。尤其对于初潮起即有月经量多；既往有手术或拔牙后出血多，或反复牙龈出血、鼻出血、皮肤瘀斑；或家族中有出血疾病者；应请血液科会诊，筛查 von Willebrand 因子。但这些疾病引起 AUB 的比例不清楚。

6. 排卵障碍（AUB－O） 排卵障碍会引起 AUB，出血时间及量不定，有时会引起大出血。持续无排卵主要由于下丘脑垂体卵巢轴功能异常引起。雌激素持续作用于子宫内膜，缺乏周期性孕酮对抗，引起雌激素突破性出血或撤退性出血。常见于青春期、绝经过渡期妇女。有些患者可因多囊卵巢综合征、甲状腺功能低下、高催乳素血症、精神压力、肥胖、厌食、减肥或过度运动，或甾体激素、酚噻嗪类和三环类抗抑郁药等药物引起。黄体功能不足可引起经间出血。

7. 子宫内膜原因（AUB－E） 当AUB表现仍有周期规律可循，表明有正常排卵，又缺乏其他明确病因时，最可能是子宫内膜局部控制经期失血量的分子机制异常引起。若出血过多，可能存在局部“止血异常”的原发疾病，包括缺乏引起血管收缩的因子（如ET1和PGF_{2a}），和（或）纤溶酶原激活物过多引起纤溶亢进，和促血管扩张物质产生过多（如PGE_2和PGI_2）。

其他类型的子宫内膜局部疾病可能表现为经间出血，如子宫内膜炎和感染、局部炎性反应异常，或子宫内膜局部血管形成异常。在目前还无诊断这些疾病的特异方法，因此诊断AUB－E需在有排卵的基础上排除其他明确异常后确定。

8. 医源性（AUB－I） 很多医疗干预会引起AUB或与AUB有关。使用外源性甾体激素时发生的不按预期时间的出血被称为“突破性出血”，这是AUB－I中最常见的情况。使用释放左炔诺孕酮的宫内节育器（LNG－IUS）妇女在治疗初6个月内常发生突破性出血，也在此范畴之列。当考虑AUB是继发于华法林或肝素等抗凝药，或者使用干扰多巴胺代谢的会引起排卵障碍的药物，分别分类为AUB－C或AUB－O。

9. 未分类（AUB－N） 在某个特定患者中，因未充分诊断或检查，或极端罕见，可能存在一些引起或不引起AUB的情况。包括动静脉畸形、子宫肌层肥厚、其他一些只能由生化或分子生物学的方法确诊的疾病。目前被划分到AUB－N，将来可能被新分类代替，或归入已有的分类中。

一个患者中可能存在一个或多个引起AUB的因素。PALM－COEIN系统对所有患者也以缩写的形式列出所有因素，如PoAoL1（SM）Mo－CoOoEoIoNo。有的患者可能存在分类中某个病理情况，如浆膜下肌瘤，但是与AUB并无因果关系，因此在应用该分类系统时需对患者进行全面的分析。

五、原有AUB病因分类与PALM－COEIN的比较

我国大陆妇科内分泌学界对AUB术语的认识与欧洲国家相同，但也存在着类似的混淆，例如AUB、功血及月经过多这3个术语的定义原本是不同的，有时却常常不加区别而混用。

既往对AUB病因的分类是按照器质性疾病、功能失调、医源性病因三大类进行分析。器质性疾病是指生殖系统及全身器质性疾病，包括PALM－COEIN系统中的PALMC及部分EN。医源性病因相当于PALM－COEIN中的AUB－I。功能失调是非全身及生殖系统的各种器质性疾病所引起的异常子宫出血，强调的是排除器质性因素。功能失调基本的病理生理改变为中枢神经系统下丘脑－垂体－卵巢轴神经内分泌调控异常，或卵巢、子宫内膜或肌层局部调控功能的异常。同时按照有无排卵，将功血进一步分为无排卵功血（AUB－O）和有排卵功血（AUB－E）两大类。按照患者的年龄进一步分为青春期功血、育龄期功血和绝经过渡期功血。

（吕秀花）

参考文献

[1] 梁雪芳，陈达灿，杨志敏．子宫内膜异位症．北京：人民卫生出版社，2015.
[2] 郝敏．子宫内膜异位症诊疗新进展．北京；人民军医出版社，2014.
[3] 乐杰．妇产科学．北京：人民卫生出版社，2008.
[4] 连丽娟．林巧稚妇科肿瘤学．北京：人民卫生出版社，2013.

第三篇

产科疾病

第二十一章　正常分娩

第一节　孕前咨询

预防出生缺陷、提高出生人口素质将是计划生育和生殖健康服务的重要内容。孕前－围孕保健就是为计划妊娠做好准备，使每一对夫妇以良好的健康状态孕育下一代，在孕前和围孕期主动消除和避免接触各种危险因素，为胎儿的生长发育和迎接新生命提供一个良好的内外部环境。由于接受婚前医学检查人数迅速下降，使出生缺陷预防工作失去了一个宣传咨询和检测感染性疾病、遗传性疾病的重要环节，因此孕前保健工作的实施对于弥补婚前检查的功能起到重要作用。

一、孕前卫生指导

（一）身体生理条件的准备计划

受孕应该在双方都处于精力旺盛、体格强壮、身心放松的条件下进行。疾病活动时期如患有活动性肝炎、活动性肺结核、急性肾炎、心肌炎，病情控制不稳定的甲状腺功能亢进症（甲亢）、糖尿病、高血压等疾病，应暂时避孕，待疾病治愈或稳定后，在专科医师指导下怀孕。心功能二级以上，慢性肾功能不全等不宜妊娠。对于患有性病未经过诊治或尚未治愈者，应该等待疾病治愈再受孕。月经不调者应监测有无正常排卵；对于有家族遗传病史者，应进一步进行遗传咨询。

（二）健康的生活方式

1. 重视合理营养、维持膳食平衡　对于体重指数低于正常标准的瘦弱女性，增加体重指数与胎儿出生体重的增加有明显的相关性。孕前就应养成良好的饮食习惯，合理搭配，注意蛋白质、维生素和微量元素的摄入，不偏食，食用加碘盐。孕前补充叶酸对预防神经管畸形有重要意义。培养良好的饮食习惯，注意饮食卫生，食物应洗净烹饪后食用，避免食用变质食物。

2. 戒烟戒酒　主动吸烟和被动吸烟都会影响胎儿的生长发育。烟草中含有尼古丁、氢氰酸、一氧化碳等有害物质，不仅危害身体健康，而且对生殖细胞和胚胎发育也有不良影响。被动吸烟也会危及生殖细胞的质量。有研究乙醇对生殖细胞也有不良影响，酒后受孕及男性大量饮酒，会增加胎儿乙醇综合征的发生率。

3. 猫狗可能传染弓形虫病　孕妇感染弓形虫病往往没有明显症状，可能会引起流产或严重的胎儿畸形，但是缺乏主动免疫方法及有效的治疗。因此应以预防为主。家有宠物者，在计划受孕时，应将宠物寄养出去。

4. 避免环境及职业暴露　对胎儿有害的污染物质包括：有机汞、铅、砷、镉等重金属；多环芳香烃、亚硝基、烷基、苯类、酚类、四氯乙烯等化合物；黄曲霉素；一氧化碳、高浓度二氧化碳等有害气体；有机磷等农药。高温作业环境及接触放射性核素环境亦可能对胎儿产生有害影响。计划怀孕的妇女应安排脱离有害的职业环境。计划做父亲的男子也应该避免接触环境致畸物质，戒烟酒。

5. 养成合理的作息制度、保持心情愉快　良好的生活习惯和心理状态对于生活节律的形成和维持有着非常密切的关系，正常而有规律的生活，对人体性激素的正常分泌有促进作用。较为理想的受孕时间应当选择男女双方，尤其是女方的身体、精神心理、社会环境等方面均最佳的时期。

（三）计划免疫

孕前检查 TORCH［toxoplasmosis，other（viruses），rubella cytomegalovirus，herpes（simplex viruses）］，没有感染过风疹病毒和乙肝病毒表面抗体阴性者，应在怀孕前 3 个月至半年接种风疹疫苗和乙肝疫苗。

（四）调整避孕方法

计划怀孕决定后，要调整避孕方法。如果用口服避孕药避孕的应停药；如用宫内节育器避孕的，应取出节育器。一般都要在停药和取器后半年再受孕。在此半年内需采用其他避孕方法，如屏障避孕法，避免使用紧急避孕药。剖宫产术后避孕两年，葡萄胎、侵蚀性葡萄胎患者应严格随访避孕。

（五）选择受孕年龄

要避免 18 岁以前及 35 岁以后的过早和过晚生育。过早生育，母体发育不成熟，妊娠并发症发病概率增加。妇女在 35 岁以后所生子女中先天愚型患儿明显增高。

（六）孕前实验室检查

（1）血常规及血型（ABO 及 Rh 系统），尿常规，全套生化（包括肝肾功能、血糖、脂代谢指标、电解质等），甲乙丙型肝抗原和抗体，人类免疫缺陷病毒（HIV），梅毒血清筛查（RPR），TORCH。

（2）性生殖道感染病原体，如滴虫、真菌、支原体、衣原体、细菌，可疑时查淋病双球菌。

（3）宫颈刮片组织细胞学检查。

（4）男性生殖道感染检查根据症状与体征而定。

（5）影像学检查，必要时做 B 超了解子宫及卵巢情况。

二、遗传咨询

在孕前卫生保健的基础上，孕前咨询的服务对象主要是针对曾经生育过出生缺陷或是有过异常妊娠史的家庭，目的是评估本次妊娠发生出生缺陷可能的风险。

（一）造成出生缺陷的因素

1. 遗传性因素

（1）染色体病：先天染色体数目异常或结构畸变而发生的疾病。可来自父母遗传或胚胎发育过程中发生突变。

1）染色体数目异常：①常染色体数目异常：包括三体综合征、单体综合征及多倍体、嵌和体。例如21－三体综合征，核型包括典型型（游离型）即47＋21约占95%；嵌合型即46/47＋21约占1%～2%；易位型约占3%～4%。游离型患者几乎都是新发生的，与父母核型无关，是减数分裂时不分离的结果。不分离常发生在母方生殖细胞，约占95%，发生在父方生殖细胞约占5%。游离型21－三体仅有极少部分来源于遗传，例如母亲是表型正常的嵌合体，只是异常细胞的比例少或仅见于某些组织和卵巢。游离型再发风险与年龄特异风险相近，如果家庭中有多于一个以上的21－三体出现，应警惕母亲为嵌合体。嵌合型21－三体患者，是发生在合子后有丝分裂不分离的结果，复发的可能性很小。易位型21－三体患者，在Dq21q易位中，55%是新发生的，复发的可能性很小。45%来源于双亲之一有平衡易位，理论上讲双亲之一为携带者，再发风险为33.3%，但是实际风险要低于这个值，而且如果携带者是母亲则再发风险为10%～15%，如果携带者是父亲，则再发风险为5%。21qGq几乎全部是新发生的，由遗传而来的仅占4%，但是这种平衡易位携带者的后代几乎全是患者，不宜生育。②性染色体数目异常：如克氏综合征（先天性睾丸发育不全、原发小睾丸征），患者核型47，XXY，但约有15%患者为两个或更多细胞系的嵌合体，常见的有46，XY/47，XXY；46，XY/48，XXXY。克氏综合征多余的X染色体来源于亲代减数分裂时X染色体不分离。

2）染色体结构异常：包括染色体缺失，移位，倒位等。①常染色体结构异常：如猫叫综合征，患者染色体缺失片段大小不一，症状主要是由5P15的缺失引起的。染色体畸变大多是新发生的，由染色体片段单纯缺失约占80%，不平衡易位引起的约占10%，环状染色体或嵌合体则比较少见。②性染色体结构异常：如X染色体短臂缺失，远端缺失的患者，有诸如Turner综合征身材矮小的表现，但性腺功能正常；整个短臂缺失，则同时具有Turner综合征体征及性腺发育不全。X染色体长臂等臂染色体因为也缺失了整个短臂，亦有此临床表现。③脆性X染色体综合征：在所有男性智力低下患者中约有9%～20%为本病引起，在Xq27处具有脆性部位的X染色体成为脆性染色体，X脆性部位有致病基因FMR－1，基因5’编码区含有（CGG）n三核苷酸重复序列，在正常人约为30拷贝，而在男性传递者和女性携带者增多到150～500bp，相邻的CpG岛未被甲基化，称为前突变（没有或仅有轻微临床症状）。女性CGG区不稳定，在向受累后代传递过程中扩增，以致男性患者和脆性部位高表达的女性达到1000～3000bp，相邻的CpG岛被甲基化，从而出现临床症状。由前突变转化为完全突变，通常只发生在母亲向后代传递过程中。有研究发现叶酸对于治疗患者有效，但尚未得到认可。

（2）单基因病：符合孟德尔遗传规律。

1）常染色体显性遗传：致病基因在常染色体上，遗传与性别无关。患者双亲之一常常是患者，一般为杂合子发病。具有连续性，家族史中每代均可出现患者。再发风险为50%，如短指（趾）症，成人型多囊肾。

2）常染色体隐性遗传病：致病基因在常染色体上，遗传与性别无关。患者双亲往往表型正常，但是双亲均有致病基因携带，多为散发或隔代遗传，系谱中一般看不到连续传递。再发风险为25%，如苯丙酮尿症。

3）性染色体连锁遗传疾病：①X 连锁隐性遗传病：群体中男性患者多于女性患者。②X连锁显性遗传病：女性患者多于男性患者，但女性患者病情常较轻；患者双亲中必有一方为本病患者；女性患者的子女中，50%发病概率；男性患者后代中，女儿都患病，儿子都正常。③Y 连锁遗传病：可见明显男性到男性的遗传，所有女性均无症状。大多与睾丸形成性别分化有密切关系。④单基因病的遗传风险：首先要确定遗传方式，许多显性遗传病由于外显不全或发病较晚而不易致病基因携带者，隐性遗传病也常因表型正常而难以辨识，这些都是造成家系分析困难的原因。

即使已经确定遗传方式，按照孟德尔遗传规律计算出的前风险也常常偏离实际，因为有一些信息在依照孟德尔遗传规律计算时未被考虑在内，如：已出生患病子女数等，为了使计算更接近实际，把 Bayes 定理应用于风险率的计算，把孟德尔定律推演来的前风险与家系调查和临床检验所获的其他补充资料（即条件风险）结合起来，可以使风险估算更接近实际。

（3）多基因病：由遗传和环境多种因素共同决定。遗传基础不是一对等位基因，而是多对基因，各基因之间呈共显性并受环境因素影响，在疾病的发生过程中，环境因素通常具有重要意义。包括一些常见病和常见的先天畸形以及许多成年人常见的慢性病。如唇腭裂、神经管缺陷、高血压、糖尿病、胃溃疡、精神分裂症等。有一系列因素能影响多基因病风险率的大小，在估算多基因病的再发风险时应予以考虑。

1）遗传率：多基因疾病的特点是环境和遗传因素共同起作用，但针对不同的疾病，两种因素所起作用的大小是不同的。遗传因素在某一疾病发病中作用的大小称为该疾病的遗传率，以百分比表示。遗传率是决定多基因疾病风险大小的重要因素，在相同情况下，遗传率越高，风险率越大。例如：唇腭裂的遗传率高达87%，风湿病的遗传率55%，即唇腭裂的遗传风险大于风湿病。

2）与先症者的血缘关系：血缘关系越近，风险率越高。表 21－1 为神经管缺陷患者各级亲属的复发风险。

表 21－1　神经管缺陷患者各级亲属复发风险

与先症者血缘关系	风险率
一级亲属	5%
二级亲属	2%
三级亲属	1%

3）群体发病率：群体中该病的发病率是影响复发风险的因素之一，对于一些多基因疾病，当没有经验风险可供参考时，可以用下面这种粗略的方法估算复发风险，该病在群体中发病率的平方根近似于一级亲属的复发风险率：$f = p^{1/2}$，f 为一级亲属的复发风险率，p 为该病在群体中的发病率。该公式适用于遗传率在 70% ~80% 之间的多基因病（表 21－2）。

表 21-2 多基因遗传病的复发风险

一般群体发病率%	遗传率%	双亲患病人数								
		0			1			2		
		同胞患病人数			同胞患病人数			同胞患病人数		
		0	1	2	0	1	2	0	1	2
1.0	80	1.0	6.5	14.2	8.3	18.3	27.8	40.9	46.6	57.6
	50	1.0	3.9	8.4	4.3	9.3	15.1	14.6	20.6	26.3
	20	1.0	2.0	3.3	2.0	3.3	4.8	3.7	5.3	7.1
0.1	80	0.1	2.5	8.2	2.9	9.8	17.8	31.7	37.4	42.4
	50	0.1	1.0	3.2	1.0	3.4	6.9	6.6	10.9	15.3
	20	0.1	0.3	0.7	0.3	0.7	1.3	0.8	1.4	2.3

4）疾病的严重程度：先症者病情越严重，复发风险率越高。病情重意味着先症者及其双亲携带的致病基因越多，因此复发风险越高。例如双侧唇裂并发腭裂的复发风险为5.7%，一侧唇裂并发腭裂的复发风险为4.2%，一侧单纯唇裂的复发风险为2.56%。

5）家系中患病成员数：家庭中出现的患者越多，复发风险越高，这意味着携带更多致病基因或具有更多累计效应。

多基因疾病的一般风险估算：咨询医师可以依靠文献中的经验风险估算，但不是所有的疾病都有可以参考的资料，对于这样的多基因疾病提出理论模型（一般群体发病率和遗传率）来计算其复发风险。

2. 胚胎、胎儿期有害因素

（1）生物致畸：主要为TORCH感染。

（2）非生物因素：指一些理化因素，包括药物、电离辐射、射线、重金属、吸烟、乙醇等。

（二）造成自然流产的因素

1. 母体因素

（1）内分泌功能异常：如黄体功能不足、甲状腺功能亢进、甲状腺功能低下、糖尿病等都可影响蜕膜、胎盘甚至胎儿发育而导致流产。

（2）生殖器官疾病：如子宫畸形（双角子宫、纵隔子宫、子宫发育不良等），子宫颈内口松弛、宫颈深撕裂、盆腔肿瘤（子宫肌瘤、卵巢肿瘤等）。

（3）全身性疾病：孕妇患严重心脏病、严重贫血、高血压、肾炎等以及孕期患急性传染病均可危害胎儿导致流产。

2. 遗传因素　染色体异常是自然流产最常见的原因，包括胚胎染色体异常和流产夫妇的染色体异常。现有观点认为早期自然流产中约50%存在胚胎染色体异常，包括染色体数目及结构异常，习惯性自然流产与夫妇的染色体异常有关。常染色体平衡易位（包括罗伯逊易位），倒位，性染色体数目异常，小的衍生染色体。自然流产的风险率与受影响的具体染色体和涉及的部位多少有关。

3. 免疫因素　在自然流产中约有40%～80%临床上找不到明确病因，称为不明原因自然流产。近年研究主要与免疫因素有关，主要包括有：

（1）自身免疫因素：患者体内可能存在的自身免疫性抗体包括抗磷脂抗体（APA）、抗核抗体、抗精子抗体（AsAb）、抗卵巢抗体、抗子宫内膜抗体（EmAb）、抗人绒毛膜促性腺激素抗体、抗胚胎抗体等，导致流产的确切机制可能与影响受精卵着床、损伤血管内皮细胞、胎盘发生病理改变、引起内膜产生细胞毒作用等机制有关。

（2）封闭抗体（blocking antibody，BA）：最初发现于肿瘤免疫中，因血清中一种 IgG 成分能阻抑自身淋巴细胞对癌细胞的杀伤而得名。BA 存在于正常孕产妇的血清中，主要作用是使胎儿免受母体免疫系统的攻击，妊娠得以维持。有研究发现复发性自然流产夫妇间缺乏适宜的同种免疫反应，产生封闭抗体少，从而胚胎组织难以逃避母体免疫系统的攻击。

（3）辅助性 T 细胞因子失衡：Th1 型细胞因子具有胚胎毒作用，能妨碍早期胚胎的发育，而 Th2 型细胞因子对正常妊娠的维持起重要作用。正常妊娠 Th1、Th2 两型细胞因子互为抑制，处于动态平衡，维持正常的细胞免疫和体液免疫功能。但这种细胞因子的变化是导致流产的原因，还是流产导致的结果，其具体机制尚不清楚。

4. 环境因素　妊娠时机体对环境有害因素的敏感性增高，有害因素导致胎儿在关键发育时期受到物理或化学、生物因素刺激或损伤，可对机体产生持久的或终身的影响导致胚胎发育不良易发生流产。孕妇接触有毒有害物质有苯、镉、汞、铅、放射性物质等，自然环境的影响（地质条件缺碘）室内环境生活接触（装修材料不合格、甲醛超标材料的放射物质，长期工作在娱乐场所噪声超过 70 分贝），高温、电磁场、水源的污染、病原微生物感染、农药、重金属等。与自然流产相关的原因目前研究还有很多，包括 X 染色体非随机失活、遗传性血栓形成倾向、高同型半胱氨酸血症等，但是能作为临床开展的检查手段有限。

（史登玉）

第二节　孕期检查

妊娠是自然生理现象，孕期检查及时发现异常病理情况，对于降低母婴死亡率，改善妊娠结局有重要意义，因此孕期检查是产科咨询的重要环节。随着人们健康意识的提高、孕期保健模式的转变以及保健技术的不断改进，孕期检查的内容亦逐渐丰富。

一、产前保健的次数

传统的产前保健次数要求在孕 28 周之前每 4 周检查 1 次，28 周之后每两周检查 1 次，36 周之后每周检查 1 次。有系统评价对于早产、子痫前期、剖宫产、过期引产、产前出血、产后出血、低体重儿、小于孕龄儿、产后贫血、新生儿进监护室、胎儿宫内死亡、孕妇死亡、尿路感染以及对保健服务的满意度等方面进行比较分析，并不认为两组之间在病理生理结果上有显著差异，来自于发达国家的研究报告认为减少产检次数孕妇满意度下降。在发展中国家产检次数减少 4 ~6 次，并没有发现对母亲及胎儿负面的影响增加。在传统产前检查的次数上，适当减少产前检查的次数并不会增加妊娠的不良结局，对于没有妊娠并发症的孕妇可以适当减少产检次数。有经济效益评价对于没有妊娠特殊风险的孕妇，适当减少产前检查次数，不仅不会增加妊娠风险，还可以减少孕妇的费用支出。而且能使医务人员为有特殊风险的孕妇提供更多的服务。

在我国，尚没有在此方面的系统评价。回顾调查了1999—2001年广州市海珠区辖区内各产科医院上报《围产儿死亡评审报表》所提供的265例围产儿死亡情况及死亡原因，围产儿死亡率与产检次数关系的比较孕期产检次数≥3次的围产儿死亡率明显低于产检次数<3次组。我国目前研究并未对适当减少产前检查进行探讨，但是可以看出产前检查减少至3~5次以下，会增加不良妊娠结局。

英国皇家妇产医师学会（RCOG）推荐对于没有并发症的初产妇，10次产前检查足够了。对于没有妊娠并发症的经产妇安排7次产前检查即可。早孕期间，孕妇应该了解孕期合适需要检查的次数、时间及产前检查内容，并给予机会与医师讨论安排孕期检查的日程。

由于我国目前尚无此方面的循证评价依据，可以参照RCOG的推荐意见。由于我国的特殊情况，针对农村条件相对局限，其产检次数应在5次以上，不应低于3次。其实关键的是并不在于检查次数的多少，而是告知妊娠保健程序的有效性及其应达到的效果，而产前检查的次数可以根据情况具体调节。

二、孕周的确定

传统的孕期保健根据末次月经推算孕周，但是受很多因素影响：孕妇回忆的正确性以及月经周期的规律性、周期长短等，有报道依据末次月经判断孕周有11%~42%的不准确率。在10~13周超声检查是通过顶臀长来判断孕周，孕中期孕妇，可以通过双顶径、胸围。腹围来推断孕周。超声双顶径比末次月经确定预产期更准确。

在孕24周之前确定孕周减少了诊断为早产及过期妊娠的比率，减少了妊娠不恰当人为干预。而且可以早期发现多胎妊娠，目前研究没有认为孕期超声的暴露，会对胎儿神经生理功能造成负面影响，而且孕周的确定，有利于在最佳时机进行唐氏综合征筛查以及发现胎儿结构异常。有随机对照研究在早孕期做过超声检查的孕妇对妊娠更有信心。

孕妇应在早孕期做1次超声检查，以便结合末次月经核实孕周，诊断多胎妊娠。这有助于核实孕周以及确定唐氏综合征血清学筛查时间，理想的是，超声检查应该在孕10~13周进行，测量顶臀长了解孕周。超过14周的孕妇还应测量胎儿头围及腹围。

三、孕妇的临床检查

（一）心理筛查

最近值得注意，孕期的心理状态压抑，会对子代的性格、认知能力有影响，从1997年到1999年约有640 000名新生儿在英格兰和威尔士出生，在同一时期，有报道11名孕妇因为心理原因抑郁死亡。

有系统评价产后抑郁症的发生与孕期抑郁的关系，结论认为产后抑郁症的发生与产前经历的抑郁有显著关联，有研究表明产后抑郁症的发生与产科并发症无关，而早产的焦虑和产后抑郁症的发病有关。

孕期经历抑郁、情绪低落母亲的新生儿与未经历过抑郁的母亲的新生儿比较，评估测试反应不佳（包括定位、反射、应激性）等均较差。爱丁堡产后抑郁评分量表作为筛查产后抑郁症的工具。

产前抑郁与产后抑郁症的发生的关系在队列研究及病例对照研究均有报道，并且有大量的研究评估产前抑郁，以期预防产后抑郁症的发生。用产前筛查来预测产后抑郁症的发生，有系统评价包括 16 项研究，其中有两个较大的研究实验，分别预测有 16%、52% 的孕妇可能发生产后抑郁症，结果仅有 8%、35% 的孕妇在产后发生产后抑郁症。在一项随机对照实验中评估产前教育干预对于产后抑郁的影响，结论认为产前教育并不能减少产后抑郁症的发生率。在另一项随机对照研究了解“准备做好父母亲”的产前教育课程对产后抑郁症产生的影响，对 209 名有发生产后抑郁症的高危孕妇进行研究，发现干预组较对照组的产后抑郁症发生率并无减低，因此通过产前筛查来预测发生产后抑郁症敏感性不高，而且进行产前教育干预并不能减少产后抑郁症的发生。

然而虽然产前评估对于整体孕妇人群而言缺乏预测产后抑郁症的敏感性，但是对于在产褥期曾经有过心理障碍的孕妇，预测有 30% ~50% 的再发可能性，并且有自杀的危险性。因此，对于曾经或现在有精神疾病的孕妇在产前进行问卷调查是有必要的。

在我国目前尚缺乏此方面研究，RCOG 不主张产前常规用爱丁堡量表等来预测产后抑郁症的发生，应该在早孕期询问孕妇是否有精神病患史，对于曾有过严重精神症状的孕妇应在产前提供精神状态评估。而且目前循证评价表明产前教育对于预防产后抑郁症并无疗效。

（二）胎儿生长及健康

1. 确定胎位　利用四部手法检查判断胎先露以及胎先露入盆、衔接情况，研究发现有 53% 的异常胎先露可以明确被发现。Leopold 四步手法判断胎先露的方法，其敏感性为 28%，特异性为 94%。有一项调查报告，孕妇对于触诊手法感到不适。

RCOG 推荐应在 36 周或以后通过四步手法了解胎儿先露，但是在 36 周以前不应做该检查，因为准确率不高，而且会令孕妇不适。如果对胎儿先露不确切，应做超声检查。美国妇产科学会（ACOG）传统推荐用 Leopold 四步手法了解胎儿先露，从中孕期当胎儿身体各部分可以较清楚区分时开始。Leopold 四步手法在我国目前的产前保健门诊，仍然是了解胎方位的主要手法，推荐在 30 周后进行。

2. 自数胎动　ACOG 数胎动长期以来被认为是了解胎儿宫内状况的可靠指标，胎动的急剧减少提示可能胎儿宫内窘迫而需要进一步的监护。许多门诊推荐常规计数胎动，尤其是有高危因素者。常用的方法是计数 1 小时胎动大于 10 次正常，如果小于 10 次，再数 1 小时，如果 2 小时胎动少于 10 次，应警惕。尽管有对照实验显示在低危人群中正式地自数胎动并没有显著统计学意义，另一项非同步对照研究提示在正规数胎动组胎儿死亡率降低，产科干预率增加。胎动计数是一种价格低廉的而且孕妇自身参与的方法，对于常规产前保健可能有一定价值。

我国目前认为孕妇自数胎动是最经济和简便的评价胎儿宫内情况的方法，是早期发现胎儿宫内窘迫的方法，晚孕期推荐孕妇自数胎动。

RCOG 认为，有研究认为母亲自数胎动的减少对于预测胎儿宫内窘迫的阳性预测值很低，只有 2% ~7%。一项随机对照研究随机将 68 000 名孕妇分成两组评价自数胎动对于减少胎儿死亡率的意义，并未发现自数胎动可以减少胎儿宫内死亡的概率。因此 RCOG 不推荐常规正规地数胎动。

3. 听胎心　听诊胎心是传统标准产前检查的一个重要部分。RCOG 认为尽管胎心听诊可以证明胎儿存活，但是并没有其他临床意义或预测价值。因为胎心的变异或减速并不能通过听诊反映出来。有医师认为胎心听诊可以让孕妇愉快并确诊胎儿存活，因此认为胎心听诊是有必要的，但是并没有统计学依据来证实。RCOG 推荐孕期不常规推荐胎心听诊，但是如果孕妇要求，可以提供胎心听诊。RCOG 有研究报道部分孕妇在做胎心监护时，有腹部不适感。ACOG 及我国目前仍推荐产前检查常规听诊胎心。

对于胎心监护，ACOG 认为胎心监护是特别为有发生胎儿或新生儿疾病或死亡风险高的孕妇提供的，如内科并发症（糖尿病、慢性高血压、系统性红斑狼疮）Rh 溶血、胎儿生长迟缓妊娠并发症、多胎妊娠、羊水过少等。衡量胎心监护的有效性指标有：假阴性率（在监护正常，而一周内发生胎儿死亡的概率），最近有研究报道假阴性率为 0.4/1000～1.9/1000。另一个指标是假阳性率（胎心监护异常但是胎儿并无羊水粪染、胎儿宫内窘迫、Apgar 评分低、胎儿宫内发育迟缓等异常），有报道假阳性率为 30%～90%。孕期胎心监护用于有可能增加胎儿宫内缺氧或窒息的高危妊娠，希望孕期胎心监护可以减少胎儿、新生儿的患病率或死亡率。但是开展胎心监护的合适孕周目前尚无研究，在美国大部分诊所在妊娠 32～34 周开始。考虑到假阳性较高，太早开始胎心监护会增加不必要的干预以及医源性早产发生概率。

我国对高危妊娠者从 28 周起，正常妊娠者自 36 周始开始胎心监护的研究发现，妊娠期胎心监护具有简单经济、快捷方便、母儿无害的优势，能比较迅速准确地提供胎儿宫内健康状况的信息，及早发现胎儿缺氧情况并及时处理，改善围产儿预后，建议将其推广使用于妊娠期胎儿管理，以降低围产儿死亡率，并将高危妊娠者的胎儿管理作为其特别适应证。有研究发现临产胎心监护可以及早发现胎心异常，并早期予以高压氧预防治疗，新生儿缺血缺氧性脑病发生率明显降低。但是，对于何时进行胎心监护尚缺乏研究，是否应常规进行胎心监护尚无循证评价依据。

四、血液学状态筛查

（一）贫血

在全世界范围，孕期贫血的主要是缺铁性贫血，孕期母体的需要量增加。血红蛋白浓度是判断贫血的标准，孕期贫血的判断标准目前尚缺乏对照实验，因此存在争议。尽管大部分观点认同孕期平均血红蛋白浓度为 110～120g/L，但是随着孕周的不同血红蛋白浓度亦发生变化，因此判断孕期贫血的标准也应随之变化。贫血的原因除了缺铁性贫血，还有地中海贫血、巨幼红细胞贫血、镰状细胞性贫血，当诊断不确定时，可以做确诊实验诊断缺铁性贫血，如血清铁蛋白浓度等。

血红蛋白浓度在 85～105g/L 时，低体重儿和早产发生的危险性轻度增加，当孕妇血红蛋白浓度显著降低或明显升高时，胎儿结局不良的危险性明显增加。

贫血危害母儿健康，那是否应该对正常血红蛋白浓度的孕妇常规补铁呢？一项包括 20 个随机对照研究的系统评价，对于血红蛋白大于 100g/L 的 28 周前的孕妇，常规铁剂补充，可以提高或保持血清铁蛋白浓度在 10μg/dl，晚孕期血红蛋白浓度小于 100～105g/L 的孕妇人数减少，但是并无证据证明对母体及胎儿结局利弊的影响。

另一项系统评价观察对于血红蛋白正常的孕妇常规补充铁剂和叶酸，有 8 个实验包括 5449 名孕妇，常规补充铁剂和叶酸可以维持或升高血清铁蛋白浓度及红细胞叶酸水平，结果减少了晚孕期血红蛋白小于 100～105g/L 的孕妇。但是对于剖宫产、早产、低体重儿等的发生率并没有影响。

有研究比较不同的治疗方法，口服、肌肉注射、静脉给药对治疗孕期贫血的效果及对胎儿的影响。5 个实验包括 1234 名孕妇，作者得出结论，目前因为缺乏缺铁性贫血治疗高质量的循证评价依据，对于治疗指征、治疗时间及治疗方式尚不明确。

因此孕期可以做贫血的筛查实验，应该在妊娠早期筛查，不推荐常规补充铁剂治疗，对于血红蛋白小于 110g/L，晚孕期小于 105g/L 可以予以铁剂治疗。

（二）地中海贫血筛查

地中海贫血是常染色体共显性遗传疾病，是导致新生儿贫血的主要原因，也是导致儿童死亡的重要原因。早期筛查地中海贫血的目的是尽早进行基因诊断，为孕妇提供是否继续妊娠的选择。

筛查实验应在高危人群中开展，流行病学调查加勒比及美洲黑人群患病率为 0.9%，印第安人为 3.5%，巴基斯坦人为 4.5%，塞浦路斯为 16%，北欧为 0.1%，中国人为 3.0%，在我国又以广西、广东为高发地区。广西地中海贫血的携带率为 17.9%。

由于筛查实验异常面临胎儿可能终止妊娠的影响，因此应尽快做基因诊断。

（三）血型及抗红细胞抗体筛查

确定 ABO 血型、Rh 血型以及红细胞抗体非常重要，对于预防新生儿溶血的发生非常重要，并且预测新生儿出生时换血的可能性。对于产前了解母亲的 Rh 血型是非常重要的，并在产前对 Rh 阴性的母亲采取特殊的保健及产后及时抗 D 免疫球蛋白治疗以预防在以后的妊娠发生 RHD 同种抗体反应。

其他红细胞抗体的检测可以预防新生儿溶血的发生，新生儿溶血会导致新生儿出现黄疸、严重贫血、心脏功能衰竭甚至死亡。在 RHD 阴性或 RHD 阳性均可能发生新生儿溶血。在英国有相当数量的妇女有红细胞抗体，可能导致严重胎儿同种免疫贫血的抗体有抗 D、抗 C、抗 Kell，相对较轻但是仍然可能导致新生儿溶血的红细胞抗体有抗 e、抗 Ce、抗 Fya、抗 jka、抗 Cw，有研究发现抗 Lea、抗 Leb、抗 Lua、抗 P、抗 N、抗 Xga 及抗 Kna 与新生儿溶血的发生无关。

孕妇应在早孕期（通常在孕 8～12 周）进行 ABO 血型及 Rh 血型筛查以及红细胞抗体的筛查，并且在妊娠 28 周对第 1 次没有发现红细胞抗体的孕妇再进行 1 次筛查。但是这种方法并没有循证评价依据。

在我国目前早孕期进行 ABO 血型及 Rh 血型筛查，在孕 16 周进行红细胞抗体筛查，到孕 28 周再次做红细胞抗体筛查。这种方法亦无询证评价。对于 RHD 阴性的孕妇，如果其配偶也是 RHD 阴性，则不需要用抗 D 球蛋白。如果配偶是 RHD 阳性，则需要用抗 D 球蛋白。

五、孕期感染筛查

（一）无症状性菌尿

无症状性菌尿是指泌尿道持续性有菌群存在，而无尿道症状。有报道在美国其在孕妇中发生率为 2%～10%，英国为 2%～5%，在经济不发达国家，其发生率更高。随机对照研究显示未经治疗的无症状性菌尿会增加孕妇及胎儿不良结局发生的概率，例如早产、肾盂肾炎、清洁中段尿尿培养是诊断无症状性的标准，但是尿培养作为无菌性尿道炎的筛查实验的主要缺点是时间较长。培养至少需要 24 小时，并且成本较高。但是其优点在于可以了解致病细菌并且做药敏实验。

1. 无症状性菌尿筛查方法　现在除了尿培养，还有一些快速实验用于评价无菌性尿道炎，包括：试剂条测试：亚硝酸盐、尿蛋白、血尿、白细胞酯酶；镜检尿液分析；尿液革兰染色分析；快速酶筛查实验（检测过氧化氢酶活性）及生物发光分析等。

（1）试剂条实验：其优点在于快速、价格便宜且不需要特别高的操作技能。有两种检测试剂条，一种包括两项，检测亚硝酸盐和白细胞酯酶，一种包括四项检测尿蛋白、血尿、亚硝酸盐和白细胞酯酶，对于试剂条实验的敏感性，如果两项或四项均为阳性，其诊断敏感性为 8.18% ~50.0%，如果以亚硝酸盐和白细胞酯酶其中任意一项阳性，敏感性为 45% ~ 50%，特异性为 92%，以尿蛋白为单独诊断依据，其敏感性为 50%，这提示试剂条筛查最多能检测出 50% 的无症状性菌尿。

我国有研究认为单纯革兰阳性细胞感染总体尿亚硝酸盐试验阳性比例为 11%，革兰阴性菌为 46%。单纯大肠杆菌感染时 49% 尿亚硝酸盐试验阳性，单纯肠球菌感染仅有 2.3%，但是肠球菌混合其他细菌感染时，可有 46% 的标本阳性，而且不同革兰阴性菌间的尿亚硝酸盐实验结果也不同，普罗威登斯菌及凝固酶阴性葡萄球菌尿亚硝酸盐试验阳性比例明显高于其他细菌。但是仍需进一步扩大样本量研究。

（2）显微镜检尿液分析：显微镜分析尿沉渣，每个高倍镜视野大于等于 10 个细胞诊断为脓尿，其敏感性为 25%，意味着有 75% 的无症状性菌尿会漏诊。

（3）尿液革兰染色分析：尿液革兰染色分析较尿液细菌培养而言，其特异性不高，约有 90% 没有无症状性菌尿的孕妇会误诊。

（4）我国有报道采用未离心尿液直接涂片，经自然干燥后要充分固定，再经革兰染色镜检，涂片镜检每个油镜视野菌数≥2 作为诊断有意义菌尿的标准。细菌培养的阳性标准定为≥10^5cfu/ml，根据这个标准，涂片显微镜检查法的灵敏度为 98.10%，特异性为 99.14%。

（5）其他检测方法：尿液白介素 -8 检测及快速过氧化氢酶检测，两者的敏感性为 70%，会有 30% 漏诊。生物发光分析敏感性为 93%，特异性为 78%。

2. 治疗　有一项包含 14 项随机对照研究的系统评价，认为孕期抗生素治疗可减少持续性的菌尿，减少了发生早产及低体重儿的风险，降低了发展为肾盂肾炎的风险。抗生素治疗 4 ~7 天有效，单次抗生素治疗无症状性菌尿对于早产及肾盂肾炎的发生无预防作用。而更长时间的用药，会增加药物不良反应的发生概率。

未经治疗的无症状性菌尿约有 25% 在孕期发展为急性泌尿系感染，由于无症状性菌尿，无症状，只有产前常规性尿培养才能筛出。但是首次尿培养阴性者仍有接近 1% 的机会发生感染，因此对于常规开展产前尿培养筛查无症状性菌尿尚存在争议。

推荐孕期应常规做无症状性菌尿的筛查，在早孕期间使用中段尿做尿培养，早期诊断和治疗无症状性菌尿可以减少早产及肾盂肾炎的发病风险。

（二）无症状性细菌性阴道病

妊娠期间有 50% 孕妇细菌性阴道病（bacterial vaginosis，BV）可以没有症状，阴道病发生的概率与种族以及筛查的频率时间有关，在美国白种人孕妇有 8.8% 患阴道病，黑人孕妇为 22.7%，西班牙孕妇为 15.9%，在伦敦西北地区，在孕 28 周前筛查，阴道病的患病率为 12%。我国妊娠合并 BV 的发病率为 17.16%。妊娠 20 周以前阳性率 18.12%，20 ~27 周孕妇 BV 阳性率 18.17%，28 周以上孕妇 BV 阳性率 16.10%。

细菌性阴道病与早产的发生有关，有病例对照研究和队列研究表明，有细菌性阴道炎的孕妇早产发生概率的较正常孕妇高 1.85 倍。我国有研究妊娠合并细菌性阴道病的孕妇，其胎膜早破、早产、产褥感染和新生儿感染的发生率分别为 13.51%、16.22%、10.81%、5.41%，均明显高于非细菌性阴道病合并妊娠者。

1. 诊断　细菌性阴道病的诊断可以采用 Amsel 标准。

（1）阴道分泌物增多、变稀薄、白灰色。

（2）阴道 pH 值 >4.5。

（3）阴道分泌物加入 10% 氢氧化钾出现氨味（即胺试验阳性）。

（4）阴道分泌物镜检可见线索细胞。凡同时具备第 4 项及前 3 项中任意两项，即可诊断 BV 感染。

近年有研究发现通过检测细菌的某些代谢产物来诊断 BV 更快速可靠，其中具有代表性的有唾液酸酶，Myziuk 等研究认为，唾液酸酶法与传统的 Amsel 标准相比，敏感性、特异性较高。唾液酸酶法已成为检测 BV 的常用方法。

以往有检测加德纳菌作为细菌性阴道病的诊断标准，但是加德纳菌属条件致病菌，且只是引起细菌性阴道病的厌氧菌中的一种。资料显示，40% 健康女性和 40% 治疗后的女性患者也可检出加德纳菌，因此加德纳菌检测对于 BV 诊断并非必要，并非细菌性阴道病就是阴道加德纳菌感染。

2. 治疗　有研究孕周在 12～22 周的 485 名孕妇诊断为细菌性阴道炎，口服克林霉素 300mg，每天两次，用药 5 天可以显著减少自发早产的风险。尽管口服克林霉素对妊娠造成的危害目前尚不明确，但是作为广谱抗生素有可能导致严重的不良反应，尤其是有可能会导致肠道菌群失调。

我国有研究显示用乳酸菌素阴道胶囊治疗细菌性阴道病有效率 86.10%，甲硝唑有效率 88.10%。一项包括 10 个随机对照研究的系统评价显示口服或阴道局部使用抗生素对于治疗细菌性阴道炎缓解症状有显著效果。抗生素的使用包括口服甲硝唑、甲硝唑加红霉素或阿莫西林、阴道使用甲硝唑或克林霉素膏剂等。

3. 筛查推荐　RCOG 认为治疗对于无症状性细菌性阴道炎对早产、死产的影响并无统计学意义，显示对于筛查无症状性的细菌性阴道病并不会降低早产、胎膜早破的发病风险。RCOG 不推荐没有症状的孕妇常规筛查细菌性阴道病。

ACOG 认为细菌性阴道病经常是无症状的，有研究显示筛查实验及治疗并不能降低早产发生率，所以不常规推荐筛查细菌性阴道病。对于有症状的孕妇，宫颈环扎术孕妇及在足月前有宫颈扩张的孕妇应进行筛查并治疗。筛查时间在中孕晚期，治疗可以使用甲硝唑或克林霉素。

但是我国有研究 358 例细菌性阴道病孕妇，其中 123 例治愈，产后 42 天内复查阴性；235 例整个围生期未治愈。未愈组胎膜早破发生率为 19.16%；治愈组胎膜早破发生率为 8.19%，无细菌性阴道病组胎膜早破发生率为 9.18%。细菌性阴道病可以导致胎膜早破，是早产的潜在危险因素，有效治疗可以降低胎膜早破的发生率。我国部分学者认为为了有效地减少并控制妊娠合并细菌性阴道病的发生，在孕期对孕妇进行常规细菌性阴道病筛查，细菌性阴道病阳性者及时给予有效治疗，降低妊娠不良结局的发生。

（三）衣原体

衣原体感染是常见的性传播疾病，现在英格兰、威尔士、北爱尔兰 16～24 岁人群中衣原体感染率较高。英联邦卫生部开始对25岁以下人群开展了普查，待普查结束就可以了解25岁以下孕妇的感染衣原体的比例。我国国内对于衣原体感染率缺乏大样本统计结果。

有研究母亲衣原体培养阳性，约有25%的新生儿衣原体培养为阳性，并且这些新生儿发生呼吸道感染、肺炎及新生儿结膜炎的发病概率增加。

但是目前尚无简单经济的检查方法诊断衣原体的存在，而且不同筛查实验需要取自不同解剖组织的标本。组织培养价格不菲，虽然有较好的特异性，但是其敏感性不高，范围75%～85%。因为取材技术问题，例如取材时没有贴紧取材组织旋转15～30秒，从宫颈内口取走拭子时不能接触阴道分泌物，使用润滑剂会降低检出率。核酸扩增检测法敏感性70%～95%，特异性97%～99%，而且可用于检测侵入性标本及非侵入性标本，包括尿液。但是该方法价格贵，很难普遍推广。

有研究报道孕期衣原体感染与胎儿宫内发育迟缓及早产的发生有关，未经治疗还可以增加低体重儿发生率及胎儿发病率。另有研究认为使用抗生素治疗可以使衣原体培养阳性的孕妇减少约90%，但是并不能改变早产发生率。治疗对于改善妊娠结局尚缺乏有效循证评价证据。RCOG不推荐在孕期常规进行无症状性的衣原体筛查，因为该项检查价格贵，敏感性不高，目前尚无足够证据证明其性价比，不过随着新的价格适宜的检验方法的采用，可能会改变这个现状。

（四）巨细胞病毒

巨细胞病毒属于疱疹病毒类，在最初感染后，可在宿主体内潜伏，并且可以再次活跃，尤其是在免疫力降低时。孕妇CMV感染易复发，孕妇CMV复发率远较原发性感染高，为1%～14%，但对胎儿、新生儿感染率低，为0.2%～2%。我国90%以上成年人体内已有CMV抗体。妊娠期原发巨细胞病毒感染容易发生垂直传播，妊娠前3个月宫内感染率低，但严重；妊娠后期感染率高，但是对胎儿损害轻。

CMV病毒培养是目前诊断CMV感染的最可靠方法，检测血清CMV SIgM抗体出现阳性，表明可能有CMV近期感染，体内有活动性感染。检测CMV SIgG抗体阳性，表明曾经感染过CMV。但是妊娠期内CMV SIgM抗体、SIgG抗体不是直接检测病毒的手段，不能用于确诊胎儿CMV感染。宫内感染的确诊，需在孕早期取绒毛或孕中期取羊水或脐血检测病原体，同时应结合超声检查。利用核酸扩增法检测羊水巨细胞病毒，应在妊娠21周之后。

CMV感染后不能终身免疫，可以复发，绝大多数的母亲属于孕期复发感染，对胎儿感染率较低。外周血筛查巨细胞病毒抗体并不能证明胎儿发生了宫内感染，确诊巨细胞宫内感染价格较贵，羊水穿刺、脐带血穿刺亦增加流产概率。而且没有方法可以了解什么样的感染胎儿会产生严重影响的预后，而且目前没有疫苗可接种或者可以预防的治疗去阻止传播。因此不推荐孕期常规筛查。

（五）风疹病毒

具有局限性流行的特点，得过风疹的患者将终身免疫。日本在1964—1982年发生过3次风疹大流行，美国在1963－1964年发生风疹大流行，我国目前至今尚无风疹大流行的报道，1981年，有调查研究报道（20个省，1.7万人），育龄妇女的易感率平均为4.5%；1988年，吉林省长春市孕妇风疹易感率为8.89%。风疹感染临床表现为特征性的疹子，但是有20%～50%没有症状，妊娠期感染风疹没有治疗及减少母胎传播的方法。

孕妇血中检测出风疹 SIgM 抗体，可以确诊孕妇在近期患风疹，检测出 SIgG 抗体，提示孕妇对风疹病毒已有免疫力，孕妇血清中无 SIgM 抗体、SIgG 抗体，提示孕妇对风疹病毒无免疫力，应为监视对象。

一项队列研究孕妇在不同的孕周确诊为风疹感染，在所产活婴中，有 43% 新生儿有先天畸形，母亲在 12 周前出现症状，胎儿先天感染率为 80%，母亲在中孕后期出现症状的，胎儿的先天感染率降至 25%。在早孕期感染风疹病毒的胎儿 100% 均合并风疹缺陷。

另一项研究发现在妊娠 9～16 周发生风疹感染的概率为 57%～70%，孕 17～20 周为 22%，孕 21～24 周为 17%。母亲在孕 17～24 周感染风疹病毒的新生儿发生耳聋的风险性相对较小。风疹儿的发病率因孕妇患风疹的孕周有关，妊娠第一个月为 11%～60%，第二个月为 12%～81%，第三个月为 8%～34%，第四个月为 17% 以下，第 5 个月以后仅偶有发生。三个月内感染可能致胎儿畸形。确诊胎儿是否发生风疹病毒宫内感染，需做宫内诊断，通过绒毛活检/抽取羊水脐带血分离病毒或者风疹 SIgM 抗体。

曾经孕期禁止接种风疹疫苗，因为担心有致畸可能性。但是在美国、英国、瑞士、德国的检测资料表明有 680 名孕妇在早孕期无意接种了风疹疫苗，没有一名新生儿有先天性风疹综合征。ACOG 过去规定接种疫苗后 3 个月方可妊娠，目前已经将这一时间缩短为 1 个月。风疹病毒的易感性筛查应在早孕期筛查，风疹病毒的筛查并不是确诊是否现症感染，筛查风疹病毒的目的是筛查易感人群，在分娩之后进行预防接种，从而保护下次妊娠不受风疹病毒的威胁。对风疹病毒的检测，并不能预防母胎传播的发生，目的是保护避免下次妊娠可能感染风疹病毒而发生的母胎传播，减少因为风疹病毒感染导致的死胎、流产。

（六）乙肝病毒

对于 e 抗原阳性的母亲，约有 85% 的孩子会成为病毒携带者而且会成为慢性携带者，e 抗原阴性的母亲概率为 31%。

乙肝病毒的母胎传播可以通过乙肝疫苗接种及乙肝免疫球蛋白被动免疫减少 95%，预防母胎的乙肝传播，应常规查乙肝表面抗原及 e 抗原，并决定对新生儿采用主动加被动免疫。因为大部分的母胎乙肝病毒传播可以通过主动加被动免疫明显减少，因此 RCOG、ACOG 及我国均推荐乙肝病毒的筛查应作为孕期检查常规。

（七）艾滋病病毒

人类免疫缺陷病毒感染之初并无症状，随着进行性的免疫功能下降，最终导致获得性免疫缺陷综合征。人类免疫缺陷病毒感染的潜伏期可以从数月至 17 年不等。到 2001 年，调查 1036 名艾滋病感染儿童，其中 70% 是因为母胎传播。

如果有干预措施，母胎传播发生率为 25.5%，使用抗病毒药齐多夫定治疗后可以降低至 8%，联合预防措施，包括抗病毒治疗、剖宫产、停止母乳喂养等可进一步将风险降至 1%。

目前检测 HIV 抗体的检验方法敏感性超过 99%，而且特异性高。包括 EIA 和 WESTERN 杂交以及 two－ELISA 法其敏感性及特异性均超过 99%。最初用 EIA 法，如果阳性需做进一步检测，如果两项确诊实验均为阴性，则报告为阴性。如果确证试验为阳性需重新取标本再做 1 次检查，以避免误诊。

艾滋病的母胎传播的概率可以通过产前筛查并加以阻断措施，而明显降低。阻断干预措施包括抗病毒药物齐多夫定的使用，选择性剖宫产、产后避免哺乳等。齐多夫定治疗可以降低新生儿病率及母亲死亡率，但是对于死产、早产、低体重儿、对孕妇及胎儿的不良反应等方面的比较并没有统计学意义的差异。目前在发达国家一些新的抗病毒药物开始使用，但尚缺乏妊娠使用的循证依据。

抗病毒药物的使用可以降低母胎传播概率，但是可能导致耐药变异，随着使用时间的延长，其治疗作用下降。有研究报道，15%的孕妇在分娩后6周出现nevirapine的耐药性。在另一项研究中，尽管有17.3%的孕妇和8.3%艾滋病感染新生儿出现齐多夫定或核苷酸逆转率酶抑制剂耐药突变，但是目前没有发现耐药突变的存在与母胎传播之间存在有统计学意义的差异。推荐应常规提供艾滋病的产前诊断，而且应在早孕期进行筛查，以便及时采取阻断措施。

（八）丙肝病毒

现在丙肝感染已越来越为社会重视，病毒可以通过输血、文身、注射、穿刺及母胎传播等途径感染。在英国伦敦丙肝的感染率为0.8%。

大多数研究并未发现患丙肝的孕妇经阴道分娩与剖宫产的新生儿感染丙肝的机会有统计学差异。104名通过母胎传播途径感染丙肝的胎儿，其中2名肝脏肿大，未出现丙肝感染的临床症状。而且有部分感染丙肝的儿童，可能丙肝RNA会转阴。一项研究包括23名胎儿，其中5名在出生48小时检测HCV－RNA阳性，但是6月后这5名新生儿HCV－RNA转阴，并且丙肝抗体消失。尽管丙肝在胎儿期感染可能是良性的。因为丙肝感染在成人潜伏期较长，亦有可能受感染的儿童在远期会表现出临床症状。RCOG认为孕期不推荐常规筛查丙肝，因为目前没有疫苗以及阻断母胎传播的措施。

我国有研究认为无论怎样，抗HCV阳性的新生儿均属HCV感染的高危儿，将来的转归可能有：①婴儿肝炎发病率增高；②成为人群中重要的HCV传染源；③使肝硬化、肝癌的发生年龄提前。故从优生及提高人口素质的角度考虑，加强围生期保健，普及孕妇的HCV检测十分必要，发现抗体阳性者及时治疗以阻断母婴垂直传播。有人认为干扰素是当今治疗慢性HCV的有效药物，它具有抗病毒、防止病毒增殖及免疫调节作用，可减轻甚至消除孕妇病毒血症，降低母婴传播的危险性。但干扰素能否彻底阻断母婴垂直传播，尚有待于进一步探讨。

（九）B族链球菌感染

在英国，B族链球菌（group B streptococcus，GBS）是导致严重新生儿感染的主要原因。尽管GBS会影响孕妇及胎儿，但是它也可以存在于正常孕妇的生殖道、胃肠道，而不造成任何损害。

在美国约有6.6%～20%的孕妇可发现GBS，在英国，其发现率为28%，与母亲年龄或是否有分娩史无关。母亲孕期GBS感染是新生儿发生早发疾病（出生1周内发生）的危险因素，可能导致包括脓血症、肺炎、脑膜炎。英格兰、威尔士活产新生儿GBS感染发生率为0.4/1000～1.4/1000，约平均340名新生儿每年。2001年英国监测中心调查发现在376名感染GBS的新生儿中，39名死亡。

在孕35～37周进行细菌培养对于了解孕妇在分娩时GBS的寄居敏感性及特异性较高，同时取阴道和直肠棉拭子对于孕妇的GBS寄居预测价值较高。

随机对照研究的系统评价，孕期母亲使用抗生素可以减少新生儿 GBS 的寄居率以及新生儿感染 GBS 的概率，但是并没有减少死亡率。有两项研究报道在孕期使用抗生素，可以减少分娩时母体 GBS 的寄居率，有五项研究显示新生儿早发 GBS 的发生率可以降低 80%。

在关于 GBS 筛查的经济学评价的综述中，共 25 项研究均是在美国进行，但是其研究结果不能普遍适用，因为该病在美国的流行病学模式并不适用于其他国家。经济学评价模式主要是了解对 GBS 进行筛查的假阳性率、有多少需要治疗，有多少早发性 GBS 是通过筛查可以预防的，但是目前对于孕期进行 GBS 筛查尚缺乏经济学评价的证据。

RCOG 推荐孕期不常规进行 GBS 筛查，因为其临床效果与经济投入之间的关系尚缺乏证据。对于产前筛查 B 族链球菌的经济评价尚待进一步研究。

ACOG 观点，在正常情况下，约有 30% 正常妇女的阴道、泌尿道、直肠有 B 族链球菌寄居，但是在妊娠、分娩期间可能通过垂直传播引起羊膜炎、子宫内膜炎，而且分娩可能导致新生儿感染，新生儿死亡或增加新生儿病率。预防的关键在于检测出母亲的带菌状况，从而预防新生儿早发性 B 族链球菌感染。推荐在孕 30 ~ 37 周对所有孕妇常规进行 B 族链球菌培养，标本取材于阴道下 1/3 以及肛周。没有必要用窥器取宫颈分泌物。培养阳性的孕妇应在分娩时抗生素治疗预防新生儿 B 族链球菌感染。尿培养阳性的孕妇也应在分娩时使用抗生素，不用再进行阴道肛周的细菌培养。

我国目前 B 族链球菌研究尚少，尚缺乏相关保健意见。

（十）梅毒

梅毒是由于梅毒螺旋体感染所导致，机体的免疫反应产生非特异性梅毒抗体和特异性梅毒抗体。首先主要的反应是产生特异的抗梅毒螺旋体免疫球蛋白 M，在感染两周后就可以检测出来，当出现症状时大多数可以同时检测出 IgG 抗体和 IgM 抗体。梅毒也可以无症状潜伏很多年。在美国，先天性梅毒的发生率从 1982 年的 4.3/100 000 增加到 1992 年的 97.4/100 000。1994 - 1997 年，英格兰和威尔士先天性梅毒的发生率为 6.8/100 000，泰晤士东北区为 30/100 000。

早期梅毒未经治疗的孕妇，大部分会经胎盘传播感染胎儿，并且可能发生死胎或死产。

梅毒的母胎传播可以造成新生儿死亡、先天梅毒（可以导致远期的残疾）、死产或早产。实际上，自从 20 世纪 50 年代以来青霉素已经广泛使用，从美国观察性研究以及最近来自发展中国家的资料，早期未治疗的梅毒孕妇胎儿宫内死亡的发生率为 25%，新生儿死亡率为 14%，先天性缺陷率为 41%；而未患梅毒的孕妇上述概率分别为 3%、2.2%、0%。

梅毒血清学检查包括非特异性抗体检查，包括：性病研究实验室检测（venereal disease research laboratory，VDRL）和快速血浆反应素实验（rapid plasma regain tests，RPR）；特异性抗体检查，包括 EIAs，T. pallidum 血凝集反应分析（T. pallidum haemagglutination assay，TPHA）和荧光螺旋体抗体吸附实验（fluorescent treponemal antibody - absorbed test，FTA - abs），并不是筛查实验阳性的妇女都是梅毒患者，这些实验并不能区别梅毒螺旋体感染雅司病、品他病或是非性病梅毒，所以阳性结果需谨慎对待，需要进一步确诊实验。如果确证试验结果不同，还需进一步采用不同的方法进行实验。

EIA 实验检测 IgG、IgM 比较快速，因此英国在筛查实验中用 EIA 取代了 VDRL 和 TPHA 联合筛查。EIA 敏感性大于 98%，特异性大于 99%，但是非螺旋体实验，从另一个角度而言，可能导致假阴性率，尤其是极早期梅毒或晚期梅毒。在发病率较低的人群单独使用非螺旋体检测实验的阳性预测值较差。通常螺旋体实验在梅毒感染的任何阶段其敏感性为98%（除早期梅毒以外），而且较非螺旋体检验其特异性更高。但是没有一种检验方法能在梅毒潜伏发育的阶段检测出来。

在南部非洲，142 名梅毒阳性孕妇，99 名足量苄星青霉素正规治疗，其死胎发生率为4%，而43 名使用苄星青霉素不足两针的孕妇其死胎发生率为26%。孕期青霉素的使用可以有效预防梅毒的母胎传播，但是目前尚无证据证明现在英联邦所采用的治疗方案是最佳选择。在美国有研究认为孕期使用青霉素治疗对于预防先天性梅毒有 98.2% 的有效率。尽管对于非妊娠期梅毒妇女对青霉素过敏者采用红霉素治疗有效，但是对于妊娠期梅毒而言，部分病例使用红霉素治疗无效。

推荐在早孕期进行梅毒筛查实验，因为及早治疗对于母亲和胎儿均有益。

（十一）弓形虫

在德马克，有报道在活产新生儿中先天性弓形虫感染率为 0.3/1000，先天性弓形虫感染的临床表现包括脑部和视网膜炎性溃疡，会导致永久的神经系统损害和视力障碍。当在妊娠初次感染弓形虫，发生弓形虫母胎传播的风险随着母亲弓形虫的孕周增加而增加。早孕期为6%，到15 周为26%，到了29～34 周感染，其发生母胎传播的风险增加到32%以上。

孕妇感染弓形虫通常是没有症状的，尽管 10%～20%感染母亲有淋巴结病，感染还可以导致单核细胞增多样症状，倦怠无力。大多数急性感染弓形虫的孕妇是没有症状的，因为没有症状，妊娠期弓形虫的诊断需依赖实验室的检查。妊娠期弓形虫原发感染的诊断需要在两个不同时间母体血浆中抗体滴度的明显升高或者特异性弓形虫 IgM 抗体的检测，成人首发感染弓形虫后两周可产生 IgG 抗体，6～8 周达高峰，在以后的数月逐渐下降并持续终身。感染后 10 天就可以产生弓形虫特异性 IgM 抗体，并且升高持续 6 个月或 6 年以上。有学者认为高浓度滴度的 IgG 抗体的存在提示 3 个月内的急性感染。因为 IgM 持续数月升高，因此，对于孕妇近期原发感染不能提供有用信息。酶联免疫吸附试验（ELISA）检测 IgM 抗体高浓度滴度可以持续数年，间接免疫荧光法（IFA）检测弓形虫特异性 IgM 抗体高浓度滴度仅持续至感染后 6 个月，而且随后迅速下降。因此对于判断远期还是近期感染，IFA 法较 ELISA 法更有意义。IgG 存在而 IgM 阴性提示弓形虫感染在一年以上，IgM 检测阳性需由专门实验室确诊。大约有 50% 先天感染弓形虫胎儿的胎盘组织病理切片可以发现弓形虫包囊，而且弓形虫包囊的出现可以诊断妊娠期母亲的急性感染。脐带血发现弓形虫包囊亦可诊断宫内感染。

胎儿弓形虫的诊断需要羊水培养或脐带血培养，培养技术的主要困难是一些分析需要花费数周时间，非常少的实验室可以做这项分析。弓形虫特异性 IgM 阳性脐带血，可以用于诊断胎儿产前感染。但是胎儿特异性弓形虫抗体直到妊娠 21～24 周才出现，而且只有 50% 的感染病例会出现，而且脐带血穿刺亦会带来一定风险。最近，PCR 技术有效运用于诊断胎儿宫内感染。在一项大型研究中，PCR 敏感性及特异性均高于传统检测方法（敏感性97.4%对 89.5%；特异性 99.7%对 98.7%），PCR 检测胎儿弓形虫感染采用羊水标本即可，无需进行脐血穿刺。

对于急性弓形虫感染，主张进行治疗，大多数经过治疗的急性弓形虫感染的预后较好，除了严重免疫抑制患者。在妊娠期的治疗相对复杂，在欧洲，螺旋霉素是一线药，事实上该药不能穿透胎盘，如果宫内感染发生，还应加用乙胺嘧啶、叶酸、磺胺，尽管目前还不肯定这些治疗是否可以阻止母胎传播或者改善预后，来自法国的一项研究，163 名母亲在 28 周以前诊断患有弓形虫并且接受螺旋霉素治疗（23名加用乙胺嘧啶和磺胺），3名胎儿宫内死亡，27名被诊断先天性弓形虫感染，全部27名新生儿没有症状，而且至15～71个月后神经系统发育正常。许多研究表明孕期治疗并不能显著改变胎盘传播概率，但是可以改善新生儿后遗症程度。标准治疗方案口服乙胺嘧啶25mg及口服磺胺1g，每天四次，治疗一年。乙氨嘧啶是叶酸拮抗剂，因此在早孕期给药时应注意补充6mg叶酸隔天1次肌肉注射或口服。螺旋霉素治疗的疗效尚缺乏对照研究，目前在动物实验及人类尚未发现其致畸性。

在人类，弓形虫感染的主要途径有以下4种：①进食未经烹煮或没有煮熟的肉食中的能自己发育的组织囊孢子以及感染中间宿主的乳汁中的速殖子；②进食未经清洗的被猫粪便等排泄物污染的水果或蔬菜；③移植器官或血液制品被弓形虫污染；④当首发感染发生在妊娠期间，通过母胎传播，感染胎儿。对于弓形虫易感孕妇应避免食用生的或未经烹熟的肉类，水果应削皮吃，蔬菜要清洗干净。从事园艺工作时应戴手套。

在法国，因为弓形虫感染率高，进行常规血清学筛查诊断近期感染，并提供产前诊断。孕期治疗或终止妊娠。但是在发病率低的国家亦不推荐在孕期常规筛查弓形虫，要以宣传预防弓形虫感染为主。

六、内科并发症筛查

（一）妊娠期糖尿病筛查

1. 概述　目前对于妊娠期糖尿病（gestational diabetes mellitus，GDM）的定义、治疗及管理尚无一致意见。按照WHO标准，GDM的定义为在妊娠期间首次出现的碳水化合物耐量异常导致血糖升高。这种定义包括了在妊娠期诊断为糖尿病或者糖耐量受损的妇女，用与非妊娠期同样的界点值。在孕期，血糖水平通常较非孕期的正常水平高，因此，GDM根据WHO定义，包括所有糖耐量受损的所有孕妇（按照非孕期标准没有考虑孕期血糖升高的生理因素）。这样的包括了一部分诊断为妊娠期糖尿病，但是与妊娠风险增加无关的孕妇，现在对于妊娠期糖尿病的定义仍存在争议，目前没有充足的证据证明诊断妊娠期糖尿病及糖耐量受损的界限值和标准。

妊娠期糖尿病的发生率随着诊断标准不同而变化，在发达国家其发生率为3%～10%，在英国约为2%，有研究发现妊娠期糖尿病的孕妇有可能在以后发展为Ⅱ型糖尿病。事实上，尚无充足证据证明妊娠期糖尿病筛查对于延缓或预防继发糖尿病发生的关系以及糖筛查与产科干预等异常产科情况增加的关系。因此，RCOG认为孕期糖筛查对母亲没有特殊的益处，妊娠期不是理想的时间进行人群糖筛查。

2. 诊断方法　全球糖筛查的方法：血液学检查包括血液或血浆中糖的测定，果糖胺及糖化血红蛋白浓度的测定。空腹血糖，口服糖后血糖，但是对于诊断的阈值水平尚有争议。

随机血糖，测定非空腹血糖水平，不需给负荷糖，没有餐后时间的限制，可用全血或血浆分析。有报道这种检查敏感性差异较大，与采血时间以及诊断阈值有关。有研究报道孕妇在进食两小时后抽取随机血糖，阈值采用6.1mmol/L敏感性为46%，特异性为86%，另有研究当阈值下调至5.6mmol/L敏感性为29%～80%，特异性为74%～80%；阈值为6.1mmol/L敏感性范围为41%～58%，特异性为74%～96%，这两种阈值标准在下午3点特异性最高。

空腹血糖应该在空腹一段时间后采血，通常是一晚，目前尚没有研究报道敏感性和特异性与禁食时间的关系。在巴西研究一系列阈值对于诊断糖尿病的敏感性特异性比较，阈值为4. 9mmol/L 时，诊断敏感性（88%）、特异性（78%）相对较高；在瑞士敏感性、特异性相对较高（敏感性 81%、特异性 76%）的诊断阈值为 4. 8mmol/L。

糖筛查实验：口服 50g 葡萄糖 1 小时后抽血检查血糖浓度，通常在妊娠 24 ~ 28 周，敏感性为 79%，特异性为 87%。尽管通常糖筛查实验不要求禁食，有研究提示饭后时间可以影响血糖浓度。一项实验评价合并或不合并妊娠糖尿病的妇女，在三种情况下做糖耐量实验，一种在空腹时口服 50g 葡萄糖，一种在餐后 1 小时口服 50g 葡萄糖，一种在餐后 2 小时口服 50g 葡萄糖。在对照组空腹后糖筛查实验血糖浓度明显高于餐后 1 小时、2 小时做糖筛查实验的血糖浓度，空腹糖筛查实验会导致假阳性率增高。

有研究讨论关于何时是进行糖筛查最佳时机，有报道认为在晚孕期进行糖筛查是最佳时机。事实上有研究证明在晚孕期间重复筛查效果较好。仅在筛查实验阳性的孕妇需继续做确诊实验，妊娠期间可以做 3 次糖筛查。有研究认为，如果不在 28 周以后继续做糖筛查实验可能会漏诊 11%。另有研究认为如果不在妊娠 31 周后继续筛查，有 33% 的妊娠期糖尿病可能被漏诊。

筛查实验阳性以后，口服糖耐量实验被认为是诊断糖尿病的金标准，但是采用糖负荷量或诊断阈值仍缺乏一致统一的意见。

3. 治疗　对于妊娠期糖尿病首要的治疗措施是饮食控制，大部分仅需饮食控制，少数15% ~20% 需要胰岛素治疗。虽然有报道加强血糖检测，并对血糖高的孕妇予以胰岛素治疗，可以使巨大儿的发生率从 24% 降至 9%。事实上，对于经过糖筛查发现妊娠期糖尿病孕妇而言，随机对照研究的系统评价并未发现接受饮食治疗在出生巨大儿、剖宫产率、早产、孕妇高血压发生率上存在统计学意义。有一项随机对照研究单纯饮食控制或饮食控制加胰岛素治疗，两组妊娠结局并未发现统计学差异，但是该实验其中 14% 孕妇是因为饮食控制不良改用胰岛素控制的，因此该项研究缺乏可靠性。另有研究发现经过糖筛查诊断为妊娠期糖尿病的妇女经治疗后，剖宫产率仍高于非糖尿病妇女。

4. 筛查意见　对于妊娠期糖尿病是否筛查或是采用何种标准筛查，不同国家有不同的意见，采用标准亦不同。

1998 年，第四届国际妊娠期糖尿病工作会议指出，有相当一部分属于糖尿病低危妇女（年龄小于 25 岁，一级亲属没有糖尿病，体重指数正常）而言，常规筛查妊娠期糖尿病是不必要的消费。由于缺少统一的诊断依据，而对妊娠期糖尿病的筛查造成困难。尽管据报道空腹血糖及糖筛查有较高的敏感性及特异性，但是现在对于采取什么样的筛查实验仍存在争议。RCOG 认为目前没有证据推荐在孕期常规进行糖筛查。

ACOG 观点妊娠期口服葡萄糖 50g 后 1 小时检测孕期糖耐量，如果异常还应做 OGTT 实验空腹血糖，口服 100g 葡萄糖后 3 小时血糖，两项或两项以上指标异常诊断为妊娠期糖尿病。但是目前常规筛查仍有争议，有观点推荐常规进行筛查高危人群：孕妇年龄大于 30 岁；巨大儿、畸形儿或胎死宫内的病史；妊娠期糖尿病史；家族有糖尿病史；肥胖孕妇；持续性尿糖阳性；长期使用 β 拟交感神经药或糖皮质激素。但是另有研究认为仅在高危因素人群中筛查只能检测出 50% 的糖耐量异常者，反对观点认为对于没有危险因素的人群进行这样复杂不方便的检查，而且需要花费财力，因为在这些人群众发病率低。由于尚存在争论，ACOG 没有推荐意见。如果选择常规筛查则需在妊娠 26 ~28 周进行，如果选择在高危人群中筛查需在早孕期进行，如果阴性则需要重复。需在空腹及不空腹两种状态下进行糖筛查。

我国中华医学会推荐，对有高危因素的非糖尿病孕妇进行糖筛查实验。高危因素包括：孕妇年龄大于 30 岁；肥胖孕妇；孕前患有多囊卵巢；家族有糖尿病史；孕早期空腹尿糖阳性；巨大儿分娩史；无原因反复自然流产史；死胎死产史；足月新生儿呼吸窘迫史；畸形儿或胎死宫内的病史；本次妊娠胎儿偏大或羊水过多。

（二）子痫前期筛查

子痫前期是导致母婴病率及死亡率的主要原因之一，子痫前期的发病率为 2% ~10%。大部分妊娠期血压升高的孕妇并没有临床症状，血压是预测子痫前期的唯一早期征象，因此孕期应常规测量血压。原来水肿亦作为子痫前期的一个症状，但是在 80% 的孕妇均可发生水肿，因此现在已不再用做分类子痫前期的依据。有研究证明诊断界限值为 90mmHg 或升高 25mmHg，而不是 ACOG 曾经推荐的诊断标准（较早孕期，收缩压升高 30mmHg，舒张压升高 15mmHg），这个标准包含了不会增加妊娠不良结局的孕妇，随后的美国联邦卫生组织建议取消 ACOG 的诊断标准。

在正常妊娠早孕期血压会下降，以后至妊娠晚期会恢复至与正常非妊娠妇女相当水平，对于合并有慢性高血压的孕妇，在早孕 10 ~ 13 周时血压可能正常。传统的诊断妊娠期血压升高的指标是在间隔至少 4 小时，血压大于 140/90mmHg。当超过这个标准时围生期病率将升高。事实上在英国大约有 20% 的孕妇在妊娠 20 周后，会有 1 次或 1 次以上血压达到这个数值，这会导致对约 10% 的孕妇进行孕期干预，而子痫前期的发病率仅为 2% ~4%。在妊娠 24 ~35 周按照收缩压大于 140mmHg 或舒张压大于 90mmHg 诊断为妊娠高血压的 748 名孕妇中，有 46% 至少两次蛋白尿（+）或更高，9. 6% 进展为重度子痫前期。一项大型队列研究（n = 14 833）发现在中孕期平均动脉压大于 85mmHg、晚孕期大于 95mmHg 的孕妇，发生胎死宫内、小于胎龄儿、新生儿病死率均升高。

评价子痫前期的高危因素，发生子痫前期的高危因素被认为有：高龄、初产妇、子痫前期病史、体重指数高、糖尿病、高血压。

血压检测的频率，目前尚无证据提示什么频率监测测量血压的合适。比较标准产前检查次数和减少产前检查次数，子痫前期的发生率并无统计学差异。

子痫前期的诊断依据包括蛋白尿以及升高的血压，利用试剂条检测尿蛋白，随机尿蛋白（+）的假阳性率为 6%，因此只能作为筛查实验，蛋白尿（+）应进一步检测 24 小时尿蛋白或尿蛋白/肌酐比值，24 小时蛋白尿大于 300mg 或尿蛋白/肌酐比值大于 30mg/mmol 即为阳性。但是 24 小时蛋白尿大于 500mg 对于妊娠不良结局具有预测性。

RCOG 推荐，在第 1 次就诊时需评价子痫前期的高危因素，每次产科检查均应检测血压及蛋白尿。血压检测的最佳时机及频率还需进一步的研究。

在过去的几十年，有许多研究寻找预防子痫前期的方法，包括低盐饮食、利尿剂、卧床休息、限制体重增长等，但是均未证明有效性，有研究使用小剂量阿司匹林，补充钙剂、镁剂以及鱼油等，均未发现可以降低子痫前期的发病率。有一项实验发现补充抗氧化剂，如维生素 C、维生素 E 有意义，但是需进一步大样本量研究。

（史登玉）

第三节　营养指导

在胎盘产生的激素参与下，孕妇体内各器官系统发生一系列适应性生理变化，对蛋白质和多种矿物质等需求量增高。孕妇在妊娠期间，不仅要维持自身的营养需要，还要保证胎儿的生长发育和乳房、子宫及胎盘等的发育需要，同时为分娩和产后哺乳做好营养储备，因此孕期有特殊的营养需要。妊娠期合理的营养对于孕妇健康和胎儿的生长发育是至关重要的，全面均衡摄入营养是保证胎儿正常生长的关键。有研究发现在孕期进食不规则与妊娠近期远期并发症有相关性，饮食对于预防和治疗妊娠期糖尿病、妊娠期高血压疾病有相关性，而且对于改善妊娠的预后是有必要的。应特别重视孕妇的营养补充，以保证胎儿的生长发育和母亲的健康。

一、能量

妊娠能量储备的消耗加大，而且器官组织（包括血液、子宫、胎盘及胎儿等）的质量增加，因此需要较非妊娠更多的能量摄入来满足身体变化得需要，达到适宜的体重增长，即使是孕前体重超重的妇女，亦需适当增加能量的摄入，以保证胎儿正常的体重增长。能量的增加主要依靠食物的摄入量的增加。

（一）碳水化合物

妊娠期空腹血糖降低，而且胰岛素分泌对于进食的反应波动更大。尤其在中孕期以后，表现为饥饿感更快，较非妊娠而言，空腹血糖浓度更低，而脂代谢产物β-羟丁酸浓度升高，妊娠期在空腹时糖原储备的消耗加快从而导致脂肪分解代谢。有研究发现空腹尿酮体的出现与早产的发生有相关性，在动物试验发现在糖原耗竭饥饿状态下血清前列腺素浓度增加，而后者会诱发子宫收缩，亦会增加早产的危险。

由蛋白质类食物供能占总需能量的30%，碳水化合物占总需能量的40%、脂类占30%，少食多餐（分为三正餐、三加餐），而且使用生糖指数较低的碳水化合物对于预防妊娠血糖指数的大幅度波动是有意义的。

（二）蛋白质

从母体获得充足的氨基酸对于胎儿的正常生长发育是至关重要的，氨基酸是通过主动转运从母体通过胎盘转运的，胎儿体内可以利用必需氨基酸合成非必需氨基酸。例如：丝氨酸是在胎儿肝脏利用谷氨酸盐、丙氨酸、甘氨酸等合成的。有研究报道母体优质蛋白摄入、热量摄入不足会影响胎盘的生长，胎盘转运功能下降，胎儿体内其他非必需氨基酸的合成及蛋白质合成所需的必需氨基酸供应不足，会影响胎儿体内的生化合成反应及胎儿正常的生长发育。

肉类、禽蛋类、牛奶含蛋白质丰富，是优质的蛋白质来源。鱼类及海产品不仅含蛋白质丰富而且含有必须不饱和脂肪酸，推荐在孕期多食用鱼类及海产品。有研究发现母亲在妊娠及母乳喂养期间食用鱼肉，可以减少婴儿过敏性疾病的发生率。但是有观点认为几乎所有的鱼类贝壳类等海产品含有甲基汞，对于胎儿神经系统发育存在影响，而由此造成的负面影响远大于使用这类产品带来的好处。FDA意见海产品提供优质蛋白质及必须不饱和脂肪酸的作用不能忽视，推荐不要食用鲨鱼、箭鱼、青花鱼以及含甲基汞较高的鱼类。建议每周两次食用含汞量较低的海产品，如小虾、鳟鱼、鲶鱼、金枪鱼罐头，总量不超过340g（或食用1次金枪鱼，总量不超过170g）。应检测当地湖泊、池塘等养鱼场所含汞量，避免食用含汞量高的鱼。

（三）脂类

目前对于妊娠孕期脂类摄入推荐量尚无研究，理论上脂肪摄入量不超过总热量30%。饱和脂肪应低于总脂肪摄入的30%应该是合理的。有研究认为妊娠期摄入过多高能量或高脂食物与增加婴儿过敏性疾病发生有关。

（四）必须不饱和脂肪酸

孕期对于必需不饱和脂肪酸的需要量增加，必需不饱和脂肪酸的缺乏，可能会影响胎儿神经功能及视觉的发育。含不饱和脂肪酸丰富的食物包括葵花子、坚果类、大豆油、谷物油、鱼虾、鸡蛋黄、肉等。不饱和脂肪酸在海鱼、橄榄油等中含量高，可以降低白细胞内皮黏附分子的表达，改善内皮依赖的血管舒张功能以及与内皮功能相关的血液流变学状态。

二、矿物质

（一）铁剂补充

铁缺乏会影响胎儿生长发育，并且新生儿发生早产风险亦增高。母亲缺铁性贫血与早产发生率呈正相关，孕期母体的铁营养状况与胎儿的生长发育及慢性疾病的发生有关，母体血红蛋白浓度低与发生巨大胎盘、胎盘重量/胎儿重量比例升高显著相关，而巨大胎盘、胎盘重量/胎儿重量比例升高的现象，与将来高血压或是心血管疾病的发生有相关性。含铁丰富的食物包括红色肉类、猪肉、家禽、鱼、蛋等，这些食物不仅含有丰富的血红素铁，易于吸收，可以提高非血红素铁的生物利用度，而且蛋白质含量高。另外含非血红素铁丰富的食物，如强化铁面包、蔬菜、坚果等亦鼓励食用。我国营养学会推荐早孕期铁摄入量不超过25mg每天，怀孕中晚期最大补充量30mg/d。

（二）钙及维生素D的补充

孕期钙及维生素D需要量更高，补充钙剂可以降低早产发生率。但是维生素D属于脂溶性维生素，补充过量亦会导致中毒，我国营养协会推荐孕期维生素D最大补充剂量不超过400IU/d，钙每天摄入量不超过2g。

（三）锌的补充

锌对于维持血管内皮的完整性是必不可少的，锌缺乏会导致内皮屏障功能受损。有研究发现对于血中锌水平低于平均值的孕妇，补充锌可以增加新生儿体重。母体锌的营养状况与过期妊娠、胎膜早破、孕期感染的发生相关。有研究发现孕期锌摄入量不足（小于6mg/d），与孕期母体体重增长不足、早产以及低体重儿发生相关。

三、维生素

（一）维生素C和维生素E

有维生素C和维生素E的补充，可以减少氧化应激、细胞黏附因子的表达及单核细胞黏附，改善内皮细胞和胎盘功能，降低子痫前期发病率。

（二）维生素A

维生素A及其活性代谢产物作为人类一种必需的营养物质，参与体内的许多生理过程，包括视力、生殖、生长、细胞分化、免疫功能以及胚胎发育等。维生素A类物质不足与过量具有致畸性已经得到认可。20世纪40年代起，大量动物实验（大鼠、猪）证明由于维生素A缺乏导致的先天畸形并且最终被描述为维生素A缺乏综合征。据统计这些畸形种类包括眼部畸形（75%）以及泌尿生殖道（42%）、肾脏（38%）、膈肌（31%）、肺脏（4%）、主动脉弓（9%）以及心脏（4%）等的畸形。过量维生素A刺激脉络膜分泌，脑脊液生成过多，同时还可刺激导水管上皮细胞增殖，使导水管狭窄，造成脑积水、脑室扩大而引起颅高压，可以造成自由基产生增加导致头痛、恶心、呕吐、烦躁或嗜睡、球结膜充血及视神经盘水肿等，可有低热表现。在动物试验中，孕期大剂量维生素A会使所有器官系统畸形，有研究发现过量维生素A可以致心脏发育畸形，可以致神经管畸形、肛门直肠畸形以及马蹄足。

在我国以素食为主，营养学会推荐孕妇维生素A摄入量每天不超过3300国际单位。

（三）叶酸

血清叶酸水平低会增加早产。低体重儿以及胎儿宫内生长受限的发病概率，研究发现叶酸可以降低血浆高半胱氨酸浓度，高半胱氨酸可以增加黏附因子的表达、血小板的聚集以及抑制一氧化氮的生成。妊娠期服用叶酸400μg/d。

四、水及纤维素

妊娠激素水平升高会导致肠道蠕动减慢，对水分的吸收增加，孕妇胃肠道功能亦发生改变。痔、便秘、肠胀气、肛裂等发生率增加，含纤维素丰富、水分充足的食物可以缓解这些消化道症状。健康组织（The Department of Health，DH）推荐成人每天最少摄入非淀粉多聚糖12g，平均18g，不超过24g。孕妇每天应摄入18～24g非淀粉多聚糖，但是过多的纤维素会影响钙、铁、锌的吸收。非淀粉多聚糖来源于全谷、水果（新鲜或干制品）、蔬菜、燕麦、豆科植物、扁豆、坚果等食物。由于妊娠期血容量增大，孕妇水分摄入量亦增加，推荐每天从食物和饮料摄入3000ml水分。

五、孕妇体重增加

国内有推荐意见孕前体重指数<16.75的孕妇，孕期体重增加值应是8.07×（身高m）^{2}。体重指数在16.75～23.71者，孕期体重增加值5.37×（身高m）^{2}。体重指数>23.71者，孕期体重增加值3.82×（身高m）^{2}。美国妇产科学会有关孕期体重增加推荐：孕前体重指数<19的孕妇，孕期体重增加值应是12.5～18kg。孕前体重指数在19.8～26者，孕期体重增加11.5～16kg。孕前体重指数26～29者，孕期体重增加7～11.5kg值。孕前体重指数在>26者，孕期体重增加8～7kg。

（史登玉）

第四节　产前筛查和产前诊断

一、筛查及产前筛查的概念

疾病筛查是指通过对特定或普遍的人群开展一些简便、经济、无创伤性的检查，从而识别出罹患某一特定疾病的高危人群，再对这些高危人群进行后续的诊断性检查，最终使罹患这一疾病的人群得到早期诊断的过程。

适宜筛查的疾病需具备以下几个特征：

1. 危害严重。
2. 发病率较高，人群分布明确。
3. 筛查后高危人群有进一步明确诊断方法。
4. 筛查方法较简易、经济、无创或微创。
5. 筛查成本显著低于治疗成本。

胎儿常见染色体异常和开放性神经管缺陷的产前筛查是指通过经济、简便和无创的检测方法，从普通孕妇人群中发现怀有唐氏综合征（Down syndrome，DS）胎儿、18－三体综合征胎儿以及开放性神经管缺陷（neural tube defect，NTD）胎儿的高危孕妇，以便对其行进一步的产前诊断，最大限度地减少这些胎儿的出生。

二、常用产前筛查标志物

1. 甲胎蛋白（alpha－fetoprotein，AFP）中孕期筛查指标。
2. 人绒毛膜促性腺激素（human chorionic gonadotropin HCG）、β－HCG 和游离 β－HCG（Freeβ－HCG）早、中孕期筛查指标。
3. 非结合雌三醇（unconjugated estriol，uE3）中孕期筛查指标。
4. 胎儿颈后透明带（nuchal tranalucency，NT）是目前染色体异常产前超声筛查中唯一得到广泛认可的筛查指标。于孕 11～13＋6 周行超声检查。此时期正常胎儿的颈后透明带厚度为 0～3mm，染色体异常胎儿常常出现 NT 增厚。

三、常见胎儿染色体异常产前筛查方案的定义

1. 二联筛查（double test）指以中孕期（15～20＋6 周）血清 AFP＋HCG（或游离 β－HCG）为指标，结合孕妇年龄等参数计算胎儿罹患 DS 和 18－三体综合征风险的联合筛查方案。
2. 三联筛查（triple test）指以中孕期（15～20＋6 周）血清 AFP＋HCG（或游离 β－HCG）＋uE3 为指标，结合孕妇年龄等参数计算胎儿罹患 DS 和 18－三体综合征风险的联合筛查方案。

四、产前筛查的工作程序

1. 筛查对象　分娩年龄在 35 岁以下、单胎自然妊娠、自愿进行产前筛查的孕妇。
2. 知情同意原则　应按照知情选择、孕妇自愿的原则，医务人员应事先告知孕妇或其

家属产前筛查的性质和目的，产前筛查与产前诊断相比存在的局限性。

3. 孕妇在申请单上签署知情同意书。

4. 门诊医生应详细询问病史、确认孕周。

5. 应在产前筛查申请单上准确填写下列资料 孕妇姓名、出生日期（公历），采血日期，采血当天的孕龄，体重，末次月经日期（公历）、月经周期，孕妇是否吸烟，本次妊娠是否为双胎或多胎，孕妇是否患有胰岛素依赖型糖尿病、既往是否有染色体异常或者神经管缺陷等异常妊娠史，孕妇的联系方式。

6. 筛查结果风险率表达方法 唐氏综合征、18－三体综合征的风险率以1/n方式来表示，意味着出生某一患儿存在1/n的可能性。

7. 筛查结果的判别 筛查结果分为高风险和低风险，DS筛查结果采用1/270为阳性切割值，即筛查结果风险率≥1/270者为高风险妊娠；18－三体综合征筛查结果采用1/350为阳性切割值，即筛查结果风险率≥1/350者为高风险妊娠；NTD宜以母血清AFP≥2.0～2.5 MOM为阳性切割值，筛查结果AFP≥2.0～2.5 MOM者为高风险妊娠。

8. 对筛查高风险孕妇的处理 应由产前咨询医师解释筛查结果，并向其介绍进一步检查或诊断的方法，由孕妇知情选择。对DS或18－三体综合征高风险者，建议行介入性产前诊断，行胎儿染色体核型分析。对NTD高风险者，应行针对性超声检查，判断胎儿是否罹患NTD。

9. 在未进行产前诊断之前，不应为孕妇做终止妊娠的处理。

10. 筛查的追踪随访 应对所有筛查对象进行妊娠结局的随访。

（史登玉）

第五节 妊娠期用药咨询

妊娠期用药是非常常见的现象，大多数处方药可以在妊娠期使用，并且相对安全。已知的或是可疑的致畸药物只是少数，对于那些被认为是致畸的药物，咨询时应强调相对风险。暴露于一个肯定的致畸因子，通常只将孕妇生育出生缺陷儿的风险增加了1%～2%。与暴露于药物所造成的致畸风险相比，一些疾病如果不经治疗，对孕妇和胎儿的威胁将更加严重。

由于临床医学的特殊性，受到医学伦理与道德限制，对人类妊娠期用药的分类研究存在着难以克服的困难。大多数药物的致畸作用尚不明确，为了提供治疗指导，美国FDA制定了妊娠期用药的安全性等级评定的分类系统。需要说明的是，分类可能是基于个案报道或有限的动物实验数据做出的，且更新时间较慢。

FDA对药物的分类：

A类：对照研究没有发现在妊娠期会对人类胎儿有风险，这类药物可能对胎儿影响甚微。

B类：动物研究未发现对动物胎儿有风险，但无人类研究的对照组；或已在动物生殖研究显示有不良影响，但在很好的人类对照研究中未被证实有不良反应。

C类：动物研究显示对胎儿有不良影响，但在人类没有对照研究；或者没有人类和动物研究的资料。只有当对胎儿潜在的益处大于潜在的风险时才可以使用该类药物。

D类：有确切的证据表明对人类胎儿有风险，但为了孕妇的获益这些风险是可以接受的，例如在危及生命时，或是病情严重只用安全的药物无效时使用该类药物。

X级：动物或人类的研究均证实可引起胎儿异常，或基于人类的经验显示其对胎儿有危险，或两者兼有，且其潜在风险明显大于其治疗益处。该类药物禁用于孕妇或可能已经怀孕的妇女。

常用药物中此类药物并不多，但因致畸率高，或对胎儿危害很大，孕期禁用。已知的致畸药物见表21－3。

表21－3 致畸药物

ACE抑制剂	氯联苯	异维甲酸	苯妥英钠
酒精	环磷酰胺	锂	放射碘
雄激素	丹那唑	甲硫咪唑	四环素
马利兰（白消安）	乙蔗酚	氨甲蝶呤	丙戊酸
卡马西平	视黄醇类	青霉胺	三甲双酮

（史登玉）

参考文献

［1］乐杰．妇产科学．北京：人民卫生出版社，2008.

［2］郭媛．临床笔记妇产科．山东：山东科学技术出版社，2015.

［3］张为远．中华围产医学．北京：人民卫生出版社，2012.

［4］冯琼，廖灿．妇产科诊疗流程．北京：人民军医出版社，2014.

第二十二章　妊娠时限疾病

第一节　先兆流产

先兆流产指在妊娠28周前出现的阴道少量出血，常为暗红色或血性白带，无妊娠物排出，随后出现阵发性下腹痛或腰背痛的自然流产早期阶段。

一、病因

（1）遗传基因的缺陷。

（2）环境因素。

（3）内分泌因素。

（4）血栓前状态。

（5）感染因素。

（6）免疫因素。

（7）其他。

二、诊断要点

1. 临床表现

（1）早期妊娠时停经后少量阴道出血和（或）伴轻度中下腹痛，或无任何症状，仅于常规B超检查时发现孕囊与子宫壁剥离（宫腔积血）。

（2）若已到中期妊娠（晚期先兆流产），孕妇腹部增大，胎动正常，可扪及子宫收缩。

（3）体征：①一般情况：神志清晰，生命体征平稳，可略显焦虑、紧张。②腹部检查：全腹软，一般无压痛反跳痛，无移动性浊音。③妇科检查：阴道内可见暗红色或咖啡色血污，宫颈可见着色，宫颈口未开，胎膜未破，子宫大小与停经周数相符。若胎儿发育正常，孕16周后在下腹部正中线上可用多普勒仪闻及正常胎心。

2. 辅助检查

（1）血β-HCG、孕酮测定：间隔2~3d重复测定的血β-HCG上升良好（翻倍为良好，未翻倍但上升超过65%者为可接受，但需更积极的措施治疗，且预后可能不佳），孕酮常高于60nmol/L。

（2）超声诊断：B超见宫内妊娠迹象，有时可见孕囊与子宫壁之间有剥离面（宫腔积血）。B超所见胚胎大小与停经时间未必相一致，在此情况下，①若B超见宫内活胎，则以B超提示的孕周为准；②若B超未见胎心搏动，则须监测血β-HCG、孕酮，且择期复查B超以了解胚胎发育情况。必须明确的是，血β-HCG、孕酮的监测结果并不能取代B超的诊断地位，且B超还能了解有无子宫肌瘤等引起子宫形态异常导致流产的肿瘤，并能初步判断有无子宫发育异常。

(3) 流产原因初步筛查：白带常规；宫颈分泌物支原体、衣原体、细菌培养；传染病检查；甲状腺功能；凝血功能及 D－二聚体。

三、鉴别诊断

(1) 异位妊娠。

(2) 稽留流产。

(3) 宫颈息肉或宫颈糜烂。

四、治疗

在排除异位妊娠后，可予安胎治疗。

1. 一般治疗　卧床休息，禁止性生活，保持会阴部清洁卫生，进食新鲜有营养的食物，禁忌食用大补的药材（人参、花旗参、鹿茸、田七、当归、川芎等）、性寒凉的食物（薏苡仁、木耳、蟹等）及辛辣食物。

2. 药物治疗

(1) 安胎西药：①黄体酮注射液，20mg，肌内注射，1/d，常规给药；②地屈孕酮片，10mg，3/d，首剂 40mg，常规给药。

(2) 安胎中药：①固肾安胎丸，6g，3/d，可常规给药；②滋肾育胎丸，5g，3/d，可常规给药。

(3) 支持对症用药

1) 止血药：适用于较多阴道出血的患者。常用药物为卡巴克洛片，5mg，3/d，可给药至阴道出血止；酚磺乙胺针，0.5g，肌内注射，临时用药 1 次；止血合剂静脉滴注，5% 葡萄糖注射液或 0.9% 氯化钠注射液 500ml 加维生素 C 注射液 3g 加酚磺乙胺 3g，静脉滴注，临时用药 1 次，主要用于阴道出血稍多但少于月经，或 B 超见宫腔积血超过 3cm 的患者。

2) 缓解子宫收缩的药物。①间苯三酚：40mg，肌内注射临时用药，用以缓解轻度下腹坠胀痛；80～120mg 加入 5% 葡萄糖注射液中静脉滴注，用以维持疗效或抑制轻中度较为频繁的下腹坠胀痛。②硫酸镁：适用于孕 16 周后出现子宫收缩的晚期先兆流产患者。用法：第一天用药，5% 葡萄糖注射液或 0.9% 氯化钠注射液 250ml 加 25% 硫酸镁 5g，静脉滴注，1h 滴完（先用，冲击量）；5% 葡萄糖注射液或 0.9% 氯化钠注射液 500ml 加 25% 硫酸镁 10g，静脉滴注 6h 滴完（维持量）。第二天起，5% 葡萄糖注射液或 0.9% 氯化钠注射液 250ml 加 25% 硫酸镁 5g，静脉滴注，3h 滴完；5% 葡萄糖注射液或 0.9% 氯化钠注射液 500ml 加 25% 硫酸镁 10g，静脉滴注，6h 滴完。用药注意事项：用药期间应该监测血镁浓度，正常为 0.75～1mmol/L，治疗有效浓度为 2～3.5mmol/L，超过 5mmol/L 则为中毒浓度。用药期间必须定时检查膝反射，观察呼吸不少于 16 次/min，尿量每小时不少于 25ml 或 24h 不少于 600ml，备葡萄糖酸钙作为解毒剂（一旦出现中毒反应，立即静脉注射 10% 葡萄糖酸钙 10ml）。③安宝（盐酸利托君）：适用于孕 20 周以后出现子宫收缩的晚期先兆流产患者。用法：5% 葡萄糖注射液 250ml 加安宝针 50mg，静脉滴注，从每分钟 4 滴开始调滴速，视患者临床症状的变化调整滴速，最大滴速不可超过每分钟 38 滴。用药注意事项：用药前心电图结果必须正常。当患者心率 >140/min 时，须停药或减量。用药超过 5d 须监测血糖。当宫缩被抑制后，继续用药 12h，停止静脉滴注之前 30min 开始口服安宝 10mg，每 2 小时 1 次，之后再慢慢减量。④催产素受体拮抗药：阿托西班（atosiban）。用法：以 7.5mg/ml 的浓度给予初次剂量，静脉注射 6.75mg，然后在 3h 内持续以 300μg/min，继之以 100μg/min 小剂量滴注。治疗时间不超过 48h，总剂量不超过 330mg。

（4）针对流产原因的治疗

1）生殖道感染：a. 阴道炎：细菌性阴道病患者可给予阴道抹洗治疗，念珠菌阴道炎者可阴道抹洗加凯妮汀 0.5g 塞阴道治疗。b. 宫颈培养阳性：支原体、细菌培养阳性者，选择敏感抗生素口服或静脉滴注治疗；衣原体感染者，可用红霉素 0.5g 口服，4/d，连服 7d，或阿奇霉素 1g 顿服。

2）梅毒、HIV 感染者：a. 梅毒感染者，予苄星青霉素 240 万 U，分两侧臀部肌内注射，1 次/周，连用 3 次。青霉素过敏者则用红霉素片口服，0.5g，4/d，连服 30d。b. HIV 感染：应转传染病专科医院治疗。c. 甲状腺功能异常：甲状腺功能减退症、甲状腺功能亢进症患者，须请内科会诊后决定治疗方案，并根据会诊意见给予相应药物治疗。d. D－二聚体升高：给予低分子肝素 0.4ml 皮下注射，每日 2～4 次。复查正常后给予维持量治疗。

五、疾病分级及诊治指引

先兆流产的分级评估及诊治指引见表 22－1。

表 22－1　先兆流产的分级诊治指引

疾病分级	严重程度	病情特点	生命体征	休克	首诊医师处理原则和技术支持力量	负责医师
Ⅰ级	濒危	病情可能随时危及病人生命安全，需立即采取挽救生命的干预措施。 包括：①无呼吸、脉搏；②意识障碍；③急性阴道大出血；④有其他需要采取挽救生命干预措施的情况	不稳定，需高级生命支持	重度（感染性休克或失血性休克）	①立即救治，启动绿色通道；②通知妇科住院总医师和二线医师；③必要时通知血库、手术室及麻醉医师参与抢救	副主任医师（>3 年）以上
Ⅱ级	危重	①病情可能在短期内进展至Ⅰ级；②阴道出血明显多于月经	不稳定	轻度	①立即接诊，并给予相应处置及治疗；②通知妇科住院总医师和二线医师，准备手术；③必要时通知手术室、麻醉师及血库参与抢救	副主任医师以上
Ⅲ级	急诊	就诊当时没有在短时间内危及生命的征象，阴道出血如月经量	稳定	无	马上安排入院	住院总医师或主治医师
Ⅳ级	非急诊	就诊当时没有症状或症状轻微	稳定	无	60min 内安排就诊	住院医师

六、入院标准

先兆流产患者均可入院安胎，以下患者须住院安胎治疗。

（1）阴道出血如月经量或多于月经量，但B超提示胎儿尚存活、宫颈口未开、胎膜未破者。

（2）有明显下腹痛者。

（3）既往有复发性流产史，本孕又出现先兆流产症状者。

（4）B超见宫腔积血面积较大者。

（5）先兆流产伴感染迹象者。

七、会诊标准

（1）存在内、外科并发症，需专科协助诊治。

（2）饮食有特殊要求患者，请营养科协助饮食控制。

八、入出ICU标准

1. 入ICU标准

（1）严重心、肺疾病。

（2）失血性休克、感染性休克。

（3）麻醉意外抢救成功后。

（4）术后麻醉需要辅助机械通气。

（5）任何一个重要脏器衰竭。

（6）败血症。

（7）术后水、电解质紊乱。

2. 出ICU标准　收入ICU的患者经过严密监护和治疗后，病情趋于稳定且转入ICU的指征已消除后，可转出ICU返回普通病房继续进行专科治疗。标准如下：

（1）心率在正常范围内。

（2）血流动力学稳定。

（3）呼吸频率在正常范围内，无呼吸功能障碍，血气分析结果正常。

（4）主要脏器功能稳定。

（5）血氧饱和度 >95%，或 PCO_2 <50mmHg，或pH为7.35~7.45；不需机械通气、不需给氧。

（6）专科指征：阴道出血少，感染已控制。

九、谈话要点

强调尽量予安胎治疗，但安胎皆有失败的可能。

十、常见并发症及处理

1. 安胎未必每例均获成功，部分患者可发展成为稽留流产、难免流产或完全流产。

（1）发展为稽留流产者，进入稽留流产临床路径治疗，择期行清宫术。

（2）出现以下情况者为难免流产：阴道出血明显多于平素月经量；下腹阵痛进行性加重，用药物难以抑制；胎膜破裂；宫颈见组织物堵塞；已排出部分胚胎组织。处理：妊娠早期难免流产，即行清宫术止血；妊娠中期难免流产，给予口服药物引产排胎，若阴道出血多，行钳刮术。

（3）完全流产：宫内组织物已完全排出，若阴道出血渐减少、无伴感染迹象，可无需特别处理。

2. 感染性流产　过程中阴道出血时间过长或有胚胎组织残留于宫腔，导致细菌逆行性感染引起。感染性流产一旦确立，必须遵循两大原则，一是迅速控制感染，二是尽快清除宫内妊娠物。

（1）控制感染：甲硝唑注射液 0.5g 静脉滴注，每 6～12 小时 1 次，至体温正常后改为口服片剂，0.2g，38d，持续 1 周。静脉滴注头孢拉定、头孢曲松、头孢哌酮等，均为 2g，2/d，直到所有感染指标恢复正常。

（2）清除宫内组织物：在抗生素支持下行清宫术。①轻度感染时，可在静脉滴注抗生素 6～12h 后行清宫术。②感染较重时，静脉注射头孢类抗生素 0.5～1h 后即行清宫术。③清宫术注意事项：清宫时应用卵圆钳夹出组织物，而不用刮匙搔刮，以免炎症扩散。

十一、出院标准

（1）患者经安胎后，临床症状消失，B 超见胚胎发育正常，无宫腔积血或积血较前减少，血 β－HCG 上升良好，孕酮稳定。

（2）针对流产原因的筛查中有问题的指标均已治疗。

（3）没有需要住院处理的并发症和（或）并发症。

十二、随访指导

（1）注意体温和流产症状，出现发热、下腹痛、阴道出血多时返专科门诊就诊。

（2）定期产检。

（3）注意清洁卫生，避免出现感染性流产。

（4）加强营养，补充易消化、营养高的食物，禁忌食用的物品见治疗。

（周剑利）

第二节　复发性流产

一、定义

复发性流产指连续两次或以上自然流产。

二、病因

（1）胚胎因素。

（2）解剖因素。

（3）免疫功能异常。

(4) 环境因素。

(5) 内分泌。

(6) 血栓前状态。

(7) 其他。

三、诊断要点

1. 临床表现　每次流产多发生于相近的妊娠月份，流产发生的临床过程与一般流产相同。

2. 体征

(1) 一般情况：无特殊。

(2) 腹部检查：无特殊。

3. 妇科检查　有时可见宫颈严重撕裂、生殖道畸形、子宫发育不良、子宫肌瘤等。

4. 辅助检查

(1) 测定女方甲状腺功能、血糖、肾功能、血压，以除外内科并发症。

(2) 精液分析。

(3) 夫妇双方染色体核型。

(4) 进行必要的遗传咨询。

(5) 卵巢功能监测，特别是黄体功能的检测。

(6) 宫腔镜了解有无生殖道畸形、黏膜下肌瘤和子宫颈内口松弛等。

(7) 超声显像了解生殖道情况。

(8) 各种感染，如风疹病毒、衣原体、支原体、弓形虫、人类巨细胞病毒、人微小病毒 B19 等病原体感染的检查。

(9) 测定配偶双方 ABO 和 Rh 血型、组织相容性抗原的相容性等。

(10) 检测夫妇双方免疫方面的有关抗体，如出现抗心磷脂抗体、子宫内膜抗体、抗精子抗体、透明带抗体等，或封闭抗体的缺乏。

四、鉴别诊断

一般根据病史可明确诊断。

五、治疗

(1) 治疗内科疾病。

(2) 治疗各种感染。

(3) 因子宫病变（双角子宫、子宫纵隔、肌瘤、宫颈内口松弛等病变）而反复流产者可在非妊娠期行手术纠治；术后至少避孕 12 个月以上。

(4) 妊娠期处理：拟诊妊娠即可开始安胎治疗，每日肌内注射黄体酮 20mg，确诊正常妊娠后治疗可持续至妊娠 12 周或超过以往发生流产的月份，同时嘱卧床休息、禁止性生活。妊娠期适当补充多种维生素，注意解除精神紧张。

(5) 子宫颈内口松弛晚期流产：如因宫颈损伤所致，可于妊娠前做宫颈内口修补术。若已妊娠并经超声证实宫内正常妊娠，可在孕 14～16 周行宫颈内口环扎术。

(6) 免疫功能的调整。

（7）对于免疫过度型致抗磷脂抗体产生者，可使用低剂量阿司匹林或肝素拮抗磷脂抗体介导的血栓形成。

（8）医学助孕：对于由染色体病等遗传因素引起的习惯性流产，根据不同原因可进行胚胎植入前的遗传学诊断，必要时行辅助生殖技术。

六、疾病分级及诊治指引

复发性流产患者一般为入院行流产原因筛查，筛查结束患者得到筛查结果后即可出院；患者得到结果后住院医师可向患者解释此结果在复发性流产中的意义，住院医师不知道结果意义时可逐级请示，并由上级医师向患者解释。唯生殖道发育异常者须行手术治疗。手术分级原则为：除阴道横隔切开术可由有二级开放手术权限的医师执行外，其余手术均需由有Ⅲ级（以上）开放手术权限或Ⅲ级（或以上）腔镜手术权限的医师操作。

七、入院标准

有自然流产连续发生两次或以上病史的患者。

八、会诊标准

当患者合并其他系统疾病且住院期间需要特殊处理时，需请本院相关专科或外院相关专科会诊。

九、入出 ICU 标准

一般无需进入 ICU 治疗。

十、谈话要点

需强调即使进行流产原因筛查，但并不保证可以查出具体原因。

（1）不进行全面筛查的后果不能全面了解复发性流产的原因。

（2）可供选择的其他方法确诊妊娠后进行经验治疗。

十一、常见并发症及处理

一般无并发症。

十二、出院标准

已行流产相关检查，针对异常结果给予相应处理。

十三、随访指导

（1）出院后 1 周复诊取筛查结果。

（2）视检查结果给予相应治疗措施。

（3）保持清洁卫生。

（4）出现下腹痛或异常阴道出血时需及时返院或到当地医院治疗。

（周剑利）

第三节 稽留流产

一、定义

稽留流产指胚胎或胎儿已死亡滞留宫腔内未能及时自然排出者。

二、病因

(1) 遗传基因的缺陷。
(2) 环境因素。
(3) 内分泌因素。
(4) 血栓前状态。
(5) 感染因素。
(6) 免疫因素。
(7) 其他。

三、诊断要点

1. 临床表现

(1) 早期妊娠反应消失，有先兆流产症状［停经后少量阴道出血和（或）伴轻度中下腹痛］，或无任何症状，仅于常规行B超检查时发现。

(2) 若已到中期妊娠，孕妇腹部不见增大，胎动消失。

(3) 体征：①一般情况：阴道出血多时，可有面色苍白、脉搏加快、血压下降等休克表现。②腹部检查：一般无特殊发现。③妇科检查：宫颈口未开，子宫较停经周数小。

2. 辅助检查

(1) 血β-HCG、孕酮测定：连续的血β-HCG监测见其上升缓慢或不再上升或呈下降趋势；孕酮从早期监测的>60nmol/L水平下降至低于40nmol/L，部分患者一开始监测时已呈低于40nmol/L的低水平。

(2) 超声诊断：B超见宫内妊娠迹象，B超下计算妊娠物孕周超过7周而孕囊内未见胚芽或见胚芽未见胎心搏动；或1周前B超见胚芽但1周后复查B超仍未见胎心搏动，可诊断稽留流产。以下情况应高度怀疑稽留流产：①孕囊平均直径超过13mm而未见卵黄囊；②孕囊平均直径超过17mm而未见胚芽。

四、鉴别诊断

(1) 先兆流产。
(2) 宫外孕。

五、治疗

一经诊断稽留流产，即完善相关检查，尽快终止妊娠。稽留时间过长可能发生凝血功能障碍，导致弥散性血管内凝血（DIC），造成严重出血。处理前应查血常规、出凝血时间、血小板计数、血纤维蛋白原、凝血酶原时间、D－二聚体等，并做好输血准备。若凝血功能正常，先口服戊酸雌二醇5mg，3/d，连用3～5d，可提高子宫肌对催产药的敏感性。若出现凝血功能障碍，应尽早使用肝素、纤维蛋白原及输新鲜血、新鲜冷冻血浆等，待凝血功能好转后，再行刮宫。

清宫术适用于胚胎顶臀径小于3cm者及B超提示宫深小于10cm者。应先口服3～5d戊酸雌二醇后行B超下清宫术。

六、入院标准

（1）诊断稽留流产者，停经时间超过3个月或胚芽长度超过3cm。

（2）凝血功能异常者。

（3）术前检查发现心肺功能异常等情况不适合门诊治疗者。

七、会诊标准

（1）存在内、外科并发症，需专科协助诊治。

（2）存在可能影响麻醉因素，术前需麻醉科评估。

（3）饮食有特殊要求患者，请营养科协助饮食控制。

八、入出ICU标准

1. 入ICU标准

（1）严重心、肺疾病。

（2）失血性休克、感染性休克。

（3）麻醉意外抢救成功后。

（4）术后麻醉需要辅助通气。

（5）任何一个重要脏器衰竭。

（6）DIC。

（7）术后水、电解质紊乱。

2. 出ICU标准　收入ICU的患者经过严密监护和治疗后，病情趋于稳定且转入ICU的指征已消除后，可转出ICU返回普通病房继续进行专科治疗。标准如下。

（1）心率在正常范围内。

（2）血流动力学稳定。

（3）呼吸频率在正常范围内，无呼吸功能障碍，血气分析结果正常。

（4）主要脏器功能稳定。

（5）血氧饱和度>95%，或PCO_2<50mmHg，或pH为7.35～7.45；不需机械通气、不需给氧。

（6）专科指征：阴道出血少，感染已控制，凝血功能障碍已纠正。

九、谈话要点

（1）不终止妊娠的后果将会出现排胎时阴道出血多、凝血功能障碍，甚至DIC等。

（2）可供选择的其他治疗方案清宫术、药物排胎。

（3）终止妊娠期间可能出现的情况详见常见并发症及处理。

十、常见并发症及处理

1. 稽留流产的并发症　凝血功能障碍所致的阴道大量出血、休克甚至 DIC。处理包括补液、输悬浮红细胞等补充血容量，输新鲜冷冻血浆、冷沉淀等纠正凝血功能障碍，并迅速行清宫术。

2. 口服药物引产的并发症　口服戊酸雌二醇所致并发症：一般无严重并发症，部分患者口服此药后由于子宫敏感性增加，出现自发排胎反应，表现为清宫术前或口服米索前列醇前出现下腹阵痛并排出胚胎，部分患者胚胎排出不完整或组织物堵塞宫颈出现大量阴道出血。治疗：①若排出胚胎后阴道出血减少及下腹痛消失，可待阴道出血少于月经时复查 B 超，若宫内无组织物残留则可予出院，若有组织物残留则仍建议行 B 超下清宫术。②若排出胚胎后仍阴道出血多或见宫颈有组织物堵塞，则应马上行清宫术。

3. 清宫术的并发症

（1）术中或术后出血多或术后阴道出血时间长：处理：宫颈注射催产药或口服益母草、新生化等加强宫缩。

（2）子宫穿孔：处理：立即停止手术操作，给予催产药宫颈注射、肌内注射、静脉滴注等加强宫缩，并可静脉滴注止血药治疗，观察其出血情况。如阴道出血不止，或考虑已损伤盆腹腔内脏器，应立即收住院剖腹探查或腹腔镜治疗。预防：术前根据 B 超提示子宫腔方向进探针或吸管，手术中操作轻柔，避免暴力。

（3）感染：治疗：口服或静脉滴注抗生素治疗。预防：手术操作尽量做到无菌操作，阴道消毒要彻底。

（4）手术效果不满意，如清宫不全、漏吸等。处理：一般需二次清宫。预防：尽量在 B 超下完成手术。

（5）宫腔粘连：处理：行宫腔镜检查并分离粘连。预防：手术中避免反复多次吸宫，吸宫压力应控制在 300mmHg 以内，术后可予口服雌孕激素促进内膜生长。

（6）人流综合征：恶心呕吐、心慌胸闷、出冷汗、心率减慢、头晕或晕厥等。处理：立即停止手术，给予心电监护，皮下注射阿托品。

（7）继发不孕：处理：行宫腹腔镜治疗。预防：术后保持清洁卫生，月经恢复前禁止同房，避免多次人工流产。

（8）麻醉可能发生的并发症：麻醉意外、麻药过敏、呼吸循环抑制（即心搏、呼吸骤停）。应与麻醉师一起进行抢救。

十一、出院标准

（1）患者排胎后宫内无组织物残留或已行 B 超下清宫术，一般情况良好，体温正常。

（2）无下腹痛，阴道出血少。

（3）没有需要住院处理的并发症和（或）并发症。

十二、随访指导

（1）注意体温，出现发热、下腹痛、阴道出血多时返专科门诊就诊。

（2）出院后10～14d门诊复查。

（3）注意清洁卫生，避免出现盆腔炎性疾病。

（4）加强营养，补充易消化、营养高的食物。

（5）出现以下紧急情况需及时返院或到当地医院治疗：下腹痛剧烈；突发高热；大量阴道出血。

（周剑利）

第四节　早产

一、定义

妊娠满28周但不足37周间分娩称为早产。早产占分娩总数的5%～15%。早产时出生体重为1000～2499g、身体各器官未成熟的新生儿称为早产儿。分为自发性早产和治疗性早产两种，自发性早产包括未足月分娩和未足月胎膜早破，治疗性早产为妊娠并发症或并发症而需要提前终止妊娠者。

二、病因

1. 常见诱因　①宫内感染，常伴发胎膜早破，绒毛膜羊膜炎，30%～40%的早产与此有关；②下生殖道及泌尿道感染，如B族链球菌、沙眼衣原体、支原体的下生殖道感染，细菌性阴道病及无症状性菌尿、急性肾盂肾炎等；③妊娠并发症及并发症，如妊娠期高血压疾病、妊娠肝内胆汁淤积症、妊娠合并心脏病、慢性肾炎等；④子宫膨胀过度或者子宫畸形，如双胎妊娠、羊水过多、纵隔子宫、双角子宫等；⑤胎盘因素，如前置胎盘、胎盘早剥；⑥宫颈内口松弛。

2. 高危因素　①早产史；②晚期流产史；③年龄<18岁或>40岁；④患有躯体疾病和妊娠并发症；⑤体重过轻（体重指数≤18）；⑥无产前保健，经济状况差；⑦吸毒或酗酒者；⑧孕期长期站立，特别是每周站立超过40h；⑨有生殖道感染或性传播感染高危史，或合并性传播疾病，如梅毒等；⑩多胎妊娠。

三、诊断

1. 临床表现（首先核实孕周）

（1）症状：①主诉：阵发性腹痛，腹胀，少许阴道出血或流液；②既往史：既往有早产史或晚期流产、产伤史等病史，存在引起早产的高危因素及诱因。

（2）体检：早产临产可扪及较规律宫缩，肛查或阴检发现宫颈管缩短或宫口扩张；即妊娠晚期出现规律宫缩（每20分钟4次或每60分钟8次），同时伴有宫颈的进行性改变（宫颈容受性≥80%，伴宫口扩张2.0cm以上）。

2. 辅助诊断

（1）胎心监护：了解宫缩有无及强弱，胎心音有无异常，是否存在减速，了解早产儿对宫缩的耐受情况。

（2）超声检测宫颈长度及宫颈内口有无开大：利用宫颈长度预测早产应首选经阴道测

量，但在可疑前置胎盘、胎膜早破及生殖道感染时，应选择经会阴测量或经腹测量。妊娠期宫颈长度的正常值：经腹测量为3.2～5.3cm、经阴道测量为3.2～4.8cm、经会阴测量为2.9～3.5cm。对先兆早产孕妇或具有早产高危因素孕妇的早产预测认为，宫颈长度>3.0cm是排除早产发生的较可靠指标。对有先兆早产症状者应动态监测宫颈长度。漏斗状宫颈内口可能是暂时的，伴有宫颈长度的缩短才有临床预测意义。但如测得宫颈内口漏斗长度大于宫颈总长度的25%或功能性宫颈管长度<3cm，提示早产的可能性大，应给予治疗。

（3）阴道穹分泌物中胎儿纤维连接蛋白（fFN）的测定：fFN为糖蛋白，由羊膜、蜕膜和绒毛膜合成分泌，对胎膜起到黏附作用。正常妊娠20周前阴道穹分泌物中可以呈阳性改变，但妊娠22～35周阴道穹分泌物中应为阴性，孕36周后可以为阳性。孕24～35周有先兆早产症状者如果fFN阳性，预测早产的敏感度为50%左右，特异度为80%～90%。1周内分娩的敏感度为71%，特异度为89%。孕24～35周有先兆早产症状，但fFN阴性，1周内不分娩的阴性预测值为98%，2周内不分娩为95%。其重要意义在于它的阴性预测值和近期预测的意义，对多胎妊娠同样适用。

（4）宫颈长度和fFN检测的联合应用：有先兆早产症状、胎膜早破、宫颈长度<3.0cm者可进一步检测fFN，如果fFN阳性，则早产风险增加。注意事项：fFN标本易受污染造成假阳性，检测前不能行阴道检查及阴道超声检测，24h内禁止性交，避免阴道出血和子宫收缩。

（5）确诊早产后，进一步进行病因分析，对正确选择治疗方法十分重要。通常采用的方法有：①B型超声检查：排除胎儿畸形，确定胎儿数目及多胎妊娠类型、明确胎儿先露部、了解胎儿生长状况及宫内安危、排除死胎、估计羊水量，排除前置胎盘及胎盘早剥等。②阴道窥器检查及阴道流液涂片：了解有无胎膜早破。③宫颈及阴道分泌物培养：排除B族链球菌感染及沙眼衣原体感染。④羊水检查：胎膜早破者可抽取羊水送细菌培养，排除绒毛膜羊膜炎，检测卵磷脂、鞘磷脂比值或磷脂酰甘油等，了解胎肺成熟度。

四、鉴别诊断

1. 前置胎盘　病史中存在高危因素，如多次人工流产刮宫史、产褥感染、瘢痕子宫等内膜损伤病变，双胎妊娠、副胎盘、膜状胎盘等胎盘异常因素。孕妇在妊娠中晚期无痛性阴道出血，不伴无明显下腹痛；体检贫血貌，腹软，未扪及明显宫缩。超声可辅助诊断：胎盘位置低于胎先露部，无明显宫颈管缩短或宫内口扩张。

2. 胎盘早剥　妊娠晚期突发下腹痛伴或不伴阴道出血；存在高危病史，如妊娠期高血压疾病、慢性肾病等血管病变，腹部外伤等机械性因素等。体检：腹部紧张，子宫高张，压痛，可扪及宫缩，宫缩无明显间歇，胎心音正常或不正常。胎心提示频繁晚期减速，超声提示胎盘后血肿，但超声即使阴性也不能排除胎盘早剥。胎盘早剥分为轻、重两型。轻型的胎盘早剥与早产临产极为相似，需警惕。重型胎盘早剥可引起DIC、出血性休克、羊水栓塞、急性肾衰竭、胎死宫内，需确诊积极处理。

3. 阴道壁、宫颈局部病变出血　妊娠期合并阴道壁、宫颈病变，如阴道炎症、阴道赘生物、宫颈息肉、宫颈糜烂，甚至宫颈癌，可能出现无痛性阴道少许出血，于妇科检查可发现病变。体检：腹软，未扪及明显宫缩，子宫无压痛，胎心正常，妇检可见阴道壁潮红，点状出血，阴道或宫颈赘生物，或宫颈中重度糜烂，接触性出血明显，宫颈管长度正常范围，宫颈口闭合，无明显宫腔出血。若症状明显，可行宫颈 LCT 检查、赘生物摘除活体病理检查以明确诊断，必要时需抑制子宫收缩治疗。

4. 妊娠晚期子宫生理性收缩（Braxton - Hicks） 妊娠晚期孕妇自觉无痛性子宫收缩，强度弱，不规则，常夜晚明显，不伴下腹痛、腹胀及阴道流液，不伴宫颈管进行性缩短、宫口扩张等。但若孕妇自觉宫缩较平时频繁，多于一般的次数，则这种宫缩仍有预示意义，需提高警惕。

5. 先兆子宫破裂 妊娠晚期出现下腹痛伴阴道出血需与先兆子宫破裂鉴别。既往有分娩梗阻、子宫手术史，此次妊娠晚期出现强烈宫缩、阵发腹痛、少量出血，可有血尿。体检：子宫下段有压痛，病理缩复环。

五、治疗

早产临产的治疗包括糖皮质激素、宫缩抑制药、广谱抗生素的应用及母胎监护等。

1. 一般治疗 卧床休息十分重要，取左侧卧位，可减少宫缩频率，有利于提高子宫血流量，改善胎盘功能，增加胎儿氧供及营养。对伴有胎膜早破者应绝对卧床休息。

2. 对症对因治疗（药物治疗） 主要应用抑制宫缩、抗感染及促胎肺成熟药物，即糖皮质激素、宫缩抑制药、广谱抗生素。

（1）糖皮质激素：糖皮质激素的作用是促胎肺成熟，同时也能促进胎儿其他组织发育。对于治疗性早产前及有早产风险的孕妇应用糖皮质激素可降低新生儿呼吸窘迫综合征、脑室出血、新生儿坏死性小肠结肠炎等风险，降低新生儿死亡率，并不增加感染率。

1）糖皮质激素的应用指征：妊娠未满 34 周、7d 内有早产分娩可能者；孕周 >34 周但有临床证据证实胎肺未成熟者；妊娠期糖尿病血糖控制不满意者。

2）糖皮质激素的应用方法：地塞米松 5mg，肌内注射，每 12 小时 1 次，连续 2d；或倍他米松 12mg，肌内注射，每天 1 次，连续 2d；或羊膜腔内注射地塞米松 10mg1 次，羊膜腔内注射地塞米松的方法适用于妊娠合并糖尿病患者。多胎妊娠则适用地塞米松 5mg，肌内注射，每 8 小时 1 次，连续 2d；或倍他米松 12mg，肌内注射，每 18h1 次，连续 3 次。

3）糖皮质激素的不良反应：孕妇血糖升高；降低母、儿免疫力。多疗程应用可能对胎儿神经系统发育产生一定的影响，所以，不推荐产前反复、多疗程应用。

4）糖皮质激素的禁忌证：证实已有宫内感染证据者。

（2）宫缩抑制药：宫缩抑制药能使孕周延长 2～7d，但并不降低早产率。宫缩抑制药的应用有助于将胎儿在宫内就能及时转运到有新生儿重症监护设备的医疗中心，并能保证产前糖皮质激素应用。所有宫缩抑制药均有不同程度的不良反应而不宜长期应用。常用的宫缩抑制药包括：硫酸镁、β 肾上腺素能受体激动药、吲哚美辛、硝苯地平和催产素拮抗药等。

1）硫酸镁：钙离子拮抗药，抑制神经肌肉冲动，松弛平滑肌。妊娠期用药属于 B 类。a. 用法：硫酸镁的首次剂量为 5g，30min 内静脉滴注，此后以静脉滴注 2g/h 的速度滴入，宫缩抑制后继续维持 4～6h 后改为 1g/h，宫缩消失后继续点滴 12h，24h 总量不超过 30g，同时监测呼吸、心率、尿量、膝跳反射，有条件者监测血镁浓度。血镁浓度 1.5～2.5mmol/L 可抑制宫缩，但血镁浓度过高可抑制呼吸，严重者可使心跳停止。b. 禁忌证：重症肌无力、肾功能不全、近期心肌梗死史和心脏病史。c. 不良反应：孕妇：发热、潮红、头痛、恶心、呕吐、肌无力、低血压、运动反射减弱、严重者呼吸抑制、肺水肿、心搏停止；胎儿：无应激实验 NST 无反应型增加；新生儿：呼吸抑制、低 Apgar 评分、肠蠕动降低、腹胀。d. 监测指标：孕妇尿量、呼吸、心率、膝反射，Mg^{2+} 浓度；应用硫酸镁时需准备 10% 葡萄糖酸钙 10ml 用于解毒备用。如呼吸 <16/min、尿量 <25ml/h、膝反射消失，应立即停药，并给钙剂对抗，可将 10% 葡萄糖酸钙 10ml 溶于 10% 葡萄糖液 10ml 中缓慢静脉注射。

2）β 肾上腺素能受体激动药：利托君刺激子宫肾上腺素能 β 受体，降低细胞内钙离子浓度，从而抑制子宫平滑肌收缩。妊娠期用药属于 B 类。a. 用法：将利托君 100mg 溶于 500ml 葡萄糖液体中，开始时 0.05mg/min 的速度静脉滴注，以后每隔 10 ~ 15min 增加 0.05mg，直至 0.35mg/min，至宫缩停止。其后继续维持 12h，逐渐减量后改口服。如心率≥140/min 应停药。b. 绝对禁忌证：孕妇心脏病、肝功能异常、子痫前期、产前出血、未控制的糖尿病、心动过速、低血压、肺动脉高压、甲状腺功能亢进症、绒毛膜羊膜炎。c. 相对禁忌证：糖尿病、偏头痛、偶发心动过速。d. 不良反应：孕妇：心动过速、震颤、心悸、心肌缺血、焦虑、气短、头痛、恶心、呕吐、低血钾、高血糖、肺水肿；胎儿：心动过速、心律失常、心肌缺血、高胰岛素血症；新生儿：心动过速、低血糖、低血钙、高胆红素血症、低血压、颅内出血。e. 监测指标：心电图、血糖、血钾、心率、血压、肺部情况、用药前后动态监测心绞痛症状及尿量，总液体限制在 2400ml/24h。

3）硝苯地平：钙通道阻滞药，使细胞内钙离子浓度下降而抑制宫缩。妊娠期用药属于 C 类。a. 用法：首次负荷剂量 30mg 口服或 10mg 舌下含服，1 次 20min，连续 4 次。90min 后改为 10 ~ 20mg/4 ~ 6h 口服，或 10mg/4 ~ 6h 舌下含服，应用不超过 3d。b. 不良反应：血压下降、心悸、胎盘血流减少、胎心率减慢。c. 禁忌证：心脏病、低血压和肾病。

4）吲哚美辛：非甾体类抗炎药，前列腺素（PG）合成酶抑制药，有使 PG 水平下降、减少宫缩的作用，妊娠期用药属于 B/D 类。a. 用法：150 ~ 300mg/d，首次负荷量为 100 ~ 200mg，直肠给药，吸收快；或 50 ~ 100mg 口服，以后 25 ~ 50mg/4 ~ 6h，限于妊娠 32 周前短期内应用。b. 不良反应：孕妇：主要是消化道症状，恶心、呕吐和上腹部不适等，阴道出血时间延长，分娩时出血增加；胎儿：如果在妊娠 34 周后使用，PG 水平下降使动脉导管收缩狭窄、胎儿心力衰竭和肢体水肿、肾血流减少、羊水过少等。c. 禁忌证：消化道溃疡、吲哚美辛过敏者、凝血功能障碍及肝肾疾病。

5）阿托西班（催产素受体拮抗药）：催产素衍生物，与催产素竞争催产素受体而起到抑制宫缩的作用。与其他 3 种不同的 β 拟交感神经药物相比，阿托西班的不良反应发生率较低，在欧洲已作为子宫收缩抑制药应用于临床，但其更广泛的应用有待进一步评估。

（3）抗生素：虽然早产的主要原因是感染所致，但研究显示，抗生素并不能延长孕周及降低早产率。①对有早产史或其他早产高危孕妇，应结合病情个体化地应用抗生素，特别适用于阴道分泌物培养 B 族链球菌阳性或羊水细菌培养阳性及泌尿道感染者。②对胎膜早破的先兆早产孕妇建议常规应用抗生素预防感染。

3. 母胎监护

（1）胎儿的监测：主要监护胎儿状态，包括羊水量和脐动脉血流监测及胎儿生物物理评分，及时发现胎儿窘迫，并可通过超声测量评价胎儿生长发育和估计胎儿体重。

（2）孕妇的监测：包括生命体征的监测，尤其体温和脉搏的监测，常可早期发现感染的迹象。定期复查血、尿常规及 C 反应蛋白等。

4. 分娩

（1）分娩时机的选择：包括①对于不可避免的早产，应停用一切宫缩抑制药；②当延长妊娠的风险大于胎儿不成熟的风险时，应选择及时终止妊娠；③妊娠<34 周时根据个体情况决定是否终止妊娠，如有明确的宫内感染则应尽快终止妊娠。对于妊娠≥34 周的患者可以顺其自然。

（2）分娩方式的选择：分娩方式的选择应与孕妇及家属充分沟通。①有剖宫产指征者可行剖宫产术结束分娩，但应在估计早产儿有存活可能性的基础上实施。②阴道分娩应密切监测胎心，慎用可能抑制胎儿呼吸的镇静药。第二产程常规行会阴侧切术。

六、疾病分级及诊治指引

早产的分级评估及诊治指引见表 22-2。

表 22-2 早产的分级诊治指引

负责医师	评估	高危因素	生理指标		
			孕周（GW）	母体生命体征血压、呼吸、心率、体温	FHR
ICU+专科三级医师	Ⅰ级	严重高危	任何孕周	不稳定（需生命支持）	异常
三线医师（副主任或主任医师）	Ⅱ级	严重高危	任何孕周	（血压高或低、心率快或慢、呼吸快或慢、高热）	异常
二级医师（主治或副主任医师）	Ⅲ级	一般高危	32≤GW<34	稳定	正常
一级医师（住院或主治医师）	Ⅳ级	无	≥34	稳定	正常

七、入院标准

据孕妇既往病史及早产分娩史、晚期流产史、既往产伤史，此次妊娠存在早产的高危因素及明显诱因，现症状体征及辅助检查符合早产临产诊断。

八、疾病特殊危急值

（1）早产临产伴宫口开大、胎位异常、胎心异常或胎膜早破等。

（2）孕周<34 周，超声提示宫颈管短缩明显。

九、会诊标准

（1）存在内、外科，妇科并发症，需协助诊治。

（2）术前存在可能影响麻醉的因素，需评估麻醉风险及麻醉方式，确定需行 CVP 穿刺置管的或出现术后麻醉并发症，需麻醉科评估协助治疗。

（3）孕产妇饮食有特殊要求患者，需请营养科协助饮食控制。

（4）可疑胎儿发育异常及可疑遗传性疾病，需产前诊断遗传科会诊。

（5）早产临产，请新生儿科会诊评估胎儿宫内情况。

十、入出 ICU 标准

（1）高危产科情况：早产孕产妇合并妊娠期糖尿病血糖波动明显，发生严重的代谢紊乱，如酮症酸中毒、糖尿病非酮症高渗性昏迷等；重度子痫前期或子痫血压控制不理想，发生多器官功能受损；中央型前置胎盘、胎盘早剥、难治性产后出血、DIC、休克、羊水栓塞，甚至行选择性子宫动脉栓塞介入治疗或全子宫切除术后等情况；孕产妇合并严重的肝肾功能异常、血液疾病、呼吸循环系统疾病、产时产后需行严密监测的。

（2）早产孕产妇合并严重的宫内感染、母体高热惊厥、败血症等情况。

（3）收入 ICU 的患者经过严密监护和治疗后，病情趋于稳定且转入 ICU 的指征已消除后，可转出 ICU 返回普通病房继续进行专科治疗。

十一、术前谈话要点

（1）分娩时机的沟通：当延长妊娠的风险大于胎儿不成熟的风险时，如明确的宫内感染，应与患者及其家属及时沟通；当妊娠 <34 周时根据个体情况沟通分娩时机。充分告知早产儿的预后及其风险。

（2）分娩方式的沟通：分娩方式的选择应与孕妇及家属充分沟通，若有剖宫产指征者可行剖宫产术结束分娩，但应在估计早产儿有存活可能性的基础上实施。若有剖宫产指征而坚持阴道分娩，应告知围生儿不良结局的可能。

（3）剖宫产术中、术后可能出现的情况，新生儿出生后反应差、子宫切口裂伤、子宫收缩乏力、羊水栓塞、产后出血等。

十二、常见并发症及处理

1. 产后出血　首先明确产后出血原因（子宫收缩乏力、胎盘因素、软产道裂伤、凝血功能异常），对症对因处理，迅速止血，补充血容量纠正休克及防治感染。

2. 羊水栓塞　高龄初产、急产、子宫收缩过强、经产妇、胎膜早破、前置胎盘、子宫破裂、剖宫产等是羊水栓塞的诱因。典型临床表现，心肺功能衰竭和休克、DIC 引起的出血、急性肾衰竭。一旦确诊，应立即抢救产妇。主要原则为：改善低氧血症、抗过敏和抗休克、防治 DIC 和肾衰竭、预防感染。

3. 败血症　对于感染因素引起的早产孕产妇需警惕感染扩散、发生败血症的可能。行血培养（真菌、细菌、厌氧菌）及药敏试验，若发生神经系统局灶性体征，必要时需行腰椎穿刺脑脊液检查，甚至头颅 CT、MRI 检查，明确感染部位，行规范全身抗感染补液治疗。

4. 伤口愈合不良　局部分泌物行微生物培养，局部伤口清创换药，理疗，积极治疗内科疾病，加强营养，必要时需抗感染治疗。

十三、出院标准

（1）治疗后无明显早产迹象，母胎监测无异常，可出院。

（2）若早产不可避免，待产后恢复良好，可出院。

十四、随访指导

（1）若继续妊娠，嘱注意休息，自数胎动，定期门诊产检，积极治疗妊娠期疾病，如妊娠期糖尿病、妊娠期高血压疾病、全身感染及下生殖道感染性疾病。

（2）若早产分娩后，嘱母乳喂养，注意产褥期卫生，严格避孕，产后 42d 门诊复查，并积极监测妊娠期疾病转归，如妊娠期高血压疾病、妊娠期糖尿病等。

（3）出现以下紧急情况需及时返院或到当地医院治疗：①出现下腹痛、阴道流液等产兆，自觉胎动明显减少或者过频；②高血压疾病孕妇无明显诱因出现头痛、头晕、眼花、呕吐、腹痛不适；③产褥期会阴伤口或腹部伤口红肿渗液、高热、腹痛明显、无明显诱因阴道大量出血。

（周剑利）

第五节 过期妊娠

一、定义

平时月经周期规律，妊娠达到或超过 42 周（≥294d）尚未分娩者，称为过期妊娠。发生率占妊娠总数的 3% ~15%。过期妊娠使胎儿窘迫、胎粪吸入综合征、过熟综合征、新生儿窒息、围生儿死亡、巨大儿及难产等不良结局发生率增高，并随妊娠期延长而增加。

二、病因

1. 雌孕激素比例失调　内源性前列腺素和雌二醇分泌不足而孕酮水平增高，导致孕激素优势，抑制前列腺素和缩宫素的作用，延迟分娩发动，导致过期妊娠。

2. 头盆不称　部分过期妊娠胎儿较大，导致头盆不称和胎位异常，使胎儿先露不能紧贴子宫下段和宫颈内口，反射性子宫收缩减少，容易发生过期妊娠。

3. 胎儿畸形　如无脑儿，由于无下丘脑，垂体肾上腺轴发育不良或缺如，促肾上腺皮质激素产生不足，胎儿肾上腺皮质萎缩，使雌激素的前身物质 16α－羟基硫酸脱氢表雄酮不足，从而雌激素分泌减少；或小而不规则的胎儿不能紧贴子宫下段及宫颈内口诱发宫缩，导致过期妊娠。

4. 遗传因素　某家族或某个体常反复发生过期妊娠，如胎盘硫酸酯酶缺乏症属罕见的伴性隐性遗传病，可导致过期妊娠。

三、诊断

准确核实孕周，确定胎盘功能是否正常是关键。

1. 核实孕周

（1）病史：以末次月经第 1 日计算，平时月经规律、周期为 28 ~30d 的孕妇停经≥42 周尚未分娩者，可以诊断为过期妊娠。若月经周期超过 30d，应酌情顺延。根据排卵日推算，月经不规则、哺乳期受孕或末次月经记不清的孕妇，可根据基础体温提示的排卵期推算预产期，若排卵后≥280d 仍未分娩者可以诊断为过期妊娠。根据性交日期亦可推算预产期。

（2）临床表现：早孕反应开始出现的时间、胎动出现的时间及早孕期妇科检查发现的子宫大小等均有助于推算孕周。

（3）辅助检查：超声检查结果在20周内对确定孕周有重要意义。妊娠5～12周以胎儿顶臀径推算孕周较准确，妊娠12～20周以胎儿双顶径、股骨长度推算预产期较好。根据妊娠初期血或尿HCG增高的时间亦可推算孕周。

2. 判断胎盘功能

（1）胎动计数：妊娠超过40周的孕妇，通过计数胎动进行自我监测尤为重要。胎动计数>30次/12h为正常，<10/12h或逐日下降超过50%，应视为胎盘功能减退，提示胎儿宫内缺氧。

（2）胎儿电子监护仪检测：无应激试验（NST）每周2次，胎动减少时应增加监测次数，NST无反应型需进一步做缩宫素激惹试验（OCT），若多次反复出现胎心晚期减速，提示胎盘功能减退，胎儿明显缺氧。

（3）B超检查：观察胎动，胎儿肌张力，胎儿呼吸运动及羊水量，每周1～2次。羊水暗区<3cm提示胎盘功能减退，<2cm提示胎儿宫内明显缺氧。另外，脐血流仪检查胎儿脐动脉血流s/D比值，协助判断胎盘功能与胎儿安危。

（4）羊膜镜检查：观察羊水颜色。

（5）尿雌激素与肌酐（E/C）比值：单次尿E/C比值<10提示胎盘功能减退。

四、治疗

应根据胎盘功能、胎儿大小、宫颈成熟度综合分析，选择恰当的分娩方式。

1. 终止妊娠指征　宫颈条件成熟；胎儿体重>400g或胎儿生长受限；12h内胎动<10次或NST为无反应型，OCT阳性或可疑；尿E/C比值持续低值；羊水过少和（或）羊水粪染；并发重度子痫前期或者子痫。终止妊娠的方法应酌情而定。

2. 引产　宫颈条件成熟、Bishop评分>7分者，应予引产；胎头已衔接者，通常采用人工破膜，破膜时羊水多而清者，可静脉滴注催产药，在严密监护下经阴道分娩；宫颈条件不成熟者，可用促宫颈成熟药物，如普拉睾酮及缩宫素引产等。对羊水Ⅲ度污染者，若阴道分娩，要求在胎肩娩出前用负压吸管吸尽胎儿鼻咽部黏液。

3. 剖宫产　出现胎盘功能减退或胎儿窘迫征象，不论宫颈条件成熟与否，均应剖宫产尽快结束分娩。过期妊娠时，胎儿虽有足够储备力，但临产后宫缩应激力的显著增加超过其储备力，出现隐形胎儿窘迫，对此应有足够认识。应加强胎儿监护，及时发现问题，采取应急措施，适时选择剖宫产挽救胎儿。剖宫产指征有：引产失败；产程长，胎先露部下降不满意；产程中出现胎儿窘迫征象；头盆不称；巨大儿；臀先露伴骨盆轻度狭窄；高龄初产妇；破膜后羊水少、黏稠、粪染；同时存在妊娠并发症及并发症，如糖尿病、慢性肾炎、重度子痫前期等。

五、入院标准

孕妇在核实孕周后确诊为过期妊娠者，需住院治疗。

六、疾病特殊危急值

羊膜镜检查提示羊水黏稠、粪染。

七、会诊标准

（1）凡遇疑难病例，如同时存在妊娠并发症，如糖尿病、慢性肾炎、重度子痫前期等院内或科内诊治困难者。

（2）重大抢救、急、危、重患者需协助诊治者，如出现胎盘功能减退或胎儿窘迫征象分娩时，应请新生儿科会诊。

（3）本科患者合并他科疾病需协助诊治者。

（4）重大手术前因病情复杂，涉及专科知识，需要提供咨询或协助。

（5）医疗纠纷需要分析判断。

八、入出 ICU 标准

住院观察、治疗过程中，出现心肺等重要脏器功能衰竭时，转 ICU 观察。ICU 治疗后病情稳定，生命体征平稳，产后子宫收缩好，阴道出血少则可转出 ICU。

九、术前谈话要点

（1）过期妊娠时，常伴有胎儿窘迫、羊水粪染，应重点交代病情。

（2）麻醉意外，呼吸、心搏骤停；麻醉药物反应；过敏反应，毒性反应，神经阻滞并发症；术中因手术需要更改麻醉方法。

（3）术中、术后或晚期出血。

（4）术中、术后有可能发生羊水栓塞，一旦发生可危及孕产妇生命。

（5）剖宫产儿综合征。

十、常见并发症及处理

1. 胎儿窘迫　过期妊娠时，常伴有胎儿窘迫、羊水粪染，分娩时应做好相应准备，胎儿娩出后立即在直接喉镜指引下行气管插管吸出气管内容物，以减少胎粪吸入综合征的发生。过期儿患病率及死亡率均增高，应及时发现和处理新生儿窒息、脱水、低血容量及代谢性酸中毒等并发症。

2. 巨大胎儿　过期妊娠且胎盘功能未受限者，胎儿继续发育，巨大胎儿发生率升高。

3. 羊水过少　妊娠至 38 周后，胎盘渐老化且功能减退，羊水渐减少，40 周后更加明显，42 周后过期妊娠常合并有羊水过少。应定期监测羊水情况及胎盘功能，适时终止妊娠。

十一、出院标准

分娩后，产妇病情稳定，精神状态良好，生命体征平稳，子宫收缩好，阴道出血少。

十二、随访指导

出院后 6 周产检门诊随访。随访内容包括营养评估、B 超评估等。

（周剑利）

参考文献

[1] 周剑利，韩萍．大鼠卵巢组织冷冻保存和自体移植后形态与功能的研究．《中国妇幼保健》，2009，24，(27)：3867－3871.

[2] 周剑利，韩素新，张淑娟．剖宫产同时行子宫肌瘤剔除术152例临床分析．《中国妇幼保健》，2011，26，(3)：361－363.

[3] 周剑利，韩素新，陈昭．不同手术途径及方法对输卵管妊娠术后生育结局的影响．《中国妇幼保健》，2009，24，(11)：1574－1577.

[4] 吕秀华，张晓莉，葛安靖，张文伟．洛美沙星、替硝唑联合盆腔灌注治疗慢性盆腔炎疗效观察．《中国妇幼保健》，2011，26，(10)：1596－1597.

[5] 底建敏，崔文华，王键，郭影．Xiap和Survivin在子痫前期患者胎盘组织中的表达及意义．《中国妇幼保健》，2014，29，(8)：1275－1277.

[6] 底建敏，闫晓娟．异位妊娠药物保守治疗失败的相关因素分析．《中国综合临床》，2007，23，(6)：558－559.

[7] 底建敏，郭影，闫晓娟，魏月婷，徐强．妊娠期高血压疾病患者胎盘组织中IGF－1的表达及意义．《中国妇幼保健》，2007，22，(16)，2247－2249.

[8] 底建敏，刘福虹，闫晓娟，尹晓普．城乡剖宫产率及剖宫产指征的临床分析．《中国妇幼保健》，2006，21，(13)：1769－1771.

[9] 沈雁萍．妊娠高血压疾病．辽宁：辽宁科学技术出版社，2009.

[10] 林其德．自然流产．北京：人民卫生出版社，2015.

第二十三章　分娩决策与产程处理

第一节　促宫颈成熟引产

一、疾病或症状概述

引产（induced labor）是一种胎儿娩出对母亲和胎儿都比继续妊娠更有益而采取的措施，通常是由于母亲、胎儿或胎盘的原因，需要通过人工方法诱发子宫收缩使妊娠终止。本文阐述的重点是晚期促宫颈成熟引产，即孕周≥28 周的引产。随着围生医学的发展，晚期引产成为产科处理高危妊娠最常用的手段之一，其方法众多，但各有利弊，而成功的关键在于引产前的宫颈成熟度，采用正确的方法促宫颈成熟，严格掌握引产指征并规范操作，可降低围产儿发病率及孕产妇死亡率，是提高产科质量的有效措施。

二、促宫颈成熟引产的适应证及禁忌证

（一）适应证

1. 母亲方面

（1）妊娠期高血压疾病：易导致各种并发症，严重影响母儿健康；对于轻度或重度子痫前期胎儿已经成熟，重度子痫前期经保守治疗效果不明显或病情恶化，子痫控制后 24 小时无临产先兆，并具备阴道分娩条件者适时终止妊娠可减轻母儿的危险。

（2）胎膜早破：破膜时间越长，越容易感染。孕周≥36 周，胎儿已成熟，24 小时未自然临产者可采用促宫颈成熟引产。

（3）过期妊娠：过期妊娠胎盘功能减退，当妊娠达 41 周以上，生化或生物物理监测指标提示胎儿胎盘功能不良，应及早终止妊娠。

（4）急性羊水过多出现压迫症状。

（5）妊娠合并高血压、糖尿病、心脏病、慢性肾小球肾炎、肾盂肾炎反复发作、HELLP 综合征（hemolysis，elevated liver enzymes，and low platelets syndrome）等，适时终止妊娠可减轻母儿危险。

2. 胎儿方面

（1）严重的胎儿畸形如脊柱裂、无脑儿等。

（2）各种原因导致的严重胎儿生长受限，胎儿宫内有缺氧威胁者。

（3）确诊为死胎。

3. 其他方面　离医院远，有急产可能或急产史，因为气候条件会使一些疾病加重、胎儿偏大或骨盆相对狭窄，估计造成将来分娩困难。

（二）禁忌证

1. 绝对禁忌证

（1）绝对或相对头盆不称、骨盆结构畸形以及胎位异常，不能经阴道分娩者。

（2）严重胎盘功能不良，胎儿不能耐受阴道分娩者。

（3）前置胎盘（尤其是中央性前置胎盘）或前置血管。

（4）脐带先露或脐带隐性脱垂。

（5）宫颈恶性肿瘤，软产道异常，包括宫颈浸润癌、宫颈肌瘤、阴道肿瘤引起产道阻塞等。

（6）子宫手术史，包括古典式剖宫产、子宫整形术、子宫肌瘤剔除术肌瘤较大、数目较多、手术透过内膜进入宫腔、子宫穿孔修补术史等。

（7）孕妇不能耐受阴道分娩负荷如心功能衰竭、重度肝肾疾患、重度先兆子痫并发脏器损伤。

（8）某些生殖感染性疾病，如疱疹感染活动期，HPV 感染等。

2. 相对禁忌证

（1）胎先露尚未入盆。

（2）子宫下端横切口剖宫产史。

（3）臀位。

（4）双胎及多胎妊娠。

（5）经产妇分娩次数≥5 次者。

（6）孕妇心脏病或重度高血压。

三、治疗纵观

促宫颈成熟引产方法很多，归纳起来可分为两类，即非药物性方法与药物性方法。

（一）非药物性方法

1793 年，Denman 医师首次采用人工破膜引产获得成功，迄今为止，足月妊娠引产已有 200 余年的历史，目前仍用于临床的非药物性引产方法有羊膜剥离、人工破膜、机械性扩张技术以及吸湿性的宫颈扩张器。羊膜剥离法是一种比较古老的方法，是将示指尽可能的深入宫颈内口，360°旋转两圈，分离子宫下端的胎膜。羊膜剥离法通过机械性物理刺激使宫颈、前羊膜及蜕膜处 PGS 合成释放增加，从而促宫颈成熟，发动分娩。国外有学者测定剥膜后母血中前列腺素水平和宫颈内磷脂酶 A_2 的活性显示，剥膜后 5 分钟内宫颈内磷脂酶 A_2 活性显著升高并持续 2 小时以上；McColgin 用随机分组法对 99 例孕妇采用剥膜术引产，结果表明，观察组中 59% 的孕妇于一周内分娩，而对照组仅 21% 的孕妇一周内分娩，其中宫颈不成熟的孕妇（Bishop 评分 <5 分）剥膜后，平均在 8 天内分娩，而对照组则在 14.6 天内分娩，宫颈成熟者则两组距离分娩的间隔无显著性差异。另一种古老的引产方法是人工破膜，该方法简单有效，是采用人工的方法在宫缩间歇期使胎膜破裂，刺激内源性前列腺素和缩宫素释放，诱发宫缩，该法成功率高、能直接观察羊水性状，但单纯人工破膜引产成功率和失败率难以估计，加之可能造成感染，目前很少单独使用，多采用人工破膜加小剂量缩宫素静滴以提高成功率。Garite 等发现在产程早期选择性人工破膜可减少缩宫素的用量，而且对胎

儿和新生儿均无不良影响。Moldlin 比较了单独使用人工破膜与人工破膜联合使用缩宫素在引产中的效果，结果显示后者可明显缩短潜伏期，进而缩短总产程，而两组的活跃期和第二产程无显著性差异。其他的非药物性引产方法还包括机械性扩张技术，最初使用这项技术的是 Barnes，他于 1863 年第一次描述了用一个装有导管的气囊装置行宫颈扩张术。其后，用于促宫颈成熟的机械性扩张技术几经改良，延续至今，其种类繁多，包括低位水囊、Foleys 管等，原理是通过机械性刺激宫颈管，促进宫颈局部内源性前列腺素的合成与释放而促进宫颈软化成熟。水囊（waterbag）引产有近百年历史，价格低廉，传统方法是用双层避孕套和尿管制成水囊，放置子宫腔低位，注入生理盐水 350～450ml（根据妊娠月份大小）以诱发宫缩。Mekbib 等将水囊加缩宫素用于死胎引产，成功率 100%。而单用缩宫素组 20 例均失败。在前列腺素应用经验少的地区，水囊引产比较安全、可靠。近年，Foley 导管（Foley′s catheter）用于引产的报道较多，其引起子宫颈成熟及分娩的机制可能是通过刺激白细胞介素 1－β（1L－1β）增高所致，方法是将 18 号 Foley 导尿管插入子宫颈管，超过子宫颈内口后，注入 30ml 无菌水，然后轻轻向外拉，使导管的气囊位于宫颈内口和羊膜囊之间。Abramovic 1999 年采用在 Foley 导管放置后将 30ml 气球充气，然后进行羊膜腔外生理盐水输入（extraamnionic saline infusion，EASD，结果发现该法对 Bishop 评 分在 5 分以下者比每 4 小时口服 50μg 米索前列醇片更为 有效。值得注意的是 Sciscione 对前列腺素 E_2 凝胶和 14 号 Foley 尿管在软化宫颈及引产中的作用进行了很有意义 的尝试，将 Foley 尿管置于宫颈直到尿管自行排出，与宫颈 放置前列腺素 E_2 凝胶 6 小时后再使用缩宫素引产相比较，前者各观察指标如宫颈评分、缩短引产时间等均优于后者。St. Onge 等比较了宫颈内放 Foley 导管和 PGE 凝胶的扩宫颈效果，两者基本相同，但因 Foley 导管便宜，值得推广。机械性的引产装置均需要在阴道无感染及胎膜完整时才能使用。其他非药物性的引产方法尚有乳头刺激，针刺合谷穴等方法，现在已不常用。

（二）药物性方法

常用药物有缩宫素、前列腺素制剂、地西泮等。

1. 缩宫素　缩宫素是一种生理性宫缩调节剂，由 8 个氨基酸组成，靶器官是子宫，它通过与肌细胞膜上的受体结合，导致肌细胞动作电位下降，细胞外钙离子随即进入细胞内，引起了子宫平滑肌的兴奋收缩。缩宫素引起子宫收缩的作用与其浓度、剂量以及用药时子宫的状态有关，妊娠晚期子宫对缩宫素逐渐敏感，临产时和分娩后子宫敏感性达到高峰。目前发现子宫的缩宫素受体数量随着孕周的增加而增加，并呈梯度分布：由宫体 > 下段 > 峡部 > 宫颈，宫颈最少，其促宫颈成熟的作用主要通过蜕膜缩宫素受体，促进前列腺素的合成来进行。近半个世纪以来，由于缩宫素能引起可识别的节律性宫缩而被广泛用于临床促宫颈成熟和引产、催产。关于缩宫素引产方案有诸多尝试，如脉冲式给药可提供生理性缩宫素变化，不仅可避免发生强直宫缩危及胎儿，而且此法的缩宫素总用量、平均每分钟浓度和达峰剂量均较持续给药显著减少，但由于输液泵价格昂贵，使脉冲式给药的应用受到限制。对缩宫素持续静滴引产的各种方案报道很多，但目前尚难以确定何种方案更优越，多数人认为使用缩宫素应从低剂量开始，也有人提出应从 1mU/min 开始，每 20 分钟增加 1mU/min，直至 8mU/min，或每 20 分钟增加 2mU/min，直至 20mU/min。近年来大剂量缩宫素方案备受推崇，即缩宫素以 6mU/min 开始，以每 20 分钟增加 6mU/min，直至 42mU/min，结果表明大剂量缩宫素组的剖宫产率、产钳率降低，新生儿败血症的发生率明显下降，产程显著缩短。

多年的实践证明持续静脉点滴缩宫素是安全有效的引产药，但由于缩宫素静脉点滴个体的子宫平滑肌对缩宫素的敏感程度及体内灭活速度差别很大，因此，临床使用缩宫素应遵循个体化原则。

2. 前列腺素　前列腺素制剂的使用始于1930年，Raphael Kurzoak 和 Charles C Lib 观察到新鲜的精液能使切除的子宫肌纤维标本收缩或松弛，1969年，前列腺素被人工合成，从此开始了前列腺素引产的时代。前列腺素的基本结构是前列腺烷酸，目前用于引产的主要是前列腺素 E_2、前列腺素 E_1 衍生物米索前列醇和 $PGF_{2\alpha}$ 的衍生物卡孕栓等。

PGE_2 在妊娠期间由胎盘和胎膜分泌，在妊娠晚期诱发临产的一系列复杂改变中起重要作用，包括宫颈成熟时宫颈生化成分和结构的改变。Darroca 等观察了在子宫颈管放置 PGE_2 凝胶 1mg 的引产效果，发现 PGE_2 可减少缩宫素用量，降低孕41周前由于病理或产科原因需终止妊娠者的剖宫产术率，对新生儿的 Apgar 评分和脐血 pH 无不良影响。Norchi 等对 PGE_2 的剂量进行了探讨，发现阴道内用 PGE_2 凝胶 2mg 组与 3mg 组相比，两组均有效，而前组副作用小。低剂量 PGE_2（2mg/d）置阴道内，连续使用5天，用于门诊子宫颈未成熟者，总的引产成功时间明显缩短。Mundle WR 的研究则发现前列腺素阴道凝胶虽然安全，但却不能缩短产程，降低剖宫产率。目前，欧美国家首选的促宫颈成熟制剂是控释地诺前列酮栓（dinoprostone insert cervidil，普贝生），该药在美国已经通过 FDA（美国食品和药品管理局）批准可用于妊娠晚期引产。它是一种可控制释放的前列腺素 E_2 栓剂，针对当前其他促宫颈成熟药物的弊端而设计的，含有 10mg 地诺前列酮的多聚体栓剂，置于一个连有终止带的聚酯编织袋中。将药栓放置于阴道后穹窿中，药物开始持久而稳定的释放，控制以每小时 0.3mg 速度释放，在12小时内药物缓慢吸收入阴道组织内，通常一枚普贝生栓剂即可促宫颈成熟。国内，盖铭英等采用多中心、前瞻性、病例对照研究的方法，对100例无严重并发症、孕周超过37周的初产妇，用阴道放置普贝生引产作为研究组；另选49例同样条件的初产妇，阴道内放置不含普贝生的可复性装置作为对照组，探讨普贝生用于足月引产的有效性及安全性。结果显示研究组产妇给药后 Bishop 评分、给药到分娩的时间差异有极显著性（$P<0.01$）。两组剖宫产率、产妇产程中的胎心变化、羊水异常发生率无明显差异；两组新生儿出生时状况无明显差异。Westgate 等对有引产指征的63例初产妇，38例经产妇给予普贝生促宫颈成熟引产，平均孕周为孕40.7周，放药后12小时 Bishop 评分提高2.8分，总成功率70%，83%的产妇经阴道顺产。自栓剂放入至产程开始的平均时间初产妇为14小时，经产妇为13.6小时，至分娩平均时间分别为23.8小时和19.8小时。大量资料证实普贝生用于晚期妊娠引产，具有促宫颈成熟率高，24小时内分娩率高，产程短、副作用小、安全方便、省时等特点。

米索前列醇（以下称米索），misoprostoD 为前列腺素 E_1 的衍生物，最初用来预防和治疗下消化道溃疡，在使用过程中发现能引起妇女子宫收缩。最早将米索用于促宫颈成熟和引产的是南美学者 Margulies，他采用米索 50μg 放置于阴道内引产，结果表明成功率高于静脉点滴缩宫素。Kramer 等为比较米索和缩宫素引产的安全性和有效性，将130名有引产指征的孕妇随机分为两组，缩宫素组70例，采用传统的缩宫素静脉滴；米索组选取孕妇60例，每4小时在阴道内放置 100μg 米索直至临产，结果显示米索组 Bishop 子宫颈评分≤3分者显著多于缩宫素组，但平均临产至分娩的时间明显缩短，24小时内经阴道分娩率米索和缩宫素组分别为77%和55%，差异有显著性。但米索组宫缩频发率明显增多。新生儿 Apgar 评分、酸中毒及剖宫产术率无差异。子宫过度收缩的发生有剂量依赖性，25μg、50μg 和 100μg 的发生率分别为 17%、37% 和 77%。Windri 等发现每 4 小时口服米索 50μg 1 次，平均分娩时间为（926±521）分钟，无母、婴并发症，有效、安全且治疗简便，尤其对于无宫缩的胎膜早破者、宫颈不成熟者单用缩宫素引产失败率高，口服米索效果较理想。但需要注意的是，目前米索用于妊娠晚期引产尚未通过美国 FDA 认证。

卡孕栓是 $PGF_{2\alpha}$ 的衍生物，主要作用于子宫肌层，引起子宫收缩，临床用于抗早孕、促宫颈成熟、引产和子宫乏力性产后出血。杨振芸等将 99 例单胎头位初产妇随机分为三组，应用卡前列甲酯、前列腺素 E 类药物阴道栓剂及催产素进行妊娠晚期引产效果的对比观察，卡孕栓（0.25mg）后穹窿放置，每日 1 次，连续 1～2 日，三组比较，差异无显著性，有效率可达 88%，提示卡孕栓用于妊娠晚期引产是安全有效的；由于卡孕栓用于促宫颈成熟和引产缺乏大样本、对照性研究，现已不用于引产和促宫颈成熟。Maclennan 等观察了 824 例孕妇使用 $PGF_{2\alpha}$ 40mg 阴道内置放，与缩宫素组相比，产程缩短、手术产率和产后出血量减少，无子宫破裂或需手术或药物干预的高刺激宫缩的发生。Jaschevatzky 将 $PGF_{2\alpha}$ 20mg 溶于 500ml 生理盐水通过导管放于宫颈管，平均分娩时间为（6.7±1.2）小时，较静脉滴注缩宫素时间明显缩短，差异有显著性，提示 $PGF_{2\alpha}$ 在缩短产程方面优于传统的缩宫素引产，但对过期妊娠、羊水过少等贮备力较差者应慎用。

在应用前列腺素制剂的过程中，因有宫缩过频、过强及子宫破裂的报道，故应严密监测宫缩和监护胎儿，必须在配备宫缩抑制剂及新生儿复苏等设施的条件下方可应用。

其他用于促宫颈成熟的药物尚有地西泮、雌激素和硫酸脱氢表雄酮。其中地西泮具有较强的中枢性肌肉松弛作用，且不影响子宫肌纤维的节律性收缩，静脉注射可以软化宫颈，使宫颈迅速扩张，从而缩短了产程；雌激素可增加子宫肌对催产素的敏感性，引产前 3 日肌肉注射苯甲酸雌二醇 2mg，每日 2 次，提高引产效果；硫酸脱氢表雄酮（DHAS）可经胎盘芳香化酶转变为以雌三醇为主的雌激素，通过后者促宫颈成熟，提高引产成功率。

四、治疗方案

（一）引产的准备

（1）详细询问病史，严格把握引产指征，要从母亲和胎儿的整体情况出发，确定在胎儿娩出后无论对母亲还是胎儿都比继续妊娠更为有益时才给予考虑。

（2）正确判断胎儿成熟度，引产前如果各项指标提示胎肺尚未成熟，应尽可能先促胎肺成熟治疗，再行引产；对过期妊娠的产妇应核对预产期，避免造成人为的早产。

（3）引产前详细检查胎儿大小，胎方位、胎先露以及骨盆的大小和形态，以排除阴道分娩禁忌证。

（4）妊娠合并心脏病、糖尿病等内科疾病，在引产前需请内科医师会诊，对原发病的严重程度及经阴道分娩的风险进行充分估计，并进行相应辅助检查，制定系统的治疗方案。

（5）对高危妊娠孕妇引产前进行常规胎心监护、无宫缩试验（NST）和宫缩负荷试验（OCT），利用 B 超进行生化及生物物理评分，以了解胎儿胎盘储备功能，充分估计胎儿能否耐受阴道分娩。

（6）利用 Bishop 评分发进行宫颈成熟度评分。

（7）引产医师应熟练掌握各种引产方法及其并发症的早期诊断和处理，要严密观察产程，做好详细记录，引产期间要配备阴道助产及剖宫产人员和设备。

（二）宫颈评分

宫颈成熟度是决定引产成功与否的一个重要因素。引产前检查宫颈，了解宫颈状态，对预测引产的效果有帮助。

目前公认的方法是 Bishop 评分法。包括：宫颈扩张情况、宫颈管消退状况、子宫颈质地的软硬、子宫颈口的位置、胎先露位置五项指标。该方法认为评分≥7 分提示宫颈成熟，评分越高，宫颈越成熟，引产成功率越高。0～3 分引产不易成功，4～6 分成功率仅 50%，7～8 分成功率 80%，9 分以上者均成功。如果评分≤6 分者，必须先促宫颈成熟。

（三）引产方法及规范

1. 缩宫素

（1）持续性静脉滴注给药：目前公认最为安全有效的给药途径是小剂量滴注缩宫素，它既能随时调整用药剂量，保持生理水平有效宫缩，又能在出现异常情况时随时停药。

（2）缩宫素的配置方法：先用 5% 葡萄糖 500ml，以 7 号针头行静脉穿刺，按每分钟 8 滴调好滴速后向输液瓶中加入缩宫素 2.5 个单位，将其摇匀，然后继续滴入。切忌先将 2.5U 缩宫素溶于葡萄糖中直接穿刺行静脉滴注，因为此法初调时不易掌握滴速，可能导致短时间缩宫素过多进入体内。

（3）掌握合适的浓度和滴速：因缩宫素个体敏感度差异极大，静脉滴注缩宫素应遵循个体化原则，通常起始剂量为 0.5% 缩宫素（2.5U 缩宫素溶于 5% 葡萄糖 500ml），以每毫升 15 滴的速度滴注（相当每滴葡萄糖液中含缩宫素 0.33mU），从每分钟 8 滴即 2.5mU/min 开始，根据宫缩、胎心情况调整滴速，一般每隔 15～20 分钟调整 1 次，方法有两种：①等差法：即从 2.5mU/min、5.0mU/min、7.5mU/ min；②等比法：即从 2.5mU/min、5.0mU/min、10mU/min 直至出现有效宫缩。有效宫缩的判定为 10 分钟内出现 3 次宫缩，每次宫缩出现 30～60 秒，子宫收缩压力达 6.67～8.00kPa（50～60mmHg），伴有宫口扩张，如达到最大滴速仍未出现有效宫缩，可增加缩宫素浓度，增加的方法是以 5% 葡萄糖中剩余毫升数计算，一般 100ml 葡萄糖中加 0.5U 缩宫素便成 1% 缩宫素浓度，先将滴速减半，再根据宫缩情况进行调整，每分钟滴速不超过 50 滴，若仍无有效宫缩，原则上不再增加滴速和浓度，因为高浓度或高滴速缩宫素滴注，有可能引起子宫过强收缩而诱发胎儿窘迫，羊水栓塞甚至子宫破裂。

（4）美国妇产科学会（ACOG）提供了一个使用缩宫素的方案：见表 23－1。

表 23－1　用于引产的缩宫素剂量

用法	起始剂量（mU/min）	增量（mU/min）	间隔时间（min）	最大剂量（mU/min）
小剂量	0.5～1	1	30～40	20
	1～2	2	15	40
大剂量	6	6[a]，3，1	15～40	42

注：a. 当出现强直宫缩时减至 3mU/min。

低剂量时，开始剂量为 0.5～2mU/min，增加浓度从 1～2mU/min，间隔时间 15～40 分钟。高剂量时，开始剂量 6mU/min，增加浓度从 1～6mU/min，间歇时间 15～40 分钟。出现宫缩过强，要调整剂量。高剂量缩宫素引产方案与常规低剂量（2.5mU/min）方案比较，高剂量方案引产所需时间短，成功率高，但是，子宫过激的发生率也高，危险性增加，仅适合于有条件的大医院进行。从安全的角度讲，缩宫素引产应以低剂量为宜。

（5）注意事项：

1）静滴缩宫素过程中，要专人护理，专表记录，并要严密观察宫缩强度、频率，持续时间、胎心变化，必要时行胎心监护，破膜后观察羊水量及有无羊水胎粪污染及其程度。

2）密切观察产程进展，若宫口开大2～3cm，发现潜伏期延长，需用缩宫素，可首先行人工破膜，根据情况观察1～2小时，再决定是否静滴缩宫素。

3）宫颈本身的条件与宫口扩张速度密切相关，当宫颈质硬，宫颈厚或有水肿时，增加缩宫素的用量是无效的。静滴缩宫素前应通过Bishop评分了解宫颈成熟度，引产中可根据情况配合降低宫颈肌张力及解除痉挛的药，提高宫颈顺应性，与缩宫素协同作用，提高引产成功率。

4）引产过程中须警惕过敏反应，避免肌肉皮下穴位注射及鼻黏膜用药，注意缩宫素剂量不宜太大，以防止水中毒发生抽搐或昏迷。

5）缩宫素引产成功率与宫颈成熟度、孕周、胎先露高低有关，如连续使用2～3天，仍无效，应改用其他方法引产。

2. 前列腺素制剂

（1）控释地诺前列酮栓（dinoprostone insert cervidil，普贝生）：方法：

1）外阴消毒后将普贝生置于检查者手的指缝，用少量水溶润滑剂将普贝生置于阴道后穹窿深处。

2）为确保普贝生留在原处，将其旋转90°，使栓剂横置于阴道后穹窿。在阴道外保留2～3cm终止带以利于取出。在置入普贝生后，嘱孕妇平卧20～30分钟以利于栓剂吸水膨胀。

3）要终止地诺前列酮的释放，可轻轻牵拉终止带，将栓剂取出。由于栓剂不会在阴道中降解，因而无需特殊处理。

（2）米索前列醇：ACOG推荐米索的使用原则：

1）晚期妊娠如果使用米索促宫颈成熟或引产，初始剂量应该是100μg的1/4量（即25μg）。某些情况下可以使用较高剂量（50μg，每6小时1次），但是，剂量的增加与宫缩过频、子宫过度刺激和羊水胎粪污染有关。

2）用药间隔时间不应低于3～6小时。

3）加用缩宫素应该在最后1次米索放置后4小时以上。

4）使用米索促宫颈成熟或引产应住院并监测胎心率和宫缩。

5）有剖宫产史和子宫手术史者不应该使用米索促宫颈成熟或引产。

注意事项：任何前列腺素和前列腺衍生物引产都存在一定的副作用，这是由于前列腺素生理活性广泛，在引起子宫平滑肌收缩的同时，也会引起其他平滑肌收缩或松弛，如：血管平滑肌、气管平滑肌、胃肠道平滑肌等，用药后会引起血压下降和升高，恶心、呕吐、腹泻、腹痛、眼压升高等，对中枢神经系统也有影响。因此，孕妇患有心脏病、急性肝肾疾病、严重贫血、青光眼、哮喘、癫痫者禁用。

3. 人工破膜术　如有试产和引产的指征，而产程进展缓慢时，人工破膜可加速产程。

目前常用的是低位破膜，常常把它作为静滴缩宫素引产的辅助手段。方法为，嘱患者取膀胱截石位，常规消毒外阴阴道，用弯血管钳在手指引导下在宫缩间歇期刺破羊膜使羊水流出。如在临产前破膜应全面询问病史和检查，确定孕妇无经阴道分娩的禁忌证，应证明无阴道感染或滴虫、念珠菌、感染，并排除脐带先露，破膜在宫缩间歇期进行，避免羊水急速流出引起脐带脱垂或胎盘早剥，破膜前后均应听胎心，观察羊水性状和胎心变化情况。如羊水粪染、胎心明显异常，短期内不能结束分娩者，应及时行剖宫产结束分娩。

（四）引产并发症及其处理

1. 子宫破裂　滴速、浓度不当时诱发强烈子宫收缩或有头盆不称未及时发现，须即刻剖腹探查行子宫修补术或子宫切除术。

2. 强直性子宫收缩　应立即停药或应用宫缩抑制剂如硫酸镁、利托君（安宝）、沙丁胺醇（舒喘灵）等。

3. 急产　子宫颈裂伤等进行修补缝合。

4. 羊水栓塞　按羊水栓塞处理。

5. 胎儿窘迫　立即停药，吸氧，应用宫缩抑制剂，如胎儿窘迫继续存在则剖宫产终止妊娠，并做好新生儿复苏的抢救准备工作。

（底建敏）

第二节　产程处理

临产（in labor）的标志是出现规律而逐渐增强的宫缩，同时伴有进行性的宫口扩张和先露下降，我们将自伴有宫口进行性开大的规律性宫缩开始，至胎儿及其附属物（胎盘和胎膜）完全娩出为止称为总产程，临床上将总产程分为以下 3 期。

第一产程（first stage of labor）：指从规律宫缩开始至宫口开全的一段时期，又称为宫颈扩张期。初产妇由于宫颈口较紧，一般需要 11 ~ 12 小时，经产妇宫口扩张较快，约需 6 ~ 8 小时。根据宫口扩大的速度将此期细分为为潜伏期和活跃期。初产妇的第一产程活跃期还可分为加速期，最大加速期和减速期。

第二产程（second stage of labor）：又称胎儿娩出期，指宫口开全到胎儿娩出。该期正常分娩的初产妇不超过 2 小时，平均 50 分钟；而经产妇不超过 1 小时，通常在 30 分钟以内。

第三产程（third stage of labor）：又称胎盘娩出期，指从胎儿娩出至胎盘娩出。此期初产妇与经产妇均需约 5 ~ 15 分钟，一般不超过 30 分钟。

一、诊断要点

（一）第一产程

该期的特点是逐渐增强的规律宫缩，伴有进行性的宫口扩张和先露下降，随着宫缩的不断加强，出现胎膜自然破裂。

1. 规律宫缩　产程开始时，宫缩约每 10 分钟 1 次，持续时间较短，约 30 秒，随着产程进展宫缩频率增加，持续时间延长，宫缩强度也增加，宫缩间隔逐渐缩短，到第一产程活跃期宫缩约 4 ~ 5 分钟 1 次，每次持续 40 ~ 50 秒，至第一产程末宫缩可达 2 ~ 3 分钟 1 次，每次持续50～60秒。

2. 宫口扩张 伴随着宫缩频率的增加和强度的增大，宫口逐渐扩张，潜伏期宫口开大较慢，进入活跃期明显加快。通常初产妇先有宫颈短缩和展平，然后宫口扩张；而经产妇这两者是同时进行的。当宫口开全后，子宫下段与阴道形成宽阔的管道容纳胎儿通过。

3. 胎先露下降 通常以胎先露最低点与骨盆坐骨棘平面的关系为标志判断先露部下降的程度，先露下降的顺利与否是决定能否顺利经阴道分娩的重要指标。以头先露为例，当宫口开大4～5cm，胎头应达到坐骨棘水平。在分娩开始时，初产妇的胎头多已经衔接，而经产妇的胎头则多在坐骨棘平面以上。

4. 胎膜破裂 胎儿先露部的衔接可将羊水阻断为前后两部分。在先露部前面的羊水约有100ml，称为前羊水，形成前羊水囊，在宫缩时能楔入宫颈，有助于扩张宫颈。随着宫缩不断加强，前羊水囊内压力不断增大，当达到一定程度时，胎膜即可自然破裂，称为破膜。破膜多发生在宫口近开全时。

（二）第二产程

宫口开全后，进入第二产程，胎先露下降至盆底压迫直肠，使产妇产生排便感并不自主地向下屏气用力，此时胎膜多已自然破裂，破膜后，宫缩常暂时缓解，产妇自觉轻松，随即宫缩重现，并较前增强，约1～2分钟1次，每次持续可达1分钟。当胎头下降至盆底时，会阴逐渐膨隆变薄，在阴道口可见胎头。于宫缩时胎头露于阴道口，在宫缩间歇期又缩回，称为胎头拨露。随着产程的不断进展，胎头露出部分增多，并于宫缩间歇期也不缩回，称着冠。此时，会阴极度扩张变薄，产程继续进展，当胎儿枕骨到达耻骨弓下方后，宫缩时胎头仰伸，额、鼻、口和颏部依次娩出，胎头娩出后随即发生复位和外旋转，随后前肩后肩以及胎体相继娩出，后羊水跟着涌出。

（三）第三产程

当胎儿娩出后，宫底迅速降至脐下1～2cm，产妇暂时感到轻松，大约5分钟后宫缩重现，子宫再次收缩成球形，由于胎盘不能相应缩小而与子宫壁发生错位，胎盘随之发生剥离，由于胎盘剥离下降，子宫体被推向上方，检查发现宫底上升，阴道少量出血并可以见到脐带向外延伸，耻骨联合上方用手掌尺侧压子宫底时，脐带不再回缩，提示胎盘已经剥离。

二、治疗方案

（一）第一产程的处理

产妇临产后进入待产室待产。医师与助产人员应详细了解产妇的全身情况和产程进展情况，尽快完成全身体格检查，并做好妊娠记录和实验室检查的所有记录，根据产妇和胎儿的情况制定合理的诊疗计划，进行产程监护。

1. 一般处理

（1）饮食：分娩相当于中度体力劳动的能量消耗，应注意补充热量。正式临产后，产妇胃排空时间延长，所摄入的食物停滞于胃中，不易被消化和排空，而可能被吐出或吸入肺内，因此临产后产妇饮食的原则是少食多餐易消化的流质或半流质高热、低脂饮食。对进食有困难或产程延长者，可酌情静脉补充葡萄糖、盐水、林格液等，以预防脱水和酸中毒。

（2）体位：宫口开大5cm之内，未破膜的产妇可自由活动，立位或躯干前倾可减轻骨盆倾斜度，有利于胎先露下降。有下列情况如重度妊娠高血压疾病、阴道流血、臀位、横位有产兆以及妊娠合并心脏病等不适合自由体位。

2. 排便管理　膀胱充盈会妨碍产程进展，应鼓励产妇排空膀胱，如果不能在便盆排尿，让产妇走到厕所，往往能够成功排出小便。不能自行排尿者，应严格消毒后予以导尿；临产早期使用灌肠，尽可能减少第二产程中粪便的污染。

3. 产程观察　内容包括产妇的生命征、子宫收缩、宫颈扩张、先露下降、胎心变化和羊水情况。

（1）产妇的生命征：产妇的体温、血压、脉搏至少每 4 小时测 1 次，如果临产前数小时胎膜已破，或体温处于临界值，应每小时测 1 次体温。

（2）宫缩：通常采用触诊法或胎儿监护仪。触诊法是医护人员将手掌轻轻放在产妇腹壁上，确定宫缩开始的时间，根据宫缩时子宫的坚硬程度判断宫缩的强度，并记录宫缩消失的时间，然后重复上述步骤，并评价宫缩的强度、频率和持续时间。每隔 1 ~ 2 小时观察 1 次，至少观察 3 ~ 5 次宫缩。良好的宫缩应该是间隔逐渐缩短，持续时间逐渐延长，并伴有宫颈相应的扩张。也可用胎儿监护仪做外监护，每隔 1 ~ 2 小时连续描记 30 分钟或通过荧光屏进行连续观察。但应注意，外监护记录的宫缩强度并不反映真正的宫内压力，内监护法能准确测得宫内压力，但因操作复杂并有造成感染的可能，故在临床上的应用受到限制。

（3）宫颈扩张和胎头下降程度：可通过肛门指诊和外阴消毒后阴道检查测得。正常情况下宫口开大和胎头下降是并行的，但胎头下降略滞后。潜伏期，宫口每 2 ~ 3 小时开大 1cm，此期胎先露下降缓慢，先露多位于坐骨棘平面以上（S - 2 ~ S - 0）。活跃期宫口每小时开大 1 ~ 1.5cm，胎先露应达到坐骨棘平面以下（S + 1 ~ S + 2 或 S + 2 以下），初产妇在潜伏期每 2 小时检查 1 次，活跃期每小时检查 1 次。同时根据孕妇的情况适当增加或减少检查的次数。每次检查的结果要做详细的记录，画在产程图上，使产程的情况一目了然。

（4）胎心：临产后应特别注意胎心的变化，可采用听诊法或任何多普勒超声仪识别。观察胎心时，应注意频率，规律性，特别是宫缩后的变化和恢复的速度。美国儿科学会及妇产科学会建议（1997），在第一产程没有任何异常的情况下，应在 1 次宫缩后，立即检查胎心率，至少每 30 分钟 1 次，然后在第二产程中每 15 分钟 1 次。如果使用电子胎心监护，则第一产程每 30 分钟分析描记结果，第二产程分析描记结果。对于有危险的孕妇，可使用持续电子胎心监护，第一产程每 15 分钟，而第二产程每 5 分钟分析描记结果。如果使用间断听诊，可在第一产程 15 分钟听 1 次，第二产程 5 分钟听 1 次。

（5）破膜和羊水的观察：正常胎膜破裂时间多在宫口开大 3 ~ 5cm 时，破膜后立即听取胎心，记录破膜的时间、羊水的量和性状。正常的羊水为乳白色，混有胎脂，羊水粪染与胎儿窘迫的关系还有争议，目前认为，对羊水粪染者应进行具体分析，原则是：

1）根据羊水粪染的性质和程度：羊水粪染分为轻度和重度两类。轻度的羊水粪染，羊水呈黄色或绿色，质稀。这种情况一般不伴有胎儿的宫内缺氧。重度的羊水粪染，羊水呈黄绿色，混浊黏稠，是胎儿缺氧的标志，也是胎粪吸入综合征的主要原因。

2）根据羊水粪染出现的时间：在妊娠期间，特别是 38 周以前出现羊水粪染多是胎儿宫内慢性缺氧的表现，而在分娩过程中出现的则是一过性的。

（二）第二产程处理

1. 观察产程和胎心　第二产程宫缩更加频繁且增强，子宫收缩及产妇向下用力使得胎盘灌注明显减少，所以应该更加密切观察胎心的变化，对于低危胎儿在第二产程至少每15分钟听胎心1次（美国儿科学会，美国妇产科学会，1997），如出现胎心变慢且在宫缩后不恢复或恢复慢，应尽快结束分娩。

2. 指导产妇用力　宫口开全后应指导产妇正确用力，以增加腹压并使产程加快。嘱产妇两腿蹬在产床上或脚架上，两手握住两侧的扶手，在下次宫缩开始前不久，先深吸气，宫缩开始时屏气如排便样向下用力，两手同时向上拉扶手，宫缩过后产妇呼气使全身放松。宫缩再次出现时重复上述动作。胎头着冠后，宫缩时指导产妇张口哈气，在宫缩间歇期屏气用力，使胎头和胎肩缓慢地娩出，指导产妇正确用力非常重要，如果用力不当会造成体力消耗或不应有的损伤。需要特别指出的是不可用力过早，在宫口尚未开全时用力非但不能加速产程进展，反而使宫颈被挤压在骨盆和胎头之间，由于宫颈循环障碍造成宫颈水肿，会影响宫口开大而造成难产。

3. 接产前的准备　初产妇宫口开全，经产妇宫口开大4cm以上，助产人员应做好接产前的清洁消毒工作，嘱产妇仰卧在产床上，两腿屈曲分开，在臀下放一便盆，用消毒棉球蘸肥皂水，按大阴唇→阴阜→两侧大腿内侧上1/3→肛门的顺序冲洗，然后换一个棉球冲洗两侧阴唇沟。再用温开水按上述顺序冲洗，最后用0.1%～0.2%的苯扎溴铵按前述程序再消毒1次。接产人员按常规外科无菌操作洗手，穿手术衣，戴无菌手套。打开产包并给产妇铺好无菌巾。由助手撤去产妇臀下的便盆，并垫一枕垫使臀部抬高，以保护会阴。

4. 接产　产妇取膀胱结石位或仰卧头高位，接产者站在产妇的一侧（右手保护会阴者站在产妇的右侧），当胎头拨露时即开始保护会阴，保护会阴的原则是，使胎头在俯屈状态下以最小径线缓慢娩出，避免会阴裂伤，降低会阴破裂率。

（1）保护会阴：接产者在产妇会阴部垫一块消毒巾，右肘支在产床上，右手拇指与其他四指分开，在宫缩时以手掌的大鱼际肌向上方托住会阴部，左手轻轻向下压胎头枕部，协助胎头俯曲，并使胎头缓慢地下降。宫缩间歇时放松，胎头着冠后，于宫缩时嘱产妇张口呼气，而在宫缩间歇期指导产妇用力，当胎儿枕部在耻骨弓下露出时，右手向内压，左手协助胎头仰伸，使胎儿的额、鼻、颏部相继娩出。胎头娩出后，自胎儿鼻根向下颏挤压，将鼻和口内的羊水和黏液挤出。待胎头外旋转即胎儿枕部转向胎背侧，胎肩露于耻骨弓下，接产者向下按压胎儿颈部，使前肩自耻骨联合下娩出，再向上托胎儿颈部，使后肩自会阴前缘娩出，至此，助产者可松开保护会阴的手，用双手协助胎体及下肢娩出，后羊水也随即涌出。记录胎儿娩出的时间，并将无菌弯盘放在产妇臀下收集、记测失血量。

（2）会阴切开：会阴切开术是产科的常见手术，在整个20世纪70年代对初产妇都使用会阴切开术。是否应行会阴切开术，目前还存在争议，Andrea Sartore调查了产后3个月的519名初产妇，其中包括254名会阴侧切者和265名未侧切者，通过尿流量试验等对这些产妇进行监测，结果发现两组产妇在盆底功能障碍的发生方面没有差异，而产后会阴痛及性生活障碍的发病率会阴侧切组明显高于未侧切组；Hueston调查了五家医疗中心1991—1992年期间6458名阴道分娩的产妇，发现会阴侧切与会阴裂伤有相关性，且延长了平均住院时间。Signorello采用回顾性群组研究的方法调查了626名阴道分娩的产妇，其中206名采用了会阴侧切，209名未用侧切但有不同程度的会阴自然裂伤，其他211名产妇为未作侧切且会阴无裂伤者，结果显示，会阴侧切组产妇大便失禁发生率最高，故认为会阴侧切对保护会阴及肛门括约肌没有作用。诸多的研究得出的结论是，会阴侧切不应作为常规进行，而应根据相应的指征选择应用，包括肩难产、臀位分娩、产钳以及胎吸、枕后位以及不进行会阴切开将会导致会阴撕裂等情况。切开的时间、方式和程度应根据产妇的具体情况而定。一般是在胎头着冠或决定手术助产时施行，过早切开无助于胎儿的娩出，却增加了产时出血量。

（3）脐带绕颈：脐带绕颈的发生率大约25%，大多对胎儿无损害。如果发现脐带绕颈一周但较松，可将脐带顺从胎头方向滑下，如绕颈很紧，或绕颈两周以上，应用两把止血钳夹紧脐带，在两钳之间将脐带剪断，并将胎儿迅速娩出。

5. 新生儿的处理

（1）清理鼻咽部：新生儿鼻咽部的清理对防止吸入性肺炎十分重要，在胎头娩出后立即将口鼻中的羊水和黏液挤出，在胎儿娩出后及时用吸痰管清除新生儿鼻腔和口腔中的羊水和黏液。清理呼吸道后，新生儿应大声啼哭，如呼吸道通畅而无哭声，可轻拍足底或将两足提起轻拍新生儿背部以促其啼哭。

（2）脐带的处理：

1）断脐时间的选择：如果胎儿娩出后放在低于阴道口水平的位置，不立即阻断胎儿胎盘循环，3 分钟的时间里平均有 80ml 血液从胎盘流向新生儿，可提供约 50mg 铁，同时在短期内使全身血量增加 30%。增加的血量对健康新生儿不会产生循环障碍，并可减少新生儿缺铁性贫血的发生。但对早产儿和生长受限的胎儿，则可能导致循环超负荷而引起心功能代偿失调，如果存在母婴血型不合性溶血，还有可能加重新生儿高胆红素血症。目前国内多数是在清理新生儿呼吸道后钳夹脐带，立即断脐。

2）脐带的处理方法：用无菌纱布擦净脐根周围，75% 酒精或 0.75% 聚维酮碘消毒，在距脐带根部 0.5cm 处用无菌丝线结扎 1 次，然后在其外方 1cm 处再结扎 1 次，最后在第二道结扎线的外方约 0.5cm 处用消毒的剪刀将脐带剪断，断端用 20% 的高锰酸钾液消毒断面。其他也有用止血钳、脐带夹、气门芯等取代双重结扎脐带法，均有脐带脱落快和减少脐带感染的效果。

（3）新生儿 Apgar 评分：是根据新生儿的心率、呼吸、肌张力、反射功能和皮肤色泽 5 项指标进行评分，每项指标为 0～2 分，总分 10 分；8～10 分为正常新生儿，4～7 分为轻度窒息，需清理呼吸道、人工呼吸、吸氧、用药才能恢复；0～3 分缺氧严重为重度窒息，需紧急抢救，行喉镜直视下行气管插管并给氧。Apgar 评分中最重要的指标是心率和呼吸，皮肤色泽次之，Apgar 评分应由有经验的医师执行，在胎儿娩出后 1 分钟和 5 分钟各进行 1 次，产后 1 分钟的评分主要反映新生儿宫内情况，是出生当时的情况；产后第 5 分钟时的评分是新生儿预后的指标。新生儿死亡率随 Apgar 评分的升高而降低。

（4）新生儿的一般处理：用油浸的纱布拭去过多的油脂，擦净足底，在新生儿病历上打新生儿的足印和母亲的手印，给新生儿系好标记，将新生儿交给母亲看，然后交台下对新生儿做初步检查。

（三）第三产程的处理

1. 胎盘剥离和娩出　胎儿娩出后，马上了解宫底高度和子宫的硬度，如果没有异常出血，子宫坚硬，则严密观察，当确实表明胎盘已经剥离，嘱产妇轻轻屏气，助产者一手轻压宫底，一手轻轻拉紧脐带，直到胎盘到达阴道口，立即沿脐带双手握住胎盘，顺一个方向边旋转边缓慢地向外牵引，使整个胎盘胎膜完整的娩出。胎盘和胎膜娩出后，应立即检查是否完整，胎膜破口以及脐带附着的位置，有无副胎盘等，并详细记录胎盘娩出的方式、时间、胎盘的重量和大小。胎盘娩出后，阴道出血减少，子宫收缩硬如球形。

第三产程一般在胎儿娩出后 30 分钟内完成，经产妇可能更快。胎儿娩出后一小时胎盘仍未娩出应视为异常，应查明原因，常见的原因是子宫收缩乏力和胎盘粘连。宫缩乏力表现为子宫不收缩或收缩欠佳，子宫软而无力，可通过按摩子宫或注射缩宫素刺激子宫收缩，促使胎盘剥离；如子宫收缩良好，牵引脐带时感觉阻力很大，应考虑胎盘粘连的可能，可行徒手剥离胎盘术。方法是用手沿脐带进入宫腔，找到胎盘分离的边缘，然后沿此边缘，以手掌尺侧向胎盘依次分离，直至将胎盘完全从子宫壁上剥离下来。

2. 软产道的检查　胎盘娩出后常规检查软产道有无裂伤，阴道和会阴的裂伤分为Ⅰ、Ⅱ、Ⅲ、Ⅳ度。

（1）Ⅰ度会阴裂伤：阴唇系带、会阴皮肤、阴道黏膜的撕裂，但不包括筋膜和肌肉的损伤。

（2）Ⅱ度会阴裂伤：除了皮肤和黏膜的损伤，还包括会阴体筋膜和肌肉的损伤，但不包括肛门括约肌。

（3）Ⅲ度会阴裂伤：涉及皮肤、黏膜、会阴体和肛门括约肌。

（4）Ⅳ度会阴裂伤：扩展至直肠黏膜，暴露直肠腔。

会阴撕裂的修补与会阴切开的修补相同，应仔细恢复原来的解剖位置。黏膜用肠线连续缝合，皮肤则用丝线间断缝合，也可用尼龙线做皮内连续缝合。缝合后消毒外阴，并敷以酒精纱布。

3. 预防产后出血　分娩后的 1 小时很重要，有人称为第四产程。在这段时间内，容易发生因子宫收缩乏力导致的产后出血。故分娩结束后应密切观察，记录产时的出血量，对过去有出血史，或有子宫收缩乏力可能时，可于产后肌肉或静脉注射缩宫素 10U，并按摩子宫以促进子宫收缩。美国儿科学会及妇产科学会建议产后立即记录血压、脉搏，产后 1 小时内每 15 分钟记录 1 次。

（四）导乐陪伴分娩模式

导乐陪伴分娩是美国克劳斯医师（M. Klaus）倡导的，导乐是希腊语“Doula”的译音，指由一个有生育经验的妇女，在产前、产时、产后，给予孕产妇持续的生理上的支持与帮助及精神上的安慰，使其顺利完成分娩的过程。这一模式与现代医学模式不同，它的基本出发点是认为分娩是一个自然、健康的生理过程，因此将产妇作为分娩的主体，认为产妇和胎儿具有完成分娩的能力，而医护人员根据产妇的需求提供服务。

导乐分娩模式所包含的工作内容和传统的医学观点的分娩模式有很多不同，具体内容包括：

1. 产前访视　产前争取做到四次访视，与临产的夫妇建立感情，第 1 次，回答孕妇对分娩的担心和问题，了解夫妇的要求和计划；第二次，向孕妇形象化示范放松动作；第三次，向孕妇介绍产程中的各种体位；第四次，陪同夫妇去分娩的医院熟悉环境。

2. 第一产程早期　让产妇尽量长的留在家中，精神放松，照常进食，鼓励进易消化食物，多饮水，每小时排尿 1 次；让产妇自由行走，经常变换体位，包括蹲、跪、坐等，但避免平卧位；观察宫缩的持续时间和间隔时间；如果胎膜未破，盆浴可以减轻疼痛。

3. 第一产程晚期　此时产妇宫口开全，腹痛更为剧烈，导乐陪伴者应全身心给产妇以鼓励、支持。尽量避免平卧位。

4. 第二产程　导乐陪伴者为产妇多解释，给予体力上的支持和鼓励，仍提倡自由体位，自然屏气。

5. 产后　分娩结束后让夫妇与新生儿多接触，产后与产妇夫妇一起回忆分娩过程。

华嘉增将自然观点与医学观点的不同进行了总结，如表 23－2。

表 23－2　自然观点与医学观点的比较

自然观点	医学观点
产妇尽可能长的留在家，到第一产程中期才入院	产程开始不久即入院待产
产妇应自由走动，口服饮料，隔 15 分钟听胎心，必要时才做胎心监护	产妇应躺在床上静脉补液，产程中常规连续电子监护
鼓励产妇自由选择体位，多走动以加速产程	产妇躺在床上用药物或破膜来加速产程
鼓励产妇，并由有经验的人员陪伴	丈夫陪伴，夫妻单独相处，医师观察，检查时需走开
胎儿易娩出，不作会阴切开	常规会阴切开，以利胎头娩出
初生儿娩出后和父母广泛接触	初生儿娩出后和母亲短期接触后即送婴儿室

诸多的研究表明，有导乐陪伴者，产程缩短，自然分娩率高，剖宫产率、产后出血发生率、新生儿窒息发生率及胎儿宫内窘迫发生率、产褥病率均比对照组下降，产妇和家属的满意度高。导乐陪伴分娩在整个产程中给予产妇全面支持，减少医疗干预，这一新的产时服务模式对大部分产妇是适宜的，对保证母婴健康，提高阴道分娩的安全性将起到积极的作用。

（李　玲）

参考文献

[1] 底建敏，崔文华，王键，郭影．Xiap 和 Survivin 在子痫前期患者胎盘组织中的表达及意义．《中国妇幼保健》，2014，29，(8)：1275－1277.

[2] 底建敏，闫晓娟．异位妊娠药物保守治疗失败的相关因素分析．《中国综合临床》，2007，23，(6)：558－559.

[3] 底建敏，郭影，闫晓娟，魏月婷，徐强．妊娠期高血压疾病患者胎盘组织中 IGF－1 的表达及意义．《中国妇幼保健》，2007，22，(16)，2247－2249.

[4] 底建敏，刘福虹，闫晓娟，尹晓普．城乡剖宫产率及剖宫产指征的临床分析．《中国妇幼保健》，2006，21，(13)：1769－1771.

[5] 刘元姣，贺翔．妇产科速查．北京：北京科学技术出版社，2015.

[6] 邓姗，郎景和．协和妇产科临床思辨录．北京：人民军医出版社，2015.

第二十四章　妊娠合并疾病

第一节　妊娠期高血压疾病

一、概述

妊娠期高血压疾病（hypertension disorders complicating pregnancy）是妊娠期所特有的疾病，包括妊娠期高血压、子痫前期、子痫、子痫前期并发慢性高血压和妊娠合并慢性高血压。我国发病率为9.4%，国外报道7%～12%。其病因和发病机制至今尚未完全阐明。目前主要存在四种学说：遗传易感性学说、免疫适应不良学说、胎盘缺血学说、氧化应激学说。本病以妊娠20周后高血压、蛋白尿和水肿为临床特征，伴有全身多脏器损害，是孕产妇和围生儿发病和死亡的主要原因之一。

二、诊断

（一）病史要点

1. 具有妊娠期高血压疾病的高危因素存在　初产妇、孕妇年龄小于18岁或大于40岁、多胎妊娠、妊娠高血压病史及家族史、慢性高血压、慢性肾炎、营养不良及低社会经济状况等。

2. 临床表现　妊娠20周后出现高血压、水肿、蛋白尿。轻者可无症状或有轻度头晕，血压轻度升高，伴水肿或轻度蛋白尿；重者可出现头痛、眼花、恶心、呕吐、持续性右上腹痛，血压升高，蛋白尿增多，水肿严重；昏迷、抽搐。

（二）查体要点

1. 高血压　至少出现两次以上血压升高（≥140mmHg/90mmHg），其间隔≥6小时才能确诊。

2. 水肿　一般为凹陷性水肿，自踝部开始，逐渐向上延伸，水肿局限于膝以下为“+”，延及大腿为“++”，达外阴及腹壁为“+++”，全身水肿或伴腹水为“++++”。

（三）辅助检查

1. 血液检查　包括全血细胞计数、血红蛋白含量、血细胞压积、血黏度、凝血功能等，可根据具体病情多次测定。

2. 肝肾功能检查　肝细胞功能受损时肝酶ALT、AST可升高，出现以白蛋白为主的低蛋白血症，白/球比倒置。肾功能受损时，血清肌酐、尿素氮、尿酸升高，其中肌酐升高与疾病的严重程度相一致，尿酸在慢性高血压患者中升高不明显。

3. 尿液检查　尿常规中尿比重≥1.020提示尿液浓缩，尿蛋白（+）时尿蛋白含量为

300mg/24h，尿蛋白（+++）时尿蛋白含量5g/24h，严重妊娠期高血压疾病患者每2天或每天进行尿蛋白检测。

4. 眼底检查　可以直观视网膜小动脉痉挛的情况，是子痫前期和子痫严重程度的重要参考指标。子痫前期患者可见视网膜动静脉比值为1∶2以上，视盘水肿、絮状渗出或出血严重时可发生视网膜脱离，出现视力模糊或视盲。

5. 有创性血流动力学监测　对于子痫前期和子痫的患者不需要常规监测，如果有基础心脏疾病或晚期肾脏疾病，以及肺水肿和少尿无法解释或难以治疗时，可以监测中心静脉压或肺毛细血管楔压。

6. 其他检查　心电图、超声心动图可了解心功能，怀疑有脑出血可行CT或MRI，脑血流图描记了解脑血管情况，胎盘功能和胎儿成熟度检测了解胎儿的生长发育以及宫内安危状况。

（四）诊断标准

根据病史、临床表现、体征及辅助检查可作诊断，同时注意有无并发症及凝血机制障碍。

（五）鉴别诊断

妊娠期高血压需与慢性肾炎合并妊娠鉴别；子痫应与癫痫、脑炎、脑膜炎、脑瘤、脑血管畸形破裂出血、糖尿病高渗性昏迷、低血糖昏迷等鉴别。

三、治疗

目的：争取母体可完全恢复健康，胎儿出生后可存活，以对母儿影响最小的分娩方式终止妊娠。

原则：镇静、解痉、降压、扩容、利尿，适时终止妊娠。治疗流程详见图24－1。

（一）一般处理

1. 休息　可在家，也可住院。子痫前期者建议住院，取左侧卧位，每日休息不少于10小时。

2. 密切监护母儿状态　母体一般状况、生命体征、尿蛋白。胎儿发育状况和胎盘功能。

3. 间断吸氧　增加血氧含量，改善全身主要脏器和胎盘氧供。

4. 饮食　充足的蛋白质、热量，不限盐和液体，全身水肿者应适当限制盐的摄入。

（二）镇静

轻者不需药物治疗，精神紧张、焦虑或睡眠不佳者给予镇静剂。重度子痫前期或子痫需用较强的镇静剂，防治子痫发作。

1. 地西泮　2.5～5mg口服，或10mg静脉缓慢注射。

2. 冬眠药物　哌替啶100mg、异丙嗪50mg、氯丙嗪50mg加入10%葡萄糖500ml内缓慢静脉滴注；紧急情况时也可将三种药物的1/3剂量加入25%葡萄糖20ml中缓慢静脉推注（>5分钟），余2/3量加入10%葡萄糖液250ml静脉滴注。

3. 其他　苯巴比妥、异戊巴比妥、吗啡等也具有较好的抗惊厥、抗抽搐作用。

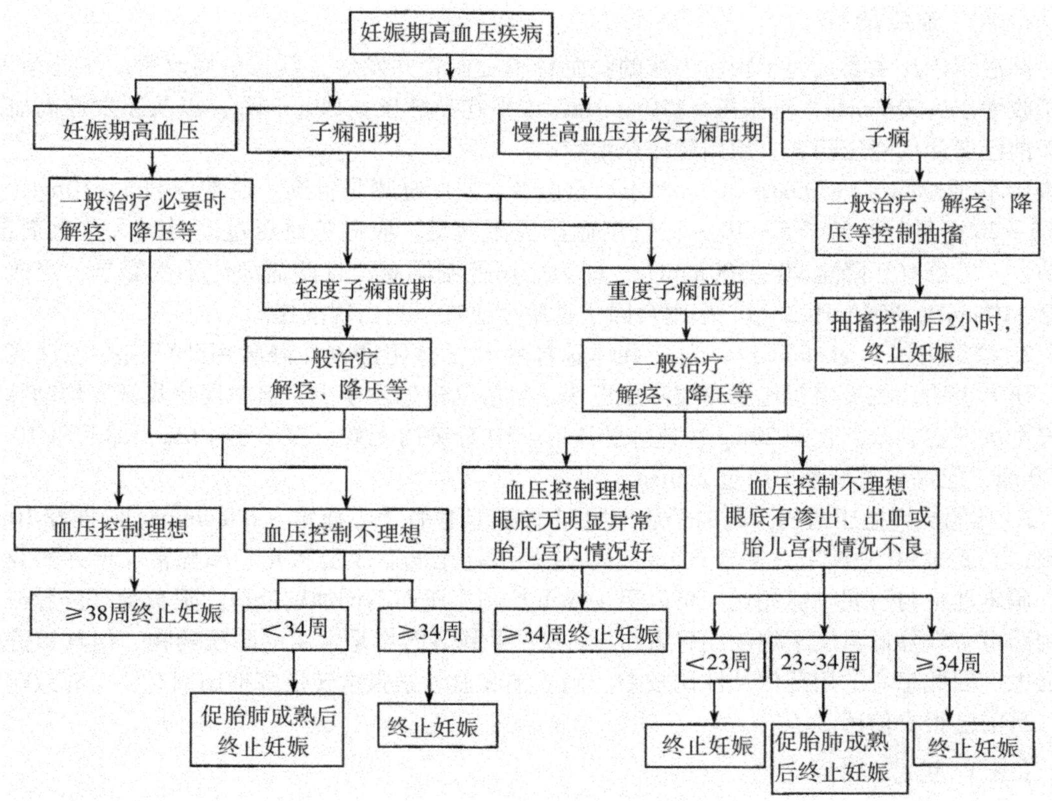

图 24－1　妊娠期高血压疾病诊断与治疗流程

（三）解痉

治疗子痫前期和子痫的主要方法，可解除全身小动脉痉挛，缓解临床症状，控制和预防子痫发作。

首选药物为硫酸镁。可采用持续静脉内输注或间断肌内注射的方法：①静脉给药，首次负荷剂量为25%硫酸镁20ml加入10%葡萄糖100ml中静脉点滴，半小时滴完；继之以25%硫酸镁60ml加入5%葡萄糖1000ml静脉滴注维持，滴速为1～2g/h。②根据血压再决定是否加用肌内注射，用法为25%硫酸镁20ml加2%利多卡因2ml，深部臀肌注射，每日1～2次，每日总量为25～30g。

由于产前、产时和产后都可能发生子痫抽搐，因此子痫前期患者在分娩期和分娩后24小时都应根据血压情况给予硫酸镁治疗。产后子痫患者，硫酸镁应用至抽搐后24小时。

硫酸镁的毒性和注意事项。

毒性：正常血镁浓度为0.75～1mmol/L，有效治疗浓度为1.7～3mmol/L，当血清镁离子浓度达到3mmol/L时即发生镁中毒。表现为膝反射消失、肌张力减弱、呼吸抑制，严重时出现呼吸肌麻痹。

注意事项：①定时检查膝反射。②呼吸不少于16次/min。③尿量≥25ml/h或≥600ml/24h。④硫酸镁治疗时需备钙剂，一旦出现中毒立即静脉注射10%葡萄糖酸钙10ml。⑤肾功能不全时应减量或停用。⑥有条件时可检测血镁浓度。

（四）降压治疗

高血压治疗主要是为了预防潜在的脑血管和心血管并发症，延长孕周改善围生儿结局。对于收缩压≥60mmHg，舒张压≥110mmHg，或平均动脉压≥140mmHg，以及原发性高血压妊娠前已经使用降压药者，须用降压药治疗。

1. 肼屈哒嗪（hydralazine） 对于严重患者，肼屈哒嗪是首选。通常首剂5～10mg，每隔15～20分钟静脉给予5～10mg，直至血压控制满意。应避免血压过高时加大首次剂量。产前、产时舒张压降至90～100mmHg，即为血压控制满意，且胎盘灌注不受影响；当血压降至110mmHg/80mmHg，胎心率则会因子宫胎盘血流不足出现减速。

2. 拉贝洛尔（labetalol） 为α和非选择性β受体阻滞剂，静脉用药可治疗急性高血压。研究表明，拉贝洛尔比肼屈嗪降压更快，且心动过速发生少，但肼屈嗪降低平均动脉压至安全水平更有效。首剂20mg快速静脉注射，10分钟内无效，再给予40mg，然后每10分钟80mg，但每日总剂量不超过220mg。

3. 其他抗高血压药物 钙离子通道阻滞剂硝苯地平［心痛定（nifedipine）］推荐10mg口服，必要时30分钟后重复给药，可以快速降压且无低血压及胎儿心率异常。近来研究发现，硝苯地平与肼屈哒嗪相比，可以更少剂量控制血压而不增加副反应。尼莫地平静脉或口服用药可有效降低重度子痫前期患者血压。α－甲基多巴也是常用的降压药物，但其镇静作用强大，因此患者的用药依从性比较差。硝普钠和血管紧张素转换酶抑制剂对胎儿有致畸作用，目前已很少使用。

（五）扩容治疗

重度子痫前期母体血容量较正常妊娠时减少，血液浓缩，因此有必要补充液体提高全身及子宫胎盘循环。但是，静脉扩容有增加容量负荷的风险，可增加脑水肿及肺水肿的危险。研究表明，这种方法没有显著益处。

（六）利尿剂

利尿剂可使血容量减少，加重母体的血液浓缩，进一步影响胎盘灌注，因此，目前已不推荐使用，避免对孕妇和胎儿产生不利影响。仅用于全身性水肿、肺水肿、急性心力衰竭或血容量过多者。通常用呋塞米、甘露醇。

（七）适时终止妊娠

接近预产期，宫颈软且部分消退的轻度子痫前期患者，可考虑自然分娩。如果较严重的子痫前期患者住院后病情无改善，为保证母婴安全，通常建议终止妊娠，可采用促宫颈成熟和静脉滴注缩宫素引产。

终止妊娠的指征：①重度子痫前期患者经24～48小时积极治疗后无好转。②重度子痫前期患者孕周大于34周者。③重度子痫前期患者孕周不足34周，但胎盘功能减退，胎儿已成熟。④重度子痫前期，患者孕周不足34周，胎盘功能减退，但胎儿尚未成熟者，可用地塞米松促胎肺成熟后终止妊娠。⑤子痫控制后2小时可终止妊娠。

终止妊娠的方法：传统上认为给予引产经阴道分娩对母体最为有利，但由于宫颈不成熟常使引产失败，而重度子痫前期的孕妇常需紧急处理，其围生儿需与麻醉科、儿科协作进行复苏和严密监护，所以目前多提倡剖宫产。

（八）子痫的处理

子痫是妊娠期高血压疾病的最严重阶段，应积极处理。子痫的处理原则为：

（1）控制抽搐：①25%硫酸镁10ml加入25%葡萄糖20ml静脉推注，需大于5分钟，然后持续静脉滴注维持量的硫酸镁，滴速2g/h。②20%甘露醇250ml快速静脉滴注。③可同时使用镇静药物，如地西泮。

（2）降压：间断静脉内或口服抗高血压药物降压。通常在收缩压达160mmHg或舒张压异常升高达100mmHg、105mmHg或110mmHg时治疗。

（3）纠正酸中毒和缺氧：间断面罩给氧，根据二氧化碳结合力和尿素氮值予以适量的5%碳酸氢钠。

（4）终止妊娠：抽搐控制后2小时应考虑终止妊娠。

（5）护理：保持安静、减少光声刺激，吸氧，密切观察生命体征。密切注意病情变化，积极主力并发症。

四、预后评价

通过对妊娠期高血压疾病患者长期追踪随访，发现分娩后心血管的改变依赖于子痫是否发生于初产妇。研究表明，初次及再次妊娠发生子痫的妇女比初次发生而再次妊娠正常的妇女易患慢性高血压疾病；另外，子痫前期患者将来则不会患慢性高血压疾病。

五、最新进展

近年来，国外许多学者越来越关注发病的孕龄对该疾病严重程度的影响，提出了早发型重度子痫前期（early onset severe preeclampsia）的概念，定义那些重度子痫前期发生在妊娠34周前的患者为早发型重度子痫前期。由于这些患者发病早，病情严重，胎儿尚未成熟，因此对母胎的影响较大。这也提示我们早期预测和防治妊娠高血压疾病的重要性。目前，根据病因和发病机制，发现了许多与该疾病相关的各种标记物，期望能对该疾病早期诊断和治疗提供一定的临床指导价值。

（李　玲）

第二节　妊娠期急性脂肪肝

一、概述

妊娠期急性脂肪肝（acute fatty liver of pregrnancy，AFLP）是妊娠晚期特发的严重肝脏损害，发生率1/15 000～1/10 000。起病急骤，病情凶险，母婴死亡率达75%以上。其主要病变为肝脏脂肪变性，常伴有多种严重肝外并发症。确切的病因尚不甚清楚，因病死者肝内的游离脂肪酸比正常人高8～10倍，推测可能与以下因素有关：①妊娠引起的激素变化使脂肪酸代谢发生障碍，导致非酯化脂肪酸堆积在肝细胞和肾、胰、脑等多脏器。②遗传因素，如长链-3-水化羟基-CoA脱氧酶（LCHAD）的缺乏。③感染、中毒、营养不良、妊娠期高血压等因素对线粒体脂肪酸氧化的损害作用。

二、诊断

（一）病史要点

（1）本病与年龄无关，好发于妊娠35周左右，初产妇、双胎和男胎妊娠较易发生。以往无肝病史，无肝炎接触史，常伴发妊娠期高血压疾病。发病后胎儿很快死亡，多在患病后5~10天娩出死胎；胎儿娩出后，病情并不缓解，常随之出现严重肝肾衰竭，DIC及休克。

（2）起病急骤，表现不典型：恶心、呕吐、黄疸可能是仅有的主诉。黄疸见于超过90%的病例，其他常见的症状还包括上腹痛、腹水、发热、头痛。

（3）早期症状：乏力、纳差、恶心、反复呕吐、上腹痛等。

（4）黄疸：早期症状持续一周左右出现黄疸，进行性加深。常伴有高血压、水肿、蛋白尿等症状，部分病例可有发热。

（5）继而出现上消化道出血、腹水。

（6）肝性脑病表现（出血倾向、意识障碍、淡漠、嗜睡、昏迷等）。

（7）肝肾综合征表现（肝功能不全，同时肾衰竭致少尿、无尿）。

（8）其他：低血糖、酸中毒、DIC、死胎、早产、死产等。

（二）查体要点

无特异性，与疾病进展和并发症有关。绝大多数患者会出现进行性皮肤巩膜黄染，可有上腹部压痛和反跳痛，双下肢水肿，严重者常伴有腹水征和全身水肿。出现肝性脑病时可有相应的神经系统体征。

（三）辅助检查

1. 常规检查

（1）白细胞计数升高（$\geqslant 15 \times 10^9/L$），血小板计数下降（$<100 \times 10^9/L$），外周血涂片可见肥大血小板、幼红细胞、嗜碱点彩红细胞。

（2）血清转氨酶轻度或中度升高（一般ALT不超过300U/L），血清碱性磷酸酶明显升高，血清胆红素升高（但很少$>200\mu mol/L$），严重的低蛋白血症。

（3）血糖降低，血氨升高：持续性重度低血糖是本病的一个显著特征，常可降到正常值的1/3~1/2。血氨在早期即可升高，昏迷者则高于正常值的10倍。

（4）凝血因子指标异常，以下列指标为主：凝血酶原时间延长，部分凝血活酶时间延长，血浆抗凝血酶Ⅲ减少，纤维蛋白原减少。

（5）血尿酸、肌酐和尿素氮均升高：高血尿酸与肌酐、尿素氮不成比例。高尿酸血症可先于临床表现，有助于早期诊断。

（6）尿蛋白阴性，尿胆红素阴性：尿胆红素阴性是重要的诊断依据之一（但尿胆红素阳性也不能排除本病）。

（7）B超检查显示肝肿大或肝萎缩，主要表现为肝区弥散的回声细密、均匀、增强，呈雪花状；而肝实质远场回声衰减，呈脂肪肝特有的前强后弱的回声特点。有较高的假阴性率。

2. 其他检查

（1）当高度怀疑妊娠急性脂肪肝时，应尽早在DIC发生前做肝穿刺活组织检查。肝穿刺标本必须用冰冻油红（oilred）脂肪染色，镜检视典型病理变化为肝细胞弥漫性、微滴性脂肪变性，即肝细胞胞质内充满微小脂肪滴，呈蜂窝状，细胞核位于中央，肝小叶结构基本正常，脂肪染色阳性。微血管内脂肪堆积和浸润、脂肪空泡形成。一般无肝细胞坏死和炎症细胞浸润。

（2）CT 检查见不同程度肝密度减低，严重者肝实质密度低于肝血管密度。

（3）血清免疫学检测：排除 HAV、HBV、HCV、HEV、CMV、EBV 等感染。

（四）诊断标准

（1）肝组织学检查是确诊的唯一方法。

（2）依据病史、临床表现、实验室检查指标，结合影像学检查进行初步诊断，并排除急性病毒性肝炎、肝内胆汁淤积症、HELLP 综合征及药物性或中毒性肝损害等疾病。

凡妊娠晚期急骤起病，出现胃肠道症状、腹痛、进行性黄疸，尤其出现意识障碍、少尿、DIC 等肝肾衰竭表现者都要考虑到本病。若实验室检查显示除肝肾功能指标受损外，有持续重度低血糖，血胆红素高而尿胆红素阴性等特点者，更要高度怀疑妊娠急性脂肪肝，B 型超声检查和 CT 对及早期诊断脂肪肝很有意义，一旦临床高度疑诊或初步诊断本病，立即积极治疗并迅速终止妊娠。有条件者，争取在凝血功能尚正常时行肝穿刺活组织检查以便确诊（但此点在大多数病例中做不到）。迄今为止绝大多数本病病例均为死亡后方得以做病理检查而确诊，因而临床诊断虽非确诊，但对治疗起决定作用。

（五）鉴别诊断

1. 暴发性病毒性肝炎　血清免疫学检查 HBsAg 等两对半阳性，血清转氨酶显著升高（可达 1000U/L），尿三胆阳性，血尿酸不高，白细胞计数正常，肾衰竭出现比较晚等可与妊娠急性脂肪肝鉴别。组织学特点也不一样，肝细胞广泛坏死，肝小叶结构被破坏。

2. HELLP 综合征　是妊娠期高血压疾病发展过程中一个特殊的严重类型，主要表现为溶血、肝酶升高和血小板减少。有血压升高等妊娠期高血压疾病表现。无低血糖症，这是 HELLP 综合征与 AFLP 之间一个很重要的鉴别要点。

3. 妊娠期肝内胆汁淤积症　瘙痒症状先于黄疸且重于黄疸，肝损害较轻。无神经系统症状和凝血功能障碍，一般健康状况良好，无明显呕吐及其他消化道症状，血清胆红素多在 82mol/L 以下。血清转氨酶轻度上升，很少超过 200U/L，肝活检见肝实质和间质结构正常，而胆小管有胆酸形成等可资鉴别。

三、治疗

（一）一般治疗

给予低脂肪、低蛋白、高糖类饮食，保证足够的热量。同时注意水电解质平衡，纠正酸中毒。给予静脉点滴葡萄糖纠正低血糖。根据情况选择红细胞、血小板、白蛋白、冰冻血浆及新鲜全血等以维持血容量。

（二）药物治疗

1. 控制出血，补充凝血因子　给予大量新鲜冰冻血浆、新鲜血液、血小板、冷沉淀、纤维蛋白原和凝血酶原复合物等，控制 DIC 的发展，防止终止妊娠术中与术后的创面渗血和产后出血。

2. 保肝等支持疗法　给予高糖类、复合氨基酸与大量维生素 C、ATP、辅酶 A，肝细胞因子等以保护肝脏，促进肝细胞再生；输注白蛋白纠正低蛋白血症；同时给予思美泰、熊去氧胆酸、苦黄等利胆降黄治疗。

3. 应用肾上腺皮质激素或地塞米松　短期大剂量使用可解除血管痉挛，促进 ATP 合成并保护肾小管上皮，每天静脉点滴氢化可的松 200～300mg。

4. 应用抗凝剂与 H_2 受体阻滞剂　根据病情选择使用，维持胃酸 pH >5，以尽量防止胃部发生应激性溃疡等。

5. 预防感染　选择对肝功能影响小的抗生素预防感染，如头孢曲松、泰能等。

6. 去氨去脂药的应用　酪氨酸或精氨酸等谷氨酸类药，可降低血氨；蛋氨酸、肌醇、二异丙胺等可去脂；维生素 B_{12} 是机体生长发育、造血功能、上皮细胞生长及维护神经鞘完整的必需维生素；葡醛内酯则能与体内的有害物质结合，变成无毒的葡萄糖醛酸结合物，故有护肝和解毒作用，以上诸药均可酌情选用。

7. 免疫促进剂的应用　胸腺素（日达仙）加强免疫功能，随着全身氧供需平衡和脏器功能的恢复，促进免疫机能逐步恢复正常，对后期的恢复起到了重要作用。

8. 积极治疗并发症　一旦出现少尿、无尿、血尿素氮与肌酐上升等肾衰竭征象时，及时予以透析治疗；若发生 DIC，则及早用肝素治疗，根据病情适当补充凝血因子、纤维蛋白原和凝血酶原复合物，控制 DIC 的发展。

（三）手术治疗

尽早终止妊娠是治疗 AFLP 的关键。

AFLP 系妊娠特发性疾病，到目前为止，尚未见在终止妊娠之前治愈的病例报道。早期诊断、及时终止妊娠是改善 AFLP 预后的关键。一旦确诊或高度怀疑 AFLP，均应尽快终止妊娠，不但可以减轻肝脏负荷，而且可以制止病情的进一步发展，使母婴存活率明显提高。

关于分娩方式的选择，一般认为宫颈条件差或胎位异常者，多采用剖宫产，术中采用局麻或硬膜外麻醉，不用全麻以免加重肝损害。若胎死宫内，宫颈条件差，短期不能经阴道分娩者也应行剖宫产终止妊娠。如果宫颈条件好，且病情还不甚危重，未并发凝血功能障碍时，可考虑引产，经阴道分娩。术前应尽可能改善低血糖和凝血功能障碍，术后要注意防治产后出血，若出血量多，不能用常规注射宫缩剂和按摩子宫等方法控制时，可以考虑髂内动脉结扎、介入治疗止血或子宫切除术。

（四）新型技术

1. 人工肝替代治疗　人工肝替代治疗是终止妊娠后肝功能恢复期治疗的关键。国内外报道显示，AFLP 患者在终止妊娠后临床症状及各项生化检查指标均迅速恶化，经过约 1 周的危重期后，各项生化指标开始好转。这与手术或分娩加重了心、肝、肾等重要脏器的负担有关。故此期的综合治疗非常重要。因为 AFLP 患者病理基础在肝脏，所以除了对症处理、预防感染、营养支持等综合治疗以外，有效的人工肝脏支持系统是改善患者预后的重要措施。人工肝脏支持系统是指通过体外的机械或理化装置，担负起暂时辅助或完全代替严重病变肝脏的功能，清除各种有害物质，代偿肝脏的代谢功能，直至自体肝脏功能恢复或进行肝脏移植，简称人工肝脏。1～2 周的“人工肝”治疗，可以为肝细胞再生修复赢得时间，使重症 AFLP 患者度过危险期。合并多脏器功能障碍时，通过血浆置换清除循环中有害物质也是抢救的重要手段。

2. 肝移植　应用肝移植治疗 AFLP 目前仍然存在很多争议。目前已有人类胚胎肝细胞腹膜移植治疗 AFLP 成功病例报道，但 AFLP 患者肝脏具有潜在逆转能力，肝移植并不适用于大部分病例，因此，不应过早考虑肝移植。只有经各种方法治疗，病情仍继续恶化，造成不可逆性肝损害者才考虑肝移植。有人建议肝移植适用于 CT 提示暴发型肝坏死，出现肝性脑病、严重代谢性酸中毒、合并凝血功能恶化和（或）新鲜冰冻血浆需求不断增加的患者。

四、预后评价

强调早期诊断和识别轻型病例是改善 AFLP 预后的关键。近年来由于早期诊断，积极有效的综合治疗，在肝外并发症发生前终止妊娠，AFLP 的预后有了明显改善，母婴病死率由原先的 75% ~80% 降至 15% ~20%。

该病是自限性的，一般认为分娩可阻止迅速的肝功能衰竭。在恢复期，常见短暂的糖尿病和急性胰腺炎。据报道孕产妇死亡多由于败血症、出血、吸入、肾衰竭、胰腺炎和消化道出血所致。一般来说，及早诊断、及早治疗与终止妊娠，多可在产后一个月内康复，母婴预后良好。它是一种可逆性疾病，一旦康复，不留遗患，再次妊娠无本病复发。

目前资料显示 AFLP 与胎儿长链 -3 - 水化羟基 - CoA 脱氧酶（LCHAD）缺乏有关。因此，新生儿应进行基因筛查，帮助早期诊断治疗，预防因 LCHAD 缺乏所致的并发症发生。

五、最新进展

（一）AFLP 与长链 -3 - 水化羟基 - CoA 脱氧酶（LCHAD）

存在 LCHAD 基因突变胎儿的孕妇易患 AFLP，其可能的原因为胎儿或胎盘产生长链 3 - 羟酰代谢产物堆积在母体内，对肝脏产生高毒性，且由于妊娠期脂肪酸代谢利用降低而加重毒性。另有研究显示胎盘组织合体滋养细胞 β 氧化酶妊娠早期明显增高，近分娩期略低，胎盘能量很大部分通过脂肪氧化获得，脂肪酸 β - 氧化的损害，可引起微血管脂肪酸代谢紊乱，使三酰甘油在肝细胞及其他脏器内迅速堆积，为胎儿 LCHAD 缺乏导致 AFLP 发生提供证据。

（二）AFLP 与多胎妊娠

AFLP 患者中双胎、多胎更为常见。双胎、多胎母亲血小板计数下降及抗凝血酶活性增高明显，二者均有肝酶升高危险倾向，故更易于发生 HELLP 综合征、AFLP 等病。三胎妊娠比双胎妊娠更容易显示出妊娠诱导的抗纤维蛋白酶活性不足，妊娠期的血小板减少，围生期 AST 增高等情况。

（三）AFLP 与其他因素

有学者认为妊娠期高血压疾病，HELLP 综合征和 AFLP 可能为疾病从轻微到严重以致威胁生命的多系统功能障碍的谱系改变，似乎可以解释 AFLP 患者何以并发妊娠期高血压疾病较多。而且既往研究也显示 HELLP 综合征与 AFLP 在病因、临床表现和治疗等方面有很多共同之处。AFLP 还与急性期肝酯酶缺陷有一定关系。AFLP 急性期肝酯酶缺陷导致脂质代谢异常，进而损伤内皮系统，导致 AFLP。妊娠期服用某些药物也可能导致 AFLP，有报道因腹痛服用阿司匹林后出现 AFLP，考虑非甾体类抗炎药抑制 MTP，阻碍线粒体及整个细胞脂肪酸氧化，故而易发生 AFLP。

（四）AFLP 的产前诊断

目前资料显示 AFLP 与 LCHAD 缺乏有关，为隐性遗传。LCHAD 缺乏胎儿孕妇 AFLP 发病率为15% ~25%。所有的LCHAD 缺乏患者至少有 LCHAD 基因区域的一个474Q 等位基因突变，且该病与子代脂肪酸代谢障碍有关，提示 AFLP 高危患者及子代进行基因检测及随访十分必要。故所有妊娠期曾患 AFLP 或亲代谱系中有患 AFLP 及 LCHAD 缺乏儿童的妇女均应行生物分子学诊断检测，包括绒毛标本 DNA 分子学诊断及羊水细胞酶系分析等，有助于产前诊断。

由于有些妊娠妇女尤其是双胎妊娠或多胎妊娠者有渐进的血小板减少和抗凝血酶活性增高，二者均提示肝酶升高风险，容易形成 AFLP，因此妊娠期检测血小板计数和抗凝血酶活性对预测 AFLP 有一定临床价值。

（李　玲）

第三节　妊娠合并心脏病

妊娠合并心脏病是孕产妇死亡的重要原因。在我国孕产妇死因顺位中高居第2位，占非直接产科死因的首位。妊娠合并心脏病的发病率各国报道为1% ~4%，我国 1992 年报道为1.06%。

一、妊娠合并心脏病的种类及其对妊娠的影响

在妊娠合并心脏病的患者中，先天性心脏病占35% ~50%，位居第一。随着广谱抗生素的应用，以往发病率较高的风湿性心脏病的发病率逐年下降。妊娠高血压性心脏病、围生期心肌病、心肌炎、各种心律失常、贫血性心脏病等在妊娠合并心脏病中也占有一定比例。而二尖瓣脱垂、慢性高血压心脏病、甲状腺功能亢进性心脏病等较少见。不同类型心脏病的发病率随不同国家及地区的经济发展水平差异较大。在发达国家及我国沿海经济发展较快的地区，风湿热已较少见。而在发展中国家及贫困、落后的边远地区仍未摆脱风湿病的困扰，风湿性心脏病合并妊娠者仍很多见。

1. 先天性心脏病

（1）左向右分流型先天性心脏病：

1）房间隔缺损：是最常见的先天性心脏病。对妊娠的影响取决于缺损的大小。缺损面积 $<1cm^2$ 者多无症状，仅在体检时被发现，多能耐受妊娠及分娩。若缺损面积较大，在左向右分流基础上合并肺动脉高压，右心房压力增加，可引起右至左分流出现发绀，有发生心衰的可能。房间隔缺损 $>2cm^2$ 者，最好在孕前手术矫治后再妊娠。

2）室间隔缺损：对于小型缺损（缺损面积 $\leqslant 1cm^2$），若既往无心衰史，也无其他并发症者，妊娠期很少发生心衰，一般能顺利度过妊娠与分娩。室间隔缺损较大，常伴有肺动脉高压，妊娠期发展为右向左分流，出现发绀和心衰。后者妊娠期危险性大，于孕早期宜行人工流产终止妊娠。

3）动脉导管未闭：较多见，在先心病中占20% ~50%，由于儿童期可手术治愈，故妊娠合并动脉导管未闭者并不多见。若较大分流的动脉导管未闭，孕前未行手术矫治者，由于

大量动脉血流向肺动脉，肺动脉高压使血流逆转出现发绀诱发心衰。若孕早期已有肺动脉高压或有右向左分流者，宜人工终止妊娠。未闭动脉导管口径较小，肺动脉压正常者，妊娠期一般无症状，可继续妊娠至足月。

（2）右向左分流型先天性心脏病：临床上最常见的有法洛四联症及艾森曼格综合征等。一般多有复杂的心血管畸形，未行手术矫治者很少存活至生育年龄。此类患者对妊娠期血容量增加和血流动力学改变的耐受力极差，妊娠时母体和胎儿死亡率可高达30%～50%。若发绀严重，自然流产率可高达80%。这类心脏病妇女不宜妊娠，若已妊娠也应尽早终止。经手术治疗后心功能为Ⅰ～Ⅱ级者，可在严密观察下继续妊娠。

（3）无分流型先天性心脏病：

1）肺动脉口狭窄：单纯肺动脉口狭窄的预后较好，多数能存活到生育期。轻度狭窄者能渡过妊娠及分娩期。重度狭窄（瓣口面积减少60%以上）宜于妊娠前行手术矫治。

2）主动脉缩窄：妊娠者合并主动脉缩窄较少见。此病预后较差，合并妊娠时20%会发生各种并发症，死亡率为3.5%～9.0%。围生儿预后也较差，胎儿死亡率为10%～20%。轻度主动脉缩窄，心脏代偿功能良好，患者可在严密观察下继续妊娠。中、重度狭窄者即使经手术矫治，也应劝告避孕或在孕早期终止妊娠。

3）马方（Marfan）综合征：表现为主动脉中层囊性退变。一旦妊娠，死亡率为4%～50%，多因血管破裂。胎儿死亡率超过10%。患本病的妇女应劝其避孕，已妊娠者若超声心动图见主动脉根部直径>40mm时，应劝其终止妊娠。本病于妊娠期间应严格限制活动，控制血压，必要时使用β受体阻滞剂以降低心肌收缩力。

2. 风湿性心脏病　以单纯性二尖瓣狭窄最多见，占2/3～3/4。部分为二尖瓣狭窄合并关闭不全。主动脉瓣病变少见。心功能Ⅰ～Ⅱ级，从未发生过心衰及并发症的轻度二尖瓣狭窄孕妇，无明显血流动力学改变，孕期进行严密监护，可耐受妊娠。二尖瓣狭窄越严重，血流动力学改变越明显，妊娠的危险性越大，肺水肿和低排量性心衰的发生率越高，母体与胎儿的死亡率越高。尤其在分娩和产后死亡率更高。病变严重伴有肺动脉高压的患者，应在妊娠前纠正二尖瓣狭窄，已妊娠者宜在孕早期终止。

3. 妊娠高血压性心脏病　指既往无心脏疾病史，在妊娠期高血压疾病的基础上，突然发生以左心衰竭为主的全心衰竭者。妊娠期高血压疾病并发肺水肿的发生率为3%，这是由于冠状动脉痉挛，心肌缺血，周围小动脉阻力增加，水、钠潴留及血黏度增加等，加重了心脏负担而诱发急性心力衰竭。妊娠期高血压疾病合并中、重度贫血时更易引起心肌受累。这类心脏病在发生心衰之前，常有干咳，夜间更明显，易被误诊为上呼吸道感染或支气管炎而延误诊疗时机，产后病因消除，病情会逐渐缓解，多不遗留器质性心脏病变。

4. 围生期心肌病（peripartum cardiomyopathy，PPCM）指既往无心血管系统疾病史，于妊娠期最后3个月至产后6个月内发生的扩张型心肌病。这种特定的发病时间是与非特异性扩张型心肌病的区别点。确定围生期心肌病必须排除其他任何原因的左室扩张和收缩功能失常。确切病因还不十分清楚，可能与病毒感染、自身免疫因素、多胎妊娠、多产、高血压、营养不良及遗传等因素有关。与非特异性扩张型心肌病的不同点在于发病较年轻，发病与妊娠有关，再次妊娠可复发，50%的病例于产后6个月内完全或接近完全恢复。围生期心肌病对母儿均不利，胎儿死亡率可达10%～30%。临床表现不尽相同，主要表现为呼吸困难、心悸、咳嗽、咯血、端坐呼吸、胸痛、肝大、水肿等心力衰竭的症状。25%～40%的患者出现相应器官栓塞症状；轻者仅有心电图的T波改变而无症状。胸部X线摄片见心脏普遍增大、心脏搏动减弱，肺淤血。心电图示左室肥大、ST段及T波异常改变，常伴有各种心律失常。超声心动图显示心腔扩大、搏动普遍减弱、左室射血分数减低。一部分患者可因心衰、肺梗死或心律失常而死亡。治疗宜在安静、增加营养和低盐饮食的同时，针对心衰可给强心利尿剂及血管扩张剂，有栓塞征象可以适当应用肝素。曾患围生期心肌病、心力衰竭且遗留心脏扩大者，应避免再次妊娠。

5. 心肌炎（myocarditis） 近年病毒性心肌炎呈增多趋势，急慢性心肌炎合并妊娠的比例在增加。妊娠期合并心肌炎的诊断较困难。主要表现为既往无心瓣膜病、冠心病或先心病，在病毒感染后1～3周内出现乏力、心悸、呼吸困难和心前区不适。检查可见心脏扩大，持续性心动过速、心律失常和心电图ST段及T波异常改变等。急性心肌炎病情控制良好者，可在密切监护下继续妊娠。

二、妊娠合并心脏病对孕妇的影响

妊娠期子宫增大、胎盘循环建立、母体代谢率增高，母体对氧及循环血液的需求量增加。妊娠期血容量增加可达30%，致心率加快，心排出量增加，32～34周时最为明显。分娩期子宫收缩，产妇屏气用力及胎儿娩出后子宫突然收缩，腹腔内压骤减，大量血液向内脏灌注，进一步加重心脏负担。产褥期组织间潴留的液体也开始回到体循环，血流动力学发生一系列急剧变化。因此，在妊娠32～34周、分娩期及产后3日内是血液循环变化最大、心脏负担最重的时期，有器质性心脏病的孕产妇常在此时因心脏负担加重，极易诱发心力衰竭，临床上应给予高度重视。

三、妊娠合并心脏病对胎儿的影响

不宜妊娠的心脏病患者一旦妊娠，或妊娠后心功能恶化者，流产、早产、死胎、胎儿生长受限、胎儿窘迫及新生儿窒息的发生率均明显增高。心脏病孕妇心功能良好者，胎儿相对安全，但剖宫产几率增加。某些治疗心脏病的药物对胎儿也存在潜在的毒性反应，如地高辛可以自由通过胎盘到达胎儿体内。一部分先天性心脏病与遗传因素有关，国外报道，双亲中任何一方患有先天性心脏病，其后代先心病及其他畸形的发生机会较对照组增加5倍，如室间隔缺损、肥厚性心肌病、马方综合征等均有较高的遗传性。

四、妊娠合并心脏病的诊断

由于妊娠期生理性血流动力学的改变、血容量及氧交换量增加，可以出现一系列酷似心脏病的症状和体征，如心悸、气短、踝部水肿、乏力、心动过速等。心脏检查可以有轻度心界扩大、心脏杂音。妊娠还可使原有心脏病的某些体征发生变化，如二尖瓣或主动脉瓣关闭不全的患者，妊娠期周围血管阻力降低，杂音可以减轻甚至不易听到；妊娠血容量增加可使轻度二尖瓣狭窄或三尖瓣狭窄的杂音增强，以致过高估计病情的严重程度，增加明确诊断的难度。因此妊娠期心脏病和心力衰竭的诊断必须结合妊娠期解剖和生理改变仔细分析，再做出正确判断。以下为有意义的诊断依据：

（1）妊娠前有心悸、气急或心力衰竭史，或体检曾被诊断有器质性心脏病，或曾有风湿热病史。

（2）有劳力性呼吸困难、经常性夜间端坐呼吸、咯血、经常性胸闷胸痛等临床症状。

（3）有发绀、杵状指、持续性颈静脉怒张，心脏听诊有舒张期杂音或粗糙的Ⅲ级以上全收缩期杂音。有心包摩擦音、舒张期奔马律、交替脉。

（4）心电图有严重的心律失常，如心房颤动、心房扑动、三度房室传导阻滞、ST 段及 T 波异常改变等。

（5）超声心动图检查显示心腔扩大、心肌肥厚、瓣膜运动异常、心脏结构异常。

（6）X 线检查心脏显著扩大，尤其个别心腔扩大者。

五、心功能分级

衡量心脏病患者的心功能状态，纽约心脏病协会（NYHA）1994 年开始采用两种并行的心功能分级方案。

一种是依据患者对一般体力活动的耐受程度，将心脏病患者心功能分为Ⅰ～Ⅳ级：

Ⅰ级：进行一般体力活动不受限制。

Ⅱ级：进行一般体力活动稍受限制，活动后心悸、轻度气短，休息时无症状。

Ⅲ级：一般体力活动显著受限制，休息时无不适，轻微日常工作即感不适、难，或既往有心力衰竭史。

Ⅳ级：不能进行任何体力活动，休息时仍有心悸、呼吸困难等心力衰竭表现。

此方案的优点是简便易行，不依赖任何器械检查来衡量患者的主观心功能量，因此多年来一直应用于临床。其不足之处是，主观症状和客观检查不一定一致，有时甚至差距很大。

第二种是根据心电图、负荷试验、X 线、超声心动图等客观检查结果评估心脏病的严重程度。此方案将心脏功能分为 A～D 级：

A 级：无心血管病的客观依据。

B 级：客观检查表明属于轻度心血管病患者。

C 级：属于中度心血管病患者。

D 级：属于重度心血管病患者。

其中轻、中、重没有做出明确规定，由医生根据检查进行判断。两种方案可单独应用，也可联合应用，如心功能Ⅱ级 C、Ⅰ级 B 等。

六、妊娠合并心脏病的主要并发症

1. 心力衰竭　原有心功能受损的心脏病患者，妊娠后可因不能耐受妊娠各期的血流动力学变化而发生心力衰竭。风湿性心脏病二尖瓣狭窄的孕产妇，由于心排血量增加，心率加快或生理性贫血，增加了左房的负担而使心房纤颤的发生率增加，心房纤颤伴心率明显加快使左室舒张期充盈时间缩短，引起肺血容量及肺动脉压增加，而发生急性肺水肿和心力衰竭。先天性心脏病心力衰竭多见于较严重的病例，由于心脏畸形种类的不同，心力衰竭的发生机制及表现也不同。

2. 亚急性感染性心内膜炎　妊娠各时期发生菌血症的危险性增加，如泌尿道或生殖道感染，此时已有缺损的心脏则易发生亚急性感染性心内膜炎。是心脏病诱发心力衰竭的原因之一。

3. 缺氧和发绀　发绀型先心病平时已有缺氧和发绀，妊娠期周围循环阻力下降，可使发绀加重。左至右分流的无发绀型先心病，如合并肺动脉高压，分娩时失血等原因引起血压下降，可发生暂时性右至左分流，引起缺氧和发绀。

4. 静脉栓塞和肺栓塞　妊娠时血液呈高凝状态，心脏病患者静脉压增高及静脉血液淤积易引起栓塞。静脉血栓形成和肺栓塞发生率较非孕妇女高5倍。是孕产妇死亡的主要原因之一。

七、心力衰竭的早期诊断

心脏病孕产妇的主要死亡原因是心力衰竭，早期发现心力衰竭和及时做出诊断极为重要。若出现下述症状与体征，应考虑为早期心力衰竭：①轻微活动后即出现胸闷、心悸、气短；②休息时心率每分钟超过110次，呼吸每分钟超过20次；③夜间常因胸闷而坐起呼吸，或到窗口呼吸新鲜空气；④肺底部出现少量持续性湿啰音，咳嗽后不消失。

八、心脏病患者对妊娠耐受能力的判断

能否安全渡过妊娠期、分娩期及产褥期，取决于心脏病的种类、病变程度、是否手术矫治、心功能级别及具体医疗条件等因素。

1. 可以妊娠　心脏病变较轻，心功能Ⅰ~Ⅱ级，既往无心力衰竭史，亦无其他并发症者，妊娠后经密切监护，适当治疗多能耐受妊娠和分娩。

2. 不宜妊娠　心脏病变较重、心功能Ⅲ~Ⅳ级、既往有心力衰竭史、有肺动脉高压、左室射血分数≤0.6、心搏量指数每分钟≤3.0L/m^2、右向左分流型先心病、严重心律失常、活动风湿热、联合瓣膜病、心脏病并发细菌性心内膜炎、急性心肌炎的患者，孕期极易发生心力衰竭，不宜妊娠。年龄在35岁以上，发生心脏病病程较长者，发生心力衰竭的可能性极大，不宜妊娠；若已妊娠，应在妊娠早期行治疗性人工流产。

九、妊娠合并心脏病的围生期监护

心脏病孕产妇的主要死亡原因是心力衰竭和感染。心脏病育龄妇女应行孕前咨询，明确心脏病类型、程度、心功能状态，并确定能否妊娠。允许妊娠者一定要从早孕期开始，定期进行产前检查。未经系统产前检查的心脏病孕产妇心力衰竭发生率和孕产妇死亡率，较经产前检查者约高出10倍。在心力衰竭易发的三段时期（妊娠32~34周、分娩期及产后3日内）须重点监护。

1. 妊娠期

（1）终止妊娠：凡不宜妊娠的心脏病孕妇，应在孕12周前行人工流产。若妊娠已超过12周，终止妊娠需行较复杂手术，其危险性不亚于继续妊娠和分娩，应积极治疗心衰，使之渡过妊娠与分娩为宜。对顽固性心衰病例，为减轻心脏负荷，应与内科、麻醉医生配合，严格监护下行剖宫取胎术。

（2）定期产前检查：能及早发现心衰的早期征象。在妊娠20周前，应每2周行产前检查1次。20周后，尤其是32周以后，发生心衰的机会增加，产前检查应每周1次。发现早期心衰征象应立即住院治疗。孕期经过顺利者，亦应在孕36~38周提前住院待产。

（3）防治心力衰竭：

1）避免过劳及情绪激动，保证充分休息，每日至少睡眠10小时。

2）孕期应适当控制体重，整个孕期体重增加不宜超过10kg，以免加重心脏负担。高蛋白、高维生素、低盐、低脂肪饮食。孕16周后，每日食盐量不超过4～5g。

3）治疗各种引起心衰的诱因：预防感染，尤其是上呼吸道感染；纠正贫血；治疗心律失常，孕妇心律失常发病率较高，对频发的室性期前收缩或快速室性心率，须用药物治疗；防治妊娠期高血压疾病和其他并发症。

4）心力衰竭的治疗：与未孕者基本相同。但孕妇对洋地黄类药物的耐受性较差，需注意毒性反应。为防止产褥期组织内水分与强心药同时回流入体循环引起毒性反应，常选用作用和排泄较快的制剂，如地高辛0.25mg，每日2次口服，2～3日后可根据临床效果改为每日1次。妊娠晚期心衰的患者，原则是待心衰控制后再行产科处理，应放宽剖宫产指征。如为严重心衰，经内科各种措施均未能奏效，若继续发展将导致母儿死亡时，也可边控制心衰边紧急剖宫产，取出胎儿，减轻心脏负担，以挽救孕妇生命。

2. 分娩期　妊娠晚期应提前选择好适宜的分娩方式。

（1）分娩方式的选择：心功能Ⅰ～Ⅱ级，胎儿不大，胎位正常，宫颈条件良好者，可考虑在严密监护下经阴道分娩。胎儿偏大，产道条件不佳及心功能Ⅲ～Ⅳ级者，均应择期剖宫产。剖宫产可减少产妇因长时间宫缩所引起的血流动力学改变，减轻心脏负担。由于手术及麻醉技术的提高，术中监护措施的完善及高效广谱抗生素的应用，剖宫产已比较安全，故应放宽剖宫产指征。以选择连续硬膜外阻滞麻醉为宜，麻醉剂中不应加肾上腺素，麻醉平面不宜过高。为防止仰卧位低血压综合征，可采取左侧卧位15°，上半身抬高30°。术中、术后应严格限制输液量。不宜再妊娠者，应建议同时行输卵管结扎术。

（2）分娩期处理：

1）第一产程：安慰及鼓励产妇，消除紧张情绪。适当应用地西泮、哌替啶等镇静剂。密切注意血压、脉搏、呼吸、心率。一旦发现心衰征象，应取半卧位，高浓度面罩吸氧，并给毛花苷丙0.4mg加25%葡萄糖液20ml缓慢静脉注射，必要时4～6小时重复给药0.2mg。产程开始后即应给予抗生素预防感染。

2）第二产程：要避免屏气增加腹压，应行会阴后一侧切开、抬头吸引或产钳助产术，尽可能缩短第二产程。

3）第三产程：胎儿娩出后，产妇腹部放置砂袋，以防腹压骤降而诱发心衰。要防止产后出血过多而加重心肌缺血，诱发先心病发生发绀及心衰。可静注或肌注缩宫素10～20U，禁用麦角新碱，以防静脉压增高。产后出血过多者，应适当输血、输液，但需注意输液速度。

3. 产褥期　产后3日内，尤其24小时内仍是发生心衰的危险时期，产妇须充分休息并密切监护。应用广谱抗生素预防感染，直至产后1周左右，无感染征象时停药。心功能Ⅲ级以上者不宜哺乳。

4. 心脏手术的指征　妊娠期血流动力学的改变使心脏储备能力下降，影响心脏手术后的恢复，加之术中用药及体外循环对胎儿的影响，一般不主张在孕期手术，尽可能在幼年、孕前或延至分娩后再行心脏手术。如果妊娠早期出现循环障碍症状，孕妇不愿做人工流产，内科治疗效果又不佳且手术操作不复杂，可考虑手术治疗。手术时期宜在妊娠12周以前进行，手术前注意保胎及预防感染。

（李　玲）

第四节　妊娠合并病毒性肝炎

病毒性肝炎是孕妇并发的最常见的肝脏疾病，妊娠期感染可严重地危害孕妇及胎儿，病原发病率约为非妊娠期妇女的6~9倍，急性重型肝炎发生率为非孕期妇女的65.5倍。常见的病原体有甲型（HAV）、乙型（HBV）、丙型（HCV）、丁型（HDV）、戊型（HEV）等肝炎病毒。近年来还提出乙型（HFV）、庚型病毒性肝炎（HGV），以及输血传播病毒（TTV）感染等。这些病毒在一定条件下都可造成严重肝功能损害甚至肝功能衰竭。对病毒性肝炎孕妇的孕期保健及阻止肝炎病毒的母儿传播已成为围生医学研究的重要课题。

一、病因和分类

1. 甲型病毒性肝炎（viral hepatitis A）　由甲型肝炎病毒（HAV）引起，HAV是一种直径27~28nm、20面立体对称的微小核糖核酸病毒，病毒表面无包膜，外层为壳蛋白，内部含有单链RNA。病毒基因组由7478个核苷酸组成，分子量为2.25×10^8。病毒耐酸、耐碱、耐热、耐寒能力强，经高热100℃，5分钟、紫外线照射1小时、1∶400，37℃甲醛浸泡72小时等均可灭活。

甲型肝炎主要经粪-口直接传播，病毒存在于受感染的人或动物的肝细胞浆、血清、胆汁和粪便中。在甲型肝炎流行地区，绝大多数成人血清中都有甲肝病毒，因此，婴儿在出生后6个月内，由于血清中有来自母体的抗-HAV而不易感染甲型肝炎。

2. 乙型病毒性肝炎（viral hepatitis B）　由乙型肝炎病毒（HBV）引起，孕妇中HBsAg的携带率为5%~10%。妊娠合并乙型肝炎的发病率为0.025%~1.6%，70.3%产科肝病是乙型肝炎，乙型肝炎表面抗原携带孕妇的胎儿宫内感染率为5%~15%。

乙型肝炎病毒又称Dane颗粒，因系Prince 1968年在澳大利亚发现，也称澳大利亚抗原。乙型肝炎病毒是一种直径42nm、双层结构的嗜肝DNA病毒，由外壳蛋白和核心成分组成。外壳蛋白含有表面抗原（HBsAg）和前S基因的产物；核心部分主要包括核心抗原（HBcAg）、e抗原（HBeAg）、DNA及DNA多聚酶，是乙型肝炎病毒复制部分。

乙型肝炎的传播途径主要有血液传播、唾液传播和母婴垂直传播等。人群中40%~50%的慢性HBsAg携带者是由母婴传播造成的。母婴垂直传播的主要方式有：宫内感染、产时传播和产后传播。

3. 丙型病毒性肝炎（viral hepatitis C）　由丙型肝炎病毒（HCV）引起，HCV与乙肝病毒的流行病学相似，感染者半数以上发展成为慢性，可能是肝硬化和肝癌的原因。HCV属披盖病毒科，有包膜，基因组9.5kb，是单股正链RNA病毒。

HCV经血液和血液制品传播是我国丙型肝炎的主要传播途径，据国外报道，90%以上的输血后肝炎是丙型肝炎，吸毒、性混乱、肾透析和医源性接触都是高危人群，除此之外，仍有40%~50%的HCV感染无明显的血液及血液制品暴露史，其中母婴传播是研究的热点。

4. 丁型病毒性肝炎（viral hepatitis D）　是一种缺陷的嗜肝R、A病毒。病毒直径38nm，含1678个核苷酸。HDV需依赖HBV才能复制，常与HBV同时感染或在HBV携带情况下重叠发生，导致病情加重或慢性化。国内各地的检出率为1.73%~25.66%。

HDV 主要经输血和血制品、注射和性传播，也存在母婴垂直传播，研究发现，HBV 标记物阴性，HDV 阳性母亲的新生儿也可能有 HDV 感染。

5. 戊型病毒性肝炎（viral hepatitis E） 又称流行性或肠道传播的非甲非乙型肝炎。戊型肝炎病毒（HEV）直径 23～37nm，病毒基因组为正链单股 RNA。

戊肝主要通过粪－口途径传播，输血可能也是一种潜在的传播途径，目前尚未见母婴垂直传播的报道。

6. 其他病毒性肝炎 除以上所列各种病毒性肝炎外，还有 10%～20% 的肝炎患者病原不清，这些肝炎主要有乙型病毒性肝炎、庚型病毒性肝炎、单纯疱疹病毒性肝炎和巨细胞病毒性肝炎等。乙型病毒性肝炎病情和慢性化程度均不如输血后肝炎严重，目前缺少特异性诊断方法。庚型病毒性肝炎主要通过输血等肠道外途径传播，也可能经母婴和性传播，有待进一步证实。单纯疱疹病毒性肝炎和巨细胞病毒性肝炎文献报道少见。

二、病毒性肝炎对妊娠的影响

1. 对母体的影响 妊娠早期发生病毒性肝炎可使妊娠反应如厌食、恶心、呕吐等症状加重。妊娠晚期由于肝病使醛固酮灭活能力下降，较易发生妊娠高血压综合征，发生率可达 30%。分娩时，由于肝功能受损，凝血因子合成功能减退，易发生产后出血。如为重症肝炎，极易并发 DIC，导致孕产妇死亡。HCV 感染较少增加产科并发症的危险，戊型肝炎暴发流行时，孕妇感染后，可导致流产、死胎、产后出血。妊娠后期易发展为重症肝炎、肝功能衰竭，病死率可达 30%。

妊娠合并病毒性肝炎孕产妇病死率各地报道不同，上海地区为 1.7%～8.1%；武汉地区为 18.3%；欧洲仅 1.8%；北非则高达 50%。

2. 对胎儿的影响 目前尚无 HAV 致畸的报道。

妊娠早期患病毒性肝炎，胎儿畸形率约增高 2 倍。患乙型肝炎和慢性无症状 HBV 携带者的孕妇，均可能导致胎儿畸形、流产、死胎、死产，新生儿窒息率、病死率明显增加，也可能使新生儿成为 HBV 携带者，部分导致慢性肝炎、肝硬化和肝癌。妊娠晚期合并病毒性肝炎时，早产率和围生儿死亡率亦明显增高。

3. 母婴传播

（1）甲型肝炎：无宫内传播的可能性，分娩时由于吸入羊水可引起新生儿感染及新生儿监护室甲型肝炎的暴发流行。

（2）乙型肝炎：乙型肝炎母婴传播可分为宫内感染、产时传播、产后传播。

1）宫内感染：主要是子宫内经胎盘传播，是母婴传播中重要的途径。脐血 HBV 抗原标志物阳性则表示可能有宫内感染。Shaima 等报道单纯 HBsAg 阳性的孕妇胎儿受感染率约 50%～60%；合并 HBeAg 阳性和抗 HBc 阳性孕妇宫内感染率可达 88%～90%。

HBV 经胎盘感染胎儿的机制可能有：①HBV 使胎盘屏障受损或通透性改变，通过细胞与细胞间的传递方式实现的母血 HBV 经蜕膜毛细血管内皮细胞和蜕膜细胞及绒毛间隙直接感染绒毛滋养层细胞，然后进一步感染绒毛间质细胞，最终感染绒毛毛细血管内皮细胞而造成胎儿宫内感染的发生。②HBV 先感染并复制于胎盘组织。③HBV 患者精子中存在 HBV DNA，提示 HBV 有可能通过生殖细胞垂直传播，父系传播不容忽视。

2）产时传播：是 HBV 母婴传播的主要途径，约占 50%。其机制可能是分娩时胎儿通过产道吞咽或接触了含有HBV的母血、羊水和阴道分泌物，也有学者认为分娩过程中，胎盘绒毛血管破裂，少量血渗透入胎儿血中，引起产时传播。

3）产后传播：主要与接触母亲唾液、汗液和乳汁有关。HBV可侵犯淋巴细胞和精细胞等，而早期母乳中有大量淋巴细胞，所以不能排除HBV DNA在母乳中整合和复制成HBV的可能。当新生儿消化道任何一处黏膜因炎症发生水肿、渗出，导致通透性增加或黏膜直接受损时，母乳中该物质就可能通过毛细血管网进入血液循环而引起乙肝感染。研究发现，当HBsAg阳性母亲唾液中HBsAg也阳性时，其婴儿的感染率为22%。母血中乙肝三项阳性者和HBeAg及抗-HBc阳性者因其初乳中HBV DNA的阳性率为100%，故不宜哺乳；血中HBsAg及HBeAg、HBsAg及抗-HBc和HBeAg阳性者其初乳中排毒率达75%以上，所以应谨慎哺乳。如果初乳中单纯抗-HBs和（或）抗-HBe阳性者，因其排毒率为零，可以哺乳。

（3）丙型肝炎：有关HCV母婴传播的感染率各家报道不一（0～100%），可能与母体血中HCV RNA水平不同、研究方法不同、婴儿追踪观察的时间不同等有关。研究证实，孕妇的抗HCV可通过胎盘到达婴儿体内，母婴感染的传播可发生于产前妊娠期，即HCV感染子宫内胎儿，并定位于胎儿肝脏。白钢钻等研究发现，抗HCV或HCV RNA任意一项阳性孕妇所分娩的新生儿HCV感染率极高，有输血史和丙型肝炎病史者，发生宫内传播的危险性更大。HCV可能通过宫内感染、分娩过程中感染，也可于产后母乳喂养的过程中感染。

（4）其他类型的肝炎：HDV存在母婴传播，其传播机制可能是经宫内感染，也有可能类似某些RNA病毒经生殖细胞传播。目前尚未见HEV母婴传播的报道。庚型病毒性肝炎可经母婴传播和性传播，其途径可能是分娩过程或产后哺乳。

三、妊娠对病毒性肝炎的影响

肝脏代谢在妊娠期有别于非妊娠期，一旦受到肝炎病毒侵袭，其损害就较为严重，原因是：①妊娠期新陈代谢旺盛，胎儿的呼吸排泄等功能均需母体完成；②肝脏是性激素代谢及灭活的主要场所，孕期内分泌变化所产生的大量性激素需在肝内代谢和灭活，加重肝脏的负担；③妊娠期机体所需热量较非妊娠期高20%，铁、钙、各种维生素和蛋白质需求量大大增加，若孕妇原有营养不良，则肝功能减退，加重病情；④妊娠期高血压疾病可引起小血管痉挛，使肝、肾血流减少，而肾功能损害，代谢产物排泄受阻，可进一步加重肝损害，若合并肝炎，易致肝细胞大量坏死，诱发重症肝炎；⑤由于妊娠期的生理变化和分娩、手术创伤、麻醉影响、上行感染等因素，不可避免地对已经不健康的肝脏造成再损伤，使孕妇患肝炎较普通人更易发生严重变化；⑥为了适应妊娠的需要，循环系统血液再分配使孕期的肝脏处于相对缺血状态，使原本不健康的肝脏更加雪上加霜甚至不堪重负。所以，肝炎产妇更易加重肝损害，甚至诱发重症肝炎。国内外的资料显示，约8%的妊娠肝炎患者发展为重症肝炎，大大高于非孕人群乙型肝炎诱发重症肝炎的发生率（1%～5%）。

四、临床表现

甲型肝炎临床表现均为急性，好发于秋冬季，潜伏期为2～6周。前期症状可有发热、厌油、食欲下降、恶心呕吐、乏力、腹胀和肝区疼痛等，一般于3周内好转。此后出现黄疸、皮肤瘙痒、肝脏肿大，大约持续2～6周或更长。多数病例症状轻且无黄疸。

乙型肝炎分急性乙型肝炎、慢性乙型肝炎、重症肝炎和 HBsAg 病毒携带者。潜伏期一般为 1 ~6 个月。

急性期妊娠合并乙肝的临床表现出现不能用妊娠反应或其他原因解释的消化道症状，与甲肝类似，但起病更隐匿，前驱症状可能有急性免疫复合物样表现，如皮疹、关节痛等，黄疸出现后症状可缓解。乙型肝炎病程长，5% 左右的患者转为慢性。极少数患者起病急，伴高热、寒战、黄疸等，如病情进行性加重，演变为重症肝炎则黄疸迅速加深，出现肝性脑病症状，凝血机制障碍，危及生命。妊娠时更易发生重症肝炎，尤其是妊娠晚期多见。

其他类型的肝炎临床表现与乙型肝炎类似，症状或轻或重。丙型肝炎的潜伏期为 2 ~26 周，输血引起者为 2 ~16 周。丁型肝炎的潜伏期为 4 ~20 周，多与乙型肝炎同时感染或重叠感染。戊型肝炎与甲肝症状相似，暴发流行时，易感染孕妇，妊娠后期发展为重症肝炎，导致肝功能衰竭，病死率可达 30% 。有学者报道散发性戊型肝炎合并妊娠，起病急，症状轻，临床预后较好，不必因此终止妊娠。

五、诊断

妊娠合并病毒性肝炎的前驱症状与妊娠反应类似，容易被忽视，诊断需要根据病史、症状、体征和实验室检查等综合分析。

1. 病史　要详细了解患者是否有与肝炎患者密切接触史；是否接受输血、血液制品、凝血因子等治疗；是否有吸毒史。

2. 症状和体征　近期内有无其他原因解释的消化道症状、低热、肝区疼痛、不明原因的黄疸。体格检查肝脏肿大、压痛，部分患者可有脾大。重症肝炎出现高热、烦躁、谵妄等症状，黄疸迅速加深，伴有肝性脑病，可危及生命。查体肝浊音界明显减小，有腹水形成。

3. 实验室检查

（1）周围血象：急性期白细胞多减低，淋巴细胞相对增多，异常淋巴细胞不超过 10% 。急性重型肝炎白细胞总数及中性粒细胞百分比均可显著增多。合并弥漫性血管内凝血时，血小板急骤减少，血涂片中可发现形态异常的红细胞。

（2）肝功能检查：

1）血清酶活力测定：血清丙氨酸氨基转移酶（ALT），即谷丙转氨酶（GPT）及血清羧门冬氨酸氨基转移酶（AST），即谷草转氨酶（GOT）是临床上常用的检测指标。肝细胞有损害时，ALT 增高，为急性肝炎早期诊断的敏感指标之一，其值可高于正常十倍至数十倍，一般于 3 ~4 周下降至正常。若 ALT 持续数月不降，可能发展为慢性肝炎。急性重型肝炎 ALT 轻度升高，但血清胆红素明显上升，为酶胆分离现象，提示有大量肝细胞坏死。当肝细胞损害时 AST 亦增高，急性肝炎升高显著，慢性肝炎及肝硬化中等升高。急性黄疸出现后很快下降，持续时间不超过 3 周，乙肝则持续较长。AST/ALT 的比值对判断肝细胞损伤有较重要意义。急性重型肝炎时 AST/ALT <1，提示肝细胞有严重坏死。

2）胆色素代谢功能测定：各类型黄疸时血清胆红素增高，正常时 $<17\mu mol/L$，重型肝炎、淤胆型肝炎均明显增高 $>170\mu mol/L$，以直接胆红素为主，黄疸消退时胆红素降低。急性肝炎时尿胆红素先于黄疸出现阳性，在黄疸消失前转阴。尿胆原在黄疸前期增加，黄疸出现后因肝内胆红素排出受阻，尿胆原则上减少。

3）慢性肝炎时白/球比例倒置或丙种球蛋白增高。麝香草酚浊度及絮状试验，锌浊度试验反映肝实质病变，重症肝炎时氨基酸酶谱中支链氨基酸/芳香族氨基酸克分子比值降至1.0~1.5以下。病毒性肝炎合并胆汁淤积时碱性磷酸酶（AKP）及胆固醇测定明显升高。有肝细胞再生时甲胎球蛋白（AFP）增高。

（3）病原学检查：对临床诊断、治疗、预后及预防等方面有重要意义。最常用且敏感的为酶联免疫法（EIA）及放射免疫法（RIA）检测抗原和抗体。

1）甲型肝炎：急性期抗－HAVIgM阳性，抗HAVIgG阳性表示既往感染。一般发病第1周抗－HAV IgM阳性，1~2个月后抗体滴度下降，3~6个月后消失。感染者粪便免疫电镜可检出HAV颗粒。

2）乙型肝炎：有多种抗原抗体系统。临床常用有乙型肝炎表面抗原HBsAg、e抗原HBeAg和核心抗原HBcAg及其抗体系统。HBsAg阳性是乙型肝炎的特异性标志，急性期其滴度随病情恢复而下降，慢性及无症状携带者HBsAg可长期阳性。HBeAg阳性表示HBV复制，这类患者临床有传染性，抗HBe出现则表示HBV复制停止。HBcAg阳性也表示HBV复制，慢性HBV感染者，抗HbcAg可持续阳性。有条件者测前S_1、前S_2和抗前S_1、抗前S_2，对早期诊断乙型肝炎和判断转归有重要意义。

3）丙型肝炎：抗－HCV阳性出现于感染后期，即使抗体阳性也无法说明现症感染还是既往感染，需结合临床。判断困难时可用反转录聚合酶链反应（RT－PCR）检测HCV－RNA。

4）丁型肝炎：血清抗－HD或抗－HD IgM阳性，或HDAg阳性，一般出现在肝炎潜伏期后期和急性期早期；亦可测HDV RNA，均为HDV感染的标志。

5）戊型肝炎：急性期血清抗－HEV IgM阳性；或发病早期抗－HEV阴性，恢复期转为阳性。患者粪便内免疫电镜可检出HEV颗粒。

（4）其他检测方法：B型超声诊断对判断肝硬化、胆管异常、肝内外占位性病变有参考价值；肝活检对确定弥漫性肝病变及区别慢性肝炎临床类型有重要意义。

六、鉴别诊断

1. 妊娠剧吐引起的肝损害　妊娠剧吐多发生在妊娠早期，由于反复呕吐，可造成脱水、尿少、酸碱失衡、电解质失调、消瘦和黄疸等。实验室检查血胆红素和转氨酶轻度升高、尿酮体阳性。与病毒性肝炎相比，妊娠剧吐引起的黄疸较轻，经过治疗如补足液体、纠正电解质紊乱和酸中毒后，症状迅速好转。

2. 妊娠高血压综合征引起的肝损害　重度妊高征子痫和先兆子痫常合并肝功能损害，恶心、呕吐、肝区疼痛等临床症状与病毒性肝炎相似。但妊高征症状典型，除有高血压、水肿、蛋白尿和肾损害及眼底小动脉痉挛外，还可有头痛、头晕、视物模糊与典型子痫抽搐等，部分患者转氨酶升高，但妊娠结束后可迅速恢复。如合并HELLP综合征，应伴有溶血、肝酶升高及血小板减少。妊娠期肝炎合并妊高征时，两者易混淆，可检测肝炎病毒抗原抗体帮助鉴别诊断。

3. 妊娠期急性脂肪肝　临床罕见，多发生于妊娠28~40周，妊娠高血压综合征、双胎等多见。起病急，以忽然剧烈、持续的呕吐开始，有时伴上腹疼痛及黄疸。1~2周后，病情迅速恶化，出现弥漫性血管内凝血、肾衰竭、低血糖、代谢性酸中毒、肝性脑病、休克等。其主要病理变化为肝小叶弥漫性脂肪变性，但无肝细胞广泛坏死，可与病毒性肝炎鉴别。实验室检查转氨酶轻度升高，血清尿酸、尿素氮增高，直接胆红素明显升高，尿胆红素阴性。B超为典型的脂肪肝表现，肝区内弥漫的密度增高区，呈雪花状，强弱不均；CT为肝实质呈均匀一致的密度减低。

4. 妊娠期肝内胆汁淤积综合征　又称妊娠期特发性黄疸、妊娠瘙痒症等，是发生于妊娠中、晚期，以瘙痒和黄疸为特征的疾病。其临床特点为先有皮肤瘙痒，进行性加重，黄疸一般为轻度。分娩后1~3天黄疸消退，症状缓解。患者一般情况好，无病毒性肝炎的前驱症状。实验室检查转氨酶正常或轻度升高，血胆红素轻度增加。肝组织活检无明显的实质性肝损害。

5. 药物性肝炎　妊娠期易引起肝损害的药物主要有氯丙嗪、异烟肼、利福平、对氨基水杨酸钠、呋喃妥因、磺胺类、四环素、红霉素、安定和巴比妥类药物等。酒精中毒、氟烷、氯仿等吸入也可能引起药物性肝炎。有时起病急，轻度黄疸和转氨酶升高，可伴有皮疹、皮肤瘙痒、蛋白尿、关节痛和嗜酸性粒细胞增多等，停药后可自行消失。诊断时应详细询问病史，尤其是用药史。妊娠期禁用四环素，因其可引起肝脏急性脂肪变，出现恶心呕吐、黄疸、肌肉酸痛、肝肾功能衰竭，并可致死胎、早产等。

七、治疗

原则上与非孕期病毒性肝炎治疗相同，目前尚缺乏特效治疗，治疗应以中西医药结合为主，对没有肯定疗效的药物，应慎重使用，尽量少用药物，以防增加肝脏负担。

1. 一般处理　急性期应充分卧床休息，减轻肝脏负担，以利于肝细胞的修复。黄疸消退症状开始减轻后，逐渐增加活动。合理安排饮食，以高糖、高蛋白和高维生素“三高饮食”为主，对有胆汁淤积或肝性脑病者应限制脂肪和蛋白质。禁用可能造成肝功能损害的药物。

2. 保肝治疗　以对症治疗和辅助恢复肝功能为原则。给予大量的维生素和葡萄糖，口服维生素以维生素C、复合维生素B或酵母为主。如黄疸较重、凝血酶原时间延长或有出血倾向，可给予维生素K；黄疸持续时间较长者还应增加维生素A。病情较重、食欲较差或有呕吐不能进食者，可以静脉滴注葡萄糖、维生素C、三磷酸腺苷（ATP）、辅酶A和细胞色素等可促进肝细胞的代谢，新鲜血、血浆和人体白蛋白等可改善凝血功能，纠正低蛋白血症起到保肝作用。另外，一些药物如肝乐、肝宁、肌苷等也有保肝作用。

3. 免疫调节药物　免疫调节药物糖皮质激素目前仅用于急性重型肝炎、淤胆型肝炎及慢性活动性肝炎。常用药物为泼尼松、泼尼松龙及氟美松（地塞米松）。疗程不宜过长，急性者约1~2周；慢性肝炎疗程较长，用药过程中应注意防止并发感染或骨质疏松等，停药时需逐渐减量。转移因子、左旋咪唑、白细胞介素-2（IL-2）、干扰素及干扰素诱导剂等免疫促进剂，效果均不肯定。

4. 抗病毒制剂　近年国外应用白细胞干扰素或基因重组α，β或γ干扰素或阿糖腺苷或单磷酸阿糖腺苷、无环鸟苷或去氧无环鸟苷，单独或与干扰素合用，可使血清HBV-DNA及HBeAg缓慢下降，同时肝内DNA形成及HBeAg减少，病毒停止复制，肝功渐趋正常。

5. 中医治疗　根据症状辨证施治，以疏肝理气、清热解毒、健脾利湿、活血化瘀的重要治疗为主。黄疸型肝炎需清热、佐以利湿者，可用茵陈蒿汤加味。需利湿佐以清热者可用茵陈五苓散加减。如慢性肝炎、胆汁淤积型肝炎后期等，应以温阳去寒，健脾利湿，用茵陈术附汤。如急性、亚急性重型肝炎应以清热解毒，凉血养阴为主，用犀角地黄汤加味等。另外，联苯双酯、强力宁、香菇多糖等中成药也有改善肝细胞功能的作用。

6. 产科处理

（1）妊娠期：早期妊娠合并急性甲型肝炎，因 HAV 无致畸依据，也没有宫内传播的可能性，如病程短、预后好，则原则上可继续妊娠，但有些学者考虑到提高母婴体质，建议人工流产终止妊娠。合并乙型肝炎者，尤其是慢性活动性肝炎，妊娠可使肝脏负担加重，应积极治疗，病情好转后行人工流产。中晚期妊娠合并肝炎则不主张终止妊娠，因终止妊娠时创伤、出血等可加重肝脏负担，使病情恶化，可加强孕期监护，防止妊娠高血压综合征。对个别重症患者，经各种保守治疗无效，病情继续发展时，可考虑终止妊娠。

（2）分娩期及产褥期：重点是防治出血和感染。可于妊娠近预产期前一周左右，每日肌内注射维生素 K 20～40mg，临产后再加用 20mg 静脉注射。产前应配好新鲜血，做好抢救休克及新生儿窒息的准备，如可经阴分娩，应尽量缩短第二产程，必要时可行产钳或胎头吸引助产。产后要防止胎盘剥离面严重出血，及时使用宫缩剂，必要时给予补液和输血。产时应留脐血做肝功能及抗原的测定。如有产科指征需要行剖宫产时，要做好输血准备。选用大剂量静脉滴注对肝脏影响小的广谱抗生素如氨苄西林、三代头孢类抗生素等防止感染，以免病情恶化。产褥期应密切检测肝功变化，给予相应的治疗。

（3）新生儿的处理：新生儿出生后应隔离 4 周，产妇为甲型肝炎传染期的新生儿，可于出生时及出生后 1 周内各接受 1 次丙种球蛋白注射。急性期禁止哺乳。乙肝等存在垂直传播的肝炎不宜哺乳。

7. 急性重型肝炎的治疗

（1）限制蛋白质，尤其是动物蛋白摄入，每日蛋白质摄入量限制在 0.5g/（kg·d）以下。给予大量葡萄糖和适量维生素 B 族、维生素 C、维生素 K、维生素 D、维生素 E 及 ATP、辅酶 A 等。口服新霉素、庆大霉素、头孢菌素类抗生素或甲硝唑抑制肠道内细菌，盐水清洁灌肠和食醋保留灌肠清除肠道内积存的蛋白质或血液，减少氨的吸收。

（2）促进肝细胞再生，保护肝脏：

1）人血白蛋白或血浆：有助于肝细胞再生，提高血浆胶体渗透压，减轻腹水和脑水肿，白蛋白还可结合胆红素，减轻黄疸。每次 5～10g，每周 2～3 次。输新鲜血浆可补充调理素、补体及多种凝血因子，增强抗感染能力，可与白蛋白交替，每日或隔日 1 次。

2）胰高血糖素－胰岛素疗法：有防止肝细胞坏死，促进肝细胞再生，改善高氨血症和调整氨基酸代谢失衡的作用。用法：胰高血糖素 1～2mg 加胰岛素 6～12 个单位，溶于 5% 或 10% 葡萄糖溶液 250～500ml 中静脉滴注，2～3 周为一疗程。

3）其他：近年国内有些医院用新鲜制备的人胎肝细胞悬液治疗重症肝炎，有一定效果。选用精氨酸或天门冬氨酸钾镁，可促进肝细胞再生，控制高胆红素血症。剂量 400ml 的天门冬氨酸钾镁溶液，加入葡萄糖液中静滴，每日 1～2 次。

（3）控制脑水肿、降低颅内压、治疗肝性脑病：糖皮质激素应用可降低颅内压，改善脑水肿。用 20% 甘露醇或 25% 山梨醇静脉滴注，脱水效果好。应用以支链氨基酸为主要成分的复合氨基酸液可防止肝性脑病，提供肝细胞的营养素。如 6 氨基酸－520 250ml 与等量 10% 葡萄糖液，内加 L－乙酰谷氨酰胺 500mg，缓慢滴注，5～7 天为一疗程，主要用于急性重型肝炎肝性脑病。14 氨基酸－800 500ml 每天应用可预防肝性脑病。左旋多巴可通过血脑屏障，进入脑组织内衍化为多巴胺，提供正常的神经传递介质，改善神经细胞的功能，促进意识障碍的恢复。可用左旋多巴 100mg 加多巴脱羧酶抑制剂卡比多巴 20mg，静脉滴注，每天 1～2 次。

（4）出血及 DIC 的治疗：出血常因多种凝血因子合成减少；或 DIC 凝血因子消耗过多所致。可输新鲜血液、血浆；给予维生素 K_1、凝血酶复合因子注射。一旦发生 DIC，应用肝素要慎重，用量一般为 25mg 静脉点滴，根据患者病情及凝血功能再调整剂量，使用过程应加强凝血时间监测，以防肝素过量出血加剧。临产期间及产后 12 小时内不宜应用肝素，以免发生致命的创面出血。有消化道出血时可对症服云南白药或西咪替丁（甲氰咪胍）、洛赛克等。

（5）改善微循环，防止肾衰竭：可用肝素、654－2 等，能明显改善微循环，减轻肝细胞损伤。川芎嗪注射液有抑制血小板聚集，扩张小血管及增强纤维蛋白溶解等作用；双嘧达莫可抑制血小板聚集及抑制免疫复合物形成的作用；低分子右旋糖酐可改善微循环。

八、预防

病毒性肝炎尚无特异性治疗方法，除乙肝外其他型肝炎也尚无有效主动免疫制剂，故采取以切断传播途径为主的综合防治措施极为重要。

1. 加强宣教和围生期保健　急性期患者应隔离治疗。应特别重视防止医源性传播及医院内感染，产房应将 HBsAg 阳性者床位、产房、产床及器械等严格分开；肝炎流行区孕妇应加强营养，增加抵抗力预防肝炎的发生。对最近接触过甲型肝炎的孕妇应给予丙种球蛋白。患肝炎妇女应于肝炎痊愈后半年、最好 2 年后怀孕。HBsAg 及 HBeAg 阳性孕妇分娩时应严格实行消毒隔离制度，缩短产程、防止胎儿窘迫、羊水吸入及软产道裂伤。

2. 免疫预防　甲型肝炎灭毒活疫苗可对 1 岁以上的儿童或成人预防接种，如注射过丙种球蛋白，应于 8 周后再注射。

乙型肝炎免疫球蛋白（HBIG）是高效价的抗 HBV 免疫球蛋白，可使母亲或新生儿获得被动免疫，是预防乙肝感染有效的措施。产前 3 个月每月给 HBsAg 携带孕妇肌肉注射 HBIG，可使其新生儿的官内感染明显减少，随访无不良反应。新生儿注射时间最好在生后 24 小时以内，一般不超过 48 小时。注射次数多效果好，可每月注射一次，共 2～3 次，剂量每次 0.5ml/kg，或每次 1～2ml。意外暴露者应急注射一般为 1～2ml。最后 1 次同时开始注射乙肝疫苗。乙肝疫苗有血源疫苗及基因重组疫苗两种。基因重组疫苗免疫原性优于血源性疫苗。两种疫苗的安全性、免疫原性、保护性及产生抗体持久性相似。疫苗的免疫对象以 HBV 携带者、已暴露于 HBV 的易感者及其新生儿为主，保护率可达 80%。对 HBsAg 及 HBeAg 均阳性母亲的新生儿联合使用 HBIG 可提高保护率达 95%。全程免疫后抗体生成不好者可再加强免疫一次。HCV DNA 疫苗的研制尚停留在动物实验基础上，但可用来源安全可靠的丙种球蛋白对抗－HCV 阳性母亲的婴儿在 1 岁前进行被动免疫。丁、戊等型肝炎尚无疫苗。

（霍晓景）

第五节 妊娠合并糖尿病

妊娠期间的糖尿病包括两种情况：一种妊娠前已有糖尿病的患者妊娠，称为糖尿病合并妊娠；另一种为妊娠后首次发现或发病的糖尿病，又称妊娠期糖尿病（gestational diabetes mellitus，GDM）。糖尿病孕妇中80%以上为GDM。GDM的发生率因种族和地区差异较大，近年有发病率增高趋势，我国1997年报道为2.9%。大多数GDM患者产后糖代谢异常能恢复正常，但将来患糖尿病的机会增加。孕妇糖尿病的临床经过复杂，对母儿均有较大危害，应引起重视。GDM的研究已经有40余年的历史，期间各国学者对GDM的诊断方法和标准、应对哪些人群进行干预、对何种程度的糖代谢异常进行管理等问题争议不断。为此，美国国立卫生研究院（National Institutes of Health，NIH）组织进行了全球多中心、前瞻性关于高血糖与妊娠不良结局的关系的研究（the hyperglycemia and add adverse pregnancy outcomestudy，HAPOS），已解决GDM诊疗标准中长期以来的争议，并探讨孕妇不同血糖水平对妊娠结局的影响。2010年国际妊娠合并糖尿病研究组织（International Association of Diabetic Pregnancy Study Group，IADPSG）推荐的75g糖耐量试验（oral glucose tolerance test，OGTT）成为最新的研究成果，2011年美国糖尿病协会（American diabetes association，ADA）修改了GDM的诊治指南。

一、妊娠对糖尿病的影响

妊娠后，母体糖代谢的主要变化是葡萄糖需要量增加、胰岛素抵抗和分泌相对不足。妊娠期糖代谢的复杂变化使无糖尿病者发生GDM、隐性糖尿病呈显性或原有糖尿病的患者病情加重。

1. 葡萄糖需要量增加 胎儿能量的主要来源是通过胎盘从母体获取葡萄糖；妊娠时母体适应性改变，如雌、孕激素增加母体对葡萄糖的利用、肾血流量及肾小球滤过率增加，而肾小管对糖的再吸收率不能相应增加，都可使孕妇空腹血糖比非孕时偏低。在妊娠早期，由于妊娠反应、进食减少，严重者甚至导致饥饿性酮症酸中毒或低血糖昏迷等。

2. 胰岛素抵抗和分泌相对不足 胎盘合成的胎盘生乳素、雌激素、孕激素、胎盘胰岛素酶以及母体肾上腺皮质激素都具有拮抗胰岛素的功能，使孕妇体内组织对胰岛素的敏感性下降。妊娠期胰腺功能亢进，特别表现为胰腺β细胞功能亢进，增加胰岛素分泌，维持体内糖代谢。这种作用随孕期进展而增加。应用胰岛素治疗的孕妇如果未及时调整胰岛素用量，部分患者可能会出现血糖异常。产后随胎盘排出体外，胎盘所分泌的抗胰岛素物质迅速消失，胰岛素用量应立即减少。

二、糖尿病对妊娠的影响

取决于血糖量、血糖控制情况、糖尿病的严重程度及有无并发症。

1. 对孕妇的影响

（1）孕早期自然流产发生率增加，达15%～30%。多见于血糖未及时控制的患者。高血糖可使胚胎发育异常甚至死亡，所以糖尿病妇女宜在血糖控制正常后再怀孕。

（2）易并发妊娠期高血压疾病，为正常妇女的3～5倍。糖尿病患者可导致血管广泛病变，使小血管内皮细胞增厚及管腔变窄，组织供血不足。尤其糖尿病并发肾病变时，妊娠期高血压病的发生率高达50%以上。糖尿病一旦并发妊娠期高血压，病情极复杂，临床较难控制，对母儿极为不利。

（3）糖尿病患者抵抗力下降，易合并感染，以泌尿系感染最常见。

（4）羊水过多的发生率较非糖尿病孕妇多10倍。其发生与胎儿畸形无关，原因不明，可能与胎儿高血糖，高渗性利尿致胎尿排出增多有关。

（5）因巨大儿发生率明显增高，难产、产道损伤、手术产的几率高。产程长易发生产后出血。

（6）易发生糖尿病酮症酸中毒：由于妊娠期复杂的代谢变化，加之高血糖及胰岛素相对或绝对不足，代谢紊乱进一步发展到脂肪分解加速，血清酮体急剧升高。在孕早期血糖下降，胰岛素未及时减量也可引起饥饿性酮症。酮酸堆积导致代谢性酸中毒。糖尿病酮症酸中毒对母儿危害较大，不仅是糖尿病孕产妇死亡的主要原因，酮症酸中毒发生在孕早期还有致畸作用，发生在妊娠中晚期易导致胎儿窘迫及胎死宫内。

2. 对胎儿的影响

（1）巨大胎儿发生率高达25%～40%：由于孕妇血糖高，通过胎盘转运，而胰岛素不能通过胎盘，使胎儿长期处于高血糖状态，刺激胎儿胰岛β细胞增生，产生大量胰岛素，活化氨基酸转移系统，促进蛋白、脂肪合成和抑制脂解作用，使胎儿巨大。

（2）胎儿宫内生长受限发生率为21%：见于严重糖尿病伴有血管病变时，如肾脏、视网膜血管病变。

（3）早产发生率为10%～25%：早产的原因有羊水过多、妊娠期高血压、胎儿窘迫以及其他严重并发症，常需提前终止妊娠。

（4）胎儿畸形率为6%～8%，高于非糖尿病孕妇：主要原因是孕妇代谢紊乱，尤其是高血糖与胎儿畸形有关。其他因素有酮症、低血糖、缺氧及糖尿病治疗药物等。

3. 对新生儿的影响

（1）新生儿呼吸窘迫综合征发生率增加：孕妇高血糖持续经胎盘到达胎儿体内，刺激胎儿胰岛素分泌增加，形成高胰岛素血症。后者具有拮抗糖皮质激素促进肺泡Ⅱ型细胞表面活性物质合成及释放的作用，使胎儿肺表面活性物质产生及分泌减少，胎儿肺成熟延迟。

（2）新生儿低血糖：新生儿脱离母体高血糖环境后，高胰岛素血症仍存在，若不及时补充糖，易发生低血糖，严重时危及新生儿生命。

（3）低钙血症和低镁血症：正常新生儿血钙为2～2.5mmol/L，生后72小时血钙<1.75mmol/L为低钙血症。出生后24～72小时血钙水平最低。糖尿病母亲的新生儿低钙血症的发生率为10%～15%。一部分新生儿还同时合并低镁血症（正常新生儿血镁为0.6～0.8mmol/L，生后72小时血镁<0.48mmol/L为低镁血症）。

（4）其他：高胆红素血症、红细胞增多症等的发生率均较正常妊娠的新生儿高。

三、诊断

孕前糖尿病已经确诊或有典型的糖尿病“三多一少”症状的孕妇，于孕期较易确诊。但GDM孕妇常无明显症状，有时空腹血糖可能正常，容易漏诊、延误治疗。

1. GDM的诊断　根据2011年ADA的GDM诊断指南，妊娠24～28周直接进行75g OG-

TT，不需要先进行50g葡萄糖筛查试验（glucose challenge test，GCT）。判断标准：空腹血糖5.1mmol/L，餐后1小时为10.0mmol/L，餐后2小时为8.5mmol/L。三项中任何一项升高诊断为GDM。

2. 糖尿病合并妊娠的诊断　具有DM高危因素者，需在确诊妊娠后的第一次孕期保健时进行孕前糖尿病的筛查。高危因素包括：肥胖（尤其高度肥胖）；一级亲属患2型糖尿病；GDM史或大于胎龄儿分娩史；PCOS；反复尿糖阳性。

符合下列条件之一者诊断为妊娠合并糖尿病：

（1）GHbAlc≥6.5%（采用NGSP DCCT标化的方法）。

（2）FPG≥7.0mmol/L（126mg/dl）。

（3）OGTT2小时血糖或随机血糖≥11.1mmol/L（200mg/dl）；

（4）伴有典型的高血糖或高血糖危象症状，同时任意血糖≥11.1mmol/L（200mg/dl）。如果没有明确的高血糖症状，第1~3项需要在另一天进行复测核实。

四、妊娠合并糖尿病的分期

目前，国内外学者比较认同的是修正的White分级法，影响母婴安全的主要因素是糖尿病的发病年龄及血管并发症，有助于估计病情的严重程度及预后。

A级：妊娠期出现或发现的糖尿病。

A1级：经饮食控制，空腹血糖<5.8mmol/L，餐后2小时血糖<6.7mmol/L。

A2级：经饮食控制，空腹血糖≥5.8mmol/L，餐后2小时血糖≥6.7mmol/L。

B级：显性糖尿病，20岁以后发病，病程<10年。

C级：发病年龄在10~19岁，或病程达10~19年。

D级：10岁以前发病，或病程≥20年，或合并单纯性视网膜病。

F级：糖尿病性肾病。

R级：眼底有增生性视网膜病变或玻璃体出血。

H级：冠状动脉粥样硬化性心脏病。

T级：有肾移植史。

五、处理

维持血糖正常范围，减少母儿并发症，降低围生儿死亡率。

1. 妊娠期处理　包括血糖控制及母儿安危监护。

（1）血糖控制：妊娠期血糖控制目标：

GDM：餐前血糖5.3mmol/L；餐后1小时血糖7.8mmol/L；餐后2小时血糖6.7mmol/L。

糖尿病合并妊娠患者：餐前、睡前及夜间血糖3.3~5.6mmol/L；餐后血糖峰值5.4~7.8mmol/L；糖化血红蛋白6.0%。

1）饮食治疗：

GDM：75%~80%的GDM患者仅需要控制饮食量与种类即能维持血糖在正常范围。根据体重计算每日需要的热量：体重为标准体重80%~120%患者需30kcal/（kg·d），120%~150%标准体重的为24kcal/（kg·d），>150%的为12~15kcal/（kg·d）。热量分配：①碳水化合物占50%~60%，蛋白质15%~20%，脂肪25%~30%；②早餐摄入10%的热量，午餐和晚餐各30%，点心为30%。

糖尿病合并妊娠：体重≤标准体重10%者需36～40kcal/（kg·d），标准体重者30kcal/（k·d），120%～150%标准体重者24kcal/（kg·d），>150%标准体重者12～18kcal/（kg·d）。热卡分配：①碳水化合物40%～50%，蛋白质20%，脂肪30%～40%；②早餐摄入10%的热量，午餐和晚餐各30%，点心（3次）为30%。

2）胰岛素治疗：一般饮食调整1～2周后，在孕妇不感到饥饿的情况下，测定孕妇24小时的血糖及相应的尿酮体。如果夜间血糖1>6.7mmol/L，餐前血糖≥5.1mmol/L或者餐后2小时血糖>6.7mmol/L应及时加用胰岛素治疗；以超过正常的血糖值计算，每4g葡萄糖需1单位胰岛素估计，力求控制血糖达到上述水平。

孕早期由于早孕反应，可产生低血糖，胰岛素有时需减量。随孕周增加，体内抗胰岛素物质产生增加，胰岛素用量应不断增加，可比非孕期增加50%～100%甚至更高。胰岛素用量高峰时间在孕32～33周，一部分患者孕晚期胰岛素用量减少。产程中孕妇血糖波动很大，由于体力消耗大，进食少，易发生低血糖；同时由于疼痛及精神紧张可导致血糖过高，从而引起胎儿耗氧增加、宫内窘迫及出生后低血糖等。因此产程中停用所有皮下注射胰岛素，每1～2小时监测一次血糖，依据血糖水平维持小剂量胰岛素静滴。产褥期随着胎盘排出，体内抗胰岛素物质急骤减少，胰岛素所需量明显下降。胰岛素用量应减少至产前的1/3～1，2，并根据产后空腹血糖调整用量。多在产后1～2周胰岛素用量逐渐恢复至孕前水平。

糖尿病合并酮症酸中毒时，主张小剂量胰岛素持续静滴，血糖>13.9mmol/L应将胰岛素加入生理盐水，每小时5U静滴；血糖≤13.9mmol/L，开始用5%葡萄糖盐水加入胰岛素，酮体转阴后可改为皮下注射。

2004年美国妇产科医师学会（ACOG）关于GDM和糖尿病合并妊娠的胰岛素治疗指南较为具体，可供参考：①GDM：经饮食治疗后，若间隔2周≥2次空腹血糖≥90mg/dl、餐后1小时血糖≥120mg/dl，可启动胰岛素治疗。常采用速效胰岛素，如低精蛋白（NPH）胰岛素，睡前注射。常用剂量：初次剂量0.15U/kg；仅餐后血糖高者：早餐前1.5U/10g碳水化合物，中餐和晚餐前1U/10g碳水化合物；餐前和餐后血糖都高者：孕6～18周者0.7U/（kg·d）分四次注射，孕19～26周者0.8U/（kg·d）分四次注射，孕27～36周者0.9U/（kg·d）分四次注射，孕≥37周者1.0U/（kg·d）分四次注射。可联合应用不同胰岛素制剂，如NPH胰岛素（45%，其中30%早餐前、15%睡前）和普通胰岛素（55%，其中22%早餐前、16.5%午餐前、16.5%晚餐前）合用。②糖尿病合并妊娠：1型糖尿病：孕早期0.7U/（kg·d）；孕12～26周0.8U/（kg·d）；孕27～36周0.9U/（kg·d）；≥37周1.0U/（kg·d）。2型糖尿病：孕早中期同1型，孕晚期需要量增加。联合应用不同胰岛素制剂：NPH胰岛素（45%，早餐前）和普通胰岛素（用法同GDM）。

（2）孕妇监护：除注意一般情况外，一些辅助检查有利于孕妇安危的判断，如血、尿糖及酮体测定，眼底检查，肾功能、糖化血红蛋白等测定。

（3）胎儿监护：孕早、中期采用B型超声或血清甲胎蛋白测定了解胎儿是否畸形。孕32周起可采用NST（2次，周）、脐动脉血流测定及胎动计数等判断胎儿宫内安危。

2. 产时处理 包括分娩时机选择及分娩方式的决定。

（1）分娩时机：原则上在加强母儿监护、控制血糖的同时，尽量在38周后分娩。有下列情况应提前终止妊娠：糖尿病血糖控制不满意，伴血管病变，合并重度子痫前期，严重感染，胎儿宫内生长受限，胎儿窘迫等。胎肺尚未成熟者静脉应用地塞米松促胎肺成熟需慎重，因后者可干扰糖代谢。可行羊膜腔穿刺，了解胎肺成熟情况并同时注入地塞米松 10mg 促进胎儿肺成熟，必要时每 3～5 天可重复一次。

（2）分娩方式：妊娠合并糖尿病本身不是剖宫产指征。有巨大儿、胎盘功能不良、胎位异常或其他产科指征者，应行剖宫产。糖尿病并发血管病变等，多需提前终止妊娠，并常需剖宫产术前 3 小时停用胰岛素。连续硬膜外麻醉和局部浸润麻醉对糖代谢影响小。乙醚麻醉可加重高血糖，应慎用。

阴道分娩时，产程中应密切监测宫缩、胎心变化，避免产程延长，应在 12 小时内结束分娩，产程 >16 小时易发生酮症酸中毒。产程中血糖不低于 5.6mmol/L（100mg/dl）以防发生低血糖，也可按每 4g 糖加 1U 胰岛素比例给予补液。

3. 新生儿处理　新生儿出生时应留脐血检查血糖。无论体重大小均按早产儿处理。注意保温、吸氧，提早喂糖水，早开奶。新生儿娩出后 30 分钟开始定时滴服 25% 葡萄糖液。注意防止低血糖、低血钙、高胆红素血症及 NRDS 发生。

六、预后

妊娠期糖尿病患者在分娩后一定时期血糖可能恢复正常。但 GDM 患者中一半以上将在未来的 20 年内最终成为 2 型糖尿病患者，而且有越来越多的证据表明其子代有发生肥胖与糖尿病的可能。

（霍晓景）

第六节　妊娠合并贫血

一、概述

外周血血红蛋白（Hb）浓度因性别、居住地区、怀孕与非孕或怀孕时服用与未服用铁剂的不同而有差异，因此，妊娠期贫血的定义很难简单地加以界定。

在孕妇可观察到血红蛋白略有下降，妊娠的早期及接近足月时，血红蛋白浓度通常为 110g/L 或更高，而妊娠中期血容量增加更快，故血红蛋白浓度较低，但没有铁和叶酸的下降，是因为自妊娠第 6 周起，由于胎盘分泌催乳素，促使醛固酮增加，加之胎盘组织类似动静脉瘘，使血容量逐步增加，到妊娠 32～34 周血容量扩充达高峰，可增加 40%～50%，为 1200～1800ml，而红细胞容量仅增加 18%～20%，两者不相平衡，形成血液相对稀释。此种红细胞与血浆在血液循环中增加量不成比例，特别是妊娠中期使血液稀释以及血容量的增加，可降低周围循环的阻力，改善微循环，增加子宫胎盘的灌注，无疑有利于妊娠和胎儿的发育。但此生理过程常与病理性贫血的诊断容易混淆。由于妊娠期间血液被稀释，单位体积内的红细胞、血色素下降，实际上绝对值不但不减，反而增加，所以对铁剂和叶酸治疗也无明显反应，尤其妊娠末期血浆容量的增加停止而血红蛋白量继续增加，产后血红蛋白可迅速回升，因此，根据世界卫生组织的标准，妊娠期贫血的标准定为 Hb <110g/L 或血细胞比容 <30%。美国疾病控制中心（1990）定的贫血标准为妊娠早期或晚期 Hb <110g/L，中期 Hb <105g/L。国内一般主张以 Hh <110g/L 或血细胞比容 <30% 为妊娠贫血。

正常情况下，产后血红蛋白浓度与分娩前比较没有明显下降。分娩后血红蛋白浓度可适度地波动几天，然后恢复到未孕时浓度。产后血红蛋白浓度主要是由怀孕时血红蛋白增加量、分娩时血液丢失量和分娩后血浆容量下降情况来决定。

（一）发生率及分度

贫血是妊娠期常见的并发症，多见于贫困地区的妊娠妇女。妊娠期贫血发生率差异相当大，主要取决于妊娠期是否补充铁剂。世界卫生组织九十年代公布的资料表明，妊娠妇女贫血发生率为60%。国内统计妊娠合并及并发贫血的发生率约为10% ~20%。根据贫血不同程度划分轻、中、重度和极重度。

（二）病因

在生育期妇女的贫血性疾病均可使妊娠复杂性，构成高危妊娠。贫血主要依据病因学分类。

1. 后天性（获得性）

（1）缺铁性贫血。

（2）急性失血性贫血。

（3）感染或恶性肿瘤引起贫血。

（4）巨幼红细胞贫血。

（5）获得性溶血性贫血。

（6）再生障碍性贫血。

2. 遗传性

（1）海洋性贫血。

（2）镰状细胞血红蛋白病。

（3）其他血红蛋白病。

（4）遗传性溶血性贫血。

（三）对妊娠的影响

轻度贫血对妊娠和分娩的影响不大。重度贫血对孕妇及胎婴儿均有明显的影响，妊娠期孕妇患有贫血，可使早产的危险性增加。妊娠中、晚期出现的一些轻度的贫血，反映了母体血容量预期的（和必要的）扩增，通常不伴有早产危险性。但是，妊娠晚期血红蛋白浓度、血细胞比容和血清铁蛋白水平的增加反映了母体血容量没有足量地增加，因而对胎盘的血液供应减少，反而可致胎儿发育受限、供氧不足或早产等。根据 WHO 统计在发展中国家因贫血所致的孕产妇死亡可达到40%。孕产妇在分娩或产褥早期 Hb < 60g/L 时，死亡率为12.8%，而 Hb 升至60 ~80g/L 时，死亡率降至2.9%。

1. 对孕妇的影响

（1）贫血孕妇发生妊娠高血压综合征的比例较高：据报道妊高征发生于贫血者较正常孕产妇高2倍；另有作者报道，给予贫血妇女铁剂及维生素治疗后，妊高征发生率显著下降（由14.6%降至4.8%）。贫血与妊高征的关系尚不清楚。但妊高征的发病机制中子宫缺血起重要作用，而贫血病员引起子宫缺血的机会较正常孕产妇多。也有认为两者可能同时存在，或同时由某一病因引起，如营养不良，我们也发现，妊高征患者合并重度贫血往往与低蛋白血症有关。

（2）重度贫血使心肌供氧不足而导致心力衰竭：当血红蛋白下降时，为了维持周围组织的氧供应，机体产生一系列代偿性改变，当超过一定的时限与程度时，则机体可失去代偿而引起心力衰竭，当 Hb 降至 40～50g/L 时常可并发贫血性心脏病，也有可能出现心力衰竭；如同时合并感染、产时过度劳累等因素，则导致心衰机会更多。目前，据 WHO 统计，在世界上某些地区贫血仍是引起孕产妇死亡的主要原因之一。

（3）贫血患者对出血的耐受性差：贫血者血液的氧合能力本已降低，如再失去一部分血液，则更减少了对周围组织氧的供应而使休克发生率较正常孕妇升高。在临床上常见到贫血产妇，在失血量尚未达到产后出血标准时却已出现休克症状，甚至导致心衰、死亡。

（4）贫血与感染：贫血患者的抵抗力低下，容易发生产褥感染。有研究发现，Hb＜90g/L 者较 Hb＞106g/L 者的感染发生率要高 5～6 倍，Hb＜80g/L 者则发生感染的几率更高，轻度贫血孕妇与正常孕妇的感染发生率相比差别不大。

（5）贫血对孕产妇生活工作能力的影响：严重贫血和缺铁的孕妇不仅影响红细胞生成，且影响淋巴细胞内锌的含量，进而降低机体免疫功能。此外，贫血本身的症状可明显影响孕、产妇的工作能力和生活能力。

2. 对胎、婴儿的影响　过去研究认为，孕妇的铁营养状况不影响胎儿按其自身需要从母体摄取铁，但近年的研究有较大不同。在对胎盘转铁蛋白的研究显示，无论是足月妊娠胎盘还是中孕期胎盘，其转铁蛋白受体在轻度缺铁性贫血时均明显增高，重度贫血时则降至正常水平。对胎盘铁蛋白受体的研究也有相似的改变。表明母胎间的铁转运在孕妇严重缺铁性贫血时会受到影响，使供给胎儿的铁减少。但在隐性缺铁及轻度缺铁性贫血时，由于胎盘转铁蛋白受体、铁蛋白受体数量明显的优势，可保证胎儿铁代谢不受母体铁状况的影响。国外研究发现，贫血孕妇足月分娩时其脐带血中血红蛋白、血清铁、转铁蛋白饱和度、铁蛋白均低于正常，提示胎儿铁供应下降，并且胎儿铁吸收与母体可利用铁成正比。

大量贫血病例对妊娠的影响分析表明，妊娠期中、重度贫血孕妇导致的子宫缺血缺氧，胎盘灌注及氧供应不足引起死胎、死产、早产、低出生体重儿及新生儿病率均明显增加。如及时纠正贫血，则胎婴儿的预后会有明显改善。

妊娠期贫血中以缺铁性贫血最常见，巨幼红细胞性贫血较少见，再生障碍性贫血更少见。

二、妊娠合并缺铁性贫血

缺铁性贫血（iron deficiency anemia，IDA）占妊娠期贫血的 95%，发展中国家更为多见。妊娠期对铁的需要量增加、胎儿的生长发育也需要铁，因此在摄取不足或患慢性疾病、妊娠期高血压病、肝肾等疾病导致吸收不良时出现贫血。一般在妊娠 20 周前发生率不高，在妊娠中后期发生率明显增加。

（一）妊娠期缺铁的发生机制

由于妊娠期对铁的需求增加而摄入不足或妊娠期疾病致吸收障碍时可导致贫血。妊娠期因血容量增加而需要的铁为 650～700mg，胎儿的生长发育需要铁约 250～350mg，妊娠期总需求铁约 1000mg。食物中铁的吸收有限，仅为 5%～10%，在妊娠末期对铁的需求达高峰，虽然吸收率增加至 40%，但仍不能满足需求，在孕期如不及时补充可以出现缺铁性贫血。

（二）缺铁性贫血对妊娠的影响

1. 对孕妇的影响　贫血对孕妇的影响取决于贫血的严重程度、孕妇的基础状况，轻度贫血影响不大，重度贫血（红细胞计数小于 $1.5 \times 10^{12}/L$、血红蛋白低于 60g/L，血细胞比容小于 0.13）因心肌缺氧导致贫血性心脏病；胎盘缺氧导致妊娠期高血压疾病，产时、产后出现失血性休克、产褥期感染等，危及母婴安全。

2. 对胎儿的影响　由于胎儿具有自我调节和通过胎盘单向从母体主动摄取铁的能力，一般情况下，胎儿缺铁程度不会严重，但可以因为严重贫血使胎盘的氧分和营养物质不足以补充胎儿生长所需，造成胎儿宫内生长受限、胎儿窘迫、早产或死胎。

（三）诊断

1. 病史　既往有月经过多等慢性失血性疾病史；或长期偏食、妊吐、胃肠功能紊乱导致的营养不良等病史。

2. 临床表现　轻者无明显症状，可有皮肤、口唇、睑结膜苍白。重者可有乏力、头晕、心悸、气短、食欲缺乏、腹胀腹泻。

3. 实验室检查

（1）外周血象：为小细胞低血红蛋白性贫血：血红蛋白低于 100g/L；红细胞计数小于 $3.5 \times 10^{12}/L$；血细胞比容小于 0.30；红细胞平均体积（MCV）小于 80fl，红细胞平均血红蛋白浓度（MCHC）小于 0.32。白细胞计数及血小板计数均在正常范围。

（2）铁代谢检查：血清铁小于 5.37μmol/L，总铁结合力大于 64.44μmol/L，转铁蛋白饱和度小于 15%。血清铁下降在血红蛋白下降之前出现，是缺铁性贫血的早期表现。

（3）骨髓检查：诊断困难时通过骨髓穿刺，骨髓象为红细胞系统增生活跃，中、晚幼红细胞增多。

（四）治疗

1. 补充铁剂　血红蛋白高于 60g/L 以上者，可以口服给药，硫酸亚铁 0.3g，每日 3 次，服后口服维生素 C 0.3g，以保护铁不被氧化，胃酸缺乏的孕妇可同时口服 10% 稀盐酸 0.5 ~ 2ml，使铁稳定在亚铁状态，促进铁的吸收。力蜚能不良反应少，150mg，每日 1 ~ 2 次口服。对于妊娠后期重度贫血或因严重胃肠道反应不能口服铁剂者，可用右旋糖酐铁或山梨醇铁，深部肌注，使用后吸收较好，但注射部位疼痛，首次肌注 50mg，如无反应增加至 100mg，每日一次，15 ~ 20 天为一疗程，至血红蛋白恢复正常，每注射 300mg 后，血红蛋白可提高 10g/L。为预防复发，须补足储备铁，继续服用铁剂治疗 3 ~ 6 个月。如血红蛋白无明显提高时，应考虑以下因素：药量不足、吸收不良、继续有铁的丢失等。

2. 输血　当血红蛋白低于 60g/L、接近预产期或短期内需行剖宫产者，应少量多次输血，警惕发现左心衰竭，有条件者输浓缩红细胞。

3. 预防产时并发症

（1）临床后备血，酌情给予维生素 K_1、卡巴克络、维生素 C 等。

（2）严密监护产程，防止产程过长，阴道助产以缩短第二产程。

（3）当胎儿前肩娩出后，肌注或静注缩宫素，或当胎儿娩出后阴道或肛门置入卡前列甲酯栓 1mg，以防产后出血。

（4）产程中严格无菌操作，产后给予广谱抗生素预防感染。

（五）预防

（1）妊娠前积极治疗失血性疾病如月经过多等，增加铁的储备。

（2）孕期加强营养，鼓励进食含铁丰富的食物，如猪肝、鸡血、豆类等。

（3）妊娠4个月起常规补充铁剂，每日口服硫酸亚铁0.3g。

（4）加强产前检查，适时检查血常规。

三、妊娠合并急性失血性贫血

妊娠期的急性失血性贫血多由产科出血性因素引起，出现明显贫血。

（一）病因

（1）胎盘早期剥离及前置胎盘引起产前产后大出血。

（2）妊娠早期急性失血性所造成的贫血通常由不完全流产、输卵管妊娠、葡萄胎引起。

（3）羊水栓塞、重度妊娠期高血压疾病、死胎、感染性流产及羊水感染综合征等可并发DIC和纤溶活力亢进，造成急性大出血而引起贫血。

（4）因产后子宫收缩乏力、软产道裂伤、胎盘胎膜残留及子宫内翻后凝血功能障碍可引起急性失血性贫血。

（二）治疗

严重的急性失血需要明确病因对症处理，及时娩出妊娠组织、胎盘组织、纠正DIC、抗感染等，并立即补充血液，以恢复并维持主要器官的灌注，之后的贫血需要以铁剂来纠正。

四、妊娠合并巨幼红细胞性贫血

巨幼红细胞性贫血（megaloblastic anemia）又称为营养性巨幼红细胞性贫血，较为少见，占所有贫血的7%～8%，是由于叶酸或维生素B_{12}缺乏引起DNA合成障碍所致的贫血，可累及神经、消化、循环、免疫及内分泌系统，表现为全身性疾病。外周血呈大细胞高血红蛋白性贫血。发病率国外为0.5%～2.6%，国内报道为0.7%。

（一）病因

妊娠期本病有95%是由于叶酸缺乏，维生素B_{12}缺乏较为少见。主要原因有：

1. 摄入不足或吸收不良　人体不能合成叶酸，必须从食物中供给，叶酸和维生素B_{12}存在于植物或动物性食物中，绿叶蔬菜中含量较多，此外，肝脏、肉类、酵母、豆类、花生中含量也较多。长期偏食、营养不良等可发病。孕妇有慢性消化道疾病可影响吸收加重贫血。

2. 妊娠期需要量增加　正常成年妇女每日需叶酸50～100μg，而孕妇每日需要食物叶酸500～600μg以供给胎儿需求和保持母体正常的叶酸储存，双胎的需求量更多。但胎儿和胎盘可以从母体获取较多叶酸，即使母亲缺乏叶酸有严重贫血时，其胎儿却不贫血。有报道新生儿的血红蛋白18g/L后更高，而母亲的血红蛋白却低于36g/L。

3. 排泄增加　孕妇肾脏血流量增加，加快了叶酸的代谢，重吸收减少。

（二）对孕妇及胎儿的影响

轻度贫血影响不大，严重贫血时可出现贫血性心脏病、妊娠期高血压性疾病、胎盘早剥、早产、产褥感染。

叶酸缺乏可导致胎儿神经管缺陷、胎儿生长受限、死胎。

（三）临床表现与诊断

该病多发生于妊娠中、晚期，以产前4周及产褥感染最为多见。发生于妊娠30周前的贫血，多与双胎、感染、摄入不足或应用影响叶酸吸收的药物造成叶酸缺乏有关。叶酸和（或）维生素 B_{12} 缺乏的临床症状、骨髓象及血象的改变均相似，但维生素 B_{12} 缺乏常有神经系统症状，而叶酸缺乏无神经系统症状。

1. 血液系统表现　贫血起病较急，多为中重度贫血。表现有乏力、头晕心悸、气短、皮肤黏膜苍白等。部分患者因同时有白细胞及血小板的减少，出现感染或明显的出血倾向。

2. 消化系统表现　食欲缺乏、恶心、呕吐、腹泻腹胀、舌炎、舌乳头萎缩等。

3. 神经系统表现　末梢神经炎常见，出现手足麻木、针刺、冰冷等感觉异常，少数病例可出现锥体束征、共济失调及行走困难等。

4. 其他　低热、水肿、脾大等，严重者出现腹腔积液或多浆膜腔积液。

5. 实验室检查

（1）外周血象：大细胞性贫血，血细胞比容下降，MCV 大于100fl，MCH 大于32pg，大卵圆形红细胞增多，中性粒细胞核分叶过多，网织红细胞大多减少，约20%的患者同时伴有白细胞和血小板的减少。

（2）骨髓象：红细胞系统呈巨幼细胞增多，巨幼细胞系列占骨髓总数的30%～50%，核染色质疏松，可见核分裂。

（3）叶酸和维生素 B_{12} 的测定：血清叶酸值小于6.8mmol/L，红细胞叶酸值小于227nmo/L 提示叶酸缺乏；若叶酸值正常，应测孕妇血清维生素 B_{12} 如小于74pmol/L 提示维生素 B_{12} 缺乏。

（四）治疗

（1）叶酸10～20mg 口服，每日3次，吸收不良者每日肌注叶酸10～30mg，至症状消失血象恢复正常，改用预防性治疗量维持疗效。如治疗效果不显著，应检查有无缺铁，并同时补给铁剂。有神经系统症状者，单独用叶酸有可能使神经系统症状加重，应及时补充维生素 B_{12}。

（2）维生素 B_{12} 100μg 每日一次肌注，连用14天，以后每周2次。

（3）血红蛋白小于60g/L 时，可间断输血或浓缩红细胞。

（4）分娩时避免产程延长，预防产后出血，预防感染。

（五）预防

（1）加强孕期指导：改变不良饮食习惯，多食用新鲜蔬菜、水果、瓜豆类、肉类、动物肝肾等。

（2）对有高危因素的孕妇，从妊娠3个月起每日口服叶酸5～10mg，连续8～12周。

（3）预防性叶酸治疗：妊娠20周每日起给予叶酸5mg，如为双胎等消耗增加者，给予5mg/d。

（郭瑞新）

第七节　妊娠合并急性胰腺炎

妊娠合并急性胰腺炎（acute pancreatitis）是常见的外科急腹症之一，国内外报道其发生率约为1/1000～1/12 000，与非孕期相同，妊娠的各个时期均可发生，以晚期妊娠和产褥期多见。妊娠合并急性胰腺炎分为轻型和重型，轻型容易治疗，但重型患者病情凶险，孕产妇病死率和围生儿病死率高达20%～50%，严重威胁母儿健康。

一、病因和发病机制

急性胰腺炎是胰腺的消化酶被异常激活后，对胰腺及其周围器官产生消化作用导致的炎症性疾病。机体正常状态下，胰腺通过一系列的保护机制使其腺细胞中的大部分消化酶以未活化的酶原形式存在。若任何原因造成酶原的提前激活即可诱发急性胰腺炎。其高危因素主要包括以下方面。

1. 胆道结石导致胆汁反流　妊娠期雌孕激素的变化对胆囊的功能有很大的影响。孕激素的增加使得胆囊的收缩力和活动性降低，造成胆囊空腹时的容量和排空后的残余容量增加；此外，受雌激素的影响，妊娠期胆固醇浓度增高，胆汁的分泌受抑制，胆石病的发生率增加。国内外研究表明妊娠合并急性胰腺炎的病因中胆道疾病最为多见，约占50%，其中胆石病占67%～100%。78%的正常人群中，胰管与胆总管进入十二指肠降段之前，先形成共同通道。当胆道结石阻塞共同通道远端时，造成胆汁反流入胰管，由于细菌的作用使得胆汁中的结合胆汁酸转化为游离胆汁酸，对胰腺有很强的损伤作用，并可激活胰酶中的磷脂酶原A，产生激活状态的磷脂酶A_2，反作用于胆汁中的卵磷脂，使其转化为有细菌毒性的溶血卵磷脂，导致胰腺组织的坏死。有些患者急性胰腺炎的发生与十二指肠液返流入胰管有关。

2. 高脂血症　高脂血症诱发急性胰腺炎的机制尚不十分明确。最有可能的是在胰脂酶的作用下甘油三酯变成游离脂肪酸，直接损伤胰腺所致。在妊娠早、中期，大量的孕激素、皮质醇及胰岛素促进脂肪生成和储存，抑制其降解利用；而至妊娠晚期，受胎盘生乳素升高的影响，脂肪分解增加，释放过量的游离脂肪酸，导致胰腺的腺泡直接损伤，并加速胰蛋白酶的激活，引起胰腺细胞急性脂肪浸润，并可引起胰腺毛细血管内皮损伤，甚至形成微血栓，严重破坏胰腺微循环，导致胰腺缺血、坏死。

3. 机械压迫　妊娠期高血脂、高蛋白饮食可使胆汁和胰液分泌增加，同时孕激素增加能导致胆道平滑肌松弛，Oddis括约肌痉挛，使胰液反流。随着孕周增大的子宫可机械性压迫胆管和胰管，使胆汁和胰液排出受阻，还可与肠液反流进入胰腺，除了直接作用于胰腺外，还可激活胰蛋白酶。胰腺在上述各种病因作用下，产生自溶，胰管内压力亦增高，胰腺组织发生充血、水肿和渗出。

4. 其他因素　妊娠期甲状旁腺功能增强，甲状旁腺激素分泌增加，对胰腺有直接的毒性作用，还可引起高钙血症刺激胰酶分泌，活化胰蛋白酶，增加胰管结石的形成机会。妊娠高血压疾病子痫前期时，胰腺血管长期痉挛、感染也可诱发胰腺炎的发生。酒精对胰腺有直接的损伤作用，但我国孕妇大多数并不酗酒。

二、临床病理分型

急性胰腺炎可分为急性水肿性胰腺炎（轻型）、急性坏死性胰腺炎（重型），但两者不能截然分开。

1. 轻型　主要表现为胰腺水肿、肿胀，光镜下可见腺泡及间质水肿，炎性细胞浸润，可有散在出血坏死灶，此型预后良好，约占88%～97%。

2. 重型　外观上胰腺腺体增大、高度水肿，呈暗紫色。灰黑色坏死灶散在或片状分布，坏疽时为黑色。镜下可见胰腺组织结构被破坏，大量炎性细胞浸润，大片坏死灶。患者腹腔内有血性渗液，液体内有大量淀粉酶。网膜和肠系膜上可见小片皂化斑。急性胰腺炎继发感染可形成脓肿，导致全身脓毒血症。

三、妊娠合并急性胰腺炎对母儿的影响

1. 妊娠合并急性胰腺炎对母亲的影响　急性水肿型胰腺炎病情平稳，死亡率低；急性坏死性胰腺炎患者病情凶险，可出现全身各系统的损害，出现多器官功能衰竭，尤其以心血管、肺、肾脏、肝脏更为明显，患者出现水电解质代谢紊乱、休克、DIC、腹膜炎、败血症，甚至发病数小时之内死亡。

2. 妊娠合并急性胰腺炎对胎儿的影响　孕早期发病可导致流产、胎儿畸形；孕中晚期可发生流产、胎儿窘迫、死胎、胎儿生长受限及早产等。

四、临床表现

恶心、呕吐伴上腹疼痛为妊娠合并急性胰腺炎的三大典型症状，可有发热、黄疸、消化道出血、肠梗阻和休克等表现。

1. 急性腹痛　为急性胰腺炎的主要症状，表现为突发性上腹部剧烈疼痛，持续性，阵发性加重，多为饱餐或进食油腻食物后发作，但有的患者无明显诱因。疼痛多位于上腹部偏左，向左肩部和左腰部放射，严重时双侧腰背部均有放射痛。弯腰时减轻，进食后加重。

2. 恶心、呕吐　发病早，呕吐频繁，呕吐后不能缓解腹痛。

3. 腹胀　为大多数患者的共同症状，腹胀一般都极严重。

4. 发热　在妊娠合并急性胰腺炎的早期，只有中度发热，体温不超过38℃；胰腺有坏死时，则出现高热；有胆道梗阻时，表现为高热、寒战。

5. 其他症状　部分患者可有黄疸，但一般较轻。重症急性胰腺炎时患者可能出现休克和多器官功能衰竭等症状。

体格检查时患者中上腹压痛，肌紧张，反跳痛不明显。并发弥漫性腹膜炎时患者腹部胀气、膨隆，听诊肠鸣音减弱或消失。重症患者可有板状腹，患者腰部水肿，皮肤呈青紫色改变，脐周部皮肤也呈青紫色改变，这种改变是由于胰液外溢至皮下组织间隙，溶解皮下脂肪及毛细血管破裂出血引起。但妊娠晚期时由于子宫增大，腹部膨隆，胰腺位置较深，体征可不明显。

五、诊断和鉴别诊断

1. 详细询问病史　了解有无诱因，根据恶心、呕吐、上腹部疼痛典型症状，结合查体

可初步诊断。

2. 实验室和其他检查

（1）实验室检查：

1）血、尿淀粉酶测定：尽管特异性差，但仍不失为诊断急性胰腺炎的主要手段之一。血清淀粉酶一般在发病后 2 小时开始升高，24 小时达高峰，持续 4～5 天，尿淀粉酶在发病 24 小时后开始升高，下降缓慢，可持续 1～2 周。其他疾病如胃十二指肠穿孔、小肠穿孔、肠梗阻、胆石病、病毒性肝炎、急性肠系膜血栓形成等疾病也可导致淀粉酶升高，但一般不超过正常值 2 倍。因而，当血、尿淀粉酶升高明显，通常认为超过正常值上限的 3 倍才有诊断价值，测定值越高越有意义。必要时可行腹腔穿刺检测腹水中的淀粉酶，简单、快速且准确率更高。

2）血清脂肪酶的测定：胰管阻塞可致血清脂肪酶升高，发生后 4～8 小时开始升高，24 小时达峰值，持续 10～15 天，升高的程度可达参考值的 2～40 倍。脂肪酶联合淀粉酶的检测，可大大提高急性胰腺炎的诊断准确率。

3）血钙测定：发病后 2～3 天血钙开始降低，若血钙明显降低，低于 2mmol/L（8mg/dl）提示病情严重。血钙降低与脂肪组织坏死、组织内钙皂沉积有关。

4）血糖测定：早期血糖轻度升高，系肾上腺皮质应激反应所致。后期则因胰岛细胞破坏，导致胰岛素分泌不足引起。若长期禁食，血糖仍超过 11mmol/L（200mg/dl），提示胰腺坏死严重，预后不良。

5）动脉血气分析：是目前急性胰腺炎治疗过程中一个很重要的观察指标，但需动态观察，当 PaO_2，降至 60mmHg 以下时，预示可能发生急性呼吸窘迫综合征（ARDS）。

6）其他检查：血清三酰甘油、白细胞计数、血细胞比容、血清胆红素、血脂、乳酸脱氢酶等均可升高。最近有学者提出巨噬细胞移动抑制因子（MIF）有诊断价值。

（2）影像学检查：

1）B 超检查：可显示胰腺弥漫性肿大，实质结构不均匀。可了解胆囊及胆道的情况，对胆石症诊断明确，也有利于胰腺脓肿及假性囊肿的诊断。由于 B 超检查受肠胀气的影响，对胰腺坏死感染的诊断价值差。

2）CT 和 MRI 检查：CT 增强检查有利于判断急性胰腺炎的严重程度、是否累及周围器官。轻型胰腺炎表现为胰腺弥漫性增大，密度不均，边界模糊，包膜被掀起和胰周渗出。重型胰腺炎在肿大的胰腺内出现肥皂泡状的密度减低区，伴不同程度的胰腺坏死。MRI 有助于鉴别胰腺坏死液化、胰腺假性囊肿和胰腺脓肿等。尽管 CT 增强扫描使胎儿暴露在 X 线下，但病情危重时仍需进行。

3. 鉴别诊断　妊娠早期的急性胰腺炎有 1/3 常被误认为妊娠剧吐。此外尚需与其他产科并发症如流产、早产临产、胎盘早剥及重度子痫前期并发 HELLP 综合征鉴别。本病还需与急性胆囊炎、消化性溃疡穿孔、肠梗阻、肠系膜血管栓塞等外科急腹症鉴别。

六、治疗

妊娠合并急性胰腺炎的治疗原则与非孕期基本相似。制订治疗方案时要考虑轻型和重型胰腺炎的不同；对妊娠合并重症胰腺炎还要区分急性胆源性胰腺炎和急性非胆源性胰腺炎。根据分型和病情的不同制订个体化治疗方案。处理及时、正确可使母儿获得良好结局。

1. 妊娠合并轻型急性胰腺炎的治疗　以保守治疗为主，减少胰腺分泌，防止感染，防止向重症发展。

（1）禁食和胃肠减压：可减少胰腺分泌，亦可减轻肠胀气和肠麻痹。

（2）抑制胰腺分泌和抗胰酶药物的应用：生长抑素可显著减少胰液分泌，但对胎儿的潜在影响目前尚不明确。抗胰酶药物最常用抑肽酶，第1、2天每天给予8万~12万KIU缓慢静脉注射（每分钟不超过2ml），以后每天2万~4万KIU静脉滴注，病情好转后减量，维持10天。同时给予H_2受体阻滞剂以抑制胃酸的分泌，进而抑制胰酶的分泌，最常用西咪替丁口服或静脉滴注。

（3）抗休克和纠正水电解质失衡：应根据每日液体出入量及热量需求计算输液量，一般每日补液3000~4000ml，其中1/4~1/3采用胶体液。积极补充液体和电解质可恢复有效循环血量，从而改善胰腺循环和维持胎盘灌注。

（4）镇痛和解痉：首选盐酸哌替啶，给予50~100mg，2~6小时肌肉注射1次，必要时还可静脉滴注。盐酸哌替啶导致Oddis括约肌痉挛的副反应比吗啡要轻，但吗啡止痛效果好。如果选用吗啡，则需联合应用阿托品或山莨菪碱（654-2）解痉。

（5）抗生素的应用：有感染征象是使用抗生素的重要依据，急性胰腺炎感染最常见的病原菌是革兰阴性杆菌、厌氧菌和真菌。应采用广谱、高效、易通过血胰屏障的抗生素，同时还要考虑对胎儿的影响。一般选用第三代头孢菌素，加用甲硝唑，或用亚胺培南0.5g，每8小时1次。

（6）营养支持：非手术治疗同时，应尽早给予静脉营养支持，满足母胎需要。对高脂血症者应给予特殊的支持治疗。

（7）中药治疗：目前国内已经将中药治疗广泛用于非妊娠期急性胰腺炎的治疗，并取得了很好的疗效。四川大学华西医院和华西第二医院采用中药灌肛治疗了48例妊娠合并急性胰腺炎患者，其中包括18例重症，均取得了良好的疗效，但例数较少，需进一步研究。

2. 妊娠合并重症胰腺炎的治疗

（1）妊娠合并重症急性胆源性胰腺炎：治疗以妊娠合并轻型急性胰腺炎为基础，根据临床表现以胆道疾病为主还是胰腺疾病为主而不同：①胆道无梗阻并以胆道疾病为主时主要采用保守治疗，同急性轻型胰腺炎的治疗；②胆道有梗阻并以胆道疾病为主时，应尽早手术解除胆道梗阻，如有条件可经内镜治疗；③临床症状以胰腺炎为主时，患者往往属于妊娠合并重症急性胰腺炎并发感染，需要手术治疗，在处理胰腺病变后，应探查胆总管，做胆道引流。

（2）妊娠合并重症急性非胆源性急性胰腺炎的治疗：在非手术治疗的基础上，根据病情不同而采取相应治疗措施。

1）急性反应期：先行保守治疗，密切监护血循环及各器官的功能变化，纠正血流动力学的异常，积极防止休克、肺水肿、ARDS、急性肾脏功能障碍及脑病等严重并发症。如72小时内出现多器官功能衰竭，应重症监护的同时，进行手术引流。

2）全身感染期：首先选择广谱、高效、能通过血胰屏障的抗生素，动态CT加强扫描监测，对感染灶行手术处理，同时加强全身营养支持。

七、预后

妊娠合并急性胰腺炎的预后与病情轻重有关，20世纪70年代初文献报道产妇死亡率高达37.0%，围产儿死亡率达37.7%。近年来，随着诊断及技术水平的提高，母儿死亡率明显下降，但死亡率仍高于一般产科人群，早期诊断和及时治疗是改善妊娠期急性胰腺炎孕妇及围产儿结局的基础。

（郭瑞新）

第八节　妊娠合并支气管哮喘

一、概述

妊娠合并哮喘的发病率为0.4%～1.3%。轻者或控制理想者不影响妊娠，重者尤其是哮喘持续状态或不适当中断治疗引起的病情恶化，可导致低氧血症，导致流产、早产、FGR、胎儿缺氧等，围产儿死亡率及患病率增加。

二、诊断要点

（一）病史

有哮喘反复发作史，常与季节、接触致敏原、上呼吸道感染、情绪激动有关。

（二）临床表现

1. 咳嗽、气喘、呼气性呼吸困难、不能平卧、两肺满布哮鸣音。
2. 口唇青紫、脸色青紫灰暗。
3. 如伴发热，提示合并呼吸道感染。
4. 胸部有过度充气的表现。

（三）辅助检查

1. 血嗜酸性粒细胞增多，血免疫抗体检测如IgE水平高低与病情也有关。
2. 哮喘发作时，喷二次β-受体兴奋剂吸入后，1分钟用力呼气量增加≥15%可确诊。
3. 肺功能检查和血气分析　可判断缺氧程度和肺功能状况，肺活量和最大呼气速度意义较大。以下指标提示肺功能衰竭：

（1）氧饱和度 $SaO_2 < 70\%$。

（2）$PO_2 < 8.13kPa$（60mmHg）。

（3）$PCO_2 > 6.67kPa$（50mmHg）。

（4）pH < 7.32。

三、治疗原则

（一）预防发作

妊娠期哮喘处理的重点是预防发作而非发作时的治疗。孕期哮喘的治疗目标是预防母体哮喘发作导致的低氧血症，从而防止胎儿缺氧。药物的副作用远远小于哮喘发作本身的危害。

1. 避免接触过敏原和烟草等刺激物，并防止呼吸道感染。

2. 患者教育　自我监测病情和自我治疗的技巧，并对患者进行宣教药物孕期使用是安全的。

3. 根据哮喘的严重程度，用最小有效剂量控制哮喘。随着哮喘严重程度增加，逐级增加治疗的强度，并由呼吸内科医生协助诊治。常用药物包括：

（1）吸入性 β_2 受体兴奋剂：如沙丁胺醇、特布他林、沙美特罗，这些药物很少进入血循环，孕期使用是安全的，产程中也可使用。

（2）吸入性甾体激素：如倍氯米松（必可酮）、氟替卡松、布得松（丁地去炎松）。

（3）吸入性色甘酸钠和抗胆碱能药物：孕期使用是安全的。

（4）口服皮质类固醇：如泼尼松，多数药物被胎盘代谢，故对胎儿的影响小。

（二）孕期监测

1. 监测孕妇症状。

2. 长期哮喘者应做心肺功能监测　包括肺活量、最大呼气速度和1秒用力呼气量。

（三）孕期哮喘发作的处理

同非孕期哮喘发作的治疗：吸入性糖皮质激素是一线用药。

（四）分娩及产褥期

1. 病情稳定，近期无哮喘发作，肺功能正常者，可阴道分娩，缩短第二产程，并放宽助产。

2. 若哮喘严重频繁发作，或肺功能障碍者，选择性剖宫产。

3. 吸氧，适当应用镇静剂（如地西泮）。

4. 需麻醉者麻醉科会诊，麻醉止疼剂、硬膜外麻醉、NO是安全的，慎用全身麻醉，禁用前列腺素制剂和吗啡类以免呼吸抑制。

5. 产后抗生素预防感染，并维持原有哮喘的治疗。

6. 有肺功能衰竭者及时用呼吸机纠正呼吸衰竭及酸中毒。

7. 哺乳药物通过胎盘浓度很低，因此可以哺乳。

（郭瑞新）

第九节　妊娠合并泌尿系统感染

一、妊娠合并无症状菌尿症

（一）概述

当细菌在泌尿系统持续滋生繁殖，临床却无泌尿系统感染症状者，称为无症状菌尿症。发病率在妊娠期与非妊娠期相似，为2%～10%，但妊娠期多数患者不会自然消失，如不治疗20%～40%将发展为急性泌尿系统感染，是早产和低出生体重儿的高危因素。

（二）诊断要点

1. 清洁中段尿培养细菌计数≥10^5/ml。

2. 无临床感染症状。

（三）治疗原则

1. 抗生素治疗　选用细菌敏感药物，并注意对母儿的安全性，首选青霉素类或头孢菌素类药物口服。

（1）单次治疗：阿莫西林2～3g、头孢菌素2g、呋喃妥因200mg。

（2）3日疗法：阿莫西林0.5tid或0.25qid、头孢菌素0.25qid、呋喃妥因50～100mg qid或100mg bid。

（3）其他：呋喃妥因100mg bid～qid×7～10天或100mg qn×10天。

2. 治疗后1～2周复查尿培养。

二、妊娠合并急性膀胱炎

（一）概述

急性膀胱炎在孕妇中的发病率为1%，可由无症状性菌尿发展而来，如有导尿操作更易发生。

（二）诊断要点

1. 临床表现为膀胱刺激征（尿频、尿急、尿痛），尤以排尿终末时明显，下腹不适，偶有血尿，多无全身症状。

2. 清洁中段尿白细胞增多，可有红细胞，尿培养细菌数超过正常值。

3. 脓尿，但尿培养阴性者，可能为衣原体感染，常合并宫颈脓性分泌物。

（三）治疗原则

1. 同无症状菌尿，首选三日疗法，单次疗法效果稍差。

2. 衣原体感染者可采用红霉素治疗。

三、妊娠合并急性肾盂肾炎

（一）概述

急性肾盂肾炎是产科常见的泌尿系统并发症，妊娠期子宫增大及胎盘分泌激素的影响常导致输尿管扩张．肾盂积尿易由细菌感染导致急性肾盂肾炎。其导致的高热可引起流产、早产、胎死宫内，少数患者可能发展为中毒性休克和急性肾衰竭。

（二）诊断要点

1. 症状

（1）常于妊娠后半期及产褥期发病，病情轻微者可能感觉全身不适和尿频，病情严重者起病急骤，寒战高热，可伴有头痛、周身酸痛、恶心呕吐等。

（2）膀胱刺激症状：尿频尿急尿痛、排尿不尽感。

（3）腰酸腰痛、肋腰点压痛及肾区叩痛阳性。

2. 辅助检查

（1）血常规：白细胞增多。

（2）尿常规或沉渣：可见大量白细胞，尿蛋白可为阳性（+/-～++）。

（3）中段尿细菌培养：阳性。

（4）血培养：可能阳性。

（5）血生化检查肾功能。

(6) 双肾超声：了解肾盂输尿管梗阻情况和有无肾脏结构异常。

（三）治疗原则

1. 住院治疗　卧床休息，对症处理。

2. 进行血及尿培养。

3. 评估肾功能　肌酐尿素氮、电解质、肾脏超声，注意有无泌尿道结石。

4. 密切监测生命体征，包括尿量。

5. 大量补液使每日尿量大于2000ml。

6. 静脉抗生素，并注意对母儿的安全性。先经验性用药，选用对革兰氏阴性菌敏感的抗生素或广谱抗生素，以后可根据药敏结果选择适当药物。

7. 体温正常后可改为口服用药，并继续用药共10~14天。

8. 停药后1~2周复查尿培养，以后也要定期（每2周）复查中段尿培养。

9. 反复感染的治疗　约30%的妇女可发生反复感染，或15%持续尿培养阳性，需要长期服用小剂量抗生素，首选青霉素类或头孢类抗生素。

（郭瑞新）

第十节　妊娠合并特发性血小板减少性紫癜

一、概述

特发性血小板减少性紫癜（ITP）是一种常见的免疫性血小板减少症，妊娠期发病率为1‰~3‰，由于存在血小板相关免疫球蛋白（PAIg）与血小板表面结合，引起血小板在网状内皮系统内破坏减少。ITP可导致母婴出血而危及生命。成人多为慢性ITP，部分可治愈但可能在孕期复发。抗体可通过胎盘导致胎儿、新生儿血小板减少。

二、诊断

（一）病史

有血小板减少的病史，或有月经过多、牙龈出血等出血倾向病史。

（二）临床表现

1. 出血倾向　表现为皮肤瘀点瘀斑、齿龈出血、鼻出血、血尿、血便、手术出血等，通常仅当血小板 $<50\times10^9$/L时才会有手术出血，血小板 $<20\times10^9$/L时才会有自发出血。

2. 脾脏可有增大。

（三）辅助检查

1. 血常规　血小板 $<100\times10^9$/L，红细胞和血红蛋白可轻微下降。

2. 骨髓象　巨核细胞正常或增多。

3. 血小板抗体　60%~80%患者可有血小板抗体（+）。

三、鉴别诊断

1. 妊娠期血小板减少症　在妊娠晚期约1%的妇女血小板 $<100\times10^9$/L，与妊娠相关，

无导致血小板减少的其他原因，多为轻中度血小板减少（$>50\times10^9/L$），无出血倾向，对妊娠及新生儿无不良影响。

2. 血栓性血小板减少性紫癜（TTP） 以血栓形成、血小板减少、微血管病性溶血为主要特征，并涉及多系统（包括肾脏、神经系统等）的严重疾病。

3. 系统性疾病导致的血小板减少 如重度子痫前期、HELLP 综合征、DIC、SLE、抗磷脂抗体综合征等。

四、治疗

应与血液科共同管理患者，监测血小板变化及出血倾向，适时治疗。

（一）孕期治疗

1. 期待观察 血小板 $>20\sim50\times10^9/L$，无明显出血倾向时，可观察。

2. 药物治疗 当血小板 $<20\times10^9/L$，或有出血倾向时，需要提高血小板水平。

（1）糖皮质激素：有效率约 70%，用药 2 天后起效，高峰在 10～14 天。可先静脉再改口服（起效较快），也可直接口服。静脉甲强龙 1～1.5mg/kg，效果满意后改口服泼尼松。直接口服泼尼松 1～2mg/（kg·d），待病情明显缓解后逐渐减量，每周减 10%～20%，维持量为 10～20mg/d，直至分娩。用药 2～3 周后患者有肾上腺抑制，分娩期需要增加剂量。

（2）丙种球蛋白：用于激素治疗无效，或需要快速提高血小板计数的患者，可在计划分娩前 5～8 天开始用药，0.4～1g/（kg·d），共 2～5 天，多数患者在 2～5 日血小板出现上升，5 天达高峰，并可维持 10～14 日。

（3）输血小板：尽量不用，只有在血小板 $<10\sim20\times10^9/L$ 或有明显出血倾向时，为了防止重要脏器出血，或在手术中病情需要时，方可应用。

3. 脾切除 药物治疗无效，有严重出血倾向，在孕 6 个月之前可考虑脾切除。

4. 密切监护母儿情况

（二）分娩期

1. 除非有产科指征，以阴道分娩为宜，适当放宽剖宫产指征。

2. 做好计划分娩，阴道分娩时血小板不宜低于 $20\times10^9/L$，剖宫产时血小板不宜低于 $50\times10^9/L$，但硬膜外麻醉需要的血小板计数应不低于 $80\sim100\times10^9/L$。

3. 分娩或手术时备血小板和红细胞。

4. 剖宫产术前如需输血小板，由于血小板破坏，其半衰期极短，可在切皮时开始输血小板以起到止血作用。

5. 防止产程过长，缩短第二产程，避免吸引器助产，并避免组织损伤和切开。

6. 积极防治产后出血。

7. 由于严重的新生儿血小板减少症的发生率及患病率低，且与病情不平行，目前也没有很好的检测手段，因此不建议常规行剖宫产或产前检测胎儿血小板。

（三）产褥期

1. 孕期应用糖皮质激素者产后继续使用，待血小板上升后减量。

2. 抗生素预防感染。

3. 新生儿出生后动态监测血小板。

4. ITP 不是母乳喂养的禁忌证。

（郭瑞新）

第十一节　妊娠合并阑尾炎

阑尾炎尤其急性阑尾炎（acute appendicitis）是妊娠期最常见的外科并发症，可发生于妊娠的各个时期。文献报道，妊娠期急性阑尾炎的发病率为 0.05% ~0.10%，但 80% 以上发病于中晚孕期。由于孕妇的特殊生理和解剖改变，使妊娠中晚期阑尾炎的诊断增加了困难，故这个时期阑尾炎并发穿孔率较非孕期高 1.5 ~3.5 倍，炎症的发展易导致流产或早产，误诊率较高，孕妇死亡率亦高达 4.3%。因此妊娠合并急性阑尾炎是一种较严重的并发症，应早期诊断和及时处理以改善母儿预后。

一、妊娠期阑尾炎的特点

1. 妊娠期阑尾位置的变化　妊娠初期阑尾的位置与非孕期相似。妊娠中期子宫增大较快，盲肠和阑尾被增大的子宫推挤而向上、向外、向后移位。妊娠 3 个月末时其基底部位于髂嵴下 2 横指处，5 个月末达髂嵴水平，8 个月末则上升到髂嵴上 2 横指处，妊娠接近足月时可达右肾上极或胆囊处，分娩 10 ~12 天后可恢复到原来的正常位置。随着盲肠的向上移位，阑尾呈逆时针旋转被子宫推到外、上、后方而被增大的子宫覆盖。

2. 妊娠期阑尾炎体征常不典型　由于阑尾位置的升高，妊娠子宫覆盖病变，腹壁被抬高，炎症阑尾刺激不到壁层腹膜，腹痛部位和压痛点不在传统的麦氏点而相应地移到右上腹或后腰部，有时甚至达右肋下胆囊区，所以使压痛、肌紧张及反跳痛都不明显，查体时常无肌紧张和反跳痛。文献报道仅有 50% ~60% 的患者有典型的转移性腹痛。

3. 妊娠期阑尾炎炎症易扩散　由于妊娠期盆腔血液和淋巴循环较旺盛，毛细血管通透性也增强，组织蛋白溶解能力增加，易发生阑尾坏死和穿孔；增大的子宫将腹壁与阑尾分开，使壁层腹膜防卫功能减退；增大的子宫将大网膜推移向上，使之不能到达感染部位包围感染灶，炎症不易局限而易在上腹部扩散，常导致弥漫性腹膜炎，患者预后不良。

4. 妊娠期阑尾炎后果较严重　妊娠期阑尾炎易波及子宫浆膜层甚至通过血液侵入子宫、胎盘，常引起子宫收缩，诱发流产或早产；细菌毒素可导致胎儿缺氧、死亡。另外产后子宫的迅速恢复，可使已经局限的阑尾脓肿破溃发生急性弥漫性腹膜炎，病情加重危及产妇生命。

二、临床病理分型

根据急性阑尾炎的临床过程和病理改变将其分为四种病理类型。

1. 急性单纯性阑尾炎　病变只局限于阑尾的黏膜和黏膜下层，阑尾轻度充血肿胀，表面有少许纤维素样渗出物。本型为轻型阑尾炎或病变早期，临床症状和体征都较轻。

2. 急性化脓性阑尾炎　病变累及阑尾的全层，阑尾明显肿胀充血，表面覆盖脓性分泌物，阑尾腔可见溃疡及黏膜坏死。此时阑尾周围的腹腔内已有稀薄脓液，形成了局限性腹膜炎。本型常由单纯性阑尾炎发展而来，临床症状和体征都较重。

3. 坏疽性和穿孔性阑尾炎　阑尾管壁全层或部分坏死，呈暗红色或黑色。阑尾管腔内积脓，压力较高。发生穿孔的部位多在阑尾近端的对侧系膜缘或阑尾根部。若穿孔的过程较快，穿孔口未被包裹，则积脓可进入腹腔，导致急性弥漫性腹膜炎。本型属重型阑尾炎。

4. 阑尾周围脓肿　急性阑尾炎坏疽或穿孔时如果过程较慢，穿孔的阑尾可被大网膜和周围的肠管包裹，形成炎性肿块及阑尾周围脓肿。由于阑尾位置的改变，脓肿可发生在盆腔、肝下或膈下。

三、临床表现

1. 症状　早期妊娠阑尾炎症状与非孕期相似，大多数孕妇都有转移性腹痛，起病时腹痛先从剑突下开始，后延及脐周，渐渐转移至右下腹。但妊娠中晚期由于子宫的增大，阑尾位置发生改变，疼痛部位可达右肋下肝区。当阑尾位于子宫背面时，可表现为右侧腰痛。孕妇可有恶心、呕吐、腹泻、发热或全身无力等症状。急性阑尾炎早期大多数孕妇体温正常或低于38℃，阑尾穿孔、坏死或出现腹膜炎时，体温明显升高。

2. 体征　妊娠各期表现不同。妊娠早期阑尾炎时，右下腹麦氏点处有压痛、反跳痛及肌紧张。当阑尾发生坏疽或穿孔，形成阑尾周围脓肿或弥漫性化脓性腹膜炎时，即出现相应体征。妊娠中晚期因子宫的增大阑尾不断向上、向外移位，压痛点常偏高。但因增大的子宫将腹壁腹膜顶起，炎症阑尾刺激不到壁层腹膜，所以腹部压痛、反跳痛及肌紧张常不明显。下列方法有助于诊断：

（1）Bryan 试验：嘱患者采取右侧卧位，使妊娠子宫移向右侧，如出现疼痛可提示妊娠期阑尾炎。

（2）Alder 试验：先嘱患者平卧，检查者将手指放在阑尾区最明显的压痛点上，再嘱患者左侧卧位，使子宫倾向左侧，如压痛减轻或消失，说明疼痛来自子宫；如压痛较仰卧位时更明显，提示阑尾病变可能性大。

四、诊断和鉴别诊断

1. 首先应详细询问病史　文献报道妊娠期急性阑尾炎患者中，20%～40%有慢性阑尾炎病史。结合妊娠期阑尾炎的临床症状和体征，参考辅助检查指标，做到早确诊、早治疗，以改善母儿预后。

2. 实验室和其他检查

（1）血白细胞计数：正常妊娠期白细胞计数呈生理性增加，至孕晚期可达（12～15）$\times 10^9$/L，分娩应激时可达（20～30）$\times 10^9$/L，因此单次白细胞计数对诊断帮助不大。如白细胞计数短期内升高 $>18\times 10^9$/L，或分类有核左移，中性粒细胞超过80%则有临床意义。

（2）影像学检查：B超是安全简单的检查方法。急性阑尾炎时，可见阑尾呈低回声管状结构，僵硬，压之不变形，横切面呈同心圆似的靶向图像，直径≥7mm，但晚期妊娠时肠管的移位和增大的子宫会影响阑尾炎的超声诊断。Rao 等（1998）对100例怀疑阑尾炎的非孕期妇女进行了CT检查，发现诊断正确率98%。但CT在孕妇中的应用有待于观察。

3. 本病应与下列疾病鉴别

（1）妇产科疾病：主要包括异位妊娠破裂、卵巢肿瘤蒂扭转、急性输卵管炎和盆腔炎及胎盘早剥等疾病。

1）异位妊娠破裂：异位妊娠破裂的患者停经后多有少量阴道流血，腹痛从下腹开始，有急性失血和腹腔内出血的症状和体征。妇科检查宫颈举痛明显，阴道后穹隆饱满、触痛。若发生于右侧附件区，可触及包块。B 超检查显示盆腹腔有液性暗区。行后穹隆穿刺抽出不凝血即可确诊。

2）卵巢肿瘤蒂扭转：多发生于妊娠早中期及产后，常有附件区包块史。临床表现为突发性、持续性下腹痛。若肿瘤坏死，则有局限性腹膜炎表现。妇科检查可触及触痛性囊性或囊实性包块。B 超可确诊。

3）急性输卵管炎和盆腔炎：患者多有脓性白带，查体盆腔双侧对称性压痛，行阴道后穹隆穿刺可抽出脓液，涂片检查可查见 G^- 球菌。B 超有助于鉴别诊断。

4）胎盘早剥：应与妊娠中晚期急性阑尾炎鉴别。胎盘早剥患者常有妊娠期高血压疾病史和外伤史，腹痛剧烈。查体子宫僵硬，呈强直性收缩，胎心听诊变慢或消失，产妇可有急性失血及休克症状。腹部 B 超提示胎盘后血肿，可明确诊断。

（2）胃十二指肠溃疡穿孔：患者常有消化性溃疡史，查体时除右下腹压痛外，上腹也有压痛和疼痛，板状腹和肠鸣音消失，腹膜刺激症状明显。立位腹部平片膈下有游离气体可帮助鉴别诊断。

（3）右侧急性肾盂肾炎和右侧输尿管结石：急性肾盂肾炎起病急，患者寒战、高热，疼痛始于腰肋部，沿着输尿管向膀胱部位放射，伴有尿急、尿频、尿痛等膀胱刺激症状。查体时右侧肾区叩击痛明显，上输尿管点和肋腰点有压痛，但无腹膜刺激症状。尿常规检查可见大量白细胞和脓细胞。输尿管结石患者绞痛剧烈，疼痛部位自腰肋部向大腿内侧和外生殖器放射。尿常规检查可见红细胞，X 线或 B 超显示尿路结石。

（4）胆绞痛：常见于急性胆囊炎和胆石症。患者阵发性绞痛，夜间多发，疼痛开始于右上腹肋缘下，向右肩部、右肩胛下角或右腰部放射。大多数患者有寒战、发热、恶心、呕吐，亦可有阻塞性黄疸。B 超、X 线或胆囊造影可明确诊断。

（5）其他：妊娠期急性阑尾炎尚需与急性胰腺炎、右侧肺炎、胸膜炎、HELLP 综合征、产褥感染等疾病鉴别。

五、治疗

1. 治疗原则　妊娠期急性阑尾炎的治疗原则是早期诊断和及时手术治疗。一旦高度怀疑急性阑尾炎，无论妊娠时期，均应及时手术。因早期手术既简单又安全，还可降低近期或远期并发症的发生。

2. 手术注意事项

（1）麻醉选择：应以连续硬膜外麻醉或腰－硬联合麻醉为宜；若患者病情危重合并休克时，宜选用全身麻醉。

（2）手术切口：早期妊娠时可采取麦氏切口；妊娠中、晚期应选择高于麦氏点的右侧腹直肌旁切口为宜（相当于宫体上 1/3 部位）。同时应将右侧臀部垫高 30°～45°或将手术床向左倾斜 30°，使子宫左移，便于暴露阑尾。

（3）操作要点：基本术式是切除阑尾。手术操作要轻柔，保护好切口，尽量避免刺激子宫。阑尾切除后应尽量吸净腹腔内脓液，不放置引流，以免诱发宫缩导致流产和早产。但阑尾坏死形成脓肿时，局部清除阑尾病灶后应放置腹腔引流。

（4）术后处理：术后继续应用广谱抗生素。因阑尾炎中75%～90%为厌氧菌感染，需继续妊娠者，应选择对胎儿影响较小的青霉素类或头孢类抗生素，并联合应用甲硝唑。同时，术后3～4日内应给予保胎治疗。

（5）终止妊娠的时机：原则上处理阑尾不必同时行剖宫取胎术，除非有产科指征。当出现下列情况时可考虑先行剖宫产术，再切除阑尾：①阑尾炎穿孔并发弥漫性腹膜炎，盆腹腔感染严重，或子宫胎盘已有感染征象者；②胎儿基本成熟，具备体外生存能力或妊娠已近预产期；③术中阑尾暴露困难。以上情况建议先施行腹膜外剖宫产后，再打开腹腔进行阑尾手术。如患者妊娠已近足月且临产，阑尾炎症状较轻，无剖宫产指征时，可先经阴分娩，再行阑尾切除术。

六、预后

妊娠期急性阑尾炎的预后与妊娠时期和阑尾的病变程度有关。早期妊娠诊断容易，手术及时方便，预后较好。中晚期妊娠诊断较困难，易延误病情，阑尾发生坏死、穿孔，甚至导致弥漫性腹膜炎，故流产率和早产率均增加。总之，妊娠期急性阑尾炎的临床表现不典型，病情多较重，早期诊断、及时治疗可改善预后。

（郭瑞新）

第十二节　妊娠合并胆囊炎和胆石病

妊娠期急性胆囊炎（acute cholecystitis）和胆石病（cholelithiasis）是仅次于急性阑尾炎的外科急腹症，发生率为1/16 000～1/10 000，可发生于妊娠各期，但以妊娠晚期和产褥期多见。70%～80%的急性胆囊炎患者合并胆石症，急性胆囊炎的发病多因胆囊结石堵塞胆道，胆汁排出不畅和细菌感染有关。

一、急性胆囊炎

（一）病因和发病机制

急性胆囊炎是胆囊结石最常见的并发症，其病因主要有：

1. 妊娠的影响　孕妇胆囊动力学有所改变，早期妊娠时胆囊排空率轻度下降；中孕后胆囊空腹容积及残余增大，排空率亦明显下降。妊娠期胆囊的变化与雌孕激素的改变有关，由于雌、孕激素大量增加，胆囊平滑肌松弛，胆囊壁肌层肥厚，胆囊收缩力从而下降、排空延迟；在孕激素作用下，血液及胆汁内胆固醇浓度增高，胆盐和胆固醇的比例改变，胆汁黏稠度增加导致胆囊炎。妊娠子宫增大压迫胆囊也可诱发胆囊炎。

2. 胆囊管梗阻　其中80%的患者是由于胆囊结石引起的，尤其小的结石嵌顿在胆囊颈部导致梗阻，使胆汁排出受阻：梗阻后胆囊内压增加，胆囊局部释放炎症因子溶血卵磷脂、磷脂酶A和前列腺素等，加之胰液反流、胰消化酶侵蚀胆囊壁导致急性胆囊炎。

3. 细菌入侵　当胆汁排出不畅或梗阻时，则胆囊的内环境有利于细菌的生长和繁殖。大多数细菌经胆道逆行入胆囊，也可通过血液或淋巴入侵。病原菌以革兰阴性杆菌为主，70%为大肠杆菌，其次为葡萄球菌、链球菌及厌氧菌等。

（二）临床病理分型

分为四种病理类型：

1. 急性单纯性胆囊炎　为急性胆囊炎起始阶段。由于胆囊管出口梗阻，胆囊内压增加，出现黏膜出血、水肿、渗出。

2. 急性化脓性胆囊炎　若病因未除，炎症进一步发展，炎性病变可累及胆囊壁全层，浆膜层也覆盖有纤维性和脓性分泌物，则为急性化脓性胆囊炎，还可造成胆囊积脓。

3. 急性坏疽性胆囊炎　胆囊内压继续升高，囊壁血运不良，导致胆囊壁缺血坏死，成为急性坏疽性胆囊炎，坏疽穿孔的部位经常在胆囊的颈部和底部，若穿孔发生很快会引起胆汁性腹膜炎。

4. 胆囊周围脓肿　若胆囊坏疽穿孔发生缓慢，可被周围器官（十二指肠、大网膜、横结肠）包裹，从而形成胆囊周围脓肿。

（三）临床表现

妊娠期急性胆囊炎多在饱餐后或夜间发作，突发上腹绞痛或钝痛，阵发性加重，以右上腹多见，也可见于上腹部正中或剑突下。疼痛可向右肩部、右肩胛下角或右腰部放射，有少数患者可放射到左肩部，经常伴恶心、呕吐，合并感染化脓时出现寒战和高热，有时体温高达40℃。有少数患者因胆囊结石压迫胆总管引起堵塞，或结石嵌于胆总管引起胆囊炎、胆管炎或梗阻性黄疸。严重感染时患者可出现休克。

早期患者右上腹有压痛，胆囊出现化脓坏疽时右季肋下可触及肿大的胆囊，压痛范围增大，发生腹膜炎时可有腹肌紧张和反跳痛。部分患者 Murphy 征阳性，即检查者将右手压于患者右上腹肋缘下，嘱其腹式呼吸，若出现突然吸气暂停，则为阳性。但妊娠晚期由于子宫增大掩盖，腹部体征多不明显。

（四）诊断和鉴别诊断

1. 病史　突发性右上腹绞痛，并且阵发性加重，右上腹胆囊区压痛、肌紧张和反跳痛，体温升高即可初步诊断。

2. 实验室和其他检查

（1）实验室检查：血白细胞总数和中性粒细胞升高，可达 $20 \times 10^9/L$，伴核左移；血清丙氨酸氨基转移酶（ALT）与天门冬氨酸氨基转移酶（AST）轻度升高；胆总管有梗阻时血清总胆红素和直接胆红素升高，尿胆红素阳性；血或胆道穿刺液细菌培养阳性。

（2）B 超：是妊娠期诊断急性胆囊炎的首选方法，简单、无创，以空腹 12 小时检查为宜。超声显示胆囊增大、囊壁增厚，大部分患者还可探及囊内结石影像。

（3）其他：逆行胰胆管造影、经皮肝穿刺胆道造影术、CT 等诊断率虽高，由于存在射线的危害，故应慎用。

3. 鉴别诊断　妊娠期急性胆囊炎应与 HELLP 综合征、妊娠期急性脂肪肝、急性阑尾炎、心肌梗死、急性胰腺炎、右侧急性肾盂肾炎等疾病鉴别。

（五）处理

1. 治疗原则　对妊娠期急性单纯性胆囊炎主张保守治疗，采用控制饮食或禁食、解痉、输液，以及应用抗生素等方法；如保守治疗病情无缓解，或已经明确为化脓性或坏疽穿孔性胆囊炎，则应尽早手术治疗。

2. 保守治疗

（1）控制饮食：重症患者应禁食，轻症患者在症状发作期禁脂肪饮食。症状缓解后给予高糖、高蛋白、低脂肪和低胆固醇饮食。静脉输液纠正水电解质紊乱，补充维生素，出现黄疸时须用大剂量维生素 K 注射。

（2）解痉治疗：发作期可用解痉镇痛剂如阿托品 0.5 ~ 1mg 肌肉注射或盐酸哌替啶 50 ~ 100mg 肌肉注射。可适当选用硝酸甘油、美沙酮、吲哚美辛（消炎痛）等药物。缓解期可选用利胆药去氧胆酸、熊去氧胆酸、利胆素等。

（3）抗感染治疗：应选用广谱抗生素，首选头孢菌素类抗生素，联合应用抗厌氧菌的甲硝唑。

3. 手术治疗

（1）手术指征：①保守治疗期间患者病情加重，保守治疗无效；②合并阻塞性黄疸、胆总管结石；③妊娠期间胆绞痛发作次数大于 3 次；④出现严重的并发症如坏疽性胆囊炎、胆囊穿孔、胆囊积脓、胆囊周围脓肿并弥漫性腹膜炎等。

（2）手术时机：一般认为手术选择在妊娠中期最安全，术后应保胎治疗。妊娠晚期时可先行剖宫产，再行胆囊手术。

（3）手术方式：包括开腹或腹腔镜手术行胆囊切除或胆囊造口术，内镜下逆行胰胆管造影术（ERCP），内镜下 Oddis 括约肌切开术（EST）。近年来国内外关于妊娠期腹腔镜下胆囊切除术（LC）的报道很多，多数文献认为妊娠任何时期均可施行手术，且对母儿均较安全。但 Kuy（2009）通过大样本的对照分析提出，腹腔镜胆囊切除术比开腹手术母儿并发症多、手术并发症高，住院日期长且花费高。急性单纯性胆囊炎可采用腹腔镜胆囊切除术，但胆囊急性化脓、坏疽时应行开腹胆囊切除术（OC），OC 分为顺行性和逆行性切除法，其中逆行性切除法较为安全。胆囊造口术仅适用于患者病情危重不能耐受长时间手术，或术中粘连严重，解剖关系不清时，应待病情好转后再行胆囊切除术。目前还有小切口胆囊切除术，创伤小，直视下操作，安全可靠。术后常规应用抗生素。

二、胆石病

胆石病是指包括胆囊和胆管的胆道系统发生结石的疾病，是最常见的胆道疾病。我国胆结石发病率为 0.9% ~ 10.1%，平均 5.6%，以女性多见。胆结石以胆囊胆固醇结石为主，下面主要介绍胆囊胆固醇结石。

（一）病因

胆固醇结石均发生在胆囊内，目前认为成因如下：

（1）胆汁中胆固醇浓度过高，卵磷脂和胆汁酸盐含量减少，不能充分转运胆汁中的胆固醇，形成胆固醇过饱和胆汁，称为石胆汁。

（2）胆汁中的胆固醇成核过程异常。

（3）胆囊功能异常，包括胆囊收缩力减弱，使胆汁淤积于胆囊内；胆囊吸收水和电解质的功能增加，造成胆汁浓缩；成石胆汁刺激胆囊导致黏糖蛋白分泌增加等原因。

（二）临床表现

胆石病的临床表现决定于胆结石的部位，以及是否有胆道梗阻和感染等并发症。

胆石病早期常无临床症状或伴轻微不适，个别体检时才发现，称为无症状胆结石。当胆石嵌顿于胆囊颈部造成急性梗阻，使胆囊内压增加，胆汁排出受阻引起临床症状。典型的症状为胆绞痛，呈右上腹持续性绞痛，阵发性加重，向右肩背部放射，伴恶心、呕吐。如胆囊结石较小，可排入胆总管，以上症状几小时后可自行缓解。当嵌顿的胆囊结石不能缓解，则可发展为急性胆囊炎，出现急性胆囊炎的一系列临床表现。

查体体征不明显，有时右上腹胆囊区有压痛，可触及肿大的胆囊。

（三）诊断

根据病史和体检发现，结合 B 超检查可发现胆囊内有结石光团和声影，且随着体位的改变而移动可确诊。

（四）治疗

保守治疗和手术治疗方法基本同急性胆囊炎患者。

（郭瑞新）

第十三节　妊娠合并甲状腺疾病

一、妊娠合并甲状腺功能亢进

（一）概述

妊娠合并甲状腺功能亢进（甲亢）多为 Grave′s 病，临床型甲亢的发病率约为 0.1%，较非孕期难以诊断，治疗因涉及母体与胎儿的特殊情况，与非孕期也不尽相同。轻症和治疗后较好控制者对妊娠影响不大，重症者，可引起流产、早产和死胎，甚至诱发甲状腺危象，危及母儿生命。

（二）诊断

1. 病史　既往有甲亢病史。

2. 临床表现

（1）症状：心悸、多汗、食欲亢进、消瘦、情绪急躁、夜寐不安、怕热、乏力，有时有腹泻。

（2）检查：突眼、甲状腺肿大并可有血管杂音、双手震颤，休息时心率 >100 次/分，脉压差增大 >50mmHg。

（3）甲状腺危象：甲亢孕妇在手术、分娩、感染等应激情况下，或不适当停药，有发生甲状腺危象的可能，表现为：高热 39 度以上、脉率 >140 次/分、脉压差增大、焦虑烦躁、大汗淋漓、恶心、厌食、呕吐、腹泻等，可伴脱水、休克、心律失常及心衰和肺水肿，需及时处理。

3. 实验室检查

（1）基础代谢率：>30%。

（2）甲状腺功能测定：FT_3 或 FT_4 增高，TSH 下降。孕期 TT_3 和 TT_4 生理性升高，不作为诊断依据。

（3）甲状腺抗体测定：可有 TRAb（+），部分有 TPO－Ab 或 TG－Ab（+）。

(三) 治疗

1. 孕期处理一般原则　与内分泌科共同管理患者，以药物治疗为主，禁用放射性碘治疗，可疑恶性或药物控制不佳者，孕中期手术治疗。治疗期间定期检测甲功。随着孕周增大，甲亢有自然缓解的趋势，到孕末期甚至可停药，但产后有可能反弹。

2. 抗甲状腺药物

(1) 丙硫氧嘧啶 (PTU)：首选，剂量每日 100 ~ 150mg，重症时每日 200 ~ 300mg，分 3 ~ 4 次口服。症状改善后逐渐减量，维持量每日 25 ~ 50mg。注意监测血常规和肝功能。

(2) 他巴唑：每日 15mg，重症者每日 20 ~ 30mg 分 2 ~ 4 次口服，症状改善后逐渐减量，维持量每日 2.5 ~ 5mg。

3. 产科处理

(1) 孕前咨询：甲亢者孕前应先治疗，待疾病痊愈后方可妊娠。放射线碘治疗后应避孕半年再怀孕。

(2) 孕期加强监护，监测胎儿生长发育及妊娠并发症，避免感染、情绪波动、精神刺激，避免甲状腺危象发生。

(3) 分娩方式：取决于产科因素和甲亢病情。病情稳定者，等待自然临产，或满 40 周后住院引产。分娩时应预防感染，预防甲状腺危象。

1) 阴道分娩：临产后给予精神安慰，减轻疼痛，吸氧，补充能量，加强母儿监护，缩短第二产程。

2) 剖宫产：病情控制不满意或未治疗者，可放宽剖宫产指征。

4. 产后　药物通过母乳量很少，可以母乳喂养，如能定期监测新生儿甲功则更佳。产后注意母亲甲亢复发或加重的倾向。

5. 新生儿处理

(1) 出生时留脐带血查甲功。

(2) 新生儿查体注意甲状腺大小，有无杂音，有无甲亢或甲减症状或体征。

(3) 新生儿监测甲功。

6. 甲状腺危象的抢救措施

(1) 丙硫氧嘧啶：加倍，以阻断甲状腺激素的合成及 T_4 向 T_3 的转化，一旦症状缓解应及时减量。

(2) 碘溶液：可抑制与球蛋白结合的甲状腺激素水解，减少甲状腺激素的释放。在予 PTU 后 1 小时，开始口服饱和碘化钾，5 滴/次，q6h，每日 20 ~ 30 滴；或碘化钠溶液 0.5 ~ 1.0g + 10% GS500ml 静脉点滴。病情好转后减量。

(3) 普萘洛尔：控制心率，口服 10 ~ 20mg tid。

(4) 糖皮质激素：地塞米松 10 ~ 30mg 或氢可的松 200 ~ 400mg 静脉滴注。

(5) 对症治疗：降温，纠正水电解质紊乱及酸碱失衡，必要时人工冬眠。

(6) 分娩前发病者：待病情稳定 2 ~ 4h 结束分娩，以 CS 为宜。术后抗生素预防感染。

二、妊娠期甲状腺功能减低

(一) 概述

甲状腺功能减低 (甲减) 月经紊乱、影响生育，能妊娠者多病情轻，妊娠期甲减的发病率约为2.5%，其中以亚临床甲减为主。症状无特异性，但可造成流产、早产、胎盘早剥、并发妊娠高血压、并可影响胎儿的神经精神发育。因此，妊娠期甲减需要治疗。

（二）诊断

1. 病史 妊娠前有甲状腺疾病史，如慢甲炎、甲状腺手术史或放射性碘治疗史等。

2. 临床表现 无特异性，可表现为疲乏、畏寒、便秘、眼睑肿胀、语言缓慢、精神活动迟钝等。甲状腺可肿大或正常。

3. 实验室检查 TSH升高，FT_3、FT_4正常（亚临床甲减）或降低（临床甲减）。可伴有甲状腺抗体TPO－Ab或TC－Ab（+）。

（三）治疗

1. 孕前咨询 有甲减的孕妇，孕前服用左旋甲状腺素片，维持甲功至正常：TSH < 2.5μIU/ml。

2. 孕期治疗

（1）孕期：左旋甲状腺素片应加量25%～50%，早孕期维持TSH < 2.5μIU/ml，中晚孕期维持TSH < 3μIU/ml。

（2）有甲减高危因素的妇女，孕期首诊应行甲状腺功能检测，以发现潜在的甲减，并进行治疗。这些高危因素包括：孕前甲减史、自身免疫性甲状腺疾病史及家族史、1型糖尿病、其他自身免疫性疾病、可能导致甲状腺功能贮备降低的情况（如颈部放疗史、甲状腺部分切除史）等。

（3）产科处理：无特殊，一般能耐受分娩。新生儿出生后查脐带血甲功，检测新生儿甲状腺功能。

（郭瑞新）

第十四节 妊娠合并生殖道感染

孕妇的阴道黏膜变软，组织充血水肿，脱落细胞增多，分泌物增多。加上孕妇机体抵抗力低，生殖道内容易发生各种病原体的感染。

一、细菌性阴道病

细菌性阴道病（bacterial vaginosis）是育龄妇女最常见的阴道感染性疾病，它是一种以加德菌、各种厌氧菌、Mobiluncus菌及支原体等引起的混合性感染。

（一）临床表现

（1）阴道分泌物增多并有难闻的臭味或鱼腥味。

（2）妇科检查阴道内见均质分泌物，用拭子易从阴道壁擦去，而阴道黏膜无充血或水肿。

（二）治疗

由于妊娠期细菌性阴道病与不良妊娠结局如流产、胎膜早破、早产、羊膜绒毛膜炎、产后子宫内膜炎、剖宫产后切口感染等有关，因此任何有症状的细菌性阴道病孕妇及无症状的高危孕妇（有胎膜早破、早产史）均需治疗。但是对于抗生素治疗细菌性阴道病能否阻止不良妊娠结局发生，各地学者尚有争议。McDonald HM等曾对包括5888名妇女的15个实验结果进行分析总结，发现抗生素可以根治妊娠细菌性阴道病，但几乎没有证据表明，筛查治疗无症状的妊娠细菌性阴道病可以阻止早产发生；然而，另外一些证据又表明妊娠20周前治疗可以降低早产风险。Okun N等研究针对妊娠期细菌性阴道病的治疗，没有证据表明可减少早产及相关疾病风险。另一方面，KEKKI等指出通过筛查和治疗细菌性阴道病能大幅降低早产所带来的相关费用。因此对于抗生素治疗对妊娠结局的影响，以及妊娠期细菌性阴道病筛查治疗的必要性，尚需进一步的前瞻性研究证实。

1. 全身用药　由于本病在妊娠期有合并上生殖道感染的可能，多选择口服用药。CDC推荐对妊娠期患者进行规范化治疗：口服甲硝唑250mg，每天3次，连续7天。另外单次口服甲硝唑2g，或口服克林霉素300mg，每天两次，连续7天，同样有效。

2. 局部用药　克林霉素软膏或甲硝唑片0.2g阴道内用药，每晚1次，7次为一疗程。但1998年美国疾病控制中心（CDC）对STD治疗方案已不推荐克林霉素阴道用药，以避免早产。

3. 生物治疗　最近，生物治疗越来越受到重视，REID等认为一定的乳酸杆菌能安全地黏附于阴道壁，经口服或阴道给药能取代或杀死致病菌，包括加德纳杆菌、大肠杆菌，恢复阴道正常菌群及酸性环境，从而治愈细菌性阴道病。目前此种方法正试用于临床。

4. 预防及随访　本病虽与多个性伴侣有关，但对性伴侣给予治疗并未改善治疗效果及降低其复发，因此，性伴侣不需常规治疗。

二、滴虫阴道炎

滴虫阴道炎（trichomonal vaginitis）是最常见的妇产科疾病，由阴道毛滴虫感染引起，可由性交直接传染，也可经浴池、浴具、游泳池、衣物及污染的器械间接传播。妊娠期滴虫阴道炎的患病率约在1.2%～2.1%。孕中期以后感染增加早产、胎膜早破和产褥感染的发生。新生儿经产道感染后的几个月中，有发生新生儿外阴炎、阴道炎的可能。女婴感染后，滴虫可呈潜伏寄生状态，到青春期时因受雌激素分泌增加的影响出现症状。

（一）临床表现

（1）白带增多，呈黄白稀薄液体，常呈泡沫状。

（2）外阴瘙痒、灼热感。

（3）感染尿道时，可有尿频、尿痛甚至血尿。

（4）妇科检查：阴道及宫颈黏膜红肿，常有散在红色斑点或草莓状突起，后穹窿有多量液性或脓性泡沫状分泌物。

（二）治疗

妊娠期滴虫阴道炎是否用甲硝唑治疗，目前尚存在争议，部分研究认为甲硝唑治疗滴虫阴道炎可能增加早产风险。因甲硝唑能通过胎盘到胎儿循环，国内药物学界仍将甲硝唑作为妊娠期禁用药物。美国FDA已将甲硝唑归为妊娠期用药的B类药物。甲硝唑的用法以口服较阴道上药较好。美国CDC 2002年推荐甲硝唑2g，单次剂量口服；美国FDA推荐甲硝唑250mg，每日3次，连服7日；疗效分别为96%与92%，同时应治疗性伴侣以减少复发。

1. 全身用药　甲硝唑片250mg，口服，每日3次，7日为一疗程；或2g顿服。

2. 预防

（1）尽量在孕前治好滴虫性阴道炎。

（2）滴虫可通过性交直接传染，故夫妇双方应同时服药。

（3）注意防止厕所、盆具、浴室、衣物等交叉感染。

（4）为避免重复感染，内裤及洗涤用的毛巾，应煮沸5～10分钟以消灭病原体。

3. 治疗中的注意事项　服用甲硝唑后48小时内禁酒。

三、外阴阴道假丝酵母菌病

外阴阴道假丝酵母菌病（vulvovaginal candidiasis，VVC）80%～90%是由白假丝酵母菌感染引起，10%～20%为光滑假丝酵母菌、近平滑假丝酵母菌、热带假丝酵母菌等引起。妊娠期阴道上皮细胞含糖原增加，乳酸含量增加，使阴道分泌物pH值降低，有利于假丝酵母菌的繁殖。大量假丝酵母菌繁殖，加之孕妇机体抵抗力低，易导致外阴阴道假丝酵母菌病。妊娠期发病率约为9.4%～18.5%。孕期感染可导致流产、早产、羊膜炎及胎膜早破；分娩时胎儿通过念珠菌感染的产道可导致多部位的念珠菌感染，如鹅口疮、真菌性皮炎等；生后护理时的密切接触也会使新生儿出现皮肤、肠道、阴道的感染。

（一）临床表现

（1）外阴痒，可伴外阴、阴道烧灼感。

（2）白带增多，呈白色豆渣样或凝乳样。

（3）妇科检查外阴局部充血、肿胀，小阴唇内侧及阴道黏膜表面有白色片状薄膜或凝乳状物覆盖。

（二）治疗

无症状的外阴阴道假丝酵母菌病不需要治疗；如出现外阴瘙痒、灼痛，白带增多呈白色稠厚豆腐渣样，则应治疗。妊娠期念珠菌外阴阴道炎的治疗必须权衡利弊，以局部用药为宜，禁用口服唑类药物。

1. 一般处理

（1）2%～3%碳酸氢钠溶液冲洗外阴及阴道或坐浴，每日1次。

（2）如合并糖尿病，应积极治疗。

2. 抗真菌治疗

（1）制霉菌素栓剂，每粒10万单位，每晚1粒，塞入阴道，共7～10日。

（2）克霉唑栓剂，100mg，每晚1粒，塞入阴道，共7日。

（3）硝酸咪康唑（达克宁）栓剂，200mg，每晚1粒，塞入阴道，共7日。

3. 预防

（1）外阴阴道假丝酵母菌病可通过性交传染，应夫妇双方同时治疗。

（2）避免厕所、盆具、毛巾、浴室交叉感染。

4. 预后　妊娠期外阴阴道假丝酵母菌病治疗后易复发，所以须反复治疗，绝大多数在产后自然停止发作。

四、支原体感染

支原体（mycoplasma）是一群能自行复制、能在无活细胞培养基中生长、体积小、结构简单的原核细胞型微生物，因其形态常为分枝丝状而得名。值得注意的是孕妇患生殖道支原体感染能波及胎儿，母儿间垂直传播受到极大关注。

（一）临床表现

多数无明显自觉症状，少数重症患者有阴道坠感，若感染局限在子宫颈，表现为白带增多、混浊、子宫颈水肿、充血或表面糜烂。当感染扩及尿道时，尿频、尿急是引起患者注意的主要症状，表现为尿道口潮红、充血、挤压尿道可有少量分泌物外溢，但少有压痛。

（二）治疗

除卧床休息、加强营养和护理外，由于支原体无细胞壁，故对作用于细胞壁的抗生素不敏感。对影响支原体胞浆蛋白合成的抗生素敏感，如四环素类和大环类酯类。首选药物为红霉素500mg，每日4次口服，2周为一疗程；或阿奇霉素1g，单剂量口服，半衰期长达60小时，1次口服，可维持有效浓度5天。新生儿感染，常选用乙酰红霉素30mg/（kg·d），分2~3次点眼用，2周为一疗程。

五、沙眼衣原体感染

沙眼衣原体感染是常见的生殖道感染之一。病原体沙眼衣原体（chlamydia trachomatis）是一种寄生在细胞内的微生物。它的大小介于细菌和病毒之间。

（一）临床表现

多数为无症状的沙眼衣原体感染者，约10%以上孕妇可有临床症状。

（1）沙眼衣原体宫颈炎：白带脓性，检查见宫颈充血、接触性出血、糜烂及水肿，有黄色或脓性分泌物从颈管流出。

（2）胎膜早破、早产等。

（3）流产或产后子宫内膜炎。

（4）泌尿系感染：孕妇有尿频、尿痛等泌尿系统症状。

（5）新生儿沙眼衣原体感染。

（二）治疗

我国目前尚无统一对沙眼衣原体感染的孕妇处理方案，参考美国CDC方案如下：红霉素500mg口服，每日4次，共7日。如孕妇因副作用不能坚持时，可减量至250mg，每日4次，共14日，或改用阿莫西林500mg，每日3次，共7日。对于新生儿沙眼衣原体结膜炎可局部用红霉素眼膏治疗。

六、单纯疱疹病毒感染

单纯疱疹病毒（herpes simplex virus，HSV）感染是人类最常见的病毒性疾病，孕妇处于免疫抑制状态，易受HSV感染，可引起母儿间垂直传播，导致流产和畸形。

（一）临床表现

孕妇疲乏无力、低热、腹股沟淋巴结肿大、压痛。外阴、肛周及外生殖器见典型疱疹，融合成片，呈丛簇状或表浅溃疡性病灶，局部痒痛。

新生儿眼、口腔、皮肤出现疱疹，并伴有神经系统症状，昏睡、呕吐、发热。

（二）治疗

治疗原则为抑制 HSV 增殖和控制局部感染。通常用解热镇痛药、抗生素或清热解毒中药控制、预防感染，并服多种维生素，保持外阴清洁、干燥。

药物治疗选用抑制 HSV 增殖和控制局部感染的药物。目前治疗 HSV 感染最有效的药物是阿昔洛韦（acyclovir，ACV），但因其能通过胎盘，孕妇应慎用，用药后乳汁亦含少量 ACV，故哺乳妇女亦应慎用。

对于已感染胎儿终止妊娠，未感染胎儿需切断传播途径。原则上分娩时对产道有病变孕妇行剖宫产，即使病变已愈，初次感染发病不足 1 个月者，仍应以剖宫产结束分娩为宜。复发型是否需行剖宫产尚有争议。

七、人乳头瘤病毒感染

由人乳头瘤病毒（human papillomavirus，HPV）感染引起而造成生殖器尖锐湿疣。尖锐湿疣易与多种性传播疾病如淋球菌、滴虫、白色念珠菌、衣原体、梅毒螺旋体等并存。HPV 还可能与生殖道的癌前病变有关。

（一）临床表现

可无症状，或有瘙痒、灼痛，主要侵犯外阴、阴道、肛周皮肤，初起为微小散在的乳头状疣，渐增大，增多，融合成鸡冠状或菜花样，质软、色灰。宫颈病灶多为扁平状疣或菜花状。

胎儿感染 HPV 可引起幼儿喉乳头瘤，表现为声音嘶哑、发声困难、呼吸不畅、甚至呼吸困难，严重的呼吸道梗阻可以致命。

（二）治疗

目前一致认为无症状与无病灶的 HPV 亚临床感染不需要治疗。但妊娠期生殖道尖锐湿疣仍应积极治疗。

1. 一般治疗　禁止性交，保持外阴清洁，大小便后冲洗阴部，每日换内裤。

2. 药物治疗　选用抗 HPV 药物，全身用药与局部用药相结合，如三氯醋酸（trichloroacetic acid，TCA），它不被机体吸收，极少引起局部反应，故对胎儿无不良影响。

3. 手术治疗　对药物治疗无效者可选用下列一种方法手术：冷冻治疗、CO_2 激光治疗、高频电灼或手术切除。

对于分娩方式的选择尚有争议，部分学者认为，剖宫产不能防止胎儿宫内感染，故只有当生殖道巨型疣梗阻产道时，才有剖宫产指征；但另有学者认为，妊娠期间由于胎盘激素和机体免疫功能变化，尖锐湿疣倾向于恶化，应积极治疗，分娩时无论湿疣是否阻产，均以剖宫产为宜。

（郭瑞新）

参考文献

[1] 沈雁萍. 妊娠高血压疾病. 辽宁：辽宁科学技术出版社，2009.

[2] 牛秀敏. 实用妊娠期高血压疾病诊疗手册. 北京：人民军医出版社，2009.

[3] 张为远. 中华围产医学. 北京：人民卫生出版社，2012.

[4] 郭媛. 临床笔记妇产科. 山东：山东科学技术出版社，2015.

第二十五章　分娩期并发症疾病

第一节　羊水栓塞

一、概述

羊水栓塞（amniotic fluid embolism）又称产科栓塞，是指在分娩过程中羊水突然进入母体血液循环引起急性肺栓塞、过敏性休克、弥散性血管内凝血（DIC）、肾衰竭或猝死的严重分娩并发症。羊水栓塞的发病率为4/10万～6/10万。发生于足月妊娠时，产妇死亡率高达80%以上；也可发生于妊娠早、中期流产，病情较轻，死亡少见。羊水栓塞是由于污染羊水中的有形物质（胎儿毳毛、角化上皮、胎脂、胎粪）和促凝物质（具有凝血活酶的作用）进入母体血液循环引起。羊膜腔内压力增高（子宫收缩过强或强直性子宫收缩）、胎膜破裂（其中2/3为人工破膜，1/3为自然破膜）和宫颈或宫体损伤处有开放的静脉或血窦是导致羊水栓塞发生的基本条件。高龄初产妇和多产妇（较易发生子宫损伤）、自发或人为的过强宫缩、急产、胎膜早破、前置胎盘、胎盘早剥、子宫不完全破裂、剖宫产术、孕中期钳刮术、羊膜腔穿刺形成胎膜后血肿（分娩时此处胎膜撕裂）、巨大胎儿（易发生难产、滞产、胎儿宫内窒息致羊水混浊）、死胎不下（胎膜强度减弱而渗透性显著增加）等，均可诱发羊水栓塞的发生。近年研究认为，羊水栓塞主要是过敏反应，是羊水进入母体循环后，引起母体对胎儿抗原产生的一系列过敏反应，故建议命名为“妊娠过敏反应综合征”。

二、诊断

羊水栓塞起病急骤、来势凶险是其特点。多发生于分娩过程中，尤其是胎儿娩出前后的短时间内。羊水栓塞的诊断应根据临床表现和辅助检查结果做出判断。

典型临床经过分为三阶段。

1. 呼吸循环衰竭和休克　在分娩过程中，尤其是刚破膜不久，产妇突感寒战，出现呛咳、气急、烦躁不安、恶心、呕吐，继而出现呼吸困难、发绀、抽搐、昏迷；脉搏细数、血压急剧下降；听诊心率加快、肺底部湿啰音。病情严重者，产妇仅在惊叫一声或打一个哈欠后，血压迅速下降，于数分钟内死亡。

2. DIC引起的出血　患者度过呼吸循环衰竭和休克，进入凝血功能障碍阶段，表现为难以控制的大量阴道流血、切口渗血、全身皮肤黏膜出血、血尿以及消化道大出血。产妇可死于出血性休克。

3. 急性肾衰竭　后期存活的患者出现少尿（或无尿）和尿毒症表现。主要为循环功能衰竭引起的肾缺血及DIC前期形成的血栓堵塞肾内小血管，引起缺血、缺氧，导致肾脏器质性损害。

羊水栓塞临床表现的三阶段通常按顺序出现，有时也可不完全出现，或出现的症状不典型，如钳刮术中发生羊水栓塞仅表现为一过性呼吸急促、胸闷后出现阴道大量流血。

因此，胎膜破裂后、胎儿娩出后或手术中产妇突然出现寒战、呛咳、气急、烦躁不安、尖叫、呼吸困难、发绀、抽搐、出血、不明原因休克等临床表现，应考虑为羊水栓塞。立即进行抢救。为确诊做如下检查。

1. 血涂片查找羊水有形物质　采集下腔静脉血，离心沉淀后，取上层羊水碎屑涂片，染色，显微镜下检查，找到鳞状上皮细胞、黏液、毳毛等，或做特殊脂肪染色，见到胎脂类脂肪球即可确定羊水栓塞之诊断。

2. 床旁胸部X线摄片　90%以上的患者可出现肺部X线异常改变，胸片见双肺弥散性点片状浸润影，沿肺门周围分布，可伴有肺部不张、右侧心影扩大，伴上腔静脉及奇静脉增宽。

3. 床旁心电图或心脏彩色多普勒超声检查　提示有心房、右心室扩大，S－T段下降。

4. 凝血检查　凝血功能障碍及有关纤溶活性增高的检查。

5. 肺动脉造影　是诊断肺动脉栓塞最正确、最可靠的方法，其阳性率达85%～90%，并且可确定栓塞的部位及范围。X线征象：肺动脉内充盈缺损或血管中断，局限性肺叶、肺段血管纹理减少可呈剪枝征象。肺动脉造影同时还可以测量肺动脉楔状压、肺动脉压及心输出量，以提示有无右心衰竭。

若患者死亡应行尸检。可见肺水肿、肺泡出血；心内血液查到羊水有形物质；肺小动脉或毛细血管有羊水有形成分栓塞；子宫或阔韧带血管内查到羊水有形物质。

三、治疗纵观

羊水进入母体血液循环后，通过阻塞肺小血管，引起变态反应并导致凝血机制异常，使机体发生一系列病理生理变化。因此，羊水栓塞患者主要死于呼吸循环衰竭，其次是难以控制的凝血功能障碍，因此应围绕以上两个关键问题展开积极而有效治疗。

（一）纠正呼吸循环衰竭

羊水内有形物质，如胎儿毳毛、胎脂、胎粪、角化上皮细胞等直接形成栓子，经肺动脉进入肺循环，阻塞小血管并刺激血小板和肺间质细胞释放白三烯、$PGF_{2\alpha}$和5－羟色胺使肺小血管痉挛；同时羊水有形物质激活凝血过程，使肺毛细血管内形成弥散性血栓，进一步阻塞肺小血管。肺小血管阻塞反射性引起迷走神经兴奋，引起支气管痉挛和支气管分泌物增加，使肺通气、换气量减少，肺小血管阻塞引起肺动脉压升高，导致急性右心衰竭，继而呼吸循环功能衰竭、休克、甚至死亡。因此，遇有呼吸困难或青紫者，立即正压给氧，改善肺泡毛细血管缺氧状态，预防肺水肿以减轻心肌负担。昏迷者，可行气管插管或气管切开，通过人工呼吸，保证氧气的有效供应。同时，应用盐酸罂粟碱、阿托品、氨茶碱等解痉药物，以减轻迷走神经反射引起的肺血管及支气管痉挛，缓解肺动脉高压。为保护心肌及预防心力衰竭，除用冠状动脉扩张剂外，应及早使用强心剂。

（二）抗过敏性休克

羊水有形物质成为致敏原作用于母体，引起Ⅰ型变态反应，导致过敏性休克。多在羊水栓塞后立即出现血压骤降甚至消失，休克后方有心肺功能衰竭表现。故应及早使用大剂量抗过敏药物，解除痉挛，改进及稳定溶酶体，保护细胞。并可根据病情重复使用。纠正休克除补足血容量外，应用升压药物多巴胺和间羟胺，增加心肌收缩及心输出量，使血压上升，同时扩张血管，增加血流量，尤其是肾血流量，此为治疗低血容量休克伴有。肾功能不全、心排量降低患者的首选药物（血容量补足基础上使用）。抗休克的原则为维持动脉收缩压 > 90mmHg，动脉血氧饱和度 > 90%，动脉血氧分压 > 60mmHg，尿量≥25ml/h，预防肺水肿和急性呼吸窘迫综合征（ARDS）。抗休克同时纠正酸中毒，有利于纠正休克及电解质紊乱。另外，尽快行中心静脉压测定，以了解血容量的情况，调整液体输入量，同时可抽血监测有关 DIC 的化验诊断指标，以及了解有无羊水有形成分。一般以颈内静脉下端穿刺插管较好。

（三）防治弥散性血管内凝血（DIC）

妊娠时母血呈高凝状态，羊水中含多量促凝物质，进入母血后易在血管内产生大量的微血栓，消耗大量凝血因子及纤维蛋白原，发生 DIC 时，由于大量凝血物质消耗和纤溶系统激活，产妇血液系统由高凝状态迅速转变为纤溶亢进，血液不凝固，极易发生严重产后出血及失血性休克。改善微循环的灌流量是防治 DIC 的先决条件。适当补充复方乳酸钠液、全血和中分子右旋糖酐液（低分子右旋糖酐虽然扩容疏通微循环效果好，但有诱发出血倾向），增加血容量，解除小动脉痉挛，降低血液黏稠度，促使凝聚的血小板、红细胞疏散。肝素是常用而有效的抗凝剂，但对已形成的微血栓无效。国内外一致主张，羊水栓塞患者尽快应用肝素，于症状发作后 10 分钟内应用效果最好。并经文献统计，羊水栓塞 DIC 及时应用肝素增高存活率。另外，在消耗性低凝血期补充凝血因子，如输新鲜血和新鲜冰冻血浆、纤维蛋白原（当 DIC 出血不止，纤维蛋白原下降至 1.25～1g/L 时）、血小板（血小板降至 50×10^9/L，出血明显加剧时）等，除补充血容量，还能补充 DIC 时消耗的多种凝血因子。并可在肝素化的基础上使用抗纤溶药物。

（四）防止急性肾衰竭

由于休克和 DIC，肾血液灌注量减少，肾脏微血管缺血，导致急性肾小管坏死，出现肾功能障碍和衰竭。羊水栓塞的患者经过积极抢救，度过肺动脉高压、右心衰竭、凝血功能障碍等危险期后，常会进入肾衰少尿期。如休克期后血压已上升、血容量已补足，尿量仍少于 400ml/d 或 30ml/h，应使用利尿剂。若用药后尿量仍不增加，表示肾功能不全或衰竭，应按肾衰治疗原则处理，及早行血液透析。羊水栓塞患者往往出现尿毒症，故在一开始抢救过程中就应随时记录尿量，为后阶段治疗提供依据，争取最后抢救成功。

羊水栓塞患者，原则上应先改善母体呼吸循环功能，纠正凝血功能障碍。待病情稳定后，立即终止妊娠。否则，病因不除，病情仍有恶化可能。另外，羊水栓塞患者，由于休克、出血、组织缺氧等，使患者机体免疫力迅速下降，同时存在一定感染因素，故应正确使用抗生素（对肾功能无影响的药物，如青霉素、头孢霉素类等），以预防肺部以及宫腔感染。

四、治疗方案

一旦出现羊水栓塞的临床表现，应立刻抢救。抗过敏、纠正呼吸循环功能衰竭和改善低氧血症、抗休克、防止 DIC 和肾衰竭发生。

（一）抗过敏，解除肺动脉高压，改善低氧血症

1. 供氧　保持呼吸道通畅，立即行面罩给氧，或气管插管正压给氧，必要时行气管切

开；保证供氧以改善肺泡毛细血管缺氧状况，预防及减轻肺水肿；改善心、脑、肾等重要脏器的缺氧状况。

2. 抗过敏　在改善缺氧同时，尽快给予大剂量肾上腺糖皮质激素抗过敏、解痉，稳定溶酶体，保护细胞。氢化可的松100~200mg加于5%~10%葡萄糖液50~100ml快速静脉滴注，再用300~800mg加于5%葡萄糖液250~500ml静脉滴注，日量可达500~1000mg；或地塞米松20mg加于25%葡萄糖液静脉推注后，再加20mg于5%~10%葡萄糖液中静脉滴注。

3. 缓解肺动脉高压　解痉药物能改善肺血流灌注，预防右心衰竭所致的呼吸循环衰竭。①盐酸罂粟碱：为首选药物，30~90mg加于10%~25%葡萄糖液20ml缓慢静脉推注，日量不超过300mg。可松弛平滑肌，扩张冠状动脉、肺和脑小动脉，降低小血管阻力，与阿托品同时应用效果更佳。②阿托品：1mg加于10%~25%葡萄糖液10ml，每15~30分钟静脉推注1次，直至面色潮红、症状缓解为止。阿托品能阻断迷走神经反射所致的肺血管和支气管痉挛。心率>120次/min慎用。③氨茶碱：250mg加于25%葡萄糖液20ml缓慢推注。可松弛支气管平滑肌，解除肺血管痉挛，降低静脉压，减轻右心负荷，兴奋心肌，增加心搏出量。一般应用在肺动脉高压，心力衰竭、心率快以及支气管痉挛时。必要时可每24小时重复使用1~2次。④酚妥拉明（phentolamine）：5~10mg加于10%葡萄糖液100ml中，以0.3mg/min速度静脉滴注。为α-肾上腺素能抑制剂，能解除肺血管痉挛，降低肺动脉阻力，消除肺动脉高压。

（二）抗休克

1. 补充血容量　扩容常用低分子右旋糖酐-40 500ml静脉滴注，日量不超过1000ml；并应补充新鲜血液和血浆。抢救过程中应测定中心静脉压（central venous pressure CVP），了解心脏负荷状况、指导输液量及速度，并可抽取血液检查羊水有形成分。

2. 升压药物　多巴胺10~20mg加于10%葡萄糖液250ml静脉滴注；间羟胺20~80mg加于5%葡萄糖液静脉滴注，根据血压调整速度，通常滴速为20~30滴/min。

3. 纠正酸中毒　应作血氧分析及血清电解质测定。发现有酸中毒时，用5%碳酸氢钠液250ml静脉滴注，并及时纠正电解质紊乱。

4. 纠正心衰　常用毛花苷C 0.2~0.4mg加于10%葡萄糖液20ml静脉缓注；或毒毛花苷K 0.125~0.25mg同法静脉缓注，必要时4~6小时重复用药。也可用辅酶A、三磷腺苷（ATP）和细胞色素C等营养心肌药物。

（三）防治DIC

1. 肝素　羊水栓塞初期血液呈高凝状态时短期内使用。肝素25~50mg（1mg=125U）加于0.9%氯化钠注射液或5%葡萄糖液100ml静脉滴注1小时；4~6小时后再将50mg加于5%葡萄糖液250ml缓慢滴注。用药过程中应将凝血时间控制在20~25分钟。肝素24小时总量可达100~200mg。肝素过量（凝血时间超过30分钟）有出血倾向（伤口渗血，产后出血，血肿或颅内出血）时，可用鱼精蛋白对抗，1mg鱼精蛋向对抗肝素100U。

2. 补充凝血因子　应及时输新鲜血或血浆、纤维蛋白原等。

3. 抗纤溶药物　纤溶亢进时，用氨基已酸（4~6g）、氨甲苯酸（0.1~0.3g）、氨甲环酸（0.5~1.0g）加于0.9%氯化钠注射液或5%葡萄糖液100ml静脉滴注，抑制纤溶激活酶，使纤溶酶原不被激活，从而抑制纤维蛋白的溶解。补充纤维蛋白原2～4g/次，使血纤维蛋白原浓度达1.5g/L为好。

（四）预防肾衰竭

羊水栓塞发病第三阶段为肾衰竭阶段，注意尿量。当血容量补足后，若仍少尿应选用呋塞米20～40mg静脉注射，或20%甘露醇250ml快速静脉滴注（10ml/min），依他尼酸钠50～100mg静脉滴注，扩张肾小球动脉（有心衰时慎用）预防肾衰，并应检测血电解质。

（五）预防感染

应选用肾毒性小的广谱抗生素预防感染。

（六）产科处理

（1）若在第一产程发病，产妇血压脉搏控制平稳后，胎儿不能立即娩出，则应行剖宫产术终止妊娠去除病因。

（2）若在第二产程发病，则可及时产钳助产娩出胎儿。

（3）若产后出现大量子宫出血，经积极处理仍不能止血者，应在输新鲜血及应用止血药物前提下行子宫切除术。手术本身虽可加重休克，但切除子宫后，可减少胎盘剥离面开放的血窦出血，且可阻断羊水及其有形物质进入母体血液循环，控制病情继续恶化，对抢救与治疗患者来说均为有利措施。

（4）关于子宫收缩制剂的应用：羊水栓塞产妇处于休克状态下，肌肉松弛，对药物反应性差。无论缩宫素还是麦角新碱等宫缩制剂的使用都会收效甚微，而且还可能将子宫开放血窦中的羊水及其有形物质再次挤入母体血液循环，从而加重病情。因此，应针对患者具体情况及用药反应程度，权衡利弊，果断决定是否应用子宫收缩制剂。切勿因拖延观察时间而耽误有利的抢救时机。

（江　红）

第二节　子宫破裂

一、概述

子宫破裂（rupture of uterus）是指在分娩期或妊娠晚期子宫体部或子宫下段发生破裂。若未及时诊治可导致胎儿及产妇死亡，是产科的严重并发症。国外报道其发生率为0.005%～0.08%。梗阻性难产是引起子宫破裂最常见的原因。骨盆狭窄、头盆不称、软产道阻塞（发育畸形、瘢痕或肿瘤所致）、胎位异常（肩先露、额先露）、巨大胎儿、胎儿畸形（脑积水、连体儿）等，均可因胎先露下降受阻，为克服阻力子宫强烈收缩，使子宫下段过分伸展变薄发生子宫破裂。其次，剖宫产或子宫肌瘤剔除术后的瘢痕子宫，于妊娠晚期或分娩期宫腔内压力增高可使瘢痕破裂，前次手术后伴感染及切口愈合不良者再次妊娠，发生子宫破裂的危险性更大。另外，子宫收缩药物使用不当，尤其用于高龄、多产、子宫畸形或发育不良、有多次刮宫及宫腔严重感染史等的孕妇，更易发生子宫破裂；宫颈口未开全时行产钳或臀牵引术，暴力可造成宫颈及子宫下段撕裂伤；有时毁胎术、穿颅术可因器械、胎儿骨片损伤子宫导致破裂；肩先露无麻醉下行内转胎位术或强行剥离植入性胎盘或严重粘连胎盘，均可引起子宫破裂。子宫破裂按发生原因，分为自然破裂及损伤性破裂；按其破裂部位，分为子宫体部破裂和子宫下段破裂；按其破裂程度，分为完全性破裂和不完全性破裂。

二、诊断

子宫破裂多发生于分娩期，通常是个渐进发展的过程，多数可分为先兆子宫破裂和子宫破裂两个阶段。

（一）先兆子宫破裂

常见于产程长、有梗阻性难产因素的产妇。表现为：①子宫呈强直性或痉挛性过强收缩，产妇烦躁不安、呼吸、心率加快，下腹剧痛难忍，出现少量阴道流血。②因胎先露部下降受阻，子宫收缩过强，子宫体部肌肉增厚变短，子宫下段肌肉变薄拉长，在两者间形成环状凹陷，称为病理缩复环（pathologic retraction ring）。可见该环逐渐上升达脐平或脐上，压痛明显。③膀胱受压充血，出现排尿困难及血尿。④因宫缩过强、过频，胎儿触诊不清，胎心率加快或减慢或听不清。子宫病理缩复环形成、下腹部压痛、胎心率异常和血尿，是先兆子宫破裂四大主要表现。

（二）子宫破裂

1. 不完全性子宫破裂　子宫肌层部分或全层破裂，但浆膜层完整，宫腔与腹腔不相通，胎儿及其附属物仍在宫腔内，称为不完全性子宫破裂。多见于子宫下段剖宫产切口瘢痕破裂，常缺乏先兆破裂症状，仅在不全破裂处有明显压痛、腹痛等症状，体征也不明显。若破裂口累及两侧子宫血管可导致急性大出血或形成阔韧带内血肿，查体可在子宫一侧扪及逐渐增大且有压痛的包块，多有胎心率异常。

2. 完全性子宫破裂　子宫肌壁全层破裂，宫腔与腹腔相通，称为完全性子宫破裂。继先兆子宫破裂症状后，产妇突感下腹撕裂样剧痛，子宫收缩骤然停止。腹痛稍缓和后，因羊水、血液进入腹腔，又出现全腹持续性疼痛，伴有面色苍白、呼吸急促、脉搏细数、血压下降等休克征象。破裂口出血流入腹腔出现内出血。全腹压痛、反跳痛，腹壁下可清楚扪及胎体，子宫位于侧方，胎心胎动消失。阴道检查：阴道有鲜血流出，胎先露部升高，开大的宫颈口缩小，部分产妇可扪及宫颈及子宫下段裂口。子宫体部瘢痕破裂多为完全性子宫破裂，多无先兆破裂典型症状。

根据以上典型子宫破裂病史、症状、体征，容易诊断。子宫切口瘢痕破裂，症状体征不明显，诊断有一定困难。根据前次剖宫产手术史、子宫下段压痛、胎心改变、阴道流血，检查胎先露部上升，宫颈口缩小，或触及子宫下段破口等均可确诊。B 型超声检查能协助确定破口部位及胎儿与子宫的关系。

但也有例外，有些病例可以毫无症状及临床体征。某些患者子宫破裂则因胎儿填塞裂口，压迫致出血不多，则无临床症状，在开腹手术时才获得诊断。值得一提的是，还有一类毫无临床症状的妊娠期子宫破裂，多发生在剖宫产术后瘢痕子宫妊娠者，称为妊娠期子宫“静止”破裂。临床表现为“开窗式”，尤其当破口未波及血管时，无明显症状和体征。分娩者多在宫缩当时发生，可用超声波诊断。

另外，临床上，子宫破裂常需与以下疾病相鉴别。

（1）胎盘早剥：起病急、剧烈腹痛、胎心变化、内出血休克等表现，可与先兆子宫破裂混淆，但常有妊娠期高血压疾病史或外伤史，子宫呈板状硬，无病理缩复环，胎位不清；B 型超声检查常有胎盘后血肿。

（2）难产并发腹腔感染：有产程长、多次阴道检查史，腹痛及腹膜炎体征，容易与子宫破裂混淆；阴道检查胎先露部无上升、宫颈口无回缩；查体及 B 型超声检查，发现胎儿位于宫腔内、子宫无缩小；患者常有体温升高和血白细胞计数增多。

三、治疗纵观

子宫破裂多发生于子宫曾经手术或有过损伤的产妇以及难产、高龄多产妇。治疗应根据破裂的不同原因，采取相应的抢救措施。

（一）瘢痕子宫破裂

以往行剖宫产术、子宫穿孔后子宫修补术、肌瘤剔除术切口接近或达到内膜层，留下薄弱部分，或曾发生过妊娠子宫破裂者，若原瘢痕愈合不良，伴随妊娠月份增加，子宫逐渐增大，尤其到妊娠晚期或分娩期，子宫张力更大，承受不了子宫内压力增加，瘢痕裂开，自发破裂。此时，应在积极抢救休克，预防感染同时，行裂口缝合术。如产妇已有活婴，应同时行双侧输卵管结扎术。子宫体部肌层较厚，对于曾行剖宫产术、子宫穿孔后修补术或妊娠子宫破裂者，术后子宫复旧时出现收缩，切口的对合和愈合均不如子宫下段创口，故子宫体部切口瘢痕比下段瘢痕容易发生破裂，前者发生率是后者的数倍。且子宫体部瘢痕破裂多为完全破裂而子宫下段瘢痕多为不完全破裂。但无论子宫体或子宫下段瘢痕裂开，处理原则都是一样的。也有报道妊娠晚期瘢痕子宫隐性破裂的病历，患者为瘢痕子宫，孕足月，无产兆，产前 B 超发现子宫下段异常，考虑有隐性子宫破裂的可能，及时行剖宫产手术，术中见子宫下段原切口瘢痕处有裂口，结果得到证实。产程中的先兆子宫破裂尚可被发现，但妊娠晚期的隐性子宫破裂不易被发现。Gibbs 描述子宫破裂的情况有开窗、裂开、破裂 3 种。临床上极易被忽略的是，子宫瘢痕已逐渐裂开，但因出血少，子宫浆膜尚保持完整，胎儿仍能在宫内存活。这些产妇如果继续妊娠，甚至临产以至阴道试产，不可避免地造成子宫完全破裂，给母婴生命造成严重威胁。子宫隐性破裂的外因是妊娠晚期子宫腔张力逐渐增大，内因可能与以下几点有关：①上次手术切口愈合不良，至妊娠晚期下段形成时，原手术瘢痕限制了子宫下段的形成，造成子宫切口瘢痕裂开。②胎动、羊水流动，造成宫壁的压力不均匀。③妊娠晚期子宫自发性收缩，使手术瘢痕发生解剖学上的病理变化。由于瘢痕子宫隐性破裂诊断十分困难，应对瘢痕子宫妊娠晚期进行常规的 B 超检查，进行认真的探查子宫瘢痕处。若发现子宫下段厚薄不均，或手术瘢痕处出现缺陷，子宫下段局部失去原有的肌纤维结构，或羊膜囊自菲薄的子宫下段向母体腹部膀胱方向膨出，应考虑先兆子宫破裂的可能。因此，凡有剖宫产史的产妇均应于预产期前 2～3 周入院，详细了解上次手术、术中、术后情况，并行产前 B 超检查。结合此次 B 超检查报告，对伤口愈合情况进行综合判断，决定分娩方式及时间。子宫切口瘢痕愈合好坏是剖宫产后阴道试产的先决条件。

（二）无瘢痕子宫破裂

可分为自然破裂和损伤性破裂。

1. 自然破裂　梗阻性难产为自然破裂最常见和最主要的原因，尤其好发于子宫肌壁有病理性改变，如畸形子宫肌层发育不良，或曾经多次分娩、多次刮宫、甚至子宫穿孔史，以及人工剥离胎盘史等。当出现头盆不称、胎位异常，如忽略性横位、骨盆狭窄、胎儿畸形如脑积水等情况时，胎儿先露下降受阻，造成梗阻性难产。为克服阻力，子宫体部肌层强烈收缩，宫体变厚、缩短；子宫下段肌层则被过度牵拉、变薄，伸展，受阻的胎儿先露随将子宫下段薄弱处撑破。裂口为纵行或斜纵行，多位于前壁右侧，亦可延伸至宫体部和宫颈口、阴道甚至撕裂膀胱。遇此情况，应考虑行子宫全切术，开腹探查时，除注意子宫破裂的部位外，还应仔细检查宫颈、阴道以及膀胱、输尿管，同时行邻近损伤脏器修补术。

2. 损伤性子宫破裂　主要是由于分娩时手术创伤或分娩前子宫收缩剂使用不当引起。不适当和粗暴的实行各种阴道助产术，如臀牵引手术手法粗暴；忽略性横位行内倒转术、断头术、毁胎术等手术操作不慎；人工剥离胎盘；暴力或不妥当的人工加压子宫底助产，促使胎儿娩出同时，致使子宫破裂。宫口未开全时行臀牵引助产或产钳助产，以及困难产钳，均可造成宫颈裂伤，甚至延伸至子宫下段造成子宫破裂。根据损伤情况不同，针对性给予处理：破裂口较大，有感染可能或撕裂不整齐者，考虑行子宫次全切除术；损伤不仅在下段，且自下段延及宫颈口，应行子宫全切术；个别产程长，感染严重的病例，应尽量缩短手术时间，为抢救产妇生命，手术宜尽量简单、迅速，达到止血为目的。是做次全子宫切除术，还是全子宫切除，或者仅行裂口缝合术加双侧输卵管结扎术，需视具体情况而定。同时术前、术后应用大剂量抗生素防治感染。

使用缩宫素引产或催产，适应证为胎位正常，头盆相称。若子宫收缩剂使用不当，如分娩前肌注缩宫素；无适应证，无监护条件下静脉滴注缩宫素；或前列腺素阴道栓剂、麦角制剂等用法用量不正确，均可引发强烈子宫收缩，导致子宫破裂。特别是高龄、多产和子宫本身存在薄弱点者，更容易发生子宫破裂。由于孕妇个体对缩宫素敏感程度不同，有的即便按照原则使用缩宫素，也可能出现强直性宫缩。因此，应采取稀释后静脉滴注缩宫素，同时专人负责观察产程进展情况，随时调整滴速，使产生近乎生理性的有效宫缩。

一旦出现异常宫缩，如宫缩过强、过频、持续时间过长或宫缩强度基线过高等，应立即停止使用缩宫素，或紧急使用宫缩抑制剂舒张子宫。据报道，海索那林（hexoprenaline）等β肾上腺素受体激动剂能有效地抑制宫缩，但有显著的不良反应，包括心动过速、心悸、高血压等。

阿托西班（atosiban）是新开发的宫缩抑制剂，能与缩宫素竞争性结合子宫平滑肌上缩宫素受体而无缩宫素活性，不良反应轻微。

此外，偶见植入性胎盘穿透子宫浆膜层造成子宫破裂。若子宫破裂已发生休克，尽可能就地抢救，以避免因搬运而加重休克与出血。如必须转院，也应在大量输液、抗休克、输血以及腹部包扎后再行转运。2006 年浙江省立同德医院曾报道一例孕中期、前置胎盘伴胎盘植入、导致子宫破裂、出血性休克、DIC、败血症抢救成功案例。其经验概括为：①救治及时，患者从入院到手术仅用了 20 分钟。②及时深静脉置管至关重要，使患者在最短时间内补充血容量，避免了重要脏器的缺血缺氧及再灌注损伤，进而避免了 MODS 的发生。③及时补充血容量及凝血因子，保证了有效血容量的维持，改善了组织细胞的缺血缺氧，并且随着自身凝血功能的代偿，DIC 渐渐得到控制。④相关科室密切配合，使患者得到全方位抢救。

四、治疗方案

（一）先兆子宫破裂

应立即抑制子宫收缩：肌注哌替啶100mg，或静脉全身麻醉。立即行剖宫产术。

（二）子宫破裂

在输液、输血、吸氧和抢救休克的同时，无论胎儿是否存活均应尽快手术治疗。

（1）子宫破口整齐、距破裂时间短、无明显感染者，或患者全身状况差不能承受大手术，可行破口修补术。子宫破口大、不整齐、有明显感染者，应行子宫次全切除术。破口大、撕伤超过宫颈者，应行子宫全切除术。

（2）手术前、后给予大量广谱抗生素控制感染。

（三）特殊子宫破裂

即妊娠期子宫“静止”破裂。

（1）疑有先兆子宫破裂时，应尽量避免震动，转送前注射吗啡，在腹部两侧放置沙袋，以减少张力，同时有医护人员护送。

（2）在家中或基层发生子宫破裂，应在检查无小肠滑入宫腔内后，谨慎用纱布行宫腔填塞。若技术条件和经验受限，在填塞纱布时，一定要注意不宜盲目实施，可考虑用腹部加压沙袋包裹腹带，适当应用吗啡，边纠正休克边转送。

严重休克者应尽可能就地抢救，若必须转院，应输血、输液、包扎腹部后方可转送。发生DIC患者，应按DIC的抢救措施处理。

（四）预防

究其子宫破裂的潜在根源，基本上都包含有人为因素存在，如瘢痕子宫破裂的手术史，损伤性子宫破裂的手术创伤或分娩前子宫收缩剂使用不当，自然破裂中的多次分娩、刮宫、甚至子宫穿孔史，人工剥离胎盘史等，极少数患者因子宫先天发育不良而引发。因此，规范手术操作和治疗，减少子宫破裂发生隐患。同时，严密观察产程，及时发现和处理可能发生的危险，提高产科质量，绝大多数子宫破裂可以避免发生。

1. 做好计划生育工作　避免多次人工流产，节制生育、减少多产。

2. 做好围生期保健工作　认真做好产前检查，有瘢痕子宫、产道异常等高危因素者，应提前1～2周入院待产。

3. 提高产科诊治质量

（1）正确处理产程：严密观察产程进展，警惕并尽早发现先兆子宫破裂征象并及时处理。

（2）严格掌握缩宫剂应用指征：诊为头盆不称、胎儿过大、胎位异常或曾行子宫手术者产前均禁用；应用缩宫素引产时，应有专人守护或监护，按规定稀释为小剂量静脉缓慢滴注，严防发生过强宫缩；应用前列腺素制剂引产应慎重。

（3）正确掌握产科手术助产的指征及操作常规：阴道助产术后应仔细检查宫颈及宫腔，及时发现损伤给予修补。

（4）正确掌握剖宫产指征：包括第1次剖宫产时，必须严格掌握手术适应证。因瘢痕子宫破裂占子宫破裂的比例越来越高，术式尽可能采取子宫下段横切口式。有过剖宫产史的产妇试产时间不应超过12小时，并加强产程监护，及时发现先兆子宫破裂征象转行剖宫产术结束分娩。对前次剖宫产指征为骨盆狭窄、术式为子宫体部切口、术式为子宫下段切口有切口撕裂、术后感染愈合不良者、已有两次剖宫产史者均应行剖宫产终止妊娠。

（江　红）

第三节　脐带脱垂

一、概述

胎膜未破时脐带位于胎先露部前方或一侧，称为脐带先露（presentation of umbilical cord）或隐性脐带脱垂。胎膜破裂脐带脱出于宫颈口外，降至阴道内甚至露于外阴部，称为脐带脱垂（prolapse of umbilical cord）。多发生在胎先露部尚未衔接时，如头盆不称、胎头入盆困难，或臀先露、肩先露、枕后位及复合先露等胎位异常时，因胎先露与骨盆之间有空隙脐带易于滑脱。另外，胎儿过小，羊水过多，脐带过长，脐带附着异常以及低置胎盘等均是脐带脱垂的好发因素。脐带是连接母体与胎儿之间的桥梁，一端连于胎儿腹壁脐轮，另一端与胎盘胎儿面相连。它由两条脐动脉和一条位于脐带中央的官腔较大脐静脉组成，血管周围为华通胶，是胎儿与母体进行气体交换、营养物质和代谢产物交换的重要通道。一旦发生脐带脱垂，不但增加剖宫产率，更主要对胎儿影响极大：发生在胎先露部尚未衔接、胎膜未破时的脐带先露，因宫缩时胎先露部下降，一过性压迫脐带导致胎心率异常，久之，可引起胎儿宫内缺氧；胎先露部已衔接、胎膜已破者，脐带受压于胎先露部与骨盆之间，快速引起胎儿缺氧，甚至胎心完全消失，其中，以头先露最严重，肩先露最轻。若脐带血液循环阻断超过7~8分钟，则胎死宫内。

（一）胎心听诊监测

临产后听胎心，耻骨联合上有明显的杂音，脐带杂音是提示脐带血流受阻的最早标志，但非唯一体征。胎膜未破，于胎动、宫缩后胎心率突然变慢，改变体位、上推胎先露部及抬高臀部后迅速恢复者，应考虑有脐带先露的可能。无论自然破膜或人工破膜后，胎心突然减慢，可能发生了脐带脱垂。在第二产程时胎先露下降幅度最大，也是引发脐带受压的危险期，更应密切观察胎心变化，一旦出现胎心快慢节律不均或宫缩后胎心持续减速等异常，均应及时考虑脐带因素致胎儿窘迫的潜在危险存在。而此时胎心听诊仍是最简单实用、及时有效、可靠且经济的一种监测手段。

（二）胎心电子监测

胎心电子监测是近十多年来临床应用最多的监测脐带因素致胎儿窘迫的方法，以其能够实时反映脐带受压时胎心的瞬时变化为特征，且反应灵敏。在持续监护过程中，如果频繁出现胎心变异减速，且胎心率基线变异小，但减速持续时间短暂且恢复快，氧气吸入无明显改善，改变体位后有好转，提示脐带受压，可能有隐性脐带脱垂；若破膜后突然出现重度减速（胎心常低于70次/min），考虑脐带脱垂发生，胎心宫缩监护（CST或OCT）监测，宫缩时脐带受压引起的典型可变减速（VD）波形特点：先是脐静脉受压使胎儿血容量减少，通过压力感受器调节使胎心在减速前可有一短暂加速，随后当脐动脉受压，通过压力及化学感受器双重调节产生胎心减速；当脐带压力缓解时，又是脐静脉梗阻解除滞后于脐动脉，产生一个恢复胎心基线率前的又 1 次胎心加速；重度 VD 胎心减速最低可≤70 次/min，持续≥60 秒。其他不典型的 VD 可表现为减速与宫缩无固定联系，变异波形不定可表现为 W 型、K 型、U 型等，可发生延长减速（超过 60～90 秒，但＜15 分钟的减速）或心动过缓（＞15 分钟的减速）。合并晚期减速，多提示胎儿预后危急。但使脐带受压的因素很多，应动态监测并密切结合临床，综合判断。

（三）阴道检查

适用于产程中胎心突然减慢或不规则及肛门指诊可疑脐带脱垂时，及时改行阴道检查若触及前羊水囊内或宫颈外口处有搏动条索状物即可确诊。但无搏动时也不能完全排除脐带血肿、囊肿脱垂甚至脐带脱垂后完全受压、血流中断或已胎死宫内的可能，需进一步结合胎心等其他临床检查诊断，包括产后脐带检查。

（四）超声检查

B 超诊断对脐带异常很有意义，彩色多普勒或阴道探头检查更为清楚。脐带先露者，脐带位于胎头与宫颈内口之间的羊水暗区内，B 超容易诊断，且部分病例经产科采取干预措施脐带位置可恢复正常。而隐性脐带脱垂者因脐带周围无足够的羊水衬托，B 超诊断相对困难，且须与脐带绕颈鉴别。前者脐带回声位于胎儿耳部及以上水平，呈团状多条索样回声；后者则可于胎儿颈项部见到脐带横断面，呈圆形低回声，中间可见“＝”样强回声，转动探头可见到脐带长轴断面，仔细观察，可以鉴别。而显性脐带脱垂则多为破水后脐带娩出于宫颈或阴道外，超声诊断意义不大。

二、治疗纵观

脐带是维系胎儿生命的重要通道。胎儿心脏每一次搏动将含氧较低、二氧化碳较高的血液经脐动脉输向胎盘，经过绒毛的毛细血管，与绒毛间隙的母血根据血氧及二氧化碳的浓度梯度差进行氧及二氧化碳的交换，交换后，将含氧较高、二氧化碳较低的血经脐静脉回输给胎儿；当然，此中还兼有输送各种胎儿所赖以生存的各种营养成分和经代谢之后需要排出的产物。因此，一旦脐带脱垂，血运受阻，将造成胎儿的急性缺氧，以致死亡。故解除脐带受压，恢复血液循环是处理脐带脱垂的关键。因脐带受压血流量减少，反射性刺激迷走神经，使胎心率减慢，终至胎儿死亡。为改善脐血流量，可以采取头低臀高位，检查者用手指经宫颈将胎先露上推，并将脱出的脐带轻轻托于阴道内，以消除脐带受压，同时应用宫缩抑制剂。有人曾用地西泮 10mg 静脉推注，国外也有学者用 500～700ml 生理盐水灌注膀胱，使充盈的膀胱向上推移胎头，减少对脐带的压迫，同时持续给氧，将已脱出阴道外的脐带轻柔送入阴道内，避免脐带受外界冷空气刺激，引起脐血管痉挛及迷走神经兴奋所致的循环障碍，再用 37℃左右生理盐水浸泡的温湿棉垫放入阴道下 1/3 处，以防脐带再度脱出。经上述处理后要根据胎儿情况、宫口开大的程度及胎先露高低确定分娩方式：①宫口已开全，胎儿存活且先露较低者，应立即行阴道助产结束分娩。②不具备阴道分娩条件者，应立即在局麻下就地（待产室或产房）行剖宫手术。③如果胎儿小、不足月或胎心音消失，估计不能存活时，可等待宫口开全后自然分娩或酌情行毁胎术。也有臀位，脐带脱垂，因先露较低，宫口开大约 8cm，而行宫颈口扩张并加用 2% 丁卡因棉球浸润宫颈，5 分钟后宫口开全，行会阴侧切＋臀牵引术结束分娩而抢救成功的案例。目前不主张脐带还纳术，是因为脐带有一条较粗的静脉及两条旋绕在其外侧的动脉，因脐动脉是由内环层平滑肌、内纵层平滑肌、大盘旋平滑肌及小盘旋平滑肌组成，其中内纵层平滑肌对不同浓度的肾上腺素、去甲肾上腺素、乙酰胆碱等物质的反应不敏感，但对机械刺激可发生明显收缩，甚至使血管完全关闭。

脐带脱垂发生率为 0.4% ~10%，大部分由于胎位异常造成，其中臀位高于头位发生率，足先露高于单臀和混合臀位。86.43% 的脐带脱垂发生于第一产程活跃期及第二产程。因此，如发现胎心突然变化，耻骨联合上方听到脐带杂音，即行阴道检查。产程中除脐带脱垂高危因素外，若不能排除隐性脐带脱垂或脐带先露者，绝对不能人工破膜；胎膜已破，先露未入盆，绝对卧床休息，抬高床尾，不能下蹲小便。而且，产程中严密监护胎心音，一旦发生胎心音改变，寻找原因要快、稳、准，争取产房就地立即剖宫产挽救胎儿生命。同时，加强医护人员责任心，不断提高业务技术水平，力争做到有发生立即抢救，有抢救就成功。脐带隐性脱垂致脐带受压超过 30 分钟，将发展成脑瘫，对新生儿危害极大。在隐性脐带脱垂中首要征象为胎儿窘迫，脐带隐性脱垂的处理，关键在于早期发现，及时处理。一旦考虑到本病，除给氧、静推三联等外，必须立即停用催产素，改变体位或上推先露部，以缓解对脐带的压迫，使用得当可立即见效。胎心极慢，上述效果不显时，尚可用哌甲酯 20mg 加入 5% 葡萄糖 500ml 静滴。如估计阴道助产能立即娩出者，可不必等待胎心好转。宫口开全、先露较低，可负压吸引助产。如胎心不好，短期内不能经阴道分娩，应尽快行剖宫产术。剖宫产时一般可取平卧位，如平卧后胎心再度减慢，可恢复改善时的体位姿势手术。足位隐性脐带脱垂一旦临产宜尽快行剖宫产术。脐带隐性脱垂的重要诱因是产科操作。破膜前应充分注意是否存在脱垂原因，可降低其发生率。有资料显示，胎先露在坐骨棘 0.5cm 以上者几乎为坐骨棘 0.5cm 以下的 3 倍（23/8），LOA 位的发生率（0.77%）为 ROA 位（0.46%）的 1.7 倍。提示先露在坐骨棘 0.5cm 以上、LOA 位为高危因素，此外前羊水囊较充盈者，无论是自然破膜还是人工破膜均易导致脐带隐性脱垂。故先露在坐骨棘上 0.5cm 以上、前羊水较充盈、尤为 LOA 位者，破膜时应慎重，宜使羊水缓慢流出，避免发生脐带隐性脱垂。

在一些边远落后地区，无条件手术时或产妇和家属不同意剖宫产时，可行改良脐带还纳术。改良脐带还纳器的制作：①采用 18 号 1 次性塑料导尿管取代传统脐带还纳术中的肛管，把导尿管剪至子宫探针的长度，可将导尿管侧孔适当扩大到足以通过粗棉绳。②子宫探针。③粗棉绳取代传统脐带还纳术中棉纱条。操作方法：取胸膝卧位或骨盆臀高位，脐带脱垂处取高位，用粗棉线在脐带脱垂的远端套系成一个约 5cm 直径的棉线环，探针穿入尿管至侧孔处，把棉线环套入探针后，将探针顶在导尿管顶端。稍推开先露，在一手食指和中指的引导下，将导尿管送入宫腔，至宫口无脐带，并保证脐带不受胎先露挤压，争取在宫缩间歇时完成。待胎心恢复，取出探针，其余部分暂保留于宫腔，助手下推宫底，促使先露下降堵塞宫口，以免脐带再度脱垂，当经阴道或剖宫产娩出胎儿后取出导尿管。此法较以往脐带还纳术成功率高，可将脐带送到有效深度，将变形的塑料导尿管及棉线保留于宫腔，既不妨碍先露下降，又不会因肛管过粗留置后造成空隙过大而引起脐带再度脱垂，同时又可避免取导尿管造成脐带再次脱垂和不必要的操作导致延误抢救时机。操作中应注意以下几点：①采取适当的体位，以避免脐带在操作中受压。②可将脱出阴道内的脐带稍向外拉，使脱出脐带的远端近阴道口处，以方便操作，可缩短操作时间。③操作时可在多普勒或 B 超监护下进行。④一旦还纳成功，应尽早剖宫产。

三、治疗方案

根据 Llsta 等的统计，与产科干预有关的脐带脱垂情况有所增加，可达40%左右。产科的干预包括：①人工破膜，尤其是先露高浮的情况下。②水囊等引产。③外倒转术。④促宫颈成熟。⑤旋转胎头。⑥羊水灌注。⑦胎儿头皮电吸的应用等。

虽脐带脱垂很大部分与产科的干预措施有关，但正确的产科干预措施并不增加脐带脱垂的发生率。故采取有效的预防措施及积极的处理是必要的。

(1) 孕妇有高危因素如对胎位异常，先露高浮的孕妇提前1～2周入院，注意数胎动，嘱破膜后立即平卧；减少不必要的肛查与阴道检查；如多胎妊娠、臀位可适当放宽剖宫产指征。

(2) 产程中加强监护，全程的胎心监护对有高危因素或经产科干预的孕妇是很有效的监测手段，它可以及时发现胎心异常、及时做阴道检查。胎心监护的可变减速是一个信号，可缩短诊断的时间。

(3) 掌握人工破膜指征及方法：破膜前尽可能摒除脐带先露的存在，在宫缩间隙期行高位、小孔破膜。

(4) B超发现隐性脐带脱垂，胎儿已成熟可行剖宫产。

(5) 对有症状者酌情给以吸氧、静脉注射三联（50%葡萄糖、维生素C、尼可刹米）、5%碳酸氢钠、阿托品、哌甲酯，提高胎儿缺氧的耐受能力。

(6) 产程中隐性脐带脱垂而胎心尚存者：宫口开全、先露不高，可行阴道助产；臀位行臀牵引术；宫口开大8cm以下且估计胎儿娩出后能存活者则尽快行剖宫产术。

(7) 显性脐带脱垂，胎心尚存宫口开全、先露不高者，可行阴道助产；臀位行臀牵引术；宫口未开全的孕妇，取头低臀高位或胸膝卧位，由助手用手经阴道上推先露；吸氧；膀胱内注入500～750ml等渗盐水；脱出阴道的脐带轻轻还纳入阴道，避免冷刺激。局麻下行剖宫产。关于脐带脱垂时对胎儿情况的判断，除了手摸脐带搏动、听诊器或超声多普勒听胎心外，有条件者还可用B超检查显示胎心率。有报道2例患者用前述方法已听不到胎心，而B超诊断胎心50～80次/min，剖宫产后胎儿存活。故胎心到底是多少次以上应该行剖宫产抢救胎儿，尚没有定论。应根据胎心率、胎儿的成熟度、孕妇的切盼程度以及产科的抢救能力来综合考虑。

(8) 预防产后出血及感染：产后及时按摩子宫，促使其收缩，常规宫体注射缩宫素20U；检查胎盘是否完整、有无宫腔残留，软产道有无损伤及有无异常出血等情况，及时对症处理；分娩后保持会阴部清洁，聚维酮碘（碘伏）每天2次，常规擦洗外阴，有会阴侧切口者，应嘱其取健侧卧位，并应用抗生素，防止恶露污染伤口引起感染。

(9) 胎儿存活，宫口未开全又无剖宫产条件，可行脐带还纳术。术者手托脐带进入阴道，手指将先露向上推，助手腹部向上推胎体并要求产妇张口深呼吸，吸氧气同时，还纳脐带从近端开始单方向旋转，争取在宫缩间歇时迅速完成，脐带处于先露之上越高效果越好，待宫缩后将手慢慢退出，直至先露部固定，但还纳术有一定的困难，常边送边滑脱。另外，因脐带受刺激，脐血管收缩加重胎儿缺氧情况，常在还纳的过程中胎儿脐带搏动停止。可试行改良脐带还纳术。同时加强围生期保健，做好定期的产前检查，增强孕产妇自我保健意识，提高整个社会人群卫生保健素质，也是预防脐带脱垂，降低围产儿病死率的关键。

（江　红）

第四节　胎儿窘迫

一、概述

胎儿窘迫（fetal distress）是指胎儿在子宫内因急性或慢性缺氧和酸中毒危及其健康和生命的综合征，严重者可遗留神经系统后遗症或发生胎死宫内。发病率为2.7%～38.5%。胎儿窘迫分为两种类型：急性胎儿窘迫多发生在分娩期；慢性胎儿窘迫常发生在妊娠晚期，在临产后往往表现为急性胎儿窘迫。母－胎间血氧运输及交换障碍或脐带血液循环障碍，可引起胎儿急性缺氧，如缩宫素使用不当，造成过强及不协调宫缩，宫内压长时间超过母血进入绒毛间隙的平均动脉压；前置胎盘、胎盘早剥；脐带异常，如脐带绕颈、脐带真结、脐带扭转、脐带脱垂、脐带血肿、脐带过长或过短、脐带附着于胎膜；母体严重血液循环障碍致胎盘灌注急剧减少，如各种原因导致休克等；孕妇应用麻醉药及镇静剂过量，抑制呼吸。引起胎儿慢性缺氧的因素，如母体血液含氧量不足，合并先天性心脏病或伴心功能不全，肺部感染，慢性肺功能不全，哮喘反复发作及重度贫血等；子宫胎盘血管硬化、狭窄、梗死，使绒毛间隙血液灌注不足，如妊娠期高血压疾病、妊娠合并慢性高血压、慢性肾炎、糖尿病、过期妊娠等；胎儿严重的心血管疾病、呼吸系统疾病，胎儿畸形，母儿血型不合，胎儿宫内感染、颅内出血及颅脑损伤致胎儿运输及利用氧能力下降等。

二、诊断

胎儿窘迫的主要临床表现为胎心率异常、羊水粪染及胎动减少或消失。因此，诊断胎儿窘迫不能单凭1次胎心听诊的结果，应综合其他因素一并考虑。

（一）急性胎儿窘迫

1. 胎心率异常　胎心率变化是急性胎儿窘迫的一个重要征象。正常胎心率为120～160次/min，缺氧早期，胎心率于无宫缩时加快，>160次/min；缺氧严重时胎心率<120次/min。若行胎儿电子监护可出现多发晚期减速、重度变异减速。胎心率<100次/min，基线变异<5次/min，伴频繁晚期减速提示胎儿缺氧严重，可随时胎死宫内。

2. 羊水胎粪污染　根据程度不同，羊水污染分3度：Ⅰ度浅绿色，常见胎儿慢性缺氧。Ⅱ度深绿色或黄绿色，提示胎儿急性缺氧。Ⅲ度呈棕黄色，稠厚，提示胎儿缺氧严重。当胎先露部固定，当胎心率<100次/min而羊水清时，应在无菌条件下，于宫缩间歇期，稍向上推胎先露部，观察后羊水性状。

3. 胎动异常　缺氧初期为胎动频繁，继而减弱及次数减少，进而消失。

4. 酸中毒　采集胎儿头皮血进行血气分析，若pH<7.2，PO_2<10mmHg，PCO_2>60mmHg，可诊断为胎儿酸中毒。

（二）慢性胎儿窘迫

1. 胎动减少或消失　胎动<10/12h为胎动减少，为胎儿缺氧的重要表现之一，临床上常见胎动消失24小时胎心消失，应予警惕。监测胎动的方法：嘱孕妇每日早、中、晚自行计数胎动各1小时，3小时胎动之和乘以4得到12小时的胎动计数。胎动过频或胎动减少

均为胎儿缺氧征象，每日监测胎动可预测胎儿安危。

2. 胎儿电子监护异常　胎儿缺氧时胎心率可出现以下异常情况。①NST 无反应型：即持续监护 20 分钟，胎动时胎心率加速≤15 次/min，持续时间≤15 秒。②在无胎动与宫缩时，胎心率＞180 次/min 或＜120 次/min 持续 10 分钟以上。③基线变异频率＜5 次/min。④OCT 可见频繁重度变异减速或晚期减速。

3. 胎儿生物物理评分低　根据 B 型超声监测胎动、胎儿呼吸运动胎儿肌张力、羊水量及胎儿电子监护 NST 结果进行综合评分（每项 2 分）：≤3 分提示胎儿窘迫，4～7 分为胎儿可疑缺氧。

4. 胎盘功能低下　24 小时尿雌三醇值（E_3）＜10mg 或连续监测减少＞30%，尿雌激素/肌酐比值＜10；妊娠特异 β_1 糖蛋白（SP1）＜100mg/L；胎盘生乳素＜4mg/L，均提示胎盘功能不良。

5. 羊水胎粪污染　通过羊膜镜检查可见羊水呈浅绿色、深绿色及棕黄色。

6. 脐动脉多普勒血流　搏动指数（PI）和阻力指数（RI）可以了解胎盘阻力高低，间接推测胎儿有无宫内缺氧。有关脐动脉收缩期与舒张期血流速度比值（S/D 或 A/B）的下降幅度或正常的切点报道也不一致：第三军医大学大坪医院足月妊娠以 S/D 为 2.3 为预警指标。上海瑞金医院的标准是 36～40 周 S/D 为 1.7～3，平均 2.5 左右，一般认为 30～32 周以后 S/D＜3。但当 B－O 或出现逆流意味着胎儿严重缺氧，有胎死宫内的可能。

三、治疗纵观

胎儿对宫内缺氧有一定的代偿能力。轻、中度或一过性缺氧，不产生严重代谢障碍和器官损害，而长时间中度缺氧则可引起严重并发症。

（一）心血管系统的变化

由于二氧化碳蓄积及呼吸性酸中毒，使交感神经兴奋，肾上腺儿茶酚胺及肾上腺素分泌增多，致血压升高、心率加快及血液重新分布：心、脑、肾上腺血管扩张，血流量增加，其他器官血管收缩，血流量减少。重度缺氧时，转为迷走神经兴奋，心功能失代偿，心率由快变慢。无氧糖酵解增加，丙酮酸及乳酸堆积，胎儿血 pH 值下降，出现混合性酸中毒。

（二）消化系统的变化

缺氧使肠蠕动亢进，肛门括约肌松弛，胎粪排出污染羊水，呼吸运动加深，羊水吸入，出生后可出现新生儿吸入性肺炎。

（三）中枢神经系统

由于妊娠期慢性缺氧，使胎儿生长受限，分娩期急性缺氧可发生缺血缺氧性脑病及脑瘫等终生残疾。

（四）泌尿系统的变化

缺氧使肾血管收缩，血流量减少，胎儿尿形成减少而致羊水量减少。

由此看来，胎儿窘迫的基本病理是缺血缺氧引起的一系列变化。胎儿在宫内慢性乏氧或缺氧初期，由于胎儿对缺氧有一定耐受力，通过低氧消耗、血液供应的重新分布及利用无氧糖酵解作为能量来源尚有一定代偿能力。但若缺氧时间长，胎儿一旦对缺氧失去代偿能力，则会对胎儿器官特别是心血管系统和中枢神经系统的功能产生影响，不但直接威胁胎儿在宫内的生命，还可造成出生后新生儿窒息及出生后永久性的神经损伤后遗症。因此胎儿宫内窘迫的出现表明胎儿处于危急状态，应进行紧急处理，当然最重要的措施在于早针对胎儿宫内窘迫的病因预防或早期治疗，以降低围产儿的患病率及死亡率。

胎儿氧供应来自母体血液循环，胎儿与母体间气体交换与运输对胎儿宫内健康生长与安危至关重要。妊娠晚期近足月时母体从子宫动脉流向胎盘的血流量为500～700ml/min，氧分压为12.7kPa（95mmHg），流到绒毛间隙的血流量为400～500ml/min，氧分压为5.5kPa（400mmHg）；绒毛内胎儿毛细血管血流量为300～400ml/min，而氧分压为2.67kPa（21mmHg）。胎儿与母体间血氧与二氧化碳交换是通过单纯弥散方式按浓度与压力梯度原理进行，即物质在生物膜两侧交换时，从浓度高或压力高侧向低处弥散。因此胎儿与母体间气体交换系通过血管内皮细胞及绒毛细胞膜，由母侧血中氧分压12.7kPa先直接流向绒毛间隙，因其为混合血，PO_2降至5.33kPa，再弥散至胎血中，PO_2为2.67kPa的低侧。母体中PO_2越高，绒毛面积越大，绒毛合体细胞膜越薄，则单位时间内母体向胎儿运送的O_2越多。母体的供氧，胎儿的输氧与胎儿的用氧三者问是密切相关的，三者中任何一方出现障碍，均可造成胎儿在宫内缺氧而出现胎儿窘迫。

临产后，胎儿宫内窘迫一般应用5%碳酸氢钠静推来缓解缺氧状况，但效果不理想，不能有效中断胎儿体内的无氧酵解。注射用内给氧（注射用碳酸酰胺过氧化氢）是一种白色结晶或结晶性粉末，易溶于水，遇强氧化剂或还原剂可分解，注入人体后，能分解出过氧化氢，然后再经过氧化氢酶催化释放出氧。氧可直接与血红蛋白结合，进入细胞膜和线粒体内，从而提高氧分压和血氧饱和度，缓解缺氧状态。碳酸酰胺则通过肾脏以原形排出体外。胎儿宫内窘迫根本原因为脐血氧供不足，造成胎儿宫内缺氧所致酸血症，鼻部吸氧使母体内血红蛋白结合氧增加与胎盘交换增多，但交换能力有限。内给氧直接通过血液进入胎儿体内，分解出过氧化氢再经过过氧化氢酶催化释放出氧，氧直接与血红蛋白结合，进入细胞膜和线粒体内，从而提高氧分压，缓解缺氧状态，使胎儿缺氧得到改善。改善胎儿缺氧症状后，应尽快查明发生胎儿宫内窘迫的病因所在，如脐带绕颈，产道、产力异常等，要及时、恰当地给予处理，以保证胎儿安全和降低新生儿并发症。

围产儿死亡中30%～50%与胎儿宫内窘迫有关，窘迫时间长、程度重者，可产生神经系统的各种后遗症，甚至直接威胁胎儿生命。因此，胎儿宫内窘迫的治疗是产科医师应该非常重视的问题。急性胎儿宫内窘迫主要的病理生理特点是，母血含氧量降低，或胎盘循环受阻，导致胎盘气体交换障碍、供氧不足而产生酸中毒，引起胎儿体内二氧化碳积聚。临床常见于滞产、子宫收缩过程及脐带过短、绕颈以及其他的胎盘老化、梗死等情况。现已确认，胎儿宫内窘迫的传统治疗方法，即应用高糖及呼吸兴奋剂可加重缺氧，而葡萄糖无氧代谢时及应用维生素C可加重酸中毒，目前已多不主张应用。氨茶碱是组织磷酸二酯酶抑制剂。动物试验表明，氨茶碱能使子宫胎盘血流量增加21%～45%，抑制子宫收缩，降低宫腔压力，从而缓解宫缩过强、脐带因素引起的缺氧状况。有文献报道对胎儿宫内发育迟缓（IU-GR）的产妇给予氨茶碱后，用超声多普勒技术测定发现子宫动脉血流增加。对活跃期子宫收缩过程中因催产素使用不当导致胎儿宫内窘迫的产妇，氨茶碱有较好的治疗效果，这可能与扩张子宫血管、降低子宫压力、增加子宫胎盘血流量有关。氨茶碱还可提高母儿间氨基酸的转运能力，增加胎儿肝和胎盘的环磷酸腺苷（cAMP）含量，可导致肺表面活性物质产生，这有助于增强胎儿对缺氧的耐受性，提高抗病力。氨茶碱可提高cAMP含量，而

cAMP 可稳定平滑肌细胞膜电位，松弛平滑肌，并能抑制肥大细胞释放过敏性物质，使支气管扩张、黏膜水肿减轻，这有利于新生儿的复苏；氨茶碱具有心脏兴奋作用，可使心肌收缩力增强，心率明显增加，血二氧化碳水平明显下降，从而使 FHR 恢复。地塞米松通过胎盘进入胎肺诱导磷酸胆碱转换酶的合成，使羊水中卵磷脂/鞘磷脂比值加速上升，降低新生儿呼吸窘迫综合征的发生率。此外，地塞米松具有抗氧化、稳定溶酶体膜的作用，可维持小血管的紧张，并降低其通透性，恢复血脑屏障的功能，减轻脑水肿，这就大大降低了由于胎儿宫内缺氧引起脑及脑膜充血、水肿、出血的可能。氨茶碱与地塞米松联用治疗急性胎儿宫内窘迫，能提高胎儿对急性缺氧的耐受性，促进胎肺成熟，改善宫内循环状态和胎肺呼吸运动，从而纠正胎儿缺血状况缺氧。两药协同作用，还可减少胎儿在异常的呼吸动作下误吸羊水、胎粪而引起吸入性肺炎的可能；尤其是在严重胎儿宫内窘迫状态下需即刻行剖宫产结束分娩时，为宫内复苏抢救胎儿赢得了时间。因此，氨茶碱、地塞米松联用是一种有效的治疗急性胎儿宫内窘迫的方法。在应用中应注意氨茶碱需稀释后静脉缓慢注射，以避免恶心、呕吐、心动过速等不良反应。

胎儿宫内窘迫不论何种原因所致，就病理生理而言均为胎儿缺氧过程。沙丁胺醇兴奋 β_2 受体，能激活细胞膜上的腺菌酸环化酶，使 ATP 转化为环磷腺苷，调节钾、钠、钙等离子交换，降低钙离子水平以及肌液蛋白链激酶含量，抑制肌液蛋白磷酸化，使血管平滑肌松弛，动脉血管扩张，子宫胎盘血流量增加，因而致血压下降，脉压增大，改善宫内供氧环境，从而改善胎儿缺氧状况。所以，沙丁胺醇适用于急慢性胎儿缺氧的宫内复苏治疗，但不宜用于严重的胎儿宫内窘迫。对用沙丁胺醇后 3 ~4 小时不能分娩者，应立即采取剖宫产等，尽快结束分娩。有资料显示，沙丁胺醇与三联加地塞米松联用对比，在胎心率转归、降低剖宫产和阴道手术助产及新生儿窒息率方面，前者具有明显优越性。沙丁胺醇的抑制宫缩、扩张血管的作用不影响产后出血。沙丁胺醇偶有发生心动过速者，故合并心脏病者慎用。

另外，纳洛酮系阿片受体拮抗剂，可拮抗中枢神经系统和其他组织内源性阿片样物质内啡肽逆转，这些物质有抑制中枢神经系统的作用。纳洛酮 5mg/kg 可拮抗哌替啶引起的呼吸抑制，具有逆转中枢神经系统被抑制的作用。主要机制是纳洛酮直接作用于神经细胞，稳定细胞膜对钙离子的通透性，改善胎儿颅内缺氧状态，且对心血管及呼吸无抑制，起到了抗休克作用。胎儿缺氧可引起宫内窒息，吸入羊水或胎粪并致脑组织损害，造成永久性神经性后遗症。此药可提高患儿对缺氧的耐受力，减轻大脑皮层水肿对中枢呼吸的抑制，适用于分娩前和术前，抢救产后新生儿窒息成功率亦较高。治疗剂量的纳洛酮对母体很少有毒性作用，对胎心和新生儿的影响很小，一般情况下用 0.4mg 即可。如效果欠佳，可重复应用 0.4mg。临床实验表明，纳洛酮不但对胎心和新生儿无不良反应，而且疗效明显，作用迅速、方便，有助于治疗产时胎儿窘迫和促进胎儿宫内复苏。

胎儿窘迫后缺氧缺血常引起胎儿脏器功能损害，特别是缺氧缺血性脑病，临床和动物实验研究，发现其机制主要有：酸中毒，高能磷酸耗竭，ATP 酶依赖钙泵失活，膜离子转运停止，神经元发生去极化，细胞内钙超载，兴奋性氨基酸释出，氧自由基积聚，炎症因子释出，这些因素可直接使细胞受损、坏死，也可通过凋亡基因表达，导致迟发性细胞死亡。在动物实验中发现许多细胞保护剂具有较好的脑保护作用。用多种细胞保护剂联合治疗胎儿窘迫具有协同作用，能阻断发病后细胞损伤连锁反应。含镁能量合剂，能改善心脑循环，扩张子宫动脉及脐血管，解除胎盘绒毛表面血管痉挛，增加胎盘绒毛膜板氧合血流量，镁同时有抗钙离子、抗兴奋性氨基酸作用。ATP 和 CoA 作为细胞活化剂也被临床广泛应用，脑缺血启动过程首先是 ATP 耗竭，有人监测，在缺血后 10 分钟 ATP 由 2.2mmol/kg 降至 0.1mmol/kg，ATP 不仅直接供给能量，它还具有类似发动机的引火作用；通过环磷腺苷而增加磷酸化酶的活性，增加氧的氧化，生成更多的 ATP。CoA 作为一种辅酶参与磷脂的生物合成。胞磷胆碱作为胆碱的活化剂形成在卵磷脂的生物合成中起关键作用，它具有稳定细胞膜的作用。醋谷胺在抗兴奋性氨基酸过程中起介质作用。尼莫地平是钙通道拮抗剂，能阻断病理情况下的钙离子过度内流造成的细胞损害。另一个功能，能选择性阻断病理状态下的钙离子通道，降低钙离子向血管壁平滑肌细胞内转移，减轻血管痉挛，改善心、脑、肺、胎盘血液循环，从而起到防治胎儿窘迫脑损伤的作用，但对血压偏低孕妇不能盲目应用尼莫地平，以防低血压。甘露醇静脉滴注，它具有清除羟自由基、抑制脂质过氧化的作用，从而减轻了自由基所诱发的脑水肿，防止缺氧脑组织不可逆性损伤，甘露醇还可改善心脑循环，使神经细胞得以改善。地塞米松、维生素 E、维生素 C 为自由基清除剂，起协同作用。故多种细胞保护剂联合治疗胎儿窘迫疗效明显。

胎儿窘迫是孕期和产期的一种严重并发症，若不及时治疗，有可能导致胎死宫内。常压下吸氧对改善胎儿窘迫的效果并不令人满意。对孕期确诊为胎儿窘迫的孕妇进行高压氧（HBO）治疗，以促进胎儿在宫内正常发育，对争取新生儿存活、减少近期并发症和远期后遗症，提高生存质量和民族健康素质都有积极的意义。胎儿能获取充分的氧气供给取决于以下五个环节：母血含量充足；子宫血液循环良好；胎盘绒毛交换功能健全；胎儿脐带血液循环通畅；胎儿血液循环功能正常。凡引起上述环节中任何一个环节失常的突发因素，均可导致胎儿窘迫。HBO 能迅速提高血氧分压、血氧张力，增加氧含量及组织中的氧储备，舱压每提高 1 个标准大气压，吸入氧的氧分压即比常压下吸氧时提高 0.1MPa，由于压强的增加，气体的密度亦成正比增加，HBO 下吸入高分压、高密度的氧，形成了肺泡气 - 血液氧的高压力梯度，因而氧向血液内弥散的速度、距离、量与常压下吸氧时比有明显的增加。在常压下氧的有效弥散半径为 30μm，而在 3TAT 氧下，可达 100μm，在常压下吸氧，血氧张力达 600mmHg，而在 2.5 ~ 3TAT 下吸氧，血氧张力可升至 1770 ~ 2140mmHg，物理溶解氧量比常压下高 17 ~ 20 倍，能向组织和细胞提供充足的氧，从而改善子宫血液供应和血流迟滞，同时改善胎盘的供养及功能。换言之，只要上述五个环节中任何一环节的功能仅存正常的 1/17 ~ 1/20，在 HBO 下均能得以补偿，这是常压氧无法达到的。跟踪随访出生 5 个月 ~ 3 岁的婴幼儿，眼底检查未发现晶状体后纤维增生，小儿生长发育情况良好。因此，HBO 治疗胎儿窘迫，有利于妊娠顺利进行，是安全、有效的，且无不良反应，可作为孕期胎儿窘迫首选的辅助治疗措施。

脐带因素致胎儿窘迫在围产儿死亡中占很大比重，脐带异常是孕妇中常见的病理妊娠。当脐带因素致胎儿宫内窘迫时对新生儿危害极大，如处理不及时，可导致新生儿死亡。脐带一端连接胎儿，另一端附着于胎盘，通过胎盘与母体相连，以进行营养和代谢物质交换，脐带异常直接影响胎儿的生长、发育和预后。无论是脐带过短、缠绕及打结均在临产后，由于胎儿下降时牵拉脐带血管过度延伸变窄，血流受阻，致胎儿血液循环减少，胎儿缺氧窒息。脐带因素所致胎儿窘迫常发生于临产后，多为急性胎儿窘迫，胎心监护图上表现为心率异常或变异减速。脐带受压引起的典型变异减速波形特点如下：先是脐静脉受压使胎儿血容量减少，通过压力感受器调节使胎心在减速前可有一短暂加速，随后当动脉受压，通过压力及化学感受器双重调节产生胎心减速。当脐带压力缓解时，又是脐静脉梗阻解除滞后于脐动脉，产生一个恢复胎心基线前的又1次加速，重度变异减速胎心减速最低可≤70次/min，持续≥60秒，其他不典型的变异减速可表现为减速与宫缩无固定联系，变异波形不定，可表现为W型、A型、U型等，可发生延长减速（超过60~90秒，但≤15分钟的减速），如脐带脱垂时，后两种情况可导致胎死宫内，应积极处理。因此，在妊娠晚期及临产后都应仔细观察胎心变化，当发现胎心异常或头先露有黏稠胎粪尚有30分钟缓冲期，如在15分钟内结束分娩，则新生儿病死率0.5%，如持续30分钟以上可高达11%，如同时有上述两种异常情况，新生儿病死率可达50%。因此，应抓住时机果断处理。当发现胎儿宫内窘迫，应仔细检查，如宫口已开全，确能经阴道分娩，应立即侧切胎吸或产钳助产分娩。如不能经阴道分娩或宫口未开全，应立即剖宫产结束分娩。同时做好抢救新生儿准备，并应有儿科医师共同协作，才能使出生窒息的新生儿抢救成功。如在临产前发现脐带较重异常，则处理起来有足够时间。因此，利用彩超及脐血流图进行产前检查脐带情况是很有必要的。

不同职业的孕妇胎儿窘迫的发生率有很大差别，首先工人和农民孕妇劳动强度大，子宫肌张力紧张，增加子宫肌层间血管的外阻力，子宫胎盘血运受阻，故易引起胎儿缺氧，由于含氧量不足，特别是临产时，宫内缺氧加重引起一系列临床症状。其次，体力劳动者产程相对较短，子宫收缩较强，过频、过强的宫缩，胎盘血流停止时间较长，胎盘中氧的交换受到影响，而造成胎儿窘迫。因此，应该积极提倡产前休息，最好从预产期前2周开始休息。

胎儿宫内窘迫是指以胎儿胎盘系统的呼吸循环功能不全为主的一组综合征。护理胎儿宫内窘迫对减少围产儿死亡，改善预后，优生优育具有重要意义。因此，应做好胎儿窘迫的防治。

1. 胎儿宫内窘迫　应针对病因、孕周、胎儿成熟度和窘迫的严重程度进行处理。

2. 胎动计数　孕妇于28周开始自数胎动，于每日早、中、晚固定时间各测1h/次胎动，将胎动数相加乘4即得出12小时的胎动数。胎动数>30/12h为正常，<20/12h为异常，<10/12h提示胎儿已明显缺氧，若胎动继续减少至消失，胎心也将在24小时内消失。应及时就诊，以免贻误抢救时机，胎动过缓往往是胎动消失的前驱症状。

3. 掌握听胎心的方法　每日定时听胎心并记录，正常指导孕妇左侧卧位，改善胎盘血流灌注。

4. 孕妇配合　用通俗易懂的语言向高危孕妇讲解有关妊娠并发症与发生胎儿窘迫的因果关系，使她们对自身疾病有正确认识，能够积极配合治疗和护理，同时高危孕妇应每日吸氧3次，每次30分钟，增加母血氧饱和度含量，减轻因疾病所引起的胎儿宫内窘迫慢性缺氧。

胎儿宫内窘迫的护理包括。

1. 慢性宫内窘迫的护理　①吸氧改善胎儿氧供。②定期做产前检查者，估计胎儿情况尚可，立即抑制宫缩改善胎盘循环，延长孕周数。③胎儿宫内窘迫情况难以改善，接近足月，估计在娩出后胎儿生存可能性极大者，可立即剖宫产。④距离足月妊娠较远，胎儿娩出后生存可能性较小，则可将情况向家属说明，尽量保守治疗，以延长孕周数。

2. 急性胎儿窘迫的护理　①宫口开全，胎儿先露部已达坐骨棘平面以下3cm者应尽快助产经阴道娩出胎儿。②宫颈尚未完全扩张，胎儿窘迫情况不严重可吸氧，同时左侧卧位观察10分钟，若胎心率变为正常，可继续观察。③如果催产素使用不当引起子宫收缩过强，出现胎心音异常时，应立即调慢滴速，减少进量或停止滴注。如果子宫呈强直性收缩，遵医嘱使用镇静剂，抑制宫缩恢复绒毛间隙及脐血流量，改善胎儿血氧的供应。④静脉滴注葡萄糖盐水及维生素C，增加母血容量，提高糖的储备，补充钠盐，补充产时消耗，同时防止毛细血管通透性增加，降低胎儿颅内出血的可能。⑤在处理过程中，护理人员要保持镇静，措施果断，技术熟练，仔细观察羊水情况，勤听胎心，及时准确地发现胎儿窘迫，为医师提供第一手资料，以便做出最恰当的处理，降低新生儿窒息率和产妇的剖宫产率。值得注意的是，及时终止妊娠是对胎儿窘迫的最好防治。

四、治疗方案

（一）治疗原则

胎儿窘迫的治疗原则：根据胎儿窘迫的病理生理变化，必须抓住以下三个方面去治疗胎儿窘迫。

（1）提高胎儿大脑及其他重要器官对缺氧的耐受性和稳定性。

（2）消除窘迫时对胎儿造成的脑及其他重要器官的功能障碍。

（3）尽快消除母体对胎儿的不良影响因素或使胎儿尽快脱离其有不良影响因素的母体。

（二）治疗措施

1. 急性胎儿窘迫　应采取果断措施，改善胎儿缺氧状态。

（1）一般处理：左侧卧位。应用面罩或鼻导管给氧，10L/min，吸氧30分钟/次，间隔5分钟。纠正脱水、酸中毒及电解质紊乱。

（2）病因治疗：如缩宫素使用不当致宫缩过强、不协调宫缩，应立即停用缩宫素，口服宫缩抑制剂沙丁胺醇2.4～4.8mg，每日3次，哌替啶100mg肌肉注射，也可用硫酸镁肌肉注射或静脉滴注抑制宫缩。如羊水过少（AFV <2cm）脐带受压，可经腹羊膜腔输液，将250ml生理盐水或乳酸钠林格注射液缓慢注入羊膜腔内，5～10ml/min。AFV维持8～10cm。

（3）尽快终止妊娠：

1）宫口未开全：应立即行剖宫产的指征有如下。①胎心率 <120次/min或 >180次/min，伴羊水污染Ⅱ度。②羊水污染Ⅲ度，伴羊水过少。③胎儿电子监护CST或OCT出现频繁晚期减速或重度变异减速。④胎儿头皮血pH <7.20。

2）宫口开全：骨盆各径线正常，胎头双顶径已达坐骨棘平面以下者，应尽快经阴道助娩。

无论阴道分娩或剖宫产均需做好新生儿窒息抢救准备。

2. 慢性胎儿窘迫　应针对病因，视孕周、胎儿成熟度及胎儿窘迫程度决定处理。

（1）一般处理：左侧卧位休息。定时吸氧，每日2～3次，每次30分钟。积极治疗妊娠并发症。

（2）期待疗法：孕周小，估计胎儿娩出后存活可能性小，尽量保守治疗以期延长胎龄，同时促胎肺成熟，争取胎儿成熟后终止妊娠。

（3）终止妊娠：妊娠近足月，胎动减少，OCT出现频繁的晚期减速、重度变异减速或胎儿生物物理评分 <3分者，均应以剖宫产终止妊娠为宜。

在救治急性胎儿窘迫时尚应避免不合理的措施，即传统三联（50% GS 40ml、维生素C

0.5g、尼可刹米0.375g）疗法。因为，胎儿在缺氧状态下葡萄糖无氧酵解后生成的ATP很少，却产生过多的丙酮酸，因不能进入三羧酸循环而堆积肝内，且部分转变成乳酸，发生代谢性酸中毒。高渗糖的使用目的在于补充能量，但使无氧酵解增加，乳酸生成增多，加重代谢性酸血症的病情；呼吸兴奋剂的使用促使胎儿深呼吸，与此同时，可能会吸入更多的羊水，而已发生胎儿窘迫的羊水多伴胎粪污染、变浑浊，此羊水吸入到下呼吸道诱发MAS。另外，用碳酸氢钠静滴，对产程长进食少，恶心呕吐严重，肠胀气明显者，能起到纠正酸中毒及电解质功能紊乱作用。国内专家认为胎儿酸中毒是母体的反映，给母体碱性药物可改善胎儿酸中毒。但由于碳酸氢钠通过胎盘速度缓慢，因而对急性缺氧的缓解不起很大作用。现多主张羊膜腔内给药，达到快速纠酸作用。

发生胎儿宫内窘迫时产科医师应当机立断进行有效的宫内复苏：

1）注射用内给氧治疗方案：注射用内给氧又名碳酸酰胺过氧化氢，其化学式为：$CO(NH_2)_2 \cdot H_2O_2$，它是在双氧水的基础上衍化过来的，是一种强氧化剂，对人体组织无损害无刺激。注射用内给氧1g（内含H_2O_2 0.3g）+10%葡萄糖250ml静脉滴注，先快后慢（即快速滴注后胎心转好，后慢速维持，直至胎儿娩出）。但内给氧制剂仅能缓解、改善胎儿缺氧症状，不能解决病因问题，如胎盘早剥，脐带脱垂，产道、产力异常等。因此，胎儿缺氧症状改善后，应尽快查明病因，给予及时、恰当的处理，以保胎儿安全。

2）氨茶碱与地塞米松联用治疗方案：地塞米松5mg，立即静脉推注，再用25%葡萄糖20ml加氨茶碱0.25g静脉缓注（氨茶碱静推时间≥5分钟）。氨茶碱可引起个别患者恶心、呕吐、心动过速、烦躁等不良反应。但只要推注缓慢，这些不良反应可以避免。

3）沙丁胺醇治疗方案：沙丁胺醇喷雾吸入，0.1~0.2mg，30分钟后含服4.8mg，个别产妇不能在4小时内结束分娩者再服2.4mg。沙丁胺醇不良反应小，偶发用药后心动过速，对合并心脏病及甲亢的孕妇应慎用；同时，注意防止产程延长及产后出血。

4）多种细胞保护剂联合治疗方案：建立两路静脉通道，一路静脉缓慢推注地塞米松10mg，继续给予20%甘露醇150ml静脉滴注，另一路予10%葡萄糖液250ml加25%硫酸镁20ml、ATP 40mg、CoA 200U、维生素C 2g、胞磷胆碱0.5g、醋谷胺0.5g，静脉滴注，同时根据血压口服尼莫地平10~20mg、维生素E 0.2g。

5）纳洛酮治疗方案：静推纳洛酮0.4mg，30~120分钟重复1次。

6）高压氧治疗方案：采用YYCl8D-8型空气加压舱，治疗压力0.16MPa（1.6ATA），升压10分钟，面罩吸纯氧30分钟，匀速减压10~15分钟，全程50~60分钟，每日1次，共2~10次，同时记录孕妇的自觉症状。

1998年ACOG提出的建议包括以下几点：

1）改变孕妇体位：可缓解脐带受压，并可纠正仰卧位低血压；通过电子胎心监护仪，观察侧卧位后胎心率图形改变，以调整孕妇保持最合适的体位，并不仅限于左侧卧位。

2）停止缩宫素的使用并缓解过强的宫缩：从而改善子宫胎盘血流灌注量。即使在等待剖宫产时，有条件者也应给予子宫松弛剂，如单次静脉慢推硫酸镁4g或静脉用利托君（ritodrine）；也可皮下或静脉单次注射特布他林（terbutaline）0.25mg。后两种药物不宜用于糖代谢异常孕妇。

3）阴道检查：排除脐带脱垂等病因。

4）纠正低血压：可适当给予升压药物，纠正因使用麻醉镇痛药物所致的低血压。

5）通知麻醉师和助产士：做好紧急分娩的准备工作。

6）注意胎心变化：可用电子胎心监护仪连续监护，也可间断听诊。在手术室，腹部皮肤消毒前，应始终注意胎心变化。

7）通知新生儿科医师：请有经验的新生儿科医师到分娩现场，准备复苏的药品和器械。

8）吸氧：给孕妇吸氧，最好采用高流量纯氧、面罩法间断给氧。

（黄玉琴）

第五节　产后出血

一、概述

产后出血（postpartum hemorrhage）是指胎儿娩出后生殖道出血超过500ml（阴道分娩中），早期产后出血发生在产后24小时内，晚期产后出血发生在产后24小时后到产后6周内。出血可能发生在胎盘娩出前、娩出时及娩出后。事实上，在没有并发症的阴道分娩中准确测量平均出血量为600～700ml，而阴道助产和剖宫产可达1000～1500ml。对产后出血量的估计通常存在低估。不论是在发达国家还是发展中国家产后出血都是引起孕产妇死亡的重要原因，特别是在非洲和亚洲的发展中国家，常是孕产妇死亡原因的第一位。产后出血在世界范围内的发生率是10.5%，每年引起13.2万名产妇死亡，产后出血的死亡率为1%。在我国产后出血近年来一直是引起孕产妇死亡的第一位原因，特别是在边远落后地区产后出血引起的死亡占到50%以上。降低孕产妇死亡率，减少和有效处理产后出血至关重要。

二、诊断

在阴道分娩时，胎儿娩出后，生殖道出血超过500ml，在剖宫产时，胎儿娩出后出血超过1000ml应诊断为产后出血。这种传统的定义对于临床的处理并没有太多的帮助，研究表明阴道分娩的平均出血在500ml左右，而剖宫产的平均出血在1000ml左右，按照这种定义有一半孕产妇分娩时会发生产后出血。用能引起低血容量症状时的失血量来定义产后出血可能更为实用，比如，血细胞比容产后较产前降低10%或需要输血治疗，这种情况占到阴道分娩的4%，剖宫产的6%。

（一）产后出血的常见病因

1. 子宫收缩乏力　产后止血的重要生理机制就是胎盘附着部位围绕在血管周围的子宫肌纤维的强力收缩，使血管关闭从而达到止血的效果。子宫收缩乏力是指子宫肌纤维收缩不佳，是引起产后出血的最常见的原因（占50%以上）。引起子宫收缩乏力的危险因素有过多的宫腔操作，全身麻醉，子宫过度扩张（双胎、羊水过多），产程延长，多产，子宫肌瘤，手术助产及宫腔操作，缩宫素引产和催产，子宫感染，子宫卒中等。

2. 软产道损伤　会阴切开和（或）产道撕裂伤引起的大量出血占到了产后出血原因的20%。撕裂伤的部位包括子宫、宫颈、阴道及外阴，在急产及阴道助产中比较常见。有时在外阴和阴道的皮下发生血管的撕裂伤，引起皮下血肿，由于没有显性出血，容易被忽略，有时产后几小时后或发生休克了才发现。

会阴切开时如果伤及动脉血管或曲张的静脉可能引起大量的出血，会阴切开的时机选择也很重要，胎儿娩出前切开过早，或是胎儿娩出后未及时缝合，都会明显增加出血量。世界卫生组织建议应有限制地进行会阴切开术，而不应作为一项常规。

产后如果子宫收缩好，持续有新鲜血液流出，应考虑撕裂伤的因素。发现宫颈和阴道撕裂伤需要在良好的暴露下仔细检查，如有撕裂伤应在充分的麻醉下及时修补。

子宫自然破裂十分罕见，在多产、胎位异常、子宫瘢痕和催产素引产这些高危因素存在时应警惕。近年来越来越多剖宫产术后再次妊娠的情况，子宫破裂引起的产后出血有所增加。

3. 胎盘组织残留　胎盘胎膜组织残留造成的产后出血占到5% ~10%，在胎盘植入、手剥胎盘、第三产程处理不正确、未及时发现副胎盘均可造成胎盘组织残留。B 超发现宫腔内高回声团块支持宫内组织残留的诊断。在产后几个小时后或晚期产后出血时，应高度警惕胎盘组织残留，并及时进行 B 超检查。经阴道的彩色多普勒超声检查更为敏感。如超声未见明确的宫内占位，则没有必要进行清宫术。

4. 凝血功能障碍　在一些严重的产科并发症中可能出现凝血功能障碍，如胎盘早剥、死胎、羊水栓塞、重度子痫前期、子痫及败血症。临床表现可能有低纤维蛋白原血症、血小板减少及弥散性血管内凝血。如输血超过 8 个单位可能出现稀释性的凝血障碍。其他的内科并发症也可能引起凝血功能障碍，如白血病、血小板减少性紫癜等。对凝血功能障碍的诊断应重视孕产妇病史的采集和实验室检查。

（二）产后出血常见的危险因素

在一项对 9598 例阴道分娩的孕产妇的调查中，有 374 例发生产后出血，发生率为 4%，相关的危险因素有：

（1）产程延长（OR 7.56）。

（2）子痫前期（或 HELLP 综合征）（OR 5.02）。

（3）会阴侧切（OR 4.72）。

（4）有产后出血病史（OR 3.55）。

（5）双胎（OR 3.31）。

（6）先露下降停滞（OR 2.91）。

（7）软组织撕裂伤（OR 2.05）。

（8）使用催产素引产（OR 1.66）。

（9）手术助产（OR 1.66）。

（10）会阴正中切开（OR 1.58）。

（11）初产妇（OR 1.45）。

其他一些危险因素还包括：全身麻醉、子宫过度膨大（多胎妊娠、巨大儿、羊水过多）、多产、绒毛膜羊膜炎等。

三、治疗纵观

尽管产后出血有近 90% 没有明确的高危因素，但通过加强孕产期的管理，特别是产时正确的处理能减少产后出血的发生。世界卫生组织推荐的积极处理第三产程对预防产后出血的效果已经被多项研究所证实。积极处理第三产程包括及早钳夹脐带、有节制地牵拉脐带

(controiled cordtraction)、排空膀胱和预防性使用缩宫药物。一项系统评价显示：与期待处理相比积极处理第三产程（在医院里）降低了产后出血的量，平均降低约80ml；产后出血超过500ml发生率由13.6%降至5.2%，出血超过1000ml的发生率由2.6%降至1.7%；第三产程时间平均缩短9.77分钟。有节制牵拉脐带是积极处理第三产程的重要一环，传统的观点是在第三产程时要等到胎盘有剥离征象时方能协助胎盘娩出。但积极处理时要求胎儿娩出后，脐带停止搏动即钳夹切断脐带，在使用缩宫药物的同时，一手将钳夹的脐带一端握紧，另一只手放在产妇的耻骨联合之上，在牵拉脐带时，上面的手通过反向用力使子宫固定，防止引起子宫内翻，下面的手保持较低的牵拉力量，持续2~3分钟，当子宫变得圆硬，脐带变长，下拉脐带使胎盘娩出，而不要等出血（胎盘剥离）时才开始牵拉脐带。在整个过程中上面的手要持续用力保持子宫位置固定，切忌在没有上面的手向反方向推力的情况下，下拉脐带，造成子宫内翻。

宫缩剂的使用在预防产后出血中起到了至关重要的作用，常用的宫缩剂包括缩宫素（催产素）、麦角新碱、前列腺素制剂（米索前列醇片、卡孕栓、卡前列素氨丁三醇针）。多项随机对照试验表明缩宫素是目前预防产后出血效果明确，不良反应少的药物，但缩宫素应注意避免1次短时间大剂量使用（负荷剂量），如静脉推注5U以上，可能引起低血压、心慌、心悸，特别是在区域麻醉的情况下更容易发生。麦角新碱在高血压和心脏疾患时不宜使用，我国现已停产。米索前列醇使用后腹泻、发热、寒战等不良反应明显，可作为没有缩宫素时替代或应用缩宫素无效时使用。卡前列素氨丁三醇针（欣母沛）价格昂贵，并不适于广泛应用，在应用缩宫素无效的宫缩乏力引起的产后出血的治疗有一定的效果。

四、治疗方案

许多处理产后出血的方法还停留在专家的经验和一些个案的报道，缺乏随机对照研究和系统评价，但在目前证据的基础上，也能为我们有效地处理、抢救产后出血的产妇提供有价值的借鉴。国际助产士联盟（ICM）和国际妇产科联盟（FIGO）建议处理产后出血按以下的流程，共11个步骤，每个步骤的第一个字母组成英文单词“止血（HAEMO－STASIS）”。

止血步骤如下。

1. H（ask for help）　呼叫救援帮助，立即组成抢救小组。通知助产士、产科医师、麻醉医师、内科医师、护工及后勤保障部门，组成有效的抢救小组，由在场的职称最高的医务人员作为总指挥，统一协调，并指定专人记录，同时通知血库、手术室做好准备。将产妇转入高危病房或ICU病房。

2. A（assess and resuscitate）　评估（包括生命征、出血量）并开始抢救复苏。立即建立2个14或16号的静脉输液通道，每个通道输入晶体液1000ml，最初15~20分钟内可快速输入1000ml，在第一小时内至少输入2000ml，输液20~30分钟评估休克有无改善，如有改善则以每6~8小时1L的速度滴注晶体液。予面罩给氧，流量为8L/min，并抬高下肢。抽血进行合血、血常规、凝血图（PT、APTT、Fib、D－D二聚体）、电解质检查；安放尿管，行尿液分析，记录每小时尿量；监测产妇生命征包括血压、心率、呼吸、氧饱和度及心电图，必要时行中心静脉插管监测中心静脉压。

3. E（establish etiology and check medication supply）　初步确定病因并检查药物准备情况（缩宫素、麦角等），立即备血。在经过补液治疗无改善则进一步处理，有血液应立即使用，危及生命时先输入“O”型 Rh 阴性血液，PT/APTT > 1.5 倍正常值，输入冰冻血浆，有的建议每输入 6U 血液需输入冰冻血浆 1L，当纤维蛋白原 < 1g，输入血浆冷沉淀物，血小板 < 50×10^9/L，输入血小板悬液。

4. M（massage uterus） 按摩子宫。让产妇躺在产床或手术台上，一手置于阴道前穹隆，另一手放于耻骨联合之上一起加压，按摩子宫。

5. O（oxytocin inftlsion） 使用缩宫素及前列腺素（经静脉、盲肠、肌肉或直接子宫肌壁）。剂量与方法：①缩宫素 5 ~ 10U 静脉缓推。②麦角新碱 0.4mg 静脉缓推。③缩宫素 10 ~ 20U + 500ml 液体，125ml/h 静脉滴注。④卡前列素氨丁三醇（$PGF_{2\alpha}$）250μg 肌注，15 ~ 90 分钟可重复使用，总量不超过 2mg。

6. S（shift to operating room） 将产妇转入手术室，排除胎盘等组织残留以及产道的撕裂伤。可继续双手按摩子宫。

7. T（tamponade） 填塞止血。可考虑使用用于胃底静脉出血时的气囊填塞，在条件不具备的地区可使用自制避孕套水囊填塞。纱布填塞也可使用，但失败率在 50% 左右。在使用缩宫剂治疗无效的情况下，应立即考虑进行填塞试验，以确定是否需要手术干预。使用方法：消毒暴露宫颈后将无菌的单腔气囊放入宫腔，这时静脉持续滴入缩宫素，缓慢注入热的生理盐水可达 300 ~ 400ml，观察宫颈及引流管没有鲜血继续流出时停止注入。如有效为填塞试验阳性，保守治疗成功的希望有 87%，可继续持续滴入缩宫素，置保留尿管监测生命征，出血量及尿量。6 小时后如无继续出血可先放出生理盐水，但不取出气囊观察 30 分钟，如无出血可取出气囊停用缩宫素。如再次出血可考虑重新注入生理盐水填塞。常规使用抗生素 3 天。

8. A（apply compression sutures） 实施压迫子宫的缝合。填塞试验阴性，应考虑开腹进行手术止血。最常用的是 B - lynch 缝合，探查宫腔，清除积血，搬出子宫，用手加压子宫体以估计缝合成功的机会；用 0 号合成缝线自子宫切口右侧 3cm 的下缘 3cm 处进针，经宫腔自切口上缘侧方距 4cm 出针，拉紧肠线至宫底绕到子宫后壁，于前壁相当部位进针至宫腔，自右侧水平向左侧相应部位穿出至子宫后壁，肠线紧贴宫体表面绕过宫底到子宫前壁下段切口上 3cm 处进针，通过宫腔在切口左下缘与右侧进针处同一水平出针，拉紧可吸收线，切口下缘左右侧两线端打结，再加压宫体，检查子宫止血良好，缝合子宫切口。

9. S（systematic pelvic devascularization） 系统性的结扎盆腔血管。如果子宫压迫缝合失败，可试行供应子宫血管的结扎，包括双侧子宫动脉，接下来是双侧卵巢韧带远端的输卵管分支。子宫动脉可在打开膀胱腹膜反折下推膀胱后直接结扎，在距子宫侧缘 2cm 出进针穿入子宫肌层，从阔韧带无血管区出针，缝扎打结。对侧同法处理。如果出血仍持续，可考虑结扎双侧卵巢动脉的输卵管支。如果仍无效，可进一步结扎髂内动脉，这需要手术医师有熟练的技巧并熟悉盆腔的解剖结构。在子宫切除术中常规辨别髂内血管和输尿管可增强产科医师在急诊时处理的信心。双侧髂内动脉结扎后，远端动脉血管的脉压降低高达 85%，结扎远端的血流供应减少约 50%，这一方法的成功率为 40% ~ 75%，对避免子宫切除有很高的价值。可能的并发症有盆侧壁血肿、输尿管损伤、髂静脉撕裂伤、误扎髂外动脉等。

10. I（intervention radiologist） 放射医师干预，如出血继续，有条件的可行子宫动脉栓塞术。

11. S（subtotal or total abdominal hysterectomy） 子宫次全或全切术。选择全切或次全切

要看出血的情况，如果出血主要在子宫下段（如前置胎盘），应考虑行子宫全切术。如果子宫收缩乏力则子宫次全切除术更合适。次全切的并发症发病率和死亡率均较低而且时间较短。子宫切除术是处理子宫收缩乏力及胎盘植入的最后手段，但如果患者的血流动力学不稳定或出血量大用药物和其他手术措施根本无法控制的情况下应及早施行。

（黄玉琴）

第六节　产后休克

一、概述

休克（shock）是由于急性循环功能障碍，全身组织和脏器的血流灌注不足，引起组织缺血、缺氧、代谢紊乱和各种重要脏器功能发生严重障碍的综合征。休克可出现在各种疾病过程中，如不及时予以适当处理，全身组织器官会发生不可逆损害而引起死亡。产科休克是指产科特有的、与妊娠及分娩直接相关的休克，是威胁孕产妇和围生儿生命的重要原因之一。失血性休克占产科休克的首位，亦是造成孕产妇死亡的主要原因，如产后出血、前置胎盘、胎盘早剥、流产、异位妊娠、剖宫产后子宫切口裂开、子宫破裂、软产道严重撕裂伤等。其次是感染性休克，如感染性流产、长时间破膜后的绒毛膜羊膜炎、产后和手术后发生盆腔感染和切口感染、产褥感染、妊娠合并严重血小板减少性疾病所造成的感染等，如不及时处理，可致感染性休克。据统计约有20%的产妇死于感染性休克。此外，孕妇有可能因注入对其过敏的抗生素或不相容的血液制品而引起过敏性休克；妊娠使孕妇的血液处于高凝状态，HELLP综合征等，有导致深静脉血栓形成，肺栓塞的危险性；还有羊水栓塞引起弥散性血管内凝血（DIC），大量微血栓形成，以上两种为产科常见的阻塞性休克；产科休克还包括心脏泵衰竭或心功能不足所引起的心源性休克；手术和麻醉引起的神经源性休克等。

二、诊断

（一）临床表现

休克早期表现为烦躁、焦虑或激动；休克晚期，表情淡漠或意识模糊，甚至昏迷。皮肤苍白或发绀、四肢湿冷。

（二）体征

1. 体温　体温的骤然变化，如突然升高至39℃以上，或体温骤降至37℃以下，或伴有寒战继而发生面色苍白、烦躁不安者，常常提示感染性休克即将发生。

2. 脉搏　休克早期，血压下降前，往往细数，随血压下降，更为细数；休克晚期，脉细缓提示病情危重。

3. 呼吸　休克早期呼吸加快，开始出现呼吸性酸中毒时，呼吸深而速；酸中毒加深后，呼吸转为深而慢，出现呼吸困难，提示病情危重。

4. 血压　动脉血压及脉压下降，收缩压＜80mmHg或下降20%以上，或原有高血压者收缩压较其基础血压下降30mmHg，同时脉压＜20mmHg，伴有尿量减少、四肢湿冷等，则提示已有休克存在。

5. 尿量 尿量每小时低于20～25ml表示血容量不足，为内脏血液灌流量的一个敏感指标。在尿量足够而尿钠低的败血症患者，提示肾脏通过潴留钠以维持血容量，此时尽管尿量正常也应输液。

（三）中心静脉压监测

在失血性休克中，中心静脉压监测非常重要，正常中心静脉压为6～12cmH_2O，<6cmH_2O，表示血容量不足，故中心静脉压监测以及血压变化可供补液、输血量参考。此外计算休克指数可作为低血容量休克的诊断参考。休克指数=脉率÷收缩压。指数为0.5，表示正常血容量；指数为1，表示失去20%～30%（1 000～1 500ml）的血容量；指数>1，表示失去30%～50%（为1 500～2 500ml）的血容量。

（四）实验室检查

1. 血红细胞计数 血红蛋白及血细胞比容。出血性休克时各项指标均降低；感染性休克时，白细胞计数及中性粒细胞明显升高，粒细胞内可出现中毒颗粒。

2. 血气分析 休克时pH、PO_2均下降，PCO_2上升。

三、治疗纵观

产科休克一旦发生，贵在及时、迅速、配合、分秒必争地进行急救，对严重出血或感染性休克患者，应立即给予止血、输液、输血、止痛、保持呼吸道通畅和氧气输入、迅速改善血液循环等处理，常能缓和休克的进展，有时甚至可阻止休克的进展和防止休克的发生。近年研究表明，迅速有效地使用液体疗法抗休克，是挽救孕产妇及胎婴儿生命的关键。液体疗法成功与否与选择的液体性质、数量及输液速度密切相关，遵循“需多少，补多少”的原则，贵在及早补充。同时针对病因治疗，方能得到好的治疗效果。

四、治疗方案

（一）急救措施

1. 迅速确定出血来源和阻止继续出血 是治疗失血性休克的关键。根据不同的原因采取相应的措施，积极治疗原发病。

2. 保持有效通气量，经鼻导管供氧 是抢救休克的首要原则。休克时肺循环处于低灌注状态，氧和二氧化碳弥散受到影响，严重缺氧时，可引起低氧血症，低氧血症又加重休克，导致恶性循环。因此，必须保证充足供氧，鼻导管插入深度应适中，通常取鼻翼到耳垂间的长度，氧的流量应保持5～6L/min。

3. 确保输液通道 可选用静脉输液。若达不到效果可采用套管针，选颈外静脉或颈内静脉穿刺，增加抢救成功率。

4. 补充血容量 扩充血容量是维持正常血流动力和微循环灌注的物质基础，是抗休克的基本措施。现推荐使用平衡液，如林格乳酸钠溶液。适当输全血，需要大量输血时，应按照3∶1补充新鲜血。当失血量大于25%时，必须同时补充电解质。

5. 纠正酸中毒 代谢性酸中毒常伴休克而产生，酸中毒能抑制心脏收缩力，降低心排血量，并能诱发DIC。因此，在抗休克同时必须注意纠正酸中毒。首次可给予5%碳酸氢钠100～200ml，2～4小时后酌情补充。有条件最好监测二氧化碳结合力，根据失衡情况给予治疗。

6. 预防心力衰竭　休克发生后，心肌缺氧，能量合成障碍，加上酸中毒的影响，可使心肌收缩无力，心搏量减少，甚至发生心力衰竭。因此，必须严格监测脉搏，注意两肺底有无湿啰音。有条件应做中心静脉监测。如脉率大于140次/min，或两肺底部发现有湿啰音，或中心静脉压高达1.18kPa以上者，可给予快速洋地黄制剂，一般常用毛花苷C 0.4mg，加入25%葡萄糖20ml中，缓慢静脉注射。4～6小时后可酌情再给0.2mg毛花苷C，以防治心力衰竭。

7. 预防肾功衰竭　当血容量补充已足，血压恢复正常，但每小时尿量仍少于17ml时，应适当给予20%甘露醇250ml，于30分钟内滴入，以改善肾脏皮质的血流量，产生利尿作用，预防肾衰竭。

（二）不同类型产科休克的处理不同

1. 出血性产科休克　原则是迅速止血、纠正失血性休克及控制感染。迅速确定出血来源和阻止继续出血。对由于前置胎盘或胎盘早剥引起的产前出血，应先稳定母体情况，然后再选择适当的措施娩出胎儿；对产道撕裂引起的严重产后出血，通常采用缝合和修补以控制出血；异位妊娠破裂流产导致的大出血，应在充分补液的同时迅速手术治疗；对子宫乏力、子宫破裂或胎盘滞留等引起的出血，可选择各种止血药物（如催产素、麦角新碱、卡前列素氨丁三醇）和手术方法（如结扎子宫动脉或髂内动脉、子宫切除法、介入法和改良B－Lynch压缩缝合术）以挽救产妇的生命。

（1）宫缩乏力引起的产后出血：

1）按摩子宫和缩宫素的应用：常规治疗方法是按摩子宫，助产者迅速用一手置于宫底部，拇指在前壁，其余四指在后壁，作均匀按摩宫底，经按摩后子宫开始收缩，亦可一手握拳置于阴道前穹隆，顶住子宫前壁，另一手自腹壁按压子宫后壁，使子宫体前屈，两手相对紧压子宫并作按摩。必要时可用另一手置于耻骨联合上缘，按压下腹正中部位，将子宫上推，按摩子宫必须强调用手握宫体，使之高出盆腔，有节律轻柔按摩。按压时间以子宫恢复正常收缩，并能保持收缩状态为止，使之高出盆腔，有节律轻柔按摩。在按摩的同时，催产素20U子宫体直接肌肉注射，20U催产素加入平衡液500ml中静脉滴注，滴速＜80滴/min。切忌无限加大催产素的剂量，大剂量催产素可引起血压升高，使冠状血管平滑肌收缩。麦角新碱0.2mg静脉推注，作用时间慢，对宫颈、宫体有作用，一般用量为1mg/d，1次最大剂量为0.5mg，如无效，需采取进一步治疗。

2）前列腺素衍生物的应用：①米索前列醇：是一种新型口服前列腺素E_1（PGE_1）的衍生物，吸收后转化为有活性的米索前列醇酸，不但有强烈的子宫收缩作用，而且能增加子宫收缩作用，增加子宫收缩频率，不影响血压，不增加心血管系统的负荷。米索前列醇给药途径主要为口服、舌下含化、宫腔内放置、直肠给药、阴道上药等途径。剂量一般为200μg。②卡前列素氨丁三醇（欣母沛）为甲基前列腺素，其活性成分为卡前列腺素氨丁三醇，是前列腺素PGF_{2a}的衍生物，对子宫平滑肌有较强的收缩作用，国外已广泛用于难治性产后出血的治疗。卡前列素氨丁三醇作为一种前列腺素，具有一定的不良反应，最常见的是腹泻、恶心呕吐、血压升高等；唯一禁忌证是过敏。剂量一般为250～500μg，最大可达到2 000mg。③卡孕栓，主要给药途径为舌下含服、阴道给药、直肠给药。剂量为1mg。④氨甲环酸，剂量为0.1～0.3g加入生理盐水或5%葡萄糖液20～100ml静脉滴注。

通过如上处理，多能使子宫收缩而迅速止血。若仍不能奏效可采取以下措施：

1）填塞宫腔：近代产科学中鲜有应用纱布条填塞宫腔治疗子宫出血者，若需行此术则宜及早进行，患者情况已差则往往效果不好，这是因为子宫肌可能收缩力甚差之故。方法为经消毒后，术者用一只手在腹部固定宫底，用另一只手或持卵圆钳将2cm宽的纱布条送入宫腔内，纱布条必须白宫底开始自内而外填塞，应塞紧。填塞后一般不再出血，产妇经抗休克处理后，情况可逐渐改善。若能用纱布包裹不脱脂棉缝制成肠形代替纱布条，效果更好。24小时后缓慢抽出纱布条，抽出前应先肌肉注射催产素、麦角新碱等宫缩剂。宫腔填塞纱布条后应密切观察一般情况及血压、脉搏等生命指征，注意宫底高度、子宫大小的变化，警惕因填塞不紧，纱布条仅填塞于子宫下段，宫腔内继续出血，但阴道则未见出血的止血假象。

2）结扎子宫动脉：按摩失败或按摩半小时仍不能使子宫收缩恢复时，可实行经阴道双侧子宫动脉上行支结扎法。消毒后用两把长鼠齿钳钳夹宫颈前后唇，轻轻向下牵引，在阴道部宫颈两侧上端用2号肠线缝扎双侧壁，深入组织约0.5cm处，若无效，则应迅速开腹，结扎子宫动脉上行支，即在宫颈内口平面，距宫颈侧壁1cm处，触诊无输尿管始进针，缝扎宫颈侧壁，进入宫颈组织约1cm，两侧同样处理，若见子宫收缩即有效。

3）结扎髂内动脉：若上述处理仍无效，可分离出两侧髂内动脉起始点，以7号丝线结扎，结扎后一般可见子宫收缩良好。此措施可以保留子宫，保留生育能力，在剖宫产时易于施行。

4）子宫切除：结扎血管或填塞宫腔仍无效时，应立即行子宫次全切除术，不可犹豫不决而贻误抢救时机。

5）血管性介入治疗：国内对阴道流血多少实行介入治疗尚无统一的意见。一般认为，凡是采用保守治疗方法不能有效止血的产后出血，均适合血管性介入治疗。无绝对禁忌证。相对禁忌证包括对造影剂慢性过敏、严重DIC、严重的心肝肾及凝血功能障碍。介入治疗的术式有两种：一为经皮双髂内动脉栓塞术（IIAE），另一为经皮双子宫动脉栓塞术（UAE），两者均属经导管动脉栓塞术的范畴。目前，在我国选择介入治疗的患者病情危重，因此首选IIAE；对部分一般情况较好的产后出血患者，或者术者插管技术相当熟练者可选用UAE以减少并发症的发生。这种治疗既可达到止血目的又可保全子宫，保留患者的生育功能。具有手术时间短、创伤小、恢复快、止血迅速、彻底、不良反应小和可保留子宫等优点。是治疗产后出血的一种全新有效的方法。

6）改良B-Lynch压缩缝合术：剖宫产出血量大于阴道产，随着剖宫产率的逐年上升，产后出血率也明显上升。产后出血成了我们必须面对的一个严峻问题。宫缩乏力是产后出血最常见的原因，占90%。胎盘因素也因胎盘剥离面出血而影响子宫收缩，难以有效止血。以往对于保守治疗失败患者，急诊行子宫切除或次全切为最有效的方法。改良B-Lynch压缩缝合术操作简单，无需特殊器械和手术技巧，成功率高止血迅速可靠，如及时施行可减少失血及避免子宫切除。此法未发现术后并发症，对子宫收缩乏力性出血与胎盘剥离面出血均为有效的外科止血方法。

B-Lynch子宫缝线术是英国Milfon Keynes医院报道一种新的外科手术控制产后出血的缝线方法，较动脉缝扎技术简单易行。其原理为机械性纵向挤压子宫平滑肌，使子宫壁的弓状血管有效地被挤压，血流明显减少减缓；局部加压后易于使血流凝成血栓而止血；同时因血流减少，子宫肌层缺血，刺激子宫收缩而进一步压迫血窦，使血窦关闭而持续止血。方法：首先将子宫托出腹腔，两手挤压子宫观察出血情况，若挤压后出血基本停止，则行改良缝线术成功的可能性极大。以1/0可吸收线从子宫下段切口的左侧中、外1/3交界处的切缘下方2cm处进针，穿过子宫肌层；然后从切口上缘对应部位出针，依次穿过肌层、浆膜层，均不穿透蜕膜层；出针后于宫体中部向宫底方向垂直褥式缝合1针，深达肌层，不穿透蜕膜层，缝线绕向宫底，于宫底部再次垂直褥式缝合1针（距宫角3cm），不穿透蜕膜层；出针后将缝线绕过宫底达子宫后壁，于宫体中部与前壁缝合相对应部位向宫颈方向缝合1针（同前壁缝合法），出针后在相当于子宫下段切口水平，自左向右水平缝合1针，不穿透蜕膜层，进、出针部位相当于中、外1/3交界处。同法，继续右半部自后壁向前壁的缝合，但缝合方向相反，最后于切口右侧中、外1/3交界处的切缘下方2cm处出针。在助手挤压子宫的同时，小心、缓慢地拉紧缝线的两端后打结，使子宫呈纵向压缩状，大致将子宫纵向分为3等份。观察子宫出血情况，无出血或出血基本停止，可常规缝合子宫切口后关腹。

7）压迫髂内动脉和子宫动脉：主要根据髂内动脉和子宫动脉的解剖位置，两手于下腹部压迫子宫同时通过子宫和盆腔组织传递性“压迫髂内动脉和子宫动脉”的方法治疗产后出血。此方法治疗产后出血简单、易行、经济、可靠，是首选而有效的治疗产后出血的方法。

8）囊压塞术：Condous等报道，在轻微止痛法或局部麻醉下，用宫颈钳夹宫颈前后唇，把Sengstsken Blakemore食管导管超过气囊处切去导管尾端，并经宫颈放入宫腔，在食管气囊内注入70～300ml温热的生理盐水，直到腹部触及膨胀的气囊，子宫收缩好时停止。轻轻牵拉食管导管，使其位置固定，这时观察宫颈口或Sengstsken Blakemore食管导管胃腔管无流血或流血很少，则压塞成功。术后加强监护，并缓慢静滴催产素40U加5%葡萄糖液，在24小时内静脉用广谱抗生素，2/3患者在12小时内拔除气囊管，最长放置24小时14分钟。在监护过程中，阴道出血仍多、血压下降、脉搏增快，说明该手术失败，则气囊管放气，用其他方法治疗。气囊压塞术适用于宫缩乏力的患者。

（2）软产道裂伤：止血的有效措施是及时准确地修补缝合。一般情况下，严重的宫颈裂伤可延及穹隆及裂口甚至伸入邻近组织，疑为宫颈裂伤者应在消毒下暴露宫颈，用两把卵圆钳并排钳夹宫颈前唇并向阴道口方向牵拉，顺时针方向逐步移动卵圆钳，直视下观察宫颈情况，若发现裂伤即用肠线缝合，缝时第一针应从裂口顶端稍上方开始，最后一针应距宫颈外侧端0.5cm处止，若缝合至外缘，则可能日后发生宫颈口狭窄。阴道裂伤的缝合需注意缝合至底部，避免留下无效腔，注意缝合后要达到组织对合好及止血的效果。阴道缝合过程要避免缝线穿过直肠。缝合采取与血管走向垂直则能更有效止血。会阴部裂伤可按解剖部位缝合肌层及黏膜下层，最后缝合阴道黏膜及会阴皮肤。

（3）胎盘因素：治疗的关键是及早诊断和尽快去除此因素的存在。胎盘剥离不全、滞留及粘连均可徒手剥离取出。部分残留用手不能取出者，可用大号刮匙刮取残留物。若徒手剥离胎盘时，手感分不清附着界限则切忌以手指用力分离胎盘，因很可能是胎盘植入，此情况应剖腹切开子宫检查，若确诊则以施行子宫次全切除为宜。胎盘嵌顿在子宫狭窄环以上者，应使用乙醚麻醉，待子宫狭窄环松解后，用手取出胎盘当无困难。

（4）凝血功能障碍：若于妊娠早期，则应在内科医师协同处理下，尽早施行人工流产终止妊娠。于妊娠中、晚期始发现者，应协同内科医师积极治疗，争取去除病因或使病情明显好转。分娩期则应在病因治疗的同时，出血稍多即作处理，使用药物以改善凝血机制，输新鲜血液，积极准备做好抗休克及纠正酸中毒等抢救工作。

2. 感染性产科休克

（1）补充血容量并酌情应用血管活性药物：补液量2 000～4 000ml/d，选用平衡盐液为主，适量低分子右旋糖酐、清蛋白、血浆等。低分子右旋糖酐以较快速度滴入（4小时内滴入500ml，但有肾功能不全出血倾向慎用），多巴胺10～20mg/100ml，6～12μg/（kg·min）间羟胺10～20mg/100ml，5～10μg/（kg·min）静脉滴注或输液泵泵入，视病情变化调整剂量，输液宜先快后慢，先多后少，用4小时至5天，力争在短时间逆转休克状态。

（2）去除感染病灶：是治疗感染性产科休克的关键。可根据具体情况选用药物或手术方法去除感染源。在消除感染灶之前，宜先以抗生素控制感染，使之局限化。使用抗生素的原则是：①休克发生时应停用、更换或追加休克前已用过的抗生素。②病原菌不明确者应选用广谱抗生素。③病原菌明确者应根据药敏试验选用2～3种抗菌药物。④长期大量使用抗生素者需注意预防真菌感染。⑤伴肾功能不良者应慎用具有肾毒性的抗生素。控制感染可联合使用2～3种抗生素，主要选用青霉素类、头孢类、喹诺酮类或大环内酯类抗生素。疑有厌氧菌感染加用替硝唑，真菌感染加用氟康唑。

（3）大剂量使用糖皮质激素，氟米松30～60mg/d，2～3天。

（4）纠正酸中毒维持酸碱平衡，适当应用碱性药物，一般选用5%碳酸氢钠静脉滴注。

（5）及时处理原发病灶，有手术指征予手术处理。

（6）维持重要脏器功能，及时处理并发症（心衰则强心，缺氧则吸氧，脑水肿予脱水等）。

3. 阻塞性产科休克　由肺栓塞引起的阻塞性休克患者，应立即取左侧头低卧位，以避免肺小动脉栓塞进一步加重，有条件者应置入高压氧舱；羊水栓塞引起的产科休克，处理关键是缓解肺动脉高压和改善肺循环。若发生DIC，应积极治疗原发病，阻断内、外源性促凝物质的来源，是预防和终止DIC的关键。产科DIC病情凶险，但病因较明确，要抓紧时间，解决分娩问题，阴道分娩条件不成熟，不能迅速终止妊娠者应及时进行剖宫产，对于无法控制的出血则果断地切除子宫，使病情很快得到改善，即使在休克状态下也应在抢救休克的同时行剖宫产或子宫切除。同时补充新鲜血、冰冻血浆、低分子右旋糖酐、纠正酸中毒和水电解，酌情应用小剂量肝素治疗。

4. 过敏性产科休克　过敏性休克是由于抗原物质进入人体后，与相应的抗体相互作用，激发引起广泛的Ⅰ型变态反应，使组织释放组胺、缓激肽、5-羟色胺和血小板激活因子等，导致全身毛细血管扩张和通透性增加，血浆迅速内渗到组织间隙，循环血量急剧下降引起。若不及时抢救常可危及患者生命，但若急救措施得力，则救治效果良好。救治的关键是逆转血管扩张和支气管痉挛，寻找、证实和去除致敏原。急救药物首选肾上腺素，其作用机制为通过β-受体效应使痉挛支气管快速舒张，通过α-受体效应使外周小血管收缩，可及时消除过敏引起的哮喘，保护重要脏器的血液供应。联合应用肾上腺皮质激素效果更佳，其作用机制为抑制变态反应降低血管通透性，进一步加强肾上腺素的作用，甚至有报道是抗过敏最有效的药物。一般抢救措施包括：立即去除致敏原，吸氧保暖、平卧、保持呼吸道通畅等。综合抢救措施有：①首选0.1%肾上腺素0.5皮下注射，3～10分钟重复1次。②立即建立静脉通道，琥珀酸氢化可的松钠100mg静脉注射，300mg加入5%葡萄糖500ml持续静脉滴注。③多巴胺40～100mg加入5%葡萄糖250ml持续静滴。④心跳呼吸骤停者立即进行心肺脑复苏。

5. 心源性产科休克　常继发于其他类型的休克。因而应注意维持血压，以保证重要脏器（包括心脏本身）的血流灌注。可应用多巴胺、间羟胺与多巴酚丁胺等；需纠治心律失常，补充血容量和应用血管扩张剂，必要时应用合适的强心苷。

（1）利尿剂：减轻心脏前负荷，改善肺瘀血。

（2）血管扩张剂：硝普钠能扩张小动脉和静脉血管，常与多巴胺联合应用，增加冠状动脉灌注压。一般从 10 ~ 15μg/min 开始，并逐渐加量。硝酸甘油一般剂量可扩张静脉系统，减轻前负荷，大剂量降低后负荷和左室舒张末压，增加心输出量；通常用量从 10 ~ 15μg/min开始。酚妥拉明为 α 受体阻断剂，直接松弛血管平滑肌，降低外周阻力，0.05 ~ 0.1mg/min 开始静滴，并逐渐加量。用血流动力学监测这类药物时应以 PCWP 不低于 15mmHg 为宜。如患者可以口服，可用血管紧张素转换酶抑制剂（ACEI）类药物。

（3）血管收缩剂：对于有持续性低血压及低心排血量时，可应用交感神经兴奋剂。多巴胺可直接作用于 α 受体、β 受体和多巴胺受体。小剂量 3 ~ 5μg/（kg · min）时可以扩张肾脏血管，保持足够的尿量，同时扩张脑和冠状动脉血管，有正性肌力作用，可降低外周阻力，增加组织灌注；大剂量 8 ~ 10μg/（kg · min）可进一步增加心肌收缩力，加快心率及增加外周阻力，减少肾血流。多巴酚丁胺主要兴奋 β_1 受体，增加心肌收缩力，减轻后负荷，无血管收缩反应。但不适合有明显低血压的患者。静脉应用剂量为 2.5 ~ 10μg/（kg · min）。对于血流动力学恶化、持续性严重低血压、其他措施无效时可以选择去甲肾上腺素或肾上腺素。

（4）磷酸二酯酶抑制剂：氨力农、米力农为非儿茶酚胺类正性肌力药物；增加心肌收缩力及扩张血管。

（5）血管扩张剂与血管收缩剂联合应用。可以在改善心功能的同时减少不良影响。如多巴胺与硝酸甘油合用。

（6）其他药物：纳洛酮在休克状态下有升压作用，1，6 二磷酸果糖改善心功能，肾上腺皮质激素的应用有时可起到意想不到的良好效果。对于有感染存在的心源性休克，应恰当应用抗生素治疗。钙离子增敏剂左西孟旦（levosimendan）是一种新型的非洋地黄类正性肌力药物，和其他非洋地黄类正性肌力药物相比，其不增加钙超载和心肌耗氧量，不导致心律失常和细胞损伤，能明显改善血流动力学参数，有正性肌力作用，不损害舒张功能，也不延长舒张时间，对心肌有保护作用，并逐渐成为心肌保护的研究热点。

（三）分娩时间和方式的选择

发生休克时，由于子宫—胎盘血流减少而导致胎儿产生窘迫是颇为常见的。虽然立即分娩可避免胎儿死亡，但也可能进一步加重母体的休克状态。在这种情况下，首先应考虑母体的安全。经抢救休克，母体状况获得稳定之后，如果胎儿仍然存活，尤其是对产前出血和宫内感染的孕妇，剖宫产为常选的分娩方式。如果胎儿已死宫内，而延长妊娠所带给母体的危害性低于立即做剖宫产时，则宜选用阴道分娩。

（黄玉琴）

第七节　产后 DIC

一、概述

产科领域的弥散性血管内凝血（disseminated inravascular coagulation，DIC）系妊娠期间

在血液处于高凝状态的基础上，由多种产科并发症引起的，以异常凝血和继发性纤维蛋白溶解为主要表现的临床综合征。妊娠期妇女，特别是分娩期孕妇体内凝血、抗凝和纤溶功能均发生明显改变。血凝血因子Ⅱ、Ⅴ、Ⅶ、Ⅷ、Ⅸ、Ⅻ含量有不同程度增加（除Ⅺ和XⅢ外）。而AT－Ⅲ和蛋白C、蛋白S下降，血小板略有减少。抗凝及纤溶功能减弱，血液呈现高凝状态，这一生理变化为产后快速有效止血提供了物质基础，但也易导致产科DIC的发生。DIC的病理特点是广泛性血管内凝血与血栓形成，这可能是造成多系统或多器官功能障碍的主要病理机制，其中难以纠正的微循环障碍和休克最为常见，国内统计发生率可高达50%～60%。DIC并非独立疾病，只是疾病发生发展中的一个病理过程，最常见发病诱因为羊水栓塞，其次为死胎、稽留流产、胎盘早剥、前次胎盘、感染、先兆子痫、产后出血及妊娠合并肝病等。DIC起病急骤、发展迅速、病势凶险、治疗棘手，早期诊断和治疗可以降低母婴病死率。

二、诊断

（一）临床表现

根据病史，结合临床表现及实验室检查，诊断并不困难。

1. 多发生性出血倾向　DIC临床主要表现为皮肤瘀斑、淤点，注射针眼出血，血液不凝，与出血量明显不成比例的休克与循环衰竭，血尿，上消化道出血，阴道壁血肿，休克，呼吸困难，意识障碍，脑疝，阴道流血等。最终呼吸功能障碍、心功能衰竭、肾衰竭。

2. 不易用原发病解释的微循环衰竭或休克　产前、产时及产后发现患者呼吸困难、胸闷、气急、伴随血压下降等主诉及症状，均应立即考虑是否存在羊水栓塞的可能。产妇在分娩过程中突然出现寒战、胸闷、气急、呼吸困难、发绀、伴随血压下降、昏迷等主诉及症状，均应立即考虑是否存在羊水栓塞的可能，应当监测血液中的羊水结晶。羊水栓塞患者约有50%可以发展为DIC。

3. 多发性微血管栓塞的症状和体征　如皮肤、皮下、黏膜栓塞坏死即早期出现的肾、肺、脑等脏器功能不全。

4. 抗凝治疗　有效。

（二）实验室检查

1. 血小板计数　$<100\times10^9/L$有诊断价值，特别是进行性降低。

2. 凝血时间　DIC早期，即弥散性微血栓形成期，血液处于高凝状态，血液凝固时间缩短。后期继发纤溶为主，血液呈低凝状态，凝血时间延长。

3. 凝血酶原时间（PT）　是外在凝血途径的筛选试验。超过正常对照3秒以上有意义。

4. 部分凝血活酶时间测定（APTT）　是内在凝血途径的过筛试验。除因子Ⅶ和Ⅻ外，任何一个凝血因子缺乏都可使APTT延长。正常35～45秒，超过正常对照10秒以上有意义。DIC的高凝期APTT缩短，在消耗性低凝血期APTT延长。

5. 纤维蛋白原定量　纤维蛋白原$<1.5g/L$或呈进行性下降，或$>4.0g/L$。

6. 凝血酶时间（TT）　反应凝血第三阶段的试验，正常16～18秒，比正常对照延长3秒以上有诊断价值。

7. 其他　优球蛋白溶解时间缩短或纤溶酶原减低；血浆副凝固时间。

三、治疗纵观

产科 DIC 一旦发生应尽快处理，以防延误最佳抢救时机而造成严重后果。积极治疗原发病，阻断内外源性促凝物质进入血液循环，是预防和终止 DIC 的关键。去除病因能阻断促凝物质继续进入血液循环，阻断 DIC 的进一步发展。稽留流产、死胎应尽快清宫；重型羊水栓塞或胎盘早剥应尽快行剖宫产术，必要时切除子宫，以阻断促凝物质（胎盘绒毛、羊水等）继续进入母体血液循环。产前 D I C 应尽快结束分娩，如阴道分娩条件不成熟，应尽快剖宫产结束分娩。如产后出血不止，经积极保守治疗无效时应及时果断行子宫切除。纠正引起 DIC 的诱因如补充血容量，防治休克，改善缺氧状态，纠正酸中毒及电解质紊乱等。DIC 时体内凝血因子大量消耗，故应及时补充凝血因子是抢救 DIC 的重要措施。补充凝血因子可输入新鲜全血，血小板，冰冻血浆，纤维蛋白原等。在治疗 DIC 的同时，要密切监测心率、尿量、中心静脉压、血氧饱和度，及时行床边胸片、心电图、血气分析，肝肾功能、电解质等检查。维持水电解质及酸碱平衡，纠正低蛋白血症，保持心、肺、肝、肾、脑等功能。一旦发生 MODS，应及时与 ICU 联合治疗。

产科 DIC 多数发生于分娩后，伴有不同程度的出血、休克。休克与 DIC 可互为因果，DIC 诊断明确时多数已进入消耗性低凝期，甚至纤溶亢进期，此时如已去除 DIC 诱因，治疗的关键为止血及抗休克，纠正缺氧、改善微循环、纠正酸中毒及电解质紊乱，补充新鲜全血和血浆凝血因子、输冰冻血浆、清蛋白，必要时结合实验室检查结果应用抗纤溶药物。给予大量皮质激素，并给氨茶碱、阿托品解除支气管痉挛，加压给氧，多巴胺及间羟胺升压。改善微循环灌流量是防治 DIC 的先决条件。补充全血、低分子右旋糖酐和复方乳酸钠溶液能有效增加血容量，解除小动脉痉挛，降低血液黏度，促使凝聚的血小板和红细胞离散。及时输入新鲜全血、冰冻血浆、清蛋白是补充各种凝血因子和血容量首选和最有效的措施，既可补充大量消耗的血小板及凝血因子达到止血的目的，又能迅速补充血容量达到抗休克的目的，输新鲜血和冰冻血浆最好使用 3 天以内的新鲜血，根据实验室检查补充纤维蛋白原、血小板和凝血酶原复合物。输入血浆在减少容积输入的同时，还能避免红细胞破坏产生红细胞素等促凝物质入血，在出血仍不能控制时，可结合实验室检查结果应用抗纤溶药物，多能在较短时间内控制出血。由于 DIC 发生的纤溶为继发性纤溶，常与微血栓形成同时存在，可消耗纤维蛋白，这是对机体的一种生理保护反应，所以不宜过早使用抗纤溶药物。在改善微循环、积极输血的同时静脉输注纤维蛋白原，首先静脉使用纤维蛋白原 1 ~ 2g，用药后 15 ~ 30 分钟见到凝血块，出血渐减少。若无凝血块，再重复使用，每次递增 0.5 ~ 1g，总量可达 4g。产科 DIC 多为急性失血引起，病情发展迅速，高凝期往往不明显而迅速进入消耗性低凝期及纤溶亢进期，因此在血液不凝固阶段补充凝血因子及纤维蛋白原至关重要。目前对于产科 DIC 时是否应用肝素治疗尚存在争论，主张使用肝素的理由是血管内高凝状态与继发性纤溶同时存在，肝素可以阻断凝血因子的进一步消耗，降低 DIC 的发生率和死亡率，强调肝素是一切 DIC 患者的首选治疗，而且应早用、足量、维持足够长时间。主张不使用的理由是肝素虽为强有力的抗凝剂，但对血管内已形成的血栓不起作用，肝素的抗凝作用有赖于抗凝血酶Ⅲ（AT－Ⅲ）的介入。DIC 时，AT－Ⅲ血浆水平不同程度下降，当下降超过正常的 60% 时，肝素的抗凝作用明显减弱。其次，DIC 早期临床表现无特异性，需动态观察及结合实验室检查结果方能做出诊断，而实验室指标受不同试剂、方法等因素影响，其结果均有差异。3P试验特异性和敏感性均较差，早、晚期都可阴性，阳性时已是显性DIC。诊断方法中又缺乏判断是凝血占优势还是纤溶占优势的指标，这种判断对确定治疗方案有极其重要的意义。再次，在具有对照组的临床实验中并未证明肝素对急性DIC患者的有利作用。因此，认为DIC的主要死亡原因不是血管内凝血，肝素在抑制微血栓形成的同时，还抑制损伤血管，造成损伤血管无法止血，导致DIC加重。

四、治疗方案

（一）去除原发病

去除诱因是治疗产科DIC的关键。稽留流产、死胎应尽快清宫；重型羊水栓塞或胎盘早剥应尽快行剖宫产术，必要时切除子宫，以阻断促凝物质（胎盘绒毛、羊水等）继续进入母体血液循环。纠正引起DIC的诱因，如补充血容量，防治休克，改善缺氧状态，纠正酸中毒及电解质紊乱等。

（二）抗凝治疗

合理使用肝素是提高治愈率的重要手段。肝素具有强大的抗凝重要作用，可防止微血栓的形成。DIC确立诊断后，应尽早使用肝素，用于高凝期治疗效果更为显著。肝素25～50mg（1mg＝125U）加于生理盐水或5%葡萄糖液100ml内静脉滴注1小时，4～6小时后可重复给药1次，50mg加入250ml 5%葡萄糖液中缓慢滴注。用药过程中可用试管法测定凝血时间，控制在20～25分钟。肝素24小时总量可达150～200mg。肝素过量（凝血时间超过30分钟）有出血倾向（伤口渗血，产后出血，血肿或颅内出血），可用鱼精蛋白对抗，1mg鱼精蛋白对抗肝素100U。

不同产科疾病引起DIC应用肝素治疗亦有区别。羊水栓塞并发DIC，必须及早使用肝素，甚至不必等待化验结果。胎盘早剥并发DIC，则应在补充血容量的情况下，迅速结束分娩，病因去除后，DIC即可迅速被控制，而无需肝素抗凝治疗。

（三）抗血小板凝集药物

适用于轻型DIC或高度怀疑DIC而未肯定诊断或处于高凝状态的患者。双嘧达莫400～600mg口服或静脉注射有对抗血小板凝集和黏附作用，不良反应少，安全，病情严重者可配合肝素使用。

（四）补充凝血因子

在促凝物质不断入血时，不宜补充凝血因子及输血，以免加重DIC。当病因已去除，在抗凝治疗的基础上，即DIC过程停止，而出血倾向严重，或失血过多，贫血时，应补充新鲜血或血浆、纤维蛋白等。库存血超过7天，不宜用于DIC抢救。

（五）抗纤溶药物应用

抗纤溶药物在DIC早期忌用，只有当继发性纤溶亢进成为出血的主要原因时才可与足量肝素同时应用。处于纤溶亢进时用甘氨酸（4～6g）、氨甲苯酸（0.1～0.3g）、氨甲环酸（0.5～1.0g）加入生理盐水或5%葡萄糖液20～100ml静脉滴注对抗或抑制纤溶激活酶，使纤溶酶原不被激活，从而抑制纤溶蛋白的溶解。补充纤维蛋白原2～4g/次，达1.5g/L为好。

（六）预防产科 DIC

产科 DIC 发病诱因依次为产后出血、重度妊娠期高血压疾病、羊水栓塞、胎盘剥离、死胎、重症肝炎、前置胎盘等。因此预防产科 DIC，重点是加强围生期保健，特别是对农村地区的孕产妇要增强孕期保健知识，加强产前检查，积极治疗各种产科并发症，同时提高基层医院产科人员的诊疗水平，发现上述有并发症的孕妇及可疑 DIC 患者应及时转诊。对于正常分娩产妇，要严密观察产程进展，发现异常及时处理，同时严格掌握催产素使用指征，把握人工破膜的时机及方法，防止子宫及产道的裂伤，一旦出现产后出血，要积极处理。

（黄玉琴）

第八节　软产道损伤

软产道是由子宫下段、子宫颈、阴道、盆底及会阴等软组织所组成的弯曲管道。在妊娠期内软产道发生一系列生理性改变，使其在分娩时能承受一定程度的压力和适当的扩张。如果在分娩过程中所需软产道扩张的程度超过其最大限度，或不能相应扩张，以及分娩时处理不当等，均可导致不同程度的软产道损伤。软产道损伤在产后出血中的发生率为 26% ~ 35%，当产妇分娩后出现不明原因的休克，或者大量新鲜的阴道出血时要除外软产道损伤的发生，尤其是多产妇女。临床中要重视导致软产道损伤的高危因素，早期发现和有效止血是关键。同时要给予正确的缝合，以预防远期盆底功能障碍的发生。软产道损伤主要包括：外阴、会阴、阴道和宫颈的裂伤，产道血肿以及子宫破裂。

一、外阴、会阴、阴道裂伤

（一）疾病概述

多发生于会阴部正中线，同时伴有阴道口部的裂伤，常见于初产妇。发生原因包括：

（1）胎儿先露部径线过大，如巨大儿、枕后位、面先露等胎儿以较大径线通过产道或产道狭窄，使胎儿与产道不相适应。

（2）过期妊娠，胎头较硬而不易变形。

（3）产力过强，胎儿娩出过快或产道未充分扩张。

（4）产妇会阴体发育差，坚硬，不易扩张；或会阴体过长、会阴组织肥厚，扩张不足；或会阴陈旧性瘢痕及会阴白斑病变，使会阴缺乏弹性，伸展性差。

（5）产妇骨盆出口狭窄，耻骨弓角度 $<90°$，耻骨弓下段较大，胎儿娩出时胎头后移，使用骨盆出口的后三角区，使会阴体过度受压，强迫伸展而撕裂。

（6）会阴切开术切口过小。

（7）因滞产、营养不良及全身重度水肿而致会阴水肿，均易致裂伤。

（8）保护会阴手法不当，未协助胎头充分俯屈，且未充分使会阴松弛或娩胎肩时未继续保护会阴等，均可造成会阴、阴道裂伤，或过分保护会阴而将胎头推向前方，引起前庭、小阴唇破裂。

（9）产钳助产或手转胎头操作不当可造成阴道裂伤，甚至可继发宫颈、子宫下段裂伤。

（二）诊断

症状与体征：在分娩过程中外阴、阴道裂伤多在后联合、大小阴唇、阴道口附近黏膜及阴道后联合浅层组织。如为复杂裂伤可使阴道两侧向上达阴道穹隆，深达直肠侧；向下可使会阴裂伤至肛门括约肌，甚至肛管及直肠。

按裂伤程度分为三度。

会阴Ⅰ度裂伤：指会阴皮肤及黏膜、前庭大腺黏膜、阴唇系带等处裂伤，但未累及肌层者。

会阴Ⅱ度裂伤：指裂伤累及骨盆底肌肉和筋膜但肛门括约肌仍保持完整，裂伤多延及阴道侧沟常出血较多。

会阴Ⅲ度裂伤：指肛门括约肌全部或部分撕裂，甚至达直肠前壁者，常伴有更深更广的阴道与盆底组织裂伤，如不及时正确缝合，可遗留大便失禁后遗症。

（三）治疗纵观

原则上，一经诊断，立即给予修补。如不及时修补或修补不完善近期有出血及感染的可能；远期则可使盆底组织松弛，并可能影响盆底组织功能。要求严格无菌操作，对活动性出血点必须一一结扎，第一针要在裂伤顶端上方 0.5cm 处进针，以防血管回缩漏缝而引起血肿形成。缝合时，还要注意应由里到外，由深到浅，达到止血并恢复正常解剖结构关系。

（四）治疗方案

1. 会阴Ⅰ度裂伤　需用丝线或肠线缝合，会阴Ⅱ度裂伤需逐层用肠线间断缝合，皮肤用丝线间断缝合。如能正确缝合，多数愈合良好。会阴Ⅲ度裂伤缝合，需要先辨清解剖关系，如直肠前壁损伤时，用细丝线或3/0 肠线间断内翻缝合直肠壁，不穿过直肠黏膜。然后将断裂的肛门括约肌断端查清，用鼠齿钳提起，用 7 号丝线间断缝合 2 针，这是Ⅲ度裂伤缝合的关键。用肠线分层缝合肛提肌及阴道黏膜，应以处女膜为标志，将组织对合整齐。皮肤用丝线间断缝合。术后 5 天内给少渣、半流质饮食，术后给抗生素预防感染。用复方樟脑汀 4ml 或鸦片酐 0.5ml，每日 3 次，共 3 日，以防止粪便污染伤口而影响愈合。3 天后给润肠药使大便软化，保持伤口清洁，严禁灌肠。

2. 复杂外阴、阴道裂伤的处理　如系阴道深层裂伤，主要用纱布压迫止血，可让助手食指进入直肠，在指引下进行深肌层的缝合，以避免缝合时穿透直肠黏膜。肌层缝合完毕后，观察无出血，可继续缝合阴道黏膜、皮下脂肪组织及皮肤。在止血情况下，应用局麻及止痛药，即可完成手术，必要时也可在麻醉医师实施麻醉下进行手术。如出血较多，应迅速检查破裂情况，查清裂伤解剖部位，立即从底层向外用 0 或 1 号可吸收肠线分肌层及脂肪层进行缝合，缝合后，查看如有出血，则进行彻底止血后，再进行第二层缝合。缝合完毕后，要进行肛诊检查，以明确有无缝线穿透直肠黏膜。在不具备缝合复杂裂伤的医院如遇到这种情况，应立即用纱布填塞压迫止血，在保证输液通畅的情况下，迅速转上级医院处理。

二、宫颈裂伤

（一）疾病概述

初产妇分娩时宫颈常有轻度裂伤，深度 <1cm，多无出血，产后可自然愈合，但有可能使宫颈外口松弛，呈“一”字形。裂伤较深时，可发生不同程度的出血，如果不进行正确

的缝合会引起产后出血或导致远期宫颈功能不全。困难剖宫产术中子宫切口延裂至宫颈时，应仔细缝合，术后严密监护生命体征，尤其是要及时发现缝合不当引起的腹腔内出血。

（二）诊断要点

阴道手术助产后均应常规检查宫颈，检查宫颈裂伤应在直视下，用阴道拉钩暴露宫颈，用3把无齿卵圆钳交替夹住宫颈并仔细检查是否有裂伤。宫颈两侧肌纤维组织少，撕裂易在此处发生，检查时应注意裂伤一般自子宫颈外口开始，然后向上扩展，可延至后穹隆，甚至累及子宫下段（如子宫下段有裂伤，属子宫破裂）。

其发生原因包括以下几种。

1. 自发性裂伤

（1）宫口未开全时产妇即用力屏气。

（2）宫缩过强，宫颈未充分扩张而被先露部冲破。

（3）相对头盆不称时，宫颈被压在胎头与骨盆之间，因压迫而致水肿、缺血、坏死、脱落。

2. 损伤性裂伤　宫口未开全即行阴道助产术，如产钳、胎头吸引、臀牵引造成宫颈裂伤。

（三）治疗纵观

第三产程胎盘娩出后，子宫收缩良好，但阴道有持续鲜血流出，应考虑有宫颈裂伤。宫颈裂伤查清后应立即缝合。

（四）治疗方案

用两把无齿卵圆钳夹持裂口两侧，向下牵引，找到裂伤顶端，用1号可吸收肠线间断缝合，第一针必须缝合在裂伤顶端上0.5cm，使其能缝扎已回缩的血管，最后一针距宫颈外口0.5cm，以免产后宫颈回缩，引起宫颈狭窄。术后应用抗生素预防感染。失血过多应及时输血。

三、产道血肿

（一）疾病概述

由于分娩造成产道深部血管破裂，而皮肤、黏膜保持完整，血液不能外流，积聚于局部形成血肿称为产道血肿。可以发生于外阴、阴道、阔韧带，甚至达腹膜后，严重者致失血性休克，危及生命。

（二）诊断要点

1. 产道血肿的类型　按血肿发生的部位分为：

（1）外阴血肿：血肿局限于外阴部，局部肿胀隆起皮肤或黏膜表面发紫，肉眼即可发现。

（2）外阴、阴道血肿：血肿自阴唇扩展至阴道旁组织，常累及会阴及坐骨直肠窝，肉眼仅能发现外阴局部血肿。

（3）阴道血肿：血肿范围限于阴道旁组织，常发生于阴膜黏膜和肛提肌筋膜间的血肿，向阴道内突出。

（4）阔韧带内血肿：阴道上段、直肠或膀胱阴道中隔处血管断裂，在子宫旁及阔韧带内形成血肿，并可沿腹膜后间隙向上延至肾区。

2. 产道血肿的诱因

（1）产程异常：产程过快或产程延长者，当产程过快时，胎头下降的冲力可直接造成组织损伤及组织深部血管受损撕裂，因阴道周围有丰富的静脉丛，并与痔下静脉、痔中静脉及膀胱下静脉丛相连通，一旦撕裂极易发生血肿。文献曾报道1例患者阴道分娩总产程<3小时，会阴完整，产后3天出院，一切正常。产后10天，因感到会阴和肛门处坠胀性疼痛而就诊，检查见阴道左侧壁血肿达20cm×10cm×8cm，经切开清除血肿，缝扎止血后愈合。产程延长时软产道深部血管因长时间受压发生坏死破裂也可引起出血。

（2）产道裂伤或会阴侧切时由于修补缝合技术不佳，止血不彻底，漏缝了已回缩的血管而引起血肿。

（3）凝血功能障碍：如重度妊高征、肝病或血液病合并妊娠，使凝血因子、血小板等减少，分娩时如组织损伤，易发生血肿。

3. 症状　产后自觉阴道、肛门部剧烈胀痛，伴里急后重感，随时间延长而加重，如出血量多时，则有各种程度的失血表现。

4. 检查　外阴血肿可见阴唇膨大，皮肤黏膜表面呈紫色；阴道血肿多使一侧阴道壁向阴道腔膨出，阴道变窄，血肿壁组织十分紧张，表面黏膜呈紫色，触诊时剧痛；阔韧带血肿，由于疼痛症状不明显。往往产妇出现贫血或休克时才发生。在腹股沟韧带区或一侧处，可扪及包块且明显触痛。

（三）治疗纵观

应根据血肿部位及大小，血肿是否继续增大，症状及贫血程度全面考虑。原则上应切开血肿，将腔内血块清除，对活动性出血应用丝线缝扎止血。术后应用抗生素预防感染。

（四）治疗方案

1. 外阴血肿　血肿直径<5cm，不继续增大，可冷敷，待其自然吸收，同时应用抗生素预防感染；如血肿直径>5cm或观察中血肿继续增大，应手术治疗，选用局麻或神经阻滞麻醉，选黏膜侧血肿最突出处切开血肿腔，将腔内血块清除，对活动性出血应用丝线缝扎止血，冷生理盐水冲洗血肿腔，然后用0号肠线由血肿底部开始间断或荷包式缝合腔壁，避免无效腔，创面用丁字带加压防止渗血。

2. 阴道血肿　多为阴道黏膜下较深层血管破裂，应切开血肿，去除血块，缝合止血。因为阴道血管似网络交错的吻合枝，给止血带来一定难度，如找不到出血点，只有大片渗血，可用吸收性明胶海绵敷于创面处，然后用“0”号肠线“8”字缝合血肿腔，术毕于阴道内填塞纱布，24～48小时后取出。术后留置尿管。如血肿延伸至后穹隆，则不要盲目缝合结扎，一定要在麻醉下充分暴露术野，避免伤输尿管，必要时可剖腹探查止血，也可选用血管介入技术。

3. 阔韧带血肿　如阴道血肿累及阔韧带，一侧阔韧带处形成血肿，如病情稳定，全身情况尚好，可仅处理阴道血肿，阔韧带血肿任其自然吸收，用抗生素预防感染。如全身情况差，有失血过多表现，应剖腹探查，寻找出血点结扎，如找不到出血点而又有明显出血，止血无效时应行同侧髂内动脉及子宫动脉结扎。有时产妇分娩后无明显阴道出血，但出现血压下降伴有心率增快等休克表现时，虽然阴道检查未发现软产道损伤，但在纠正休克的同时应行盆腔检查以早期发现侧附件区是否有包块存在，应警惕是否有阔韧带血肿形成的可能，以便早期发现早期处理。

4. 血肿　时间久，可疑感染者，不宜创面缝合，可用消毒纱条填塞血肿 24～48 小时取出，每天换 1 次，直至血肿基本愈合为止，因组织脆弱，适度填塞不宜过紧。

5. 介入治疗　在抢救难治性产后出血患者过程中快速及时有效的处理方法是至关重要的。子宫切除和介入性子宫动脉栓塞术均是产后出血晚期采取的手段。Heaston 等 1979 年报道首例在产后髂内动脉结扎后持续出血的成功应用动脉栓塞止血的病例。此后，UAE 对于控制术后、流产后，以及难治性的产后出血病例。凝血功能正常的情况下，手术的成功率为 90%。介入治疗的优势在于保留了患者的生育功能，而且止血确切，因为在血管造影过程中我们可以清晰可见出血的血管，而且与单纯的血管结扎比较，栓塞术可以对小的血管网也进行栓塞。血管造影可以发现平均流速 1～2ml/min 的血管溢出表现。与子宫切除术比较介入治疗的优势显而易见。既往的研究报道中动脉栓塞作为保留子宫的治疗手段应用于各种类型的产后出血。根据出血的病理生理学基础，不同的疾病选择有所区别。

应用血管性介入治疗产后出血的主要技术为盆腔动脉血管栓塞术，1979 年，Heaston 首次将该技术应用于产后出血的治疗获得成功，1992 年，国内的李选应用该方法成功治疗产后出血。血管性介入治疗技术结束了部分产妇因产后出血常规治疗失败不得不切除子宫的历史，开创了一种治疗产后出血的新技术，为重度产后出血的治疗提供了一个简单、方便、有效、损伤小的方法。随着介入技术的日臻完善，该技术治疗成功率达 90%～100%，明显优于盆腔动脉的结扎术。

近年有采用动脉栓塞疗法治疗产道裂伤所致产后出血的报告，产程进展快或胎儿过大，往往可致胎儿尚未娩出时宫颈和（或）阴道已有裂伤。保护会阴不当、助产手术操作不当也可致会阴、阴道裂伤。会阴、阴道严重裂伤可上延达阴道穹隆、阴道旁间隙、甚至深达盆壁。传统治疗方法是寻找出血点、结扎止血、缝合血肿腔隙。而发生腹膜后血肿时则必须经腹、经阴道联合手术，手术困难，且有时创面广泛渗血不能缝合止血或血肿超过 24 小时不宜创面缝合。相比之下，介入疗法栓塞髂内动脉则简便安全、快速有效。目前，在我国选择介入治疗的患者病情危重，因此产道裂伤所致产后出血的介入治疗术式选择，经皮双髂内动脉栓塞术（internal iliac arterial embolization，IIAE），由于盆腔供血呈明显的双侧性，因此仅栓塞一侧髂内动脉前干将导致治疗失败。

产道裂伤所致产后出血血管性介入治疗的目的是栓塞出血血管，因此栓塞剂的选择是十分重要的。目前临床常用的栓塞剂根据栓塞时间的长短分为：长效栓塞剂（如聚乙烯醇颗粒 - PVA、海藻酸钠微球 - KMG 等）、中效栓塞剂（新鲜吸收性明胶海绵颗粒）和短效栓塞剂（新鲜血凝块等）。根据病情需要在产道裂伤所致产后出血中最常用的栓塞剂为新鲜吸收性明胶海绵颗粒，具体做法是将消毒的新鲜吸收性明胶海绵剪成直径 1～3mm 大小的颗粒，溶入造影剂和抗生素中进行栓塞。其他的栓塞剂不是栓塞强度过大会导致子宫的坏死，如 PVA 或 KMG，就是栓塞时间较短达不到治疗的目的，如新鲜血凝块。新鲜吸收性明胶海绵颗粒具有以下优点：①吸收性明胶海绵栓塞剂是无毒、无抗原性的蛋白类物质，其海绵框架可被红细胞填塞，在血管内引起血小板凝集和纤维蛋白沉积，并引起血管痉挛而达到较好的栓塞效果。②新鲜吸收性明胶海绵是可吸收的中效栓塞剂，14～19 天吸收，约 3 个月可以完全吸收，子宫动脉复通后可保全子宫的功能最大限度地避免栓塞后并发症的发生。③新鲜吸收性明胶海绵只能栓塞至末梢动脉，不能栓塞毛细血管前动脉及毛细血管床，保证了毛细血管小动脉平面侧支循环的通畅，使子宫、膀胱、直肠等盆腔脏器可获得少量血供，不致出现盆腔器官坏死。

介入栓塞髂内动脉方法：在一侧腹股沟处消毒、局麻，扪及动脉搏动后，确定穿刺点。在穿刺针触及搏动后快速进针，拔去针芯，见搏动性血液从针尾喷出，插入导引钢丝。当导管插入一侧髂内动脉后，注造影剂，见到造影剂自血管外溢时，即可注入吸收性明胶海绵颗粒进行栓塞止血。造影示栓塞成功后拔去导管、导丝，局部压迫止血 15 分钟，加压包扎，卧床 24 小时以防止穿刺部位血肿形成。

介入栓塞髂内动脉无绝对禁忌证。相对禁忌证包括对造影剂慢性过敏，严重 DIC，失血性休克，严重的心、肝、肾及凝血功能障碍。

6. 产道血肿的预防

（1）产前预防：产道血肿常常发生于妊娠高血压疾病、巨大儿、胎位不正、双胎等，所经产前应做好围产期保健工作，重视妊娠并发症防治，对于胎位不正的孕妇应在围产期及时纠正；应早期发现合并有妊娠高血压疾病等具有高危因素的孕妇，积极防治及时处理是防治血肿扩展的有效措施。

（2）产时预防：对初产妇、巨大儿、妊娠高血压疾病、急产、胎位不正及胎儿宫内窘迫急需缩短第二产程等产妇，应产时保护好产道，注意预防产道撕裂。如需实行胎吸、产钳等阴道助产，要掌握好时机及时会阴侧切，帮助胎头俯屈，以最小径线在宫缩间歇缓慢娩出，注意保护会阴；胎盘娩出后应及时检查产道，不仅要检查会阴切口，而且要检查阴道右侧壁，以免导致右侧及双侧壁血肿的发生。助产士应提高缝合技术，会阴切口及血肿切开时，缝扎必须超过裂口顶端 0.5cm，不留无效腔，对于产道撕裂缝合要彻底。

（3）产后预防：产后血肿多发生在分娩后数分钟至 2 小时。因此要加强产后观察，产后 24 小时，尤其是 2 小时，应严密观察巡视，注意阴道有无明显流血，重视产妇主诉如会阴、肛门坠痛，便急紧迫感，产妇出现不明原因的烦躁不安、面色苍白、脉搏、血压下降等休克表现，应阴道检查和肛门检查，及时发现血肿。

（黄玉琴）

参考文献

[1] 郑勤田，刘慧姝．妇产科手册．北京：人民卫生出版社，2015.
[2] 刘元姣，贺翔．妇产科速查．北京：北京科学技术出版社，2015.
[3] 邓姗，郎景和．协和妇产科临床思辨录．北京：人民军医出版社，2015.
[4] 吴素慧．新编妇产科住院医师问答．湖北：华中科技大学出版社，2015.

第二十六章　胎儿附属物异常疾病

第一节　前置胎盘

胎盘在正常情况下附着于子宫体部的后壁、前壁或侧壁。妊娠 28 周后若胎盘附着于子宫下段，甚至胎盘下缘达到或覆盖宫颈内口，其位置低于胎先露部，称前置胎盘（placenta previa）。前置胎盘是妊娠晚期出血的主要原因之一，是妊娠期的严重并发症。国内发生率为 0.24% ~1.57%。

一、病因

目前尚不明确，高龄孕妇（>35 岁）、经产妇及多产妇、吸烟或吸毒妇女为高危人群。可能病因为：

1. 子宫内膜病变与损伤　如产褥感染、多产、人工流产、引产、刮宫、剖宫产等，引起子宫内膜炎或子宫内膜受损，再次妊娠时使子宫蜕膜生长不良，胎盘血供不足，为摄取足够营养，胎盘伸展到子宫下段。

2. 胎盘面积过大　如双胎胎盘较单胎胎盘大而伸展到子宫下段。其前置胎盘发生率较单胎高一倍。

3. 胎盘异常　如副胎盘，主要胎盘虽在宫体部，而副胎盘则可位于子宫下段近宫颈内口处。膜状胎盘大而薄，直径达 30cm，能扩展到子宫下段，其原因可能与囊胚在子宫内膜种植过深，使包蜕膜绒毛持续存在有关。

4. 受精卵滋养层发育迟缓　位于宫腔的受精卵尚未发育到能着床的阶段而继续下移至子宫下方，并在该处生长发育形成前置胎盘。

二、分类

根据胎盘下缘与宫颈内口的关系，将前置胎盘分为 3 种类型（图 26 -1）。

1. 完全性前置胎盘（complete placenta previa）　或称中央性前置胎盘（central placenta previa），宫颈内口全部被胎盘组织覆盖。

2. 部分性前置胎盘（partial placenta previa）　宫颈内口部分被胎盘组织覆盖。

3. 边缘性前置胎盘（marginal placenta previa）　胎盘下缘附着于子宫下段达宫颈内口但未超越宫颈内口。

胎盘下缘与宫颈内口的关系可随子宫下段伸展、宫颈管消失、宫口扩张而改变，其分类也随诊断时期不同而有变化。临产前超声提示胎盘边缘部分完全覆盖子宫内口的完全性前置胎盘，于临产后因宫口扩张可变为部分性前置胎盘。因此，目前均以处理前的最后一次检查来确定其分类。

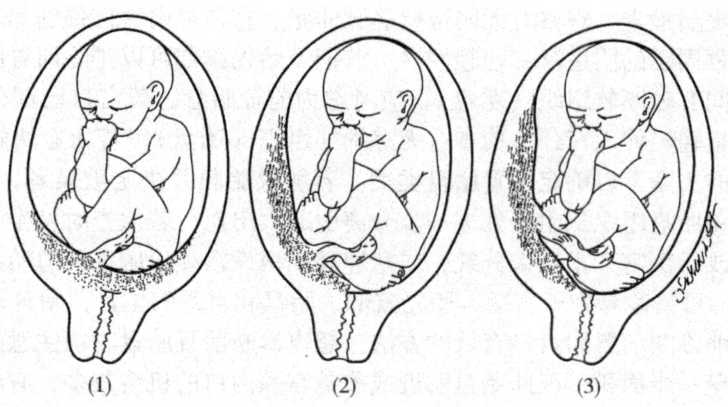

图 26-1 前置胎盘的分类

（1）完全性前置胎盘；（2）部分性前置胎盘；（3）边缘性前置胎盘

三、临床表现

1. 症状　妊娠晚期或临产时，发生无诱因无痛性反复阴道流血是前置胎盘的主要症状。出血是由于妊娠晚期或临产后子宫下段逐渐伸展，位于宫颈内口的胎盘不能相应地伸展，导致前置部分的胎盘自其附着处剥离，使血窦破裂而出血。初次流血量通常不多，剥离处血液凝固后，出血可暂时停止，偶尔有第一次出血量多的病例。随着子宫下段不断伸展，出血往往反复发生，且出血量越来越多。阴道流血发生时间早晚、反复发生次数、出血量多少与前置胎盘类型关系密切。完全性前置胎盘往往初次出血时间早，在妊娠 28 周左右，反复出血次数频繁，量较多，有时一次大量出血使患者陷入休克状态；边缘性前置胎盘初次出血发生晚，多在妊娠 37~40 周或临产后，出血量也较少；部分性前置胎盘初次出血时间和出血量介于上述两者之间。部分性或边缘性前置胎盘患者，破膜有利于胎先露部对胎盘的压迫，破膜后胎先露部若能迅速下降直接压迫胎盘，出血可以停止。

2. 体征　患者一般状况随出血量而定，反复出血患者出现贫血，贫血程度与出血量成正比。大量出血呈现面色苍白、脉搏微弱、血压下降等休克征象、胎儿发生窘迫甚至死亡。腹部检查见子宫大小与停经周数相符，因子宫下段有胎盘占据，影响胎先露部入盆，故先露部高浮，易并发胎位异常，臀先露多见。临产时检查宫缩为阵发性，间歇期子宫完全放松

四、诊断

1. 病史　询问有无刮宫、多产史，子宫手术史，吸烟或滥用麻醉药物史。妊娠晚期或临产时突然发生无诱因无痛性反复阴道流血，应考虑为前置胎盘，若出血早、量多，则完全性前置胎盘的可能性大。

2. 体征　多次出血可有贫血貌，急性大量出血可致休克。可有胎头高浮、跨耻征阳性、臀先露。失血过多可使胎儿宫内缺氧，严重者胎死宫内。胎盘位于前壁时可在耻骨联合上方听到胎盘杂音。

3. 阴道检查　仅适用于终止妊娠前为明确诊断并决定分娩方式。必须在有输液、输血及手术的条件下方可进行。若诊断已明确或流血过多不应再作阴道检查。检查方法：严格消

毒外阴后用阴道窥器检查，观察有无阴道壁静脉曲张、宫颈息肉、宫颈癌等。窥诊后用一手食、中两指在宫颈周围的阴道穹部轻轻触诊，若扪及胎先露部可以排除前置胎盘，若发现手指与胎先露部之间有较厚软组织（胎盘），应考虑为前置胎盘。若宫口已部分扩张，无活动性出血，可将食指轻轻伸入宫颈，检查有无海绵样组织（胎盘），若为血块触之易碎。注意胎盘边缘与宫口的关系，以确定前置胎盘类型。若触及胎膜并决定破膜者，则行人工破膜。操作应轻柔，避免胎盘组织从附着处进一步分离引起大出血。若检查时发生大出血，应立即停止阴道检查，改行剖宫产术结束分娩，或急速破膜诱发宫缩以胎头压迫胎盘而暂时止血。

4. B 超检查　可清楚看到子宫壁、胎先露部、胎盘和宫颈的位置，胎盘定位准确率高达 95% 以上，为目前诊断前置胎盘最有效的方法。超声诊断前置胎盘时须注意妊娠周数。妊娠中期胎盘占据宫壁一半面积，因此胎盘贴近或覆盖宫颈内口的机会较多，有半数胎盘位置较低。妊娠晚期胎盘占据宫壁面积减少到 1/3 或 1/4，子宫下段形成及伸展增加了宫颈内口与胎盘边缘之间的距离，故原似在子宫下段的胎盘可随宫体上移而改变成正常位置胎盘。所以许多学者认为，若妊娠中期 B 型超声检查发现胎盘前置者，不宜诊断为前置胎盘，而应称胎盘前置状态。附着于子宫后壁的胎盘容易漏诊，因为胎先露遮挡或腹部超声探测深度不够。用阴道 B 型超声检查，能清楚辨认宫颈内口与胎盘的关系，其准确率几乎达 100%，能减少腹部 B 型超声检查存在的假阳性率或假阴性率。操作时应轻柔，避免出血，并预防感染。

5. 产后检查胎盘及胎膜　对产前出血患者，于产后应仔细检查娩出的胎盘有无形态异常及副胎盘，以便核实诊断。前置部位的胎盘有黑紫色陈旧血块附着。若胎膜破口距胎盘边缘距离 <7cm 则为前置胎盘。

五、鉴别诊断

应与胎盘早剥、帆状胎盘前置血管破裂、胎盘边缘血窦破裂及宫颈病变如息肉、糜烂、宫颈癌等鉴别。

六、对母儿的影响

1. 产后出血　子宫下段肌组织菲薄，收缩力差，使附着于此处的胎盘不易完全剥离，又不能有效收缩压迫血窦而止血，故常发生产后出血，量多且难以控制。

2. 植入性胎盘　子宫下段蜕膜发育不良，胎盘绒毛可穿透底蜕膜侵入子宫肌层形成植入性胎盘，使胎盘剥离不全而发生大出血。

3. 贫血及感染　贫血而体弱，胎盘剥离面接近宫颈外口，容易发生产褥感染。

4. 围生儿预后不良　出血多可致胎儿窘迫，甚至缺氧死亡。因大出血需提前终止妊娠，早产率增加，早产儿存活力低下。

七、治疗

处理原则是抑制宫缩、止血、纠正贫血、预防感染。根据出血量、休克程度、胎儿是否存活、是否临产及前置胎盘类型等情况综合处理。

1. 期待疗法　目的是为延长胎龄，促使胎儿达到或更接近足月，从而提高围生儿的存活率。适用于妊娠 37 周以前尤其是 <34 周或胎儿成熟度检查提示胎儿不成熟，阴道出血不

多，患者一般情况好，胎儿存活者。患者应住院观察，绝对卧床休息，强调左侧卧位，尽量不予干扰，以减少出血机会。定时间断吸氧，提高胎儿血氧供应。尽量维持妊娠达 36 周。在期待治疗过程中，应定期超声检查，以确定诊断。若诊断为部分性或完全性前置胎盘，必须继续住院。在住院观察期间，还应根据预产期及 B 型超声双顶径测量估计胎儿成熟情况。若在观察期间发生大量阴道流血或反复流血，则必须终止妊娠。

在等待过程中，应严密注意出血，配血备用，并可给予地西泮等镇静剂及补血药，必要时可给予宫缩抑制剂，如硫酸沙丁胺醇、硫酸镁、利托君等。若胎龄 < 34 周，应促胎肺成熟。常用倍他米松和地塞米松，倍他米松：12mg，肌内注射，12h 一次，共 2 次；地塞米松：5mg，肌内注射，12h 一次，连用 2d；有利于减少产后新生儿肺透明膜病的发生。

2. 终止妊娠

（1）终止妊娠指征：孕妇反复发生多量出血甚至休克者，无论胎儿是否成熟，为了母亲安全应终止妊娠；胎龄达 36 周以上；胎儿成熟度检查提示胎儿肺成熟者；胎龄未达 36 周出现胎儿窘迫征象者。

（2）剖宫产术：剖宫产可以迅速结束分娩，于短时间内娩出胎儿，对母儿均较安全，是目前处理前置胎盘的主要手段。选择性剖宫产是理想的终止妊娠的方式，尤其对于完全性前置胎盘。

剖宫产指征包括：完全性前置胎盘；持续大量阴道流血；部分性和边缘性前置胎盘出血较多，先露高浮，短时间内不能结束分娩；胎心异常。

术前应积极纠正贫血，预防感染，备血，做好处理产后出血和抢救新生儿的准备。子宫切口原则上应避开胎盘，术前行 B 型超声检查确定胎盘附着位置。若胎盘附着于后壁，做下段横切口；附着于侧壁，可选择偏向对侧的下段横切口；附着于前壁，可见到下段血管充盈或怒张，应避开，可做下段纵切口，推开胎盘边缘破膜。

由于子宫下段的收缩力差，胎儿娩出后，立即子宫肌壁内及子宫下段肌壁内注射宫缩剂，迅速徒手剥离胎盘，并配以按摩子宫，以减少产后出血。常用宫缩剂有：

1）缩宫素（oxytocin）：为人工合成，其结构与人体垂体后叶产生的天然催产素相同。能直接兴奋子宫平滑肌，刺激其节律性收缩，增加频率与提高肌张力。需与受体结合而发挥作用，受体主要分布在宫体，其次为子宫下段和宫颈，故主要对宫体起作用，作用温和。用法：20IU 宫体注射，10 ~ 20IU 加入 500 ~ 1000ml 晶体液中静脉滴注。稀释后静脉给药起效快，但半衰期短（1 ~ 6min），需持续静脉滴注，但不宜 > 8h。因有受体饱和，无限制加大用量效果不佳，反而出现副作用（抗利尿作用使尿量减少，致水中毒）。不宜快速静推，因可致血压下降和心率加速。24h 总量应 < 60IU。

2）麦角新碱：直接作用于子宫平滑肌，作用强而持久。大剂量可使子宫肌强直收缩，能使胎盘附着处子宫肌内血管受到压迫而止血。肌注后吸收快而完全。肌注 2 ~ 3min，宫缩开始生效，作用持续 3h，静注立即见效，作用约 45min，节律性的收缩可持续达 3h。用量 0.2 ~ 0.4mg。部分患者用药后可发生恶心、呕吐、出冷汗、面色苍白等不良反应，不宜以静脉注射作为常规使用，1 次剂量不应超过 0.5mg。高血压及心血管疾病患者禁用。

3）卡前列素丁三醇（欣母沛）：15 - 甲基 $PGF_{2\alpha}$，可引起全子宫协调有力的收缩。前置胎盘等高危患者可预防性应用。需冷藏，哮喘和心脏病患者禁用。

4）米索前列醇：PGE_1，引起全子宫收缩，当缩宫素缺乏时可用。口服给药，600μg，但副作用大，增加寒战和体温升高的风险。高血压、活动性心肝肾及肾上腺皮质功能不全慎用，青光眼、哮喘及过敏体质者禁用。

胎盘剥离后，子宫下段胎盘附着面往往不易止血，可用纱垫直接压迫，在明胶海绵上放置凝血酶压迫出血处，持续10min；用可吸收线局部8字缝合开放血窦；宫腔及下段填纱条压迫，24h取出；双侧子宫动脉或髂内动脉结扎，髂内动脉栓塞。若上述处理无效或合并胎盘植入，应考虑子宫切除术。若为部分性植入可行梭形切口切除部分子宫肌组织，用可吸收线缝合止血；若为大部分植入，活动性出血无法纠正时应行子宫次全或全切术。

（3）阴道分娩：仅适用于边缘性前置胎盘、头先露、出血不多、无头盆不称且宫颈口已开大、估计短时间内分娩者。可在备血、输液条件下行人工破膜，并加强宫缩促使胎头下降压迫胎盘达到止血。一旦产程停滞、阴道出血增多，应立即改行剖宫产术。

3. 紧急转送　若患者阴道大量流血，而当地无条件处理，可静脉输液或输血，并在消毒下进行阴道填塞纱布，腹部加压包扎，以暂时压迫止血，由医务人员亲自护送转院治疗。

八、预防

搞好计划生育，推广避孕，防止多产，避免多次刮宫或宫内感染，以免发生子宫内膜损伤或子宫内膜炎。拟受孕妇女应戒烟戒毒，避免被动吸烟。加强产前检查及宣教，对妊娠期出血，无论出血量多少均须及时就医，以做到早期诊断，正确处理。

（郭瑞新）

第二节　胎盘早剥

妊娠20周后或分娩期，正常位置的胎盘在胎儿娩出前，部分或全部从子宫壁剥离，称为胎盘早剥（placental abruption）。胎盘早剥是妊娠晚期的一种严重并发症，具有起病急、进展快，若处理不及时，可危及母儿生命。国内报道的发生率为0.46%～2.1%，围生儿死亡率为20%～35%，是无胎盘早剥的15倍。发生率高低与分娩后是否仔细检查胎盘有关。有些轻型胎盘早剥于临产前可无明显症状，只在产后检查胎盘时，发现早剥处有凝血块压迹，此类患者易被忽略。

一、病因

胎盘早剥的发病机理尚未完全阐明，其发病可能与以下因素有关。

1. 血管病变　胎盘早剥孕妇并发子痫前期、子痫、慢性高血压及慢性肾疾病、糖尿病，尤其已有全身血管病变者居多。当底蜕膜螺旋小动脉痉挛或硬化，引起远端毛细血管缺血坏死以致破裂出血，血液流至底蜕膜层形成血肿，导致胎盘自子宫壁剥离。

2. 机械因素　外伤（特别是腹部直接受撞击或摔倒，腹部直接触地等）、行外倒转术矫正胎位、脐带过短或脐带绕颈、在分娩过程中胎先露部下降，均可能促使胎盘早剥。

3. 宫腔内压力骤减　双胎妊娠的第一胎儿娩出过快或羊水过多于破膜时羊水流出过快，使子宫内压骤然降低，子宫突然收缩，也可导致胎盘自子宫壁剥离。

4. 子宫静脉压升高　妊娠晚期或临产后，孕产妇长时间取仰卧位时，可发生仰卧位低血压综合征。此时由于巨大的妊娠子宫压迫下腔静脉，回心血量减少，血压下降，而子宫静脉瘀血，静脉压升高，导致蜕膜静脉床瘀血或破裂，导致部分或全部胎盘自子宫壁剥离。

5. 其他　高龄孕妇、经产妇、吸烟、酗酒、吸毒者为高危，孕妇代谢异常、有血栓形成倾向、子宫肌瘤等与胎盘早剥发生有关，有胎盘早剥病史者再次发生危险比无胎盘早剥病史者高10倍。

二、病理变化

胎盘早剥的主要病理变化是底蜕膜出血，形成血肿，使胎盘自附着处剥离。按病理类型，胎盘早剥分为显性剥离、隐性剥离及混合性剥离3种类型（图26-2）。若剥离面小，血液很快凝固，临床多无症状；若剥离面大，继续出血，形成胎盘后血肿，使胎盘的剥离面积不断扩大，出血逐渐增多，当血液冲开胎盘边缘，沿胎膜与子宫壁之间经宫颈管向外流出，即为显性剥离（revealed abruption）或外出血。若胎盘边缘仍附着于子宫壁上，或胎膜与子宫壁未分离，或胎头已固定于骨盆入口，均能使胎盘后血液不能外流，而积聚于胎盘与子宫壁之间，即为隐性剥离（concealed abruption）或内出血。由于血液不能外流，胎盘后积血越积越多，宫底随之升高。当内出血过多时，血液仍可冲开胎盘边缘与胎膜，经宫颈管外流，形成混合性出血（mixed hemorrhage）。偶有出血穿破羊膜而溢入羊水中，使羊水成为血性羊水。

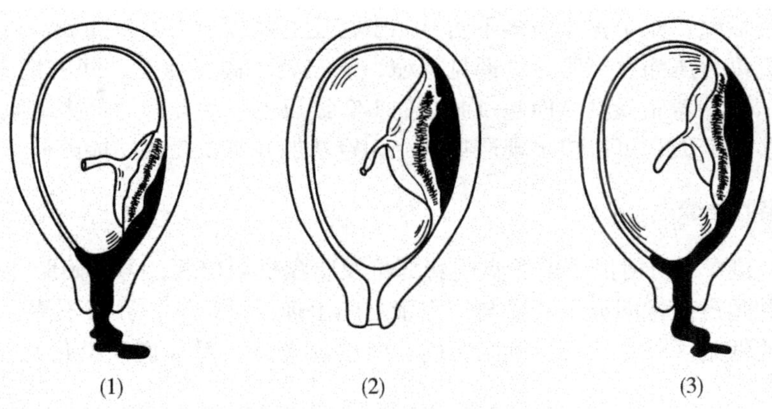

图26-2　前置胎盘的分类

（1）显性剥离；（2）隐性剥离；（3）混合性剥离

胎盘早剥发生内出血时，血液积聚于胎盘与子宫壁之间，由于局部压力逐渐增大，使血液侵入子宫肌层，引起肌纤维分离，甚至断裂、变性。当血液浸及子宫浆膜层时，子宫表面呈蓝紫色瘀斑，尤其在胎盘附着处更明显，称为子宫胎盘卒中（uteroplacental apoplexy）。此时，由于肌纤维受血液浸渍，收缩力减弱，造成产后出血。有时血液渗入阔韧带及输卵管系膜，甚至可能经输卵管流入腹腔。

严重的胎盘早剥可能发生凝血功能障碍，主要是由于从剥离处的胎盘绒毛和蜕膜中释放大量的组织凝血活酶（Ⅲ因子）进入母体血循环，激活凝血系统，导致弥散性血管内凝血（DIC），肺、肾等脏器的毛细血管内也可有微血栓形成，造成脏器的损害。胎盘早剥持续时间越久，促凝物质不断进入母体循环，DIC继续发展，激活纤维蛋白溶解系统，产生大量的纤维蛋白原降解产物（fibrin degradation product，FDP），大量FDP具有复杂的抗凝作用，干扰凝血酶/纤维蛋白原反应、纤维蛋白多聚作用及抑制血小板功能的作用，引起继发性纤溶亢进。发生胎盘早剥后，使凝血因子大量消耗（包括纤维蛋白原、血小板及Ⅴ、Ⅷ因子等）及产生高浓度的FDP，最终导致凝血功能障碍。

三、临床表现及分类

1. 轻型　以外出血为主，胎盘剥离面通常不超过胎盘的1/3，多见于分娩期。主要症状为阴道流血，出血量一般较多，色暗红，可伴有轻度腹痛或腹痛不明显，贫血体征不显著。若发生于分娩期则产程进展较快。腹部检查：子宫软，宫缩有间歇，子宫大小与妊娠周数相符，胎位清楚，胎心率多正常，若出血量多则胎心率可有改变，压痛不明显或仅有轻度局部（胎盘早剥处）压痛。产后检查胎盘，可见胎盘母体面上有凝血块及压迹。有时症状与体征均不明显，只在产后检查胎盘时，胎盘母体面有凝血块及压迹，才发现胎盘早剥。

2. 重型　以内出血为主，胎盘剥离面超过胎盘的1/3，同时有较大的胎盘后血肿，多见于子痫前期、子痫。主要症状为突然发生的持续性腹痛和（或）腰酸、腰痛，其程度因剥离面大小及胎盘后积血多少而不同，积血越多疼痛越剧烈。严重时可出现恶心、呕吐，以至面色苍白、出汗、脉弱及血压下降等休克征象。可无阴道流血或仅有少量阴道流血，贫血程度与外出血量不相符。腹部检查：触诊子宫硬如板状，有压痛，尤以胎盘附着处最明显。若胎盘附着于子宫后壁，则子宫压痛多不明显。子宫比妊娠周数大，且随胎盘后血肿的不断增大，宫底随之升高，压痛也更明显。偶见宫缩，子宫处于高张状态，间歇期不能很好放松，因此胎位触不清楚。若胎盘剥离面超过胎盘的1/2或以上，胎儿多因严重缺氧而死亡，重型患者的胎心音多已消失，可很快出现严重休克、肾功能异常及凝血功能障碍。

四、辅助检查

1. B型超声检查　可协助了解胎盘附着部位及胎盘早剥程度，可明确胎儿大小及存活情况。胎盘后血肿超声声像图显示胎盘与子宫壁之间出现液性暗区，界限不清。重型患者除胎盘与宫壁间的液性暗区外，还可见到暗区内有时出现光点反射（血块机化）、胎盘绒毛板向羊膜腔凸出。

2. 实验室检查　主要了解患者贫血程度及凝血功能。血、尿常规及肝、肾功能检查。重症患者应作以下试验：①DIC筛查试验：包括血小板计数、血浆凝血酶原时间、纤维蛋白原定量和3P试验；②纤溶确诊试验：凝血酶时间、副凝试验和优球蛋白溶解时间；③情况紧急时可用试管法观察凝血时间，粗略估计血纤维蛋白原含量。若血液在6min内不凝固，或凝固不稳定于1h内又溶化，提示血凝异常。

五、诊断与鉴别诊断

诊断主要根据病史、症状及体征，超声检查有一定帮助，但敏感性和特异性不高。在出现以下几种临床表现时，要高度怀疑胎盘早剥：①妊娠中晚期外伤后出现腹痛和阴道流血；②妊娠合并慢性高血压或妊娠高血压疾病、子痫前期患者，突然出现腹痛、阴道流血或临产征象时要高度警惕胎盘早剥；③妊娠中晚期无诱因出现腹痛及阴道出血；④分娩期宫缩转为高张性，孕妇感腹痛加剧，拒按子宫，伴有活动性阴道流血。

轻型由于症状与体征不够典型，诊断往往有一定困难，应仔细观察与分析，并借B型超声检查来确定，主要与前置胎盘鉴别。重型症状与体征比较典型，诊断多无困难，主要与先兆子宫破裂鉴别。确诊重型胎盘早剥的同时，尚应判断其严重程度，必要时进行上述的实验室检查，确定有无凝血功能障碍及肾衰竭等并发症，以便制定合理的处理方案。

六、并发症

1. DIC与凝血功能障碍　重型胎盘早剥，特别是胎死宫内的患者可能发生DIC与凝血功能障碍。表现为皮下、黏膜或注射部位出血，子宫出血不凝或仅有较软的凝血块，有时尚可发生尿血、咯血及呕血等现象。一旦发生病死率较高，应积极预防。

2. 产后出血与出血性休克　胎盘早剥发生子宫胎盘卒中时可影响子宫肌层收缩致产后出血。若发生DIC，则产后出血难以纠正。大量出血使全身重要器官缺血缺氧，导致心肝肾衰竭及脑垂体、肾上腺皮质坏死。

3. 急性肾衰竭　重型胎盘早剥多伴有妊娠期高血压疾病、慢性高血压、慢性肾疾病等，加之失血过多、休克及DIC等因素，均严重影响肾血流量，造成双侧肾皮质或肾小管缺血坏死，出现急性肾衰竭。

4. 羊水栓塞　胎盘早剥时，剥离面子宫血管开放，羊水可沿开放血管进入母体血液循环，导致羊水栓塞。

七、对母儿的影响

胎盘早剥对母婴预后影响极大，剖宫产率、贫血、产后出血率、DIC发生率均升高。胎盘早剥出血引起胎儿急性缺氧，新生儿窒息率、早产率明显升高，围生儿死亡率约为25%，15倍于无胎盘早剥者。

八、治疗

1. 纠正休克　立即面罩给氧，积极开放静脉通道，快速输新鲜血和血浆，补充血容量和凝血因子，保持血细胞比容不小于0.30，尿量>30ml/h。

2. 及时终止妊娠　胎盘早剥危及母儿的生命安全。母儿的预后与处理是否及时有密切关系。胎儿未娩出前，胎盘可能继续剥离，难以控制出血，持续时间越长，病情越严重，并发凝血功能障碍等并发症的可能性也越大。因此，一旦确诊，必须及时终止妊娠。终止妊娠的方法根据胎次、早剥的严重程度，胎儿宫内状况及宫口开大等情况而定。

（1）阴道分娩：经产妇一般情况较好，出血以显性为主，出血不多，宫口已开大，估计短时间内能迅速分娩者，可经阴道分娩，先行破膜，使羊水缓慢流出，缩减子宫容积。破膜后用腹带包裹腹部，压迫胎盘使之不再继续剥离，并可促进子宫收缩，必要时配合静脉滴注缩宫素缩短产程。分娩过程中，密切观察患者的血压、脉搏、宫底高度、宫缩情况及胎心等的变化。有条件者可用胎儿电子监测仪进行监护，更能早期发现宫缩及胎心的异常情况。

（2）剖宫产：适用于重型胎盘早剥，特别是初产妇不能在短时间内结束分娩者；胎盘早剥虽属轻型，但有胎儿窘迫征象，需抢救胎儿者；重型胎盘早剥，胎儿已死，产妇病情恶化，处于危险之中又不能立即分娩者；破膜引产后，产程无进展者，均应及时行剖宫产术。术前常规检查凝血功能，并备足新鲜血、血浆、血小板等。术中娩出胎儿、胎盘后，应及时行宫体肌注宫缩药、按摩子宫，一般均可使子宫收缩良好，控制出血。若发现为子宫胎盘卒中，可用盐水纱布热敷子宫，8 字缝合卒中部位浆肌层，宫缩多可好转，出血亦可得到控制。若子宫仍不收缩，出血多且血液不凝，出血不能控制时，则应在输入新鲜血的同时行子宫切除术。

3. 并发症的处理

（1）产后出血：胎盘早剥患者容易发生产后出血，故在分娩后应及时应用子宫收缩剂如缩宫素、麦角新碱、欣母沛、米索前列醇等，胎儿娩出后人工剥离胎盘，并按摩子宫。

（2）凝血功能障碍：

1）输新鲜血：及时、足量输入新鲜血液是补充血容量及凝血因子的有效措施。库存血若超过 4h，血小板功能即受破坏，效果差。为纠正血小板减少，有条件可输血小板浓缩液。

2）输新鲜血浆：新鲜冰冻血浆疗效仅次于新鲜血，尽管缺少红细胞，但含有凝血因子，一般 1L 新鲜冰冻血浆中含纤维蛋白原 3g，且可将Ⅴ、Ⅷ因子提高到最低有效水平。因此，在无法及时得到新鲜血时，可选用新鲜冰冻血浆作应急措施。

3）输纤维蛋白原：若血纤维蛋白原低，同时伴有活动出血，且血不凝，经输入新鲜血等效果不佳时，可输纤维蛋白原 3g，将纤维蛋白原溶于注射用水 100ml 中静脉滴注。通常给予 3～6g 纤维蛋白原即可收到较好效果。每 4g 纤维蛋白原可提高血纤维蛋白原 1g/L。

4）肝素：肝素有较强的抗凝作用，适用于 DIC 高凝阶段及不能直接去除病因者。胎盘早剥患者 DIC 的处理主要是终止妊娠以中断凝血活酶继续进入血内。对于处于凝血障碍的活动性出血阶段，应用肝素可加重出血，故一般不主张应用肝素治疗。

5）抗纤溶药物：6－氨基已酸等能抑制纤溶系统的活动，若仍有进行性血管内凝血时，用此类药物可加重血管内凝血，故不宜使用。若病因已去除，DIC 处于纤溶亢进阶段，出血不止时则可应用，如 6－氨基已酸 4～6g、氨甲环酸 0.25～0.5g 或氨甲苯酸 0.1～0.2g 溶于 5% 葡萄糖液 100ml 内静脉滴注。

（3）肾衰竭：若尿量少于 30ml/h，应及时补充血容量；少于 17ml/h，应考虑有肾衰竭的可能，可用 20% 甘露醇 250ml 快速静脉滴注，或呋塞米 20～40mg 静脉推注，必要时可重复使用，一般多能于 1～2 日内恢复。若尿量在短期内不见增加，血尿素氮、肌酐、血钾等明显增高，CO_2 结合力下降，提示肾衰竭情况严重，出现尿毒症，此时应进行透析疗法，以抢救产妇生命。

九、预防

加强产前检查，积极防治妊娠期高血压疾病、慢性高血压、慢性肾疾病；妊娠晚期鼓励孕妇适量活动，避免长时间仰卧位；避免腹部外伤；高危患者禁行外倒转术；处理羊水过多或双胎分娩时，避免宫腔内压骤然降低。

（郭瑞新）

第三节　胎膜早破

胎膜在临产前破裂称胎膜早破（premature rupture of membrane，PROM）。妊娠满 37 周后胎膜早破率为 10%，妊娠不满 37 周胎膜早破率为 2.0%～3.5%。胎膜早破常致早产、围产儿死亡、宫内及产后感染率升高。

一、病因

导致胎膜早破的因素很多，往往是多因素作用的结果。

1. 生殖道病原微生物上行性感染　胎膜早破者羊水细菌培养 28% ~50% 阳性，其微生物分离结果往往与宫颈内口分泌物培养结果相同，提示生殖道病原微生物上行感染是引起胎膜早破的主要原因之一。其机制可能是微生物附着于胎膜，趋化中性粒细胞，使脱颗粒释放弹性蛋白酶，分解胶原蛋白成碎片，使局部胎膜抗张能力下降，导致胎膜早破。

2. 羊膜腔压力增高　宫腔内压力过大常见于双胎妊娠，羊水过多，剧烈咳嗽和排便困难，性生活及机械刺激诱发宫缩，增加的压力作用于薄弱的胎膜处，引起胎膜早破。

3. 胎膜受力不均　头盆不称、胎位异常使胎先露不能衔接，胎膜受压不均，导致破裂。

4. 营养素缺乏　母血维生素 C 浓度降低者，胎膜早破发生率较正常孕妇增高近 10 倍。体外研究证明，培养基中增加维生素 C 浓度，能降低胶原酶及其活性，而胶原是维持羊膜韧性的主要物质。铜元素缺乏能抑制胶原纤维与弹性硬蛋白的成熟。胎膜早破者母、脐血清中铜元素降低。故维生素 C、铜元素缺乏使胎膜抗张能力下降，易引起胎膜早破。

5. 宫颈功能不全　在非妊娠的状态下，子宫颈内口可以无阻力地容受 8.0 号扩宫棒，即可以诊断宫颈功能不全，主要表现在内口松弛和峡部缺欠。常因手术机械性扩张宫颈、产伤或先天性宫颈局部组织结构薄弱等，使宫颈内口括约功能破坏，宫颈内口松弛，前羊水囊易于楔入，受压不均，且易感染，造成胎膜早破。

二、临床表现

1. 症状　有或没有各种原因突然阴道排液，排液的量可多可少。排液通常为持续性，持续时间不等，开始量多然后逐渐减少，少数为间歇性排液，阴道排液通常与孕妇体位变动、活动与否有关。

2. 体征　孕妇仰卧位可能见到阴道口有液体流出，也可能无任何液体流出；如无液体流出，上推胎头按压宫底或孕妇变动体位可有液体由阴道口流出，注意这些辅助操作后可能仍不见液体流出。所流出的液体通常稀薄，可能混有胎粪或胎脂。若并发羊膜腔感染，则阴道流出液体有臭味，伴发热、母儿心率增快、子宫压痛、白细胞计数增高、C 反应蛋白阳性。

三、诊断

根据临床表现及必要的辅助检查即可做出诊断。同时必须判断是否有羊膜腔感染。

1. 阴道窥器检查　见液体自宫口流出或阴道后穹有较多混有胎脂和胎粪的液体，为诊断直接证据。

2. 阴道液 pH 测定　正常阴道液 pH 为 4.5 ~5.5，羊水 pH 为 7.0 ~7.5，尿液 pH 为 5.5 ~6.5。若 pH≥7 提示胎膜早破可能大。

3. 阴道液涂片检查　阴道液置于载玻片上，干燥后镜检可见羊齿状结晶为羊水。涂片用 0.5% 亚甲蓝染色可见淡黄色或不着色胎儿皮肤上皮及毳毛；用苏丹Ⅲ染色见橘黄色脂肪小粒，用 0.5% 硫酸尼罗蓝染色可见黄色胎儿上皮细胞，结果比用试纸测定 pH 可靠，可确定为羊水。

4. 羊膜镜检查　可以直视胎先露部位，看不到前羊膜囊，即可确诊胎膜早破。

5. 胎儿纤维连接蛋白（fetal fibronectln，fFN）　是胎膜分泌的细胞外基质蛋白，当宫颈阴道分泌物中的 fFN 含量≥50ng/ml，胎膜张力下降，易发生胎膜早破。

6. 羊膜腔感染的检查　①羊水细菌培养；②羊水涂片革兰染色检查细菌；③羊水涂片白细胞计数≥30 个/ml，提示羊膜腔感染；④羊水白细胞介素 -6（IL-6）测定，≥17μg/L 提示羊膜腔感染；⑤C 反应蛋白 >8mg/L，提示感染。

四、对母儿的影响

1. 对母体影响　破膜后，阴道病原微生物易上行感染，感染程度与破膜时间有关，超过 24h 以上感染率增加 5~10 倍。突然破膜可引起胎盘早剥。羊膜腔感染易发生产后出血。

2. 对胎儿影响　常诱发早产，早产儿易发生新生儿肺透明膜病，可致脐带脱垂、胎儿窘迫、新生儿窒息、颅内出血等。并发绒毛膜羊膜炎时常引起胎儿及新生儿感染，肺炎、败血症、颅内感染等。破膜时间长，导致羊水少，可致胎儿受压综合征。

五、治疗

足月前胎膜早破可根据情况行期待治疗或终止妊娠。足月胎膜早破根据情况选择终止妊娠的方法，引产或剖宫产。不论何种情况破膜超过 12h 要预防性应用抗生素。

1. 基本处理原则　①胎膜早破合并羊膜腔感染是终止妊娠的指征，无须考虑孕龄大小；②孕龄超过 37 周或 36 周，观察 12h，未临产者加用抗生素，24h 后未临产可以进行引产；③孕龄超过 34 周，处理方案同 36 周者除非明确胎儿肺发育不成熟；④妊娠 29~33 周者，通过抑制宫缩、抗生素预防感染和给予促胎肺成熟药物等尽可能延长孕周，使孕周达到 34 周或应用促胎肺成熟药物后 48h，即所谓的期待疗法；⑤妊娠 28 周前依据新生儿医学水平决定可以选择终止妊娠，特别是妊娠未满 24 周者。

2. 期待疗法　对于孕 34 周前，特别是孕 28~34 周的患者，为使胎儿宫内继续生长发育，以提高胎儿娩出后的存活率为目的而采取的综合治疗方法。适用于胎膜早破而无感染、无胎儿窘迫和无羊水过少者。

（1）一般治疗措施：包括绝对卧床休息，平卧位或侧卧位抬高床尾，保持外阴清洁，避免阴道检查和肛查等。

（2）胎儿监测：定期行胎儿电子监护，必要时行生物物理评分，以判断胎儿宫内情况；定期行 B 超检查，记录羊水量，胎儿生长发育情况。

（3）促进胎肺成熟：主要为肾上腺皮质激素，还有利托君、沙丁胺醇等。最常用的是 2 种肾上腺皮质激素：地塞米松和倍他米松。地塞米松是国内外主要应用方案：①倍他米松 6mg 肌内注射或静脉注射，2 次/d，共 2 天；②地塞米松 10mg 肌内注射或静脉注射，1 次/d，共 2 天；③地塞米松 10mg 羊膜腔注入 1 次。

（4）抑制宫缩：胎膜早破者 80%~90% 在破膜后 24h 自然发动宫缩，因此应预防性应用宫缩抑制剂。常用药物有硫酸镁，25% 硫酸镁 40~60ml 加入 5% 葡萄糖液 500ml 中静脉滴注；还可口服沙丁胺醇，4.8mg/次，间隔 8h 用药；利托君 50~100mg 加入 500ml 液体静脉滴注，可 24h 持续用药，其还有促进肺泡Ⅱ型细胞释放表面活性物质的作用。

（5）抗生素预防感染：应用抗生素能降低胎儿及新生儿肺炎、败血症及颅内出血的发生率，能大幅度减少绒毛膜羊膜炎及产后子宫内膜炎的发生。尤其对羊水细菌培养阳性或阴道分泌物培养B族链球菌阳性者，效果最好。若破膜后长时间不临产，且无明显感染征象，则停用抗生素，进入产程后继续用药。

（6）纠正羊水过少：若孕周小，羊水明显减少者，可进行羊膜腔内输液补充羊水，以帮助胎肺发育。

3. 终止妊娠　一旦胎肺成熟或发现明显临床感染征象，在抗感染同时，应立即终止妊娠。对胎位异常或宫颈不成熟，缩宫素引产不易成功者，根据胎儿出生后存活的可能性，考虑剖宫产或更换引产方法。

六、预防

加强围生期卫生宣教，减少性生活，积极治疗与预防下生殖道感染。避免腹压突然增加。补充适量的维生素C及铜元素。宫颈内口松弛者于妊娠14～16周行宫颈环扎术并卧床休息。

（郭瑞新）

第四节　羊水过多

妊娠期间，羊水量超过2000ml者称羊水过多（polyhydramnios）。如羊水量增加缓慢，数周内形成羊水过多者，往往症状轻微，称慢性羊水过多；若羊水在数日内迅速增加，压迫症状严重，称为急性羊水过多。

一、病因

约1/3羊水过多的病因不明，但多数重度羊水过多可能与胎儿畸形及妊娠并发症有关。

1. 胎儿畸形　羊水过多孕妇中，18%～40%合并胎儿畸形。以神经管缺陷性疾病最常见，约占50%，其中主要为开放性神经管畸形。无脑儿、显性脊柱裂时，脑脊膜暴露，脉络膜组织增生，渗出增加，以及中枢性吞咽障碍加上抗利尿激素缺乏等，使羊水形成过多，回流减少；食管、十二指肠闭锁，使胎儿吞咽羊水障碍，引起羊水过多；腹壁缺陷，如脐膨出、腹裂等，由于腹膜与羊膜相贴，暴露的血管刺激性渗出大量液体导致羊水过多；18－三体、21－三体、13－三体胎儿可出现胎儿吞咽羊水障碍，引起羊水过多。

2. 双胎妊娠　约10%的双胎妊娠合并羊水过多，是单胎妊娠的10倍以上。单卵单绒毛膜双羊膜囊时，两个胎盘动静脉吻合，易并发双胎输血综合征，受血儿循环血量增多、胎儿尿量增加，引起羊水过多。

3. 孕妇或胎儿疾病　妊娠合并糖尿病时，与母体高血糖致胎儿血糖增高，产生渗透性利尿，以及胎盘胎膜渗出增加有关。母儿血型不合时，胎盘水肿增重，绒毛水肿影响液体交换，以致羊水过多。细小病毒B19破坏胎儿红细胞，引起胎儿严重贫血，进一步发生羊水过多。

4. 特发性羊水过多　约占30%，不合并孕妇、胎儿及胎盘异常。原因不明。

二、对母儿影响

1. 对孕妇的影响　急性羊水过多引起明显的压迫症状，妊娠期高血压疾病的发病风险明显增加，是正常妊娠的3倍。由于子宫肌纤维伸展过度，可致宫缩乏力、产程延长及产后出血增加；若突然破膜可使宫腔内压力骤然降低，导致胎盘早剥、休克。此外，并发胎膜早破、早产的可能性增加。

2. 对胎儿的影响　常并发胎位异常、脐带脱垂、胎儿窘迫及因早产引起的新生儿发育不成熟。加上羊水过多常合并胎儿畸形，故羊水过多者围生儿病死率明显增高，约为正常妊娠的7倍。

三、临床表现

羊水量超过3000ml时，会出现临床症状，其症状完全由于子宫胀大的机械性压迫所致。羊水量越多，发生时间越短，临床表现越明显。

1. 急性羊水过多　多在妊娠20～24周发病。羊水骤然增多，数日内子宫明显增大；腹部胀痛、张力大、皮肤变薄发亮；因横膈抬高引起呼吸困难，压迫症状明显，不能平卧；腹部高度膨隆、腹壁下静脉扩张；外阴部静脉曲张及水肿；胎位检查不清、胎心音遥远或听不清。

2. 慢性羊水过多　常发生在妊娠28～32周。羊水在数周内缓慢增多，出现较轻微的压迫症状或无症状，仅腹部增大较快；子宫张力大、子宫大小超过停经月份，液体震颤感明显；胎位尚可查清或不清、胎心音较遥远或听不清。

四、诊断

根据临床症状及体征诊断并不困难。但常需采用下列辅助检查，估计羊水量及羊水过多的原因。

1. B型超声检查　为羊水过多的主要辅助检查方法。常通过测量羊水最大暗区深度（AFD）或羊水指数（AFI）来进行羊水量的评估。以单一最大羊水暗区垂直深度测定表示羊水量的方法显示胎儿与子宫肌壁间的距离增大，胎儿肢体间距离较宽，且在羊水中自由活动，超过7cm即可考虑为羊水过多，8～11cm为轻度羊水过多，12～15cm为中度羊水过多，≥16cm为重度羊水过多。羊水指数法测量时为孕妇平卧，头高30°，以脐与腹白线为标志，将腹部分为4个象限，分别测定各象限的最大羊水暗区相加而得，国内多以超过18cm诊断羊水过多，也有以超过20cm作为诊断标准的，国外也有将标准定为羊水指数大于25cm。

B型超声检查还可了解胎儿结构畸形，如无脑儿、显性脊柱裂、消化道畸形等，有无胎儿水肿及双胎输血综合征等。

2. 实验室检查

（1）羊水甲胎蛋白测定（AFP）：开放性神经管缺陷时，羊水中AFP明显增高，超过同期正常妊娠平均值加3个标准差以上。

（2）孕妇血糖检查：尤其慢性羊水过多者，应排除糖尿病。

（3）孕妇血型检查：如胎儿水肿者应检查孕妇Rh、ABO血型，排除母儿血型不合溶血引起的胎儿水肿。

（4）胎儿染色体检查：羊水细胞培养或采集胎儿血培养作染色体核型分析，或应用染色体探针对羊水或胎儿血间期细胞真核直接原位杂交，了解染色体数目、结构异常。

五、治疗

主要根据胎儿有无畸形及孕妇压迫症状的严重程度而定。

1. 羊水过多合并胎儿畸形　一旦确诊胎儿畸形、染色体异常，应及时终止妊娠，通常采用人工破膜引产。破膜时需注意：①高位破膜，让羊水缓慢流出，避免宫腔内压突然降低而引起胎盘早剥；②羊水流出后腹部置沙袋维持腹压，以防休克；③手术操作过程中，需严密监测孕妇血压、心率变化；④注意阴道流血及宫高变化，以及早发现胎盘早剥。宫腔内压力降低后，可考虑缩宫素静脉滴注引产。也可经腹羊膜腔穿刺放出适量羊水后，行依沙吖啶引产。

2. 羊水过多合并正常胎儿　对孕周不足 37 周，胎肺不成熟者，应尽可能延长孕周。

（1）一般治疗：低盐饮食、减少孕妇饮水量。卧床休息，取左侧卧位，改善子宫胎盘循环，预防早产。每周复查羊水指数及胎儿生长情况。

（2）羊膜穿刺减压：对压迫症状严重，孕周小、胎肺不成熟者，可考虑经腹羊膜穿刺放液，以缓解症状，延长孕周。放液时注意：①避开胎盘部位穿刺；②放液速度应缓慢，每小时不超过 500ml，一次放液不超过 1500ml，以孕妇症状缓解为度，放出羊水过多可引起早产；③有条件应在 B 型超声监测下进行，防止胎盘胎儿损伤；④从腹部固定胎儿为纵产式，密切注意孕妇血压、心率、呼吸变化，注意宫缩，监测胎心；⑤严格消毒，防止感染，酌情用镇静药预防早产；⑥放液后 3～4 周如压迫症状重，可重复放液以减低宫腔内压力。

（3）前列腺素合成酶抑制剂治疗：常用吲哚美辛，有抑制利尿作用，期望能抑制胎儿排尿减少羊水量。但可致动脉导管闭合，不宜长期应用。常用剂量为：吲哚美辛 2.2～2.4mg/（kg · d），分 3 次口服。应用过程中应密切随访羊水量（每周二次测 AFI）、胎儿超声心动图（用药后 24h 一次，此后每周 1 次），发现羊水量明显减少或动脉导管狭窄，立即停药。

（4）病因治疗：若为妊娠期糖尿病或糖尿病合并妊娠，需控制孕妇过高的血糖；母儿血型不合溶血，胎儿尚未成熟，而 B 型超声检查发现胎儿水肿，或脐血显示 Hb < 60g/L，应考虑胎儿宫内输血。

（5）分娩期处理：自然临产后，应尽早人工破膜，除前述注意事项外，还应注意防止脐带脱垂。若破膜后宫缩仍乏力，可给予低浓度缩宫素静脉滴注，增强宫缩，密切观察产程进展。胎儿娩出后应及时应用宫缩剂，预防产后出血。

（马　丽）

第五节　羊水过少

妊娠晚期羊水量少于 300ml 者称羊水过少（oligohydramnios）。多与高危妊娠，高危儿及胎儿泌尿道畸形有密切关系。

一、病因

主要与羊水产生减少或吸收、外漏增加有关。常见原因如下：

1. 胎儿泌尿道畸形　先天性肾缺如或尿路梗阻，因胎儿无尿液生成或生成的尿液不能排入羊膜腔致妊娠中期后严重羊水过少。

2. 胎盘功能不良　如过期妊娠、胎儿宫内生长受限、妊娠期高血压疾病等，由于胎盘功能不良、慢性胎儿宫内缺氧、血液重新分布，肾血管收缩，胎儿尿形成减少，致羊水过少。

3. 胎膜早破　羊水外漏速度大于再产生速度，常出现继发性羊水过少。

4. 母体因素　如孕妇脱水、血容量不足，血浆渗透压增高等，可使胎儿血浆渗透压相应增高，胎盘吸收羊水增加，同时胎儿肾小管重吸收水分增加，尿形成减少。此外孕妇应用某些药物（如吲哚美辛、利尿剂等）亦可引起羊水过少。

二、对母儿影响

1. 对孕妇的影响　手术产率增加。

2. 对胎儿的影响　羊水过少是胎儿危险的重要信号，围生儿发病率和死亡率明显增高。与正常妊娠相比，轻度羊水过少围生儿死亡率增高13倍，而重度羊水过少增高47倍。主要死因是胎儿缺氧及畸形。妊娠中期重度羊水过少的胎儿畸形率很高，可达50.7%，死亡率极高。而妊娠晚期羊水过少，常为胎盘功能不良及慢性胎儿宫内缺氧所致。羊水过少又可引起脐带受压，加重胎儿缺氧。

三、临床表现

胎盘功能不良者常有胎动减少；宫高、腹围较小，尤以胎儿宫内生长受限者明显，有子宫紧裹胎儿感；临产后宫缩多不协调，宫口扩张缓慢，前羊水囊不明显，胎膜与胎儿先露部紧贴；人工破膜时发现羊水极少。

四、诊断

常需根据以下辅助检查来明确诊断。

1. B型超声检查　是羊水过少的主要辅助诊断方法。妊娠晚期最大羊水池深度≤2cm，或羊水指数≤5cm，可诊断羊水过少；羊水指数8cm为可疑羊水过少。妊娠中期发现羊水过少时，应排除胎儿畸形。B型超声检查对先天性肾缺如、尿路梗阻、胎儿宫内生长受限有较高的诊断价值。

2. 羊水直接测量　破膜后，直接测量羊水，总羊水量<300ml，可诊断为羊水过少。

3. 其他检查　妊娠晚期发现羊水过少，应结合胎儿生物物理评分、胎儿电子监护仪检查、尿雌三醇、胎盘生乳素检测等，了解胎盘功能及评价胎儿宫内安危，及早发现胎儿宫内缺氧。

五、治疗

1. 终止妊娠　凡妊娠35周以上，发现羊水过少，经处理后，羊水量未见增多，在排除胎儿畸形后，应终止妊娠。妊娠足月合并严重胎盘功能不良或胎儿窘迫，估计短时间内不能经阴道分娩者，应行剖宫产术。对胎儿贮备力尚好，宫颈成熟者，可在密切监护下破膜后行缩宫素引产。产程中严密观察，遇有宫内窘迫者，应予给氧，如短期内经阴道不能结束分娩者，则以剖宫产结束分娩。对胎儿畸形者，常采用依沙吖啶羊膜腔内注射的方法引产。

2. 补充羊水期待治疗　妊娠 28 ~ 35 周，发现羊水过少，而 B 超未发现明显胎儿畸形，给予羊膜腔内注液治疗，以增加宫内羊水量，并促胎肺成熟，尽量延长孕周。

（1）经腹羊膜腔输液：常在中期妊娠羊水过少时采用。主要有两个目的：①帮助诊断，羊膜腔内输入少量生理盐水，使 B 型超声扫描清晰度大大提高，有利于胎儿畸形的诊断；②预防胎肺发育不良，羊水过少时，羊膜腔压力低下（≤1mmHg），肺泡与羊膜腔的压力梯度增加，导致肺内液大量外流，使肺发育受损。羊膜腔内输液，使其压力轻度增加，有利于胎肺发育。具体方法：常规消毒腹部皮肤，在 B 型超声引导下避开胎盘行羊膜穿刺，以 10ml/min 速度输入 37℃的 0.9% 氯化钠液 200ml 左右，若未发现明显胎儿畸形，应用宫缩抑制剂预防流产或早产。

（2）经宫颈羊膜腔输液：常在产程中或胎膜早破时使用。适合于羊水过少伴频繁胎心变异减速或羊水Ⅲ度粪染者。主要目的是缓解脐带受压，提高阴道安全分娩的可能性，以及稀释粪染的羊水，减少胎粪吸入综合征的发生。具体方法：常规消毒外阴、阴道，经宫颈放置宫腔压力导管进羊膜腔，输入加温至 37℃的 0.9% 氯化钠液 300ml，输液速度为 10ml/min，如羊水指数达 8cm，并解除胎心变异减速，则停止输液，否则再输 250ml。若输液后 AFI 已≥8cm，但胎心减速不能改善亦应停止输液，按胎儿窘迫处理。输液过程中 B 型超声监测 AFI、间断测量宫内压，可同时胎心监护，注意无菌操作。

（马　丽）

参考文献

［1］刘彩霞．胎儿常见疾病诊断与处理．北京：人民卫生出版社，2015.
［2］王子莲．妇产科疾病临床诊断与治疗方案．北京：科学技术文献出版社，2010.
［3］冯琼，廖灿．妇产科诊疗流程．北京：人民军医出版社，2014.
［4］郭媛．临床笔记妇产科．山东：山东科学技术出版社，2015.

第二十七章　胎儿窘迫疾病

第一节　胎儿窘迫的定义

目前我国剖宫产指征顺位中胎儿窘迫居其首，究其原因过度诊断和过度干预是首要病因。根据不同的统计资料，胎儿窘迫的发生率为2.7%～38.5%，相差近20倍，这与诊断的手段和方法有很大的关系。

胎儿窘迫的定义：胎儿在子宫内因缺氧和酸中毒危及其健康和生命的综合症状。定义表明胎儿窘迫是一综合症状而非是一疾病。

一、判断胎儿窘迫的方法

（一）妊娠期

（1）胎心听诊异常，<110/min、>160/min或不规则。

（2）胎动异常，减少或增加。

（3）NST异常，无反应型。

（4）脐带血S/D异常，S/D升高、断流或出现反向血流。

（5）B超生物物理低评分。

（6）B超观察到羊水中的漂浮物。

（7）羊水过少，最大羊水池深度<2cm或羊水指数<5cm。

（8）血清或尿生化指标的改变，如雌三醇，雌三醇/肌酐，胎盘生乳素的变化。

（9）异常胎儿心电图。

（二）分娩期

（1）胎心听诊异常，<110/min、>160/min或不规则。

（2）羊水胎粪污染。

（3）宫缩应激试验（CST）阳性。

（4）异常的胎心宫缩图，晚期减速、重度变化型减速等。

以上的诊断方法存在许多不确切的因素，从而导致对胎儿窘迫的过度诊断。

二、胎儿窘迫诊断方法的缺陷

（一）胎心听诊异常

1. 优点　胎心听诊是最传统，简单、实用的方法。

2. 缺点　人为听诊的错误、遗漏，无法得到连续不断的胎心变化信息，宫缩时无法听诊，无法发现胎儿缺氧早期的较小变化。

（二）胎动异常

1. 优点 是孕妇能够自我监护的重要指标。

2. 缺点 孕妇接受知识的能力及职业的忙碌使胎动计算未能达到自我监护的目的。

（三）无应激试验（NST）异常

1. 优点 简单、方便、可重复的监护方法，是妊娠期胎儿管理的必备手段。

2. 缺点 胎儿睡眠周期的干扰，孕妇使用药物的影响，检查时孕妇的体位等，都对结果的判断出现误差。而且这些误差对胎儿窘迫的过度诊断最为常见。

（四）脐带血S/D异常

1. 优点 能评价胎儿血流动力学（血流速度和血流量）的变化。

2. 缺点 准确性的干扰因素多（包括：取样的部位、声速和血流方向的夹角、角度的校正，胎心率的快慢），而且重复性差。

（五）B超生物物理低评分

1. 优点 了解胎儿宫内正常的生理活动。

2. 缺点 检查时间内不可能很容易地对胎儿某一观察指标进行准确的计时，重复性差。

（六）B超观察到羊水中的漂浮物

漂浮物代表羊水中有胎脂、脱落上皮、毛发、胎粪等物质的存在，出现时表明胎儿成熟，不应为胎儿窘迫的诊断指标。羊水中不同的物质其回声并不相同。

（1）胎脂、脱落上皮、毛发的声像不均匀。

（2）胎粪的声像均匀。

（七）羊水过少

羊水过少表示胎盘功能低下、胎儿心功能不全、胎儿宫内缺氧引起的肾血流量减少。晚期妊娠出现时必须警惕，是一危险的信号。

导致羊水过少的其他影响因素：母亲循环血量不足，可出现羊水少，而非胎儿胎盘因素，经过静脉补充液体或饮水治疗后可改善；超声检查者的技术水平，有可能导致诊断误差；胎儿畸形，特别是泌尿系统的发育异常等。

（八）血清或尿生化指标的改变

（1）检查项目：血清的胎盘催乳素（hPL）、妊娠特异性 β_1 蛋白、胎盘酶、尿的雌三醇/24h和随意尿E/C。

（2）缺点取样和检验的误差使诊断的准确性不高。

（九）异常胎儿心电图

1. 优点 反映胎心瞬间微细变化，及早诊断胎儿宫内缺氧。

2. 缺点 仅表明胎儿心肌生物电变化，伪差常见（由于与母亲心电图的重叠、干扰因素多），使检出成功率和准确性不高。

（十）羊水胎粪污染

胎儿在宫内排胎粪是为胎儿缺氧时“潜水反应”的结果。

缺点：胎儿发育异常引起胎儿宫内漏出胎粪，而非缺氧排出胎粪的表现；成熟儿也可有宫内排胎粪的现象，导致诊断误差。

（十一）宫缩应激试验（CST）阳性

1. 优点　能很好地评价分娩期的胎盘功能和胎儿状况及宫缩。

2. 缺点　产妇疲劳、缺水、酸中毒、产妇体位（仰卧位低血压）等都可影响结果的分析和判断。

（十二）异常的胎心宫缩图（各种异常减速）

1. 迟发减速　提示胎儿缺氧，只有连续出现典型的迟发减速，才可确诊为胎儿窘迫。

2. 重度心动过缓　是胎儿缺氧严重的表现。重度心动过缓若伴随迟发减速或重度变化减速，在解除原因或给吸氧后并不改善，多为胎心濒死的征象。

3. 重度变化减速　提示急性胎儿窘迫。

4. 胎心率基线变异消失　提示胎儿缺氧酸中毒。

这些减速注意与母亲平卧体位出现仰卧位综合征时的胎心改变相鉴别。

三、诊断胎儿窘迫新指标

（一）妊娠期

（1）羊水电解质浓度，胎儿窘迫时羊水钠、镁离子可下降和钾、钙离子可升高。

（2）胎儿窘迫时孕妇血清激活素 A（多功能细胞因子）和 β－HCG 升高；孕妇外周血中胎儿有核红细胞数量增加时可能为慢性胎儿窘迫。

（3）胎儿静脉导管血流如出现断流或反流对诊断胎儿窘迫较为肯定，甚至提示胎儿濒死。

以上（1）、（2）对诊断胎儿窘迫不确切，而（3）是目前诊断胎儿窘迫较为准确的指标。

（二）分娩期

（1）羊水乳酸水平升高。

（2）胎儿心电图 ST 段的计算机分析。

（3）脐血内源性阿片肽水平升高、神经肽 Y 水平升高、降钙素基因相关肽水平升高。

以上 3 项指标作为诊断胎儿窘迫的手段仍不确定，而且有的诊断方法耗时较长，不能及时作出诊断。

（4）胎儿血氧饱和度，利用特殊的电极置于胎儿的面峡部，直接获取胎儿血氧饱和度的信息对诊断胎儿窘迫较为确切，由于电极价格较高，而且需要专用的监护平台才能获得，所以是一难以获取的指标。

（5）胎儿头皮血血气分析，是一需要特殊电极和专用平台才能获取标本的有创检查，准确性高，但难以获取。

四、急性胎儿窘迫与慢性胎儿窘迫的诊断指标

（一）急性胎儿窘迫的诊断指标

（1）胎心率异常。

（2）羊水胎粪污染。

（3）胎动异常。

（4）胎儿酸中毒。

（二）慢性胎儿窘迫的诊断

（1）胎动减少或消失。

（2）胎儿电子监护异常。

（3）胎儿生物物理评分低。

（4）胎盘功能低下。

（5）羊水胎粪污染。

五、诊断方法

胎儿窘迫是一综合征，需要利用综合的方法进行诊断。

1. 胎儿缺氧早期表现　胎心率加快，但胎儿血 pH、PaO_2、$PaCO_2$ 无改变。

2. 胎儿缺氧进一步发展的表现　胎心监护出现散发性的晚期减速，胎儿血 pH、$PaCO_2$ 不变、只有 PaO_2 降低。

3. 胎儿缺氧发展到酸中毒的表现　胎心监护出现频发晚期减速、加速和变异消失，胎儿 pH 值已降低、血红蛋白结合能力下降。

分娩期利于观察电子胎心监护的变化，可以判断胎儿宫内缺氧的程度。从胎儿缺氧的进程来看，先有胎心快，而后出现散发性的晚期减速，最后的表现为频发晚期减速、加速和变异消失。

六、胎儿缺氧和酸中毒的指标

（1）重复出现的晚期减速。

（2）重度变异减速。

（3）重度胎心过缓。

（4）重度胎心过快。

另外证实胎儿缺氧和酸中毒其他较好的指标有：①胎儿静脉导管血流；②胎儿头皮血血气分析；③胎儿血氧饱和度。

（马　丽）

第二节　胎儿窘迫的病因及机制

胎儿窘迫（fetal distress）是胎儿在宫内缺氧及酸中毒引起的一系列病理状态及综合症状，常常危及胎儿的健康和生命。胎儿窘迫是围生儿死亡的主要原因，1992 年我国 17 个城市调查围生儿死亡原因的排位中胎儿窘迫居首位。同时胎儿窘迫是引起智力低下的主要原因。1990 年全国胎儿窘迫专题研讨会报道胎儿窘迫的发病率为 2.7% ~35.8%。临床上可分为急性和慢性胎儿窘迫。

一、急性胎儿窘迫

急性胎儿窘迫，多发生在产程中，主要因胎盘、脐带病理或母体失血过多造成的胎儿急性缺氧。

（一）脐带因素

在急性胎儿缺氧的发生原因中占有十分重要的地位。若脐静脉受压，胎儿的静脉回心血量减少，从而心排血量和脐血流减少；若脐动脉受压，胎儿主动脉压力增高，引起胎儿压力发射性心动过缓，脐血流降低。

1. 脐带长度异常　正常脐带的长度为30～100cm，当脐带过短时，因胎动或胎头下降导致脐带牵拉，血管因过度伸直而狭窄，影响脐带血流，导致胎儿窘迫。脐带过长除可能发生脐带绕颈或绕身外，过长的脐带本身可增加胎儿心脏负担。

2. 脐带缠绕　以绕颈最常见，脐带绕颈的发病率约达20%，大部分不影响胎儿的血供，只有当缠绕的圈数多（2圈以上），绕颈合并有其他部位的缠绕时，临产以后随胎头下降脐血管受压逐渐加重导致血液循环受阻，或因脐带绕颈使胎儿颈静脉受压，胎儿脑细胞缺血缺氧。

3. 脐带真结　发生率为0.4%～1.1%，真结未拉紧时不影响胎儿血循环，可无症状，但在分娩过程中一旦拉紧使脐血管血流阻塞致胎儿窘迫甚至死亡。

4. 脐带扭转　少于10周为生理范畴，若过多扭转多在胎儿脐轮部变细坏死，可致胎儿血运缓慢甚至中断。

5. 脐带血肿　因脐静脉破裂使血液渗出进入华通胶内，形成血肿或血栓压迫脐血管，影响血流，导致胎儿窘迫。

6. 脐带附着异常　脐带在胎盘端的附着部位不同主要有帆状胎盘和球拍状胎盘两种，均影响脐带的血供。特别是帆状胎盘，脐带附着于胎盘外，有一段脐带附着于脐带附着处的胎盘之间，若这段血管靠近宫颈内口，形成血管前置，无论胎膜自然破裂或人工破裂均可使脐血管破裂，致使胎儿失血。也可能因胎儿下降压迫前置的血管，引起急性胎儿窘迫。帆状血管，前置血管发病率分别为0.24%～1.8%，0.02%，此类脐血管容易发生破裂，围生儿病死率极高，达43.5%～66.6%，居首位。

（二）子宫胎盘血运受阻

1. 子宫过度膨胀　肌张力过度紧张，增加子宫肌壁间血管的外阻力，减少胎盘血液灌注，如多胎妊娠，羊水过多等。

2. 产力异常　尤其是不协调的宫缩，高张性子宫收缩。正常宫缩时，宫腔内压>3.3～4.7kPa（25～35mmHg）已超过了母体血流进入绒毛间隙的平均压，因此有暂时性胎盘血流停止。宫缩间歇时，子宫肌肉放松内压下降至0.5～1.3kPa（4～10mmHg）放松时间1.5～2min已足够使胎儿血氧含量恢复正常。若痉挛性宫缩或宫缩间歇时仍有持续宫内高压，影响胎盘氧的交换。在观察第二产程中，胎儿发生缺氧的情况时，应用宫腔内压测定子宫收缩时宫腔内压超过13.3kPa（100mmHg），若子宫收缩时间>38s时，胎心率出现缺氧性改变。宫缩间歇时间<70s时同样有胎儿缺氧，两者同时存在，胎儿缺氧更严重。

3. 产程延长时　主要胎盘血流受宫缩干扰和脐带受压机会增加，另外产妇过度紧张，过度换气，二氧化碳丢失过多，肺换气交换量下降导致呼吸性碱中毒，使血红蛋白释氧量减少，胎儿缺氧。

4. 宫腔容积过小　如胎膜早破，羊水过少，子宫壁紧裹胎体，宫缩时影响胎儿血运。研究表明羊水过少与胎盘功能低下呈一致性，羊水量越少胎儿窘迫发病率越高。

5. 妊娠肝内胆汁淤积症（ICP） 高浓度的胆汁酸有浓度依赖性血管收缩作用，可使胎盘绒毛表面血管痉挛，绒毛静脉血管阻力增加；在胎盘绒毛膜板的水平上，氧合血流量骤然减少，导致胎儿血液灌注急剧下降，胎儿急性缺氧；羊水粪染时，羊水中胆汁酸水平明显升高，胎盘绒毛板静脉腔内（胎内循环）外（羊水）均暴露于高浓度胆汁酸中，导致血管收缩，脐血流急剧减少，胎儿急性缺氧。

6. 其他 急性失血。

（三）胎盘因素

胎盘是母儿之间气体和能量交换的重要器官，胎盘交换能力降低导致母胎之间气体交换不充分，而胎儿窘迫，包括有。

1. 胎盘种植异常 前置胎盘是胎盘种植位置异常，主要因子宫下段血供相对较差，易缺氧；前置的胎盘剥离面积一旦增加，出血量增加，一方面影响胎盘的交换功能，另一方面孕妇的贫血亦使胎盘的供氧能力降低。胎盘粘连或植入是由于胎盘附着部位子宫内膜功能不良，胎盘过度浸润子宫壁，影响胎盘功能。胎盘早期剥离的面积大到一定程度，影响母胎交换功能，常常导致胎儿窘迫，甚至死胎。

2. 胎盘形态异常 在胎盘发育过程中，各种因素导致胎盘形态异常。形态异常的胎盘对胎盘功能有不同程度的影响。如膜状胎盘，轮状胎盘，帆状胎盘，球拍状胎盘，小胎盘等。

3. 胎盘病理改变 如绒毛膜炎或羊膜绒毛炎，各种病原体上行性感染使绒毛水肿、发热引起耗氧量增加以及细菌及毒素对胎儿的毒性作用。胎盘内纤维蛋白样物质的存积，形成广泛梗死区，病变超过胎盘的10%可引起胎儿的死亡。至于胎盘血管瘤，若其直径较大，占据了胎盘大部分面积，明显影响胎盘的交换功能，导致胎儿窘迫。

（四）胎儿心功能障碍

胎儿心功能健全是保证胎儿血液循环畅通和避免缺氧的关键之一。当胎儿有严重的先天性心血管疾病，药物和出血引起的胎儿低血压和心力衰竭使胎儿心脏向绒毛内毛细血管搏出量减少，血流速降低。胎儿颅骨受压过久而并发颅内出血时，可影响心血管中枢功能，此时均有胎儿窘迫发生。

二、慢性胎儿窘迫

慢性胎儿窘迫，是在妊娠期由于母亲或胎儿的各种并发症及胎盘功能低下造成的胎儿宫内缺氧。

（一）胎盘功能不全

1. 妊娠期高血压疾病 妊娠合并高血压时，血管病变，阻力增加继而引起母体有效血容量下降，子宫胎盘血流量减少；重度子痫患者胎盘床有动脉粥样硬化，胎盘绒毛广泛梗死或坏死影响胎儿对氧和营养物质的摄取。

2. 过期妊娠 胎儿窘迫率在过期妊娠中是13.09%～40.46%，为足月妊娠的1.5～10倍，以高龄初产妇为最高，病理性过期妊娠中胎盘老化，绒毛血管减少，绒毛间质有大量纤维素沉着致胎盘物质交换和运输能力均下降。

（二）母体疾病

（1）妊娠合并重度贫血等血容量减少时，出现广泛的血管收缩，子宫循环也参与此反应，使母血携氧能力下降，胎盘血流减少。

（2）妊娠合并糖尿病时，重型者血管病变，胎盘功能不良，易发生宫内窘迫；同时合并糖尿病孕妇能量不足，宫缩不良，易发生产程延长。

（3）妊娠合并严重的心、肺疾病，如青紫型心脏病，冠心病，哮喘等使母血携氧量明显下降，胎儿缺氧。

（4）较容易忽视的是孕妇仰卧低位血压综合征和麻醉性低血压使母体血压与绒毛间隙的压力差减少，向绒毛间隙射血量减少，不能充分灌注；多数孕妇仰卧位时妊娠子宫压迫下腔静脉，回心血量降低，使心排血量降低、血压下降，子宫胎盘血流减少，而不伴有母体血压和心率的明显变化，但此时胎儿氧供可能大大降低。

（三）胎儿先天性疾病

包括胎儿心血管系统，血液系统先天性疾病和染色体异常。心血管疾病有二腔心，三腔心，心肌炎，心律失常等，影响胎儿血液循环功能，使组织氧供降低，导致胎儿窘迫；血液系统疾病包括先天性血友病，先天性血红蛋白病，母儿血型不合等，因为胎儿血红蛋白的质和量异常，降低胎儿血红蛋白的携氧能力，导致胎儿窘迫；染色体异常可致多器官、多系统的异常使围生儿病死率明显升高。

（四）药物因素

（1）近年来研究表明，对分娩期母体输注大量葡萄糖，可使母体和胎儿血糖显著升高，当胎儿血糖 >8.25mmol/L 时，血液 pH 值明显降低，乳酸显著增加，当血糖超过 16.5mmol/L 时会产生严重酸中毒。

（2）吲哚美辛（消炎痛）用于保胎及治疗羊水过多，但同样可致胎儿动脉导管早闭使肺内血容量增加，肺血管阻力增大，右心负荷过重致右心衰竭，同时也可使右心血不能进入降主动脉，影响气体交换，致胎儿宫内缺氧。

（3）硝苯地平（心痛定）用来治疗妊娠期高血压疾病或用来缓解子宫收缩，但它会使血压低于正常，使子宫胎盘血流量减少。

（4）麻醉药尤其是腰麻或硬膜外麻醉可使孕妇血压下降而减少子宫胎盘血液灌注。宫颈旁阻滞麻醉可使胎儿迷走神经兴奋而致胎心明显减慢，母体也可出现心动过缓，低血压，进而影响子宫胎盘血流而致胎儿缺氧。

（5）硫酸镁用于治疗妊娠期高血压疾病，但有效量与中毒量较接近，使用不当可使羊水镁浓度升高造成胎儿严重抑制，心率偏慢，胎心基线变异度减少或消失，肌张力低下，如不纠正可抑制呼吸。

（6）缩宫素、前列腺素类等引产药可造成宫缩过强或不协调宫缩，使宫内压及绒毛间腔压力过高或不能得到周期性缓解，可致胎盘血流减少，胎儿缺氧。

（马　丽）

第三节 胎儿窘迫的诊断

一、疾病分类

国际疾病分类（ICD－10）将胎儿窘迫（fetal distress）列为产程和分娩并发胎儿应激［窘迫］（labour and deIlvery complicated byfetal stress［distress］）。它可表现为胎心率异常包括心动过缓、心律失常和心动过速。羊水伴有胎粪，胎心率异常并有羊水伴胎粪。生物化学证据的胎儿应激——有异常的胎儿酸血症或酸、碱平衡失调。其他证据的胎儿应激——胎儿窘迫的心电图证据或超声证据。未特指的胎儿应激。

在未进入产程而需对母体进行医疗的其他（胎儿异常和损害以外）已知或可疑的胎儿问题中与应激［窘迫］有关的则列入胎儿缺氧体征（sings of fetal hy－poxia）和胎儿生长不良（poor fetel growth）之轻于孕龄（Light－fordates）；胎盘功能不全（placental insufficiency）和小于胎龄（small－for－dates）。由于胎盘输血综合征（placental transfusion syndromes）［含胎母间的；母胎间的和胎胎间的输血］引起的轻于胎龄或小于胎龄胎儿者诊断为胎盘输血综合征。有胎盘功能障碍（placental dysfunction）和胎盘梗死（placental infarction）而无胎儿缺氧体征或生长不良者归类为其他胎盘疾患。

二、诊断标准

1. 心动过缓　用纵坐标 1cm 代表每分钟 30 次心搏，横坐标 3cm/min 的图纸记录的胎心宫缩图（CTG）其胎心率基线（任一个 10min 的窗口中至少持续 2min）低于 110/min 达 10min 或更长时间。需排除药物和低温的原因后才能诊为胎儿应激。

2. 心律失常　经胎儿心电检查证实有快速型心律失常（tachyarrhythmias）或缓慢型心律失常（bradyarrhythmias）。快速型心律失常若①QRS 间期窄小者，据其心房（A）、心室（V）比率可分为：A 类 A ：V＜1 ：1 者为结合点异位性心动过速；B 类 A ：V 恰好 1 ：1 若 VA 间期（A）＜70 者为房室结互换性心动过速；（B）＞70 者为直立互换性（orthodromic reciprocating）心动过速；（C）＞70 者为持续结合点互换性（permanent junctional reciprocating）心动过速，C 类 A ：V＞1 ：1 者如（A）心房率规则为心房复率性心动过速或心房扑动；（B）心房率不规则为异位房性心动过速；（C）心房率紊乱者为多灶性房性心动过速或心房纤颤。②QRS 间期宽广者，A 类 A ：V＜1 ：1 为室性心动过速；B 类 A ：V 相当于 1 ：1 也为室性心动过速或可考虑为（A）室上性心动过速［w/束支传导阻滞］；（B）室上性心动过速（abberation）；（C）逆向互换性心动过速（antidromic recipTocating tachycardia ART）（WPW－wolff－Parhinson－Whi te）；和（D）ART（Mahaim）。换言之即窦性心动过速；心房扑动或纤颤；室上性心动过速和室性心动过速（图 27－1）。

缓慢型心律失常则包括窦性心动过缓；二度房室阻滞；和完全心脏阻滞。

3. 心动过速　胎儿率基线＞160/min 最少持续 10min。需排除母、胎感染（尤其是羊膜绒毛炎）和药物原因。

4. 羊水伴有胎粪　头先露胎儿的羊水呈绿豆汁（Pea－soup）样黏性不透明状者为浓粪染；呈透明黄绿色水样为淡粪染。目前资料支持的观点是需伴有其他参数异常的羊水粪染才表明有胎儿受累，部分人认为羊水浓粪染或临产前羊水清而以后才出现羊水粪染者对胎儿有不良影响。

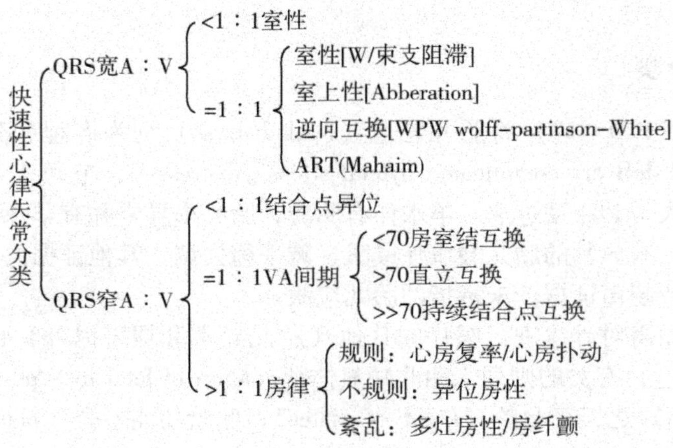

图 27-1　快速性心律失常分类

5. 酸血症　显著或病理的酸血症是指脐动脉血 pH < 7.00（也有用 pH < 7.20 来界定）或头皮血 pH < 7.20。也有人提出头皮血 pH 低于均值 2 个标准差来诊断，pH 均值 ± 标准差在第一产程早为 7.33 ±0.03；第一产程晚为 7.32 ±0.02；第二产程为 7.29 ±0.04。传统的行规认为，头皮 pH > 7.25 才是正常，可继续分娩；如 pH 值在 7.20 与 7.25 之间则为临界值，应在 30min 内再取样检测；如 pH < 7.20 建议设法娩出。现代证据（2738 例足月婴）表明：脐动脉 pH < 7.00 和 Apgar 评分≤3 者与张力减退（低血压）、抽搐和需气管插管有显著的相关，即为病理性酸血症。鉴于脐动脉血取样 20s 后 pH 和 PCO_2 就有显著的改变，有人提出脐静脉血与动脉血的上述两值密切相关，其血样采出后 30min，pH 和 PCO_2 仍稳定。据 1993 年 Riley 和 Johnson 测定 3 520 例的结果，脐静脉 pH 值减去 0.07 即为脐动脉的 pH；脐静脉的 PCO_2（mmHg）加上 9.30 等于脐动脉的 PCO_2，见表 27-1。

表 27-1　产程中胎儿头皮血气值（均值 ± 标准差）

	第一产程早	第一产程晚	第二产程
pH	7.33 ±0.03	7.33 ±0.02	7.29 ±0.04
PCO_2（mmHg）	44.00 ±4.05	42.00 ±5.1	46.30 ±4.2
PO_2（mmHg）	21.8 ±2.6	21.3 ±2.1	16.5 ±1.4
碳酸氢盐（mmol/L）	20.1 ±1.2	19.1 ±2.1	17 ±2
碱剩（mmol/L）	3.9 ±1.9	4.1 ±2.5	6.4 ±1.8

酸血症 pH，PCO_2，HCO_3^-（mmol/L）和 Base excess（mmol/L）值，足月儿和早产儿基本相同。

酸血症脐动脉 pH < 2.0 可分为三类。

（1）代谢性 - PCO_2 正常及 HCO_3^- 减少。

（2）呼吸性 - PCO_2 增加，HCO_3^- 经 PCO_2 更正后正常。

（3）混合性 - PCO_2 增加，HCO_3^- 减少。

6. 酸 - 碱平衡异常　胎儿头皮血血气分析值超出相应产程的均值的 2 个标准差为异常。即第一产程是 pH <7.27/ >7.39，PCO_2（mmHg）<39.9/ >52.1；PO_2（mmHg）<16.61/27；碳酸氢盐（mmol/L）<17.7/ >22.5；碱剩（mmol/L）<0.1/ >7.7。第一产程晚 pH <7.28/ >7.36；PCO_2 <31.5/ >52.2；PO_2 <17.1/ >25.5；碳酸氢盐 <14.9/ >23.3；碱剩 < -0.9/ >9.1。第二产程 pH <7.21/ >7.37；PCO_2 <37.9/ >54.7；PO_2 <13.7/ >19.3；碳酸氢盐 <13/ >21；碱剩 <28/ >10。

7. 胎儿窘迫的心电图证据　胎儿 ECG 中 QRS 时限延长≥0.02 ~ 0.05s 从正常的 0.11s 增加至 0.14s 是发生在胎心率减慢前的应激最早的唯一表现；ST 段上移或下移 >5μV 是胎儿心肌损害及供氧血不足的证据。

CTG 图形与正常胎心率（FHR）曲线（基线 110 ~ 160/min，基线变异 6 ~ 25/min，有加速无减速）不一致者为临界胎儿窘迫；基线变异为零而伴有①反复的晚期减速（LD）或变异减速（VD）；②显著的心动过缓（<80/min 持续达到 3min）则为严重的胎儿窘迫。

8. 胎儿窘迫的超声学证据

（1）生物物理评分（BPS）：按 2 和 0 两项评分法评定，得 0 分者 100% 有产时应激，其中 80% Apgar 分 <7；得 2 分者 75% 产时应激，其中 50% Apgar 分 <7。BPS 评分与围生儿病死率的关系是，8 ~ 10 分，NST 有反应及 CST 阴性者 <1‰；6 分而 AFV 正常者不排除胎儿窒息，平均死亡 61‰；评 4 分者病死率 91‰；评 2 分者为 125‰；NST 无反应伴 CST 阳性者为 211‰；评分 0 者死亡率达 600‰。

（2）羊水指数（AFI）：1999 年 Chauhan 等综述 42 篇报道的结论是，AFI≤5.0cm 者因胎儿窘迫而剖宫产或出生后 1min 的 Apgar 评分低的婴儿显著增加。

（3）脐动脉 Doppler 血流图：舒张期末血流缺如或倒返者 88% 有低氧症和酸血症。如有 IUGR 者围生期患病率，病死率显著增加，远期神经系统预后差。

9. 未特指的胎儿应激近代认为有胎儿应激的未特指的诊断标准如下

（1）胎儿 - 胎盘功能低下：血雌三醇（E_3）和人胎盘生乳素（hPL）值低于相应孕龄的最低值。血 E_3 最低值（ng/mL）在 18 ~ 33 孕周为 2.5 ±0.3；34 ~ 41 孕周为 7 ±1.3。血 hPL 最低值（μg/mL）在≤29 孕周 1.5；30 孕周以后为 2.8 ±0.2。

（2）正弦型胎心率（sinusoidal heart rates）：FHR 曲线符合下列 6 项标准者：BF - HR（基线胎心率）在 110 ~ 160/min 之间；振幅为 5 ~ 15/min，长期变异频率为 2 ~ 5 周/min；有固定的或扁平的短期变异；呈正弦状波在基线的上下摆动；无加速。需排除哌替啶、吗啡、阿法罗定（安依痛，alphaprodine）和布托啡诺（丁啡哺，butorphanol）等药物的使用和羊膜炎。可出现于严重贫血，胎儿窘迫和脐带闭塞。产时才出现者一般不伴胎儿受累。有胎心周期加速的正弦状胎心率称“假正弦类”胎心率，振幅为 5 ~ 15/min 者为轻度，振幅为 16 ~ 24/min 者为中度；振幅为≥25/min 者为重度，中度假正弦类心率与胎儿吸吮或脐带受压暂时低氧有关。重度假正弦类心率对胎儿的危害程度大。

（3）延长减速（prolonged deceleration，PD）：单个减速持续≥2min，但能在 <10min 内恢复至基线水平者。常见的原因有宫颈检查；子宫收缩过度；脐带缠绕；仰卧位低血压和任何原因的母体低氧、低血灌流及母体关闭声门用力呼气增力肺内压（valsalva 手法）。

（4）头皮刺激反应异常：用 ALLis 钳钳夹胎儿头皮后胎儿心率加速未达 10/min 或未持

续达 15s 者 30% 血 pH <7.20。

（5）胎儿脉氧测定：用美国 FDA 医学设备顾问委员会妇产科组推荐的 NellcorN－400 胎儿氧监护系统测定，产程中胎儿氧饱和度（FOS）<300/持续≥2min 者说明胎儿受累。

（6）声振器刺激（vibroacoustic stimulation，VAS）反应异常用 500～3000Hz 频率及70～130dB 声压水平（SPL）人工喉置于母体腹壁上刺激时，有胎心加速者为阴性，假阴性率为 60%。VAS 阴性者有胎儿酸血症的可能是 2.41%，产时 VAS 阳性者胎儿酸血症的可能是 38.5%。

（7）其他：有人用测脐动脉血的乳酸值来评估胎儿缺氧。

三、胎心率图形与脑损害的关系

目前尚无公认的胎儿脑损害的特定胎心率图形，但有资料表明，与脑损害有关联的胎心率图形有下列特征：

（1）BFHR 正常而持续无 BFHR 变异，或有轻微 BFHR 变异而有“超限度”的变异减速者。这种胎心率图常见于与有反应的 NST 很接近的情况；也可见于过期妊娠；有羊水粪染的 IUGR；羊水量减少者（Shieled 和 Schifrin，1988；和 Schifrin 及其同事，1994）。

（2）有脑损害的胎儿有 50%（209 例回顾分析）到 70%（48 例回顾分析）在入院前已出现无反应的胎心率图形。

（3）由胎儿酸血症引起的脑病足月婴儿，有一半以上伴有超越产科医生控制能力的事件。

（马　丽）

第四节　胎儿窘迫的临床表现与处理

胎儿窘迫（fetal distress）习称胎儿宫内窘迫，是胎儿缺氧，继之发生酸中毒，表现为胎心率及一系列代谢与反应的改变，危及胎儿健康和生命。

胎儿窘迫在临床上十分常见，胎儿窘迫主要发生在临产过程中，也可发生在孕期。胎儿缺氧时间越长，越严重，对胎儿越不利，处理不当可直接威胁胎儿生命，或留下不同程度的神经系统后遗症，如大脑瘫痪、抽搐或智力低下等。防抬胎儿窘迫是关系到优生优育，提高人口素质的大事。

一、临床表现与诊断

（一）胎心率变化

胎心率变化是胎儿窘迫的一个重要征象。正常胎心率为 110～160/min。缺氧初期，胎心率增快，在 160/min 以上，甚至超过 180/min；缺氧加重后，胎心减慢，<110/min。胎心率在 100/min 以下是胎儿危险的征象。

1. 胎心听诊法　目前临床检测胎心的方法有多种。1822 年 Viscount deKerga－rade 应用 Laennec 听筒进行胎心听诊，胎心听诊法沿用至今。近年来广泛使用超声多普勒胎心听诊仪。1893 年 Winkle 提出胎心率 >160/min 或 <110/min 为诊断胎儿窘迫的指标。Hon 及 Zuspan 强调产时听取胎心音应在宫缩结束 30s 内，听诊至少 1min，否则会失去检出异常胎心率

的机会，吴白涛、Paine 等应用间隔 5s 连续胎心听诊法，简便易行，适用于基层单位应用。方法是每间隔 5s，听取 5s 的胎心数。于宫缩后立即听取，连续 2min 或至下次宫缩开始。听得数据记载于胎心描记纸上，以线相连则成听诊图。所绘制的胎心率图可部分反映胎心率变异，比单次听诊 1min 的方法有了进步。(李小毛发明并获国家专利的间隔 6s 为一大格的计时器，将以上方法改为间隔 6s 连续胎心听诊法，便于换算心率，更便于观察胎心基线率的变化)。

2. 胎儿电子监护　20 世纪 50 年代开始，电子技术迅速发展。Hon，Hamma – char 将胎儿电子监护仪引入临床，今天电子监护已普及应用。电子监护仪连续记录心率，可发现胎心率瞬时的变化规律，并了解胎心率变化与胎动、宫缩的关系，提供更多的信息，及早发现胎儿窘迫。

20 世纪 70 年代国外学者提出胎心率监护评分法。主要有 Fischer 评分法及 Krebs 评分法见表 27 – 2)，而后者在临床上更常用。

表 27 – 2　Krebs 评分法

	0 分	1 分	2 分
基线率	<100 或 >180	100 ~ 119 或 161 ~ 180	120 ~ 160
幅度	<5	5 ~ 9 或 >25	10 ~ 25
频率	<3	3 ~ 6	>6
胎心加速	0	1 ~ 4	>4
胎心减速	>2 次	1 次	无或早期减速
胎动	0	1 ~ 4	>4

注：评分≥9 分：胎儿宫内情况好；<9 分：胎儿宫内情况不良。

3. 振动声音刺激试验（voice amplitude stimulation test，VAS – T）　NST 检测时间长、胎儿生理睡眠状态时可出现 NST 假无反应型，假阳性率高。为提高 NST 诊断的准确性，有人用声音刺激试验。方法是用特制的声音振动器，紧贴胎儿头部的孕妇腹壁进行声音刺激，时间为 3s。刺激后 1min 以内出现胎心加速，幅度≥15/min，持续时间≥15s 以上者为 VAS – T阳性，提示胎儿宫内情况良好；未达标准者为阴性，这对胎儿宫内状态的监测有一定的临床价值。

（二）胎动监护

胎动（fetal movement，FM）是表明胎儿存活的良好标志。妊娠 18 ~ 20 周开始孕妇自觉胎动，随孕龄增加，胎动逐渐变强且次数增多，29 ~ 38 周达高峰，分娩前 2 周胎动略有减少。

胎动是一种主观感觉，会受孕妇的性格、敏感程度、工作性质、羊水量、腹壁厚度、胎盘位置、药物、胎儿活动量以及孕妇是否认真对待等因素影响，个体差异较大。孕妇主观感觉的胎动多数是较大幅度的胎动。有资料表明，自觉胎动数为仪器探查胎动数的 40% ~ 80%。

自数胎动的方法为每日 3 次，分别在早、中、晚餐后，每次数 1h。3 次胎动数的总和乘 4 为 12h 胎动数。Sadovsky 等认为每小时胎动数 <3 次，持续 6 ~ 12h 无胎动，或 12h 胎动数 <10

次，或比前3d胎动平均数<30%不能恢复，为胎动报警信号（fetal movements alarm signal，FMAS），提示胎儿处于危急之中。

胎儿窘迫初期表现为胎动过频，继而转弱及次数减少，进而消失。胎动消失后，胎心在24h内也会消失。临床上将胎动列为有效简便的监测方法。

（三）胎儿生物物理评分（biuphysical profjle scure，BPS）

有时胎动或胎心率一项指标异常是因为胎儿生理性睡眠等非病理因素所致。单项指标的假阳性率高，给临床医生决策带来困扰。研究发现多项指标评分法评价胎儿宫内情况更为准确。1980年Man - ning提出用五项胎儿生物物理指标：NST，胎儿呼吸运动（fetal breath movement，FBM）胎动（FM），胎儿张力（tetal tone，FT）及羊水量（amniotic fluid volume，AFV）综合评分，评价胎儿宫内情况见表27 - 3，取得了满意的效果。其中FBM、FM、FT、AFV为B超检查结果。

表27 - 3　Manning胎儿生物物理评分法

项目	2分（正常）	0分（异常）
NST（20rnin）	≥2次胎动伴胎心加速≥15/min，≥15s	<2次胎动；胎心加速<15/min，<15s
FBM（30min）	≥1次，持续≥30s	无；或持续<30s
FM（30min）	≥3次躯干和肢体活动（连续出现计1次）	<3次躯干和肢体活动
FT	≥1次躯干和肢体伸展复屈，手指摊开合拢	无活动；肢体完全伸展；伸展缓慢部分复屈
AFV	≥1cm羊水暗区，垂直径≥2cm	无；或最大暗区垂直径<2cm

Manning评分法要求胎儿电子监护20min与B超检查30min，两项检查才能完成五项评分。由于费用高，测试时间长，测试者与受试者均易疲劳，不易被临床广泛接受。我们注意到Manning的大量临床资料中，凡胎儿正常者，97% B超检查可于10min内观察到FBM，FM、FT、AFV正常。李小毛改用B超监测10min进行生物物理评分，不仅减少了超声波的照射时间，而且不影响BPS监测的准确性见表27 - 4。

表27 - 4　B超10min的胎儿生物物理评分法

项目		分数标准
FBM	2	10min内至少有1次胎儿呼吸运动，持续60s以上
	1	10min内至少有1次胎儿呼吸运动，持续时间不足60s
	0	10min内无胎儿呼吸运动
FM	2	10min内出现3次或3次以上的躯干、胎头或肢体的活动
	1	10min内出现1～2次躯干、胎头或肢体的活动
	0	10min内无胎动
FT	2	胎儿肢体或脊柱至少有1次活动并且回复原位或胎儿处于良好的屈曲状态
	1	胎儿肢体或脊柱至少有1次活动但不回复原位
	0	胎儿肢体或脊柱无屈伸运动，且刺激后无反应
AFV	2	羊水最大垂直径>3.0cm
	1	水最大垂直径2.0～3.0cm
	0	羊水最大垂直径<2.0cm

生物物理评分法，根据评分值判断胎儿安胎，同时应注意各单项指标的变化。VirUzil-Cos 于 1987 年提出了“渐进性缺氧概念”，即控制胎儿不同活动的中枢对缺氧的敏感性不同，

BPS≥5 分，提示胎儿宫内情况良好。

BPS <5 分，尤其是 AFV 也不正常者，提示胎儿宫内情况不良。

胎儿生物物理活动受中枢神经系统支配。控制胎儿各项生物物理活动的神经冲动来自脑的不同部位。这些部位对缺氧的敏感性存在差异。在胎儿神经发育过程中，一个新的神经位点的发育需要较大量的氧供应。故在缺氧过程中，越早具备功能活动的部位，失去功能活性越晚。如 FT 中枢，位于皮质 - 皮质下区，为所有胎儿活动中枢最早具备功能者，开始于孕 7.5 ~8.5 周，其对缺氧的敏感性最差，在缺氧窒息过程中其功能活动最后消失。因此，FT 的假阳性最少。当 FT 减弱或消失时，提示胎儿缺氧已达到相当严重的程度。FM 中枢位于皮质核内，约在 9 周时开始功能化。因此 FM 比 FT 中枢对缺氧更敏感。FEIM 中枢位于第四脑室腹侧，开始出现活动于第 13 ~14 周，膈肌收缩及规律的呼吸运动是在 20 ~21 周才出现，FBM 中枢对缺氧更为敏感。缺氧的早期，FBM 可能出现异常。

按照渐进性缺氧概念，胎儿缺氧时，首先 NST 无反应型，FBM 消失；缺氧进一步加重，FM 消失，最后为 FT 消失。照此顺序，即可了解胎儿缺氧的程度，估计其预后。利用此概念可减少监测中的假阳性率与假阴性率。

羊水过少（oligohydramnios）是慢性胎儿缺氧的表现，与胎儿预后密切相关。羊水量的多少不受中枢神经系统的直接影响。胎儿宫内缺氧时，血液重新分布，从对氧不敏感的器官如肺、肾，再分配到对缺氧更敏感的器官如心和脑。肺脏和肾脏是妊娠晚期羊水的主要来源地。慢性缺氧造成肺和肾脏血液长时间的供应不足，而导致羊水过少。

羊水过少的诊断主要依靠 B 超检查，羊水最大垂直暗区 <3cm 为羊水过少。也有定为≤2cm 为羊水过少。1987 年 Rutherford 和 Phelan 等建议用四个象限的检查方法测量羊水量，将孕妇腹部分为四个象限，测量每个象限最大羊水暗区，四个测量值的总和称为羊水指数（amniotic fiuid index，AFI）。一般认为 AFI≤5cm 为羊水过少。羊水过少除与胎盘功能低下，胎儿缺氧有关外，还需注意宫内感染及胎儿严重畸形的可能。

（四）羊水粪染（mecunium - Stained Liquor）

足月胎儿的胎粪黏稠呈墨绿至黑色，其中含皮肤及消化道的上皮细胞、毳毛和胎儿皮脂等。羊水粪染是胎儿宫内窘迫的一个征象，是造成新生儿窒息、围产儿病率和病死率增加的一个重要原因。近代的研究证实排便是由神经、肌肉及激素共同参与的复杂过程。一般情况下，胎儿在宫内不会有胎粪排出。胎儿宫内缺氧、酸中毒引起迷走神经兴奋，肠蠕动亢进，肛门括约肌松弛，促使胎粪排出，导致羊水粪染。

根据羊水粪染的不同程度临床上分为 3 度，Ⅰ度，羊水浅染呈浅绿色，稀薄；Ⅱ度，呈深绿色，可见到一些小粪块；Ⅲ度，呈深棕色或黄褐色，质厚，黏稠，表示胎粪排出量多，时间久。大量胎粪与羊水混合，羊水常为棕墨绿色稠厚糊状。

在妊娠末期可用羊膜镜观察羊水性状。羊水正常者，羊膜镜下可见羊水清亮，能见到胎发及胎脂片。一般主张产时宫口开张 2 ~3cm 常规人工破膜。一方面是阴道检查以了解内骨盆情况，破膜加速产程进展，预防羊水栓塞；另一方面是及时发现羊水粪染。无论自然破膜或人工破膜均应注意羊水性状。若胎儿指（趾）甲、皮肤、脐带已有粪染，提示胎粪排出

至少有 4 ~6h 以上。

(五) 胎儿心电图

胎儿心电图（fetal electrocardiogram，FECG）是一种非损伤性的诊断手段，通过置电极于孕妇或胎儿体表；获取胎儿心脏动作电位及其在心脏活动过程中的图形。

(六) 脐动脉血流速度的监测

1977 年 Fitz Gerald 首先报道超声多普勒脐动脉血流速度记录方法，以观察胎盘阻力及胎儿心肌收缩力。脐动脉血流速度为双相波，收缩期最高点 A（或 S)，舒张束最低点 B（或 D)，收缩开始时加速波与基线成加速角 α，与心肌收缩强度有关，收缩加速时间为 Ta。

(七) 胎儿头皮血 pH 血气分析（fetal blood sampling pH，FBS - pH)

胎儿头皮血 pH 与脐动脉血 pH 之间存在较好的相关性。胎儿头皮血 pH 测定，能反映胎儿宫内缺氧的程度。大量资料表明 FBS - pH 低值与新生儿 Apgar 低分密切相关。

1962 年 Saling 首先使用胎儿头皮取血方法测定 pH 值来诊断胎儿窘迫，FBS - pH 正常值为 7. 25 ~7. 30，pH <7. 20 为异常，pH <7. 15 为危险。

FBS - pH 的缺点是一种创伤性的方法。只有在胎膜已破，宫口开张时才能进行，取得的信息是间断性的。一般在某些可疑胎儿窘迫者需进一步明确诊断时才作 FBS - pH 值测定。FBS - pH 也有假阳性。可受产妇代谢性酸中毒以及操作因素的影响，如取血是否顺利、是否有羊水混入等。

有人在做 FBS - pH 的同时抽母血测 pH 值，分析母胎间 pH 的差值（△pH)。认为 ApH >0. 20 表示胎儿明显存在酸中毒，应结束分娩。ApH < 0. 15 则表示胎儿供氧充足，FBS - pH低值是因母体酸中毒所致。

(八) 生物化学的方法

生物化学的方法主要是了解胎盘功能。目前有 24h 尿 E_3，血 E_3，随意尿雌激素（estrogen，E）/肌酐（creacinine，c）比值，人胎盘泌乳素（hPL)，妊娠特异性 β_1 糖蛋白（SPl)，胎盘蛋白 5（PP5）等。

由于生物化学方法出结果慢，单独一次测定结果的临床意义不大，常需连续监测，故临床应用较少。有学者用多项生化检查结果进行评分法，以提高检查结果的准确率。

二、处理

胎儿窘迫的治疗主要是对症治疗和病因治疗，并选择适当时机与方式终止妊娠，诊断及时，治疗恰当，与胎儿的预后密切相关。

(一) 急性胎儿窘迫

1. 孕产妇的体位改变　Scott 和 Kerr 用放射学方法证实，在几乎所有仰卧的孕妇中，增大的妊娠子宫压力全部集中在下腔静脉，使下肢和盆腔内静脉回流受影响，回心血量减少，右心房压下降，心搏出量减少，从而引起血压下降。约 5% 的妊娠晚期孕妇可发生仰卧位性低血压综合征。随着孕妇血压下降，胎儿受影响，开始时胎心率加快，继之胎心率缓慢，胎动减弱。

产妇体位改变是一种简便易行的方法，不但可纠正仰卧位性低血压综合征，而且对引起异常胎心率的某些原因的鉴别有所帮助。如脐带受压，变换体位能解除对脐带的压迫，胎心可迅速恢复正常。有人发现侧卧可减少子宫收缩的频度，降低子宫内压，有利于改善子宫胎盘的血液循环，增加对胎儿的供氧。

妊娠子宫多呈不同程度的右旋，孕妇体位以左侧卧位更好。若左侧卧位 10min 仍未见胎心率好转或者左侧卧位时出现中至重度变异型减速，提示可能有脐带受压，这时可改变体位向对侧侧卧，或抬高臀部头低位以消除或改善脐带受压。

2. 吸氧　胎儿缺氧时，母体吸氧后，提高母体的血氧含量，从而提高胎儿的血氧含量。有研究表明，孕妇吸入纯氧可使阴道分娩的脐动脉血的含氧量增加 30%，剖宫产者增加 70%。同时，孕妇的血氧含量增加后可导致反射性血管扩张，对胎儿缺氧明显的改善作用。通常的鼻导管供氧往往不能达到提高血氧分压的效果，最好为面罩吸氧，每分钟流量 10L。每日 3 次，每次 30 分钟，这样可使胎儿的血氧分压从 2. 7kPa 升高到 3. 3kPa。间断吸入氧气可改善胎儿的血氧分压，保证组织的代谢，减轻胎儿缺氧、呼吸性和代谢性酸中毒。但不能连续给氧，因连续给氧会使子宫血管收缩，减少胎盘的血流量。Saling 等观察到孕妇持续性吸氧后胎儿头皮血有短暂的血氧分压升高，但随后 pH 下降或二氧化碳分压升高。可能的原因是高氧血症引起胎盘血管收缩，反而妨碍了胎儿的氧供应。因此，目前普遍认为孕妇吸氧可改善胎儿的缺氧状态，但必须注意给氧的方式，应避免长时间给氧。有人建议，第一产程时间段吸氧，吸氧 30 分钟后停止 10 分钟，反复进行；第二产程由于孕妇屏气，停止呼吸，自然形成了分段给氧，因而可持续给氧。

3. 缓解过强的子宫收缩　当子宫收缩过强、过频使子宫腔内压力过高时，胎盘血循环暂时停止或严重受阻，致使孕妇与胎儿之间的血气交换受到明显影响。每次子宫收缩都会发生低氧血症而威胁胎儿的生命。如不抑制宫缩，供氧也不能很好地改善胎儿缺氧状态。即使已决定剖宫产，术前准备至胎儿娩出仍需一段时间，这段时间的强直宫缩对已缺氧的胎儿可造成不可逆转的危害。

Caldeyro – Barcia 1969 年首先介绍了用药物硫酸镁（magneslum sulfate）进行宫内复苏，减轻子宫收缩，使胎盘血流量增加，改善胎儿宫内缺氧与酸中毒。胎儿在宫内复苏后再刮宫产，明显改善了新生儿预后。

除硫酸镁外，常用的宫缩抑制药还有 β 肾上腺素能受体兴奋药，如（利托君 rito – drin，柔托扒 yutopar，安宝 anpo），特布他林（terbutaline，叔丁喘宁 bricanyl），沙丁胺醇（salbutamol，舒喘宁）等。常用剂量为：①生理盐水 10mL + 利托君 6mg 静脉缓慢注射，不少于 3min；或 5% 葡萄糖液 500mL + 利托君 50 ~ 100mg 静脉滴注，速度为 0. 10 ~ 0. 35mg/min。②特布他林 0. 25mg 皮下注射或静脉注射。

利托君因其化学结构有增大的侧链，对 β_2 – 受体有更高的选择性，比同类药物 terbutaline、salbutamol 等有更少的 β_1 – 受体兴奋的不良反应。使用 β_2 受体激动药除潮红、出汗、震颤、恶心、呕吐等不良反应外，可能导致孕妇肺水肿、心动过速，以及产后出血。此药不宜与阿托品及皮质激素合用。对重度妊娠高血压，胎盘早剥，绒毛膜羊膜炎，母体心脏病，甲状腺功能亢进，糖尿病患者禁用。

点滴缩宫素宫缩过强者，需立即停用缩宫素。缩宫素的半衰期约数分钟，停药后不久胎心率即可恢复。若宫缩强，胎心不能很快恢复时应用宫缩抑制药。

对高张力性宫缩，子宫内压过高者，可在宫缩间歇时刺破胎膜放出羊水，减轻宫内压力，胎盘血循环受阻状况可得到改善。

4. 关于葡萄糖的应用　有文献报道孕产妇静脉注射葡萄糖液治疗胎儿窘迫意义不大，认为只有在有氧条件下绒毛对葡萄糖有主动运输功能，胎儿严重缺氧时无氧酵解葡萄糖获取能量的作用消失。然而多数作者认为，增加母体糖负荷可提高胎儿对缺氧状态的耐受力。在低氧代谢时，乳酸的聚积将进一步阻碍糖原的分解，因而缺乏能量的补充，胎儿对缺氧的耐受力降低。实验证明经母体静脉给予葡萄糖治疗慢性胎儿窘迫及宫内生长迟缓，可明显改善酸中毒。

葡萄糖可刺激胎儿胰岛素的分泌，引起新生儿低血糖。有学者认为双糖类（麦芽糖）在提高胎儿缺氧耐受力方面优于单糖类（葡萄糖），且不引起新生儿低血糖，而葡萄糖容易通过胎盘，因此建议先给葡萄糖静脉点滴，然后再给麦芽糖。葡萄糖浓度不超过10%为宜。

5. 纠正酸中毒　首先通过正确指导孕妇呼吸的方法，避免过度通气造成的呼吸性碱中毒。正常情况下，胎儿酸性代谢物质的释放至绒毛间隙，血液呈酸性，使母体血红蛋白释放的氧气增加。若孕妇过度换气，大量的二氧化碳丢失，母体的 pH 升高，发生呼吸性碱中毒，使胎盘供氧量降低，反射性导致胎盘的血管收缩，造成胎儿的氧供不足。若持续时间过长，导致代谢性酸中毒。因此，分娩期适当应用镇静剂，如哌替啶、地西泮等，有利于分娩的顺利进行。

适当进食，补充能量是预防分娩期酸碱平衡失调的另一措施。临产后孕妇消耗大量的能量，若不提供足够的能量和氧，亦发生糖酵解和脂肪分解，导致代谢性酸中毒。因此，建议分娩期孕妇进食高能量、易消化的食物，对于不能进食者，可以静脉补充葡萄糖和电解质。

当存在胎儿缺氧时易发生酸中毒，可给予母体碱性药物，纠正胎儿的酸中毒，亦可纠正母体酸中毒导致的胎儿酸中毒。但胎儿缺氧是由于胎盘交换功能障碍引起，大量的碳酸氢根离子很难通过胎盘，纠正胎儿酸中毒的疗效不理想。Hemilon 等报道，剖宫产时羊膜腔内注射碳酸氢钠，15～20 分钟后再分娩胎儿，可纠正胎儿的酸中毒。但是，若胎儿窘迫的病因尚未消除，单纯纠正酸中毒，只能暂时缓解胎儿窘迫的症状，不能从根本上消除胎儿窘迫。因此纠正酸中毒仅可作为胎儿窘迫治疗的辅助手段。

6. 关于碱性药物的应用　临产后产妇体力消耗大，每小时需热卡 251.04～418.4J（60～100 卡），加上进食少，尤其是产程进展不顺利者，易出现代谢性酸中毒，影响胎儿的 pH 值；另一方面胎儿窘迫是胎儿缺氧继之酸中毒。因此孕妇静脉滴注碳酸氢钠（sodium bicarbonate）可改善由母体酸中毒引起的胎儿酸中毒。一般用5%碳酸氨钠 200mL 静脉滴注。

对于胎盘气体交换功能障碍者，HCO_3^- 通过胎盘很慢，不能有效纠正胎儿酸中毒，可用羊膜腔内注射碳酸氢钠进行宫内治疗。H amilton 报道于剖宫产术时，在羊膜腔内注射碳酸氢钠 80～160mL，等候 15～20min，再娩出胎儿能成功地纠正胎儿酸中毒。说明胎儿吞进了羊水中的碳酸氢钠，被肠道吸收移向血中。

7. 羊膜腔灌注　适用于以下 3 种情况时：治疗变异减速或延长减速；对羊水过少行预防性羊膜腔灌注，如胎膜早破时间较长；稀释胎粪污染的羊水。

若分娩期胎儿窘迫伴有羊水过少，胎儿窘迫则可能是由于脐带受压，可通过羊膜腔内注射生理盐水的方法减轻胎儿窘迫。具体的方法是用 0.9% 的生理盐水加热到 37℃，以每分钟 15～20mL 的速度注入羊膜腔，直到胎心监护正常，但总量不超过 1000mL。该方法可以改善 90% 以上的胎心率减速，增加阴道分娩的机会，同时可置换胎粪污染的羊水，减少新生儿吸入性肺炎的发生率。

静脉注射“大三联”（50%的葡萄糖溶液20mL，维生素C 500mg，尼可刹米375mg）是以往治疗胎儿窘迫的常用药物。但是目前认为，在胎儿窘迫是给予呼吸兴奋药物可使胎粪污染的羊水被吸入更深的部位，引起胎粪吸入综合征。

8. 胎儿心率异常的处理　对于持续胎心率过缓者，有文献报道10%葡萄糖液10mL加阿托品0.01~0.02mg/kg，3~5min缓慢静脉推注。推注后3~4min胎心率开始增快，增快10/min以上者占96%。也有报道用东莨菪碱0.3mg或山莨菪碱注射液10~20mg加入右旋糖酐40（低分子右旋糖酐）500mL静脉滴注，可减少血液黏度，改善微循环，疏通胎盘单位的血流，增加对胎儿供血供氧等作用。这些药物在治疗胎儿窘迫方面的作用，尚需进一步临床验证。

有文献报道氨茶碱（aminophyllin）0.25g静脉缓慢推注治疗胎儿窘迫。动物实验证明AminophylLin可使子宫胎盘血流量增加21%~45%，抑制宫缩，提高母儿间氨基酸的转运能力，增加胎儿肝和胎盘的cAMP含量，还可提高肺表面活性物质的产生，增加胎儿心肌收缩力。有文献报道联合用氨茶碱和地塞米松，方法为：50%葡萄糖液20mL加地塞米松10mg，静注之后用50%葡萄糖液40mL加氨茶碱0.25g静注，这样可加速胎肺成熟，改善胎肺呼吸运动，还减轻氨茶碱的不良反应，如恶心呕吐、心动过速等。一般在用药后10min内胎心率恢复正常。

胎儿心动过速，尤其是超过180/min者，可导致胎儿心力衰竭甚至胎死宫内。有报道给母体服用地高辛治疗。此药极易通过胎盘屏障，脐血药物浓度与母血浓度相似。开始剂量为1mg/d。维持量为0.25mg/d。血中有效浓度为1~2mg/mL。

9. 羊水粪染的处理　晚期妊娠诊断羊水粪染多由羊膜镜检查或羊膜腔穿刺发现，此时羊水粪染多由胎盘功能低下，胎儿储备功能不足所致。羊水粪染程度轻者可进一步行胎儿电子监护，B超胎儿生物物理评分及血尿生化监测等综合分析，判断胎儿安危程度。考虑胎儿窘迫或胎盘功能低下且出生后能存活者行剖宫产终止妊娠。分娩期诊断羊水粪染多由人工破膜时发现。羊水Ⅰ度粪染者可行胎儿头皮血pH测定，连续胎儿电子监护，密切观察下阴道试产，羊水Ⅱ度及Ⅲ度粪染，尤其伴有胎心异常、羊水过少、合并其他高危因素者，或羊水粪染程度逐渐加重者，应尽快结束分娩。

在妊娠晚期及分娩期出现Ⅱ度、Ⅲ度羊水粪染或羊水过少，有人建议行羊水置换术，可减少胎粪吸入综合征的发生，降低新生儿窒息率，明显改善新生儿预后。方法是：用37℃生理盐水500mL于20~30min内快速输入羊膜腔内，再由插入宫腔内的导管放出液体250~300mL，如此循环直至放出液体澄清。一般进行1~2次交换即可。宫腔内总余液量即输入总量减去放出总量，应在800~1000mL。本方法不仅能稀释已污染胎粪的羊水，还可人工补充羊膜腔内的羊水量，缓解宫缩时对脐带、胎盘受压所引起的胎儿循环障碍。1976年Gabbe报道用此方法补充羊水不足。1983年Miyazaki用于临床，发现这一方法对治疗羊水过少，脐带受压而反复出现胎心变异减速者有明显效果。

为预防胎粪吸入性肺炎，对羊水Ⅲ度粪染者除按常规在胎头娩出后，接生者要吸净口、鼻腔内的分泌物外，胎儿娩出后立即用Delee吸管通过口腔吸引口、咽部分泌物及部分胃内容物。发现吸出物有黏稠胎粪时，不待其呼吸建立，可行喉镜气管插管，将咽喉部及气管上端黏液及粪块吸出。

10. 羊水过少的处理　孕晚期羊水过少多由 B 超检查发现。羊水池垂直最大暗区 <3cm 为羊水过少。此时 B 超应仔细检查排除胎儿畸形，并行羊水指数测定及胎儿生物物理评分。进一步行羊膜镜检查了解羊水性状。羊水清，羊水池垂直最大暗区 >2cm，无其他难产因素，尤其是宫颈条件好者，可人工破膜阴道试产。产时密切监护胎心率变化。对于羊水指数≤5cm，羊水最大液性暗区≤2.0cm，或羊水过少并有胎儿生物物理评分 <5 分，胎儿监护异常，羊水污染者，以剖宫产为宜。

11. 产科处理　分娩期胎儿窘迫者如果无法去除病因，应在短时间内结束分娩，如短时间内经阴道分娩困难，可考虑剖宫产；让胎儿脱离宫内缺氧的环境，出生后再予以治疗。

分娩期是胎儿状态变化最快的时期，当出现胎心率变化，应立即行仔细的阴道检查，阴道检查有以下几个方面的目的：①了解病因，排除脐带脱垂等严重的并发症；②了解羊水的状态，若胎心异常伴有羊水胎粪污染，要高度怀疑胎儿窘迫，尽快结束分娩；③了解头盆关系、胎方位以及宫口扩张的程度，判断胎儿窘迫是否由难产造成的；④估计胎儿是否能在短时间内经阴道分娩。第一产程中出现胎心率早期减速，但阴道检查无胎头受压的因素存在时，要考虑胎儿窘迫的可能。这说明胎头受压不是胎心率早期减速的唯一解释，原因可能是妊娠本身存在胎盘功能低下，当临产后，宫缩导致胎盘血流进一步减少，胎儿处于缺氧状态，轻微的胎头受压即可导致胎心率的早期减速。第一产程的胎儿窘迫，经阴道助产较困难，一般采取即刻剖宫产结束分娩。第二产程的胎儿窘迫要根据产妇的情况以及产程进展的程度决定分娩方式。若胎儿先露在 +2 以下，可考虑应用产钳或胎头吸引器助产。若胎头高浮，胎先露在 -2 以上，经阴道分娩对母儿的损伤较大，应选择剖宫产结束分娩为宜。

当第二产程由于脐带受压、脱垂等急性因素导致胎儿窘迫，胎心率持续下降，要求在短时间内娩出胎儿。具体步骤如下：

（1）胎心率异常持续 3 分钟，助产士应叫医师，并做好分娩准备。

（2）胎心率异常持续 6 分钟，医师上台接生。

（3）胎心率异常持续 9 分钟，开始产钳助产。

（4）胎心率异常持续 12 分钟，胎儿分娩。

一般情况下，在胎儿窘迫 20 分钟后分娩者，易出现代谢性酸中毒，围生儿的预后不良，导致各种并发症。

（二）慢性胎儿窘迫

胎盘功能减退、胎儿宫内生长迟缓的孕妇，可定期给氧，左侧卧位，静脉给予葡萄糖、维生素 C，静脉输入氨基酸等。若胎儿已足月，根据胎儿情况及宫颈的状况决定是引产阴道分娩或剖宫产。产时应加强胎儿监护，尽量缩短第二产程。胎盘功能严重减退引起的慢性胎儿窘迫，在临产后可因子宫收缩转为急性胎儿窘迫；故胎儿如已成熟、无先天性异常者，应考虑以剖宫产术结束妊娠。

（马　丽）

第五节　胎儿监护

胎儿监护（fetal monitoring. fetal guardingship）又称胎儿监测（fetal surveil - lance）是采用生物物理（loiophysics）和生物化学（biochemistry）的手段、对胎儿宫内发育和安危状态

进行评价的方法。随着现代科学技术发展胎儿宫内监护的方法越来越多，多种方法的综合运用可以更为全面地观察和预测胎儿在宫内发生、发育，判断胎儿的安危和胎盘功能及胎儿成熟度，减少异常胎儿、死胎和不必要的人为干预。

合理的运用各种胎儿监护手段可以对胎儿窘迫这一危害胎儿及新生儿生命健康的综合症状做到及早发现并正确诊断，因而对改善由于这一症状引起的胎儿或新生儿不良结局有重大意义。

一、心音听诊

1650 年法国人 Marsar 提出，胎儿在宫内有胎心率存在；Viscount deKergarade 用木制钟式听诊器听到胎心音；1893 年 Winkel 提出正常胎心率范围 120 ~ 160/min。中晚期妊娠的正常胎心率在 120 ~ 160/min，规律、有力。胎心率变化是急性胎儿窘迫的一个重要征象。缺氧早期，胎心率于无宫缩时加快，>160/min；缺氧严重时胎心率<120/min。

1. 胎心音听诊方法

（1）间隔 5s 连续胎心听诊法：

方法：1988 年 Paine 首先报道用间隔连续 5s 听诊法监测胎心。方法是，每隔 5s 听取 5s 的胎心数，于宫缩后子宫松软时立即听取，连续听 2min 或至下次宫缩开始。将测得的数据描记成图，图上纵坐标表示 5s 的胎心数；横坐标为间隔 5s 听取胎心的时间，按每分钟循环排列。图上用“↑”和“↓”表示宫缩的开始和结束。评分标准见表 27－5。

表 27－5 胎心音评分标准

胎心基线	0 分	1 分	2 分
胎心基线率	≤7；≥16	14 ~ 15；8 ~ 9	10 ~ 13
基线变异：振幅（bp5s）	0；≥4	3	1 ~ 2
转折点频率	0	1 ~ 2	≥3
胎心率周期性	宫缩 2 次胎心不能恢复至正常基线率	宫缩 2 次胎心可以恢复至正常胎心基线率	宫缩 1 次后胎心可以恢复至基线水平

注：1. 转折点指胎心连线的曲折次数；2. 本法满分为 8 分，7 ~ 8 分为正常；5 ~ 6 分为可疑；≤4 分为异常。

（2）连续 5s 听诊法：Whitfield 首先用连续 5s 听诊法观察胎心率的变异。方法是由助手将每 5s 钟的胎心数连续记录在监护图纸上，每次持续 10min。

1）在无胎动、无宫缩时，连续听诊 30s，1 次测知胎心基线率和基线变异。

2）在胎动时连续听 30s，观察有无增速；如有增速，且增速幅度≥1/5s。持续时间≥15s，即认为正常。

3）宫缩高峰后听胎心 30s，观察有无减速。如多次出现减速，即相当于 OCT 阳性。

连续 5s 听诊法具有简便易行，易于普及的优点，在边远地区无电子仪器监护条件时更具有使用价值。杨仲娟（1996）等用 5s 连续听诊法与胎心电子监护法进行了对比观察，结果两者的符合率达 98.3%（n＝60）。

（3）间隔 6s 连续胎心听诊法：李小毛计时器专利产品。胎心听诊每 6s 计数 1 次胎心数，所得结果以线相连成为听诊图，此图可部分反映胎心变异。

产时听取胎心音应在宫缩间歇期和宫缩后30s各听1次，每次持续1~2min，将2次胎心率进行记录并对比。宫缩后30s胎心率仍低于120/min或不规则，提示胎儿窘迫，或者宫缩间歇期胎心率不能恢复正常或持续不规律或高于160/min，也提示胎儿窘迫。

应排除其他因素对胎心的影响，母体情绪激动、兴奋性物质刺激（浓茶、咖啡等）、贫血、发热、绒毛膜羊膜炎等可引起胎心率轻度过速；相反，硫酸镁、利舍平、镇静药物及仰卧位低血压综合征等可引起轻度胎心率过缓；胎儿的睡眠和活动状态对胎儿心率也有一定的影响。

2. 胎心音听诊的局限性

（1）听数遗漏。

（2）听数错误。

（3）只能获得一定时间内的平均心率。

（4）无法发现胎儿缺氧早期的及较小的变化。

二、胎心率电子监护

20世纪60年代，Edward Hon、乌拉圭Caldeyro - Barcia和德国Hammacher等开始了有关胎心率图的研究；1968年第一次欧洲围生医学会在柏林召开，对胎儿监护给予肯定。1971年11月在New Jersey和1972年3月在Amsterdam分别召开了胎儿监护仪规格化及用语统一化的国际会议；1989年英国研制开发了胎心监护电脑分析系统，有利于图形客观判断与资料存储胎心率曲线的基本类型与术语。

运用电子仪器监测胎心率称为电子胎心率监护（electronic fetal heart rate monitoring，EFM）现已在临床广泛应用。其优点是不受宫缩影响，能连续观察并记录胎心率的动态变化，并能通过对宫缩描计和胎动记录反映三者之间的关系。从而达到早期发现胎儿窘迫早期治疗的目的。

另一方面，由于电子胎心监护的灵敏度高而特异度差，并由此造成过多不必要的产科干预，而且长时间连续电子胎心监护限制产妇的活动，不利于自然产程的进展，所以目前主张产时的电子胎心监护仅用于高危产妇，而不是普遍应用。Parer建议除未临产或急产者外，一般临产产妇入院时用监护仪监护20min，称“入室检查”。对低危产妇仍用听诊法监护胎心，而无需对所有产妇都做连续的胎心电子监护。WHO等倡导的爱母分娩运动也要求在正常分娩时尽量不用电子胎心监护，而用听诊法。

1. 观测指标

（1）胎心基线率：指在无胎动、无宫缩影响时，10min以上的胎心率的平均值，称为胎心率基线。反映指标：①每分钟心搏次数；②胎心基线变异，胎心基线细变异即基线摆动，包括胎心率的摆动幅度和频率，幅度指胎心率上下摆动波的高度，以分钟表示，变动范围正常为10~25/min，频率指计算1min内波动次数，正常≥6次。每一跳与跳之间的摆动幅度和摆动频率描述短变异，围绕基线胎心率摆动的幅度和频率描述长变异。

（2）胎心率一过性变化：受胎动、宫缩、触诊及声响等刺激，胎心率发生暂时性加快或减慢，持续十余秒或数十秒后又恢复到基线水平，称为胎心率一过性变化。是判断胎儿安危的重要标志。

1）加速：指宫缩后胎心率基线暂时增加15/min以上、持续时间>15s，是胎心率好的表现。

2）减速：指随宫缩出现的短暂性胎心率减慢，分三种类型。

早期减速（ED）：特点为胎心率曲线下降与宫缩曲线上升同时发生。下降幅度 <50/min，时间短，恢复快。

变异减速（VD）：特点是胎心率减速与宫缩无固定关系。下降迅速幅度大（ >70/min），持续时间长短不一，恢复也迅速。

晚期减速（LD）：特点是胎心率下降的起点落后于宫缩曲线上升的起点，时间差多在 30～60s，下降幅度 <50/min，胎心率恢复水平所需时间较长。

3）无应激试验（NST）：是指在无宫缩、无外界负荷刺激情况下，对胎儿进行胎心率宫缩图的观察和记录。又称胎儿加速试验（FAT）。

4）缩宫素激惹试验（OCT）：又称宫缩应激试验（CST），其原理为用缩宫素诱导宫缩并用胎儿监护仪记录胎心率变化。

（3）胎儿心动过缓：与减速不同，其胎心基线 <110/min 持续 20min 或更长。

（4）胎儿心动进速：胎心率 >160/min 持续 10min 或 10min 以上者。

2. 胎儿窘迫监护图形

（1）可疑胎儿窘迫的监护图形：①胎心率过速，胎心率接近或超过 180/min 时，应加强观察；②轻度变异减速；③早期减速，发生在产程刚开始不久，应该引起重视，注意是否有向晚期减速发展的趋势；④胎心率基线细变异增加；⑤胎心率轻度过缓，胎心率处于 100～120/min 之间。

（2）胎儿窘迫监护图形：①晚期减速，连续发生典型的晚期减速应诊断胎儿窘迫；②重度心动过缓，胎心率在 100/min 以下，持续时间超过 5～10min 以上；③重度变异减速，胎心率下降至 60～70/min，持续时间超过 60s 以上；④胎心率基线变异消失基线细变异消失。

3. NST 对胎儿窘迫的判断

（1）分型标准及临床意义：

1）反应型：在 20min 记录时间内，胎心率基线为 110～160/min，细变异振幅在 6/min 以上，伴随胎动的胎心率加速 >4 次，则为 NST 反应型。表示胎儿胎盘功能良好，如无特殊可 1 周后再复查。

2）无反应型：至少监护 40min 以上才能定为无反应型。胎心基线 110～160/min，细变异振幅 <6/min，没有出现胎动，或有胎动无加速（可有胎心率上升，但 <15/min，或达到 15/min 而持续时间 <15s），称为无反应型。轻度无反应型有胎动，但不见加速（或达不到加速的条件），胎心率基线细变异减少，但还在正常范围之内，这是胎儿储备减少，接近胎儿窘迫状态。重度无反应型，胎动消失，细变异 <5/min，如出现宫缩还会出现迟发减速或重度变异减速，胎儿多有呼吸性，乃至代谢性酸中毒，预后不良。

3）混合型：监护图形上有反应型的特点，也有无反应型的特点。其主要诊断依据是伴随胎动的加速次数达不到反应型的标准。这时胎儿状况可能处在反应型与无反应型之间，即可能有低氧的情况，但不严重。

4）正弦型：在无胎动反应的基础上，基线率保持在正常范围之内规律摆动，其振幅变化一般在 5～10/min，周期在 2～5/min。短变异消失，基线圆滑一致，这是胎儿严重缺氧的表现，可发生在胎儿贫血或 RH 因子引起的胎儿有核红细胞增多症等。

（2）临床评分法及其意义：Pearson 评分法见表 27-6。

表 27-6　Pearson 评分标准

项目	0 分	1 分	2 分	小计
基线（min）	<100，>180	100~119，161~180	120~160	
胎动与加速	无胎动	有胎动，无加速	有胎动、有加速	
宫缩时胎心率变化	减速	无变化	加速	

注：本法以 30min 为一观察单元。评分简单易执行，用于低档的胎儿监护仪和不便分析细变异的记录。诊断标准是，凡被评为 5 分以上者为胎儿良好，4 分以下为胎儿胎盘功能不良。

临床常用详分法见表 27-7。

表 27-7　临床常用评分标准

指标	0 分	1 分	2 分	小计
胎心基线率（次/min）	<100、>180	100~110、161~180	110~160	
波动振幅（次/min）	<3	3~5、>25	6~25	
胎心上升时间（s）	<10	10~14	>15	
胎心率上升幅度（次/min）	<10	10~14	>15	
胎动次数（次）	0	1~2	≥3	

注：本法以 30min 监护记录为依据总分得 8~10 分者为胎儿良好，5~7 分可疑，4 分以下者为胎儿预后不良。

4. OCT 对胎儿窘迫的判断

（1）实施方法：先行 NST 20~40min，监护结果评为 6 分以上者即可促发宫缩；缩宫素 2.5U 加入 5% 葡萄糖液 500mL 中静脉点滴；初始滴速为 5 滴/min，以后可每 5min 增加 2 滴，至每 10min 有 3 次宫缩（持续 40~60s）为止，滴数不再增加；正常宫缩建立后，若无严重减速，监护记录至少持续 40min 以上。试验结束后，停止滴入缩宫素，监护直至宫缩消失为止。

（2）结果判定：

1）阴性：胎心基线率及其细变异均在正常范围之内，连续监护 40min 以上未见晚期减速，一般也无明显早期减速及变异减速发生，为 OCT 阴性。

2）阳性：晚期减速连续出现，一般规定至少连续 3 次宫缩出现，或多发重度变异减速。

3）可疑：出现散发性晚期减速，或较明显的散发性重度变异减速，或频发早期减速。

4）宫缩过强：每 10min 超过 5 次宫缩，或宫缩维持时间 >90s，出现晚期减速也不说明问题。

Fischer 评分法见表 27-8。

表 27-8　Fischer 评分标准

指标	0 分	1 分	2 分	小计
胎心基线率（次/min）	<100、>180	100~119、161~180	120~160	
振幅变异（min）	<5	5~10、>30	10~30	
周期变异（min）	<2	2~6	>6	

续表

指标	0分	1分	2分	小计
加速	无	周期性	非周期性	
减速	LD、重度	轻度 VD	无、type o - dip、散发 VD	

注：1. type o - dip 图形指伴随胎动而发生的胎心加速后的减速，由于胎动瞬间压迫脐带，脐动脉血流受阻，大动脉及颈动脉的压力增加，通过压力反射器的反射机制所致，表明交感与副交感神经正常，是胎儿良好的表现；2. 本法以30min 监护记录为依据，基线率及其细变异的判断是指持续 10min 以上者。加速伴随胎动发生者为非周期性，与宫缩同步者为周期性。总分得 8 ~ 10 分者为胎儿良好，5 ~ 7 分者可疑，4 分以下者为胎儿预后不量。

三、胎儿心电图监护

胎儿心电图（fetal electrocardiogram，FECG）是一种非侵入性的检查手段，通过置电极于孕妇或胎儿体表，记录胎儿心脏每一心动周期活动发生的电位变化及其在心脏的传导过程，应用特制的胎儿心电图机记录而得。能反映胎心的瞬间微细变化，使及早诊断妊娠期及分娩期胎儿富内缺氧成为可能。

Cremer 于 1906 年首次经阴道腹壁导联出胎儿心电图。Sou Thern 于 1957 年成功检测到完整的胎儿心电图（PQRST）。Surean 和 Trocellier 于 1961 年首先成功消除孕妇心电波，获得纯粹胎儿心电图。如今计算机技术的运用，电脑装置可以除去孕妇心电渡，获得纯胎儿心电图，且能将图形放大储存。

1. 监测方法

（1）直接监测法：正电极置于胎儿先露部，负电极置于孕妇会阴部，地线置于大腿内侧。优点是可以获得稳定的纯胎儿心电信号，各波段显示清楚，振幅也较大。缺点是只能在产时应用，条件是胎膜已破，宫口扩张至少 2cm，而且不能反复监测，有感染可能。

（2）间接检测法：正电极置于孕妇腹部宫底，负电极置于耻骨联合上方胎先露处，地线置于大腿内侧或腹部右侧，优点是无创、无害，可以反复多次检测、动态观察。缺点是心电信号弱，与母体心电信号并存，往往只见 QRS 综合波。

2. 检测指标

（1）计算胎心率：测量至少 5 个 R - R 间距，每分钟胎心率为 60/R - R，注意心律是否规则。

（2）QRS 渡群振幅与时限的分析：正常时限为 0. 02 ~ 0. 05s，振幅 15 ~ 30μV。

（3）ST 段：正常位于等电位线上，振幅压低或抬高不应超过 5μV。

3. 检测意义　胎儿缺氧时，在胎心率发生变化前，心电图形态已经发生变化，目前认为 ST 段是反映胎儿缺氧的主要指标，主要表现为 ST 段偏离等位线，缺氧严重时出现 ST 段太高或压低，且常伴有胎儿心动过速或过缓。

四、胎动监护

正常妊娠时孕妇在孕 18 ~ 20 周开始感到胎动。初始时胎动间断、微弱，不易与肠蠕动鉴别，随着妊娠的继续胎动逐渐增多。妊娠晚期胎儿生物睡眠周期比较明显，胎动的周期性也较前明显。正常情况下，胎动次数每日 30 ~ 40 次。

胎动计数一般应从孕28周开始，开始时每周记录1次，孕32～36周每周记录2次，孕36周以后每日早、中、晚3次在固定时间进行胎动计数，分别在卧床后进行1h的胎动计数，3次之和乘4，则得出12h的胎动数，如发现1h的胎动数<3次，则应连续记录6或12h的胎动数。正常情况下，12h内胎动数不得少于10次，并将此作为正常值的最低界限。在常规的胎动监护过程中如果发现胎儿活动突然明显增多，则称为胎动急剧，多由于脐带受压、胎盘早剥等使胎儿血液供应不足或终止导致胎儿急性缺氧。如果12h内胎动累计少于10次或逐日下降超过50%，表示胎儿有缺氧可能，应考虑胎儿窘迫。

五、B超胎儿生物物理评分

1980年Manning、Platt提出结合电子监护仪与B超观察，建立了生物物理评分（biophysical profile scoring，BPS），是综合胎心电子监护及B超所示的某些生理活动，以判断胎儿有无急、慢性缺氧的一种产前监护方法，可供临床参考。五项指标包括NST、胎儿呼吸样运动（FBM），胎动（FT），胎儿肌张力（FT）和羊水量（AFV）。

常用Manming评分法见表27－9。

表27－9　Macumng评分标准

项目	2分（正常）	0分（异常）
无应激试验（20min）（NST）	≥2次胎动；胎心加速≥15/min，持续≥15s	<2次胎动；胎心加速<15/min，持续<15s
胎儿呼吸运动（30min）（FBM）	≥1次，持续≥30s	无；或持续<30s
胎动（30min）（FM）	≥3次躯干和肢体活动（连续出现计1次）	≤2次躯干和肢体活动；无活动肢体完全伸展
肌张力（FT）	≥1次躯干和肢体伸展复屈，手指摊开合拢	无活动；肢体完全伸展，伸展缓慢，部分复屈
羊水量（AFV）	羊水暗区垂直直径≥2cm	无；或最大暗区垂直直径<2cm

注：10分提示胎儿无急、慢性缺氧依据，8分可能有急性或慢性缺氧，6分可疑有急、慢性缺氧，4分有急性或慢性缺氧，2分有急性缺氧伴慢性缺氧，0分有急、慢性缺氧；胎儿缺氧时，首先NST无反应型，FBM消失，缺氧进一步加重，FM消失，最后为FT消失，照此顺序可了解胎儿缺氧程度。

改良BPS：Manning大量的试验中97%的正常胎儿其B超观察到各项指标正常的时间在10min以内；多数生物物理评分的研究报道中，B超检查时间平均为9～13min；有作者改进仅用B超检查10min。

改良的胎儿生物物理评分标准见表27－10。

表27－10　改良的胎儿生物物理评分标准

项目	分数	标准（10min内）
胎儿呼吸运动（FBM）	2	至少有1次胎儿呼吸运动，持续60s以上
	1	至少有1次胎儿呼吸运动，持续不足60s
	0	无胎儿呼吸运动

续 表

项目	分数	标准（10min 内）
胎动（FM）	2	出现 3 次或 3 次以上的躯干、胎头或大的肢体活动
	1	出现 1~2 次躯干、胎头、或四肢活动
	0	无胎动
肌张力（FT）	2	胎儿肢体或脊柱至少有 1 次伸展并回复原位或处于良好的屈曲状态
	1	胎儿肢体或脊柱至少有 1 次活动但不回复原位
	0	胎儿肢体或脊柱无屈伸运动，且刺激后无反应
羊水量（AFV）	2	羊水最大垂直经线 >3cm
	1	羊水最大垂直经线 2~3cm
	0	羊水最大垂直经线 <2cm

注：引自：李小毛. B 超 10min 的胎儿生物物理评分. 实用妇产科杂志，1996，12（6）：308。

六、超声多普勒胎儿检测

随着超声技术的发展，以多普勒超声监测作为无痛、无创、简便快捷、准确性高、可复性强的临床检查方法，已日益成为围生儿监护的主要手段。

1. 主要检查指标

（1）收缩期血流速度（SV）：收缩期血流速度又称峰值血流速度，为收缩期的最大血流速度。

（2）舒张期血流速度（DV）：为血管内的最低血流速度，反应了血管内的血流阻力。

（3）平均血流速度（MV）：是一个或几个心动周期多普勒频谱外层曲线各点血流速度的平均值。

2. 收缩期血流速度/舒张期血流速度　即 SV/DV，简称 S/D。此值反应了外周血管的血流阻力。

3. 搏动指数（PI）（SV－DV）/MV　主要反映周围血管的顺应性和血管的弹性。

4. 阻力指数（RI）（SV－DV）/SV　主要反映了外周血管的舒缩情况和阻力状况。

胎儿的氧气供应来自于胎盘血液与母体血液的正常交换。任何母体或胎儿及其附属物异常影响母体与胎盘的血液交换时均可引起胎儿窘迫。正常妊娠时随妊娠的继续，胎盘绒毛血管逐渐增多，胎盘血管阻力下降，血流量逐渐增多，导致脐动脉血流在舒张末期血流速度加快，以保证胎儿生长发育的需要。胎儿窘迫时变化最敏感的血流动力学指标是全身血流分布量的改变，由于缺氧时血液的重新分配，致使流向胎儿下部身体的血流峰值速度、流速积分等降低，SV/DV、PI、RI 升高，而胎儿大脑中动脉的 SV/DV、PI、RI 维持正常甚至反而降低。

研究发现，当胎儿大脑中动脉的 SV/DV＜4、PI＜1.6、RI＜0.6 时常提示胎儿宫内缺氧，依次预测胎儿缺氧的特异性为 86%，敏感性 88%。由此也证明了缺氧时的胎儿体内血流的再分配、以保证胎儿重要器官氧气供应的胎儿“脑保护效应”。

1977 年 Titzgerald 首先报道了应用多普勒超声记录脐动脉血流波形。S/D 值是反应胎盘血管阻力的敏感指标，其变化与胎盘微血管解剖有内在联系。因而，能较准确地反映胎盘的灌注情况。Devoe 的研究表明，在脐血流 S/D 值异常组中胎儿窘迫的发生率明显高于 S/D 值正常组。Devoe 报道以脐血流 S/D 值异常来判断胎儿窘迫，敏感性为 50%，Trudinger 报道为 60%。孕 31 周时正常 S/D 值 <3.4，以后每增加 1 周，S/D 值下降 <0.1，S/D 值下降 <0.1/周，提示胎盘循环阻力过高；正常足月时，RI <0.7、PI <1.1；重视正常范围内的脐血流 S/D 值。当 S/D 值随孕龄的增加，出现持续不变，或下降不明显，甚至增高，但未超出上限时，即使是低危患者，也应积极处理。

七、羊水性状监测

如前所述缺氧使肠蠕动亢进，肛门括约肌松弛，胎粪排出污染羊水。羊水污染程度与胎粪排出时间及量有关，排出时间越长，污染颜色越深，羊水越黏稠。根据程度不同，羊水污染分Ⅲ度；Ⅰ度浅绿色，质薄，常见胎儿慢性缺氧。Ⅱ度深绿色或黄绿色，质较厚，提示胎儿急性缺氧，Ⅲ度黄褐色，稠厚，提示胎儿缺氧严重。可在自然破膜或人工破膜后观察，也可通过羊膜镜检观察。当先露部固定，前羊水清而胎心异常时，应在无菌条件下，于宫缩间歇期，稍向上推胎儿先露部，观察后羊水性状。

八、胎儿头皮末梢血气测定

胎儿缺氧与酸中毒之间关系密切，采集胎儿头皮血进行血气分析，可反映胎儿宫内安危情况。若 pH <7.2（正常值 7.25 ~7.35），PO_2 <10mmHg（正常值 15 ~30mmHg），PCO_2 >60mmHg（正常值 35 ~55mmHg），可诊断为胎儿酸中毒。

其中 pH 值的变化与电子胎心监护，胎儿脐动脉、脐静脉血 pH 值，以及出生后新生儿 Apgar 评分间有明显相关，故作为胎儿窘迫的诊断价值最大。PCO_2 可用于计算 BE 值，亦可和 BE 共同用于计算酸中毒的类型，判断胎儿酸中毒的严重程度。直接测定 PO_2 对诊断胎儿缺氧意义不大。

1. 胎儿头皮血标本采集方法　套筒暴露胎先露，擦净头皮，喷氯乙烷使局部头皮充血，待挥发后，再以高张的硅酮胶或硅油棉球涂局部。在两次宫缩间，以特制长柄刀切开头皮，切口约 2mm ×1.5mm，收集血滴于装有肝索的毛细管内，密封摇匀。压迫小切口以止血，取出套筒。注意：①必须在胎膜已破，宫口开大 2cm 以上条件下进行；②同时抽取孕妇肘静脉血做对照；③如临床及胎心监护已确定重度胎儿窘迫，应迅速终止妊娠而抢救胎儿，不必再做头皮血气测定；④孕妇生殖道感染活动期，胎儿面先露、额先露时不宜行胎儿头皮采血。

2. 影响因素

（1）产妇的酸碱状态：孕妇代酸可至假阳性。

（2）血样标本采集及测定：样本暴露空气过久，CO_2 选出使 pH 值增高；血样标本被羊水污染亦可使 pH 值假性增高。

（3）胎头水肿：严重头皮水肿因头皮静脉血淤滞和组织液渗入可引起 pH 假性低值。

（4）子宫收缩：宫缩时胎儿头皮血 PCO_2 升高而 pH 值降低，至宫缩消失时 pH 值达最低值，以后逐渐恢复。因此在下次宫缩来临前采血为宜。

九、阴道脱落细胞检查

舟状细胞成堆，无表层细胞，嗜伊红细胞指数 <10%、致密核少者，提示胎盘功能良

好；舟状细胞极少或消失+有外底层细胞出现，>10%，致密核多者，提示胎盘功能减退。

十、生物化学方法

胎盘能合成多种激素、酶和一些功能尚不十分明确的蛋白。生物化学方法主要是测定胎盘合成物质在孕妇血、尿或羊水中的含量，间接了解胎盘功能。从而达到早期发现隐性胎儿窘迫的目的。

常用指标有：血尿雌三醇（E_3）及尿雌激素/肌酐（E/C）、胎盘催乳素（HPL）、妊娠特异糖蛋白（SPl）。

1. 尿雌三醇值　通常采用 Brown 法、Ittrich 法，其他还有放射免疫及酶联免疫法。由于尿 E_3 含量日、夜波动大，且受食物、饮水量影响，必须收集 24h 尿液测定 E_3 总量。而且，E_3 正常值限域很宽，必须对同一孕妇定期连续测定方有临床意义。24h 尿 >15mg 为正常值，10~15mg 为警戒值，<10mg 为危险值，妊娠晚期多次测得尿中 E_3 值 <10mg，表示胎盘功能低下。

2. 尿雌激素/肌酐　正常妊娠时孕妇尿中 E/C 比值随妊娠进展而增加，孕 32 周后急剧上升，至 38 周达高峰，此后稍微下降并维持同一水平。孕晚期尿 E/C 比值 >15 为正常值，10~15 为警戒值，<10 为危险值。

3. 血清人胎盘生乳素　采用放射免疫法。妊娠足月 HPL 值为 4~11mg/L，若该值于妊娠足月 <4mg/L 或突然降低 50%，提示胎盘功能减退。

（马　丽）

第六节　产前胎儿监护

一、目的

了解胎儿宫内状况，预防胎儿的死亡。

二、背景

（1）胎儿心脏的生理反应与胎儿行为状态的改变：在人类和动物，胎心率、胎儿的反应水平和肌张力对低氧血症和酸中毒都是敏感的。在低氧血症的时候，胎儿血流重新分布导致肾血流量的减少和羊水过少。

（2）监护的手段：胎儿电子监护、真时超声检查、母亲的胎动计数、生物物理评分、OCT（CST）、脐动脉血流的多普勒监测等。

（3）监护目的：上述的监护可以鉴别胎儿是否处于缺氧和酸中毒的早期，或处于可疑的胎儿窘迫的状态，为临床处理提供参考，但是对有些紧急情况如脐带脱垂、胎盘早剥等是不能起到预测作用的。

（4）影响因素：监护异常并非一定是胎儿有低氧血症或酸中毒，在以下情形时也可能出现监护异常，早产、胎儿睡眠周期、母亲用药、胎儿中枢神经系统发育异常等。

三、胎动计数

为什么利用胎动计数来作为监测手段。因为在胎儿宫内死亡前，母亲往往会感觉到胎动的减少，尽管不全是如此，但一般来说，孕妇常常在胎儿死亡前几日发现胎动的减少，这也就意味着可以通过胎动计数来监测胎儿的安危。如何准确进行胎动的计数：指导孕妇早、中、晚3次卧床计数自己胎动次数，每次持续1小时，相加后乘以4，即为12小时胎动计数。12小时胎动的正常值范围为3～30次；每次胎动计数均应大于3次/小时。胎动异常有两种情况：①胎动频繁型：多是脐带受压、胎盘早剥等胎儿急性缺氧造成胎动增强、频繁；②胎动减少型：往往是由于妊娠期高血压疾病、胎儿生长受限、胎盘功能不全等因素，使胎儿长期处于慢性缺氧中，胎动减弱、次数减少。另一方面，急性缺氧胎动频繁后，若缺氧继续存在或加重，也会导致胎动减少，甚至消失。若胎动次数小于3次/小时，或比平时减少50%，要引起高度重视。胎儿往往在胎动消失12～24小时后死亡。因此，加强胎动计数，在胎动减少或消失，胎心仍存在时，及时终止妊娠，仍可能挽救窘迫胎儿生命。

四、CST或OCT

（1）CST或OCT是测试胎心率对宫缩的反应：其前提是基于子宫收缩时胎儿的氧供短暂缺乏。胎儿在缺氧状态下，子宫的收缩使胎儿的氧供进一步恶化，胎心率出现晚期减速。在子宫收缩时出现的变异减速往往是由于脐带受压所致，如可能合并有羊水过少。

（2）监护：有外监护和内监护两种，以外监护在临床上的应用最广泛。

（3）CST时宫缩的标准：在10min的间歇内，至少有3次以上的宫缩，每次持续40s或以上，若宫缩达不到上述标准，可通过乳头刺激或静脉给缩宫素加强宫缩。

（4）乳头刺激：通常有效，而且时间仅是缩宫素引导所需时间的一半。乳头刺激的要求是隔着衣服摩擦一侧乳头2min或直到宫缩出现；若按照上述方法不能取得有效的宫缩，应停止刺激，5min后再重新开始。如果仍不成功，则采用缩宫素静脉点滴。

（5）缩宫素静脉给药的方法：0.5mU/min，每20min加1倍剂量，直到所需的宫缩出现。

（6）CST结果的判断：①阴性：无晚期或显著的变异减速。②阳性：50%以上的宫缩伴有晚期减速（即使宫缩达不到10min3次）。③可疑；间断性的晚期减速或明显的变异减速。④可疑过度刺激；胎心率减速出现在宫缩时，子宫收缩的频率超过每2min 1次或持续时间超过90s。⑤不满意：宫缩10min内达不到3次或不能解释的胎心率图形。

（7）CST的禁忌证：早产或有早产高危因素的孕妇；胎膜早破；古典式剖宫产史或曾有子宫大切口手术史；已知的前置胎盘。

五、NST

（1）NST：是基于在无酸中毒或神经系统抑制状态下，胎心率在胎动时出现加速，是胎儿正常的表现。若胎动时无胎心率加速，可能发生下列情况：胎儿酸中毒、胎儿睡眠周期、中枢神经系统受抑制。

（2）监护：外监护，最好最近无吸烟史。

（3）NST的标准：加速胎心率上升的峰值至少15/min，持续至少15s；若遇到胎儿睡眠周期，监护可能持续40min以上；若胎儿处于睡眠周期，可给予声震刺激，可以减少监护的时间，每次刺激1～2s，可以重复3次以上。

（4）结果判断：有反应，在20min的监护内有2次或2次以上的加速，可伴或不伴胎动；无反应：监护 40min 以上无明显的胎动加速对 NST 结果判断的影响因素中，早产是主要因素，24～28 周，50% 以上的监护是无反应，28～32 周，15% 的监护是无反应的。

（5）关于变异减速：50% 的胎儿监护可出现变异减速，非重复性和短暂的变异减速不是胎儿缺氧，不需任何产科干预。重复出现的变异减速（20min 内至少 3 次），可能会增加剖宫产的可能，若减速时间超过 1min 或更长时间，将会明显增加胎儿的危险。

6. 生物物理评分

（1）评价指标：NST、胎儿呼吸运动（30min 内出现节律性的持续 30s 或以上的呼吸运动）、胎动（30min 内不连续的 3 次或以上胎儿躯体或肢体的运动）、胎儿肌张力（手打开或合陇、1 次以上的胎儿伸展到附屈）、羊水（DVP＞2cm）。

（2）评分标准：上述每项指标满分 2 分，当上述指标异常、消失或不满意时为 0 分。8～10 分为正常，6 分为临界，4 分或 4 分以下为异常。

（3）当 DVP＜2cm 时，不论评分多少，均需做进一步的处理。

（4）改良的生物物理评分：在妊娠中、晚期，羊水主要来自胎儿的尿液，当胎盘功能不全时，胎儿肾的灌注量减少，会出现羊水过少的现象。因此可通过羊水量的测定来判断胎盘的功能。改良的 BPP 是结合 NST 和 AFI 来判断胎儿的情况。AFI＞5cm 被视为正常。若 AFl＞5cm 而 NST 为有反应型，视为 BPP 正常；若 AFI＜5cm 或 NST 为无反应型，则视为 BPP 异常。

7. 脐动脉多普勒血流测定

（1）正常生长的胎儿脐动脉多普勒血流的特点是高舒张期的血流，而 IUGR 的胎儿脐动脉多普勒血流则为舒张期血流的减少，消失或出现反向血流。当后者出现的时候，围生儿的病死率相当高。病理检查发现胎盘中四级绒毛的小动脉消失。

（2）常用的监测指标：S/D；RI（S－D/S）；PI（S－D/A）（A；cardiac cycle）。

8. 临床考虑与建议

（1）有哪种胎儿监护的方法可明确胎儿是处于危险状态或可以改善围生儿的结局：产前监护可否降低胎儿的病死率，目前来讲还缺乏来自随机对照研究的证据，更为人注意的是有一研究认为产前监护是无效或有害的。但尽管如此，上述的胎儿监护手段还是在临床广泛使用。不管采用哪种监护方法，均希望取得更好的结果，减少不良影响的发生。

（2）产前胎儿监护的指征：产前胎儿监护的指征是相对的，目前认为对以下高危的患者进行监护是合适的。

1）母体因素：抗磷脂综合征；药物控制不理想的甲状腺功能亢进；血红蛋白疾病；SLE；慢性肾病；胰岛素依赖型糖尿病；高血压病；心脏病。

2）与妊娠相关的指征；妊娠高血压；胎动减少；羊水过少；羊水过多；IUGR；过期妊娠；自身免疫；以往有胎死宫内的病史；多胎妊娠（特别是生长不协调的双胎）。

（3）妊娠期间开始产前监护时机：对于大多数的高危患者，一般认为妊娠 32 周是开始监护的合适时机。但是对于某些特殊的情况如双胎或高血压合并 IUGR 等，应从 26～28 周开始监护。

（4）监护的频率：监护的频率依赖以下几个因素，监护的指征是否持续存在；母体的病理情况是否稳定，CST 阴性者，一般 1 周 1 次；过期妊娠、胰岛素依赖型糖尿病、IUGR、妊娠高血压常常需 1 周 2 次。

（5）怎样判断监护结果是否正常：在 NST 监护正常的孕妇中，1 周内胎儿死亡的发生率为1.9‰（5861例研究），阴性预测值为99.8%；在CST监护正常的孕妇中，1周内胎儿死亡的发生率为0.3‰（12 565例研究）；在BBP监护正常的孕妇中，1周内胎儿死亡的发生率为0.8‰（44 828例研究）；在多普勒超声监测中，阴性预测值为100%（214例IUGR的研究）。

（6）产前监护出现异常处理：当出现胎儿监护异常时，首先要考虑是否为假阳性，如果母亲处于危急状态（如糖尿病酮症酸中毒、肺炎合并低氧血症），应首先纠正母体的情况，再重新对胎儿进行评估。在母体情况稳定时，当某一项监护出现异常，应尽量利用其他的监护手段。

（7）羊水过少什么时候分娩合适：羊水过少的诊断依赖B超，DVP＜2cm，AFI＜5cm。

1）终止妊娠的时机取决于以下几个因素：妊娠周数、母体情况、胎儿情况、AFI、有无PPROM/PROM。

2）过期妊娠：羊水过少是终止妊娠的指征，因常伴有羊水胎粪污染和增加剖宫产的可能。

3）足月妊娠：羊水过少也是终止妊娠的指征，但处理必须个体化。

4）未足月妊娠：羊水过少可以行期待疗法，监测羊水的变化和胎儿生长的情况。

9．多普勒血流监测的作用　目前多普勒血流监测主要是IUGR监护的重要手段，还没有发现在其他产科方面应用的益处。但脐动脉血流与胎儿大脑中动脉血流的S/D以及舒张期血流的消失是预测胎儿宫内状况的重要指标。

10．是否每个孕妇每天必须数胎动　胎动计数能否减少胎死宫内目前还不清楚。

美国妇产科医师协会（ACOG）的建议

B级建议；①有胎死宫内危险的孕妇必须给予产前胎儿监护（NST、CST、BPP等）；②一般32～34周开始监护，特别高危的情况下可从26～28周开始监护；③监护的间期可根据临床表现而定，直至分娩；④出现异常的NST或BPP，通常需要进一步做CST，再结合孕周、有无羊水过少和母亲的情况作出决定；⑤羊水过少的定义：DVP＜2cm，AFI＜5cm；⑥在没有禁忌证的情况下，出现异常的监护结果，应在严密监护下引产，一旦引产过程中出现异常，则可采用剖宫产终止妊娠；⑦多普勒血流监测仅在胎儿宫内发育迟缓（IUGR）的监护中有益处；⑧大脑中动脉的多普勒血流监测可考虑作为产前胎儿监护的指标之一。

（马　丽）

参考文献

［1］李小毛．胎儿窘迫与新生儿窒息复苏．北京：人民军医出版社，2007.

［2］王子莲．妇产科疾病临床诊断与治疗方案．北京：科学技术文献出版社，2010.

［3］郭媛．临床笔记妇产科．山东：山东科学技术出版社，2015.

［4］冯琼，廖灿．妇产科诊疗流程．北京：人民军医出版社，2014.

第二十八章　异常产褥疾病

第一节　产褥感染

一、概述

产褥感染（puerperal infection）是指产妇分娩时及产褥期（产后6周），由于致病菌侵入生殖道，发生局部和全身的炎症性变化，又称为产褥热。发病率为1.0%～7.2%，每年由产褥感染导致的产妇死亡占产妇死亡总数的8%。绝大部分发生在产后10天之内，少数发生在产褥末期，在社会经济状况较差、有手术产、胎膜早破、宫缩时间过长、出血过多、羊水胎粪污染、产道损伤和盆腔多次检查的妇女中较常见。常见的病原体有：需氧性链球菌、大肠杆菌、葡萄球菌、厌氧性链球菌、厌氧类杆菌、梭状芽孢杆菌、衣原体、支原体及淋病双球菌等。

产褥病率（puerperal morbidity）是指分娩24小时以后的10日内，每日测量4次体温，凡体温有两次达到或超过38℃者。其中包括产褥感染、上呼吸道感染、急性泌尿系感染及急性乳腺炎等。

产褥感染一旦发生可引起产妇出现高热、头痛、腹痛、厌食、心动过速、白细胞增高、子宫体增大及压痛、恶露大量增加，伴异味等一系列临床表现，并有可能引起急性子宫内膜炎、急性盆腔炎、急性盆腔腹膜炎和弥漫性腹膜炎，以及血栓性静脉炎等并发症，病情严重时甚至还可因脓毒败血症及败血症危及产妇的生命，能引起不育，如附件粘连，偶尔严重产后或手术后感染还需行子宫切除术。

在我国，新中国成立前产褥感染发病率很高，产妇死亡中约半数系由产褥感染引起。新中国成立后推广新法接产，特别是抗生素的广泛使用及无菌观念的加强，使发病率明显下降，但产褥感染和产后出血、妊娠合并心脏病、重度妊娠期高血压疾病仍是孕产妇死亡的四大主要原因。

二、诊断

（一）临床症状和体征

了解妊娠、分娩及产后经过等产科病史，注意有无发生产褥感染的危险因素。产褥感染的主要临床表现为发热、腹痛和异常恶露。发热是多数产褥感染的基本症状，疼痛（下腹部、盆腔、下肢等），阴道分泌物或恶露增多，呈血性或脓性、有臭味，子宫大、软、有压痛等也是产褥感染所特有的。根据感染发生的部位将其分为以下几种类型。

1. 急性外阴、阴道、宫颈炎　分娩时由于会阴部损伤或手术产而招致感染，表面为局部灼热、红肿、疼痛、下坠，有压痛、拒按，炎性分泌物刺激尿道可出现尿痛、尿频、尿急；伤口边缘可有坏死、流液或流脓、切口裂开、组织不新鲜。阴道与宫颈感染表现为黏膜充血、溃疡、化脓，日久可致阴道粘连甚至闭锁。如阴道前壁黏膜受压严重过久伴有感染，可使组织大片坏死脱落，形成膀胱阴道瘘或尿道阴道瘘。病变局限者，一般体温不超过38℃，病情发展可向上或宫旁组织，导致盆腔结缔组织炎。

2. 急性子宫内膜炎、子宫肌炎　为产褥感染最常见的类型，病原体经胎盘剥离面侵入。产后发热迅速而显著，常为低热，有臭味的血性恶露。由于炎症的作用，使子宫缩复不佳，宫体较大而软，下腹不适并有子宫压痛。当发展为子宫肌层炎时，发热可持续至产后1周以上，子宫压痛更为明显。

3. 急性盆腔结缔组织炎、急性输卵管炎　多于产后1周以后发生，患者症状加重，可有高热、寒战、下腹坠胀和疼痛，并伴膀胱和直肠刺激症状。检查子宫有举痛，宫旁增厚或有肿物，触痛明显。淋病双球菌沿生殖道黏膜上行感染，达输卵管与盆腹腔，形成脓肿后，可以高热不退。

4. 急性盆腔腹膜炎及弥漫性腹膜炎　炎症扩散至子宫浆膜层，形成盆腔腹膜炎，继续发展为弥漫性腹膜炎，出现全身中毒症状：高热、寒战、呼吸心跳加快、恶心、呕吐、腹胀，高热时可有意识不清、谵妄等神经症状。检查时下腹部有明显压痛、反跳痛。由于产妇腹壁松弛，腹肌紧张多不明显。因腹膜面炎性渗出、纤维素覆盖引起肠粘连，也可在直肠子宫陷凹形成局限性脓肿。若脓肿波及肠管与膀胱，可出现腹泻、里急后重与排尿困难。急性期治疗不彻底可发展成慢性盆腔炎而导致不孕。

5. 盆腔及下肢血栓性静脉炎　盆腔血栓性静脉炎可累及卵巢静脉、子宫静脉、髂内静脉、髂总静脉及下腔静脉，病变常为单侧性。患者多于产后1～2周，继子宫内膜炎之后出现寒战、高热，反复发作，持续数周，虽已用抗生素但无理想效果，不易与盆腔结缔组织炎鉴别。下肢血栓性静脉炎病变多在股静脉、腘静脉及大隐静脉。出现弛张热、下肢持续性疼痛、局部静脉压痛或触及硬索状，并由于血液回流受阻，引起下肢水肿、皮肤发白，习称“股白肿”。下肢血栓性静脉炎多继发于盆腔静脉炎或周围结缔组织炎。

6. 脓毒血症及败血症　当感染血栓脱落进入血液循环，可引起脓毒血症，出现肺、脑、肾脓肿或肺栓塞而致死。若细菌大量进入血液循环并繁殖形成败血症，表现为寒战、高热，重者谵语、昏迷，危及生命。

7. 剖宫产腹部切口、子宫切口感染　剖宫产术后腹部切口的感染多发生于术后3～5天，局部红肿、触痛、组织侵入有明显硬结，并有浑浊液体渗出，伴有脂肪液化者其渗出液可呈黄色浮油状，严重患者组织坏死、切口部分或全层裂开，伴有体温明显升高，超过38℃。

（二）实验室检查

1. 血常规　血白细胞计数升高，且有核左移。

2. 血清C－反应蛋白测定　对可疑感染病例，可在亚临床期发现感染，有助于感染的早期诊断。

3. 病原体确定

（1）病原体培养和药敏感试验：伤口局部、阴道拭子、阴道分泌物、宫腔分泌物培养均有意义。如体温＞38℃以上并伴有寒战者，应做血培养，阳性则是菌血症的佐证。

（2）分泌物涂片检查，对淋球菌或厌氧菌感染有一定的参考意义。

（3）病原体抗原抗体检测：可采用相应免疫试剂盒进行快速检测。

4. B超　可对产褥感染形成的炎性包块、脓肿做出诊断。

5. 彩超　可确定有无静脉血栓及血栓的部位、大小、弥漫性还是局限性，了解静脉血流是否通畅。

三、治疗纵观

应积极处理，切勿耽搁时机，否则病情加剧随时可致患者因中毒性休克、多脏器功能衰竭而死亡。治疗原则是控制感染，辅以整体护理、清理感染灶、手术或中药等综合治疗。清除感染灶是治疗的关键，伤口和切口感染应及时给予清洗，热敷，消炎或切开引流等酌情处理，抗感染治疗非常重要。最好根据细菌培养和药敏试验选择细菌敏感的抗生素。

四、治疗措施

（一）一般治疗

产妇取半卧位，以利恶露排出和炎症局限于盆腔内。进食高蛋白、易消化的食物，多饮水，补充维生素，必要时补液。注意纠正酸中毒及电解质紊乱，贫血者应予补血。发热者以物理退热方法为主，高热者酌情给予 50～100mg 双氯芬酸栓塞肛门退热。重症患者应少量多次输新鲜血或血浆、清蛋白，以提高机体免疫力。

（二）药物治疗

对发生产褥感染的患者，除应进行一般性的支持治疗外，抗生素的合理应用成为治疗产褥感染的关键。抗生素的合理选用与及时的病原学诊断有很大关系，为寻找病原菌需作病灶分泌物（主要是宫腔）细菌培养及药物敏感性试验。然而治疗往往需在得到细菌培养结果之前即开始，因此必须根据临床症状及临床经验选用抗生素。

鉴于产褥感染多为混合菌感染，因此应联合使用抗生素，一般以青霉素和氨基糖苷类抗生素合用作为首选，亦可选用氨苄西林或青霉素或头孢菌素Ⅱ加庆大霉素或卡那霉素，也可并用甲硝唑。如青霉素过敏可改用红霉素。以后视病情变化，细菌培养及敏感试验选用其他抗生素。青霉素对革兰阳性细菌和除脆弱类杆菌以外的厌氧菌有效；氨基糖苷类抗生素，如庆大霉素对大多数革兰阴性杆菌有效，但氨基糖苷类抗生素对少数孕妇在乳汁中有分泌，对新生儿听神经有影响，故需慎用；头孢菌素：第一代头孢菌素对革兰阳性菌如金黄色葡萄球菌、链球菌作用强，对肠球菌无效；对革兰阴性菌的作用较第二、三代弱；对肾脏有一定损害。第二代头孢菌素对革兰阴性菌作用优于第一代，不及第三代，对革兰阳性菌作用优于第一代，次于第三代；肾毒性较第一代弱。第三代头孢菌素对 β_2 内酰胺酶稳定，抗菌谱广而强，对肾基本无害，其抗菌谱广，长效，半衰期约 7～8 小时，对革兰阴性及阳性菌均有抗菌作用，不易透过血—胎盘屏障，对母婴不良反应小。

肝功能不全者忌用四环素、红霉素、氯霉素。肾功能不全者忌用庆大霉素，四环素及头孢来星，但可使用红霉素及氯霉素。林可霉素虽对厌氧菌感染有效，但有可能引起假膜性肠炎。氯霉素对产褥感染疗效虽好，但偶可引起再生障碍性贫血，故除病情严重者外，使用较少。

使用抗生素的原则是：①剂量要足，时间要够，且以静脉给药为主，持续到临床治愈后 3 天再停药，以彻底控制感染，勿使其迁延为慢性。②严重感染时应使用杀菌剂，常用二联。③注意对乳儿的影响：抗菌药物在乳汁中浓度高，且对乳儿有影响的药物有：磺胺类药、氯霉素、红霉素、四环素、甲氧苄啶（TMP）、异烟肼类，孕妇应用时，应暂停哺乳。④经足量抗生素治疗，体温仍持续不降者，应考虑有无盆腔脓肿，有无盆腔血栓性静脉炎，以及是否耐药等。必要时可结扎卵巢静脉。高热不退者，在应用抗生素的同时，可酌情加用氢化可的松或地塞米松，也可使用物理降温。

（三）手术治疗

子宫内膜炎、子宫肌炎注意清除宫腔残留物。外阴或腹壁切口感染者可采用物理治疗，如红外线或超短波局部照射，有脓肿者应切开引流。会阴伤口感染时也可局部湿热敷，如化脓应提前拆线，并扩创引流，也可用1：5000高锰酸钾坐浴。盆腔脓肿突入阴道后穹隆者，可行后穹隆切开引流。盆腔脓肿出现于腹股沟韧带上方者，可经腹壁切开引流，附件脓肿须剖腹探查切除脓肿。当感染灶来自子宫而出现严重败血症或中毒性休克不能控制时，应考虑子宫切除，以清除感染灶。

（四）宫缩剂

可适当用子宫收缩剂，如益母草，催产素及麦角新碱等，以促进子宫收缩，并有利于感染性分泌物的排出。

（五）盆腔血栓性静脉炎

对深部的血栓性静脉炎，除用抗生素外，尚应采用抗凝物，以控制血栓进一步发展和防止新血栓形成：①肝素1mg/（kg·d）加入5%葡萄糖液500ml中，静脉滴注，每6小时1次，连用4～7日。②尿激酶40万U加入0.9%氯化钠液或5%葡萄糖液500ml中，静脉滴注10日，用药期间检测凝血功能。③同时可口服双香豆素、阿司匹林或双嘧达莫。若化脓性血栓不断扩散，可考虑结扎卵巢静脉、髂内静脉等，或切开病变静脉直接取栓。下肢血栓静脉炎应抬高患肢，局部热敷，待疼痛消失，体温正常后方可下床活动。

（六）中毒性休克

应大力抢救，除吸氧，给大剂量抗生素外，尚需补充血容量，使用低分子、右旋糖酐，羧甲淀粉及糖盐水等。同时纠正酸中毒及电解质平衡紊乱，应用血管舒张药及肾上腺皮质激素等。发生弥散性血管内凝血时应及早应用肝素及其他有关治疗。

（七）中药治疗

中药治疗则为清热解毒、凉血化瘀，可用五味消毒饮和失笑散加丹皮、赤芍、鱼腥草、益母草。

（八）预防

1. 加强孕期卫生宣教　临产前一个月避免性生活和盆浴，加强营养，纠正贫血，及时治疗外阴阴道炎、宫颈炎，避免胎膜早破。

2. 产程中　避免滞产、严格无菌操作、正确掌握手术指征，及时防治产道损伤及产后出血，必要时应用抗生素预防感染。

3. 产后　剖宫产者术后预防性给予抗生素，鼓励产妇早下床活动，不能离床活动者应在床上多活动下肢。

（李　莉）

第二节 晚期产后出血

分娩24小时后，在产褥期内发生的子宫大量出血，称为晚期产后出血（late puerperal hemorrhage）。其发生率为0.3%～0.7%，以产后1～2周发病者居多，也有产后6～8周发病者，更有时间长达产后6个月者。子宫出血呈持续性或间歇性，也可表现为急骤大量出血，同时有凝血块排出，产妇常伴寒战、低热，失血过多导致重度贫血甚至发生失血性休克。晚期产后出血是产科重要的并发症之一，若处理不及时可危及产妇生命。

一、病因

1. 子宫复旧不全

（1）胎盘、胎膜残留：为最常见的原因，残留组织发生变性、机化，可形成胎盘息肉。坏死脱落、暴露基底部血管引起出血。

（2）蜕膜残留：蜕膜多在产后一周内脱落并随恶露排出，若大面积蜕膜长时间残留影响子宫复旧，继发子宫内膜炎，引起晚期产后出血。多见于双子宫、双角子宫等先天畸形的产妇。

（3）胎盘附着部位发生感染：影响修复，血栓脱落，血窦重新开放而出血，主要原因是胎盘过大、多胎妊娠、羊水过多、子宫内膜炎等。

2. 剖宫产后出血　随着剖宫产率的上升，尤其是近年来子宫下段横切口剖宫产的广泛开展，子宫切口感染、裂开也成为晚期产后出血的重要原因之一。

（1）解剖因素：子宫横切口靠近子宫血管分支（子宫动脉分支），术中常因下段横切口撕裂而行多次缝扎，造成切口愈合不良。同时因子宫右旋，故易损伤子宫右侧血管分支。子宫峡部的弓形动脉较体部短而小，分支少。下段横切口时，容易切断下行的子宫动脉分支，而此处血供相对较体部差，致使切口供血不足。

（2）切口位置不当：子宫颈部主要由结缔组织构成，肌纤维少，血管少，若产程较长，子宫下段明显扩张，变长、变薄，而切口过低，则会因此处愈合能力差，易缺血坏死。

（3）感染因素：术前多次阴道检查、肛查，或第二产程剖宫产易诱发切口感染，子宫下段横切口距阴道很近，产程延长、术中出血过多易导致切口感染。

（4）缝合技术：子宫切口撕裂、出血时切忌反复盲目缝扎止血，局部供血不足，而缝合过松易形成血肿亦使切口愈合不良。

3. 其他　产妇患重度贫血（Hb＜60g/L）重度营养不良、子宫黏膜下肌瘤，产后滋养细胞疾病例如绒毛膜癌、超常胎盘部位反应，性病及TORCH感染因素。

二、诊断

（一）病史

常有第三产程或产后2小时内阴道流血量较多或曾怀疑有胎盘残留及剖宫产史，产后恶露不净，有臭味。

（二）临床表现

反复阴道出血或大出血，阴道流血时间、流血形式和流血量因病因而异。胎盘、蜕膜残留大量出血通常在产后10天左右为多次反复阴道少量流血，也可突然阴道大量出血；子宫复旧不良多发生在产后2周左右，多为突然大量流血且持续不断；剖宫产子宫切口裂开所致阴道出血多发生于术后2~3周突然、大量出血，可在短时间内处于失血性休克。有感染时可出现下腹痛、体温升高，若出血时间长可出现贫血。

（三）妇科检查

发现子宫复旧不良，子宫大且软，宫口松弛，宫腔内有或无残留组织。若伴有感染，子宫有压痛。对有子宫下端剖宫产时，可用阴道内的手指轻触切口部位有无裂口协助确诊。

（四）辅助检查

1. 血常规检查　贫血，血白细胞总数及分类有助于感染的诊断。

2. B超检查　可以发现胎盘胎膜残留，在剖宫产患者可能有子宫切口愈合不良的情况。

3. 宫腔分泌物　涂片、培养及药敏，有助于确定病原微生物的种类及选用有效的抗生素。

4. 尿妊娠试验　有助于诊断胎盘残留及除外绒毛膜癌。

5. 病理检查　宫腔刮出物镜下见到变性绒毛或混有新鲜绒毛。遇有晚期产后出血患者，排除常见出血原因后应想到超常胎盘部位反应，绒毛膜癌等少见疾病的可能，刮宫标本及时送检以明确诊断。

三、治疗纵观

晚期产后出血治疗原则：抗感染、促进宫缩、刮宫、清创、瘢痕修补、髂内动脉结扎乃至子宫切除。

胎盘、蜕膜残留所致晚期产后出血的治疗，目前有两种基本观点：一是刮宫多能奏效，操作应轻柔，备血并做好开腹手术的准备，认为刮宫可达到止血和进行病理检查的双重目的，还能排除子宫绒毛膜癌。另一观点认为，刮宫通常刮不出明显的胎盘组织，且可使出血更加重。刮宫，与其是在减少出血，却更像损伤胎盘附着处而引起出血。目前育龄妇女引、流产手术增多，子宫内膜受损程度重，胎盘残留的发生率随之增加，因此产后应仔细检查胎盘、胎膜，如有残缺，应及时取出；在不能排除胎盘残留时，应探查宫腔。杜绝胎盘残留致晚期产后出血和不良状态下的清宫，关键是把握清宫的时机，对产后出血和疑有胎盘残留者在分娩后立即行清宫术；对阴道分娩疑有胎盘残留大量出血者，在排除产道损伤后，在抗感染、抗休克的同时行清宫术；对于出血不多者可先抗感染，止血及宫缩剂应用3~5天后行清宫术，组织送病理检查；对胎盘胎膜粘连较紧疑有胎盘植入者，可先予5-FU治疗5天，使胎盘滋养叶细胞变性坏死脱落，然后再行清宫术，近年来国内外有用甲氨蝶呤（MTX）为抗代谢药二氢叶酸还原酶抑制剂，其化学结构与叶酸相似，可使DNA合成受阻，抑制肿瘤细胞增殖，也可抑制胚胎组织和胎盘绒毛的生长，使其死亡，故近几年用于异位妊娠的保守治疗。将其用于部分植入性胎盘残留，疗效满意；子宫复旧不良用宫缩剂及米索前列醇治疗，有感染者加强抗感染，并予中药生化汤服用。出院前可对患者B超检查，并给以复方生化合剂、勤哺乳等措施，可有效预防晚期产后出血。

剖宫产术后晚期产后出血，如考虑子宫复旧不全或合并感染，首次应用一种或多种缩宫素及抗生素等保守治疗。出血多者同时输液以维持血容量，并注意凝血功能障碍；如剖宫产组织残留行操作一定要慎之又慎，因剖宫产组织残留机会极罕见，且刮宫还可能造成原切口再损伤而致出血量增多或致子宫穿孔加重出血；如术中夹取组织困难，又有活动性出血，可能有胎膜粘连，此时要开腹在直视下从原切口进入清理宫腔；宫腔积血可行清宫术，应首先排除切口感染、裂开后方可施术，需在B超监测下，操作应轻柔不仅能清除宫腔内的残留胎盘，还能刺激子宫平滑肌引起收缩，减少出血量。术中注意勿伤子宫前壁切口，术后注意抗感染治疗。如患者少量反复出血，B超检查排除宫腔内残留或子宫切口裂开，可在手术准备条件下行药物保守治疗，术后22天以后仍淋漓出血者，同时给予己烯雌酚治疗。对于大量出血者，尤其是反复大量出血者，过去常需切除子宫。髂内动脉结扎术是一种安全可靠的妇产科大出血急救方法。在无法控制的严重盆腔出血时能迅速有效止血。但有研究发现结扎髂内动脉后，远端末梢动脉压最多下降84%，平均动脉压下降24%，血液减少48%，不能有效的控制出血。由于髂内动脉远端宫腔结扎后并没有闭锁，血流可以通过其余交通支进入子宫动脉，故有再次发生出血的可能。近年来介入性放射医学快速发展，1979年，Brown首先报道髂内动脉栓塞治疗产后出血，选择性动脉造影栓塞术已取代髂内动脉结扎术。此方法有选择的栓塞出血动脉，完全闭锁整个动脉腔，从而有效的控制出血，在不开腹的情况下迅速而准确地做出诊断和实施治疗，为患者保留子宫又避免了二次开腹手术之痛。

四、治疗

（一）保守治疗

少量或中等量阴道出血，一般情况好者，可应用足量抗生素、缩宫素及支持疗法。

（二）诊断性刮宫术

疑有胎盘、胎膜、蜕膜残留或胎盘附着部位复旧不全者，在补液、备血情况下刮宫多能起效，术后继续给予抗生素、缩宫素。刮出物应送病理检查。

（三）剖宫产术后切口愈合不良的处理

1. 保守治疗　应用抗生素，纠正贫血，改善全身状况，部分裂开的伤口有可能再次愈合。

2. 手术　对疑有宫腔内容物者行清宫术。必须在B超监视下进行，操作手法轻巧，避免搔刮子宫切口，以防子宫穿孔。如裂开的切口周围组织血运好，可行扩创清除坏死组织，形成新鲜创面，用肠线重新缝合以及子宫动脉或髂内动脉结扎止血而保留子宫。有条件的医院行髂内动脉栓塞治疗。如无上述条件则抗感染，输血，纠正休克的同时果断行子宫切除术。

（四）若确诊为绒毛膜癌

则进行化疗。

（五）超常胎盘部位反应

反复刮宫、加强宫缩、抗感染等保守治疗无效者可考虑切除子宫以去除出血灶、根治疾病。此外，应随访血β－HCG、临床表现及影像学检查。

（六）若发生失血性休克

应立即抢救和积极纠正休克。

（李　莉）

第三节 产褥中暑

一、概述

产褥中暑（puerperal heat stroke）指产褥期产妇在高温、高湿和通风不良的环境中体内余热不能及时散发，引起以中枢性体温调节功能障碍为特征的高热、水电解质平衡紊乱、循环衰竭与神经系统功能损害。产后皮肤汗腺排泄功能旺盛，产妇借此排出体内潴留的水分，因此有显著的利尿现象，出汗也特别多，可以经常见到产妇衣、被为汗水浸湿，以夜间睡眠和初醒时更明显，夜间尤甚。出汗也是一种散热方式，当环境温度超过35℃时，机体依靠大量汗液蒸发进行散热。在汗液、尿液、乳汁、恶露的排出过程中，大量水分、电解质等随之丢失，需及时补充。重度产褥中暑是孕产妇死亡的原因之一。在怀孕以及产后阶段孕产妇在生理上和心理上都有着较大的变化，有调查表明：400名孕妇在怀孕阶段所受的关注度要明显高于产后，焦虑，燥热等多见于年轻产妇，厌食，失眠则在年纪稍大产妇中比较常见。因此不应该忽视产后阶段对产妇的关心和合理照料。

随着全球气候变暖，高温气候持续时间延长，产褥中暑成为产科的常见病。产褥中暑是可以预防的，关键是做好卫生宣教、围生期保健工作，告诫产妇必须破除旧风俗习惯，居室要通风，衣着要适宜并及时补充钠盐。作为医护人员动态观察病情变化，积极采取相应的治疗与护理措施，有效地控制病情的发展，使受累器官避免进一步损伤，此外，还要预防和积极治疗产褥感染，让患者得到尽快的恢复。

二、诊断

（一）中暑前兆

口渴、多汗、四肢乏力、恶心、呕吐、头晕、眼花、胸闷心悸；体温轻、中度增高。若能及时将产妇移至通风处，减少衣着，补充盐水，可很快好转。

（二）轻度中暑

产妇体温增高达38.5℃以上，剧烈头痛，恶心，胸闷加重，脉搏、呼吸加快，无汗，尿少，全身可满布汗疹。此时如能得到适当治疗，多能恢复。

（三）重度中暑

体温达40℃以上，出现中枢神经系统症状，如嗜睡、谵妄、抽搐、昏迷等，可有呕吐、腹泻及多部位出血。体检发现：面色苍白、心率快、呼吸急促、血压下降、对光反射，神经生理性反射减弱或消失，脉搏细数，继而进入昏迷状态。持续谵语、惊厥，血压下降，面色苍白，瞳孔缩小，对光反射、膝反射减弱或消失是危急症候，如抢救不及时，可于数小时内因呼吸循环衰竭、脑水肿而死亡。夏天高温季节多见发病。夏季天气炎热，但是一些旧风俗习惯却要求产家紧闭门窗，产妇深居室内，包头盖被，穿长袖衣、长裤，紧扎袖口、裤脚。且滴盐不进，只进食一些红糖伴稀饭、干苋菜等。当夏季气温骤升，住房矮小，室温过高，湿度很大，产妇出汗散热又受到严重障碍时，将导致体温中枢调节失常，结合产妇居住环境不通风及衣着过多，出现上述典型临床表现多能诊断。应注意与产后子痫和产褥感染、败血症等相鉴别。产褥感染产妇可以发生产褥中暑，产褥中暑患者又可以并发产褥感染。

三、治疗纵观

产褥期的体温多数在正常范围内，若产程延长致过度疲劳时，体温可以在产后最初24小时内略升高，一般不超过38℃。由于产褥期是指从胎盘娩出至产妇全身各器官除乳腺外恢复或接近正常未孕状态所需的一段时期，因此在这一时期，母体发生着一系列的变化，首先，心理上的，Noble RE的文章指出流行病学调查显示女性（21.3%）产生情绪低落的百分比几乎是男性（12.7%）的两倍。MosesKolko EL，Roth EK的研究更加明确地指出产后抑郁的发生率在10%~15%，产前抑郁的患病率在城市里的贫穷人群中占到26%，同时指出，母亲的情绪低落直接影响着胚胎及婴儿的发育生长。因此产褥期对产妇的合理健康照料是十分重要的。Ward KA，Adams JE，Mughal MZ的研究指出了不同阶段骨骼系统的变化。产褥中暑大都系人们受旧风俗习惯影响，缺乏卫生知识，误认为产妇怕风，所以让产妇穿很多衣服，门窗关严，使产妇生活在高温、高湿的不良环境中。出汗也是一种散热方式，气温超过皮肤温度（32~34℃）时，人体散热功能受到影响，使传导、辐射停止而靠蒸发，机体依靠大量汗液蒸发进行散热。在汗液、尿液、乳汁、恶露的排出过程中，大量水分、电解质等随之丢失，需及时补充。但是旧风俗习惯怕产妇受风而要求关闭门窗，产妇深居室内，包头盖被，穿长袖衣、长裤、紧扎袖口、裤脚，使居室和身体小环境处在高温，高湿状态，严重影响产妇出汗散热，导致体温调节中枢功能衰竭而出现高热，意识丧失和呼吸循环功能衰竭。当人体处于超过散热机制能力的极度热负荷时，这样超量热积于体内引起调节及水、钠代谢障碍，从而导致前述诸症状。Haas JS，Jackson RA，nlentes - Afflick E，Stewart AL等人对妇女从怀孕到产后的健康情况做了一项调查，显示：妇女的健康状况在怀孕到产后有着实质性的变化，比如说，身体功能的下降，怀孕前身体功能较好，孕期有所下降，产后则又有所提高。这对给予孕产妇合理健康的照料有很好的指导意义。DaviesGAL及Wolfe LA等通过大量的文献分析指出在怀孕期间和产后应进行符合生理变化需要的适当锻炼（加拿大妇产科协会的临床实践的指导方针）。而不应该受旧风俗习惯的影响关门闭户，深居室内。

产褥中暑的治疗原则是立即改变高温和不通气环境，迅速降温，纠正水、电解质与酸碱紊乱，积极防治休克，补充水分及氯化钠。同时采用物理降温。首先将患者移置凉爽通风的地方，全身用冰水或乙醇擦浴，在头、颈、腋下、腹股沟、腋窝部浅表大血管分布区放置冰袋，并用力按摩四肢，促进肢体血液循环，以防止周围血液循环的淤滞，已发生循环衰竭者慎用物理降温，以避免血管收缩加重循环衰竭。在采用物理降温的同时，应用药物降温，以氯丙嗪为最常用。其主要作用是抑制体温调节中枢，扩张血管，加速散热，松弛肌肉，减少震颤，降低器官的代谢和氧消耗量，防止身体产热过多。重视纠正脑水肿，可用20%甘露醇或25%山梨醇250ml快速静滴。采用药物降温，当血压下降时，停用氯丙嗪改用地塞米松。药物降温的用法是将氯丙嗪25~50mg溶于生理盐水500ml中静脉滴注，在1~2小时内滴完。如情况紧急，可用氯丙嗪25mg或异丙嗪25mg溶于5%葡萄糖溶液生理盐水100~200ml中静脉滴注，在10~20分钟内注完。若在2小时内体温并无下降趋势，可重复给药。降温过程中应加强护理，注意体温、血压、心脏情况，待肛温降至38℃左右时，应即刻停止降温。在降温的同时，应积极纠正水、电解质紊乱，24小时补液量控制在2000~3000ml，并注意补充钾、钠盐。加强护理注意体温、血压、心脏及肾脏情况。对抽搐患者可用地西泮、硫酸镁等抗惊厥、解痉，也可用地西泮10mg肌肉注射，同时用抗生素预防感染。出现心、脑、肾并发症时，应积极对症处理。呼吸衰竭用尼可刹米、洛贝林对症治疗。心力衰竭可给予洋地黄类制剂，如毛花苷C 0.2～0.4mg缓慢静注，必要时4～6小时重复。

产褥中暑的关键在预防，做好卫生宣教，能识别产褥中暑的先兆症状。破除旧风俗习惯，居室保持通风，避免室温过高，产妇衣着应宽大透气，有利于散热，以舒适为度。

四、治疗

原则是迅速改变高温、高湿和通风不良的环境，降低患者的体温，及时纠正脱水、电解质紊乱及酸中毒，积极防治休克。

（一）降温

1. 环境降温　将患者移置凉爽通风的地方，脱去产妇过多衣着，室内温度宜降至25℃。

2. 物理降温　全身用冰水或酒精擦浴，在头、颈、腋下、腹股沟、腋窝部浅表大血管分布区放置冰袋，并用力按摩四肢，促进肢体血液循环，加速散热，若产妇神志清楚，应鼓励产妇喝冷开水或冰水。

3. 药物降温　用氯丙嗪25～50mg加入生理盐水500ml，静脉滴注，1～2小时内滴完，1～6小时可重复1次，高热昏迷抽搐危重患者或物理降温后体温复升者可用冬眠疗法，常用冬眠1号（哌替啶100mg，异丙嗪50mg，氯丙嗪50mg）。每30分钟测体温1次，用退热药物后密切观察患者出汗情况，及时更换衣服、被褥，并温水擦浴保持皮肤清洁。使用药物降温时需监测血压、心率、呼吸等生命征，注意体温、血压、心脏及肾脏情况，降温过程中应加强护理。如血压过低，不能用氯丙嗪，可用氢化可的松100～200mg加入5%葡萄糖氯化钠注射液500ml静脉滴注，同时可用解热镇痛药物。一旦肛温降至38℃左右时，应停止降温。

（二）保持呼吸道通畅

给予氧气吸入，密切观察患者的呼吸频率、深浅、血氧饱和度（SPO_2）和血气分析值以判断呼吸窘迫的程度。$SPO_2<90\%$、血氧分压$PaO_2<60mmHg$应予以机械通气。若通过氧疗、吸痰等措施，SPO_2保持在94%以上者，可不给予机械通气治疗。

（三）周围循环衰竭者

应补液，维持水、电解质及酸碱平衡。纠正水、电解质紊乱小时补液量控制在2000～3000ml并注意补充钾、钠盐，输液速度宜缓慢，16滴/min，以免引起肺水肿。用5%碳酸氢钠纠正酸中毒。

（四）脑水肿

可用20%甘露醇或25%山梨醇快速静脉滴注。

（五）抽搐患者

应于患者口腔内置牙垫于上下齿之间防止舌咬伤，适当约束患者四肢，加床档以防坠床。同时可用地西泮10mg肌肉注射、或用10%水合氯醛10～20ml保留灌肠，以此来抗惊厥、解痉。

（六）重度患者

重度患者有时合并口鼻出血、呕血，应立即经口气管插管，防止呕吐物吸入引起窒息，必要时准备呼吸机治疗，每2小时向气管内滴入1次生理盐水与糜蛋白酶等组成的气滴液5ml，并翻身拍背、吸痰。

（七）给予抗生素预防感染

观察患者子宫下降情况，恶露的量、色、味，会阴切口或腹部切口愈合情况。用1/1000呋喃西林液进行会阴擦洗，2次/d，保持局部清洁，预防会阴切口感染和逆行感染，剖宫产患者注意及时换药，促进伤口愈合。患者意识尚未完全清醒前应留置导尿管，记录24小时出入量，应用生理盐水200ml膀胱冲洗必要时加抗生素，2次/d，防止尿液中的血凝块阻塞导尿管和预防尿路感染。

（李　莉）

第四节　产后尿潴留

一、概述

产后尿潴留（postpartum urinary retention）即产后不能自行排尿，导致尿潴留称为产后尿潴留。2003年，GlaVindK及Bjork J在一项临床研究中调查显示：需要通过器械助产分娩，括约肌断裂以及会阴严重撕裂伤在尿潴留观察组的发生率要明显增加。在一项国外临床研究中调查显示：通过器械助产分娩，括约肌断裂以及会阴严重撕裂伤在尿潴留观察组的发生率要明显高于对照组。并指出产后尿潴留的发生率大概为0.7%。多数产妇于分娩后4~6小时内可以自行排尿，但有些产妇产后长时间（>8h）膀胱充盈，而不能自行排尿，若产后6~8小时排尿困难，尿液点滴而下或完全闭塞不通，伴有小腹胀急疼痛，或产后多日小便不能排尽，膀胱内残留尿超过100ml，这种现象称之为产后尿潴留。多见于初产妇，特别是手术产及行会阴切开者占多数。产后尿潴留是产科的常见并发症，大多发生在第二产程滞产时。由于胎先露，胎头对膀胱及骨盆底长时间的压迫，产程过长，造成暂时性神经支配障碍，特别是引起了膀胱三角区组织水肿，以及会阴部侧切口的疼痛反射性的盆底肌肉痉挛，或因产后腹肌松弛排尿无力，或精神因素、惧怕疼痛、不习惯卧床排尿等所引起。孕期体内潴留多量水分，需在产褥早期主要经肾脏排出，故产后最初5日尿量明显增多。但在分娩过程中，膀胱受压、黏膜水肿充血，肌张力降低使正常排尿反射异常、再加上会阴伤口疼痛、不习惯于卧位排尿等原因，容易发生尿潴留。

如尿液完全潴留膀胱，称为完全性尿潴留；如排尿后仍有残余尿液，称为不完全性尿潴留。急性发作者称为急性尿潴留；缓慢发生者为慢性尿潴留。

二、诊断

（一）病史

应询问是否有难产、手术产（如会阴侧切、胎头吸引术）史。

（二）临床表现

一般产后经过4~6小时，或剖宫产保留尿管，除去后4~6小时难以自行排尿，小便不通或点滴而下，或见有血尿，可伴有小腹胀急疼痛，或尿意频频。小腹部可扪及高度充盈的膀胱，行导尿术可有小便排出，尿常规一般无异常。急性尿潴留者，下腹部膨隆，触扪膀胱区产妇有尿意、压痛，叩诊呈浊音；慢性尿潴留者，部分患者膀胱极度扩张，充满盆腔甚至达脐上，腹部压痛不明显。

（三）辅助检查

1. 实验室检查　急性尿潴留者，尿常规正常；慢性尿潴留者，常尿液浓缩，尿比重增加，尿液中可有红、白细胞和少量的蛋白质。应与产后尿道感染相鉴别（表28-1）。

表28-1　产后尿潴留与产后尿道感染的鉴别

病　名	病　史	症　状	实验室检查
产后尿潴留	有滞产及手术产史	小便困难，点滴而下或无尿，伴有小腹胀急，下腹部膨隆，叩诊呈实音	急性尿潴留，尿常规正常；慢性尿潴留，尿液浓缩，尿比重增加
产后尿道感染	无滞产、无手术产史，有尿道感染史	尿频、尿急、尿液淋漓，伴有排尿痛、发热或腰痛，尿总量正常或超正常	尿常规有较多的红、白细胞

2. B超检查　小便后，膀胱内残余尿高于100ml即可诊断为尿潴留。应与产后小便生产障碍相鉴别（表28-2）。

表28-2　产后尿潴留与产后小便生产障碍的鉴别

病　名	病　史	症　状	实验室检查
产后尿潴留	滞产、手术产史	无尿或点滴而下，伴有下腹急痛，下腹部膨隆，有压痛	B超有尿液高于100ml
产后小便生产障碍	无滞产、手术产史	无尿，但腹软，无胀急疼痛感	B超无尿液，或有心肾衰竭指征

三、治疗纵观

尿潴留是孕妇在产后阶段常见且让产妇十分痛苦的并发症，在孕期的妇女，因其膀胱发生生理的改变，而更加易于使其在分娩后几小时至数天内发生尿潴留的症状。Saultz JW等对产后尿潴留的发生率和发病特征进行研究调查和分析得出：产后尿潴留的发生率为1.7%~17.9%，与产后尿潴留发生的相关因素包括：①初次经阴道分娩（first vaginal delivery）。②硬膜外镇痛（epidural anesthesia）。③剖宫术（cesarean section）。最初的治疗多采用支持疗法来促进增强自主排尿的可能性，如心理疏导，早期下床活动，给其相对私人安静的环境，温水冲洗外阴等，如果都没有明显作用，则可给予其留置导尿管，当膀胱充盈超过700ml时，由于此时很有可能反复留置导尿管或延长放置时间，因此可以预防性地使用抗生素来防止感染。

尿潴留原因分两类：①尿道梗阻：尿潴留可由于尿道炎症水肿或结石、尿道狭窄、尿道外伤、前列腺肥大或肿瘤、急性前列腺炎或脓肿、膀胱肿瘤等阻塞尿道而引起。②神经因素：各种原因所致的中枢神经疾患以及糖尿病等所致自主神经损害都可引起尿潴留。尿潴留可继发其他疾病，主要在于如下。①继发尿路感染：因尿潴留有利于细菌繁殖，容易并发尿路感染，感染后难以治愈，且易复发，加速肾功能恶化，例如，男性前列腺肥大和女性尿道狭窄患者，常出现部分尿潴留，但其无自觉排尿障碍，对这类患者需及早诊治，清除残留尿，有效控制尿路感染，保护肾功能。②继发反流性肾病：因尿潴留使膀胱内压升高，尿液沿输尿管反流，造成肾盂积液，继之肾实质受压、缺血，甚至坏死，最后导致慢性肾衰竭。

产后尿潴留是产科的常见并发症，大多发生在第二产程滞产时，多因第二产程延长，胎先露，长时间持续压迫膀胱，使膀胱底部充血水肿，膀胱肌麻痹，尿道水肿，尿道口闭塞。产后盆腔内压力突然下降，引起盆腔内淤血；产后腹壁松弛，盆腔空间增大，膀胱的容量也增大，膀胱对内压增高不敏感，当尿液过多时，膀胱的张力更下降，感觉性也更低，尿潴留时没有尿意，加上产程过长引起体力的大量消耗，而导致排尿困难；产前或产程中应用大剂量的解痉镇静药，如妊娠期高血压疾病应用硫酸镁，莨菪类等药物降低膀胱的张力而致尿潴留；或因会阴切口疼痛，或精神紧张不敢努力自行排尿，反射引起盆底肌肉痉挛。产前膀胱过度充盈，未注意护理，使膀胱紧张度及感受性降低，甚至神经麻痹，或由产科麻醉所引起。妊娠期为适应妊娠的需要，肾集合系统、输尿管均有生理性扩张。生产后体内潴留的大量水分均在产后数天经肾脏排出，故尿量明显增加。急性尿潴留，因膀胱极度扩张，如处理不及时，脊髓及排尿中枢失调，膀胱肌失去正常收缩功能。慢性尿潴留时，除排尿中枢失调外，因膀胱肌肉为克服尿道阻力，持续收缩，久之膀胱壁肌纤维增生变厚，残余尿增多，可引起膀胱输尿管反流和肾盂积水，导致肾功能损害。

由于产时及产后会应用大剂量的解痉镇痛药，那么由此而引起的是否由于这些镇痛药物的使用而增加了产后尿潴留的发生率的争论也引起了众多学者的关注。2002 年 Liang CC，Tsay PT 等人进行的一项调查研究：搜集了 110 名为减轻分娩时疼痛而使用硬膜外镇痛泵的经阴道分娩的初产孕妇作为一组；100 名相同情况下未使用硬膜外镇痛泵的初产妇作为对照组，发现：使用了镇痛泵的一组，特别是膀胱充盈超过 500ml 的，与对照组比较都有明显的产程延长，高百分比的机械助产，以及广泛的阴道或会阴部的撕裂伤。只有极少的产妇在产后 6 个月依然有排尿问题。2006 年，Evron S 等比较产妇分娩时使用罗哌卡因和芬太尼混合罗哌卡因患者自控硬膜外镇痛（PCEA）对产后尿潴留的影响，采用随机双盲法，将 198 例要求用硬膜外自控镇痛泵的产妇分为罗哌卡因组（R 组 $n=100$）和芬太尼混合罗哌卡因组（RF 组 7，$n=98$），分别用 0.2% 罗哌卡因和 0.2% 罗哌卡因加上 2μg/ml 芬太尼，临床上每小时估算一下膀胱的充盈程度，用 B 超来监测残尿量，结果显示：加了芬太尼的一组并没有增加产后尿潴留的风险并可提供良好的镇痛效果。Beilin 指出硬膜外腔分娩镇痛存在三方面争议问题：①剖宫产率是否会增加，少数人认为可能增加，但多数人认为与其他分娩镇痛方法并无差别。②母乳喂养困难问题，多数人认为分娩镇痛好，产妇心情也好，母亲与新生儿接触提前，这样有助于顺利哺乳成功。③是否会引起并发症，有人报告产妇体温上升 0.07℃/h，多数人认为体温的变化微小，无显著性差异。

由于尿潴留不仅可以导致尿路感染，膀胱麻痹，体内代谢废物积聚，也影响产后子宫的恢复，致阴道出血量增多，易导致产后泌尿道感染，它增加了产妇的痛苦，故应及时处理。Zaki MM 等曾报道，在产后尿潴留的诊断标准上并没有统一意见，但在分娩期和产后对膀胱的护理很重要，要密切观察并及时给予处理。其治疗原则为：为防止尿潴留发生，应鼓励产妇尽早自解小便。产后 3～4 小时即应让产妇排尿。若排尿困难，应解除怕排尿引起疼痛的顾虑，鼓励产妇坐起排尿，用热水熏洗外阴，用温开水冲洗尿道口周围，或按摩膀胱，诱导排尿。下腹置热水袋，针灸以及肌肉注射新斯的明均可起到促使排尿的作用。若使用上述方法均无效时应予导尿，必要时留置导尿管 1～2 日，因导尿法可能造成尿路感染，因此一般不要轻易导尿，如膀胱充盈超过 700ml 时可用此法，并留置导尿管，24 小时后多能自行排尿。注意产褥期会阴伤口处理，避免伤口水肿、感染而刺激尿道。饮食宜清淡且富于营养，忌食生冷寒凉及辛辣香燥之品，产后短时间内多饮汤水，从而引起尿意。

四、治疗

（一）心理疏导

解除产妇的紧张心理，让产妇树立信心，用温水冲洗外阴，按摩腹部膀胱膨隆部，以推压手法环形按摩 5 分钟左右，此方法简便易行，无不适感，同时还可促进子宫收缩，减少产后出血。可让产妇听到流水声刺激其尿意而促进排尿；让产妇精神放松，采取自己习惯的排尿体位；产后要尽早鼓励产妇多饮水，及时下床解小便。

（二）热敷疗法

用消毒的湿热巾敷于肿胀的尿道口及下腹部，促使尽快消肿，按摩膀胱，诱导排尿。或将热水倒入便盆内，令产妇坐其上，利用湿热蒸汽的熏蒸可使尿道口痉挛缓解而排尿，也可给予肛门注入开塞露后刺激排大便，借腹肌力量促进膀胱排尿。

（三）红外灯或周林频谱仪照射排尿法

用红外线或周林频谱仪在产生尿潴留的膀胱区照射 15～20 分钟，效果良好，电磁波本身具有解除平滑肌痉挛的作用，并能促进神经传导的功能恢复，红外线的主要生物学效应是热，热能进入人体组织后亦具有松弛平滑肌的作用，两者均可解除膀胱括约肌的痉挛，促进尿液排出，其优点是操作简便，患者无任何痛苦。

（四）低压灌肠法

肛门括约肌与膀胱括约肌有协同作用，当排出灌肠液同时，尿液也随之排出。

（五）开塞露纳肛法

柯国琼等利用排便促使排尿的神经反射原理，采用开塞露纳肛，促使逼尿肌收缩，内括约肌松弛而导致排尿。

（六）药物治疗

1. 卡巴胆碱　0.25mg 肌注，促使膀胱平滑肌收缩而排尿。必要时给予抗生素以防尿路感染。

2. 溴新斯的明（neostigmine）　有抗胆碱酯酶的作用而起到刺激胆碱能神经的兴奋作用，对膀胱过度充盈而麻痹者有效。口服片剂 1 次 15mg，针剂为 0.5mg/ml 或 1mg/2ml，肌肉注射，或双侧足三里穴位封闭，促使排尿，或加兰他敏 2.5mg 肌肉注射促进排尿。

3. 安贝氯铵（ambenonium） 又称美斯的明，作用也是抗胆碱酯酶，类似新斯的明，为片剂，每次服5～25mg，每日3次。

（七）导尿法

在诱导排尿无效时，临床上常采用无菌导尿术留置导尿管导尿，应在严格无菌操作下放置导尿管，排空膀胱并保留尿管开放24小时，使膀胱充分休息，然后每2～4小时开放尿管1次，以锻炼膀胱肌肉的收缩功能，1～2天后撤除尿管多能自行恢复排尿功能。然而有报道在对120例尿路医院感染的发生及其相关因素进行调查时，发现导尿所致的尿路感染是最直接、最严重的相关因素。近几年来，Foley管由于其易固定、便于清洁而在临床上广泛应用，但由此引发的问题如拔尿管困难致尿道损伤往往在解除尿潴留的同时，又额外地增加了患者的痛苦和经济负担，如果反复插导尿管，应给予抗生素治疗，防止感染。

（李 莉）

第五节 子宫复旧不良

一、概述

产褥期间变化最大的是子宫体。正常情况下，分娩后，由于子宫体肌纤维收缩及缩复作用，肌层内的血管管腔狭窄甚至栓塞，使局部血液供应明显减少，子宫肌细胞缺血发生自溶而逐渐缩小，胞浆减少，因而子宫体积明显缩小，子宫腔内胎盘剥离面随着子宫的逐渐缩小，加之子宫内膜的再生使得剥离面的修复，子宫通常在产后5～6周时恢复到接近非孕时状态，这个过程称为子宫复旧（involution of uterus）。当上述复旧功能受到阻碍时，即发生子宫复旧不全（subinvolution of uterus）。导致子宫复旧不全的主要原因有胎盘、胎膜残留、蜕膜脱落不完全；子宫内膜炎、子宫肌炎或盆腔感染；子宫肌瘤；子宫过度后屈或侧屈致使恶露排出不畅，而滞留宫腔；胎盘面积过大影响子宫复旧；多产妇因多次分娩使子宫纤维组织相对增多，影响子宫收缩；膀胱过度充盈。

二、诊断

1. 临床表现 血性恶露持续时间长，从正常的仅为3天，延长至7～10天，甚至更长。若病因为胎盘残留，则血性恶露持续时间长，而且血量也明显增多，此时恶露常混浊或伴有臭味，有时能见到坏死的残留胎盘组织和（或）胎膜组织随恶露一起排出。在血性恶露停止后，若有脓性分泌物流出，提示伴有子宫内膜炎症。患者在这段期间常有腰痛及下腹坠胀感，但也有少数患者血性恶露极少，而主要是下腹部出现剧烈的腹痛。

2. 妇科检查 双合诊检查，发现宫颈较软，宫颈外口至少能通过一指，子宫较同时期正常产褥子宫稍大稍软，多数子宫呈后倾后屈，并有轻压痛。若因子宫内膜炎，子宫肌炎或盆腔感染所致的子宫复旧不良时，子宫压痛更明显，甚至附件区也有不同程度的压痛。

3. 影像学检查 子宫较大，子宫腔内有残留胎盘或胎膜影像，则可通过B型超声检查确诊为胎盘残留或胎膜残留所致的子宫复旧不全；当怀疑有胎盘植入时，使用MRI更有利于诊断；若见到子宫肌壁间肌瘤或子宫腺肌瘤影像，即可确诊子宫复旧不伞的病因。

4. 诊断性刮宫　确诊方法，如有炎症，首先应用广谱抗生素 1 ~ 2 天后刮宫，刮出物送病理检查。

三、治疗纵观

为预防子宫复旧不全的发生，应注意预防措施。包括在妊娠期间，重视能够增强孕妇体质的一切措施。临产后，正确处理胎盘及胎膜的娩出，认真检查娩出的胎盘胎膜是否完整，并注意检查胎盘胎儿面边缘有无断裂血管，以便能够及时发现副胎盘。若怀疑有副胎盘，部分胎盘残留或大部分胎膜残留，应在严密的无菌操作下伸手入子宫腔内取出全部残留组织。若检查胎膜后确定仅有少许胎膜残留，产后可及时应用子宫收缩剂和抗生素，等待其自然排出及预防感染。为了避免产后尿潴留，嘱产妇于胎盘娩出后 4 小时内及时排尿。若产后 6 小时仍不能自行排尿诊断为尿潴留时，应及时处理，必要时导尿。嘱产妇避免长时间仰卧位，并鼓励产妇早期下床活动。若确诊为子宫后倾后屈位，每天应行胸膝卧位 2 次，每次 15 ~ 20 分钟予以纠正。

随着超声技术在妇产科的广泛应用，更加有利于子宫复旧不全确诊病因，如发现确有子宫复旧不良，可以使用宫缩剂促其恢复；当发现有胎盘胎膜残留可以抗感染后行刮宫术；如发现有子宫肌瘤，可以促宫缩处理，如无效则可考虑手术切除子宫。广谱抗生素及长效促子宫收缩制剂的应用，为子宫复旧不良的治疗提供了有效的保证。

四、治疗措施

(1) 促进子宫收缩发现子宫复旧不全时，应给予子宫收缩剂治疗：最常用的药物有：麦角新碱（ergometrine）0.2 ~ 0.4mg，每天 2 次肌注；缩宫素（oxytocin）10 ~ 20U，每天 2 次肌注；麦角流浸膏 2ml，每天 3 次口服；益母草颗粒剂 2g，每天 3 次冲服；生化汤 25ml，每天 2 ~ 3 次口服；产妇康冲剂 20g，每天 3 次冲服。以上各药至少应连续用 2 ~ 3 天。长效缩宫素制剂：卡贝缩宫素（巧特欣）是一种合成的具有激动剂性质的长效催产素九肽类似物。其临床和药理特性与天然产生的催产素类似。卡贝缩宫素与子宫平滑肌的催产素受体结合，引起子宫的节律性收缩，在原有的收缩基础上，增加其频率和增加子宫张力，促进子宫的复旧，用法 100μg 加入莫菲管滴注。前列腺素制剂：卡前列素氨丁三醇（欣母沛）是含有天然前列腺素 $F_{2\alpha}$ 的（15S） −15 甲基衍生物的氨丁三醇盐溶液，适用于肌肉注射及子宫肌注射，可以取得良好的促子宫收缩效果。

(2) 确诊为胎盘胎膜残留所致的子宫复旧不全时，应首先使用抗感染治疗后再行刮宫术，以免发生感染扩散。应全面彻底地刮除残留组织及子宫蜕膜，以达到止血和进行病理检查的双重目的，还应注意排除子宫绒毛膜癌。术后给予子宫收缩剂促进子宫收缩，并继续应用广谱抗生素 1 ~ 2 天。针对植入性胎盘、胎盘粘连患者，在刮宫前服用米非司酮 75mg/d，连用 7 天，再行刮宫，具有安全、简便、止血效果好、不易形成胎盘残留等优点。

(3) 若确诊子宫复旧不良的病因为子宫肌瘤，治疗方法主要是应用子宫收缩剂，促进子宫收缩减少出血。如治疗无明显效果，阴道流血仍多，则应考虑行子宫切除。

（李　莉）

第六节　产后抑郁症

一、概述

产褥期妇女精神疾病的发病率明显高于妇女的其他时期，尤其以产褥期抑郁症较常见。1968 年 Pitt 首次提出产后抑郁症（postpartum depression）的概念，他描述产后抑郁症是分娩后不典型抑郁，病程较产后忧郁长，出现较晚，但严重程度不及产后精神病的情感性障碍，属于神经症性抑郁，但有别于常说的精神病。目前国内外学者普遍认为产后抑郁症多在产后 2 周发病，4 ~6 周症状明显，一般在产后 6 个月开始症状逐渐缓解，预后良好，约 2/3 患者可在一年内康复，如再次妊娠则有 50% 的复发率。产妇的抑郁发病率是非孕妇的抑郁发病率的 200 倍。50% ~75% 的女性都随着孩子的出生经历过一段产后忧郁。1987 年英国学者 J. Cox 教授 EPDS 产后抑郁问卷，平均产后抑郁症发病率达到 15. 01% 。

二、诊断

（一）临床表现

多在产后 2 周内发病，产后 4 ~6 周症状明显。产妇主要表现为：心情压抑、沮丧、感情淡漠、不愿与人交流、甚至与丈夫也会产生隔阂。有的产妇还可表现为对生活、对家庭缺乏信心、主动性下降，流露出对生活的厌倦，平时对事物反应迟钝、注意力不易集中，食欲、性欲明显减退。产褥期抑郁症患者亦可伴有头晕、头痛、胃部不适、心率加快、呼吸增加、便秘等症状，有的产妇有思维障碍、迫害妄想，甚至出现伤婴或自杀行为。其过程为产后前 3 天，可无明显症状——潜伏期（latency）；产后第 10 天出现产后心境低落（postpartum blues）的前兆症状：失眠、烦躁、疲劳但不能安心休息、情绪不稳定、莫名哭泣；之后出现产后抑郁症表现：精神压抑感、兴趣丧失、害羞、不愿见人、人际关系协调障碍，头痛、胃部烧灼感；当出现对婴儿健康过分关注，自以为照顾不周而自责，对婴儿回避，产生幻觉以为婴儿已死或有缺陷，甚至有弑夫杀婴的行为提示有重症抑郁（major depression）。

（二）诊断标准

本病至今尚无统一的诊断标准。

多采用美国精神病学会 1994 年制定的产褥期抑郁症的诊断标准。

（1）在产后 4 周内出现下列 5 条或 5 条以上的症状，必须具备①②两条：①情绪抑郁。②对全部或多数活动明显缺乏兴趣或愉悦感。③体重显著下降或增加。④失眠或睡眠过度。⑤精神运动性兴奋或阻滞。⑥疲劳或乏力。⑦遇事皆感毫无意义或有自罪感。⑧思维能力减退或注意力涣散。⑨反复出现死亡想法。

（2）在产后 4 周内发病对产褥期抑郁症的诊断，许多指标具有一定的主观性，因此目前的诊断多以 Cox 等设立的 Edinburgh 产后抑郁量表（Edinburgh postnatal depression scale，EPDS）为标准（表 28 -3）。包括 10 项内容，于产后 6 周进行调查。每项内容分 4 级评分（0 ~3 分），总分相加≥13 分者可诊断为产褥期抑郁症。

表 28-3 Edinburgh 产后抑郁量表

在过去的7日			
1. 我能够笑并观看事情有趣的方面			
如我总能做到那样多	0分	现在不是那样多	1分
现在肯定不多	2分	根本不	3分
2. 我期待着享受事态			
如我总做到那样多	0分	较我原来做得少	1分
肯定较原来做得少	2分	全然难得有	3分
3. 当事情做错，我过多的责备自己			
是，大多时间如此	0分	是，有时如此	1分
并不经常	2分	不，永远不	3分
4. 没有充分的原因我会焦虑或苦恼			
不，总不	0分	极难得	1分
是，有时	2分	是，非常多	3分
5. 没有充分的理由我感到惊吓或恐慌			
是，相当多	3分	是，有时	2分
不，不多	1分	不，总不	0分
6. 事情对我来说总是发展到顶点			
是，在大多数情况下我全然不能应付	3分	不，大多数时间我应付得相当好	1分
是，有时我不能像平时那样应付	2分	我应付得与过去一样好	0分
7. 我难以入睡，很不愉快			
是，大多数时间如此	3分	是，有时	2分
并不经常	1分	不，全然不	0分
8. 我感到悲伤或痛苦			
是，大多数时间如此	3分	是，相当经常	2分
并不经常	1分	不，根本不	0分
9. 我很不愉快，我哭泣			
是，大多数时间	3分	是，相当常见	2分
偶然有	1分	不，绝不	0分
10. 出现自杀想法			
是，相当经常	3分	有时	2分
极难得	1分	永不	0分

三、治疗纵观

据统计，我国有50% ~70%的初产妇在产后变得情绪低落、容易焦虑、注意力难以集中、健忘、悲伤、失眠、对婴儿过于担心，严重者可出现抑郁症。但是这种变化容易被周围的人忽视，甚至丈夫、亲人。以往，产后抑郁症并不为人们所重视，认为这仅是一般的表现，很快即会好转。随着心理医学，产妇心理卫生健康以及产科学等学科的发展，产后抑郁症作为疾病被愈来愈重视。它所造成的危害如产妇自身的负性心理，伤及婴儿及他人，对家庭及社会造成的不良影响被更多地关注。针对产后抑郁症的发生，其预防及治疗也被更广泛地研究。

其治疗与一般抑郁症无显著差异，产后抑郁症的治疗包括心理和药物治疗。心理治疗此项治疗很有必要，能增强患者的自信心，提高患者的自我价值感。同时，医师可以根据患者的个性特征、心理状态和发病原因，给予个体化的心理疏导，解除心理致病因素。药物治疗通常选用抗抑郁症的药物。约70%的患者可在1年内治愈。

四、治疗措施

（一）治疗原则

预防为主，治疗包括心理治疗和药物治疗。

（二）预防

产褥期抑郁症的发生，受到许多社会因素、心理因素及妊娠因素的影响。因此，加强对孕妇的精神关怀，了解孕妇的生理特点和性格特点，运用医学心理学、社会学知识，及时解除治病的心理因素、社会因素，在孕期和分娩过程中，多给一点关心、爱护，对于预防产褥期抑郁症具有积极意义。

（1）加强围生期保健，利用孕妇学校等多种渠道普及有关妊娠、分娩常识，减轻孕妇对妊娠、分娩的紧张、恐惧心情，完善自我保健。

（2）对有精神疾患家族史的孕妇，应定期密切观察，避免一切不良刺激，给予更多的关爱、指导。

（3）在分娩过程中，医护人员要充满爱心和耐心，尤其对产程长、精神压力大的产妇，更需要耐心解释分娩过程。

（4）对于有不良分娩史、死胎、畸形胎儿的产妇，应向她们说明产生的原因，用友善、亲切、温和的语言，给予她们更多的关心，鼓励她们增加自信心。

（三）治疗

1. 心理治疗　心理治疗对产褥期抑郁症非常重要。通过心理治疗增强患者的自信心，对产妇给以关心和无微不至的照顾，尽量调整好家庭成员之间的各种关系，指导其养成良好的睡眠习惯，对产后抑郁症患者的康复是非常有利的。目标：①增强患者的自信心，提高患者的自我价值意识。②根据患者的个性特征、心理状态、发病原因给予个体化的心理辅导，解除致病的心理因素。

2. 药物治疗　哺乳期妇女使用药物应慎重，选用的抗抑郁症药物以不进入乳汁为佳。常用药物有：

（1）氟西汀：选择性抑制中枢神经系统5－羟色胺的再摄取，延长和增加5－羟色胺的作用，从而产生抗抑郁作用，每日20mg，分1～2次口服，根据病情可增加至每日80mg。

（2）帕罗西汀：通过阻止5－羟色胺的再吸收而提高神经突触间隙内5－羟色胺的浓度，从而产生抗抑郁的作用。每日20mg，1次口服，连续用药3周后，根据病情增减剂量，1次增减10mg，间隔不得少于1周。

（3）舍曲林：作用机制同帕罗西汀，每日 50mg，1 次口服，数周后增加至每日 100～200mg。

（4）阿米替林：为常用的三环类抗抑郁药，每日 50mg，分 2 次口服，渐增至每日150～300mg，分 2～3 次服用。维持量每日 50～150mg。

（李　莉）

参考文献

［1］吴素慧．新编妇产科住院医师问答．湖北：华中科技大学出版社，2015.

［2］邓姗，郎景和．协和妇产科临床思辨录．北京：人民军医出版社，2015.

［3］刘元姣，贺翔．妇产科速查．北京：北京科学技术出版社，2015.

［4］郑勤田，刘慧姝．妇产科手册．北京：人民卫生出版社，2015.

第四篇

妇产科护理

第二十九章　妇科护理

第一节　会阴擦洗/冲洗

一、适应证及目的

（一）适应证

会阴擦洗/冲洗适用于长期卧床、妇科或产科手术后留置导尿管的患者、会阴阴道手术后者及产后会阴有伤口者。

（二）目的

会阴擦洗/冲洗可清除会阴部分泌物，保持会阴及肛门部清洁，保持舒适和促进会阴伤口愈合，防止生殖系统、泌尿系统逆行感染。

二、物品准备

常用物品包括药液、会阴擦洗盘、无菌棉球、无菌镊子、干纱布、无菌干纱球、弯盘、一次性垫巾、一次性手套、擦洗液500ml 等。会阴冲洗时备冲洗壶和便盆。

三、操作方法

（1）将物品带至检查床旁，向患者解释擦洗的目的，嘱患者排空膀胱。应用屏风遮挡患者。帮助患者脱去一侧裤腿，取屈膝仰卧位暴露外阴。

（2）护士戴一次性手套，协助患者臀下垫一次性垫巾或棉布垫。

（3）左手用镊子夹取干净的药液棉球，用右手持另一把镊子进行擦洗。一般擦洗 3 遍。第 1 遍擦洗自上而下，由外向内（图 29 - 1（a）），初步清除外阴部的分泌物和血迹。第 2 遍、第 3 遍的顺序则以伤口为中心，由内向外，自上而下（图 29 - 1（b）），最后擦洗肛门周围。一个棉球限用一次，可根据患者情况增加擦洗次数，直至擦洗干净，最后用干棉球或干纱布擦干。

如需进行冲洗者，应另备冲洗壶和便盆，调节好冲洗液的温度，冲洗时用无菌纱布堵住阴道口，以免污水进入阴道，引起逆行感染。

（4）擦洗完毕，清理用物。

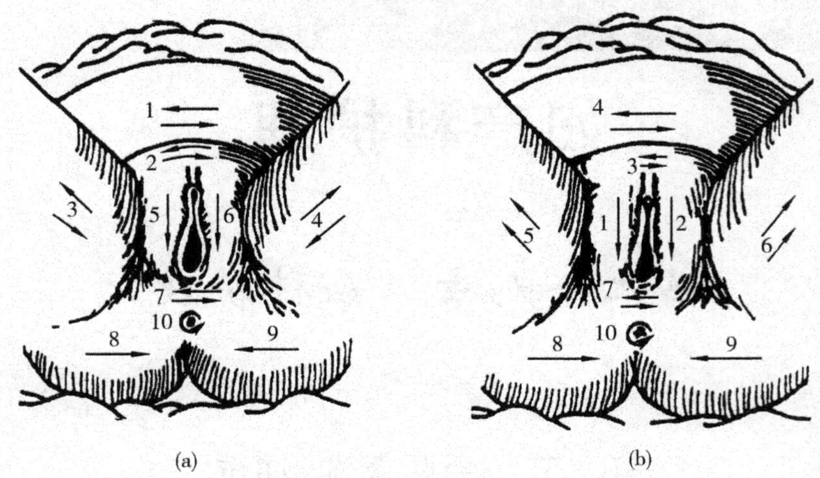

图 29－1　会阴擦洗顺序

四、护理要点

（1）擦洗动作轻稳，擦洗顺序清楚。

（2）在擦洗时，应注意观察会阴伤口有无红肿及分泌物的情况，如发现异常应向医生汇报，配合处理。

（3）对留置导尿管的患者，应注意保持导尿管通畅，避免脱落、扭曲。

（4）伤口感染者安排在最后擦洗，防止交叉感染。

（5）擦洗溶液温度应适中，冬天应注意保暖。

（6）会阴擦洗每天 2 次，大便后应及时擦洗。擦洗完毕，为患者更换消毒会阴垫，并整理好床铺。

（梁　蕊）

第二节　阴道灌洗

一、适应证及目的

（一）适应证

阴道炎、宫颈炎患者，子宫切除术前或阴道手术前常规准备。

（二）目的

阴道灌洗有收敛、热疗和消炎作用。通过阴道灌洗可促进阴道血液循环，缓解局部充血，减少阴道分泌物，达到控制和治疗炎症的效果。

二、物品准备

(一) 阴道灌洗装置

灌洗筒1个、橡皮管1根、灌洗头1个、输液架1个、弯盘1个、橡皮垫1块、便盆1个。

(二) 阴道灌洗溶液

1 ∶ 5000 高锰酸钾溶液、0.05%聚维酮碘溶液、0.25%活力碘溶液、0.2%苯扎溴铵溶液、2% ~4%碳酸氢钠溶液、1%醋酸溶液等。

(三) 灌洗包

灌洗包内装长柄卵圆钳、干纱球、小碗、阴道窥器等。

三、操作方法

(1) 将患者带至妇科检查床，向患者解释阴道灌洗的目的，嘱患者排空膀胱。应用屏风遮挡患者。

(2) 取膀胱截石位。

(3) 取阴道灌洗溶液 500 ~1000ml，将灌洗筒挂于距床面 60 ~70cm 的输液架上，排去管内空气，调整溶液温度（41 ~43℃）后备用。

(4) 打开灌洗包，在小碗内倒入适量 20% 肥皂液。

(5) 进行阴道灌洗，具体操作如下：

1）用长柄卵圆钳夹干纱球蘸肥皂液，擦洗阴裂 - 左侧小阴唇 - 右侧小阴唇 - 左侧大阴唇 - 右侧大阴唇。

2）用灌洗溶液将外阴肥皂液冲净。

3）戴一次性手套，安置阴道窥器充分暴露子宫颈，用灌洗溶液冲洗子宫颈、阴道穹窿及阴道前后壁，轻巧转动阴道窥器，将整个阴道穹窿、阴道前后壁冲洗干净后取出阴道窥器。

(6) 灌洗溶液即将流完时（约剩 100ml），夹住橡皮管，取出灌洗头和阴道窥器。灌洗结束后，再冲洗外阴部，然后扶患者坐于便盆上，让阴道内存留的液体流出。

(7) 整理用物。

四、护理要点

(1) 灌洗溶液温度以 41 ~43℃ 为宜。

(2) 灌洗筒与床沿的距离不超过 70cm。用阴道窥器灌洗时，要转动阴道窥器，使灌洗溶液能达到阴道各部。

(3) 灌洗动作轻柔，避免损伤阴道和子宫颈组织。

(4) 阴道灌洗的禁忌证：月经期、妊娠期、产后或人工流产后子宫颈内口未闭，阴道出血者。宫颈癌患者有活动性出血者，为防止大出血，禁止阴道灌洗。产后 10 天或妇科手术 2 周后的患者，合并有阴道分泌物混浊和有臭味、阴道伤口愈合不良、黏膜感染坏死等情况时，可采用低位阴道灌洗术，灌洗筒距床面的高度一般不超过 30cm，避免阴道分泌物进入子宫腔或损伤阴道残端伤口。

（梁 蕊）

第三节　会阴湿热敷

一、适应证及目的

（一）适应证

会阴湿热敷常用于会阴水肿、会阴血肿的吸收期、伤口硬结及早期感染等患者。

（二）目的

改善血液循环，有助于脓肿局限和吸收；促进局部组织的生长和修复；缓解局部疼痛，使患者感觉舒适。

二、物品准备

会阴擦洗盘、橡皮布 1 块、治疗巾 1 块、棉垫、干纱布、凡士林软膏、一次性垫单、一次性手套、有盖敷料罐、沸水或煮沸的 50% 硫酸镁溶液，红外线灯或热水袋或电热包等。

三、操作方法

（1）将用物带至床旁，向患者解释会阴湿热敷的目的、方法及要求，以便患者积极配合。

（2）嘱患者排空膀胱，用屏风遮挡患者，脱去一条裤腿，铺好一次性垫单及橡皮布，取膀胱截石位暴露会阴。

（3）戴一次性手套，按会阴擦洗方法清洁会阴后擦干。

（4）湿热敷的部位先涂一薄层凡士林软膏，盖上纱布，再将湿热敷溶液中的纱布轻轻敷上，外面盖上大棉垫。

（5）每 3 ~ 5min 更换敷料一次，也可在棉垫外放热水袋，以延长更换敷料时间。

（6）每次湿热敷的时间为 15 ~ 30min，每日 2 ~ 3 次。

（7）湿热敷完毕，更换棉垫，整理床铺，清理用物。

四、护理要点

（1）湿热敷的温度一般为 41 ~ 48℃，湿热敷过程中应注意观察局部有无发红，以防止烫伤。

（2）应注意观察患者的全身反应，对休克、虚脱、昏迷及感觉迟钝者应警惕烫伤及其他并发症。

（3）湿热敷面积一般为病损面积的 2 倍。

（梁　蕊）

第四节　坐浴

一、适应证及目的

（一）适用证

坐浴适用于外阴炎、阴道炎的辅助治疗，外阴阴道手术的术前准备。患者可在家自行坐浴，操作方法简单易行。

（二）目的

坐浴可通过水温和药液的作用，促进会阴局部血液循环，增强局部抵抗力，减轻炎症和疼痛，并使创面清洁，有利于组织修复。

二、物品准备

（1）坐浴盆1个，41～43℃的温热溶液2000ml，30cm高的坐浴架1个，无菌纱布1块等。

（2）常用坐浴液如下：

1）滴虫性阴道炎，用1 ：5000高锰酸钾溶液、1%乳酸溶液、0.5%醋酸溶液。

2）外阴阴道假丝酵母菌病，用2%～4%碳酸氢钠溶液。

3）其他阴道炎症，可用1 ：5000高锰酸钾溶液、0.05%聚维酮碘溶液、0.1%活力碘溶液、0.1%苯扎溴铵溶液。

三、操作方法

将坐浴盆放置于坐浴架上，内装坐浴溶液2000mL，患者排空膀胱后全臀和外阴浸泡于溶液中，一般20min。结束后用于纱布擦干外阴，清理用物，消毒坐浴盆。

四、护理要点

（1）月经期、阴道流血者，孕妇及产后7日内的产妇禁止坐浴。

（2）坐浴液温度不能过高，以免烫伤皮肤。严格按比例配制，浓度过高易造成黏膜灼伤，浓度过低影响疗效。

（3）坐浴前先将外阴及肛门周围擦洗干净。

（4）坐浴时全臀应全部浸于药液之中，注意保暖以免受凉。

（梁　蕊）

第五节　阴道、子宫颈上药

一、适应证及目的

（一）适应证

各种阴道炎，急、慢性宫颈炎，术后阴道残端炎，需要行阴道、子宫颈上药者。

（二）目的

阴道、子宫颈上药可以使药物直接作用于局部炎症病变组织。

二、物品准备

阴道灌洗用物1套、消毒干棉球、长棉签、带尾线的大棉球或纱球、长镊子、药品、手套1双。

三、操作方法

上药前先做阴道擦洗或灌洗，拭去子宫颈黏液或炎性分泌物，使药物直接接触炎症病变组织面而提高疗效。上药方法有以下四种。

（一）纳入法

阴道后穹窿塞药，对阴道炎及慢性宫颈炎患者常用此法。

（二）涂擦法

用液体或膏状药物涂擦于阴道或子宫颈病变部位，可用于治疗宫颈炎、阴道炎。

（三）喷雾法

将粉剂药物用喷雾器均匀地喷在病变组织的表面。

（四）子宫颈棉球上药

本法适用于宫颈炎伴有出血者。先将带尾线的大棉球蘸上药液和药粉，再将大棉球置于子宫颈处，将大棉球尾线留于阴道外，或用胶布将尾线固定于阴阜侧上方，嘱患者 12 ~ 24h 后自行牵引尾线取出大棉球。

四、护理要点

（1）月经期或阴道流血者应停止阴道上药。

（2）上药期间禁止性生活。

（3）阴道壁上药物时，应转动阴道窥器，将药物均匀涂布于阴道四壁。应用腐蚀性药物时，注意保护阴道壁及正常子宫颈组织，上药前将棉球或纱布垫于阴道后壁及后穹窿部，蘸取的药液不宜过多，以免药液流下损伤正常组织，药液涂擦后，用棉球吸干，然后如数取出棉球和纱布。子宫颈棉球上药者放药完毕，切记嘱患者按时取出阴道内的棉球。

（4）栓剂或片剂最好在晚上睡前上药，以免起床活动时脱出，影响疗效。

（5）未婚女性上药时不可使用阴道窥器，可用长棉签涂，但应注意将棉签上的棉花捻紧，涂药时顺着一个方向转动，避免棉花脱落遗留于阴道内。

（6）阴道、子宫颈局部上药一般每天 1 次，7 ~ 10 次为一个疗程。

（梁　蕊）

第六节　不孕症患者的护理

一、护理评估

正常的精子和卵子、受精、受精卵的着床是受孕的必备条件，如果其中任何一个环节出现异常，都会影响受孕。造成不孕的因素可能在女方、男方或男女双方。女方因素约占 40%，男方因素占 30% ~40%，男女双方因素占 10% ~20%。

1. 女性不孕因素　最常见的原因为输卵管阻塞、不通畅，输卵管发育不全或功能异常，排卵障碍。子宫因素如子宫畸形、子宫内膜炎、子宫内膜异位症等。女方检查除询问与不孕有关的病史及进行体格检查外，还需进行女性不孕的特殊检查，如卵巢功能检查、输卵管通畅试验、宫腔镜检查、腹腔镜检查、性交后试验等。

2. 男性不育因素　最常见的原因为生精障碍与输精障碍。不孕夫妇初诊第一步检查是男方精液常规检查，询问与不育有关的病史，如腮腺炎、生殖器结核等疾病，并进行生殖器检查。

3. 男女双方因素　男女双方因素包括缺乏性生活的基本知识及免疫因素、精神因素等。

二、护理问题

1. 知识缺乏　缺乏生育及不孕的相关知识。

2. 疼痛　与不孕相关的检查、治疗有关。

3. 焦虑与绝望　与治疗效果不佳或因不孕遭受家人及社会歧视有关。

三、护理措施

1. 提供心理支持　鼓励患者与护士交流，帮助患者获得家人的关心；帮助不孕妇女进行放松，如认知调整、体育锻炼、情绪的表达等；理解患者的情绪反应，了解患者对治疗方法、预后的知情程度；保护患者的隐私，尊重不孕夫妇的选择。

2. 指导妊娠技巧　护理人员应交给妇女一些增加妊娠机会的方法，如：保持健康的生活方式，加强营养，增强体质；宣传性生活常识，指导妇女在排卵期（排卵前2～3日至排卵后24h内）性交，以增加受孕的机会；指导妇女在月经周期正确服药，了解药物的作用及副作用。

3. 协助患者治疗　尽量选用自然、安全、科学有效的方案，针对不孕症的不同病因进行治疗，如积极治疗生殖道器质性病变，诱发排卵，治疗免疫性不孕等。对于常规治疗无效者，可选择辅助生殖技术。

四、健康指导

护士应协助医生实施治疗方案，提供尽可能多的信息，如向不孕夫妇说明每项检查的目的及意义。向患者解释受孕的机制和不孕的原因，告知诊治过程中的注意事项、配合方法等以提高受孕率。

（梁　蕊）

第七节　外阴、阴道手术患者的一般护理

一、外阴、阴道手术种类

外阴手术是指女性外生殖器部位的手术，主要包括外阴癌根治切除术，前庭大腺切开、引流术，处女膜切开术。阴道手术包括阴式子宫切除术、阴道成形术、阴道前后壁修补术、尿瘘修补术、子宫黏膜下肌瘤摘除术等。

二、手术前护理

（一）心理护理

护士应多关心患者，做好患者及家属的思想工作，保护患者的隐私，使患者积极配合治疗及护理，消除患者的顾虑和焦虑。

（二）皮肤准备

皮肤准备常在术前 1 天进行，其范围上至耻骨联合上 10cm 处，下至外阴部、肛门周围、臀部及大腿内侧上 1/3 处。

（三）肠道准备

术前 3 天进无渣半流质饮食，并按医嘱给予肠道抗生素。术前日晚及术晨行清洁灌肠。

（四）阴道准备

术前 3 天开始进行阴道准备，一般行阴道冲洗或坐浴，每天 2 次，常用 1 ∶ 5000 的高锰酸钾溶液、1 ∶ 1000 的苯扎溴铵溶液或 0.2‰的碘伏等。手术日晨用消毒液进行阴道和子宫颈消毒，必要时子宫颈涂甲紫溶液。

三、手术后护理

（一）体位

根据不同手术采取不同的体位。处女膜闭锁及有子宫的先天性无阴道患者，术后应采取半卧位，以利于经血的排出；外阴癌根治切除术后的患者则应取平卧双腿外展屈膝位，以降低外阴部张力；行阴道前后壁修补术或盆底修补术后的患者以平卧为宜，禁止半卧位，以降低阴道壁或盆底张力。

（二）疼痛护理

正确评估患者的疼痛情况，采取更换体位、应用自控镇痛泵、给予止痛药物等，并及时准确地评价止痛效果。

（三）切口护理

外阴阴道肌肉组织少、张力大、切口不易愈合，护士应及时观察切口有无渗血、红、肿、热、痛等炎症反应征象；观察切口周围皮肤的颜色、温度、湿度以及有无皮肤或皮下组织坏死等。

（四）保持外阴清洁干燥

每天外阴擦洗 2 次，观察阴道分泌物的量、性质、颜色及有无异常气味。手术 3 天后可行外阴红外线照射，有利于切口愈合。

（五）保持大小便通畅

外阴、阴道手术患者一般留置导尿管 5 ~ 7 天，特别注意导尿管的通畅，观察尿色与尿量，并做好患者的护理；拔管前应夹管并定时开放，以恢复膀胱功能。拔管后应嘱患者尽早排尿，如有困难，给予导尿、热敷等措施帮助排尿。术后 5 天无大便者，于术后第 5 天开始服用液状石蜡 30mL，每晚 1 次，使大便软化，避免排便困难。

（六）出院指导

应选择高蛋白质、高维生素饮食，多食蔬菜、水果，预防便秘。嘱患者避免做增加腹压的动作，逐渐增加活动量，保持外阴部的清洁，防止感染。术后1个月及3个月后到门诊复查，3个月内禁止性生活。

（梁　蕊）

第八节　子宫内膜异位症

一、疾病概要

当具有生长功能的子宫内膜组织出现在子宫腔被覆黏膜以外的身体其他部位时，称为子宫内膜异位症。本病多发生于25～45岁妇女。异位的子宫内膜可出现在身体不同部位，但以侵犯卵巢最为多见（约占80%），其次可在子宫骶韧带、直肠子宫陷凹及盆腔腹膜发病，也可累及宫颈、阴道、外阴，个别可在脐、膀胱、输尿管、肺、乳房及四肢等处发病。目前其发病原因尚未完全明了。

治疗原则是：去除病灶、减轻症状、促进妊娠、预防复发。在总的治疗原则下，还要强调治疗的个体化，需考虑到患者的年龄、症状、部位、浸润深度以及生育状况、需求。

二、护理评估

1. 健康史　详细询问患者的月经史，尤其要询问是否有痛经及痛经发生的时间、痛经的程度和特点，月经周期是否有改变，详细询问孕产史。

2. 身体状况

（1）痛经：进行性加重的痛经是子宫内膜异位症的典型症状。疼痛常于月经前1～2天开始，表现为下腹部和腰骶部坠痛，常可放射至会阴、肛门或大腿部。经期第一天最重，以后逐渐减轻，至月经干净时消失。疼痛的程度与病变部位有关，一般在直肠子宫陷凹表面的病灶引起的痛经最严重。在晚期患者中，由于盆腔广泛粘连，疼痛可持续存在。

（2）月经失调：表现月经过多、经期延长或月经前点滴出血。月经失调可能与卵巢实质被异位的内膜破坏或卵巢被粘连包裹，导致功能紊乱有关。

（3）不孕：有30%～40%的不孕症患者患有不同程度的子宫内膜异位症。其原因主要与盆腔内广泛粘连、输卵管和卵巢功能异常等有关。

（4）性交痛：当子宫直肠陷凹有异位病灶或因病变导致子宫后倾固定的患者常有性交不适、性交痛，尤以经前性交痛更为明显。

妇科检查发现子宫多为后倾固定，子宫后壁、直肠子宫陷凹、子宫骶骨韧带处可触及大小形态不规则的韧性结节，触痛明显。子宫一侧或双侧附件处扪及与子宫相连的不活动囊性包块，有压痛。有时在阴道后穹隆部有紫褐色结节。

3. 辅助检查　①B超检查：显示囊肿壁较厚，且粗糙不平，与周围脏器粘连较紧。囊内容物可分为囊性、混合性和实性3种，以囊性最为多见。② CA_{125} 值测定：CA_{125} 值可升高，它的变化还可用于监测该病的疗效。③腹腔镜检查：是目前诊断子宫内膜异位症的最佳方法。在腹腔镜下对病变组织活检，可达到确诊的目的。

4. 心理社会因素　本病虽属良性病变，但因病程长，治疗效果不明显，患者多因长期忍受慢性病痛而产生恐惧和无助感，心理负担较重。尤其对尚未生育的患者精神压力更大，在自己和家庭、社会的期望中，更难接受根治性治疗。

三、护理诊断及相关合作性问题

1. 性生活形态改变与　子宫内膜异位症病灶发生在直肠子宫凹有关。

2. 个人应对无效　与长期受疼痛折磨、身心脆弱有关。

3. 功能障碍性悲哀　与不孕有关。

四、护理目标

1. 患者和家属能了解此病疼痛的特点，愿意试着改变性交方式以减轻痛苦。

2. 患者能掌握综合止痛的手段，止痛效果有所改善，情绪好转。

3. 患者和家属明白保守性手术与生育的关系，考虑接受手术治疗。

五、护理措施

1. 预防措施

（1）对有严重子宫后倾、阴道闭锁、宫颈狭窄的患者应尽早治疗，以免经血逆流入盆腔引起子宫内膜的异位种植。

（2）指导患者在行经期尽量避免过度或过强的活动，以防止剧烈的体位和腹压变化引起的经血倒流。

（3）医护人员应避免在经期进行宫腔内操作，指导患者避免月经期及月经刚净时同房，以免将脱落的子宫内膜经输卵管送入盆腔，减少发病因素。

（4）鼓励产后尽早做产后体操，以防子宫后倾。

2. 病情监测

（1）观察痛经时有无肛门坠胀，有无进行性加重。

（2）巧克力囊肿在剧烈运动或过度充盈时会发生扭转或破裂，因此要密切观察有无巧克力囊肿扭转或破裂的征象，做好急诊手术的准备。

（3）观察药物疗效，月经紊乱情况。

（4）对非手术治疗的患者，观察痛经有无减轻，有无药物不良反应出现。

（5）对手术治疗患者，观察术后伤口是否愈合，症状是否减轻，是否怀孕。

3. 心理护理　子宫内膜异位症虽然是良性疾病，但患者身心痛苦，影响生活和工作，而且广泛转移，易复发，治疗比较复杂，每个患者都有不同的治疗方案，因此，护士要鼓励患者充分了解自己的疾病，对治疗充满信心，共同寻求最佳的治疗方案。

4. 治疗配合

（1）非手术疗法：适用于症状轻，要求生育的年轻患者。①孕激素：常用药物有炔诺酮（妇康片）、甲羟孕酮（安宫黄体酮）、甲地孕酮（妇宁片）或异炔诺酮。自月经周期第6～25天服药，每日口服上述一种药5～10mg，可连续服用3～6个周期。有此法可抑制排卵，并使异位内膜退化。有人主张用大剂量合成孕激素3～10个月，辅以小剂量雌激素防止突破性出血，以造成类似妊娠的人工闭经，称为假孕疗法。②雄激素：常用甲睾酮5mg，每日2次，舌下含服，或丙酸睾酮25mg，每周2次，肌注，连用6～8周为一疗程，两疗程之间停药4周，可试用2个疗程观察效果。③丹那唑：常用量为每日400～800mg，分为2～4次口服。当出现闭经后，剂量逐渐减少至每日200mg，为维持量。一般从月经第5天开始服药，连续治疗6个月，在停药后30～45天即能恢复排卵，并可提高受孕率。此药具有轻度雄激素和类孕激素作用。它可通过丘脑下部抑制排卵前LH高峰的出现，并能直接作用于子宫内膜雌激素受体，以抑制内膜生长，使痛经症状迅速消失。目前普遍认为丹那唑是治疗子宫内膜异位症较为理想的激素类药物。由于其对肝肾功能有不良影响，用药期间应注意肝肾功能。④内美通（孕三烯酮）：是一种合成的类固醇激素，具有较强的抗雌激素、孕激素和抗促性腺激素作用，其治疗效果类似丹那唑。用法简单，从月经周期第1天开始服2.5mg，每周2次，连服6个月。⑤三苯氧胺（TMX）是一种非甾体抗雌激素药物，与雌激素竞争雌激素受体，具有雌激素和抗雌激素双重效应。用法：10mg，每日2次，连用3～6个月。⑥促性腺激素释放激素激动剂（GnRH－a）：连续应用后消耗垂体的GnRH，导致促性腺激素分泌减少，卵巢分泌的性激素下降，造成药物性卵巢切除。如戈舍瑞林（诺雷德）是一种长效制剂，月经第一天皮下注射3.6mg，每隔28天注射一针，共3～6次。

（2）手术治疗：适用于药物治疗后症状不缓解，局部病变加剧，生育功能仍未恢复者；或卵巢子宫内膜异位囊肿直径超过5～6cm，特别是迫切希望生育者。可剖腹或在腹腔镜下行病灶切除。手术方式有3种：保留生育功能手术（仅将异位灶取净，保留子宫、双侧卵巢、一侧卵巢或部分卵巢），适用于病情较轻、希望保留生育功能年轻妇女；保留卵巢功能手术（切除子宫及盆腔病灶，保留一侧或部分卵巢，以维持卵巢的内分泌功能），适用于年龄在35岁以下但无生育要求的妇女；根治性手术（行全子宫、双附件及盆腔内病灶切除），适用于近绝经期或病情严重的年轻妇女。

手术方式选用根据患者年龄、病情及有无生育要求选择。一般术后可给3～6个月孕激素治疗，从而提高手术疗效。

5. 一般护理　向患者解释痛经的原因，指导患者在月经期注意休息，保暖，保持心情愉快，疼痛时可用热水袋热敷下腹部。

6. 健康指导　①指导患者加强营养，注意劳逸结合，保持心情舒畅。②做好宣教工作，让患者了解疾病及手术的相关知识：对用药患者告知假绝经疗效原理，出现闭经是正常现象，可能疗效会更好，不能因此停药，否则可能出现子宫出血，造成月经紊乱，并影响疗效；对实施保留生育功能手术的患者，应指导其术后半年到一年内受孕；增强患者对病情及治疗的认识，指导其手术伤口的护理；进行性生活的指导，强调按时复诊的重要性。

（梁　蕊）

第九节　子宫脱垂

一、疾病概要

子宫从正常位置沿阴道下降，宫颈外口达坐骨棘水平以下，甚至子宫全部脱出于阴道口以外，称为子宫脱垂。子宫脱垂常伴发有阴道前壁和后壁膨出。近年来，随着接产技术的提高及对妇女保健工作的重视，其发病率已有显著下降。

1. 影响因素

（1）分娩损伤：是最主要的发病原因。在分娩过程中，如宫口未开全过早屏气用力、阴道助产或第二产程延长者，盆底肌、筋膜以及子宫韧带均过度延伸，张力降低，甚至撕伤，而分娩结束后未进行修补或修补不佳，导致支持子宫的筋膜及韧带不能恢复。

（2）产褥期早期体力劳动：分娩以后，支持子宫的筋膜、韧带恢复要经过一定的过程，一般需要 42 日，如产后产妇过早参加体力劳动，子宫即沿阴道方向下降而发生脱垂。

（3）长期腹压增加：由于长期的慢性咳嗽、直肠狭窄引起的排便困难、经常重体力劳动及腹腔的大肿瘤、腹水等，可使腹压增加，直接长期压力作用于子宫，使子宫下移，导致脱出。

（4）盆底组织松弛：多系先天性盆底组织发育不良或营养不良所致。此类患者常伴有其他脏器下垂，一些年老者及长期哺乳的妇女，由于雌激素水平的下降，导致盆底组织缺乏弹性、萎缩、退化，也可引起子宫脱垂。

2. 治疗原则

（1）支持疗法：加强营养，增强体质，注意适当休息，保持大便通畅，避免增加腹压和重体力劳动，治疗慢性咳嗽、习惯性便秘等。

（2）非手术治疗：采用子宫托。适用于Ⅰ、Ⅱ度子宫脱垂及阴道前后壁膨出者。重度子宫脱垂伴盆底肌肉明显萎缩以及宫颈、阴道壁有炎症、溃疡者不宜使用。

（3）手术治疗：用于非手术治疗无效及Ⅱ度、Ⅲ度子宫脱垂或有症状的膀胱、直肠膨出者。根据患者的年龄、生育要求、全身情况采取阴道前后壁修补术、阴道前后壁修补术加主韧带缩短术及宫颈部分切除术、经阴道子宫全切术及阴道前后壁修补术或阴道纵隔形成术等。

二、护理评估

1. 健康史　注意了解患者有无产程过长、阴道助产及盆底组织撕裂伤史；有无慢性咳嗽、便秘等。同时，应了解患者产褥期是否充分休息，什么时候开始重体力劳动；是否有营养不良或先天性盆底组织发育不良。同时，注意评估患者是否伴有其他器官下垂等。

2. 身体状况

（1）下坠感及腰背酸痛：由于下垂子宫对韧带的牵拉、盆腔充血所致。常在久站、走路、蹲位、重体力劳动以后加重，卧床休息以后症状减轻。

（2）肿物自阴道脱出：常在走路、蹲便等用力时，阴道口有一肿物脱出，脱出的子宫及阴道壁由于长期暴露摩擦，可见宫颈及阴道壁溃疡，有少量出血及脓性分泌物。

（3）压迫症状：由于膀胱、尿道的膨出，常出现排尿困难、尿潴留或尿失禁，出现咳嗽时溢尿。如伴发有直肠膨出，患者可有便秘、排便困难。

（4）体征：以患者平卧用力向下屏气时子宫下降的程度，将子宫脱垂分为 3 度（图 29－2、图 29－3）。Ⅰ度：轻型为宫颈外口距离处女膜缘小于 4cm，但未达处女膜缘；重型为宫颈已达处女膜缘，但未超出该缘，检查时在阴道口可见到宫颈。Ⅱ度：轻型为宫颈已脱出阴道口，但宫体仍在阴道内；重型为宫颈或部分宫体已脱出阴道口。Ⅲ度：子宫颈和子宫体全部脱出至阴道口外。

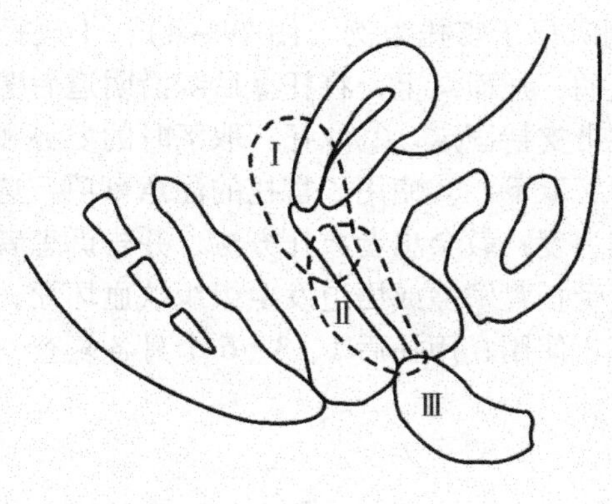

图 29－2　子宫脱垂分度

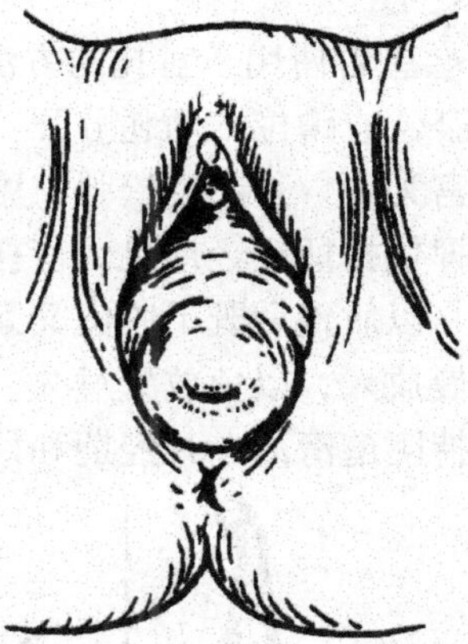

图 29－3　子宫脱垂

3. 心理社会因素　由于长期的子宫脱出使行动不便，工作受到影响，使患者烦恼；严重者性生活受到影响，患者常出现焦虑、情绪低落等。

三、护理诊断及相关合作性问题

1. 焦虑　与长期的子宫脱出影响性生活有关。
2. 组织完整性受损　与宫颈、阴道前后壁膨出暴露在阴道外有关。
3. 慢性疼痛　与子宫下垂牵拉韧带、宫颈，阴道壁溃疡有关。
4. 尿失禁、尿潴留　与膀胱膨出、尿道膨出有关。

四、护理目标

1. 患者焦虑程度减轻或消失。
2. 上托或手术前脱出阴道口外的组织炎症消失。
3. 患者疼痛减轻或消失。
4. 患者排尿方式恢复。

五、护理措施

1. 预防措施
（1）分娩期应严密观察产程，提高助产技术，避免第二产程延长和滞产。
（2）对头盆不称产妇应尽早行剖宫产术结束分娩。
（3）产妇产后避免参加重体力劳动，积极治疗慢性咳嗽、便秘等疾病。
2. 病情监测
（1）观察患者有无外阴部异物感，子宫脱垂的程度。
（2）注意有无大小便困难。
（3）注意阴道分泌物的性状、颜色、气味等。

3. 治疗配合

（1）教会患者使用子宫托的方法，以喇叭形子宫托为例（图 29－4）：①放托：先将手洗净，取半卧位或蹲位，两腿分开，手持托柄，托面向上，将托盘后缘沿阴道后壁推入，直至托盘达子宫为止。若阴道松弛，可用丁字带支持固定。②取托：取下时的姿势和放置时相同，用手指捏住托柄轻轻摇晃，待托盘松动后取下。③使用子宫托的注意事项：选择大小适宜的子宫托，以放置后既不脱出又无不适感为度；教会患者放托方法，并告诉患者每晚取出洗净，次日晨放入，以免放置过久，阴道壁受托盘摩擦或压迫发生组织缺血坏死，造成尿瘘或粪瘘；保持阴道清洁，月经期和妊娠期停止使用；用托后 1、3、6 个月各复查一次。

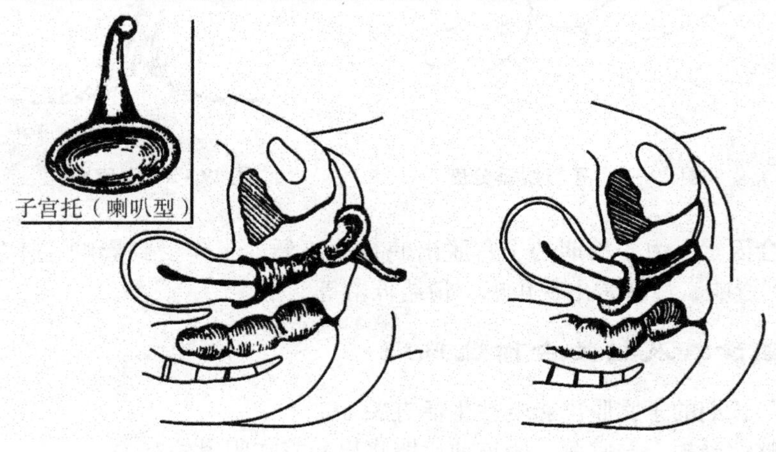

图 29－4　喇叭形子宫托及其放置

（2）做好术前准备，增加患者舒适感：Ⅰ度子宫脱垂患者应每日坐浴 2 次，一般采取 1 ：5000 的高锰酸钾或 1 ： 20 的碘附液。对Ⅱ、Ⅲ度子宫脱垂的患者，特别是有溃疡者，应阴道灌洗，在冲洗以后，局部涂 40% 紫草油或抗生素软膏。注意冲洗液的温度，一般在 41～43℃为宜。然后戴上无菌手套，将脱垂的子宫还纳于阴道内，让患者平卧于床上半小时。

（3）术后护理：术后除按一般外阴、阴道手术患者的护理外，应卧床休息 7～10 日；导尿管留置 10～14 日；避免增加腹压的动作，如蹲、咳嗽等，术后用缓泻药预防便秘。同时，每天行外阴冲洗。观察阴道分泌物的特点，并遵医嘱按时、按量应用抗生素。术后休息 3 个月，半年内避免重体力劳动，出院后 1 月到医院复查。

4. 心理护理　子宫脱垂一般病程较长，患者往往有烦躁情绪，护士应亲切地对待患者，理解患者，让患者说出自己的疾苦；向患者解释子宫脱垂的知识和预后；同时，做好家属的工作，让家属也理解患者，协助患者渡过难关，早日康复。

5. 一般护理　改善患者一般情况，加强患者营养，卧床休息，并教会患者做盆底肌肉、肛门肌肉的运动，增强盆底肌肉、肛门括约肌的张力。同时积极治疗原发疾病，如慢性咳嗽、便秘等。

6. 健康指导　讲解盆底的解剖及生理功能，让患者学会增加盆底支撑力的方法；宣传产后护理知识，告诉患者积极进行产后锻炼，产褥期避免重体力劳动，实行计划生育。

（李雪华）

参考文献

[1] 曹允芳，刘峰，逯传凤．临床护理实践指南．北京：军事医学科学出版社，2011.
[2] 黄人健，李秀华．妇产科护理学．北京：人民军医出版社，2013.
[3] 何仲，吴丽萍．妇产科护理学．北京：中国协和医科大学出版社，2014.
[4] 赵国玺．妇产科护理学笔记．北京：科学出版社，2016.

第三十章　产科护理

第一节　产力异常

分娩能否顺利进行的4个主要因素是产力、产道、胎儿及产妇的精神心理状态。这些因素在分娩过程中相互影响．其中任何1个或1个以上的因素发生异常，或这些因素之间不能相互适应而使分娩过程受阻，称为异常分娩，俗称难产（dystocia）。产力包括子宫收缩力、腹肌和膈肌收缩力以及肛提肌收缩力，其中以子宫收缩力为主，子宫收缩力贯穿于分娩全过程。在分娩过程中，子宫收缩的节律性、对称性及极性不正常或强度、频率有改变，称为子宫收缩力异常。子宫收缩力异常临床上分为子宫收缩乏力和子宫收缩过强两类。每类又分为协调性子宫收缩和不协调性子宫收缩。

一、子宫收缩乏力

（一）病因

子宫收缩乏力的原因是综合性的，常见有以下因素。

1. 产道与胎儿因素　由于胎儿先露部下降受阻，不能紧贴子宫下段及子宫颈部，不能刺激子宫阴道神经丛引起有力的反射性子宫收缩，是导致继发性子宫收缩乏力的最常见原因。

2. 精神因素　多见于初产妇，尤其是35岁以上的高龄初产妇，恐惧心理及精神过度紧张，干扰了中枢神经系统的正常功能而影响子宫收缩。

3. 子宫因素　子宫肌纤维过度伸展（如双胎、羊水过多、巨大胎儿等）使子宫肌纤维失去正常收缩能力；经产妇使子宫肌纤维变性、结缔组织增生影响子宫收缩；子宫肌瘤、子宫发育不良、子宫畸形（如双角子宫）等均能引起宫缩乏力。

4. 内分泌失调　临产后，产妇体内雌激素、催产素、前列腺素、乙酰胆碱等分泌不足，孕激素下降缓慢，子宫对乙酰胆碱的敏感性降低等，均可影响子宫肌兴奋阈，致使子宫收缩乏力。电解质（钾、钠、钙、镁）异常尤其子宫平滑肌细胞内钙离子浓度降低也影响子宫肌纤维收缩的能力。

5. 药物影响　临产后使用大剂量镇静药与镇痛药，如吗啡、哌替啶、氯丙嗪、硫酸镁、巴比妥等可使宫缩受到抑制。

6. 其他　营养不良、贫血和一些慢性疾病所致体质虚弱者，临产后进食与睡眠不足、过多的体力消耗、产妇过度疲劳、膀胱直肠充盈、前置胎盘影响先露下降等均可使宫缩乏力。

（二）临床表现

1. 协调性子宫收缩乏力　子宫收缩具有正常的节律性、对称性和极性，但收缩力弱，宫腔压力低，<15mmHg，持续时间短，间歇期长且不规律。在收缩的高峰期，子宫体不隆起和变硬，用手指压宫底部肌壁仍可出现凹陷，此种宫缩乏力多属继发性宫缩乏力，产程开始子宫收缩正常，于第一产程活跃期后期或第二产程时宫缩减弱，常见于中骨盆与骨盆出口平面狭窄，持续性枕横位或枕后位等头。此种宫缩乏力对胎儿影响不大。

2. 不协调性子宫收缩乏力　多见于初产妇，其特点为子宫收缩的极性倒置，宫缩的兴奋点不是起自两侧子宫角部，而是来自子宫下段的一处或多处冲动，子宫收缩波由下向上扩散，收缩波小而不规律，频率高，节律不协调。宫腔内压力达 20mmHg，宫缩时宫底部不强，而是中段或下段强，宫缩间歇期子宫壁不能完全松弛，这种宫缩不能使宫口如期扩张和先露部如期下降，属无效宫缩。此种宫缩乏力多属原发性宫缩乏力，故需与假临产鉴别。鉴别方法是给予强镇静药哌替啶 100mg 肌内注射。能使宫缩停止者为假临产，不能使宫缩停止者为原发性宫缩乏力。此种宫缩容易使产妇自觉宫缩强，持续腹痛，拒按，精神紧张，烦躁不安，体力消耗，产程延长或停滞，严重者出现脱水、电解质失常、肠胀气、尿潴留。由于胎儿－胎盘循环障碍，可出现胎儿宫内窘迫。

3. 产程曲线异常　产程进展的标志是宫口扩张和胎先露部下降。宫缩乏力导致产程曲线异常有 8 种。

（1）潜伏期延长：从临产规律宫缩开始至宫口开大 3cm 为潜伏期。初产妇潜伏期正常约需 8h，最大时限 16h，超过 16h 为潜伏期延长。

（2）活跃期延长；从宫口开大 3cm 开始至宫口开全为活跃期。初产妇活跃期正常约需 4h，最大时限 8h，超过 8h 为活跃期延长。

（3）活跃期停滞：进入活跃期后，宫口不再扩张达 2h 以上。

（4）第二产程延长：第二产程初产妇超过 2h，经产妇超过 1h 尚未分娩。

（5）第二产程停滞：第二产程达 1h 胎头下降无进展。

（6）胎头下降延缓：活跃期晚期至宫口扩张 9～10cm，胎头下降速度初产妇每小时<1cm，经产妇每小时<2cm。

（7）胎头下降停滞：活跃期晚期胎头停留在原处不下降达 1h 以上。

（8）滞产：总产程超过 24h。

（三）对母儿影响

1. 对产妇的影响

（1）体力损耗：由于产程延长，产妇休息不好、进食少，重者引起脱水、酸中毒、低钾血症；产妇精神疲惫及体力消耗可出现肠胀气、尿潴留等，加重子宫收缩乏力。

（2）产伤：由于第二产程延长，膀胱被压迫于胎先露部（特别是胎头）与耻骨联合之间，可导致组织缺血、水肿、坏死脱落以致形成膀胱阴道瘘或尿道阴道瘘。

（3）产后出血：子宫收缩乏力影响胎盘剥离、娩出和子宫壁的血窦关闭，容易引起产后出血。

（4）产后感染：产程进展慢、滞产、多次肛查或阴道检查、胎膜早破、产后出血等均增加产后感染的机会。

2. 对胎儿的影响　由于产程延长、子宫收缩不协调而致胎盘血液循环受阻，供氧不足；或因胎膜早破脐带受压或脐带脱垂易发生胎儿窘迫，新生儿窒息或死亡；因产程延长，导致手术干预机会增多，产伤增加，新生儿颅内出血发病率和病死率增加。

（四）治疗原则

1. 协调性子宫收缩乏力　一旦出现协调性宫缩乏力，首先应寻找原因，检查有无头盆不称与胎位异常，阴道检查了解宫颈扩张和先露部下降情况。若发现有头盆不称，估计不能经阴道分娩者，应及时行剖宫产术。若判断无头盆不称和胎位异常，估计能经阴道分娩者，应采取加强宫缩的措施。

（1）第一产程

1）一般处理：消除紧张恐惧心理，鼓励多进食，适当的休息与睡眠。不能进食者每日液体摄入量应不少于2500ml，可将维生素C 1～2g加入5%～10%的葡萄糖液500～1000ml静脉滴注。对酸中毒者补充适量5%碳酸氢钠。低钾血症时应给予氯化钾缓慢静脉滴注。补充钙剂可提高子宫肌球蛋白及腺苷酶活性，增加间隙连接蛋白数量，增强子宫收缩。自然排尿困难者，先行诱导法，无效时及时导尿。破膜12h以上应给予抗生素预防感染。

2）加强子宫收缩：①人工破膜：宫颈扩张3cm或以上，无头盆不称，胎头已衔接者，可行人工破膜。破膜后先露下降紧贴子宫下段和宫颈内口，引起反射性宫缩，加速宫口扩张。现有学者主张胎头未衔接、无明显头盆不称者也可行人工破膜，认为破膜后可促进胎头下降入盆。破膜前必须检查有无脐带先露，破膜应在宫缩间歇、下次宫缩将开始时进行。破膜后术者手指应停留在阴道内，经过1～2次宫缩待胎头入盆后，术者再将手指取出。②缩宫素静脉滴注：适用于协调性宫缩乏力、宫口扩张3cm、胎心良好、胎位正常、头盆相称者。先用5%葡萄糖液500ml静脉滴注，调节为8～10滴/min，然后加入缩宫素2.5～5U，摇匀，每隔15min观察一次子宫收缩、胎心、血压和脉搏，并予记录。如子宫收缩不强，可逐渐加快滴速，一般不宜超过每分钟40滴，以子宫收缩达到持续40～60s，间隔2～4min为好。评估宫缩强度的方法有3种；触诊子宫；电子监护；应用Montevideo单位（MU）表示，置羊水中压力导管测子宫收缩强度mmHg×10min宫缩伏数，比如10min有3次宫缩，每次压力为50mmHg，就等于150MU。一般临产时子宫收缩强度为80～120MU，活跃期宫缩强度为200～250MU，应用缩宫素促进宫缩时必须达到250～300MU时，才能引起有效宫缩。若10min内宫缩超过5次、宫缩持续1min以上或听胎心率有变化，应立即停滴。外源性缩宫素在母体血中的半衰期为1～6min，故停药后能迅速好转，必要时加用镇静药。若发现血压升高，应减慢滴注速度。由于缩宫素有抗利尿作用，水的重吸收增加，可出现尿少，需警惕水中毒的发生。③地西泮静脉推注：地西泮能使宫颈平滑肌松弛，软化宫颈，促进宫口扩张，适用于宫口扩张缓慢及宫颈水肿时。常用剂量为10mg，间隔4～6h可重复使用，与缩宫素联合应用效果更佳。

（2）第二产程：出现子宫收缩乏力时，在无头盆不称的前提下，也应加强子宫收缩，给予缩宫素静脉滴注，促进产程进展。若胎头双顶径已通过坐骨棘平面，等待自然分娩，或行会阴后－侧切开以胎头吸引术或产钳术助产；若胎头仍未衔接或伴有胎儿窘迫征象，应行剖宫产术。

（3）第三产程：为预防产后出血，于胎儿前肩娩出时静脉推注麦角新碱0.2mg或静脉推注缩宫素10U，并同时给予缩宫素10～20U静脉滴注，使宫缩增强，促使胎盘剥离与娩出及子宫血窦关闭。凡破膜时间超过12h，总产程超过24h，肛查或阴道助产操作多者，应用抗生素预防感染。

2. 不协调性子宫收缩乏力　原则是恢复子宫收缩的生理极性和对称性，给予适当的镇静药哌替啶100mg或吗啡10～15mg肌内注射或地西泮10mg静脉推注，确保产妇充分休息，醒后不协调性宫缩多能恢复为协调性宫缩，产程得以顺利进展。如经上述处理无效，有胎儿窘迫或头盆不称，均应行剖宫产术。若不协调性子宫收缩已被控制，而子宫收缩力仍弱，可按协调性子宫收缩乏力处理，但在子宫收缩恢复其协调性之前，严禁应用缩宫素。

（五）护理措施

1. 协调性子宫收缩乏力者　明显头盆不称不能从阴道分娩者，应积极做刮宫产的术前准备。估计司经阴道分娩者做好以下护理。

（1）第一产程的护理

1）改善全身情况：①保证休息，关心和安慰产妇、消除精神紧张与恐惧心理。对产程时间长，产妇过度疲劳或烦躁不安者遵医嘱可给予镇静药，使其休息后体力、子宫收缩力得以恢复。②补充营养、水分、电解质，鼓励产妇多进易消化、高热量饮食，对入量不足者需补充液体。③保持膀胱和直肠的空虚状态。初产妇宫颈口开大不足3cm、胎膜未破者，可给予温肥皂水灌肠，以促进肠蠕动，排除粪便与积气，刺激子宫收缩。自然排尿有困难者可先行诱导法，无效时应予导尿，因排空膀胱能增宽产道。经上述处理后，子宫收缩力可加强。

2）加强子宫收缩：如经上述护理措施后仍子宫收缩乏力，且能排除头盆不称、胎位异常和骨盆狭窄，无胎儿窘迫，产妇无剖宫产史，则按医嘱加强子宫收缩。在用缩宫素静脉滴注时，必须专人监护，随时调节剂量、浓度和滴速，以免发生子宫破裂或胎儿窘迫。

3）剖宫产术的准备：如经上述处理产程仍无进展，或出现胎儿宫内窘迫，产妇体力衰竭等，立即行剖宫产的术前准备。

（2）第二产程的护理：应做好阴道助产和抢救新生儿的准备，密切观察胎心、宫缩与胎先露下降情况。

（3）第三产程的护理：与医师继续合作，预防产后出血及感染。密切观察子宫收缩、阴道出血情况及生命体征的各项指标。注意产后及时保暖及饮用一些高热量饮品，利于产妇体力恢复。

2. 不协调性宫缩乏力者　医护人员要关心患者，指导产妇宫缩时做深呼吸、腹部按摩及放松技巧，减轻疼痛。陪伴不协调性宫缩乏力的产妇，稳定其情绪。多数产妇均能恢复为协调性宫缩。若宫缩仍不协调或伴胎儿窘迫、头盆不称等，应及时通知医师，并做好剖宫产术和抢救新生儿的准备。

二、子宫收缩过强

（一）病因

1. 急产几乎都发生于经产妇，其主要原因是软产道阻力小。

2. 缩宫素应用不当，如引产时剂量过大、误注子宫收缩药或个体对缩宫素过于敏感，分娩发生梗阻或胎盘早剥血液浸润肌层，均可导致强直性子宫收缩。

3. 产妇的精神过度紧张、产程延长、极度疲劳、胎膜早破及粗暴地、多次宫腔内操作等，均可引起子宫壁某部肌肉呈痉挛性不协调性宫缩过强。

（二）临床表现

子宫收缩过强有两种类型，临床表现也各异。

1. 协调性子宫收缩过强　子宫收缩的节律性、对称性和极性均正常，仅子宫收缩力过强（宫腔压力大于50mmHg）、过频10min内有5次或以上的宫缩且持续达60s或更长，若产道无阻力，宫颈口在短时间内迅速开全，分娩在短时间内结束，宫口扩张速度>5cm/h（孕产妇）或10cm/h（经产妇），总产程<3h结束分娩，称为急产。经产妇多见。急产产妇往往有痛苦面容，大声叫喊。若伴头盆不称、胎位异常或瘢痕子宫，有可能出现病理缩复环或发生子宫破裂。

2. 不协调性子宫收缩过强　有两种表现。

（1）强直性子宫收缩：通常不是子宫肌组织功能异常，几乎均由外界因素异常造成，例如临产后由于不适当地应用缩宫素，或对缩宫素敏感，以及胎盘早剥血液浸润子宫肌层等，使子宫强力收缩，宫缩间歇期短或无间歇，均可引起宫颈口以上部分的子宫肌层出现强直性痉挛性收缩。产妇烦躁不安、持续腹痛、拒按。胎方位触诊不清，胎心音听不清。有时可在脐下或平脐处见一环状凹陷，即病理性缩复环。肉眼血尿等先兆子宫破裂的征象。

（2）子宫痉挛性狭窄环：子宫壁某部肌肉呈痉挛性不协调性子宫收缩所形成的环状狭窄，持续不放松，称子宫痉挛性狭窄环。狭窄环发生在宫颈、宫体的任何部位，多在子宫上下段交界处，也可在胎体某一狭窄部，以胎颈、胎腰处多见。产妇出现持续性腹痛、烦躁、宫颈扩张缓慢、胎先露下降停滞、胎心律不规则。此环特点是不随宫缩上升，阴道检查可触及狭窄环。

（三）对母儿的影响

1. 对母体的影响　子宫收缩过强、过频，产程过快，可致初产妇宫颈、阴道以及会阴撕裂伤，若有梗阻则可发生子宫破裂危及母体生命，接产时来不及消毒可致产褥感染。产后子宫肌纤维缩复不良易发生胎盘滞留或产后出血。子宫痉挛性狭窄环虽不是病理性缩复环，但因产程延长，产妇极度痛苦、疲劳无力也容易致产妇衰竭，手术产机会增多。

2. 对胎儿的影响　宫缩过强、过频影响子宫胎盘的血液循环，胎儿在子宫内缺氧，易发生胎儿窘迫、新生儿窒息，甚至胎死宫内。胎儿娩出过快，胎头在产道内受到的压力突然解除可致新生儿颅内出血。如果来不及消毒即分娩，新生儿易发生感染。若坠地可致骨折、外伤等。

（四）治疗原则

1. 凡有急产史的产妇，在预产期前1~2周不宜外出，宜提前住院待产。

2. 产兆开始即应做好接生及抢救新生儿窒息的准备。胎儿娩出时嘱产妇勿向下屏气。产后仔细检查宫颈、阴道、外阴，如有撕裂应及时缝合，并给予抗生素预防感染。

3. 如发生早产，新生儿应肌内注射维生素 K_1 10mg预防颅内出血，并尽早肌内注射破伤风抗毒素1500U和抗生素预防感染。

4. 强直性子宫收缩，应及时给予子宫缩抑制药，如25%硫酸镁20ml加入5%葡萄糖20ml缓慢静脉推注，或肾上腺素1mg加入5%葡萄糖250ml内静脉滴注。如属梗阻性原因，应立即行剖宫产术。

5. 子宫痉挛性狭窄环，首先寻找原因，及时给予纠正。停止一切刺激，如禁止阴道内操作、停用缩宫素等。如无胎儿窘迫征象，可给予镇静药，如哌替啶100mg或吗啡10mg肌内注射，一般可消除异常宫缩。当子宫收缩恢复正常时，可行阴道助产或等待自然分娩。如经上述处理不能缓解，宫口未开全，胎先露部高，或伴有胎儿窘迫征象，均应行剖宫产术。

（五）护理措施

1. 预防宫缩过强对母儿的损伤　密切观察孕妇状况，嘱其勿远离病房，一旦发生产兆，卧床休息，最好左侧卧位；需排大小便时，先查宫口大小及胎先露的下降情况，以防分娩在厕所内造成意外伤害；有产兆后提供缓解疼痛、减轻焦虑的支持性措施；鼓励产妇做深呼吸，提供背部按摩，嘱其不要向下屏气，以减慢分娩过程；与产妇交谈分散其注意力，向其说明产程进展及胎儿状况，以减轻产妇的焦虑与紧张。

2. 密切观察宫缩与产程进展　常规监测宫缩、胎心及母体生命体征变化；观察产程进展，发现异常及时通知医师；对急产者，提早做好接生及抢救新生儿准备。

3. 分娩期及新生儿的处理　分娩时尽可能做会阴侧切术，以防会阴撕裂，如有撕裂伤，应及时发现并予缝合。新生儿按医嘱给维生素 K_1 肌内注射，预防颅内出血。

4. 做好产后护理　除观察宫体复旧、会阴伤口、阴道出血、生命体征等情况外，应向产妇进行健康教育及出院指导。新生儿如出现意外，需协助产妇及家属顺利度过哀伤期，并提供出院后的避孕指导。

（李雪华）

第二节　产道异常

产道异常包括骨产道（骨盆腔）异常及软产道（子宫下段、宫颈、阴道、外阴）异常，产道异常可使胎儿娩出受阻，临床上以骨产道异常多见。

一、骨产道异常

骨盆径线过短或形态异常，致使骨盆腔小于胎先露可通过的限度，阻碍胎先露下降，影响产程顺利进展，称狭窄骨盆。狭窄骨盆可以为一个径线过短或多个径线过短，也可以一个平面狭窄或多个平面狭窄，当一个径线狭窄时，要观察同一平面其他径线的大小，再结合整个骨盆腔大小与形态进行综合分析，做出正确判断。狭窄骨盆的分类如下。

1. 骨盆入口平面狭窄　分3级：Ⅰ级为临界性狭窄，骶耻外径18cm，入口前后径10cm，绝大多数可经阴道自然分娩；Ⅱ级为相对性狭窄，骶耻外径16.5～17.5cm，入口前后径8.5～9.5cm，须经试产后才能决定是否可以经阴道分娩；Ⅲ级为绝对性狭窄，骶耻外径≤16.0cm，入口前后径≤8cm，必须以剖宫产结束分娩。扁平骨盆常见有两种类型。

（1）单纯扁平骨盆（simple flat pelvis）：骨盆入口呈横扁圆形，骶岬向前下突出，使骨盆入口前后径缩短而横径正常。

（2）佝偻病性扁平骨盆：骨盆入口呈横的肾形，骶岬向前突，骨盆入口前后径短。骶骨变直向后翘。尾骨呈钩状突向骨盆出口平面。

2. 中骨盆及骨盆出口平面狭窄　分3级：Ⅰ级为临界性狭窄，坐骨棘间径10cm，坐骨结节间径7.5cm；Ⅱ级为相对性狭窄，坐骨棘间径8.5～9.5cm，坐骨结节间径6.0～7.0cm；Ⅲ级为绝对性狭窄，坐骨棘间径≤8.0cm，坐骨结节间径≤5.5cm。我国妇女常见以下两种类型。

（1）漏斗骨盆（funnel shaped pelvis）：骨盆入口平面备径线正常，两侧骨盆壁向内倾斜，状似漏斗。其特点是中骨盆及出口平面明显狭窄，坐骨棘间径<10cm，坐骨结节间径<8cm，耻骨弓角度<90°。坐骨结节间径与出口后矢状径之和<15cm，常见于男型骨盆。

（2）横径狭窄骨盆（transversely contracted pelvis）：与类人猿型骨盆类似。骨盆入口、中骨盆及骨盆出口的横径均缩短，前后径稍长，坐骨切迹宽。测量骶耻外径值正常，但髂棘间径及髂嵴间径均缩短。临产后先露入盆不困难，但胎头下降至中骨盆和出口平面时，常不能顺利转为枕前位，形成持续性枕横位或枕后位，产程进入活跃晚期及第二产程后进展缓慢，甚至停滞。

3. 骨盆3个平面狭窄　骨盆外型属女性骨盆，但骨盆每个平面的径线均小于正常值2cm或更多，称均小骨盆（generally contracted pelvis）。多见于身材矮小、体形匀称的妇女。

4. 畸形骨盆　骨盆失去正常形态称畸形骨盆。仅介绍下列两种。

（1）骨软化症骨盆（osteomalacic pelvis）：现已罕见。系因缺钙、磷、维生素D以及紫外线照射不足，使成年人期骨质矿化障碍，被类骨组织代替，骨质脱钙、疏松、软化。由于受躯干重力及两股骨向内上方挤压，使骶岬突向前，耻骨联合向前突出，骨盆入口平面呈凹三角形，粗隆间径及坐骨结节间径明显缩短，严重者阴道不能容纳2指。一般不能经阴道分娩。

（2）偏斜骨盆（obliquely contracted pelvis）：系一侧髂翼与髋骨发育不良所致骶髂关节固定，以及下肢和髋关节疾病，引起骨盆一侧斜径缩短的偏斜骨盆。

二、软产道异常

软产道包括子宫下段、宫颈、阴道及外阴。软产道异常所致的难产少见，容易被忽视。应在妊娠早期了解软产道有无异常。

（一）外阴异常

1. 会阴坚韧　多见于初产妇，尤其35岁以上高龄初产妇更多见，由于组织坚韧，缺乏弹性，会阴伸展性差，使阴道口狭窄，在第二产程常出现胎先露部下降受阻，且可于胎头娩出时造成会阴严重裂伤。分娩时，应预防性会阴后侧切开。

2. 外阴水肿　妊娠期高血压疾病、重度贫血、心脏病及慢性肾炎孕妇在全身水肿的同时，可有重度外阴水肿，分娩时妨碍胎先露部下降，造成组织损伤、感染和愈合不良等。在临产前，可局部应用50%硫酸镁液湿敷；临产后，仍有严重水肿者，可在严格消毒下进行多点针刺皮肤放液。分娩时，可做会阴后一侧切开。若瘢痕过大，扩张困难者，应行剖宫产术。

（二）阴道异常

1. 阴道横膈　横膈较坚韧，多位于阴道上、中段。在横膈中央或稍偏一侧常有一小孔，易被误认为宫颈外口。若仔细检查，在小孔上方可触及逐渐开大的宫口边缘，而该小孔的直径并不变大。阴道横膈影响胎先露部下降，当横膈被撑薄，此时可在直视下自小孔处将膈做X形切开。带分娩结束再切除剩余的膈，用可吸收线间断或连续锁边缝合残端。若横膈高而坚厚，阻碍胎先露部下降，则需行剖宫产术结束分娩。

2. 阴道纵隔　阴道纵隔若伴有双子宫、双宫颈，位于一侧子宫内的胎儿下降，通过该侧阴道分娩时，纵隔被推向对侧，分娩多无阻碍。当阴道纵隔发生于单宫颈时，有时纵隔位于胎先露部的前方，胎先露部继续下降，若隔膜较薄可因先露扩张和压迫自行断裂，隔膜过厚可影响胎儿娩出。阴道瘢痕性狭窄轻者因妊娠后组织变软，不影响分娩。若瘢痕广泛、部位高者可影响先露下降。此外阴道尖锐湿疣于妊娠期生长迅速，患者于分娩时容易发生阴道裂伤、血肿及感染。

3. 阴道囊肿和肿瘤　阴道壁囊肿较大时，阻碍胎先露部下降，此时可行囊肿穿刺抽出其内容物，待产后再选择时机进行处理。阴道内肿瘤阻碍胎先露部下降而又不能经阴道切除者，均应行剖宫产术，原有病变待产后再行处理。

（三）宫颈异常

1. 宫颈外口黏合　多在分娩受阻时发现。当宫颈管已消失而宫口却不扩张，仍为一很小的孔，通常用手指稍加压力分离黏合的小孔，宫口即可在短时间内开全。但有时为使宫口开大，需行宫颈切开术。

2. 宫颈水肿　多见于扁平骨盆、持续性枕后位或滞产，宫口未开全过早使用腹压，致使宫颈前唇长时间被压于胎头与耻骨联合之间，血液回流受阻引起水肿，影响宫颈扩张。轻者可抬高产妇臀部，减轻胎头对宫颈的压力，也可于宫颈两侧各注入0.5%利多卡因5～10ml或地西泮10mg静脉推注，待宫口近开全，用手将水肿的宫颈前唇上推，使其逐渐越过胎头，即可经阴道分娩。若经上述处理无明显效果，宫口不继续扩张，可行剖宫产术。

3. 宫颈坚韧　常见于高龄初产妇，宫颈缺乏弹性或精神过度紧张使宫颈挛缩，宫颈不易扩张。此时可静脉推注地西泮10mg。也可于宫颈两侧各注入。0.5%利多卡因5～10ml，若不见缓解，应行剖宫产术。

4. 宫颈瘢痕　宫颈锥形切除术后、宫颈裂伤修补术后感染、宫颈深部电烙术后等所致的宫颈瘢痕，虽于妊娠后软化，若宫缩很强，宫口仍不扩张，不宜久等，应行剖宫产术。

5. 宫颈癌　此时宫颈硬而脆，缺乏伸展性，临产后影响宫口扩张，若经阴道分娩，有发生大出血、裂伤、感染及癌扩散等危险，故不应经阴道分娩，应行剖宫产术，术后放疗。若为早期浸润癌，可先行剖宫产术，随即行广泛性子宫切除术及盆腔淋巴结清扫术。

6. 宫颈肌瘤　生长在子宫下段及宫颈部位的较大肌瘤，占据盆腔或阻塞于骨盆入口时，影响胎先露部进入骨盆入口，应行剖宫产术。若肌瘤在骨盆入口以上而胎头已入盆，肌瘤不阻塞产道则可经阴道分娩，肌痛待产后再行处理。

7. 子宫下段异常　随着剖宫产率的增加，剖宫产术后并发症也随之升高，子宫下段切口感染，瘢痕较大，血管闭塞，血供障碍，子宫下段组织硬韧，遇到梗阻性难产可发生子宫下段破裂。分娩时要严密观察有无病理缩复环出现及血尿等，有异常及时处理。

三、诊断检查

1. 病史　询问孕妇有无佝偻病、脊髓灰质炎、脊柱和髋关节结核以及外伤史。若为经产妇，应了解有无难产史及新生儿有无产伤等。

2. 一般检查　观察产妇的体型、步态有无跛足，有无脊柱及髋关节畸形，米氏菱形窝是否对称，有无尖腹及悬垂腹等体征。身高<145cm者，应警惕均小骨盆。

3. 腹部检查

（1）腹部形态：注意观察腹型，尺测耻上子宫长度及腹围，B型超声观察胎先露与骨盆的关系，还须测量胎头双顶径、胸径、腹径、股骨长度，预测胎儿体重，判断能否顺利通过骨产道。

（2）胎位异常：骨盆入口狭窄往往因头盆不称，胎头不易入盆导致胎位异常，如臀先露、肩先露。中骨盆狭窄影响已入盆的胎头内旋转，导致持续性枕横位、枕后位。

（3）估计头盆关系：正常情况下，部分初孕妇在预产期前2周，经产妇于临产后，胎头应入盆。若已临产，胎头仍未入盆，则应充分估计头盆关系。检查头盆是否相称的具体方法：孕妇排空膀胱，仰卧，两腿伸直。检查者将手放在耻骨联合上方，将浮动的胎头向骨盆腔方向推压。若胎头低于耻骨联合平面，表示胎头可以入盆，头盆相称，称为跨耻征阴性；若胎头与耻骨联合在同一平面，表示可疑头盆不称，称为跨耻征可疑阳性；若胎头高于耻骨联合平面，表示头盆明显不称，称为跨耻征阳性。对出现跨耻征阳性的孕妇，应让其取两腿屈曲半卧位，再次检查胎头跨耻征，若转为阴性，提示为骨盆倾斜度异常，而不是头盆不称。

4. 骨盘测量

（1）骨盆外测量：骨盆外测量的结果，可以间接反映出真骨盆的大小。骨盆外测量各径线<正常值2cm或以上为均小骨盆；骶耻外径<18cm为扁平骨盆。坐骨结节间径<8cm，耻骨弓角度<90°，为漏斗型骨盆，骨盆两侧斜径（以一侧髂前上棘至对侧髂后上棘间的距离）及同侧直径（从髂前上棘至同侧髂后上棘间的距离），两者相差>1cm为偏斜骨盆。

（2）骨盆内测量：骨盆外侧量发现异常，应进行骨盆内测量。对角径<11.5cm，骶岬突出为骨盆入口平面狭窄，属扁平骨盆。中骨盆平面狭窄及骨盆出口平面狭窄往往同时存在。应测量骶骨前面弯度、坐骨棘间径、坐骨切迹宽度（即骶棘韧带宽度）。若坐骨棘间径<10cm，坐骨切迹宽度<2横指，为中骨盆平面狭窄。若坐骨结节间径<8cm，应测量出口后矢状径及检查骶尾关节活动度，估计骨盆出口平面的狭窄程度。若坐骨结节间径与出口后矢状径之和<15cm，为骨盆出口平面狭窄。

5. B型超声检查　观察胎先露与骨盆的关系，测量胎头双顶径、胸径、腹径、股骨长度，预测胎儿体重，判断能否顺利通过骨产道。

四、对母儿的影响

1. 对母体的影响　若为骨盆入口平面狭窄，影响胎先露部衔接，容易发生胎位异常，引起继发性子宫收缩乏力，导致产程延长或停滞。若中骨盆平面狭窄，影响胎头内旋转，容易发生持续性枕横位或枕后位。胎头长时间嵌顿于产道内，压迫软组织引起局部缺血、水肿、坏死、脱落，于产后形成生殖道瘘；胎膜早破及手术助产增加感染机会。严重梗阻性难产若不及时处理，可导致先兆子宫破裂，甚至子宫破裂，危及产妇生命。

2. 对胎儿的影响　头盆不相称容易发生胎膜早破、脐带脱垂，导致胎儿窘迫，甚至胎儿死亡；产程延长，胎头受压，缺血缺氧容易发生颅内出血；产道狭窄，手术助产机会增多，易发生新生儿产伤及感染。

五、治疗原则

（一）骨产道异常

明确狭窄骨盆的类别和程度，了解胎位、胎儿大小、胎心、宫缩强弱、宫颈扩张程度、破膜与否，结合年龄、产次、既往分娩史，综合判断，选择合理的分娩方式。

1. 轻度头盆不称　在严密监护下可以试产，试产过程一般不用镇静、镇痛药，少肛查，禁灌肠。密切观察胎儿情况及产程进展。勤听胎心音，破膜后立即听胎心音，观察羊水性状，必要时行阴道检查，了解产程进展，有无脐带脱垂。若胎头未衔接，胎位异常已破膜的产妇应抬高床尾。试产 2 ~ 4h，胎头仍未入盆，并伴胎儿窘迫者，则应停止试产，及时行剖宫产术结束分娩。

2. 中骨盆狭窄　主要影响胎头俯屈，使内旋转受阻，易发生持续性枕横位或枕后位。若宫口已开全，胎头双顶径达坐骨棘水平或更低，可用胎头吸引、产钳等阴道助产术，并做好抢救新生儿的准备；若胎头未达坐骨棘水平，或出现胎儿窘迫征象，应行剖宫产术结束分娩。

3. 骨盆出口狭窄　出口平面是产道最低部位，应在临产前对胎儿大小、头盆关系作充分估计，决定分娩方式，出口平面狭窄者不宜试产。若出口横径与后矢状径之和 >15cm，多数可经阴道分娩；两者之和为 13 ~ 15cm 者，多数需阴道助产；两径之和 <13cm，足月胎儿不易经阴道分娩，应行剖宫产术结束分娩。

4. 胎儿娩出　胎儿娩出后，及时注射宫缩药，使用抗生素预防产后出血和感染。

（二）软产道异常

对软产道异常应根据局部组织的病变程度及对阴道分娩的影响，选择局部手术治疗处理，或行剖宫产术结束分娩。

六、护理措施

（一）产程处理过程的护理

1. 有明显头盆不称、不能从阴道分娩者，按医嘱做好剖宫产术的术前准备与护理。

2. 对轻度头盆不称的试产者其护理要点如下。

（1）专人守护，保证良好的产力：关心产妇饮食、营养、水分、休息。必要时按医嘱补充水、电解质、维生素 C。

（2）密切观察胎心、羊水变换及产程进展情况，发现异常及时通知医师并做好剖宫产的术前准备。

（3）注意子宫破裂的先兆，用手放在孕妇腹部或用胎儿电子监护仪监测子宫收缩及胎心率变化，发现异常时，立即停止试产，及时通知医师及早处理，预防子宫破裂。

3. 中骨盆或骨盆出口狭窄者，护士必须配合医师做好阴道助产的术前准备或按医嘱做好剖宫产的术前准备。

（二）心理护理

向产妇及家属讲清楚阴道分娩的可能性及优点，增强其自信心；认真解答产妇及家属的疑问，使其了解目前产程进展的状况；向产妇及家属讲明产道异常对母儿的影响，解除对未知的焦虑，建立对医护人员的信任感，以取得良好的合作。

（三）预防产后出血和感染

按医嘱使用宫缩药、抗生素。保持外阴清洁，每天冲（擦）洗会阴 2 次，使用消毒会阴垫。胎先露长时间压迫阴道或出现血尿时，应及时留置导尿管 8 ~ 12d，必须保证导尿管通畅，定期更换，防止感染。

（四）新生儿护理

胎头在产道压迫时间过长或经手术助产的新生儿，应按产伤处理，严密观察颅内出血或其他损伤的症状。

（李雪华）

第三节　胎位异常

胎位异常（abnormal fetal position）包括胎头位置异常、臀先露及肩先露，是造成难产的常见因素。

一、持续性枕后位、枕横位

在分娩过程中，胎头以枕后位或枕横位衔接。在下降过程中，胎头枕部因强有力宫缩绝大多数能向前转135°或90°，转成枕前位自然分娩。仅有5%～10%胎头枕骨持续不能转向前方，直至分娩后期仍位于母体骨盆后方或侧方，致使分娩发生困难者，称持续性枕后位。国外报道发病率为5%左右。

（一）病因

1. 骨盆异常　常发生于男型骨盆或类人猿型骨盆。这两类骨盆的特点是骨盆入口平面前半部较狭窄，不适合胎头枕部衔接，后半部较宽，胎头容易以枕后位或枕横位衔接。这类骨盆常伴有中骨盆平面及骨盆出口平面狭窄，影响胎头在中骨盆平面向前旋转，为适应骨盆形态而成为持续性枕后位或持续性枕横位。由于扁平骨盆前后径短小，均小骨盆各径线均小，而骨盆入口横径最长，胎头常以枕横位入盆，由于骨盆偏小，胎头旋转困难，胎头便持续在枕横位。

2. 胎头俯屈不良　若以枕后位衔接，胎儿脊柱与母体脊柱接近，不利于胎头俯屈，胎头前囟成为胎头下降的最低部位，而最低点又常转向骨盆前方，当前囟转至前方或侧方时，胎头枕部转至后方或侧方，形成持续性枕后位或持续性枕横位。

3. 子宫收缩乏力　影响胎头下降、俯屈及内旋转，容易造成持续性枕后位或枕横位。

4. 头盆不称　头盆不称使内旋转受阻，而呈持续性枕后位或枕横位。

5. 其他　前壁胎盘、膀胱充盈、子宫下段宫颈肌瘤均可影响胎头内旋转，形成持续性枕横位或枕后位。

（二）诊断

1. 临床表现　临产后胎头衔接较晚及俯屈不良，由于枕后位的胎先露部不易紧贴子宫下段及宫颈内口，常导致协调性宫缩乏力及宫口扩张缓慢。因枕骨持续位于骨盆后方压迫直肠，产妇自觉肛门坠胀及排便感，致使宫口尚未开全时过早使用腹、压，容易导致宫颈前唇水肿和产妇疲劳，影响产程进展。持续性枕后位常致活跃期晚期及第二产程延长。若在阴道口虽已见到胎发，历经多次宫缩时屏气却不见胎头继续顺利下降时，可能是持续性枕后位。

2. 腹部检查　在宫底部触及胎臀，胎背偏向母体后方或侧方，在对侧明显触及胎儿肢体。若胎头已衔接，有时可在胎儿肢体侧耻骨联合上方扪到胎儿颏部。胎心在脐下一侧偏外方听得最响亮，枕后位时因胎背伸直，前胸贴近母体腹壁，胎心在胎儿肢体侧的胎胸部位也能听到。

3. 肛门检查或阴道检查　若为枕后位，感到盆腔后部空虚，查明胎头矢状缝位于骨盆斜径上。前囟在骨盆右前方，后囟（枕部）在骨盆左后方则为枕左后位，反之为枕右后位。查明胎头矢状缝位于骨盆横径上，后囟在骨盆左侧方，则为枕左横位，反之为枕右横位。当出现胎头水肿、颅骨重叠、囟门触不清时，需行阴道检查，借助胎儿耳郭及耳屏位置及方向判定胎位，若耳郭朝向骨盆后方，诊断为枕后位；若耳郭朝向骨盆侧方，诊断为枕横位。

4. B 型超声检查　根据胎头颜面及枕部位置，能准确探清胎头位置以明确诊断。

（三）分娩机制

胎头多以枕横位或枕后位衔接，在分娩过程中，若不能转成枕前位时，其分娩机制如下。

1. 枕左（右）后位　胎头枕部到达中骨盆向后行 45°内旋转，使矢状缝与骨盆前后径一致。胎儿枕部朝向骶骨呈正枕后位。其分娩方式如下：

（1）胎头俯屈较好：胎头继续下降，前囟先露抵达耻骨联合下时，以前囟为支点，胎头继续俯屈使顶部及枕部自会阴前缘娩出。继之胎头仰伸，相继由耻骨联舍下娩出额、鼻、口、颏。此种分娩方式为枕后位经阴道助娩最常见的方式。

（2）胎头俯屈不良：当鼻根出现在耻骨联合下缘时，以鼻根为支点，胎头先俯屈，从会阴前缘娩出前囟、顶部及枕部，然后胎头仰伸，便鼻、口、颏部相继由耻骨联合下娩出。因胎头以较大的枕额周径旋转，胎儿娩出更加困难，多需手术助产。

2. 枕横位　部分枕横位于下降过程中无内旋转动作，或枕后位的胎头枕部仅向前旋转45°。成为持续性枕横位。持续性枕横位虽能经阴道分娩，但多数需用手或行胎头吸引术将胎头转成枕前位娩出。

（四）对母儿影响

1. 对产妇的影响　胎位异常导致继发性宫缩乏力，使产程延长，常需手术助产，容易发生软产道损伤，增加产后出血及感染机会。若胎头长时间压迫软产道，可发生缺血坏死脱落，形成生殖道瘘。

2. 对胎儿的影响　第二产程延长和手术助产机会增多，常出现胎儿窘迫和新生儿窒息，使围生儿病死率增高。

（五）治疗

持续性枕后位、枕横位在骨盆无异常、胎儿不大时，可以试产。试产时应严密观察产程，注意胎头下降、宫口扩张程度、宫缩强弱及胎心有无改变。

1. 第一产程

（1）潜伏期：需保证产妇充分营养与休息。若有情绪紧张，睡眠不好可给予哌替啶或地西泮。让产妇朝向胎背的对侧方向侧卧，以利胎头枕部转向前方。若宫缩欠佳，应尽早静脉滴注缩宫素。

（2）活跃期：宫口开大 3～4cm 产程停滞，除外头盆不称可行人工破膜，若产力欠佳，静脉滴注缩宫素。若宫口开大每小时 1cm 以上，伴胎先露部下降，多能经阴道分娩。在试产过程中，出现胎儿窘迫征象，应行剖宫产术结束分娩。经过上述处理效果不佳，每小时宫口开大 <1cm 或无进展时，则应剖宫产结束分娩。宫口开全之前，嘱产妇不要过早屏气用

力，以免引起宫颈前唇水肿，影响产程进展。

2. 第二产程　若第二产程进展缓慢，初产妇已近2h，经产妇已近1h，应行阴道检查。当胎头双顶径已达坐骨棘平面或更低时，可先行徒手将胎头枕部转向前方，使矢状缝与骨盆出口前后径一致，或自然分娩，或阴道助产（低位产钳术或胎头吸引术）。若转成枕前位有困难时，也可向后转成正枕后位，再以产钳助产。若以枕后位娩出时，需做较大的会阴后-斜切开，以免造成会阴裂伤。若胎头位置较高，疑有头盆不称，需行剖宫产术，中位产钳禁止使用。

3. 第三产程　因产程延长，容易发生产后宫缩乏力，胎盘娩出后应立即静脉注射或肌内注射子宫收缩药，以防发生产后出血。有软产道裂伤者，应及时修补。新生儿应重点监护。凡行手术助产及有软产道裂伤者，产后应给予抗生素预防感染。

二、胎头高直位

胎头以不屈不仰姿势衔接于骨盆入口，其矢状缝与骨盆入口前后径相一致，称胎头高直位。发病率国内文献报道为1.08%，国外资料报道为0.6%～1.6%。胎头枕骨向前靠近耻骨联合者称胎头高直前位，又称枕耻位；胎头枕骨向后靠近骶岬者称胎头高直后位，又称枕骶位。胎头高直位对母儿危害较大，应妥善处理。

（一）病因

胎头高直位的病因尚不清楚，可能与下述因素有关。

1. 头盆不称，骨盆入口平面狭窄，胎头大，腹壁松弛，胎膜早破，均可使胎头矢状缝有可能被固定在骨盆前后径上，形成胎头高直位。

2. 腹壁松弛及腹直肌分离，胎背易朝母体前方，胎头高浮，当宫缩时易形成胎头高直位。

3. 胎膜突然破裂，羊水迅速流出，宫缩时胎头矢状缝易固定于骨盆入口前后径上，形成胎头高直位。

（二）诊断

1. 临床表现　由于临产后胎头不俯屈，进入骨盆入口的胎头径线增大，胎头迟迟不衔接，使胎头不下降或下降缓慢，宫口扩张也缓慢，致使产程延长，常感耻骨联合部位疼痛。

2. 腹部检查　胎头高直前位时，胎背靠近腹前壁，不易触及胎儿肢体，胎心位置稍高在近腹中线听得最清楚。胎头高直后位时，胎儿肢体靠近腹前壁，有时在耻骨联合上方可清楚触及胎儿下颏。

3. 阴道检查　因胎头位置高，肛查不易查清，此时应做阴道检查。发现胎头矢状缝与骨盆入口前后径一致，后囟在耻骨联合后，前囟在骶骨前，为胎头高直前位，反之为胎头高直后位。

4. B型超声检查　可探清胎头双顶径与骨盆入口横径一致，胎头矢状缝与骨盆入口前后径一致。

（三）分娩机制

胎头高直前位临产后，胎头极度俯屈，以胎头枕骨在耻骨联合后方为支点，使胎头顶部、额部及颏部沿骶岬下滑入盆衔接、下降，双顶径达坐骨棘平面以下时，以枕前位经阴道分娩。若胎头高直前位胎头无法入盆，需行剖宫产术结束分娩。高直后位临产后，胎背与母体腰骶部贴近，妨碍胎头俯屈及下降，使胎头处于高浮状态迟迟不能入盆，即使入盆下降至盆底也难以向前旋转 180°，故以枕前位娩出的可能性极小。

（四）治疗

胎头高直前位时，若骨盆正常、胎儿不大、产力强，应给予充分试产机会，加强宫缩促使胎头俯屈，胎头转为枕前位可经阴道分娩或阴道助产，若试产失败再行剖宫产术结束分娩。胎头高直后位固很难经阴道分娩，一经确诊应行剖宫产术。

三、面先露

胎头以面部为先露时称为面先露，多于临产后发现。面先露以颏骨为指示点，有颏左前、颏左横、颏左后、颏右前、颏右横、颏右后 6 种胎位，以颏左前及颏右后位较多见。我国 15 所医院统计发病率为。0. 80‰～2. 70‰，国外资料为 0. 17‰～0. 2‰。经产妇多于初产妇。

（一）病因

1. 骨盆狭窄　有可能阻碍胎头俯屈的因素均可能导致面先露。胎头衔接受阻，阻碍胎头俯屈，导致胎头极度仰伸。

2. 头盆不称　临产后胎头衔接受阻，造成胎头极度仰伸。

3. 腹壁松弛　经产妇悬垂腹时胎背向前反曲，胎儿颈椎及胸椎仰伸形成面先露。

4. 脐带异常　脐带过短或脐带绕颈，使胎头俯屈困难。

5. 畸形　无脑儿因无顶骨，可自然形成面先露。先天性甲状腺肿，胎头俯屈困难，也可导致面先露。

（二）诊断

1. 腹部检查　因胎头极度仰伸，入盆受阻，胎体伸直，宫底位置较高。颏前位时，在孕妇腹前壁容易扪及胎儿肢体，胎心由胸部传出，故在胎儿肢体侧的下腹部听得清楚。颏后位时，于耻骨联合上方可触及胎儿枕骨隆突与胎背之间有明显凹沟，胎心较遥远而弱。

2. 肛门检查及阴道检查　可触到高低不平、软硬不均的颜面部，若宫口开大时可触及胎儿口、鼻、颧骨及眼眶，并依据颏部所在位置确定其胎位。

3. B 型超声检查　可以明确面先露并能探清胎位。

（三）分娩机制

面先露分娩机制包括：仰伸、下降、内旋转及外旋转。颏前位时，胎头以仰伸姿势衔接、下降，胎儿面部达骨盆底时，胎头极度仰伸，颏部为最低点，故转向前方，胎头继续下降并极度仰伸，颏部因位置最低而转向前方，当颏部自耻骨弓下娩出后，极度仰伸的胎颈前面处于产道小弯（耻骨联合），胎头俯屈时，胎头后部能够适应产道大弯，使口、鼻、眼、额、前囟及枕部自会阴前缘相继娩出，但产程明显延长。颏后位时，胎儿面部达骨盆底后，多数能经内旋转 135°后以颏前位娩出。少数因内旋转受阻，成为持续性颏后位，胎颈已极度伸展，不能适应产道大弯，故足月活胎不能经阴道自然娩出，须行剖宫产结束分娩。

（四）对母儿影响

1. 对产妇的影响　颏前位时，因胎儿颜面部不能紧贴子宫下段及宫颈内口，常引起宫缩乏力，致使产程延长；颜面部骨质不能变形，容易发生会阴裂伤。颏后位时，导致梗阻性难产，若不及时处理，造成子宫破裂，危及产妇生命。

2. 对胎儿的影响　胎儿面部受压变形，颜面皮肤发绀、肿胀，尤以口唇为著，影响吸吮，严重时可发生会厌水肿影响吞咽。新生儿于生后保持仰伸姿势达数日之久，需加强护理。

（五）治疗

颏前位时，若无头盆不称，产力良好，有可能自然分娩；若出现继发性宫缩乏力，第二产程延长，可用产钳助娩，但会阴后－斜切开要足够大。若有头盆不称或出现胎儿窘迫征象，应行剖宫产术。持续性颏后位时，难以经阴道分娩，应行剖宫产术结束分娩。若胎儿畸形，无论颏前位或颏后位，均应在宫口开全后行穿颅术结束分娩。

四、臀先露

臀先露是最常见的异常胎位，占妊娠足月分娩总数的3%～4%。多见于经产妇。因胎头比胎臀大，分娩时后出胎头无明显变形，往往娩出困难，加之脐带脱垂较多见，使围生儿死亡率增高，是枕先露的3～8倍。臀先露以骶骨为指示点，有骶左前、骶左横、骶左后、骶右前、骶右横、骶右后6种胎位。

（一）病因

妊娠30周以前，臀先露较多见，妊娠30周以后多能自然转成头先露。临产后持续为臀先露的原因尚不十分明确，可能的因素有以下几种。

1. 胎儿在宫腔内活动范围过大　羊水过多、经产妇腹壁松弛以及早产儿羊水相对偏多，胎儿易在宫腔内自由活动形成臀先露。

2. 胎儿在宫腔内活动范围受限　子宫畸形（如单角子宫、双角子宫等）、胎儿畸形（如无脑儿、脑积水等）、双胎妊娠及羊水过少等，容易发生臀先露。胎盘附着在宫底宫角部易发生臀先露，占73%，而头先露仅占5%。

3. 胎头衔接受阻　狭窄骨盆、前置胎盘、肿瘤阻塞骨盆腔及巨大胎儿等，也易发生臀先露。

（二）临床分类

根据胎儿两下肢所取的姿势分为以下3类。

1. 单臀先露或腿直臀先露　胎儿双髋关节屈曲，双膝关节直伸，以臀部为先露。最多见。

2. 完全臀先露或混合臀先露　胎儿双髋关节及双膝关节均屈曲，有如盘膝坐，以臀部和双足为先露。较多见。

3. 不完全臀先露　以一足或双足、一膝或双膝，或一足一膝为先露。膝先露是暂时的，产程开始后转为足先露。较少见。

（三）诊断

1. 临床表现　孕妇常感肋下有圆而硬的胎头。由于胎臀不能紧贴子宫下段及宫颈内口，常导致宫缩乏力，宫口扩张缓慢，致使产程延长。

2. 腹部检查　子宫呈纵椭圆形，胎体纵轴与母体纵轴一致。在宫底部可触到圆而硬、按压时有浮球感的胎头；若未衔接，在耻骨联合上方触到不规则、软而宽的胎臀，胎心在脐左（或右）上方听得最清楚。衔接后，胎臀位于耻骨联合之下，胎心听诊以脐下最明显。

3. 肛门检查及阴道检查　肛门检查时，触及软而不规则的胎臀或触到胎足、胎膝。若胎臀位置高，肛查不能确定时，需行阴道检查。阴道检查时，了解宫口扩张程度及有无脐带脱垂。若胎膜已破，能直接触到胎臀、外生殖器及肛门，此时应注意与颜面相鉴别。若为胎臀，可触及肛门与两坐骨结节连在一条直线上，手指放入肛门内有环状括约肌收缩感，取出手指可见有胎粪。若为颜面，口与两颧骨突出点呈三角形，手指放入口内可触及牙龈和弓状的下颌骨。若触及胎足时，应与胎手相鉴别。

4. B 型超声检查　能准确探清臀先露类型以及胎儿大小、胎头姿势等。

（四）分娩机制

以骶右前位为例加以阐述。

1. 胎臀娩出　临产后，胎臀以粗隆间径衔接于骨盆入口右斜径，骶骨位于右前方。胎臀逐渐下降，前髋下降稍快故位置较低，抵达骨盆底遇到阻力后，前髋向母体右侧行 45°内旋转，使前髋位于耻骨联合后方，此时粗隆间径与母体骨盆出口前后径一致。胎臀继续下降，胎体稍侧剧以适应产道弯曲度，后髋先从会阴前缘娩出，随即胎体稍伸直，使前髋从耻骨弓下娩出。继之双腿双足娩出。当胎臀及两下肢娩出后，胎体行外旋转，使胎背转向前方或右前方。

2. 胎肩娩出　当胎体行外旋转的同时，胎儿双肩径衔接于骨盆入口右斜径或横径，并沿此径线逐渐下降，当双肩达骨盆底时，前肩向右旋转 45°。转至耻骨弓下，使双肩径与骨盆出口前后径一致，同时胎体侧屈使后肩及后上肢从会阴前缘娩出，继之前肩及前上肢从耻骨弓下娩出。

3. 胎头娩出　当胎肩通过会阴时，胎头矢状缝衔接于骨盆入口左斜径或横径，并沿此径线逐渐下降，同时胎头俯屈。当枕骨达骨盘底时，胎头向母体左前方旋转 45°，使枕骨朝向耻骨联合。胎头继续下降，当枕骨下凹到达耻骨弓下时，以此处为支点，胎头继续俯屈，使颏、面及额部相继自会阴前缘娩出，随后枕部自耻骨弓下娩出。

（五）对母儿影响

1. 对产妇的影响　胎臀形状不规则，不能紧贴子宫下段及宫颈内口，容易发生胎膜早破或继发性宫缩乏力，使产后出血与产褥感染的机会增多，若宫口未开全而强行牵拉，容易造成宫颈撕裂甚至延及子宫下段。

2 对胎儿及新生儿的影响　胎臀高低不平，对前羊膜囊压力不均匀，常致胎膜早破，发生脐带脱垂是头先露的 10 倍，脐带受压可致胎儿窘迫甚至死亡；胎膜早破，使早产儿及低体重儿增多。后出胎头牵出困难，常发生新生儿童息、臂丛神经损伤及颅内出血，颅内出血的发病率是头先露的 10 倍。臀先露导致围生儿的发病率与死亡率均增高。

（六）治疗

1. 妊娠期　于妊娠 30 周前，臀先露多能自行转为头先露。若妊娠 30 周后仍为臀先露应予矫正。常用的矫正方法有以下几种。

(1) 让孕妇排空膀胱，松解裤带，做胸膝卧位姿势，每日 2 次，每次 15min，连做 1 周后复查。这种姿势可使胎臀退出盆腔，借助胎儿重心改变，使胎头与胎背所形成的弧形顺着宫底弧面滑动而完成胎位矫正。

（2）激光照射或艾灸至阴穴，近年多用激光照射两侧至阴穴，也可用艾条灸，每日1次，每次15～20min，5次为1个疗程。

（3）应用上述矫正方法无效者，于妊娠32～34周时，可行外转胎位术，因有发生胎盘早剥、脐带缠绕等严重并发症的可能，应用时要慎重，术前半小时口服沙丁胺醇4.8mg。行外转胎位术时，最好在B型超声监测下进行。孕妇平卧，两下肢屈曲稍外展，露出腹壁。查清胎位，听胎心率。操作步骤包括松动胎先露部、转胎。动作应轻柔，间断进行。若术中或术后发现胎动频繁而剧烈或胎心率异常，应停止转动并退回原胎位观察半小时。

2. 分娩期　应根据产妇年龄、胎产次、骨盆类型、胎儿大小、胎儿是否存活、臀先露类型以及有无并发症，于临产初期做出正确判断，决定分娩方式。

（1）择期剖宫产的指征：狭窄骨盆、软产道异常、胎儿体重>3500g、胎儿窘迫、高龄初产、有难产史、不完全臀先露等，均应行剖宫产术结束分娩。

（2）决定经阴道分娩的处理

第一产程：产妇应侧卧，不宜站立走动。少做肛查，不灌肠，尽量避免胎膜破裂。一旦破膜，应立即听胎心。若胎心变慢或变快，应行肛查，必要时行阴道检查，了解有无脐带脱垂。若有脐带脱垂，胎心尚好，宫口未开全，为抢救胎儿，需立即行剖宫产术。若无脐带脱垂，可严密观察胎心及产程进展。若出现协调性宫缩乏力，应设法加强宫缩。当宫口开大4～5cm时，胎足即可经宫口脱出至阴道。为了使宫颈和阴道充分扩张，消毒外阴之后，使用“堵”外阴方法。当宫缩时，用无菌巾以手掌堵住阴道口，让胎臀下降，避免胎足先下降，待宫口及阴道充分扩张后才让胎臀娩出。此法有利于后出胎头的顺利娩出。在“堵”的过程中，应每隔10～15min听胎心1次，并注意宫口是否开全。宫口已开全再堵易引起胎儿窘迫或子宫破裂。宫口近开全时，要做好接产和抢救新生儿窒息的准备。

第二产程：接产前，应导尿排空膀胱。初产妇应做会阴后一斜切开术。有3种分娩方式①自然分娩：胎儿自然娩出，不做任何牵拉。极少见，仅见于经产妇、胎儿小、宫缩强、骨盆腔宽大者。②臀助产术：当胎臀自然娩出至脐部后，胎肩及后出胎头由接产者协助娩出。脐部娩出后，一般应在2～3min娩出胎头，最长不能超过8mm。后出胎头娩出有主张用单叶产钳，效果佳。③臀牵引术：胎儿全部由接产者牵拉娩出，此种手术对胎儿损伤大，一般情况下应禁止使用。

第三产程：产程延长易并发子宫收缩乏力性出血。胎盘娩出后，应肌内注射缩宫素或麦角新碱，防止产后出血。行手术操作及有软产道损伤者，应及时检查并缝合，给予抗生素预防感染。

五、肩先露

胎体纵轴与母体纵轴相垂直为横产式。胎体横卧于骨盆入口之上，先露部为肩，称肩先露，占妊娠足月分娩总数的0.25%，是对母儿最不利的胎位。除死胎及早产儿胎体可折叠娩出外，足月活胎不可能经阴道娩出。若不及时处理，容易造成子宫破裂，威胁母儿生命。根据胎头在母体左或右侧和胎儿肩胛朝向母体前或后方，有肩左前、肩左后、肩右前、肩右后4种胎位。发生原因与臀先露类同。

（一）诊断

1. 临床表现　胎先露部胎肩不能紧贴子宫下段及宫颈内口，缺乏直接刺激，容易发生宫缩乏力。胎肩对宫颈压力不均，容易发生胎膜早破。破膜后羊水迅速外流，胎儿上肢或脐带容易脱出，导致胎儿窘迫甚至死亡。随着宫缩不断加强、胎肩及胸廓一部分被挤入盆腔内，胎体折叠弯曲，胎颈被拉长，上肢脱出于阴道口外，胎头和胎臀仍被阻于骨盆入口上方，形成忽略性肩先露。子宫收缩继续增强，子宫上段越来越厚，子宫下段被动扩张越来越薄，由于子宫上下段肌壁厚薄相差悬殊，形成环状凹陷，并随宫缩逐渐升高，甚至可以高达脐上，形成病理缩复环，是子宫破裂的先兆，若不及时处理，将发生子宫破裂。

2. 腹部检查　子宫呈横椭圆形，子宫长度低于妊娠周数，子宫横径宽。宫底部及耻骨联合上方较空虚，在母体腹部一侧触到胎头，另侧触到胎臀。肩前位时，胎背朝向母体腹壁，触之宽大平坦；肩后位时，胎儿肢体朝向母体腹壁，触及不规则的小肢体。胎心在脐周两侧最清楚。根据腹部检查多能确定胎位。

3. 肛门检查或阴道检查　胎膜未破者，因胎先露部浮动于骨盆入口上方，肛查不易触及胎先露部。若胎膜已破、宫口已扩张者，阴道检查可触到肩胛骨或肩峰、肋骨及腋窝。腋窝尖端指向胎儿头端，据此可决定胎头在母体左或右侧。肩胛骨朝向母体前或后方，可决定肩前位或肩后位。例如胎头在母体右侧，肩胛骨朝向后方，则为肩右后位。胎手若已脱出于阴道口外，可用握手法鉴别是胎儿左手或右手，因检查者只能与胎儿同侧的手相握。例如肩右前位时左手脱出，检查者用左手与胎儿左手相握，余类推。

4. B 超　能准确探清肩先露，并能确定具体胎位。

（二）治疗

1. 妊娠期　妊娠后期发现肩先露应及时矫正。可采用胸膝卧位、激光照射（或艾灸）至阴穴。上述矫正方法无效，应试行外转胎位术转成头先露，并包扎腹部以固定胎头。若行外转胎位术失败，应提前住院决定分娩方式。

2. 分娩期　根据胎产次、胎儿大小、胎儿是否存活、宫口扩张程度、胎膜是否破裂、有无并发症等，决定分娩方式。

（1）足月活胎，伴有产科指征（如狭窄骨盆、前置胎盘、有难产史等），应于临产前行择期剖宫产术结束分娩。

（2）初产妇、足月活胎，临产后应行剖宫产术。

（3）经产妇、足月活胎，也可行剖宫产。若宫口开大 5cm 以上，破膜不久，羊水未流尽，可在乙醚深麻醉下行内转胎位术，转成臀先露，待宫口开全助产娩出。若双胎妊娠第二胎儿为肩先露，可行内转胎位术。

（4）出现先兆子宫破裂或子宫破裂征象，无论胎儿死活，均应立即行剖宫产术。术中若发现宫腔感染严重，应将子宫一并切除。

（5）胎儿已死，无先兆子宫破裂征象，若宫口近开全，在全身麻醉下行断头术或碎胎术。术后应常规检查子宫下段、宫颈及阴道有无裂伤。若有裂伤应及时缝合。注意产后出血，给予抗生素预防感染。

六、复合先露

胎先露部伴有肢体同时进入骨盆入口，称复合先露。临床以一手或一前臂沿胎头脱出最常见，多发生于早产者，发病率为0.80‰~1.66‰。

（一）病因

胎先露部不能完全充填骨盆入口或在胎先露部周围有空隙均可发生。以经产妇腹壁松弛者、临产后胎头高浮、骨盆狭窄、胎膜早破、早产、双胎妊娠及羊水过多等为常见原因。

（二）临床经过及对母儿影响

仅胎手露于胎头旁，或胎足露于胎臀旁者，多能顺利经阴道分娩。只有在破膜后，上臂完全脱出则能阻碍分娩。下肢和胎头同时入盆，直伸的下肢也能阻碍胎头下降，若不及时处理可致梗阻性难产，威胁母儿生命。胎儿可因脐带脱垂死亡，也可因产程延长、缺氧造成胎儿窘迫，甚至死亡等。

（三）诊断

当产程进展缓慢时，行阴道检查发现胎先露部旁有肢体即可明确诊断。常见胎头与胎手同时入盆。诊断时应注意和臀先露及肩先露相鉴别。

（四）治疗

发现复合先露，首先应查清有无头盆不称。若无头盆不称，让产妇向脱出肢体的对侧侧卧，肢体常可自然缩回。脱出肢体与胎头已入盆，待宫口近开全或开全后上推肢体，将其回纳，然后经腹部下压胎头，使胎头下降，以产钳助娩。若头盆不称明显或伴有胎儿窘迫征象，应尽早行剖宫产术。

七、胎位异常的护理措施

胎位异常应加强分娩期的监测与护理，减少母儿并发症。护理措施如下。

1. 有明显头盆不称，胎位异常或确诊为巨大胎儿的产妇，按医嘱做好剖宫产术的术前准备。

2. 选择阴道分娩的产妇应做好如下护理：

（1）鼓励待产妇进食，保持产妇良好的营养状况，必要时给予补液，维持电解质平衡；指导产妇合理用力，避免体力消耗。枕后位者，嘱产妇不要过早屏气用力，以防宫颈水肿及疲乏。

（2）防止胎膜早破：产妇在待产过程中应少活动，尽量步做肛查，禁灌肠。一旦胎膜早破，立即观察胎心，抬高床尾，如胎心有改变，及时报告医师，并立即行肛查或阴道检查，及早发现脐带脱垂情况。

（3）协助医师做好阴道助产及新生儿抢救的物品准备，必要时为缩短第二产程可行阴道助产。新生儿出生后应仔细检查有无受伤。第三产程应仔细检查胎盘，胎膜的完整性及母体产道的损伤情况。按医嘱及时应用宫缩药与抗生素，预防产后出血与感染。

3. 心理护理　针对产妇及家属的疑问、焦虑与恐惧，护士在执行医嘱及护理照顾时，应给予充分的解释。将评估产妇及胎儿状况及时告诉产妇及家属。提供使产妇在分娩过程中有舒适感的措施，如松弛身心、抚摸腹部等持续的关照。鼓励产妇更好地与医护配合，以增强其对分娩的自信心，安全度过分娩期。

（李雪华）

参考文献

[1] 陈必良．西京妇产科护理速查手册．陕西：西安交通大学出版社，2013.
[2] 张新宇．妇产科护理．高等教育出版社．北京：高等教育出版社，2010.
[3] 黄人健，李秀华．妇产科护理学．北京：人民军医出版社，2013.
[4] 何仲，吴丽萍．妇产科护理学．北京：中国协和医科大学出版社，2014.